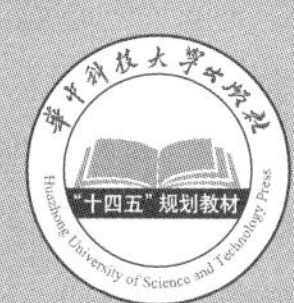

河南省“十四五”普通高等教育规划教材
普通高等学校“十四五”规划基础医学特色教材

◆供临床、预防、基础、口腔、麻醉、影像、药学、检验、护理、法医、生物工程等专业使用

附模拟试卷

药理学（第2版）

主　编　李　艳　李文娜　杜景霞

副主编　靳英丽　许丽萍　李春莺　杨　林　张文静

编　者（以姓氏笔画为序）

白海星　山西医科大学汾阳学院

许丽萍　内蒙古医科大学

杜景霞　河南科技大学

李　江　郑州铁路职业技术学院

李　艳　河南科技大学

李　琨　黄河科技学院

李文娜　遵义医科大学珠海校区

李春莺　山西医科大学汾阳学院

杨　林　湖北文理学院

邱相君　河南科技大学

宋君秋　天津医科大学

张子英　内蒙古医科大学

张文静　湖北文理学院

陈萍萍　郑州铁路职业技术学院

周　静　内蒙古医科大学

徐仁爱　温州医科大学附属第一医院

靳英丽　吉林大学

華中科技大學出版社
http://www.hustp.com
中国·武汉

内容简介

本书是河南省“十四五”普通高等教育规划教材、普通高等学校“十四五”规划基础医学特色教材。

本书共四十五章内容，包括：总论，作用于传出神经系统的药物，作用于中枢神经系统的药物，作用于心血管系统的药物，作用于内脏系统、血液及内分泌系统的药物以及化学治疗药物。

本书适合临床、预防、基础、口腔、麻醉、影像、药学、检验、护理、法医、生物工程等专业使用。

图书在版编目(CIP)数据

药理学/李艳，李文娜，杜景霞主编. —2 版. —武汉：华中科技大学出版社，2022. 6
ISBN 978-7-5680-8131-3

Ⅰ. ①药… Ⅱ. ①李… ②李… ③杜… Ⅲ. ①药理学-高等学校-教材 Ⅳ. ①R96

中国版本图书馆 CIP 数据核字(2022)第 097054 号

药理学(第 2 版)　　李　艳　李文娜　杜景霞　主编
Yaolixue(Di-er Ban)

策划编辑：蔡秀芳
责任编辑：余　琼
封面设计：原色设计
责任校对：刘　竣
责任监印：周治超
出版发行：华中科技大学出版社(中国·武汉)　　电话：(027)81321913
武汉市东湖新技术开发区华工科技园　　邮编：430223
录　　排：华中科技大学惠友文印中心
印　　刷：武汉开心印印刷有限公司
开　　本：889mm×1194mm　1/16
印　　张：27.5
字　　数：771 千字
版　　次：2022 年 6 月第 2 版第 1 次印刷
定　　价：79.80 元

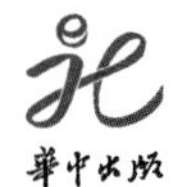

网络增值服务使用说明

欢迎使用华中科技大学出版社医学资源网yixue.hustp.com

1.教师使用流程

（1）登录网址：http://yixue.hustp.com（注册时请选择教师用户）

注册 → 登录 → 完善个人信息 → 等待审核

（2）审核通过后，您可以在网站使用以下功能：

2.学员使用流程

建议学员在PC端完成注册、登录、完善个人信息的操作。

（1） PC端学员操作步骤

①登录网址：http://yixue.hustp.com（注册时请选择普通用户）

注册 → 登录 → 完善个人信息

② 查看课程资源

如有学习码，请在个人中心-学习码验证中先验证，再进行操作。

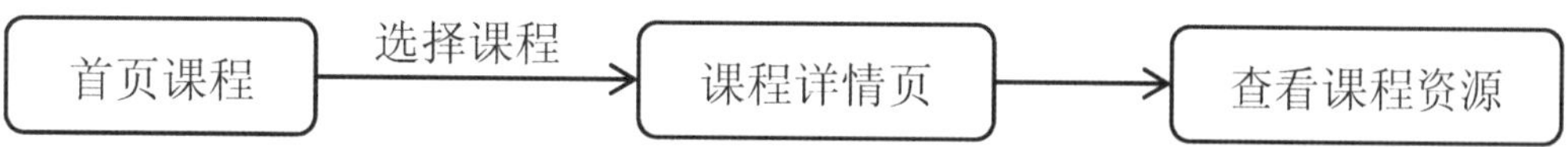

（2） 手机端扫码操作步骤

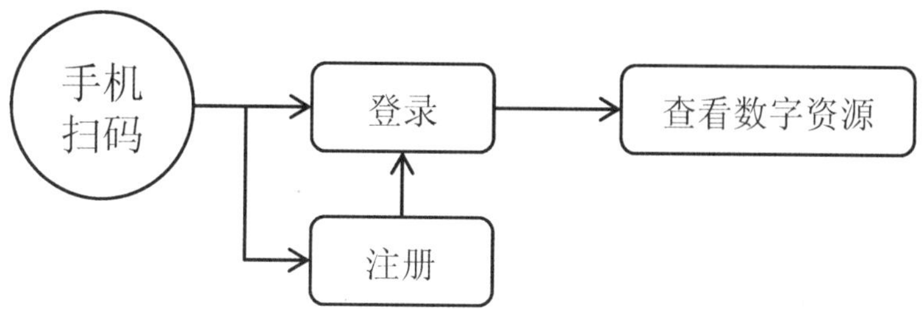

Preface 前 言

本书是普通高等学校“十四五”规划基础医学特色教材，同时也是河南省“十四五”普通高等教育规划教材。

为深入贯彻落实习近平总书记关于教育的重要论述和全国教育大会精神，全面推进高校课程思政建设，发挥好每门课程的育人作用，提高高校人才培养质量，教材编写组认真学习了《关于深化新时代学校思想政治理论课改革创新的若干意见》和《高等学校课程思政建设指导纲要》，把药理学课程思政建设落到实处，同时引入学科新进展，以满足培养创新型临床医学人才以及本学科迅速发展的需求，编写组对原有《药理学》教材进行了修订。本教材的内容及形式吸取了广大师生的意见和建议，也汲取了众多的教科书以及多位专家的教学经验讲座之精华。修订后的教材主要特点：①明确培养目标：通过知识目标、能力目标、情感目标 3 种目标培养，提高学生综合素养。②增加思政案例：每个章节均增加了思政案例，通过思政案例培养精益求精的精神、实事求是的态度，进行爱国主义教育以及职业修养的培养，把立德树人根本任务落到实处。③增添目标测试以及模拟试卷：每个章节都增加了目标测试，同时增加了模拟试卷，强化了知识目标。④添加了一些章节，修订了“知识链接”，融入了学科新进展，以拓宽知识面，提高应用能力。⑤精修了各个章节的 PPT。

本书可作为临床专业、护理专业、药学专业及法医专业等的药理学教材使用。

本书在编写中参考了许多教材与著作，在此向参考文献的各位主编或著作者及编者表示最诚挚的感谢！也感谢参与本教材编写的各位编者，在繁忙的工作之余兢兢业业地完成撰写工作；感谢华中科技大学出版社全体工作人员对该教材的组织和策划。

由于编者水平有限，时间仓促，教材中难免有不妥之处，敬请广大师生批评指正。

李 艳 李文娜 杜景霞

目　录

MULU

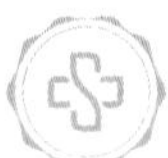

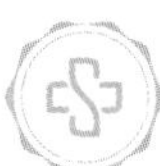

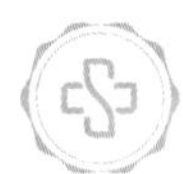

第一章　绪　　言

学习目标

1. 知识目标　掌握药物、药理学的概念、任务。熟悉新药研发过程。

2. 能力目标　通过本章学习理解为什么药理学是基础与临床的桥梁。

3. 情感目标　通过对思政案例进行学习和思考，引导学生提升大局意识，培育团队合作精神。

本章 PPT

第一节　药理学概念、研究内容与任务

药物(drug)是指能影响机体器官生理功能和(或)细胞代谢活动，用以预防、诊断及治疗疾病的化学物质。古代药物主要来源于天然物质，包括植物、动物和矿物及其加工品，现代药物来源主要包括天然物质中的有效成分、人工合成的化学物质以及生物制品等。

一、药理学概念和研究内容

药理学(pharmacology)是研究药物和机体(包括病原体)之间的相互作用及其规律的学科，是一门为临床合理用药防治疾病提供基本理论的医学基础学科。药理学的研究内容主要包括两个方面：药物效应动力学(pharmacodynamics，PD)，研究在药物影响下机体细胞功能如何发生变化，简称药效学，包括药理作用和作用机制、临床应用及不良反应等内容，可以为药物合理应用和设计有效新药提供依据；药物代谢动力学(pharmacokinetics，PK)，研究药物本身在体内的过程，即机体如何对药物进行处理，简称药动学，包括药物的吸收、分布、代谢和排泄过程，以及这些过程的动态变化规律等，可以为调整临床用药剂量，提高药效提供依据。这两个方面的变化在体内同时进行，并相互联系。

二、药理学的任务及研究方法

药理学是基础医学和药学的一门主干学科，也是一门桥梁学科。它是以生理学、生物化学、病理生理学、病原微生物与免疫学等基础医学课程为基础，为指导临床合理用药提供理论依据，联系基础医学与临床医学的桥梁；也是药剂学、药物分析、药物化学和天然药物化学等药学学科与医学联系的桥梁。药理学的学科任务：①阐明药物的药效学和药动学，提高药物疗效和安全性；②开发研制新药；③为探索生命科学的过程提供科学依据和研究方法。

药理学也是一门实验性的学科，以生物体、离体器官、组织、细胞或分子为研究对象，在严格控制的条件下观察药物的作用及其作用机制。药理学的研究方法随着基础学科研究的进展

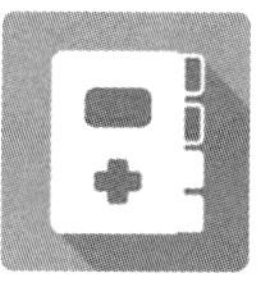

Note

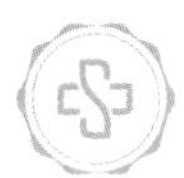

及新技术的应用而日渐丰富。药理学研究方法根据研究对象的不同,主要包括:①实验药理学方法,以健康(清醒或麻醉)的动物及其离体组织器官或细胞等为研究对象;②实验治疗学方法,以整体动物及其离体组织器官或细胞等的病理模型为研究对象;③临床药理学方法,以健康志愿者或患者为研究对象。其中前两种方法又可合并归类为基础药理学(basic pharmacology)的研究范畴。

知识链接 1-1
处方药与非处方药的区别

第二节　药理学发展简史

一、辉煌的中药发展简史

自古以来,我国即有神农尝百草的传说,人们在与疾病做斗争的过程中逐渐发现某些天然物质可以治疗疾病与伤痛,并积累了丰富的治疗经验,这就是药物的源始。通过对民间医药实践经验的累积整理,渐次形成了我国历代著名的本草学著作。比较重要的本草学著作,如现知我国也是世界上较早的药物学著作之一《神农本草经》,成书于东汉末年,载药 365 种,分为上、中、下三品。南北朝梁代陶弘景编著的《本草经集注》,收载用药 730 种,加载了药物的产地、采收时间和加工方法。《唐本草》又称《新修本草》,是唐代政府颁布的世界上第一部药典,收载用药 844 种。宋代唐慎微编著的《证类本草》,图文并茂,是我国现存最完整、最早的本草著作。发展至明代,1596 年李时珍编著的《本草纲目》是世界闻名、在药物发展史上有巨大贡献的中药学经典著作。全书收载药物 1892 种,药方 11096 条,并附插图 1000 多幅,在国际上有七种文字译本流传。时至今日,这些本草学著作仍然是我国医药工作者取之不尽、用之不竭的宝库,对现代药物的开发做出了巨大贡献,如从麻黄中提取止咳平喘的麻黄素,根据"青蒿截疟"的记载提取抗疟疾的青蒿素等。

二、近现代药理学研究发展简史

1628 年,英国解剖学家 W. Harvey(1578—1657)提出了血液循环学说,开创了实验生理学的新纪元。在此基础上,意大利生理学家 F. Fontana(1720—1805)通过动物实验对千余种药物进行毒性测试,得出了天然药物都有其活性成分,选择作用于机体某个部位而引起典型反应的客观结论,建立了整体动物水平的研究。1805 年德国科学家 F. Sertürner(1783—1841)提取并证实阿片镇痛的活性成分为吗啡。1847 年德国科学家 R. Buchheim(1820—1879)写出第一本药理学教科书,建立了第一个药理学实验室,最早设立实验药理学科。19 世纪 20 年代其学生 O. Schmiedeberg(1838—1921)继续发展了实验药理学,开始研究药物的作用部位,建立了器官药理学研究方法。1878 年英国生理学家 J N Langley(1852—1925)根据阿托品和毛果芸香碱对猫唾液分泌的相互拮抗作用研究结果,提出了受体概念,奠定了"受体学说"基础,现已被证实与受体结合是许多特异性药物作用的关键机制。

20 世纪依靠有机化学研究、分离提取技术的进步,人们从植物药中不断提纯其活性成分,得到纯度较高的药物,为药理学提供了物质基础。化合物结构改造技术进步以后,还开始了人工合成新药,如 1909 年德国微生物学家 P. Ehrlich 从近千种有机砷化合物中筛选出新胂凡纳明(914)治疗梅毒,开创了化学治疗药物的新纪元。20 世纪 30 年代至 50 年代化学合成技术进一步成熟,使新药发展进入了黄金时代,药理学得到飞跃发展,在这一时期产生了目前临床上使用的绝大多数药物,如磺胺类、青霉素类抗生素、激素类、抗肿瘤药、抗结核药、抗高血压药、镇痛药、抗精神病药、维生素类、抗组胺药等纷纷问世。

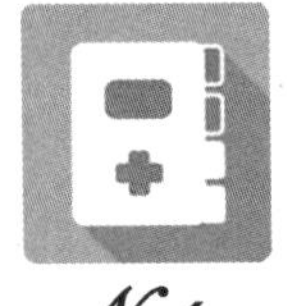

Note

进入21世纪，分子生物学的快速发展，使药效学研究逐渐由宏观向微观深入，促进药理学研究进入了新的领域，注重与不同学科、不同层次研究方法的交叉综合，从而产生了新的分支，如分子药理学、生化药理学、免疫药理学、遗传药理学、临床药理学等，同时药理学研究阐明许多药物作用的分子机制也促进了分子生物学本身的完善，产生了基因组药理学，推动了基因工程药物的发展（图1-1）。1982年美国Eli Lilly公司重组胰岛素产品的问世，标志着世界上第一个基因工程药物的诞生。近年来已有近百种基因工程药物上市，对目前人类尚缺乏有效干预措施的某些慢性疾病及遗传病等的治疗，起到了传统化学合成药物难以达到的效果。基于基因组学、蛋白质组学研究的不断深入，逐步揭示药物作用的生物网络机制，促进基因治疗、基因药物等生物技术和治疗手段日臻完善，必将对药理学的发展产生深远的影响。

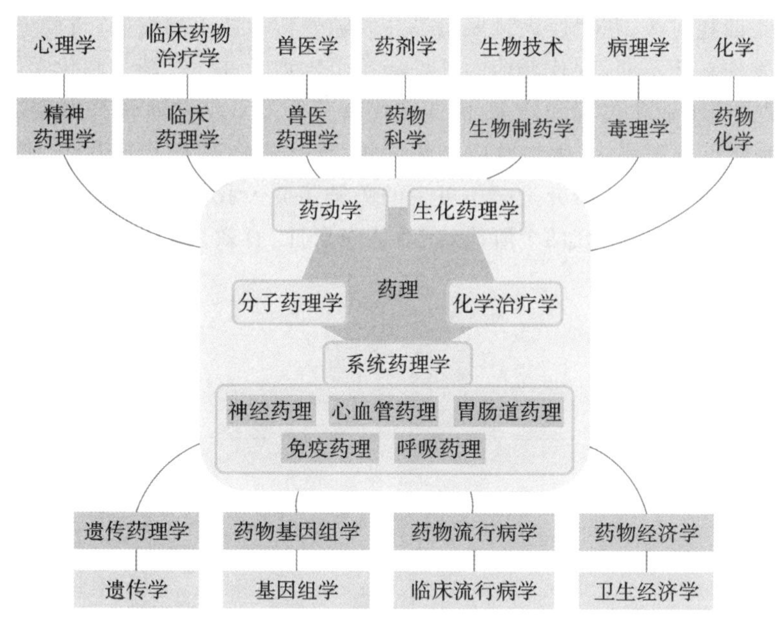

图1-1　当代药理学的分支学科

三、我国现代药理学发展简史

我国现代药理学研究起步较晚，始于20世纪20年代，陈克恢教授从麻黄中提取并证明麻黄碱是麻黄止咳的有效成分。20世纪30年代开始，我国药学工作者对中药有效成分及其药理作用进行了一系列系统性研究，并取得了一定的成果，如改进了酒石酸锑钾的治疗方案，极大地提高了对血吸虫病的疗效；研发成功了抗胆碱药山莨菪碱（654-2）、强心苷类药物羊角拗苷、黄夹苷，抗癌药喜树碱和紫杉醇等；1962年验证了吗啡的镇痛作用部位在第三脑室和中脑导水管周围灰质；1972年首次研制成功抗疟药青蒿素，1973年发现砒霜（三氧化二砷）可治疗急性早幼粒细胞白血病；20世纪80年代研制成功保肝药联苯双酯、麻醉性镇痛药二氢埃托啡等。进入20世纪90年代，中药复方、作用机制和不良反应的研究日益增多。2015年诺贝尔生理学或医学奖首次授予中国药学家屠呦呦教授，表彰她在发现青蒿素用于抗疟疾治疗中所做出的巨大贡献。这次诺贝尔奖的获得不但肯定了中医药对人类健康的巨大贡献，也为我国医药产业的发展指明了方向，即一方面紧跟世界生物医药发展潮流，继续研发生物制品药物，同时也要继续坚定不移地继承和发扬中医药的传统精髓，提高我国医药产业的自主创新能力，为中国科技繁荣进步和人类的健康事业做出贡献。

知识链接1-2　青蒿素的研究简史

思政案例1-1　青蒿素发现史的启示

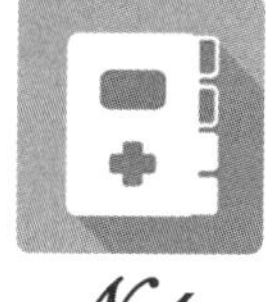

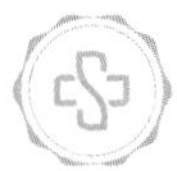

第三节 新药开发的药理学研究

新药是指化学结构、药品组成或药理作用不同于现有药品的药物。药品是指加工成某种剂型，规定了适应证、用法、用量、不良反应和禁忌证等的药物。我国《中华人民共和国药品管理法》和《药品注册管理办法》中认为新药为未曾在中国境内外上市销售的药品；对已上市的药品改变剂型、改变给药途径、增加新的适应证，均不属于新药，但药品注册可以按照新药申请的程序进行申报。

新药研发一般耗时久，花费巨大且风险极高。随着科学技术的发展，与传统的通过偶然机会或实践经验发现新药不同，现代新药的开发涵盖了生物学、医学、药学和化学等学科，同时还包括了材料、仪器等工业化过程和技术，因此现代新药研发是一个非常严格和复杂的过程(图1-2)。而在药物靶点发现评估、生物效应作用评价、天然产物有效成分筛选、药物毒理研究等整个新药研发过程中，药理学研究是必不可少的关键步骤。我国所有的新药都必须经过临床前药理学研究、临床药理学研究两个阶段，在确认安全性、有效性并经国家市场监督管理总局审查、批准后方可上市。

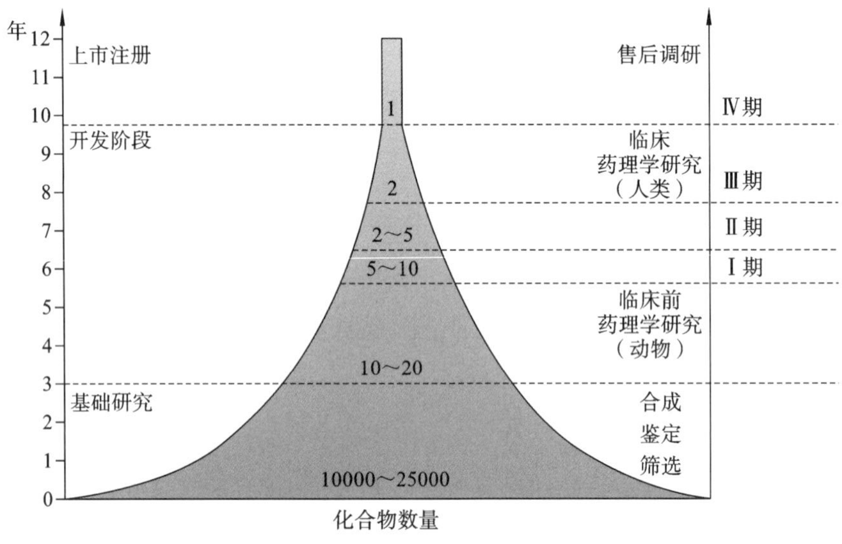

图1-2 新药研发的基本过程

一、临床前药理学研究

临床前药理学研究(pre-clinical pharmacology)，以“安全、有效、质量可控”为基本原则，是决定新药是否能进入临床试验的先决条件。主要用动物进行系统的药理学研究及急慢性毒性观察。

1. 药效学研究 根据新药药效学研究技术指导原则，新药的药效学研究可大致归类分为17个系统94个类别。未列入指导原则的新药可以参照国内外相关研究文献制订研究方案，上报国家药品监督管理局的药品审评中心批准。新药主要药效学研究应使用体内、体外两种以上实验方法且必须包括一种整体的正常或病理动物模型，以证明新药的临床主要适应证、作用强度、特点及与老药相比的优势等。

2. 一般药理学研究 针对新药主要药效学作用以外的其他广泛药理作用(如精神、神经、

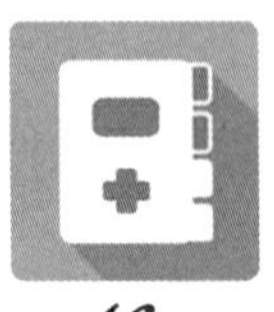
Note

呼吸、心血管及其他系统等的作用)进行研究。通过该研究可以较为全面地了解新药对机体重要生理功能的影响,发现药物的新用途、探讨药物的作用机制以及可能的毒性反应。因此应尽可能广泛地选择试验观察的指标。

3. 药动学研究 主要包括研究药物在动物体内的吸收、分布、代谢、排泄的过程及其动态变化的规律,求算出重要的药动学参数,为临床合理用药提供参考。对制订新药的给药方案、剂型改革方案,提高新药药效、降低新药毒性等研究均有参考价值,也是申报临床试验必备的资料。

4. 毒理学研究 毒理学(toxicology)是研究外源性物质对机体的伤害作用的学科。主要是通过全身用药的毒性试验、局部用药的毒性试验、特殊毒性试验和药物依赖性试验,发现药物的毒性靶器官、毒性表现及其防治措施或测出最大耐受量,为临床试验确定推荐剂量、预测可能的潜在毒性提供依据。主要研究目的是保证患者临床用药的安全性、有效性。

二、临床药理学研究

一般分为四期,基本的准则和技术要求如下。

1. Ⅰ期临床试验 通常在 20～50 例成年健康志愿者身上进行。观察人体对受试药的耐受性,进行药动学研究,以确定Ⅱ期临床试验所需的剂量和程序,并提供合理的治疗方案。

2. Ⅱ期临床试验 一般在选定适应证的 200～300 例患者身上进行。为随机双盲对照临床试验,观察受试药的治疗效果和不良反应,并进行药动学和生物利用度研究。主要目的是初步确定临床适应证和治疗方案,为Ⅲ期临床试验做准备。

3. Ⅲ期临床试验 要求完成受试药试验的病例数在 400 例以上。需要与现有已知活性的药物(参比阳性对照药),乃至无药理活性的安慰剂(placebo)进行对比试验。此期试验必须设置严格的标准筛选受试者,并设置明确的疗效和安全性评价标准。目的是全面评价受试药的疗效和安全性,以决定是否值得批准生产上市。

4. Ⅳ期临床试验 也称为售后调研(postmarketing surveillance)。新药上市后,经大量患者实际应用,继续临床调查受试新药长期使用后的不良反应和疗效,可使临床医生了解、认识并合理地应用新药。如安全性和有效性不理想,即使新药已上市仍可被淘汰。

小 结

药理学是研究药物和机体(包括病原体)之间的相互作用及其规律的学科,是一门为临床合理用药防治疾病提供基本理论的医学基础学科。药理学的研究内容主要包括两个方面:药物效应动力学,研究在药物影响下机体细胞功能如何发生变化,可以为药物合理应用和设计有效新药提供依据;药物代谢动力学,研究药物本身在体内的过程,可以为调整临床用药剂量,提高药效提供依据。这两个方面的变化在体内同时进行,并相互联系。

目标测试

思考题答案

新药是指未曾在中国境内外上市销售的药品;对已上市的药品改变剂型、改变给药途径、增加新的适应证,均不属于新药,但药品注册可以按照新药申请的程序进行申报。新药研发的过程主要包括临床前药理学研究和临床药理学研究(分为 4 期)等。

思 考 题

1. 药理学的研究内容有哪些?
2. 药理学的任务是什么?

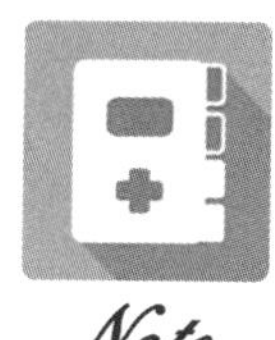

Note

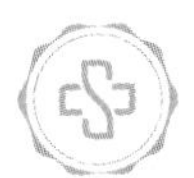

本章参考文献

[1] Rubin R P. A brief history of great discoveries in pharmacology:in celebration of the centennial anniversary of the founding of the American Society of Pharmacology and Experimental Therapeutics[J]. Pharmacol Rev,2007,59(4):289-359.

[2] 饶毅,黎润红,张大庆. 中药的科学研究丰碑[J]. 科学文化评论,2011,8(4):27-44.

[3] 张铁军,王于方,刘丹,等. 天然药物化学史话:青蒿素——中药研究的丰碑[J]. 中草药,2016,47(19):3351-3361.

药理学常用参考书推荐

[1] Brunton L L, Hilal-Dandan R, Knollman B C. Goodman and Gilman's the pharmacological basis of therapeutics[M]. 13th ed. New York:McGraw-Hill,2017.

[2] Brunton L L,Chabner B A,Knollman B C. 古德曼·吉尔曼治疗学的药理学基础[M]. 12版. 金有豫,李大魁,译. 北京:人民卫生出版社,2016.

[3] Trevor A J, Katzung B G, Kruidering-Hall M, et al. Katzung & Trevor's pharmacology examination and board review[M]. 10th ed. New York:McGraw-Hill,2012.

[4] Rang H P,Ritter J M,Flower R J,et al. Rang & Dale's pharmacology[M]. 8th ed. London:Churchill Livingstone,2015.

(遵义医科大学珠海校区　李文娜)

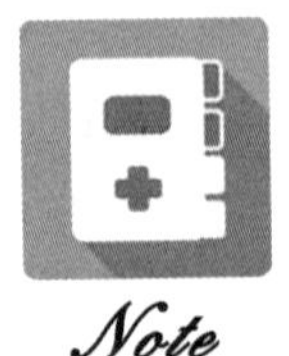

Note

第二章　药物效应动力学

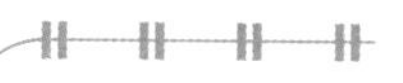

学习目标

本章 PPT

1. 知识目标　掌握药物的基本作用、药物作用两重性、药物的不良反应等概念。掌握药物的量效关系概念、量效曲线的意义及药物安全性指标。熟悉受体的概念和特征。了解受体类型及药物与受体相互作用的信号转导。

2. 能力目标　通过案例学习，进一步认识药物治疗的两重性，指导临床合理用药。

3. 情感目标　通过思政案例学习，展现科学家严谨细致、坚持不懈的科研素养和锲而不舍的精神，以此鼓励学生学习。

药物效应动力学(pharmacodynamics)(简称药效动力学、药效学)研究药物对机体产生的生化和生理效应及其作用机制。明确药物的作用机制、药动学特征及与其他药物的相互作用，可以预测药物的不良反应和毒性，为临床合理用药和设计新药提供依据(图 2-1)。

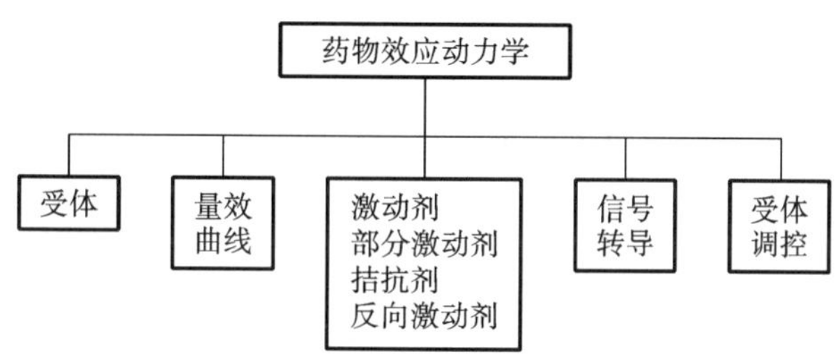

图 2-1　药物效应动力学研究的主要内容

案例引导2-1

案例引导答案

患者，男，55 岁，恶心呕吐、腹痛腹泻 2 h，到医院紧急就诊。初步诊断：急性胃肠炎(细菌感染)。治疗：立即肌内注射阿托品 1 mg，口服左氧氟沙星片 0.1 g，每天 2 次。给药后腹痛减轻继而消失，但患者出现面部潮红、口干、视物模糊、排尿困难表现。

请问：

1. 两种治疗药物，哪一个是对因治疗？哪一个是对症治疗？它们的作用机制是什么？

2. 用药后，哪些症状改善属于治疗作用？哪些症状属于不良反应？这些不良反应能避免吗？

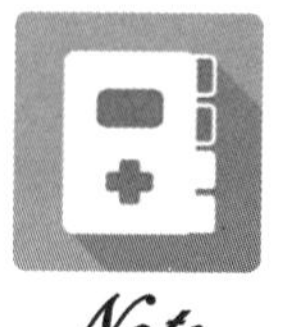

第一节　药物的基本作用

一、药物作用与药理效应

药物作用(drug action)是指药物与机体细胞间的初始作用，是产生药理效应(pharmacological effect)的动因。而药理效应是药物作用的结果，使机体器官原有功能水平发生改变。习惯上，二者可以通用。药理效应：凡能使机体生理、生化功能提高的称为兴奋(excitation)，如茶碱类的强心、利尿和中枢兴奋作用；凡能使机体功能降低的称为抑制(inhibition)，如镇静催眠药的作用。

特定化学结构的药物能与机体特定的小分子靶点(target)结合，因此药物作用具有特异性(specificity)。这些靶点包括受体(receptor)、酶、离子通道、转运体、转录因子等。如阿托品能特异性结合M胆碱受体，产生阻断作用。由于小分子靶点在机体各脏器分布的不同等原因，药物对机体不同组织器官又具有选择性(selectivity)。特异性强的药物不一定引起选择性高的药理效应。例如，阿托品虽然特异性阻断M胆碱受体，但由于M胆碱受体在心脏、血管、平滑肌、腺体及中枢神经都有分布，所以药理效应选择性并不高，而且有的兴奋、有的抑制。药物作用的选择性是药物分类的依据。一般作用特异性强和(或)效应选择性高的药物应用时针对性较好，效应广泛的药物副作用较多。但在多种病因或诊断未明时应用广谱药物也有方便之处，如广谱抗生素等。

二、药物作用的两重性

药物作用于人体后，由于药理效应的选择性，会表现出药物作用的两重性，即产生防治疾病效果的治疗作用(therapeutic effect)和出现与治疗目的无关的，并为患者带来不适或痛苦的不良反应(adverse reaction)。所以药物既能治病也能致病。

(一)治疗作用

1. 对因治疗(etiological treatment)　用药目的在于消除原发致病因子，彻底治愈疾病，又称治本，例如，抗生素抑制或杀灭病原菌。

2. 对症治疗(symptomatic treatment)　用药目的在于改善症状，又称治标。对症治疗对诊断未明或病因未明暂时无法根治的疾病是必不可少的。在某些急危重症如休克、惊厥、心力衰竭、高热、剧痛时，对症治疗可能比对因治疗更为迫切。

在临床实践中常常遵循“急则治其标，缓则治其本”“标本兼治”的原则。

(二)不良反应

多数不良反应是药物固有效应的延伸，在一般情况下是可以预知的，但不一定是可以避免的。少数较严重的不良反应是较难恢复的，称为药源性疾病(drug-induced disease)，如庆大霉素引起的神经性耳聋，肼屈嗪引起的红斑性狼疮等。根据用药剂量大小，不良反应的严重程度等主要分为以下几类。

1. 副作用(side effect)　在治疗剂量下出现、多数轻微并可预料，但难以避免的不良反应。副作用是药物本身固有的作用。由于药理效应选择性低，当某一效应用作治疗目的时，药物的其他效应就成为副作用(也称副反应)。例如，阿托品用于解除胃肠痉挛时，将会引起口干、便秘、视物模糊等副作用。

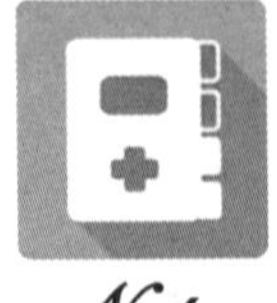
Note

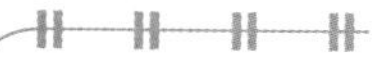

2. 毒性反应(toxic reaction) 在用药剂量过大或蓄积过多时发生，一般比较严重，但可以预知，也是应该避免的不良反应。根据发生的快慢，可以分为急性和慢性毒性反应。急性毒性多损害循环、呼吸及神经系统功能，慢性毒性多损害肝、肾、骨髓、内分泌等功能。致癌(carcinogenesis)、致畸胎(teratogenesis)、致突变(mutagenesis)的"三致"反应是药物损伤基因或细胞复制的不同表现，也属于慢性毒性范畴。

3. 后遗效应(residual effect) 停药后血药浓度已降至阈浓度以下时残存的药理效应。例如，服用巴比妥类药物的患者，次晨清醒后仍出现疲乏、困倦等症状。

4. 停药反应(withdrawal reaction) 突然停药后原有疾病的加剧，又称回跃反应(rebound reaction)，例如，长期服用普萘洛尔降血压的患者，停药次日血压将激烈回升。

5. 变态反应(allergic reaction) 也称为超敏反应(hypersensitivity)，反应性质与药物原有效应无关，用药理拮抗药解救无效。反应严重度差异很大，与剂量无关，且不易预知。常见于过敏体质患者。临床表现各异，从轻微的皮疹、发热至造血系统抑制、肝肾功能损害、休克等。停药后反应逐渐消失，再用时可能再发。其发生机制为药物(杂质)或其代谢物等作为抗原或半抗原刺激机体发生免疫反应。

6. 特异质反应(idiosyncratic reaction) 由于先天遗传异常，少数特异体质患者对某些药物反应特别敏感，反应性质异于常人，严重度与剂量成比例，与药物固有药理作用基本一致，药理拮抗药救治可能有效。例如，抗疟药伯氨喹引起的急性溶血性贫血和高铁血红蛋白血症是由患者先天性缺乏葡萄糖-6-磷酸脱氢酶，体内还原型谷胱甘肽不足所致。

知识链接 2-1
药物不良反应的危害

第二节　药物的量效关系和构效关系

思政案例 2-1
沙利度胺的前世今生

一、药物的量效关系

药理效应与剂量或浓度在一定范围内成比例，即量效关系(dose effect relationship)。根据药理效应的性质，可分为量反应(graded response)的量效曲线和质反应(qualitative response)的量效曲线。凡药理效应是可以计量的，如心率、血糖、尿量等称为量反应；凡药理效应是以反应的"有"或"无"，如阳性率、死亡率等来表示的称为质反应。量效曲线可以提供药效学研究的一系列重要参数。

(一) 量反应的量效曲线

以效应强弱为纵坐标、药物浓度为横坐标作图得直方双曲线(图 2-2(a))。如将横坐标改用对数值作图则得一近似对称 S 形曲线(图 2-2(b))。

1. 最小有效量或浓度(minimum effective dose or concentration) 刚能引起效应的阈剂量或阈浓度(threshold dose or concentration)。临床用药有严格的剂量限制，每种药物都有其常用的治疗剂量(therapeutic dose)。国家药典明确规定了剧毒药物的最大用量称为极量(maximal dose)，医生用药不应超过极量。出现中毒或死亡的最小剂量称为最小中毒量(minimum toxic dose)或最小致死量(minimum lethal dose)(图 2-2(a))。

2. 最大效应(maximum effect, E_{max})或称效能(efficacy) 药物效应达到最大，继续增加浓度或剂量而效应量不再继续增加时的效应。它反映了药物的内在活性(intrinsic activity, α)，α 值越大则效能越大。

3. 效价强度(potency) 能引起等效反应(一般采用 50%效应量)时药物的相对浓度或剂

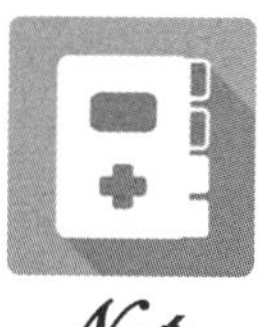

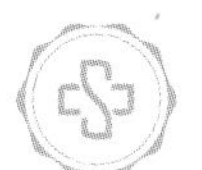

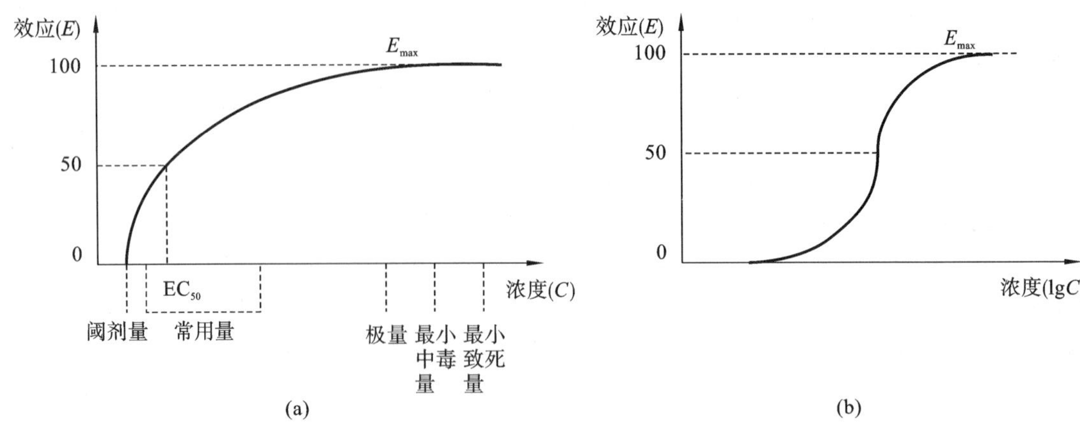

图 2-2　药物作用的量效曲线

量，通常被标为半最大效应浓度(concentration for 50% of maximal effect, EC_{50})，EC_{50}值越小则效价强度越大。它反映了药物与受体的亲和力(affinity)，亲和力大的药物效价强度高。

如果同一类药物化学结构、作用机制相似，则其量效曲线也相似。可以根据量效曲线以及效能或效价强度来比较各药物作用的强弱。如图2-3的量效曲线解释了具有不同效价强度和效能的三种药物反应，其中A药和B药的效能相同，但A药效价强度大于B药，因为A药需要较少的用量即可达到最大效应的50%，而C药的效价强度和效能均比A、B两药低。药物的效能比药物的效价强度在临床治疗上更有用。

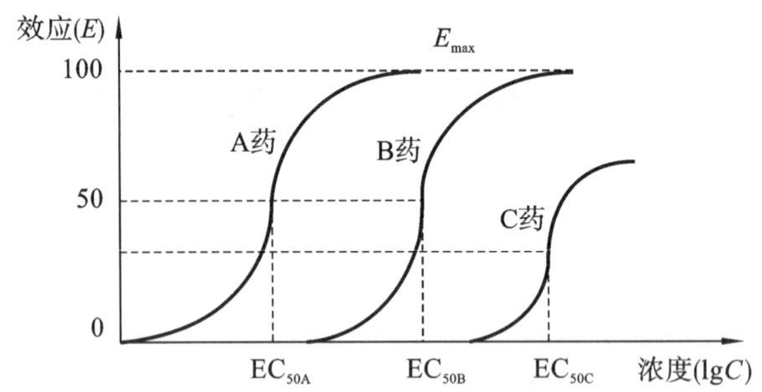

图 2-3　药物作用的效能和效价强度

效能比较A=B>C，而效价比较则A>B>C($EC_{50A}<EC_{50B}<EC_{50C}$)

(二) 质反应的量效曲线

以反应的阳性或阴性率作为纵坐标，以剂量或浓度作为横坐标作图，质反应的量效曲线为偏态分布曲线(图2-4(a))，累积曲线呈长尾S形。如果横坐标取对数剂量(或浓度)作图，累积曲线也呈对称的S形，而频数分布为常态曲线(图2-4(b))。

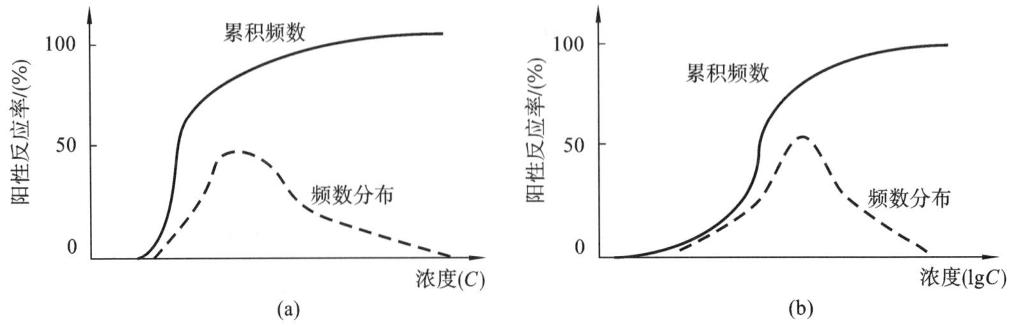

图 2-4　质反应的频数分布曲线和累积分布曲线

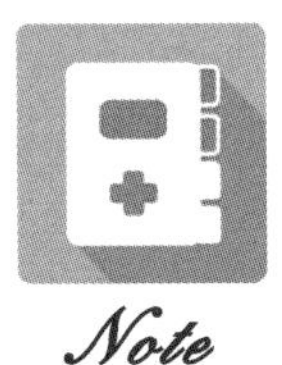

1. 半数有效量(median effective dose, ED_{50}) 能引起50%阳性反应的浓度或剂量。如果效应指标为中毒或死亡则称为半数中毒量(median toxic dose, TD_{50})或半数致死量(median lethal dose, LD_{50})。

2. 治疗指数(therapeutic index, TI) LD_{50}/ED_{50}的值,是药物的安全性指标。一般TI越大,药物越安全。但由于有效量与其致死量两条曲线的首尾可能重叠,就是说在没能获得充分疗效的剂量时可能已有动物死亡,因此较好的药物安全性指标是最小有效量和最小中毒量之间的距离或LD_5到ED_{95}之间的距离,称为安全范围(margin of safety),其值越大越安全。也可以用安全指数(safety index, SI)($SI=LD_5/ED_{95}$)和安全界限(safety margin)(安全界线=$(LD_1-ED_{99})/ED_{99}$)来评价药物的安全性(图2-5)。

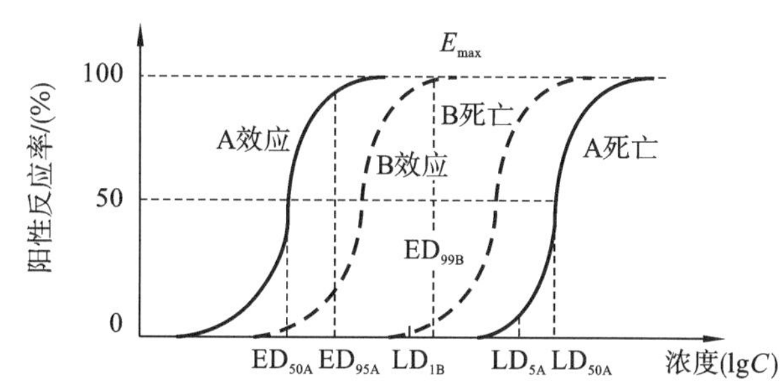

图2-5 A、B两药效应和毒性的质反应量效曲线

二、药物的构效关系

构效关系(structure-activity relationship, SAR)指的是药物化学结构与生物活性之间的关系。研究小分子药物与大分子蛋白质等的立体空间和化学结合作用是药物设计的关键工作。药物化学结构的改变主要包括基本骨架、活性基团、侧链长短和立体构型(手性、顺反式和左旋、右旋药物)等。由于受体和药物都具有三维空间结构,所以药物的立体异构(几何异构和光学异构)对药物活性有较大影响。如反式己烯雌酚中两个羟基与天然雌二醇两个羟基的距离近似,表现出较强的生理活性,而顺式己烯雌酚则由于羟基间距离不同,活性大为减弱;胃肠道对L-氨基酸、D-葡萄糖等具有立体选择性,可以优先吸收主动转运,导致代谢速率、药效和毒性等的差异。

借助小分子理化性质或结构参数,使用数学模型定量研究药物小分子在体内的药动学特点和与大分子如酶、受体或细胞等的相互作用,从而合理设计药物的化学结构,这种方法称为定量构效关系(quantitative structure-activity relationship, QSAR)。随着计算机技术的提高和生物大分子三维结构的揭示,人们开始分析药物分子三维结构与受体作用的相互关系,这种方法称为三维定量构效关系(three dimensional quantitative structure-activity relationship, 3D-QSAR),目前已成为计算机辅助药物设计(computer-aided drug design, CADD)的基本手段。根据受体的化学和立体结构是否已知,计算机辅助药物设计的研究问题主要分为对接(docking)和确定药效团(pharmacophore)两大类。如已知受体结构,设计形成低内能复合物的小分子药物称为对接;如不知受体三维结构,则需通过配体的立体结构和化学特征,计算受体信息从而得到药效团,确定药效团后,就可提供药物设计的先导化合物。至今已出现了可模拟药物分子全部构象的4D-QSAR和可模拟诱导结合的5D-QSAR方法。研究药物的构效关系有利于理解药物作用机制,指导临床合理用药,并主要在指导分子结构改造、优选化合物、设计开发新药方面具有重要意义。

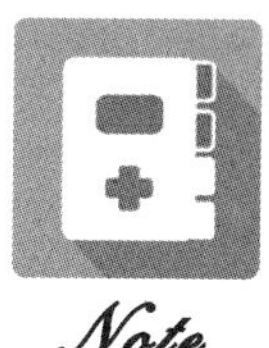

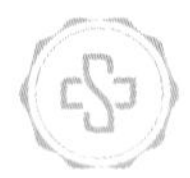

第三节　药物作用的机制

药物主要通过干扰和参与机体生理生化过程而发挥作用,因此药物作用的机制多种多样且有些药物的作用机制相互关联,主要的药物作用机制有以下几类。

1. 理化反应　药物的作用机制与药物的理化性质有关,与药物结构无关。药物是通过改变细胞内外环境的理化性质(酸碱性、渗透压、清除自由基等)发挥作用。如抗酸药中和胃酸治疗消化性溃疡;口服硫酸镁通过升高肠道渗透压产生导泻作用和金属离子解毒剂二巯基丙醇通过螯合汞、砷、铅等重金属离子发挥解毒作用等。

2. 参与或干扰细胞代谢　有些药物是机体正常所需的,可以补充机体代谢缺乏的物质如维生素、微量元素、胰岛素等。而有些药物虽然化学结构与正常代谢物非常相似,但掺入代谢过程可导致抑制或阻断代谢的后果,这些药物称为抗代谢药(antimetabolite),如5-氟尿嘧啶(5-FU)与尿嘧啶结构相似,掺入癌细胞DNA及RNA中,通过干扰蛋白质合成而发挥抗癌作用。

3. 影响生理物质转运　很多无机离子、代谢物、神经递质、激素等在体内主动转运需要载体参与。干扰这一环节可以产生明显药理效应。例如,呋塞米抑制肾小管髓袢升支粗段的Na^+-K^+-$2Cl^-$同向转运蛋白,影响Na^+-K^+、Na^+-H^+交换而发挥排钠利尿作用。

4. 对酶的影响　酶是药物作用的一类主要靶点。多数药物能抑制酶的活性,如:磺胺和甲氧苄啶合用,分别通过抑制二氢蝶酸合酶和二氢叶酸还原酶发挥协同抗菌作用;奥美拉唑通过不可逆性抑制胃黏膜H^+-K^+ ATP酶,抑制胃酸分泌,治疗消化性溃疡;解磷定复活农药中有机磷酸酯抑制的胆碱酯酶活性而解毒等。

5. 作用于细胞膜的离子通道　药物通过作用于细胞膜上的Na^+、Ca^{2+}、K^+、Cl^-等离子通道影响离子跨膜转运过程,从而影响细胞的兴奋性和功能。如奎尼丁、利多卡因、普鲁卡因胺等通过不同程度地阻断Na^+通道而发挥抗心律失常作用。

6. 影响核酸代谢　核酸(DNA及RNA)是控制蛋白质合成及细胞分裂的重要生命物质。抗生素如喹诺酮类和利福平分别通过作用于DNA回旋酶和以DNA为模板的RNA多聚酶而发挥抑菌或杀菌效应。

7. 影响免疫机制　除免疫血清及疫苗外,免疫增强药(如干扰素等)及免疫抑制药(如环孢素等)可通过影响免疫机制发挥疗效。

8. 受体　大多数的药物主要通过受体发挥作用。研究药物与受体的相互作用及作用后的过程,是阐明药物作用机制的主要内容,具体见下节。

第四节　药物与受体

一、受体概念及其特性

受体是存在于细胞表面或细胞内的,能识别和特异性结合特定化学物质(配体,ligand),并介导细胞信号转导,触发后继生理或药理反应的特殊的靶向大分子。大部分的受体是蛋白质(糖蛋白或脂蛋白)。配体主要包括机体的内源性物质如神经递质、激素和自体活性物质,以

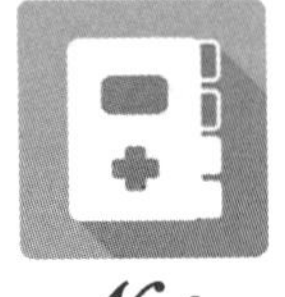

Note

及外源性物质如药物小分子等。受体的概念最早是由药理学家提出并加以系统研究的，受体理论已成为药效学的基本理论，它主要决定了药物剂量与药理效应之间的量化关系(图 2-6)。

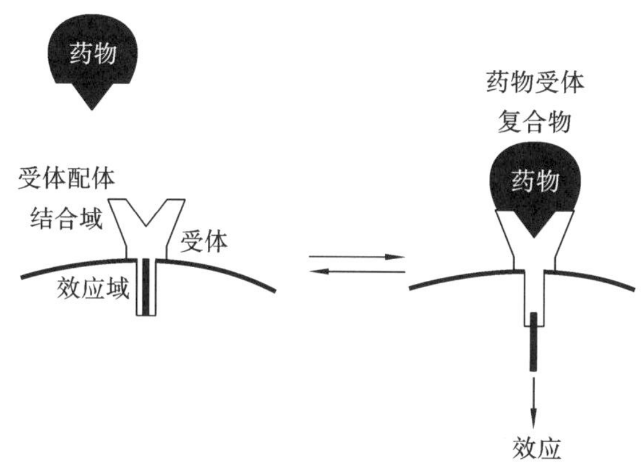

图 2-6　药物与受体相互作用示意图

受体主要具有以下特征。

1. 特异性(specificity)　一种特定受体只与其特定的配体结合，产生特定的效应，且具有结构特异性和立体选择性。

2. 敏感性(sensitivity)　极低浓度的配体即可被受体识别结合。

3. 可饱和性(saturability)　因受体数目一定，因此配体与受体的结合存在可饱和性，即作用于同一受体的配体之间存在竞争现象。

4. 可逆性(reversibility)　受体和配体的结合是可逆的，受体配体复合物处于结合和解离的动态平衡中。

5. 多样性(diversity)　同一受体分布在不同细胞中可产生不同的效应。大多数受体具有不同的亚型，且因受到外界因素的调节处于动态变化中。

二、受体类型

各类药物分子与受体相互作用产生不尽相同的生物效应。而不同类型的受体介导的细胞内效应各异，如突触传递可在几毫秒内完成；儿茶酚胺类受体介导效应需要几秒；而甲状腺激素或其他甾体激素产生的效应，通常需要几小时或几天时间等。根据受体的分子结构、信号转导的机制等，受体大致可分为下列 4 类(表 2-1)。

表 2-1　四种主要的受体类型

项目	跨膜离子通道受体	G 蛋白耦联受体	激酶耦联跨膜受体	核　受　体
定位	细胞膜	细胞膜	细胞膜	细胞内
效应器	离子通道	离子通道或酶	蛋白激酶	基因转录
耦联方式	直接	G 蛋白或抑制蛋白	直接	通过 DNA 介导
举例	N 胆碱受体、$GABA_A$ 受体	M 胆碱受体、肾上腺素受体	胰岛素、生长因子、细胞因子受体	甾体激素受体
结构	围绕中央孔排列的寡聚体亚单位	由 7 次跨膜螺旋组成的单体或寡聚体聚合的亚单位耦联细胞内的 G 蛋白结合域	通过单次跨膜螺旋链接细胞外的受体域和胞内的蛋白激酶域	带有受体和 DNA 结合域的单体

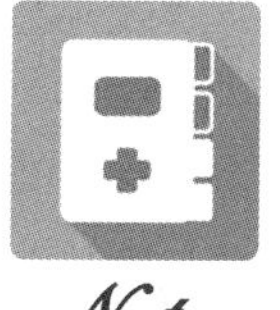

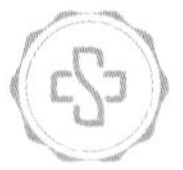

1. 跨膜离子通道受体(transmembrane ion channel receptor) 包括配体门控离子通道型受体和电压门控离子通道型受体两大类，主要控制离子的跨膜流动，分布广泛。受体由4～5个亚单位组成，每一个亚单位含有4次跨膜结构域。当受体激动时离子通道(Na^+、K^+、Ca^{2+}等)开放使细胞膜除极或超极化，引起兴奋或抑制效应。典型如烟碱型乙酰胆碱受体(简称为N受体)，由2个α、β、γ和δ共5个亚单位组成，在2个α亚单位上同时结合2分子的乙酰胆碱(acetylcholine，ACh)，导致离子通道的开放，同时伴有Na^+内流、K^+外流，细胞膜除极并激发动作电位(图2-7)。

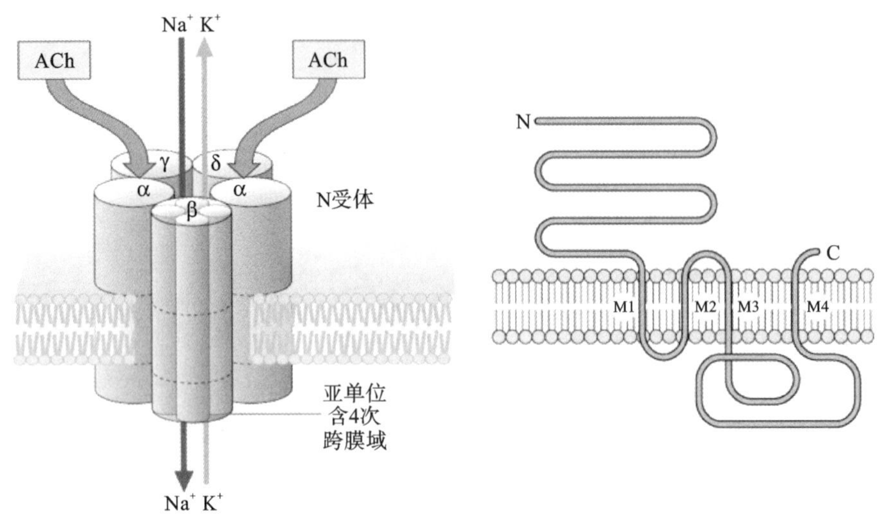

图2-7 N受体结构示意图

2. G蛋白耦联受体(G-protein coupled receptor，GPCR) 含有7次跨膜结构域(即由单一肽链形成7个α-螺旋来回穿透细胞膜，7TM receptors)，N端在细胞外，C端在细胞内，主要通过鸟苷酸结合蛋白(guanine nucleotide-binding protein，简称为G蛋白)耦联细胞内的效应系统(图2-8)。

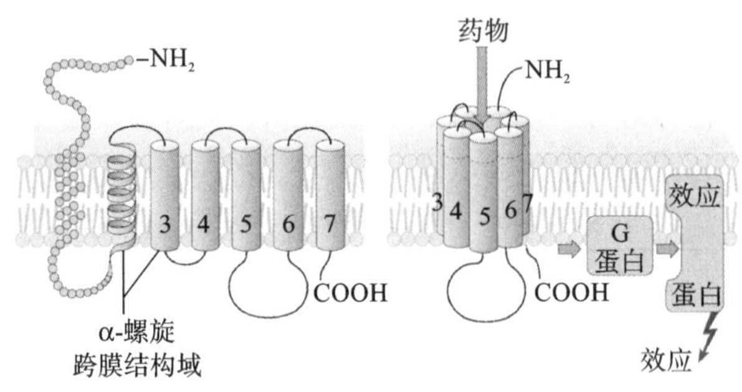

图2-8 G蛋白耦联受体结构示意图

G蛋白存在于细胞膜内侧，由三个亚单位(α、β、γ)组成。当细胞外配体激活GPCR，结合的三聚体G蛋白解聚，释放出活化的Gα和Gβγ亚单位，从而调控细胞质内的效应器。这些效应器通常合成或释放第二信使(cAMP、IP3、DAG)。α亚单位具有GTP酶活性，促使GTP水解为GDP，再与Gβγ亚单位形成三聚体恢复静息态(图2-9)。

G蛋白的种类主要与α亚单位的不同有关(表2-2)。G蛋白耦联受体是体内存在数目最多的受体类型。一个受体可以激活多个G蛋白，而一个G蛋白也可以转导多个信号给效应器，调节许多细胞功能。

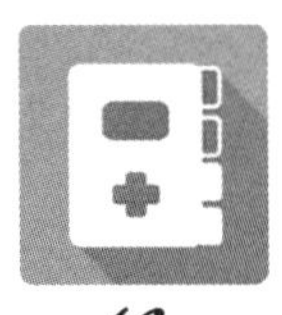

Note

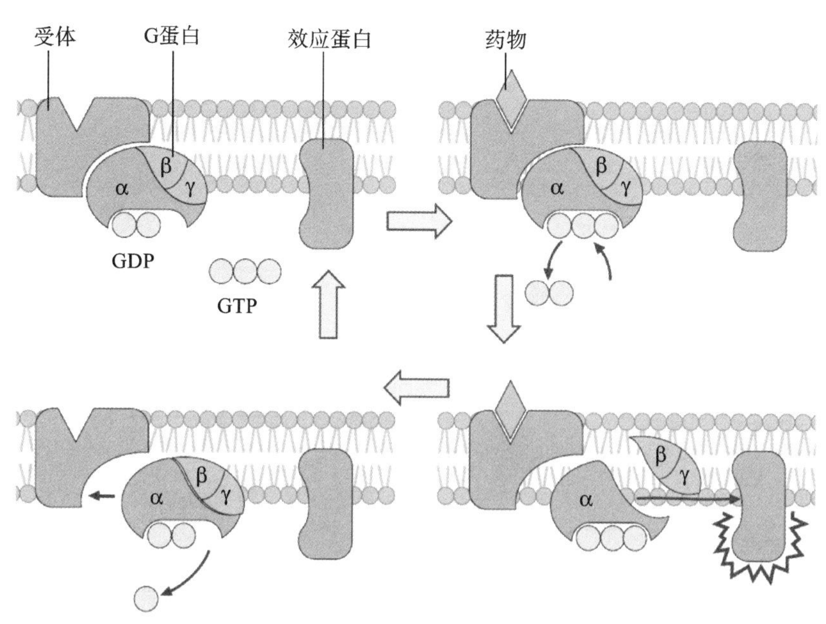

图 2-9 G 蛋白耦联受体活化示意图

表 2-2 主要的 G 蛋白亚型及其功能

亚型	相关受体	主要效应器	备注
$G\alpha_s$	许多胺类和其他受体(如儿茶酚胺、组胺、5-羟色胺)	激活腺苷酸环化酶,增加环腺苷酸(cAMP)浓度	可被霍乱毒素激活,从而阻止 α 亚单位的 GTP 酶活性,导致 α 亚单位持续活化
$G\alpha_i$	与 Gαs 相似,也包括阿片样受体和大麻素受体	抑制腺苷酸环化酶,降低 cAMP 浓度	可被百日咳毒素阻断,从而阻止 αβγ 复合体解离
$G\alpha_o$	与 Gαs 相似,也包括阿片样受体和大麻素受体	可能限制 α 亚单位的效应(主要由 βγ 引起的效应)	可被百日咳毒素阻断,主要出现在神经系统中
$G\alpha_q$	胺类、多肽和前列腺素类受体	激活磷脂酶 C,增加第二信使肌醇三磷酸(IP3)和二酰甘油(DAG)的产生	

3. 激酶(含酪氨酸激酶)耦联跨膜受体(kinase(tyrosine kinase)-linked transmembrane receptor) 由细胞外的配体结合域,通过一段单次跨膜肽链与胞内的一段结构域连接而组成。通常胞内结构域具有酶催化特性(有酪氨酸、丝苏氨酸蛋白激酶或鸟苷酸环化酶活性),通过磷酸化或脱磷酸化细胞内的蛋白质,从而改变它们的活性。当激活时,大部分受体二聚化,主要调控细胞的生长、分化和释放炎症介质等功能。如胰岛素、表皮生长因子等的受体(图2-10)。

4. 核受体(nuclear receptor,NR) 也称为细胞内受体(intracellular receptor)。目前已鉴定出 48 个人类核受体,是具有不同配体的一类转录因子超家族,在调控内分泌功能中具有重要作用。存在于细胞质内或细胞核上的受体与相应配体结合,形成激素-受体复合物后,暴露出正常情况下隐藏的一段受体蛋白域,可以与基因上特定的一段 DNA 序列结合,并调控其转录(图 2-11)。核受体的配体主要包括甾体激素、甲状腺激素、脂溶性维生素 D 和维生素 A 以及各种脂肪酸衍生物等。

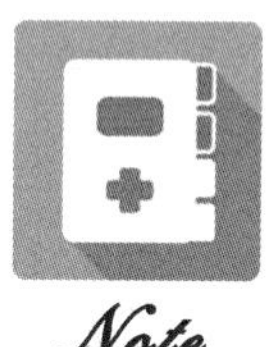

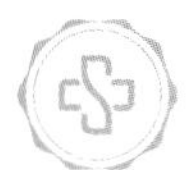

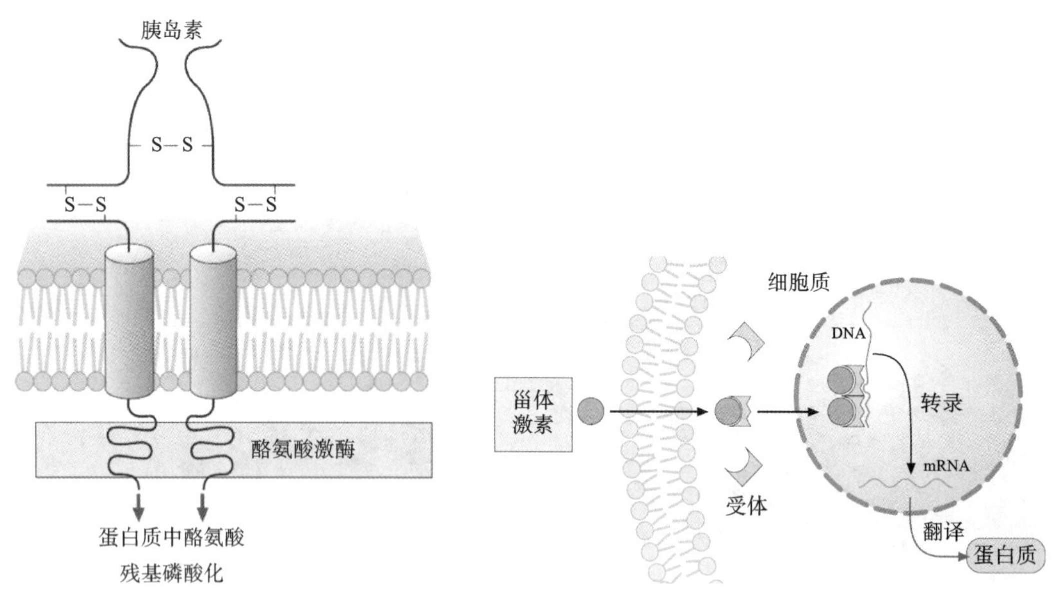

图 2-10　胰岛素受体活化示意图

图 2-11　核受体活化示意图

三、细胞内信号转导和第二信使

外界的信息分子(配体)与细胞受体特异性结合,刺激细胞产生调节信号,将配体携带的信息通过级联反应放大,最终传递到特定的反应系统而应答,这一过程称为信号转导(signal transduction)。细胞通过这一过程,能够对各种配体(主要是化学信号)如激素、神经递质或药物等做出反应,调节酶、离子通道、转运体等生物大分子活性以及基因表达,产生各种效应。信号转导通路是一个复杂的网络系统,能够相互联系、相互影响,是新药开发与研究的重要靶标和基础。

激素、神经递质、细胞因子或药物等作为外源性物质大多不能进入细胞,它们与受体结合提供了信号转导过程的第一个信号,称为第一信使。第一信使能够促进细胞产生或激活第二信使(second messenger),将获得信息增强、分化、整合并传递给下游的效应蛋白才能发挥其特定的生理或药理效应。第二信使包括环腺苷酸(cAMP)、环鸟苷酸(cGMP)、肌醇三磷酸(IP3)、二酰甘油(DAG)、钙、一氧化氮(NO)等。第二信使之间可以直接或间接相互影响(图 2-12)。

1. 环腺苷酸(cAMP)　cAMP 是 ATP 经腺苷酸环化酶(adenylate cyclase,AC)作用的产物。激活性或抑制性 G 蛋白($G\alpha_s$和 $G\alpha_i$)的 α 亚单位通过与 AC 结合,调控它的催化活性。如 β_1 受体、β_2 受体、H_2 受体等激动剂通过 $G\alpha_s$蛋白介导使 AC 激活,水解 ATP 而使细胞内 cAMP 增加。α_2 受体、M_2 受体、阿片受体等激动剂通过 G_i 蛋白作用抑制 AC,使细胞内 cAMP 减少。cAMP 经磷酸二酯酶(phosphodiesterase,PDE)降解为 5′-AMP 后灭活。茶碱抑制 PDE 而使胞内 cAMP 增多。cAMP 能激活蛋白激酶 A(protein kinase A,PKA)使 cAMP 反应元件结合蛋白(cyclin AMP response element-bind protein,CREB)磷酸化,从而介导细胞核转录活性的调节。

2. 环鸟苷酸(cyclic GMP,cGMP)　cGMP 是 GTP 经鸟苷酸环化酶(GC)作用的产物,也受 PDE 灭活。cGMP 作用与 cAMP 相反,使心脏抑制、血管舒张、肠腺分泌等。cGMP 可激活蛋白激酶 G(protein kinase G,PKG),促进细胞生长、分裂有关的蛋白质磷酸化而引起各种效应。

3. 肌醇磷脂(lipositol)　肌醇磷脂存在于细胞膜上,是由磷脂酸和肌醇结合形成的脂质化合物,主要有三种形式,磷脂酰肌醇(PI)、磷脂酰肌醇磷酸(PIP)和磷脂酰肌醇 4,5-双磷酸(phosphatidylinositol 4,5-bisphosphate,PIP2)。α、H_1、5-HT_2、M_1、M_3 等受体激动药通过 Gq 蛋白介导激活磷脂酶 C(phospholipase C,PLC)。PIP2 可被 PLC 水解为二酰甘油(DAG)及肌醇三磷

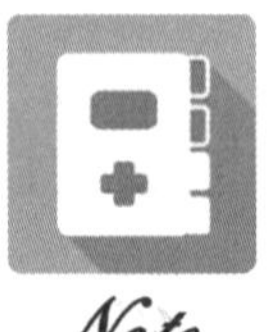
Note

酸(IP3)。IP3 的主要功能是与肌浆网(sarcoplasmic reticulum,SR)上的配体门控钙离子通道结合,使 Ca^{2+} 进入细胞内,激活各类钙调蛋白(calmodulin)。伴随 IP3 促进细胞内 Ca^{2+} 浓度增加,DAG 能够激活蛋白激酶 C(protein kinase C,PKC)促进基因表达或磷酸化靶蛋白而产生效应。

4. 钙离子(Ca^{2+}) 可经细胞膜钙通道和细胞内肌浆网等钙库释放两条途径进入胞内,与各种钙调蛋白结合发挥作用,两种途径互相促进。膜钙通道受膜电位、受体、G 蛋白、PKA 等调控,而钙库上存在的 IP3 受体受 IP3 调控。细胞内 Ca^{2+} 激活 PKC,与 DAG 有协同作用,共同促进其他信息传递蛋白及效应蛋白活化。细胞内 Ca^{2+} 浓度仅为血浆 Ca^{2+} 浓度的 0.1%(<1 μmol/L),但对细胞功能有着重要的调节作用,如促进肌肉收缩、腺体分泌、白细胞及血小板活化等。

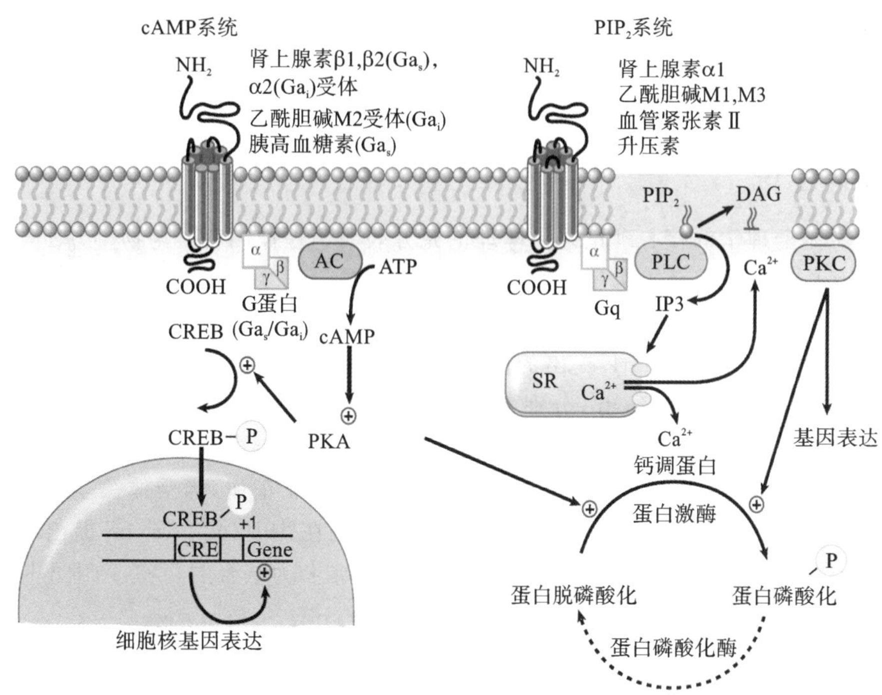

图 2-12 第二信使作用示意图

四、受体的调节

受体不仅调控生化和生理功能,其本身也并非固定不变的,而是处于代谢转换的动态调控中,其数量和亲和力经常受到各种生理、药理及病理因素的影响。这些调控包括受体合成和降解的调节、共价键修饰、与其他调控蛋白的联系以及细胞内化等方式。受体调控通路上的信号转导和效应蛋白也同时被调控。受体的调控可以直接或间接地来自其他受体以及更经常地受到自身信号的负反馈调控。受体的调节是维持机体内环境稳定的重要因素之一。受体的调节方式有 2 种:脱敏(desensitization)和增敏(hypersensitization)。如果受体脱敏或增敏仅涉及受体浓度的变化,分别称为下调(down-regulation)或上调(up-regulation)。

(一) 受体脱敏

重复给予细胞激动剂后,导致药效降低,称为脱敏,也称为快速耐受(tachyphylaxis)。此时受体对配体缺乏反应性。如长期使用 β 受体激动剂治疗哮喘,其扩张支气管作用减弱。受体脱敏可以保持细胞膜受体的动态平衡,保护细胞免受过量或长期的刺激而导致生理功能的紊乱。

特异性的 GPCR 激酶(GRK)能够磷酸化 GPCR 受体-激动剂复合物,从而促进 GPCR 受体与细胞质中的抑制蛋白(arrestin)结合,导致 G 蛋白与受体解耦联,并促进细胞膜上的受体内移,这种由于受体自身的变化诱导的对同一种类型的受体激动剂脱敏,称为同种脱敏

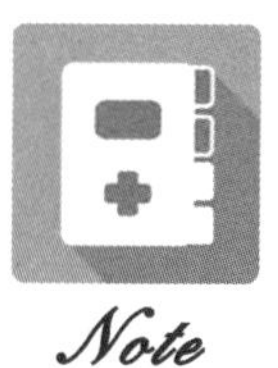

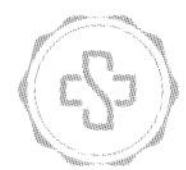

(homologous desensitization)。

第二信使 PKA 和 PKC 等作为受体共同反馈的调节机制,或者是受体信号通路上的共同环节,能够使受体磷酸化后,与 $G\alpha_s$蛋白脱耦联,导致组织对一种类型激动剂脱敏后,对其他类型受体激动剂也脱敏,称为异种脱敏(heterologous desensitization)。

异种脱敏能够增强同种脱敏的调节过程,称为同种脱敏的异种调节(heterologous regulation of homologous desensitization)。

(二)受体增敏

因受体激动剂水平降低或应用拮抗剂而引起的,与受体脱敏作用相反的一种现象。如长时间使用 β 受体阻断药普萘洛尔治疗高血压或心绞痛等,突然停药出现的血压急剧升高或心绞痛发作的"反跳"现象,就是由此时 β 受体的敏感性增高所致。某些病理情况下,如心肌缺血时,心肌细胞表面可以合成或招募更多数目的受体,也可出现组织或细胞的反应性增强。

五、受体学说

受体学说是药理学的核心理论。受体理论充分表明药理作用就是药物小分子与生物大分子之间的相互作用。研究药物浓度或剂量与效应之间的量效关系,分析药物与受体的相互作用,并据此来分析同类或非同类化合物的作用,称为受体动力学。多位学者相继提出了各种假说和数学动力学模型,包括 Clark 提出的占领学说,Paton 提出的速率学说,Koshland 提出的诱导契合学说,Changeux 与 Karlin 分别在 1967 年提出的二态模型学说等。

1926 年 Clark 提出的占领学说认为,受体与配体结合才能被激活产生效应,具有亲和力(affinity),其产生的生物效应的强度与受体被占领的数目成正比,当受体被全部占领时产生最大效应。这一学说并不能解释所有的药理效应,因此在 1954 年,Ariens 提出了内在活性(intrinsic activity,α)的概念,认为与同一种受体以相同亲和力结合的药物,产生不同的最大效应,与药物具有的内在活性不同有关。

受体动力学一般用放射性同位素标记的配体(L)与受体(R)做结合试验研究。根据占领学说,受体(R)和配体(D)的相互作用符合质量作用定律,可以用下式表示:

$$\mathrm{D}+\mathrm{R} \underset{K_2}{\overset{K_1}{\rightleftharpoons}} \mathrm{DR} \rightarrow E$$(E 代表效应,K_1、K_2 分别代表反应各方向的平衡常数)

当反应达到平衡时,$K_D=\dfrac{K_2}{K_1}=\dfrac{[\mathrm{D}][\mathrm{R}]}{[\mathrm{DR}]}$($K_D$ 是解离常数)

因为被结合的受体(DR)等于总受体(R_T)减去游离的受体(R):$[\mathrm{DR}]=[\mathrm{R_T}]-[\mathrm{R}]$,代入上式并经推导得

$$\frac{[\mathrm{DR}]}{[\mathrm{R_T}]}=\frac{[\mathrm{D}]}{K_D+[\mathrm{D}]}$$

根据占领学说,药物只有与受体结合才发挥效应,且当全部受体被占领时产生最大效应,则上式可推出:

$$\frac{E}{E_{max}}=\frac{[\mathrm{DR}]}{[\mathrm{R_T}]}=\frac{[\mathrm{D}]}{K_D+[\mathrm{D}]}$$

当$[\mathrm{D}]=0$时,效应为 0。

当药物浓度远远大于 K_D 时,则:

$$\frac{[\mathrm{DR}]}{[\mathrm{R_T}]}=100\%$$,即$[\mathrm{DR}]_{max}=[\mathrm{R_T}]$,达到最大效能。

当$\dfrac{[\mathrm{DR}]}{[\mathrm{R_T}]}=50\%$,即有 50%的受体被药物结合($EC_{50}$),则 $K_D=[\mathrm{D}]$。

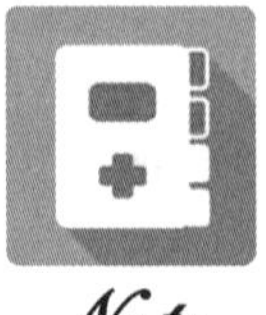

Note

K_D 表示药物与受体的亲和力,单位为摩尔。各配体(D)与受体(R)的亲和力不同,K_D 越

大时亲和力越小，二者成反比。将解离常数 K_D 取负对数，即令亲和力指数 $pD_2=-\log K_D$，则其值与亲和力成正比，pD_2 较为常用。

药物与受体结合不仅要有亲和力，还要有内在活性（α），才能产生效应。内在活性决定了药物与受体结合产生效应大小的能力，用 α 表示，$0\leqslant\alpha\leqslant100\%$。故上述公式应加入这一参数：$E/E_{max}=\alpha[LR]/[R_T]$。因此两药亲和力相等时其效应强度取决于内在活性 α 的强弱，而当内在活性相等时则取决于亲和力大小（图 2-13）。

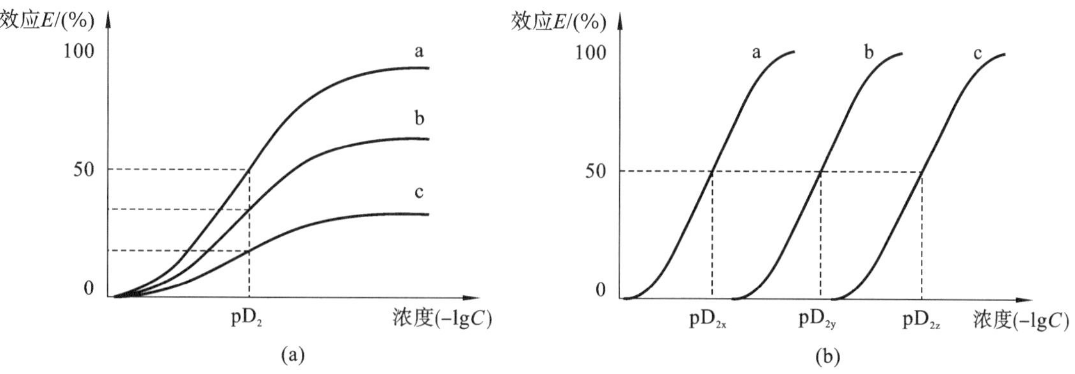

图 2-13 不同药物与受体的亲和力及其内在活性对量效曲线的影响

（a）a、b、c 三药与受体的亲和力（pD_2）相等，但内在活性（E_{max}）a＞b＞c；

（b）a、b、c 三药的内在活性（E_{max}）相等，但与受体的亲和力（pD_2）a＜b＜c

六、作用于受体的药物分类

思政案例 2-2 受体学说提出及临床意义

1. 激动剂（agonist） 既有亲和力又有内在活性的药物，与受体结合并激动受体产生效应。根据内在活性的大小，可分为以下两类。

（1）受体激动剂：也称为完全激动剂，即对受体有较强的亲和力，也有较高的内在活性（$\alpha=1$）。如吗啡为完全激动剂，产生较强的镇痛作用。

（2）部分激动剂：药物对受体有较强亲和力，但内在活性不强（$\alpha<1$），称为部分激动剂。单独应用部分激动剂出现较弱的激动作用，即使增加浓度，也不能达到完全激动剂产生的最大效应，量效曲线高度（E_{max}）较低。但当与其他激动剂合用时，因占领受体而产生拮抗激动剂的部分效应，即出现小剂量激动、大剂量拮抗的作用，因此部分激动剂具有激动剂与拮抗剂两重特性。如喷他佐辛为部分激动剂，只能引起较弱的镇痛效应（图 2-14）。

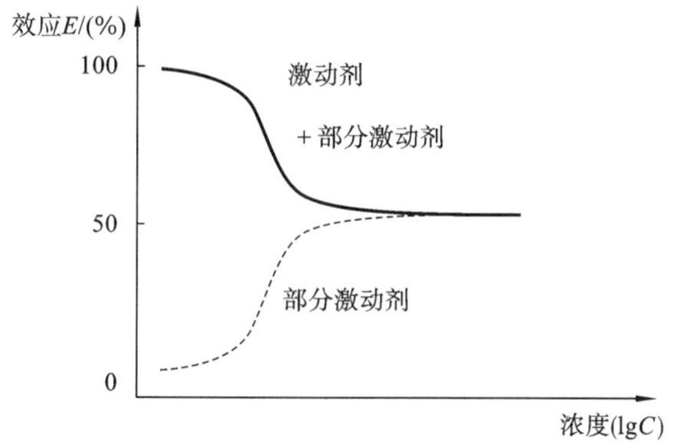

图 2-14 部分激动剂的两重特性

2. 拮抗剂（antagonist） 能与受体结合，有较强的亲和力，但缺乏内在活性（$\alpha=0$）的药物，本身不能引起效应，却因占据受体而拮抗激动剂的作用。根据拮抗剂与受体结合是否具有可

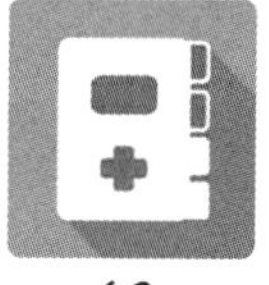

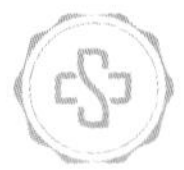

逆性,可分为以下两类。

(1) 竞争性拮抗剂(competitive antagonist):能和激动剂互相竞争与受体结合,它们与受体之间的结合是可逆的。如增加激动剂的剂量,则通过与拮抗剂竞争受体,使量效曲线平行右移,最大效应(E_{max})不变。

常用拮抗参数 pA_2 表示竞争性拮抗剂的作用强度。pA_2 是指当激动剂与拮抗剂合用,剂量比为 2 时,激动剂所产生的效应恰好等于未加入拮抗剂的激动剂所产生的效应,表示为此时所加入的竞争性拮抗剂物质的量浓度的负对数值。pA_2 值越大表示拮抗作用越强,此外 pA_2 还可以用于判断激动剂的性质,如两种激动剂被同一拮抗剂拮抗。若两者 pA_2 相近,则说明这两种激动剂作用于同一受体。

(2) 非竞争性拮抗剂(noncompetitive antagonist):与受体结合非常牢固,分解很慢或是不可逆转,使能与药物结合的受体数量减少。与激动剂合用,可使激动剂的量效曲线非平行右移,且最大效应(E_{max})下降(图 2-15)。

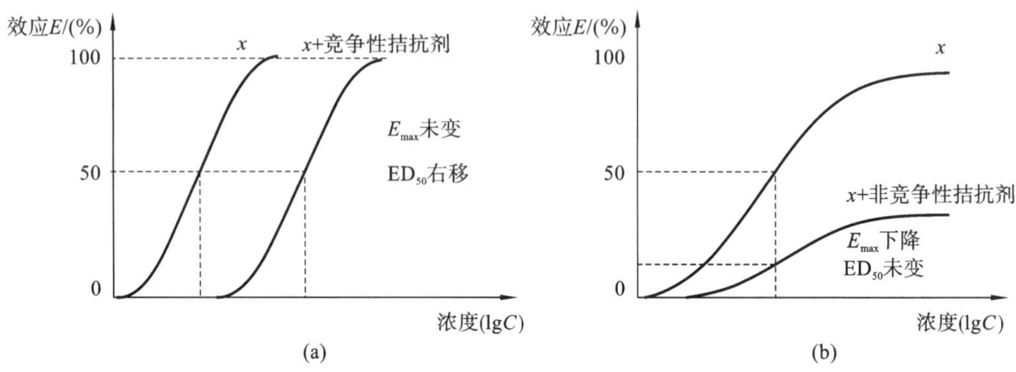

图 2-15 竞争性拮抗作用与非竞争性拮抗作用比较

(a)加入竞争性拮抗剂;(b)加入非竞争性拮抗剂

此外化学结构类似的药物作用于同一受体有的是激动剂,有的是拮抗剂,还有的是部分拮抗剂,还可用二态模型(two-state model)学说解释。此学说认为受体蛋白有两种可以互变的构型状态:静息态(R)与活化态(R*)(图 2-16)。静息时平衡趋向 R。激动剂只与 R* 有较大亲和力,药物与 R* 结合后充分发挥药理效应。部分激动剂(P)与 R 及 R* 都能结合,但对 R* 的亲和力大于对 R 的亲和力,因此只有部分受体被激活而发挥较小的药理效应。拮抗剂对 R 及 R* 亲和力相等,不能激活受体但能阻断激动剂作用,所以不产生效应。而有些药物(如苯二氮䓬类)对 R 亲和力大于 R*,药物与受体结合后产生与激动剂相反的效应,称为反向激动剂(inverse agonist)。

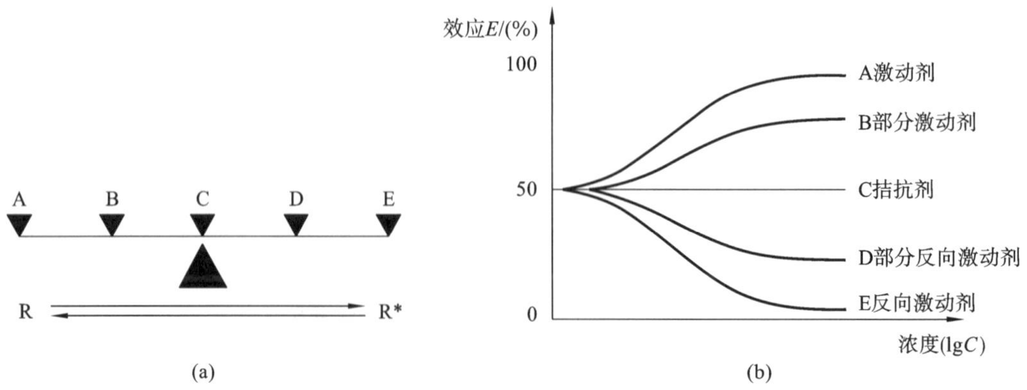

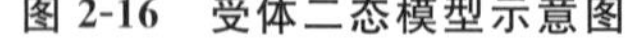

图 2-16 受体二态模型示意图

(a)各类药物与受体结合状态;(b)各类药物的量效曲线

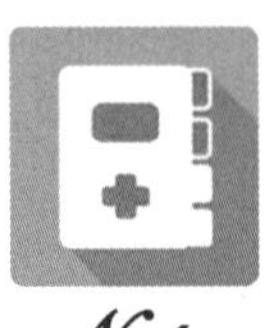

Note

小　结

药物作用具有两重性(治疗作用和不良反应),药物不良反应包括副作用、毒性反应、变态反应、停药反应、后遗效应和特异质反应。掌握量效曲线上的重要参数(如半数有效量、半数致死量、治疗指数、药物安全性、效能和效价强度等)。药物作用包括特异性和非特异性作用,多数药物主要通过受体起作用。受体具有特异性、敏感性、饱和性、可逆性和多样性特征,主要分为跨膜离子通道、G蛋白耦联受体、激酶(含酪氨酸激酶)耦联跨膜受体和核受体四类。受体激活后可以直接或通过第二信使放大信号产生效应。受体可被向上或向下调节。根据亲和力和内在活性,药物可分为激动剂(完全激动剂和部分激动剂)和拮抗剂(竞争性拮抗剂和非竞争性拮抗剂)两类。

思　考　题

目标测试

思考题答案

1. 请列表比较各种药物不良反应的特点。
2. 请区分药物效价强度和效能,治疗指数和安全范围的概念。
3. 简述激动剂、部分激动剂和反向激动剂特点,并区分竞争性拮抗剂和非竞争性拮抗剂。
4. 试述亲和力参数 pD_2 和拮抗参数 pA_2 的概念。

本章参考文献

[1] Trevor A J,Katzung B G,Kruidering-Hall M. Katzung & Trevor's pharmacology examination and board review[M]. 11th ed. New York:McGraw-Hill,2015.

[2] Rang H P,Ritter J M,Flower R J,et al. Rang & Dale's pharmacology[M]. 8th ed. London:Churchill Livingstone,2015.

[3] Waller D G, Sampson A P, Renwick A G, et al. Medical pharmacology & therapeutics[M]. 4th ed. Philadelphia:Saunders,2013.

[4] Rosenfeld G C,Loose D S. BRS pharmacology[M]. 6th ed. New York:Lippincott Williams & Wilkins,2013.

[5] Lullmann H,Mohr K,Hein L. Pocket atlas of pharmacology[M]. 4th ed. Stuttgart Thieme,2010.

[6] Davis C,Harris S R. USMLE step1 lecture notes 2016:pharmacology[M]. New York:Kaplan Publishing,2015.

[7] Dickenson J,Freeman F,Mills C L,et al. Molecular pharmacology:from dNA to drug Discovery[M]. New Jersey:Wiley-Blackwell,2012.

[8] 张庆柱. 分子药理学[M]. 北京:高等教育出版社,2007.

(遵义医科大学珠海校区　李文娜)

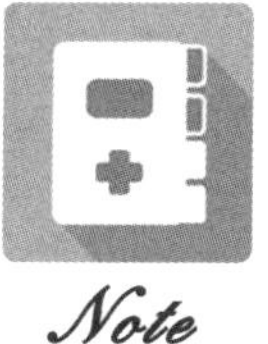

第三章　药物代谢动力学

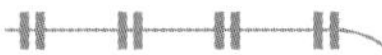

本章 PPT

学习目标

1. 知识目标　①掌握药物跨膜转运主要形式、特点及规律；首过消除、肝药酶、肝肠循环、半衰期、表观分布容积、生物利用度、清除率和稳态浓度的概念；一级消除动力学特点。②熟悉药物体内过程的基本规律。③了解药物的房室概念、多次用药的药-时曲线。

2. 能力目标　通过对案例的学习，能将理论与案例实际相结合，加深学生对重点知识点的理解，同时提高理论知识的应用能力。

3. 情感目标　通过对思政案例的学习，培养学生刻苦学习专业知识的兴趣，提高学生的专业认同感和科学研究精神。

药物代谢动力学(pharmacokinetics)简称药动学，主要研究药物的体内过程，包括吸收(absorption)、分布(distribution)、代谢(metabolism)、排泄(excretion)过程以及机体对药物的处置，并运用数学原理和方法阐释体内药物随时间变化的动力学规律。确定给药剂量和间隔时间的依据是药物在作用部位能否达到有效的浓度。药物在作用部位的浓度受体内过程的影响而呈现动态变化的规律(图 3-1)。

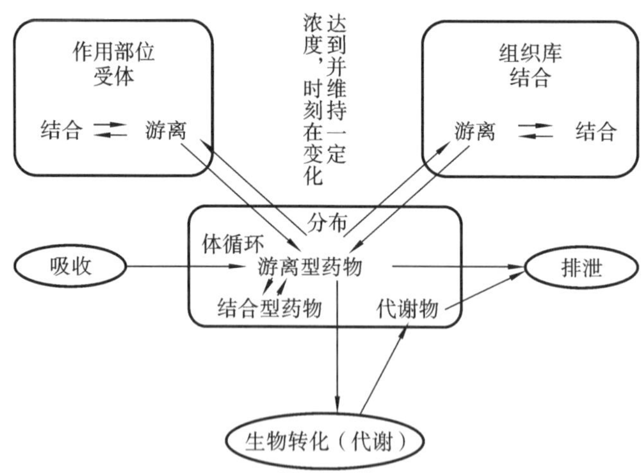

图 3-1　药物的体内过程与作用部位药物浓度的关系

第一节　药物分子的跨膜转运

药物的吸收、分布、代谢和排泄过程中，药物分子通过各种单层(如小肠上皮细胞)或多层

Note

(如皮肤)细胞膜。各种细胞的结构不尽相同,但细胞膜是药物在体内转运的基本屏障,药物的通过方式和影响因素相似。

一、药物通过细胞膜的方式

药物分子通过细胞膜的方式有滤过(filtration)、简单扩散(simple diffusion)、载体转运(主动转运、易化扩散)和膜动转运(membrane transport)。

(一) 滤过

滤过是指直径小于膜孔的水溶性的极性或非极性药物分子,借助膜两侧的流体静压或渗透压通过细胞膜的水性通道由细胞膜一侧到达另一侧,为被动转运方式,如肾小球滤过。滤过的特点如下:体内多数水性通道值很小,只允许分子质量小于 150 Da 的药物通过;多数毛细血管上皮细胞孔隙较大。直径可达 40 Å 以上(60～120 Å),分子质量大到 20000～30000 Da 者也能通过,故绝大多数药物可经毛细血管内皮细胞间的孔隙滤过。但是除了垂体、松果体、正中隆起、极后区、脉络丛外,脑内大部分毛细血管壁无孔隙,药物不能以滤过方式通过这些毛细血管进入脑组织内。

(二) 简单扩散

简单扩散是指非极性药物分子以其所具有的脂溶性溶解于细胞膜的脂质层,顺浓度差通过细胞膜。这是绝大多数药物通过生物膜的方式,也称被动扩散(passive diffusion),是药物转运的最常见、最重要的形式。

简单扩散具有以下规律:①药物首先分散在水相(利用水溶性)。②药物进入脂层(利用脂溶性),从脂层通过扩散进入膜的另一侧,影响因素如下:分子极性是脂溶性的决定因素(极性小,脂溶性大、水溶性低),膜两侧药物浓度差是转运动力(扩散快、慢与药物解离度 pK_a、体液 pH 有关)。③当可跨膜转运的药物分子在膜两侧浓度相等时达到动态平衡。

体液的 pH 对简单扩散的影响:①大多数药物为弱电解质,在水溶液中有离子型和非离子型状态。pH 影响解离度。②解离型药物分子极性大,水溶性高,脂溶性低,不易转运(离子障)。③非解离型药物极性小,脂溶性大,容易跨膜扩散。④当分布达到动态平衡时,膜两侧非解离型的药物浓度相等。

(三) 载体转运

跨膜蛋白在细胞膜的一侧与药物或生理性物质结合后,发生构型改变,在细胞膜的另一侧将结合的内源性物质或药物释出。载体转运具有选择性、可饱和性和竞争性(竞争性抑制)的特点。载体转运主要发生在肾小管、胆道、血脑屏障和胃肠道的药物转运中。

1. 主动转运(active transport) 主动转运需要消耗能量,能量可直接来源于 ATP 的水解,或是间接来源于其他离子的电化学梯度。主动转运可逆浓度梯度或电化学梯度转运药物。这种转运对体内代谢物质和神经递质的转运,以及通过干扰这些物质而产生药理作用的药物具有重要意义。

2. 易化扩散(facilitated diffusion) 易化扩散与主动转运的区别是不消耗能量,顺浓度梯度或电化学梯度转运,所以是一种被动转运。易化扩散可加快药物的转运速率。维生素 B_{12} 经胃肠道吸收、葡萄糖进入红细胞内、甲氨蝶呤进入白细胞等均以易化扩散方式进行。

二、影响药物通过细胞膜的因素

(一) 药物的解离度和体液的酸碱度

绝大多数药物属于弱酸性或弱碱性有机化合物,在体液中均不同程度地解离。分子型(非

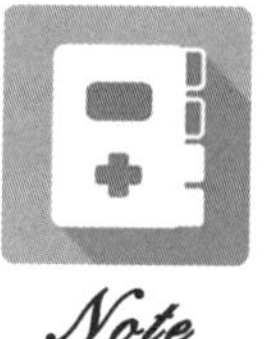

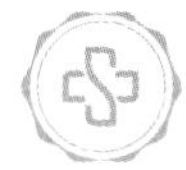

解离型)药物疏水而亲脂,易通过细胞膜;离子型药物极性高,不易通过细胞膜脂质层,被限制在膜的一侧,此种现象称为离子障(ion trapping)。药物解离程度取决于体液的 pH 和药物解离常数(K_a)。解离常数的负对数值为 pK_a,表示药物的解离度,是指药物解离 50%时所在体液的 pH。各药都有固定的 pK_a。

改变体液的 pH 可明显影响弱酸或弱碱性药物的解离程度。药物的解离程度在 pH 变化较大的体液内对药物的跨膜转运的影响更为重要。胃液 pH 变化范围为 1.5~7.0,尿液为5.5~8.0。如此大的 pH 变化范围对脂溶性适中的药物会产生显著的临床意义。如苯巴比妥的清除在碱性尿内比酸性尿内快 7 倍。抗高血压药物美卡拉明为弱碱性,在酸性尿内的清除率为碱性尿内的 80 倍。

(二) 膜两侧的药物浓度差、膜面积和膜厚度

药物以简单扩散方式通过细胞膜时,除了受药物解离度和体液 pH 影响外,药物分子跨膜转运的速率(单位时间通过的药物分子数)还与膜两侧药物浓度差(C_1-C_2)、膜面积、膜通透系数(permeability coefficient)和膜厚度等因素有关。膜面积大的器官,如肺、小肠,药物通过其细胞膜脂质层的速率远比膜面积小的器官(如胃)快。这些因素符合 Fick 定律,即

$$\text{通透量(单位时间分子数)}=(C_1-C_2)\times\frac{\text{膜面积}\times\text{膜通透系数}}{\text{膜厚度}}$$

(三) 血流量

血流量的改变可影响细胞膜两侧的药物浓度差,药物被血液带走的速率影响膜一侧的药物浓度,血流量丰富、流速快时,不含药物的血液能迅速取代含有较高药物浓度的血液,从而得以维持很大的浓度差,加快药物的转运速率。

(四) 细胞膜转运蛋白的量和功能

营养状况和蛋白质的摄入影响细胞膜转运蛋白的数量,从而影响药物的跨膜转运。转运蛋白的功能受基因型控制,如多重耐药基因(multidrug resistance gene)是编码 P 糖蛋白的基因,其基因多态性引起的不同基因型具有编码不同 P 糖蛋白的功能,从而影响药物的跨膜转运。

第二节　药物的体内过程

一、吸收

吸收(absorption)是指药物自用药部位进入血液循环的过程。血管外给药均存在吸收过程。不同给药途径有不同的药物吸收过程。

(一) 口服给药

口服给药(oral administration)是常用的给药途径,给药方便,大多数药物能充分吸收。口服给药的吸收方式为简单扩散。影响胃肠道对药物吸收的因素包括服药时饮水量、是否空腹、胃肠蠕动度、胃肠道 pH、药物颗粒大小、药物与胃肠道内容物的理化性相互作用(如钙与四环素形成不可溶的络合物引起吸收障碍)等。口服给药的吸收部位主要在小肠,原因如下:①停留时间长,绒毛吸收面积大;②毛细血管壁孔道大,血流丰富;③pH 5~8,对药物解离影响小。

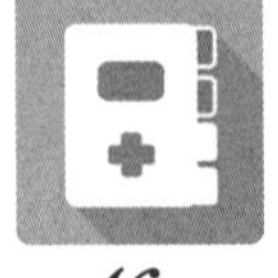

Note

某些药物首次通过肠壁或经门静脉进入肝脏时被代谢或胆汁排泄量大，致使进入体循环药量减少的现象称为首过消除(first pass elimination)，也称为首过效应或第一关卡效应。首过消除强，则生物利用度低，机体可利用的有效药量少，要达到治疗浓度，必须加大用药剂量。但剂量加大，不良反应也增加。硝酸甘油口服首过消除率高，舌下给药可避免首过消除。直肠中下段给药可在一定程度上避免首过消除。胃肠道外途径给药时，在到达作用部位或靶器官前，可在肺内排泄或代谢一部分药物，这也是一种首过消除，肺也因而成为首过消除器官。

(二) 吸入给药(呼吸道给药)

因肺泡上皮细胞可吸收 5 μm 左右的微粒，肺泡表面积大(达 200 m^2)，局部血流丰富，抗菌、消炎、祛痰喷雾剂等可采用吸入给药。气道本身是抗哮喘药的靶器官，以气雾剂作为局部用药可解除支气管痉挛。

(三) 局部用药

局部用药的目的是在皮肤、眼、鼻、咽喉和阴道等部位产生局部作用。完整的皮肤吸收能力差，黏膜的吸收能力远较皮肤强，外用药物主要发挥局部作用。为了使某些药物血浆浓度维持较长时间，也可采用经皮肤途径给药，如硝酸甘油软膏，但这是一种全身给药方式。

(四) 舌下给药

舌下给药可在很大程度上避免首过消除。如硝酸甘油首过消除率可达 90%以上，舌下给药时药物由血流丰富的颊黏膜吸收，直接进入血液循环，避免首过消除，起效快。

(五) 注射给药

血管注射避开了吸收屏障而直接进入血液循环，不存在吸收过程。药物肌内或皮下注射时，主要经毛细血管以简单扩散和滤过方式吸收，吸收速率受注射部位血流量和药物剂型影响。水溶液吸收迅速，油剂、混悬剂或植入片可在局部滞留，吸收慢，故作用持久。不同途径给药吸收速率的排序：吸入＞肌内注射＞皮下注射＞舌下及直肠＞口服＞黏膜＞皮肤。

二、分布

吸收入血的药物随血流转运至组织器官的过程称为分布(distribution)。大部分药物的分布过程属于被动转运，少数为主动转运。药物分布规律：药物→静脉→心脏→动脉→血流量相对大的组织器官→血流量相对小的组织器官，最后达到各组织间分布的动态平衡。影响药物分布的因素包括药物的脂溶度、毛细血管通透性、器官和组织的血流量、与血浆蛋白和组织蛋白的结合能力、药物的 pK_a 和局部的 pH、药物载体转运蛋白的数量和功能状态、特殊组织膜的屏障作用等。

(一) 血浆蛋白结合率

大多数药物在血浆中可与血浆蛋白不同程度地结合而成为结合型药物，与游离型药物同时存在于血液中。决定血浆蛋白结合率的因素：游离型药物浓度、血浆蛋白量、药物与血浆蛋白亲和力。注意：①游离型药物与药理作用强度密切相关；②结合型药物分子质量增大，不能跨膜转运、被代谢和排泄，暂存于血液，暂时失去活性；③血浆蛋白结合率高的药物，消除较慢，维持时间较长；④药物与血浆蛋白结合特异性低，同时应用两个结合于同一结合点上的血浆蛋白结合率都很高的药物，会发生竞争性置换的相互作用。如抗凝血药华法林血浆蛋白结合率约为 99%，当与保泰松合用时，结合型的华法林被置换出来，使血浆中游离型药物浓度明显增高，抗凝作用增强，可造成严重的出血，甚至危及生命。

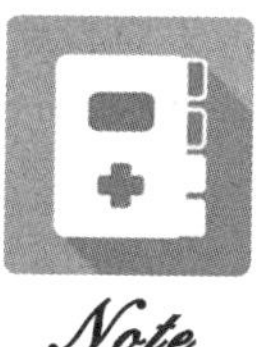

Note

案例引导3-1

案例引导答案

某老年患者心脏起搏器植入术后服用华法林抗凝治疗，同时服用的有格列齐特，导致患者脑出血而死亡。

请问：

患者脑出血的原因是什么？

（二）组织血流量

药物由血液向组织器官的分布速度主要取决于该组织器官的血流量和膜的通透性。吸收进入血液的药物首先向血流量大的组织分布，然后向血流量小的组织转移，此现象称为再分布(redistribution)。如静脉注射麻醉药硫喷妥钠，首先分布到血流量大的脑组织发挥作用，随后由于其脂溶性高又向血流量少的脂肪组织转移，使患者迅速苏醒。

（三）组织细胞结合

药物与组织细胞结合是由于药物与某些组织细胞成分具有特殊的亲和力，使这些组织中的药物浓度高于血浆游离型药物浓度，使药物分布具有一定的选择性。药物与组织的亲和力，是药物作用选择性的基础。如碘浓集于甲状腺；氯喹在肝和红细胞内分布浓度高；庆大霉素与角质蛋白亲和力强等。多数情况下，药物与组织的结合是药物在体内的一种储存方式，如硫喷妥钠再分布到脂肪组织。有的药物与组织可发生不可逆的结合而引起毒性反应，如四环素与钙形成络合物储存于骨骼及牙齿中，导致小儿生长抑制与牙齿变黄或畸形。

（四）体液pH和药物解离度

在生理情况下细胞内液pH为7.0，细胞外液pH为7.4。由于弱酸性药物在较碱的细胞外液中解离较多，因而其在细胞外液中的浓度高于细胞内液，升高血液pH可使弱酸性药物由细胞内向细胞外转运，降低血液pH则使弱酸性药物向细胞内转移。弱碱性药物则相反。口服碳酸氢钠碱化血液可促使巴比妥类弱酸性药物由脑细胞向血浆中转运。

（五）体内屏障

1. 血脑屏障(blood-brain barrier，BBB) 是血-脑、血-脑脊液及脑脊液-脑三种屏障的总称。能阻碍药物穿透的主要是前二者。特性：脂溶性或小分子药物可通过；具有可变性，炎症时通透性增加。

2. 胎盘屏障(placental barrier) 胎盘绒毛与子宫血窦间的屏障。与一般毛细血管无显著差别，不能保护胎儿免遭外源性化合物的影响。

3. 血眼屏障(blood-eye barrier) 循环血液与眼球内组织液之间的屏障。吸收入血的药物在房水、晶状体和玻璃体中的浓度远低于血液，此现象是由血眼屏障所致。故作用于眼的药物多以局部应用为宜。与血脑屏障相似，脂溶性或小分子药物比水溶性或大分子药物容易通过血眼屏障。

三、代谢

代谢(metabolism)又称为生物转化(biotransformation)，是药物在体内发生化学结构和药理活性的变化，是药物在体内消除的重要途径。肝脏是最主要的药物代谢器官。此外，胃肠道、肺、皮肤、肾等也可产生有意义的药物代谢作用。

（一）药物代谢意义

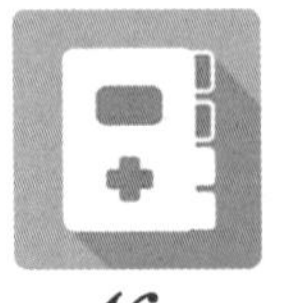
Note

药物经过代谢后其药理活性或毒性发生改变。大多数药物被灭活(inactivation)，药理作用减低或完全消失，但也有少数药物被活化(activation)而产生药理作用或毒性。需经活化才产生药理作用的药物称为前药(pro-drug)，如可的松须在肝脏转化为氢化可的松而生效。药物的代谢产物与药物的毒性有密切的关系。如对乙酰氨基酚在治疗剂量时，95%的药物经葡萄糖醛酸化和硫酸化而生成相应结合物，然后由尿排出；另5%的药物则在细胞色素 P_{450} 单加氧酶系催化下与谷胱甘肽发生反应，生成巯基尿酸盐而被排泄，因此对乙酰氨基酚在治疗剂量时是很安全的。但如果长期或大剂量使用，葡萄糖醛酸化和硫酸化途径被饱和，较多的药物经细胞色素 P_{450} 单加氧酶催化反应途径，谷胱甘肽消耗量超过再生量，毒性代谢产物 N-乙酰对位苯醌亚胺便可蓄积，引起肝细胞坏死。

（二）药物代谢时相

药物代谢通常涉及Ⅰ相(phase Ⅰ)反应和Ⅱ相(phase Ⅱ)反应。Ⅰ相反应(第一步)是通过氧化、还原、水解反应，生成极性增高的代谢产物。Ⅱ相反应(第二步)是结合反应，药物分子的极性基团通过与内源性物质(葡萄糖醛酸、硫酸、醋酸、甘氨酸等)经共价键结合，生成极性大、水溶性高的结合物而经尿排泄。多数药物的代谢经Ⅰ、Ⅱ相反应先后进行。但也有例外，如异烟肼代谢时，是先由其结构中的酰肼部分经Ⅱ相反应(乙酰化)生成氮位乙酰基结合物(N-乙酰异烟肼)，然后进行Ⅰ相反应(水解)，生成肝脏毒性代谢产物乙酰肼和乙酸。

（三）药物代谢酶

药物的生物转化必须在酶的催化下才能进行，这些催化药物代谢的酶统称为药物代谢酶(drug metabolizing enzyme)。肝脏中药物代谢酶种类多而丰富，因此是药物代谢的主要器官。药物代谢酶根据其在细胞内的存在部位分为微粒体酶系(microsomal enzymes)和非微粒体酶系(non-microsomal enzymes)。微粒体酶系主要存在于肝细胞或其他细胞(如小肠黏膜、肾和肾上腺皮质细胞等)内质网的亲脂性膜上。非微粒体酶系主要是指一些结合酶(葡萄糖醛酸结合酶除外)、水解酶、还原酶、脱氢酶等，这些酶在催化药物代谢时一般具有结构特异性，如酯酶催化各类酯和内酯的水解、酰胺水解酶催化酰胺的水解等。

1. 细胞色素 P_{450} 酶 细胞色素 P_{450} 酶(cytochrome P_{450} enzyme 或 CYP_{450}，简称 CYP)为一类亚铁血红素-硫醇盐蛋白的超家族，参与内源性物质和包括药物、环境化合物在内的外源性物质的代谢。CYP 是一个大家族酶，70%～80%药物的Ⅰ相代谢经 CYP。CYP 包括许多同工酶，比如 CYP1A2、CYP2C9、CYP2C19、CYP2D6 和 CYP3A4，临床 90%以上的药物经这些酶代谢，此外，同一家族酶的功能是相似的。CYP 同型异构体的活性是药物代谢和药物作用出现差异的重要决定因素。

CYP 参与药物代谢的总反应式可以用下式表达：

$$DH + NADPH + H^+ + O_2 \rightarrow DOH + H_2O + NADP^+$$

DH 为未经代谢的原型药物，DOH 为代谢产物。CYP 的基本作用是从辅酶Ⅱ及细胞色素 b5 获得两个 H^+，另外接受一个氧分子，其中一个氧原子使药物羟化，另一个氧原子与两个 H^+ 结合成水。

2. 含黄素单加氧酶 含黄素单加氧酶(FMO)是参与Ⅰ相药物氧化反应的另一个药酶超家族，与 CYP 共存于肝脏，主要参与水溶性药物的代谢。该酶系包括 6 个超家族，其中 FMO3 含量丰富，主要代谢烟碱、西咪替丁、雷尼替丁、氯氮平、依托必利等，产生的代谢产物基本无活性。FMO 不被诱导或抑制，未见基于 FMO 的药物相互作用。

3. 环氧化物水解酶 环氧化物水解酶(epoxide hydrolase，EH)分为两类：存在于细胞质中的可溶性环氧化物水解酶(sEH)和存在于细胞内质网膜上的微粒体环氧化物水解酶(mEH)。该酶的作用是将某些药物经 CYP 代谢后生成的环氧化物进一步水解变成无毒或毒性很弱的代谢物。

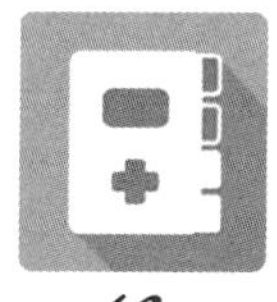
Note

4. 结合酶 主要参与Ⅱ相药物结合反应,如葡萄糖醛酸转移酶、硫酸转移酶、乙酰转移酶、甲基转移酶、谷胱甘肽 S-转移酶等。除葡萄糖醛酸转移酶存在于内质网外,其余均位于细胞质中。该酶系反应速度通常快于Ⅰ相反应酶系,可迅速解除代谢物毒性。

5. 脱氢酶 包括醇脱氢酶(alcohol dehydrogenase, ADH)、醛脱氢酶(aldehyde dehydrogenase,ALDH)、乳酸脱氢酶(lactate dehydrogenase, LD)、二氢嘧啶脱氢酶(dihydropyrimidine dehydrogenase,DPD)、琥珀酸脱氢酶(succinate dehydrogenase,SDH)、葡萄糖-6-磷酸脱氢酶(glucose 6-phosphate dehydrogenase,G-6-PD)、11β-羟基类固醇脱氢酶(11β-hydroxysteroid dehydrogenase,11β-HSD)等。主要存在于细胞质中,对许多药物和体内活性物质进行代谢。

(四) 药酶的诱导与抑制

参与Ⅰ相反应的 CYP 和Ⅱ相反应的结合酶可因某些药物的长期应用而被诱导或抑制,导致酶活性增高或降低,改变药物作用的持续时间与强度。能使药物代谢酶活性增高、药物代谢加快的药物称为酶诱导剂(enzyme inducer);能使药物代谢酶活性降低、药物代谢减慢的药物称为酶抑制剂(enzyme inhibitor)。药酶诱导可引起合用底物药物代谢速率加快,因而药理作用和毒性反应发生变化。苯巴比妥的药物代谢酶诱导作用强,可加速抗凝血药双香豆素的代谢,使凝血酶原时间缩短。有些药物本身就是其所代谢的药物代谢酶的底物,因此在反复应用后,药物代谢酶的活性增高,药物自身代谢也加快,这一作用称为自身诱导。自身诱导作用是药物产生耐受性的重要原因。有些药物可抑制肝微粒体酶的活性,导致同时应用的另一些药物代谢减慢,药理作用和毒性反应均增加,如氯霉素可抑制甲苯磺丁脲和苯妥英钠的代谢。还有一些药物对某一药物的代谢来说是诱导剂,对另一药物的代谢来说却可能是抑制剂,如保泰松对洋地黄毒苷等药物的代谢起诱导作用,而对甲苯磺丁脲和苯妥英钠的代谢起抑制作用。

研究表明,CYP1A2、CYP2C9、CYP2C19、CYP2D6 和 CYP3A4 参与了超过 90%的药物代谢,这些酶可以被药物或者其他外源性物质诱导或抑制,也就导致了显著的药物之间的相互作用。不同的 CYP 亚型对药物代谢活性存在个体内和个体间的变异;同时年龄、性别、遗传、环境因素、饮食、内源性介质会影响这种变异。CYP 活性的变化导致其底物的药动学变化,从而可能改变这些药物的药效学。因此,预测 CYP 底物药物的药效学和药动学,对潜在的药物相互作用的预测和 CYP 底物剂量的优化是重要的。

案例引导3-2

案例引导答案

老年患者,高脂血症。近期合并上呼吸道感染。医师给予洛伐他汀和红霉素进行治疗。但药师建议尽量避免红霉素与洛伐他汀合用。

请问:

药师建议的理由是什么?

四、排泄

排泄(excretion)是药物的原型或代谢物通过排泄器官或分泌器官排出体外的转运过程,是药物体内消除的重要组成部分。它与生物转化合称为消除。药物及其代谢物主要经肾脏从尿液排泄,其次经胆汁从粪便排泄。挥发性药物主要经肺随呼出气体排泄。药物也可经汗液和乳汁排泄。

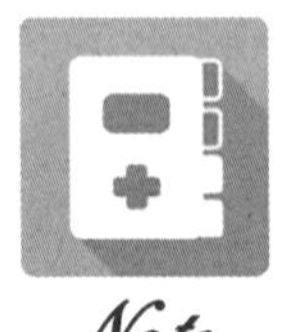

(一) 肾脏排泄

肾脏对药物的排泄方式为肾小球滤过和肾小管分泌,肾小管重吸收是对已经进入尿中的药物的回收再利用过程。

1. 肾小球滤过 肾小球毛细血管膜孔较大，除与血浆蛋白结合的结合型药物外，游离型药物及其代谢产物均可经肾小球滤过。滤过速度受药物分子大小、血浆内药物浓度以及肾小球滤过率的影响。

2. 肾小管分泌 近曲小管细胞能以主动方式将药物自血浆分泌入肾小管内。除了特异性转运机制分泌葡萄糖、氨基酸外，肾小管细胞具有两种非特异性转运机制，分别分泌有机阴离子(酸性药物离子)和有机阳离子(碱性药物离子)。经同一机制分泌的药物可竞争转运体而发生竞争性抑制，通常分泌速度较慢的药物能更有效地抑制分泌速度较快的药物。丙磺舒为弱酸性药物，通过酸性药物转运机制经肾小管分泌，因而可竞争性地抑制经同一机制排泄的其他酸性药物，如青霉素，两药合用后青霉素血药浓度增高，疗效增强，可用于少数重症感染。噻嗪类利尿药、水杨酸盐、保泰松等与尿酸竞争肾小管分泌机制而引起高尿酸血症，诱发痛风。许多药物与近曲小管主动转运载体的亲和力显著高于与血浆蛋白的亲和力，因此药物经肾小管分泌的速度不受血浆蛋白结合率的影响。

3. 肾小管重吸收 非解离型的弱酸性药物和弱碱性药物在肾脏远曲小管可通过简单扩散而被重吸收。重吸收程度受血、尿 pH 和药物 pK_a 影响。一般来说，pK_a 为 3.0～8.0 的酸性药物和 pK_a 为 6.0～11.0 的碱性药物的排泄速度易因尿 pH 改变而受到明显影响。碱化或酸化尿液可分别使弱酸性药物(如苯巴比妥)、弱碱性药物(如苯丙胺)的解离型增多，脂溶性减小，不易被肾小管重吸收。

(二) 胆汁排泄

药物可通过胃肠道壁脂质膜自血浆内以简单扩散方式排入胃肠腔内，位于肠上皮细胞膜上的 P 糖蛋白也可直接将药物及其代谢产物从血液内分泌排入肠道。当碱性药物血药浓度很高时，消化道排泄途径十分重要。

部分药物经肝脏转化形成极性较强的水溶性代谢产物，被分泌到胆汁内经胆道及胆总管进入肠腔，然后随粪便排泄；经胆汁排入肠腔的药物部分可经小肠上皮细胞吸收经肝脏进入血液循环，形成肝脏-胆汁-小肠间的循环，称为肝肠循环(enterohepatic cycle)。肝肠循环可延长药物的血浆半衰期和作用维持时间。若中断其肝肠循环，半衰期和作用时间均可缩短。强心苷中毒时，口服考来烯胺可在肠内与强心苷形成络合物，中断强心苷的肝肠循环，加快其粪便排泄，为急救措施之一。

(三) 其他途径的排泄

许多药物也可经汗液、唾液、泪液和乳汁排泄。这些途径的排泄主要是依靠脂溶性分子型药物通过腺上皮细胞进行简单扩散，与 pH 有关。药物也可以主动转运方式分泌入腺体导管内，排入腺体导管内的药物可被重吸收，经唾液进入口腔的药物吞咽后也可被再吸收。乳汁酸度较血浆高，故碱性药物在乳汁内的浓度较血浆内浓度略高，酸性药物则相反。非电解质类(如乙醇、尿素)易进入乳汁达到与血浆相同浓度，挥发性药物和气态麻醉药可通过肺排出体外。

第三节 房室模型

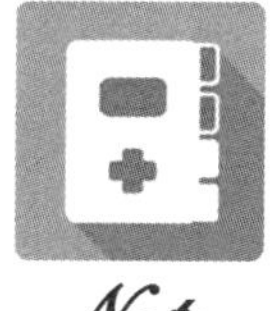

为了分析药物在体内转运的动态规律，可用多种模型加以模拟，目前，较多选用的是房室模型。即将身体视为一个系统，系统内部按动力学特点分为若干室。这是一个便于分析用的

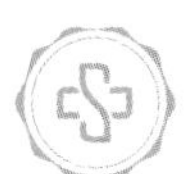

抽象概念,是组成模型的基本单位。它是从实际数据中归纳出来的,代表着从动力学上把机体区分为几个药物“储存库”。只要体内某些部位接受药物及消除药物的速率常数相似,不管这些部位的解剖位置与生理功能如何,都可归纳为一个单位,即一个室。室的划分与器官、组织的血流量,膜的通透性,药物与组织的亲和力等因素密切相关。

药物进入机体后,仅在各个室间转运,不再从机体排出或代谢转化者,称为“封闭系统”。相反,药物以不同速度、不同途径,不可逆地从机体排泄或转化者,称为“开放系统”,大多数药物属于后一种情况。

1. 一室模型 最简单的药动学模型为“一室模型”。该模型假设静脉给药后药物立即均匀地分布在可到达的体液与组织中,即机体组织内药量与血浆内药物分子瞬时取得平衡。但实际上这种情况比较少。

2. 二室模型 大多数药物静注时可得两段不同的直线构成的药-时曲线,称为“二室模型”,它包括中央室和周边室,前者指药物首先进入的区域,如血液、组织液和血流丰富的组织,后者指一般血液供应较少,药物不易进入的组织。当药物迅速静注时,初期分布与消除同时进行,该曲线迅速下降是以分布为主的两过程进行的结果,称为分布相(α相),待分布达平衡后,血药浓度下降主要反映该药自体内的消除,称为消除相(β相)。

关于药物动力学过程如何划分房室的问题,通常是通过试验结果的图解分析,找出最吻合而又最少的房室数来决定。当然,现在越来越多的是采用软件进行自动拟合来决定房室模型。

第四节 药物消除动力学

药物从各种给药途径进入体内,并进行吸收、分布和消除,在不同位置及不同时间内发生数量的变化,必然会涉及速率过程(rate process)。体内某一部位的药物减少(转运至其他部位或原地代谢)的速率(dC/dt)与该部位药物浓度(C)的关系符合

$$dC/dt = -KC_n \quad (n \geqslant 0)$$

式中:C 为初始体内药物浓度;t 为时间;K 为速率常数;$n=1$ 时为一级消除动力学;$n=0$ 时为零级消除动力学;等号右侧的负号表示药物浓度随时间延长而降低。

一、一级消除动力学

一级消除动力学(first-order elimination kinetics)是体内药物按恒定比例消除,在单位时间内的消除量与血浆药物浓度成正比。其药-时曲线在常规坐标图上呈曲线,在半对数坐标图上则为直线,呈指数衰减(图3-2)。

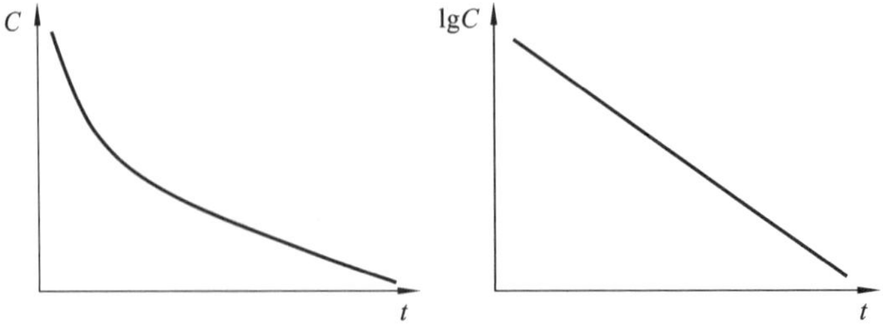

图3-2 一级消除动力学的药-时曲线

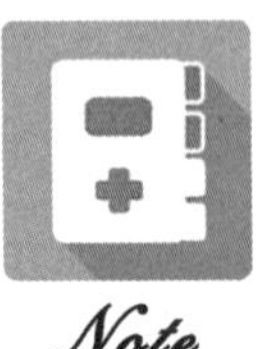

Note

反映药物在体内按一级动力学消除时血浆浓度衰减的规律，可用下式表示：

$$\frac{dC}{dt}=-KC$$

将上式积分后 $C_t = C_0 e^{-K_e t}$

取自然对数 $\ln C_t = \ln C_0 - K_e t$

换成常用对数 $\lg C_t = \lg C_0 - \frac{K}{2.303}t$

$$t = \lg(C_0/C_t) \times 2.303/K_e$$

当 $C_t=1/2C_0$ 时，t 为药物半衰期（$t_{1/2}$），$t_{1/2}=0.693/K_e$。

在上述公式中，C_t 为给药后任何时候的血药浓度，C_0 为起始血药浓度，K_e 为一级速率常数，单位为时间的倒数如小时$^{-1}$（h^{-1}），表示体内药物衰减的特性，这种速率常数并不随体内药物浓度增大而变化。这种在单位时间内药物的吸收或消除按比例进行的药物转运速率，称为一级速率过程。因为其药动学模型是线性的，故一级速率过程又称线性动力学。

可见按一级动力学消除的药物半衰期与初始浓度的高低无关，是恒定值。体内药物瞬时血药浓度（或体内药量）以恒定的百分比消除，单位时间内实际消除的药量随时间递减，消除速率常数（K_e）的单位是 h^{-1}，它不表示单位时间内消除的实际药量，而是体内药物瞬时消除的百分率。例如 $K_e=0.5\ h^{-1}$不表示每小时消除体内药量的 50%。按 $t_{1/2}=0.693/K_e$ 计算得 $t_{1/2}=1.39$ h，即 1.39 h 后消除体内药量的 50%。再按 $C_t=C_0e^{-K_et}$计算，1 h 后体内尚存 60.7%。绝大多数药物按一级动力学消除。这些药物在体内经过 t 时间后尚存药物浓度如下。

$$C_t = C_0 e^{-K_e t}, \quad K_e = 0.693/t_{1/2}$$

t 以 $t_{1/2}$ 为单位计（即 $t=n \cdot t_{1/2}$）则

$$C_t = C_0 e^{-0.693n} = C_0(1/2)^n$$

当 $n=5$ 时，$C_t=3\%C_0$，即经过 5 个 $t_{1/2}$ 后体内药物已基本清除干净。与此相似，如果每隔 1 个 $t_{1/2}$ 给药 1 次（C_0），则体内药量（或血药浓度）逐渐积累，经过 5 个 $t_{1/2}$ 后，消除速度与吸收速度相等，即达到稳态（steady state）：

$$C_t = C_0(1-e^{-K_e t}) = C_0(1-e^{-0.693n}) = C_0[1-(1/2)^n]$$

当 $n=5$ 时 $C_t=97\%C_0$。这一时间即 5 个 $t_{1/2}$，不因给药剂量的多少而改变。

二、零级消除动力学

药物的主动转运和易化扩散都需要载体或酶的参与，故有饱和现象。因此，其转运速率与药物浓度的关系比较复杂，当药物浓度远小于转运载体或酶浓度时，其转运过程属一级速率过程；但当药物浓度远大于转运载体或酶浓度时，由于酶系统已经饱和，此时药物浓度的变化速率将受到这种容量的限制，成为一定值，其转运速率只取决于转运载体或酶的浓度，而与药物浓度无关，称为零级动力学过程。其药-时曲线在常规坐标图上呈直线，在半对数坐标图上则为曲线（图 3-3），故称非线性动力学（nonlinear kinetics）。

反映药物在体内按零级动力学消除时血浆浓度衰减的规律，可用下式表示：

$$dC/dt = -KC_0 = -K$$

将上式积分得

$$C_t = C_0 - Kt$$

式中：C_0 为初始血药浓度，C_t 为 t 时的血药浓度，以 C 为纵坐标、t 为横坐标作图呈直线，斜率为 K。当 $C_t/C_0=1/2$ 时，即体内血药浓度下降一半（或体内药量减少一半）时，t 为药物消除半衰期（half-life time，$t_{1/2}$）。

按公式 $1/2C_0 = C_0 - Kt_{1/2}$

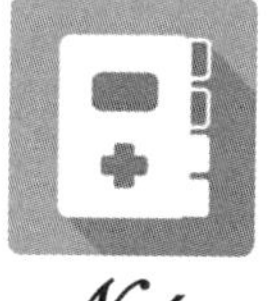

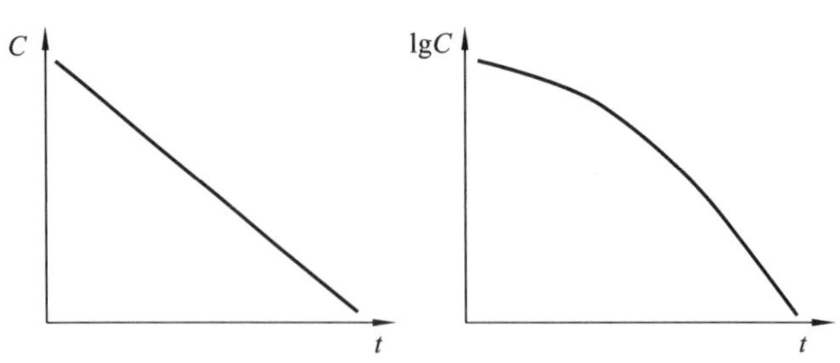

图 3-3　零级消除动力学的药-时曲线

所以

$$t_{1/2} = 0.5C_0/K$$

可见按零级动力学消除的药物血浆半衰期为剂量依赖的半衰期，C_0 下降而缩短，不是固定数值。

三、混合消除动力学

某些药物在体内的降解速率受酶活力的限制，通常在高浓度时是零级动力学过程，而在低浓度时是一级动力学过程，称 Michaelis-Menten 动力学过程。因动力学过程在数学上呈非线性关系，故又称为非线性动力学过程。某些药物是以主动转运方式进行的，当药物达到一定浓度后，其载体被饱和，此时转运速率达到恒定值，再增加药量，转运速率不变，这类药物的动力学通常也以 Michaelis-Menten 动力学过程来描述。即当某一转运或转化系统中，药物浓度超过该系统的容量后，其浓度变化速率可用 Michaelis-Menten 方程式来描述：

$$\frac{\mathrm{d}C}{\mathrm{d}t} = \frac{V_{\mathrm{m}}C}{K_{\mathrm{m}} + C}$$

式中：V_{m} 是表示该过程最大速率的一个常数，K_{m} 是 Michaelis 常数，即米氏常数，其值是变化速率为最大速率 V_{m} 一半时的药物浓度。

该过程有以下两种情况。

(1) 当药物浓度极大，即 $C \gg K_{\mathrm{m}}$ 时：

$$\frac{\mathrm{d}C}{\mathrm{d}t} = -V_{\mathrm{m}}$$

此时服从零级动力学，其积分式为

$$C_t = C_0 - V_{\mathrm{m}}t$$

以 C_t 对 t 作图得直线，斜率为 $-V_{\mathrm{m}}$，截距为 C_0。此段浓度的半衰期为 $t_{1/2}=0.5C_0/V_{\mathrm{m}}$。

(2) 当药物浓度极小，即 $C \ll K_{\mathrm{m}}$ 时，令 $V_{\mathrm{m}}/K_{\mathrm{m}}=K$，则服从一级速率过程：

$$\frac{\mathrm{d}C}{\mathrm{d}t} = -\frac{V_{\mathrm{m}}}{K_{\mathrm{m}}}C = -Kt$$

在临床应用的药物中，如苯妥英钠、高剂量的巴比妥类、硫喷妥钠、地高辛、水杨酸盐、双香豆素等都可作为 Michaelis-Menten 动力学过程的例子。

第五节　药量-时间关系

一、一次给药的药-时曲线下面积

单剂量一次静脉或口服给药后不同时间的血浆药物浓度和时间的曲线，称为药-时曲线，见图 3-4。静脉注射形成的曲线由急速下降的以分布为主的分布相和缓慢下降的以消除为主

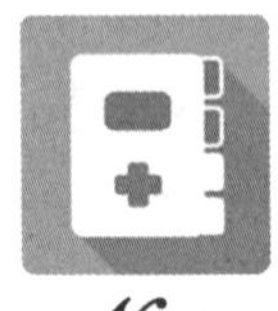
Note

的消除相两部分组成，而口服给药形成的曲线则是由迅速上升的以吸收为主的吸收相和缓慢下降的以消除为主的消除相两部分组成。用药后所能达到的最高血药浓度，称为峰浓度(C_{max})，通常与药物剂量成正比，反映吸收速度与消除速度相等。用药后达到最高浓度的时间，称为达峰时间(T_{max})，反映药物的吸收速度。

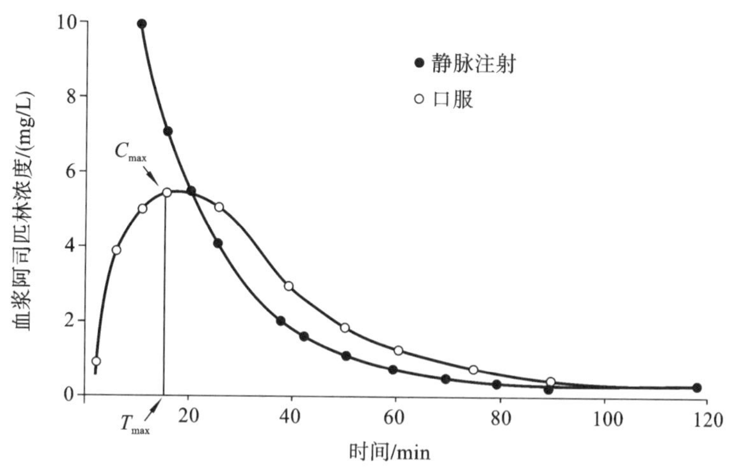

图 3-4 同一患者分别单次口服和静脉注射阿司匹林 650 mg 的药-时曲线

(一) 药-时曲线下面积

药-时曲线下面积(area under curve, AUC)即药-时曲线下覆盖的面积，与吸收后进入体循环的药量成正比，反映进入体循环药物的总量。

(二) 药-时曲线意义

(1) 药-时曲线上升段的斜率：吸收快时，斜率大；吸收慢时，斜率小。

(2) 降段的坡度：消除快的药物，下降坡度大；消除慢的药物，则较平坦。

(3) C_{max}的高低和 T_{max}的长短，反映药物吸收程度的大小和吸收速度的快慢。

(4) 给药剂量可影响药-时曲线的形态。

(三) AUC 计算方法

AUC 是药物生物利用度的主要决定因素，也是"统计矩"学说参数的基础。计算 AUC 的方法很多，目前常用的方法有梯形法和积分法。

1. 梯形法 将 AUC 划分成若干个小梯形，计算和相加每一个梯形面积，再加上最末一次检测的血浆药物浓度(C_n)除以 K 即得该药的 AUC。其计算公式为

$$\text{AUC} = \sum_{i=1}^{n} \frac{C_{i-1} + C_i}{2}(t_i - t_{i-1}) + \frac{C_n}{K}$$

2. 积分法 当药动学参数 A、B 等获得后，AUC 可用积分法计算。如静脉注射给药，二室模型可以用下式计算：

$$\text{AUC} = \int_0^{\infty} C\mathrm{d}t = \frac{A}{\alpha} + \frac{B}{\beta}$$

为了减少计算误差，在计算 AUC 时，一般要求计算 3 个以上血浆半衰期的血浆浓度。在选用梯形法时，每次测定血浆浓度的间隔时间越短，结果越准确；当然这也带来了技术上的困难，因此，试验设计时要全面考虑。

二、多次给药的稳态血浆浓度

在恒定给药间隔时间重复给药时，可产生一个篱笆形的药-时曲线。如果给药间隔短于药

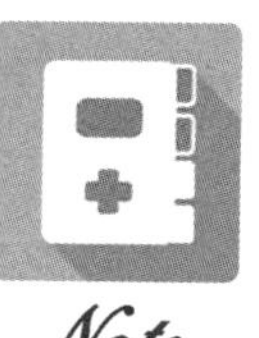

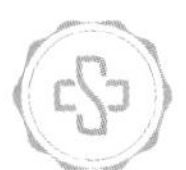

物清除尽的时间,药物可在体内累积,如果给药间隔为一个半衰期,经过 4 个半衰期后,血药浓度基本达到稳态水平,是稳态水平的 93.75%,6 个半衰期后达到稳态水平的98.4%,可以认为达到稳态水平(steady state)。此时,摄入药量等于排出量,因此,任一间隔内的药-时曲线都相同,但血药浓度会有波动。在每次给药后,都会出现最高的血药浓度(C_{max})——峰浓度(peak concentration)和最低的血药浓度(C_{min})——谷浓度(minimum concentration)或给药前浓度,其峰值与谷值之比和给药间隔有关,若每隔一个半衰期给药,血药峰浓度等于谷浓度的 2 倍,给药间隔不同,但单位时间用药总量不变,仅影响血药浓度的波动性,而不影响达到稳态水平的时间和稳态血药浓度(坪浓度,steady-state concentration,C_{ss}),稳态血药浓度的高低与每次用药剂量有关(图 3-5)。

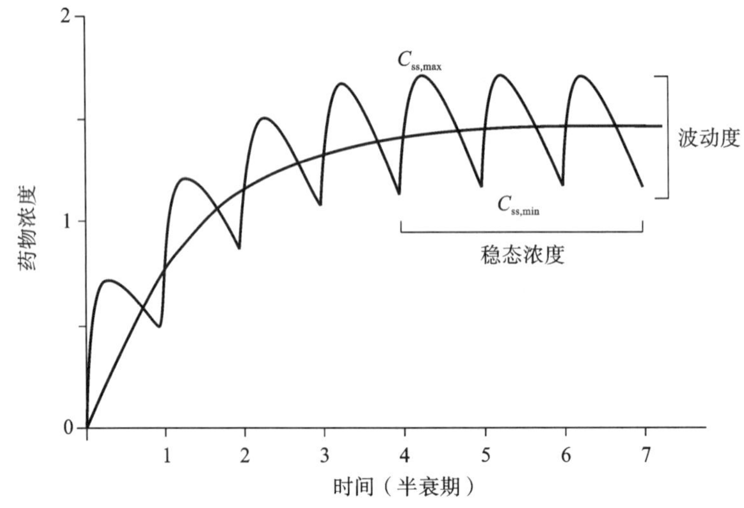

图 3-5　多次间歇给药的药-时曲线

1. 稳态血药浓度(C_{ss})　按照一级动力学消除的药物,连续恒速给药或分次恒量给药,当进入体内的药物量等于消除的药物量时,血药浓度维持基本稳定的水平。

2. 稳态血药浓度的特点

(1) 恒比消除的药物,在剂量和给药间隔不变时,经 5 个半衰期可达稳态血药浓度。

(2) 提高给药频率或增加给药剂量均不能提前达到稳态血药浓度,只能改变体内药物总量或峰浓度与谷浓度之差。

(3) 静脉恒速滴注能维持稳态血药浓度而无明显的上下波动。分次肌内注射或口服给药可使稳态血药浓度有明显上下波动,且给药间隔越长,稳态血药浓度上下波动越大。

(4) 稳态血药浓度波动的高低取决于恒量给药时连续给药的剂量。剂量大则稳态血药浓度高,剂量小则稳态血药浓度低。

第六节　药动学重要参数

一、消除半衰期

生物半衰期(biologic half-life)是指药物效应下降一半所需的时间。药物半衰期(drug half-life)是指药物的血浆浓度下降一半所需的时间。单位为 min 或 h。药动学的计算中,一般是指血浆半衰期,某些药物也采用血清或全血半衰期,但此时应加以说明。

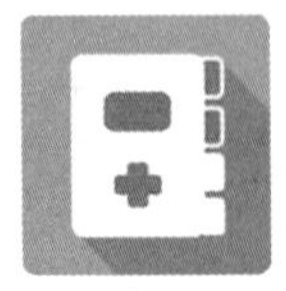
Note

消除半衰期($t_{1/2}$)是指消除相血浆药物浓度降低一半所需的时间，可以表示药物在体内(包括尿排泄、代谢或其他途径的消除)的消除速度。

消除半衰期可用下式计算：

$$t_{1/2}=\frac{0.693}{K}$$

$$t_{1/2\beta}=\frac{0.693}{\beta}$$

上两式中，K 为一室模型消除速率常数，β 为二室模型 β 相消除速率常数。可知，一级动力学过程的药物消除半衰期与其血药浓度无关，即在任何时间内，药物浓度降低一半的时间是一致的。

单次给药后，经过 5～6 个半衰期，体内药物基本消除干净(消除 96.9%)，定时定量多次给药经 5 个 $t_{1/2}$ 达到稳态血药浓度。然而，半衰期可因用药剂量、年龄、蛋白结合、合并用药、疾病(特别肝肾疾病)、影响尿排泄的 pH 等因素而改变，因此药物的消除半衰期在调整用药剂量和用药间隔时间上有重要的指导意义。

二、清除率

清除率(clearance，CL)反映机体消除器官在单位时间内清除药物的血浆容积，即单位时间内有多少毫升血浆中所含药物被机体清除。总清除率是肝、肾以及其他途径清除率的总和。清除率以单位时间的容积(mL/min 或 L/h)表示，计算公式为

$$\mathrm{CL}=\frac{A}{\mathrm{AUC}_{0\to\infty}}$$

式中：A 为体内药物总量。在一级消除动力学过程中，单位时间内消除恒定比例的药物，因此清除率也是一个恒定值，但当体内药物消除能力达到饱和而按零级动力学方式消除时，单位时间内清除的药物量恒定不变，因而清除率是可变的。

三、表观分布容积

药物进入机体后，实际上以不同浓度分布于各组织，在进行药动学计算时，可设想药物是均匀分布于各组织和体液中的，且其浓度与血液中相同，在这种假想条件下药物分布所需要的容积称为表观分布容积(apparent volume of distribution，V_d)。V_d 是指当血浆与组织内的药物分布达到平衡时，体内药物按血浆药物浓度在体内分布所需要的体液容积。因此，V_d 是一个理论容积，用来估算在给一定剂量的药物后，人体接触药物的程度和强度。它是给药剂量或体内药物总量与血浆药物浓度相互关系的一个比例常数。

$$V_d=\frac{D_t}{C_t}$$

式中：D_t 和 C_t 分别代表某一时间 t 在体内药物总量(D_t)及血浆药物的浓度(C_t)，将此比例常数与血药浓度相乘，其积恒等于体内药物的总量。但以上数值难以确定，故用静脉注射药量 X_0 与药物初始浓度的比值表示：

$$V_d=\frac{X_0}{C_0}$$

V_d 的生理意义及应用如下。

1. 用来估算血容量及体液量 某些药物仅限制在体液的某一部分，分布容积就等于体液的容积。例如，依文思蓝染料的分布只限于血浆内，故测定其 V_d 即可直接算得总的血容量。又如，安替比林分布到全身体液中，因此，其分布应是体重的 60/100，根据其 V_d 的变化，即可算出体内是处于水分储留的状态还是脱水的状态。

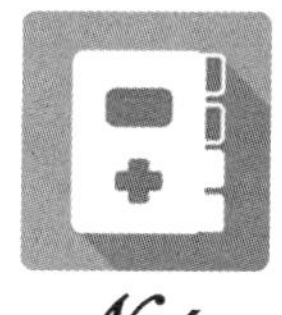

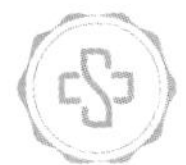

2. 反映药物分布的广泛性与组织结合的程度 许多酸性有机物，如青霉素、磺胺等，或因脂溶性小，或因与血浆蛋白结合力高，不易进入组织，其 V_d 常较小，为 0.15～0.3 L/kg；与此相反，碱性有机物类药物如苯丙胺、山莨菪碱等易被组织所摄取，血中浓度较低，V_d 常超过体液总量(60 kg 的正常人，体液约 36 L，即 0.6 L/kg)。地高辛的 V_d 达 600 L(10 L/kg)，说明该药在“深部”组织大量储存。因此，当药物具有大的分布容积时，此药排出就慢，且其毒性要比 V_d 小的药物大。

3. 根据药物分布容积调整剂量 不同患者应用同一剂量后，由于 V_d 的不同而有不同的血药浓度，而一般认为 V_d 与体表面积成正比，故用体表面积计算剂量最为合理，对小儿用药和某些药物(如抗癌药物)尤为必要。

四、生物利用度

生物利用度(bioavailability)是指经任何途径给予一定剂量的药物后进入全身血液循环的相对量。

$$F=A/D\times 100\%$$

式中：F 为生物利用度；A 为体内药物总量；D 为用药剂量。

生物利用度可分为绝对生物利用度和相对生物利用度。生物利用度是通过比较药物在体内的量来计算的。药物在体内的量可以用 AUC 表示。因静脉注射时的生物利用度应为 100%，因此如以血管外给药(如口服)与静脉注射给药的 AUC 进行比较，则可得该药的绝对生物利用度。

$$F=\frac{\text{AUC}_{\text{血管外给药}}}{\text{AUC}_{\text{静脉给药}}}\times 100\%$$

如对同一血管外给药途径的某一种药物制剂(如不同剂型、不同药厂生产的相同剂型，同一药厂生产的同一品种的不同批号等)的 AUC 与相同的标准制剂进行比较，则可得相对生物利用度。

$$F=\frac{\text{AUC}_{\text{受试制剂}}}{\text{AUC}_{\text{标准制剂}}}\times 100\%$$

除了以进入全身血液循环药物量的多少来表示生物利用度外，生物利用度还有另外一个含义，即药物进入全身血液循环的速度。一般来说，应用不同剂型的药物后，血药浓度达峰时间的先后可反映生物利用度的速度差异。

如果药品含有同一有效成分，而且剂量、剂型和给药途径相同，则其在药学方向应是等同的。两个药学等同的药品，若其所含有效成分的生物利用度无显著差别，则认为生物等效(bioequivalence)。生物利用度表示药物进入全身血液循环的相对速度和数量，所以它是含量相同的不同制剂能否产生相同的治疗效应，亦即是否具有生物等效性的依据。不同药厂生产的同一种剂型的药物，甚至同一个药厂生产的同一种药品的不同批产品，生物利用度可能有很大的差别，其原因在于晶型、颗粒大小或药物的其他物理特性以及处方和生产质量控制情况等均可影响制剂的崩解和溶解，从而改变药物的吸收速度和程度。临床上应重视不同药物制品的生物不等效性，特别是治疗指数低或量效曲线陡的药物，如苯妥英钠、地高辛等。

第七节　药物剂量的设计和优化

一、靶浓度

合理的给药方案是使稳态血药浓度(C_{ss})达到一个有效而不产生毒性反应的治疗浓度范

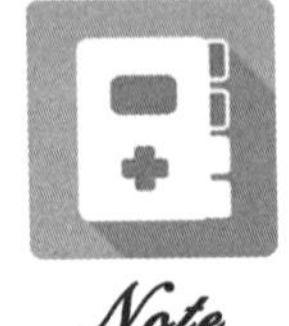

围，称为靶浓度(target concentration)。根据治疗目标确立要达到的靶浓度(即理想的 C_{ss} 范围)，再根据靶浓度计算给药剂量，制订给药方案。给药后还应及时监测血药浓度，以进一步调整剂量，使药物浓度始终准确地维持在靶浓度水平。

二、维持剂量

血药浓度达稳态后，所补充消除的药量为维持剂量。在大多数情况下，临床多采用多次间歇给药或持续静脉滴注，以使稳态血药浓度维持在靶浓度。因此，要计算药物维持剂量(maintenance dose)。为了维持选定的稳态浓度或靶浓度，需调整给药速度以使药物进入体内的速度等于体内消除药物的速度。这种关系可用下述公式表示：

$$给药速度=CL\times C_{ss}/F$$

如以靶浓度表示，则为

$$给药速度=CL\times 靶浓度/F$$

所谓给药速度，是给药量和给药间隔时间之比，即单位间隔时间的给药量。如果先提出理想的药物血浆靶浓度，又已知该药物的清除率(CL)、生物利用度(F)，则可根据上式计算给药速度。

三、负荷剂量

首次用药即达血浆药物稳态的量。因维持剂量给药通常需要 4～5 个 $t_{1/2}$ 才能达到稳态血药浓度，增加剂量或者缩短给药间隔时间均不能提前达到稳态，只能提高药物浓度。因此，如果患者急需达到稳态血药浓度以迅速控制病情，可用负荷剂量给药法。负荷剂量(loading dose)是指首次剂量加大，然后给予维持剂量，使稳态血药浓度(即事先为该患者设定的靶浓度)提前产生。如心肌梗死后的心律失常需利多卡因立即控制，但利多卡因的 $t_{1/2}$ 是 1 h 以上，如以静脉滴注，患者需等待 4～6 h 才能达到治疗浓度，因此，必须使用负荷剂量。

负荷剂量的计算公式为

$$负荷剂量=靶浓度\cdot V_{ss}/F$$

如果口服间歇给药采用每隔 1 个 $t_{1/2}$ 给药一次，负荷剂量可采用首剂加倍的方法得到；持续静脉滴注时，负荷剂量可采用 1.44 倍第 1 个 $t_{1/2}$ 的静滴量静推得到。

但使用负荷剂量也有明显的缺点：①如果是特别敏感的患者，可能会突然产生一个毒性浓度；②如果所用的药物有很长的 $t_{1/2}$，则在药物浓度过高时需较长的时间降低到合适浓度；③负荷剂量通常很大，而且常为血管给药，或是快速给药，容易在与血浆浓度迅速达到平衡的部位产生毒性作用。

案例引导3-3

某患者，体重为 68 kg，使用某药。已知该药的 F 为 100%，C_{ss} 为 15 mg/L，CL 为 0.65 mL/(min·kg)，V_d 为 0.5 L/kg。

请问：

负荷剂量(DL)和给药速度(R)分别是多少？

案例引导答案

四、个体化治疗

在制订一个药物的合理治疗方案时，必须知道所用药物的 F、CL、V_{ss} 和 $t_{1/2}$，了解药物的吸收速度和分布特点，并且要根据可能引起这些参数改变的患者的情况对剂量进行调整。除了一些病理、生理方面的原因可以改变这些参数外，正常人中许多药物的 F、CL、V_{ss}，其变异也很

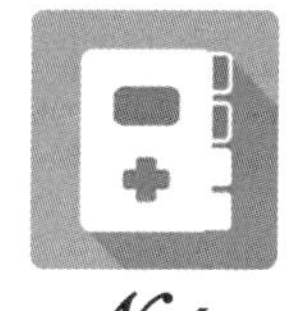

Note

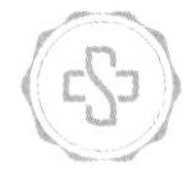

大。对于治疗范围很窄的药物如强心苷、抗心律失常药、抗惊厥药、茶碱等,应测出 C_{ss}、C_{max} 值,直接估算 F、CL、V_{ss},使给药方案较为精确。

以药动学为依据,设计一个合理的治疗方案的步骤:①选择和确定一个靶浓度;②根据已知的人群药动学参数和所治疗患者的病理、生理特点(如体重、肾脏功能等),估计患者的清除率和分布容积;③计算负荷剂量和维持剂量给药速度以求产生靶浓度;④根据计算所得给药量,估计达到稳态浓度后测定血药浓度;⑤根据测得的血药浓度,计算患者的清除率和分布容积;⑥如果需要,根据临床反应,修正靶浓度;⑦修正靶浓度后,再从步骤③做起。

知识链接 3-1
治疗药物监测

思政案例 3-1
实事求是,主观符合客观

小　结

药物体内过程包括吸收、分布、代谢和排泄环节。借助药物消除动力学参数定量描述药物的体内过程。

1. 基本概念

(1) 药物的转运　①被动转运,即药物从高浓度一侧向低浓度对侧的顺浓度差转运,不需载体,不耗能,无饱和现象及无竞争抑制现象;②主动转运,即药物从低浓度一侧转运到浓度较高侧的逆浓度差转运,需载体,耗能,有饱和现象及竞争抑制现象;③易化扩散,需载体参与的顺浓度差转运,不耗能,但有饱和现象及竞争抑制现象;④胞饮作用,由生物膜主动变形而将某些物质摄入细胞内或从细胞内释放到细胞外。体内多数药物转运过程属被动转运。

(2) 吸收:药物从用药部位进入血液循环的过程。药物吸收速率、程度与药物理化性质、给药途径、吸收环境等因素有关。口服药物在胃肠道吸收后经门静脉进入肝脏即被代谢灭活,使进入体循环的药量明显减少,称为首过效应。

(3) 分布:药物从血液向组织器官转运的过程。影响分布的因素:①血浆蛋白结合率;②组织血流量;③与组织细胞结合,使药物分布具有一定选择性;④体液 pH 和药物解离度;⑤体内屏障。

(4) 生物转化:药物在体内发生的化学变化,又称代谢。大多数药物代谢主要由肝药酶参与,肝药酶具有活性有限、个体差异大、易受药物的诱导和抑制的特点。能提高肝药酶活性的药物称为肝药酶诱导剂,抑制肝药酶活性的药物称为肝药酶抑制药。

(5) 排泄:药物从体内排出体外的过程。肾是药物排泄的主要器官。改变尿液 pH,可影响肾小管对药物的重吸收。药物或代谢物随胆汁入肠腔后,有些药物可在小肠重吸收返回肝脏,形成肝肠循环,而使药物消除缓慢,作用时间延长。

2. 药动学的基本参数及其意义

(1) 药-时曲线:给药后体内药物浓度可随时间发生变化,药-时曲线可随给药途径、剂量及不同个体中分布消除情况的差异而变化。

(2) 房室模型:单室模型是假定机体由一个房室组成,给药后药物在机体各组织内迅速均一地分布。二室模型假定机体由血流量丰富的中央室和血流量较少的周边室组成。药物首先进入中央室,然后由中央室进入周边室。

(3) 生物利用度(F):药物被吸收进入全身血液循环的程度,是反映药物制剂质量的一个重要指标。

(4) 表现分布容积(V_d):假定机体内各组织、体液中药物浓度与血药浓度相等时药物分布所需的容积,由 V_d 可推测药物在体内的分布状况。

(5) 药物消除动力学:药物消除等于药物代谢和排泄的总和。单位时间内药物消除量与现存量之间的比值称为消除速率常数(K),单位时间内机体消除药物的 V_d 称消除率(CL)。零级动力学消除是指单位时间内消除恒定数量的药物,一般见于体内药量过多时。一级动力

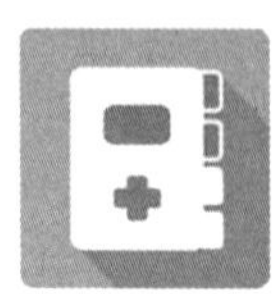

Note

学消除是指单位时间内消除恒定比例的药物，绝大多数药物在机体内按一级动力学消除。

（6）血浆半衰期（$t_{1/2}$）：血药浓度下降一半所需的时间。多数药物按一级动力学消除，故$t_{1/2}$是一恒定值。临床上可依$t_{1/2}$确定给药间隔时间。

（7）稳态血药浓度（C_{ss}）：连续多次给药的血药浓度会发生变化，定时定量反复多次给药经4～5个$t_{1/2}$可达C_{ss}，又称坪浓度。停止给药后经过5个$t_{1/2}$，体内药物基本消除。首次剂量加倍可很快达到C_{ss}，每日给药总量加1倍时，C_{ss}也提高1倍。

目标测试

思考题答案

思考题

1. 从药动学角度举例说明药物的相互作用。
2. 绝对生物利用度与相对生物利用度有何不同？
3. 试述药物经肝转化后其生物活性的变化。

本章参考文献

[1] 陈建国. 药理学[M]. 4版. 北京：科学出版社，2016.

[2] 周红宇，陈醒言. 临床药理学与药物治疗学[M]. 杭州：浙江大学出版社，2019.

[3] 杨宝峰，陈建国. 药理学[M]. 9版. 北京：人民卫生出版社，2018.

[4] Murray M. Role of CYP pharmacogenetics and drug-drug interactions in the efficacy and safety of atypical and other antipsychotic agents[J]. J Pharm Pharmacol，2006，58(7)：871-885.

[5] Preissner S，Kroll K，Dunkel M，et al. SuperCYP：a comprehensive database on cytochrome P_{450} enzymes including a tool for analysis of CYP-drug interactions[J]. Nucleic Acids Res，2010，38：D237-243.

[6] Bebia Z，Buch S C，Wilson J W，et al. Bioequivalence revisited：influence of age and sex on CYP enzymes[J]. Clin Pharmacol Ther，2004，76(6)：618-627.

[7] Danton A C，Montastruc F，Sommet A，et al. Importance of cytochrome P_{450} (CYP_{450}) in adverse drug reactions due to drug-drug interactions：a pharmacovigilance study in France[J]. Eur J Clin Pharmacol，2013，69(4)：885-888.

（河南科技大学　邱相君）

Note

第四章　影响药物效应的因素及临床合理用药原则

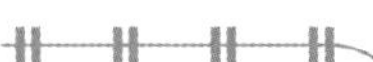

本章 PPT

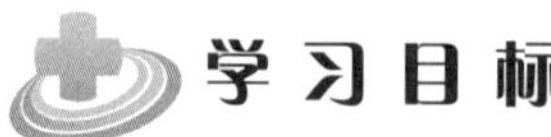

1. 知识目标　①掌握基本概念：耐受性、耐药性、安慰剂、生理依赖性和精神依赖性。②熟悉影响药物效应的因素。③了解安慰剂效应。

2. 能力目标　通过案例学习，加深联合用药对药物效应的理解，提高理论联系实际的能力。

3. 情感目标　通过对思政案例的学习，明确医德的重要性以及规则用药，减少药害事件的临床意义。

案例引导答案

案例引导4-1

某青年男子，20岁，高血压3级，到医院就诊时，讲述他邻居的爷爷患高血压1级，医生给予小剂量氢氯噻嗪效果好，但该患者按照老年人使用的剂量服用效果不满意，随后医生嘱咐其加服小剂量的卡托普利，效果满意，血压达标。

请问：

这种现象产生可能的原因有哪些？

药物的效应包括治疗作用和不良反应，是药物治疗的二重性。临床用药要求高效而低毒，如何达到该目标，一直是临床医师所考虑的最重要的问题。影响药物效应的因素很多，实际上影响药动学和药效学的任何因素都可能影响药物效应，但归纳起来有两个方面：①药物方面的因素，药物化学结构、理化性质、剂型、给药途径、给药剂量、给药间隔时间、疗程以及药物之间相互作用等；②机体方面的因素，年龄、性别、心理、遗传因素、疾病因素、饮食和环境因素等。因此，本章主要从两个方面介绍影响药物效应的因素。

第一节　药物方面的因素

药物是临床治疗疾病的主要武器，正确的药物治疗可使患者恢复健康或缓解病情，减少痛苦，而不恰当地使用药物则适得其反，给患者造成痛苦、伤害，甚至危及生命。因此，药物的合理使用尤其重要，那么我们该遵循什么样的规则才能做到合理用药呢？本节将从临床用药的角度进行阐述。

一、药物剂型和给药途径

任何药物在供给临床使用前，必须制成适合于医疗和预防应用的形式，方便储存、使用、运

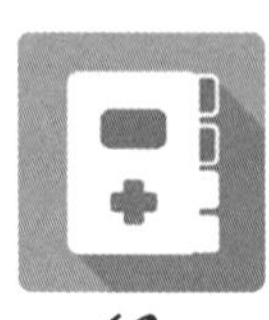

输、提高疗效和减少不良反应等，这种形式称为药物的剂型。药物常用的剂型包括溶液剂、胶囊剂、丸剂、颗粒剂、注射剂、喷雾剂、洗剂、软膏剂、贴剂、缓释剂和控释剂等。药物的剂型可影响药物的体内过程，主要是吸收和消除。同一药物由于剂型不同、采用的给药途径不同，所引起的药物吸收速度不同，效应也会不同。①给药剂型影响药物的吸收：注射剂中水溶性制剂通常比油溶液和混悬剂吸收快、起效时间短；口服制剂中的溶液剂通常比片剂、胶囊剂容易吸收；缓、控释制剂是可以控制药物缓慢、恒速或非恒速释放的制剂，其作用更为持久和温和。②给药途径影响药物吸收速度：腹腔注射＞雾化吸入＞舌下含服＞直肠＞肌内注射＞皮下注射＞口服给药＞皮肤给药。③靶向剂型药物：靶向剂型指能使药物浓集于人体靶器官、靶组织、靶细胞的特殊给药系统。某些具有微粒的制剂，如乳剂、微球制剂、脂质体制剂等可作为载体，有一定的靶向作用，从而提高疗效，减少对其他部位的不良反应。

药物的制备工艺和原辅料的不同，也可能显著影响药物的吸收和生物利用度。甚至不同批次药物吸收和血药浓度不同，疗效及不良反应也可不同。有的药物采用不同给药途径时，还会产生不同的疗效和用途，如硫酸镁（magnesium sulfate）口服可以导泻和利胆，注射则可止痉、镇静和降低血压。因此，临床设计给药方案时应考虑药物剂型和给药途径等因素的影响。

二、给药剂量、给药次数和给药时辰

（一）给药剂量

药物的疗效在一定的剂量范围内有明确的量效关系。如75%的酒精杀菌力最强。催眠药使用小剂量时产生镇静作用，增加剂量产生催眠作用，再增加剂量产生抗惊厥作用，临床应用应该选用恰当的剂量。

（二）给药次数

许多药物饭前服用吸收较好；饭后服药可减少对胃肠道的刺激；药物 $t_{1/2}$ 短则给药次数多、给药间隔短；药物 $t_{1/2}$ 长则给药次数少、给药间隔长，适当的给药次数可防积蓄中毒。

（三）给药时辰

机体的生理活动及对药物的敏感性存在昼夜节律。如哮喘病夜间发作加重，特布他林脉冲控释胶囊白天维持一定的药物浓度，夜间脉冲释药一次，增强疗效。药物的效应及机体对药物的处置也具有昼夜节律性。如临床使用糖皮质激素有昼夜节律性（见第三十二章肾上腺皮质激素类药物），选择适当的给药时间点，可增加疗效，减少药物的不良反应。

三、反复用药对机体反应性的影响

（一）耐受性和耐药性

1. 耐受性（tolerance） 连续用药后，机体对药物的反应性降低，称耐受性。

2. 耐药性（resistance） 长期应用化学治疗药物后，病原体或肿瘤细胞对药物的敏感性降低，称耐药性或抗药性。

3. 快速耐受性（acute tolerance） 短期内反复用药数次后，药物效应递减，甚至消失，称快速耐受性。如麻黄碱短期内反复用药疗效降低。

4. 交叉耐药性（cross tolerance） 机体对一种药物产生耐药性后，可能对同一类其他药物也出现耐药性，称交叉耐药性。如链霉素和庆大霉素之间存在交叉耐药性。

（二）依赖性

依赖性（dependence）包括精神依赖性和生理依赖性。

1. 精神依赖性（psychological dependence，心理依赖性） 可使人产生一种愉快满足的感

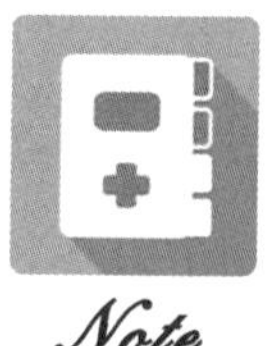

Note

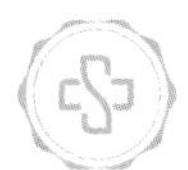

觉,驱使人们有一种连续用药的欲望。亦就是产生精神上的依赖,如吸烟、喝酒,服用镇静催眠药、兴奋剂或抑制剂等。

2. 生理依赖性(physiological dependence,躯体依赖性) 由反复用药所造成的一种生理上的依赖状态,中断用药时会产生停药症状(戒断综合征),如吗啡、海洛因、甲喹酮或大麻等。

四、联合用药及药物相互作用

联合用药(drug combination)是指为了达到治疗目的而采用两种或两种以上药物同时或先后应用。用药品种偏多,使药物相互作用的发生率增加,影响药物疗效或使药物毒性增加。因此,应尽量减少用药种类,减少药物相互作用引起的药物不良反应。联合用药应避免体外的配伍禁忌和体内的不利的药物相互作用。

药物相互作用对于量效曲线呈陡直或治疗指数低的药物,如抗凝药、抗心律失常药、抗癫痫药、锂盐、抗肿瘤药和免疫抑制药,可能具有重要的临床意义。

(一) 配伍禁忌

药物在体外配伍时直接发生物理、化学性的相互作用而产生毒性、降低药效甚至影响药物的使用称为配伍禁忌(incompatibility)。在静脉滴注时尤应注意配伍禁忌。用药时要认真核对药物的配伍禁忌表,避免发生错误配伍,减少医疗事故的发生。

(二) 药物相互作用

联合用药的品种偏多,使药物相互作用的发生率增加,影响药物疗效或使药物毒性增加。因此,应尽量减少用药种类,减少药物相互作用引起的药物不良反应。体内药物相互作用可发生在药动学方面也可发生在药效学方面。

1. 药动学方面 药动学方面的影响通过影响药物的吸收、分布、代谢和排泄,改变药物在体内作用部位的浓度而影响药物的作用。

(1) 影响吸收:药物干扰胃肠道蠕动、pH、络合物的形成等因素均可影响药物的吸收。如四环素的吸收受多价金属离子药物(铁剂、钙剂、抗酸药等)的影响。

(2) 影响分布:竞争血浆蛋白的药物相互影响,游离型药物增加,作用增强或毒性增加。如华法林合用保泰松,使华法林作用增加,出血不良反应发生率增高。

(3) 影响代谢:合用药酶诱导剂,药物作用减小,应增加剂量。如苯妥英钠合用利福平,代谢加快,应增加苯妥英钠剂量,方可维持原有疗效;合用药酶抑制药则应减少原有药物用量,否则毒性增加。

(4) 影响排泄:改变尿液 pH,可改变药物排泄,疗效则被改变,如苯巴比妥中毒碱化尿液,促进排泄,解救中毒;如排泄在肾脏有相同的分泌机制的两种药物,则这两种药物的排泄会被竞争性抑制,药物排泄会减少,作用或毒性会增加,如青霉素与丙磺舒合用。

2. 药效学方面 药效学方面的影响指的是联合用药时,在血药浓度不受影响的情况下,通过不同的药效学作用机制产生相同或相反的作用,称药效学相互作用。主要表现为原有的药理学效应的增加(协同作用,synergism)或减弱(拮抗作用,antagonism)。临床常常采用联合用药的方法制订合理的用药方案或优化用药方案,以达到提高疗效,减少不良反应的目的。

(1) 协同作用:协同作用又分为相加作用(addition)和增强作用(potentiation)。相加作用指两药合用时的作用等于单独用药时的作用之和(1+1=2),如降压药物的联合应用,由于增加了降压效应,因此可将每个药物的剂量减少,在保证降压疗效的同时,减少了药物的不良反应。增强作用是指两药合用时的作用大于单独用药时的作用之和(1+1>2),如甲氧苄啶与磺胺类药物联合应用时的抗菌作用远大于单独用药时产生的抗菌作用。

(2) 拮抗作用:拮抗作用又分为相减作用(subtraction)和抵消作用(counteraction)。相减

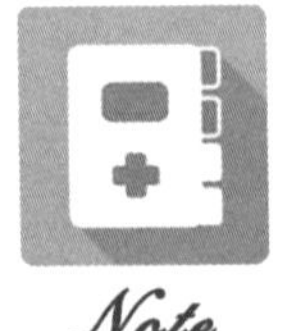

Note

作用指两药合用时的作用小于单独用药时的作用(1+1<1)。抵消作用指两药合用时的作用完全消失(1+1=0),临床常常利用两药的拮抗作用进行药物中毒的解救,如吗啡过量中毒应用纳洛酮解救。

第二节 机体方面的因素

一、生理因素

(一)年龄

机体在不同的年龄段对药物的敏感性也不同,不仅有量的差异性,有时会有质的不同,值得临床用药注意。如儿童和老年人的剂量与成人剂量可能有所不同。

1. 儿童 儿童特别是早产儿与新生儿机体的各系统的生理功能的发育尚未完全,个体差异较大,对药物的反应通常比较敏感,有时与成年人有巨大差别。用药量按成年人的剂量估算,应该谨慎。

2. 老年人 老年人一般指65岁以上高龄人群。随着年龄的增长,人体器官功能降低,特别是肝、肾、中枢神经系统和内分泌系统等。如血浆蛋白量较低,体内水分较少,脂肪较多等,对药物的反应性有所变化,可能产生药效学变化,也可能产生药动学的变化。如地西泮、氨基糖苷类抗生素的半衰期在老年人可分别延长4倍和2倍左右。老年人用药剂量一般为成年人剂量的1/3~1/2。此外,老年人常患有多种疾病,因此,需要服用多种药物,这也使药物相互作用增加,引起药物的不良反应。

(二)性别

除性激素外,性别对药物的反应并无质的差别,但性激素可通过影响药物代谢酶及作用靶点等多个环节而导致某些药物效应的性别差异。女性体重一般轻于男性,女性较男性有较高比例的脂肪和较低比例的水分,能影响药物的分布及由此导致药物效应的差别。妇女在月经期、妊娠期用药需注意,尤其是妊娠期妇女应谨慎用药,因为大多数药物可通过胎盘屏障,从而影响胚胎或胎儿的发育。分娩过程中对母体使用的药物可能对新生儿产生持久的作用,这是因为新生儿对药物的代谢和排泄功能尚未发育完全,同时,由于脱离母体后无法再利用母体内消除药物的机制。

(三)遗传因素

遗传是药物代谢和效应的决定因素,基因是决定药物代谢酶、药物转运蛋白和受体活性和功能表达的结构基础。基因的突变可引起所编码的药物代谢酶、转运蛋白和受体蛋白氨基酸序列和功能异常,成为产生药效学和药动学差异的主要原因,也是个体差异和种族差异的重要原因。

1. 药动学影响 遗传因素对药动学的影响主要表现在对体内药物代谢酶的影响,代谢酶活性不同,药物代谢即可有差异。如异烟肼代谢分快代谢型和慢代谢型,临床用药量不同,不良反应也有所不同。

2. 药效学影响 遗传因素对药效学的影响指的是在不影响血药浓度的条件下,体内生化反应异常、受体数目变化或功能缺陷,使机体对药物的反应性发生量或质的改变。如6-磷酸葡萄糖脱氢酶缺乏的患者对磺胺等氧化性较强的药物易发生溶血反应。

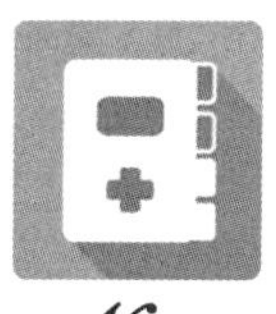

二、病理因素

疾病本身能导致药动学和药效学的改变。肝功能低下，药物代谢酶活性降低，血浆蛋白含量减少，药物代谢延缓，分布变化等时，药物剂量应减少。肾功能不足时，机体水、电解质、pH、肾脏滤过率等变化，影响药物的排泄，药物剂量也应减少。此外，中枢神经系统、骨髓造血系统等功能变化均可影响药物的效应。

三、心理因素

患者的心理状态与药物的疗效密切相关。临床上为了确定药物的疗效需要排除心理因素对药物的影响，常引入安慰剂(placebo)作为对照研究。安慰剂(placebo)一般指由本身没有特殊药理活性的中性物质如乳糖、淀粉等制成的外形似药的制剂。但从广义上讲，安慰剂还包括那些本身没有特殊作用的医疗措施如假手术等。使用安慰剂，对于那些渴求治疗、对医务人员充分信任的患者，能在心理上产生良好的积极反应，从而改善人的生理状态，达到所希望的药效，这种反应被称为安慰剂效应(placebo effect)。安慰剂效应对于有心理因素参与控制的自主神经系统功能如血压、心率、胃分泌、呕吐、性功能等的影响较大，有报道称安慰剂对头痛、心绞痛、术后痛等有30%～40%的疗效。由此可知，患者的心理因素可影响药物疗效，因此，医务人员应与患者建立良好的医患关系，以便达到最大的安慰剂效应，见图4-1。

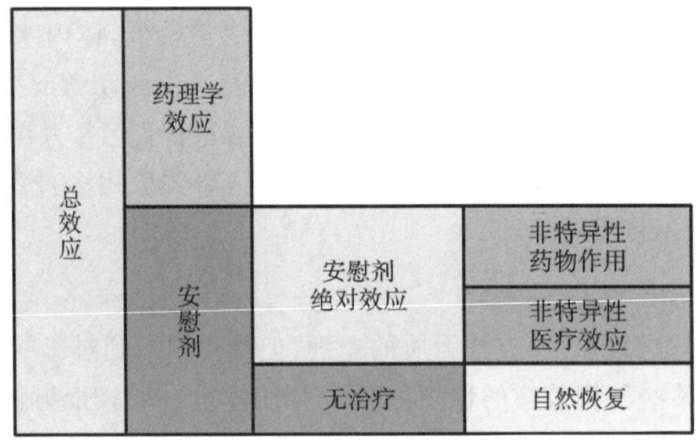

图4-1　药物治疗的总效应与安慰剂效应

第三节　临床合理用药的原则

一、临床选药原则

在长期临床用药实践中，人们逐渐总结出合理用药的概念，即以当代药物和疾病知识和理论为基础，遵循有效性、安全性、经济性、适当性的原则使用药物。

(一)有效性

有效性是药物选择的首要标准。药物必须达到最低有效血药浓度，具有很好的药动学特性，允许采用简便的给药方案达到所需的治疗浓度。

(二)安全性

安全性是相对的。用药安全是药物治疗的前提，没有绝对的安全，权衡利益和风险，争取

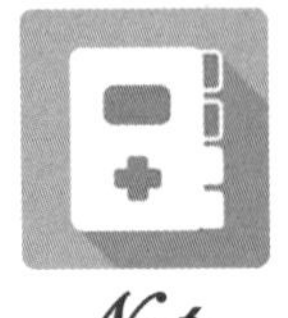
Note

最佳的效益/风险值。药物治疗具有二重性。

（三）经济性

经济性主要指的是治疗成本。应消耗最低的药物治疗成本，实现最佳的治疗效果，即达到最合理的效价比。

（四）适当性

将适当的药物、适当的剂量，在适当的时间，经适当的途径，用于适当的患者，持续适当的疗程，达到适当的治疗目标。方便用药，提高用药的依从性（指患者对药物治疗方案的执行程度）。

二、合理用药原则

临床治疗疾病过程中除了严格遵循选药原则外，还应该遵循合理用药原则。

（一）明确诊断，确定治疗目标

正确诊断是正确治疗的开始。治疗目标即疾病治疗预期达到的最终结果。治疗目标是在对疾病和患者情况充分认识的基础上，确立的疾病治疗的预期最终结果。治疗目标越明确，治疗方案越简单，选择药物就越容易。目标的确立是一个决策过程，不仅从治疗疾病本身出发，更应从患者综合结果去考虑。

知识链接 4-1
安慰剂之谜

思政案例 4-1
遵守医德，规范用药，减少药害事件

（二）确定个体化的治疗方案

根据药物和机体的具体情况，如患者的肝肾功能、骨髓造血情况、过敏情况以及经济条件等制订适合患者的治疗方案，用药应少而精，尽量对治疗方案进行优化，提高患者用药的依从性，使治疗方案得以实施。

（三）严密监测，及时调整治疗方案，合理评估疗效

评估的实质是积极开展治疗药物血药浓度监测，据血药浓度监测结果决定是否调整给药方案。患者治疗过程中还应密切观察治疗后药物的效应，包括疗效与不良反应，以便做出适当的治疗方案调整的决策，治疗方案的调整需要考虑药效学和药动学内容，包括调整给药剂量、给药间隔时间，有时也包括给药途径、给药类型等，因此全面掌握药效学和药动学十分必要。

小　结

影响药物的效应因素主要包括两个方面：①药物方面的因素，药物化学结构、理化性质、剂型、给药途径、给药剂量、给药间隔时间、疗程以及药物之间相互作用等；②机体方面的因素，年龄、性别、心理、遗传因素等。

临床药物选药原则：有效性、安全性、经济性和适当性。合理用药原则包括明确诊断，确定治疗目标；确定个体化的治疗方案；严密监测，及时调整治疗方案，合理评估疗效。

目标测试

思考题答案

思 考 题

1. 影响药物作用的因素有哪些？
2. 临床合理用药原则包括哪些方面？

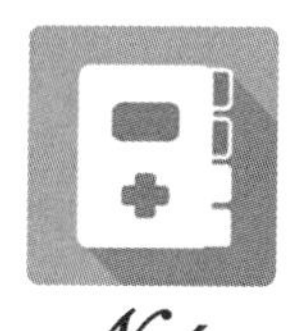

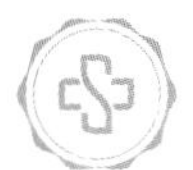

本章参考文献

[1]　杨宝峰. 药理学[M]. 8 版. 北京,人民卫生出版社,2013.
[2]　陈建国. 药理学[M]. 4 版. 北京,科学出版社,2016.

(河南科技大学　李　艳)

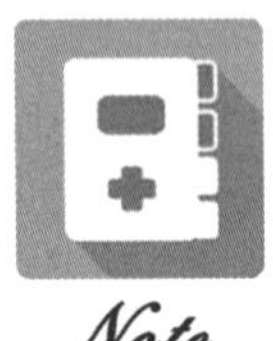

第五章　传出神经系统药理概论

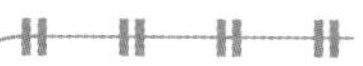

学习目标

本章 PPT

1. 知识目标　①掌握传出神经系统递质、受体及两者结合后的生理效应，传出神经系统药物的主要作用方式和分类。②熟悉传出神经系统递质的生物合成、储存、释放和去路。③了解传出神经系统解剖学分类。

2. 能力目标　通过本节学习，训练理论联系实际，独立思考、分析概括和创新能力。

3. 情感目标　学习思政案例，培养学生刻苦钻研、勇于探索的精神，激发对科学研究的兴趣。

案例引导5-1

案例引导答案

张某，女，12 岁。因喉咙疼痛、全身不适、发热入院。无既往病史。经细菌学检查诊断：溶血性链球菌感染。治疗过程：青霉素皮试(－)。予青霉素注射液，肌内注射。5 min 后，患者出现全身发麻，呼吸困难，面色苍白，口角流涎，继之呕吐，心率加快，血压下降。

经诊断为典型的青霉素过敏反应，护士立即皮下注射肾上腺素。

请问：

1. 患者出现了何种情况？
2. 为何护士立即使用肾上腺素进行注射？

传出神经系统按照解剖学分类，分为自主神经系统(autonomic nervous system，ANS)和躯体运动神经系统(somatic motor nervous system，SMN)。自主神经系统又分为交感神经系统(sympathetic nerve system，SNS)和副交感神经系统(parasympathetic nerve system，PNS)。自主神经系统由节前神经元和节后神经元组成。节前神经元胞体位于脊髓和低位脑干内，发出的神经纤维称为节前纤维(preganglionic fiber)。自主神经节前纤维在抵达效应器官前进入神经节内换元，由节内神经元发出节后纤维(postganglionic fiber)支配效应器官。交感神经的神经节位于交感神经链，节前纤维与较多数目的节后神经元形成突触，节前纤维短，而节后纤维长，故交感神经调节的活动一般比较弥散；副交感神经的神经节多靠近效应器，节前纤维仅和少数的节后神经元相连，节前纤维长，节后纤维短，故副交感神经调节的活动比较局限。自主神经系统主要支配心肌、平滑肌和腺体等效应器，调控心率、血压、消化以及情绪激动时的呼吸等(图 5-1)。躯体运动神经系统支配骨骼肌。

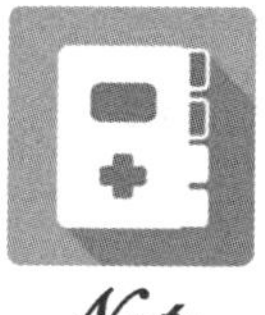

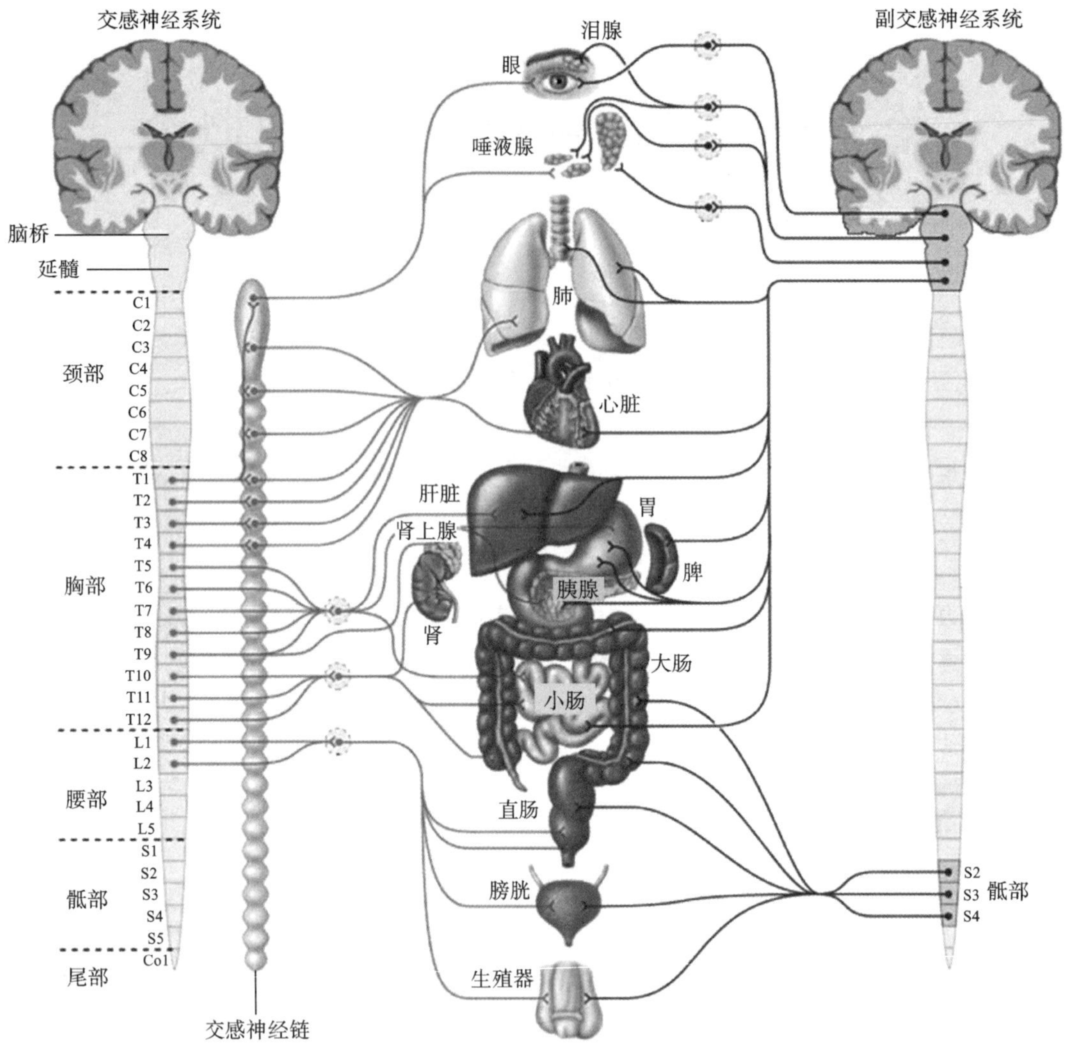

图 5-1　自主神经系统解剖示意图

第一节　概　　述

根据传出神经末梢释放的递质不同,可分为以释放乙酰胆碱(acetylcholine,ACh)为主的胆碱能神经(cholinergic nerve)和以释放去甲肾上腺素(norepinephrine,noradrenaline,NE 或 NA)为主的去甲肾上腺素能神经(noradrenergic nerve),后者也称为肾上腺素能神经(adrenergic nerve)。研究发现,神经递质的释放非常复杂,许多神经元都同时存储 2 或 3 种递质,如去甲肾上腺素能神经也可释放 NE、ATP 和神经肽 Y(NPY)等递质,这种现象称为共同传递。胆碱能神经包括:①全部的交感神经和副交感神经的节前纤维;②运动神经;③全部副交感神经的节后纤维;④极少数交感神经节后纤维(支配汗腺分泌和骨骼肌血管舒张)。去甲肾上腺素能神经包括绝大部分的交感神经节后纤维(图 5-2)。

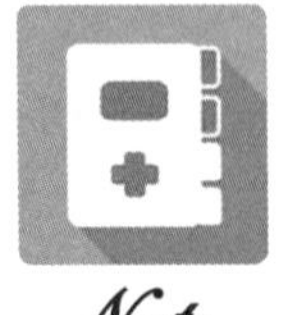

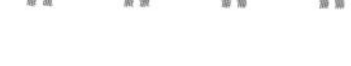

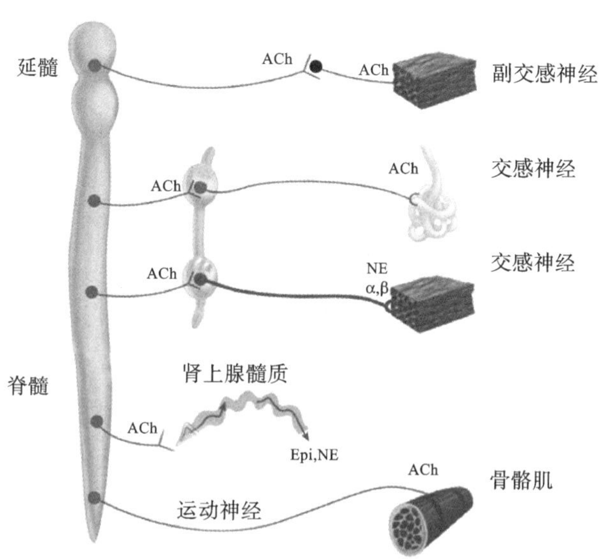

图 5-2 传出神经系统的化学递质分类示意图

注:ACh,乙酰胆碱;Epi,肾上腺素;NE,去甲肾上腺素。

第二节 传出神经系统的递质

20 世纪初,科学家们对神经与神经间或神经与肌肉间的冲动传递就已开始争论,被称为“汤与电火花之争”,即上述的冲动传递是化学物质(“汤”)还是电传递(“电火花”)。德国科学家 Otto Loewi 结束了这场争论,通过离体双蛙心灌流实验一方面发现了乙酰胆碱(思政案例 5-1),乙酰胆碱作为一种神经递质,通过与特异性受体结合,能够减缓心跳。另一方面是研究了交感神经递质。随着微量儿茶酚胺的特异性化学和生物学方法的建立,Von Euler 在 1946 年证实交感神经以去甲肾上腺素为神经递质。至此,传出神经系统的化学传递学说才臻于完善。

知识链接 5-1 蛙心灌流实验

思政案例 5-1 一个分子与三个诺贝尔奖

一、乙酰胆碱

(一) 合成

乙酰胆碱的合成主要在胆碱能神经末梢。胆碱能神经通过钠依赖性高亲和力载体从胞外摄取胆碱(choline),在细胞质中,胆碱与乙酰辅酶 A 在胆碱乙酰转移酶的催化下,生成乙酰胆碱。密胆碱能有效抑制钠依赖性高亲和力载体,妨碍胆碱的摄取,减少乙酰胆碱的合成。

(二) 储存

乙酰胆碱合成后,依靠囊泡乙酰胆碱转运体(vesicular ACh transporter,VAT)进入囊泡存储。Vesamicol(一种囊状乙酰胆碱转运抑制剂)可抑制 VAT。

(三) 释放

1. 胞裂外排(exocytosis) 当动作电位沿着轴突到达神经末梢,开启了电压门控钙通道,Ca^{2+} 内流,促进囊泡与突触前膜的融合,形成裂孔,通过胞吐释放乙酰胆碱至突触间隙。肉毒杆菌毒素(botulinum toxin,BTX)能抑制这一过程。

2. 量子化释放 量子化释放学说认为囊泡是运动神经元释放乙酰胆碱的单元。每个囊

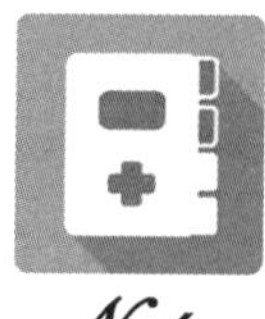

Note

泡释放的乙酰胆碱的量约为5000个分子，即为一个“量子”。静息时，运动神经元即有少量囊泡释放乙酰胆碱产生终板电位，但幅度较小，尚不能引发动作电位。当动作电位到达神经末梢，能同时引起200～300个囊泡释放，足以引起骨骼肌收缩。

(四) 去路

乙酰胆碱通过作用于胆碱能受体(图5-3)，发挥多种生理效应。乙酰胆碱作用的消除主要在释放后被突触间隙的乙酰胆碱酯酶(acetylcholinesterase，AChE)水解为胆碱和乙酸。部分胆碱又可被神经末梢再次摄取，用以合成新的乙酰胆碱。

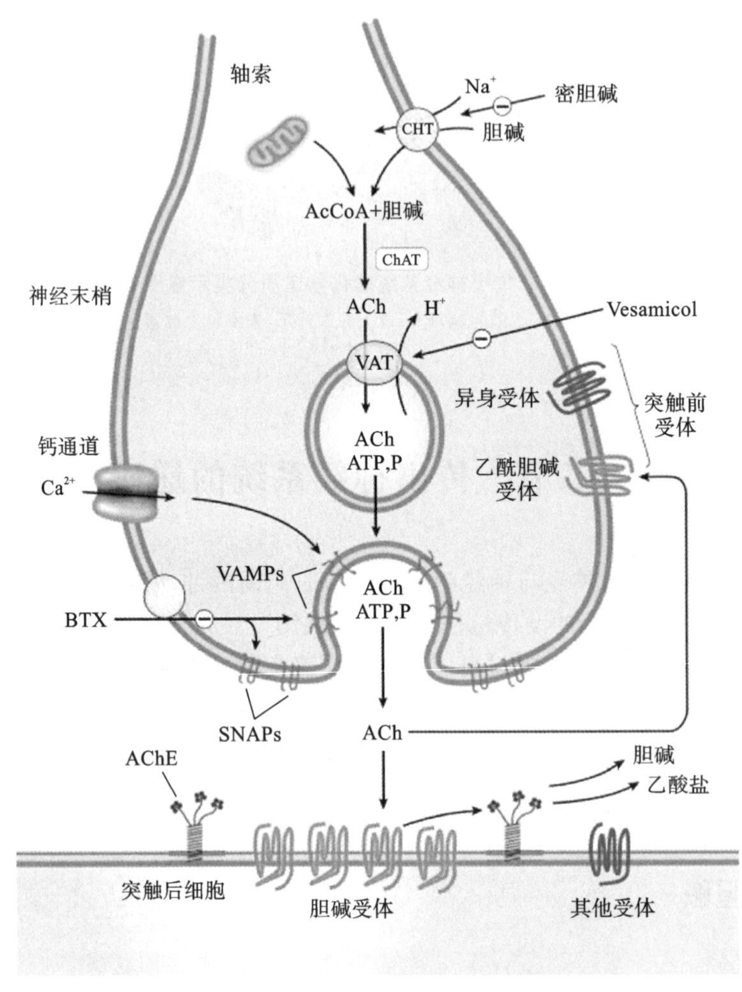

图5-3 乙酰胆碱的合成、储存、释放和去路

注：ChAT，胆碱乙酰转移酶；SNAPs，突触小体相关蛋白质；VAMPs，囊泡相关膜蛋白。

二、去甲肾上腺素

(一) 合成

去甲肾上腺素主要在去甲肾上腺素能神经末梢合成。酪氨酸是合成去甲肾上腺素重要的原料。血液中酪氨酸经钠依赖性的转运体进入去甲肾上腺素能神经末梢，经酪氨酸羟化酶(tyrosine hydroxylase，TH)催化生成多巴(dopa)。多巴在多巴脱羧酶(dopa decarboxylase)催化下生成多巴胺(dopamine，DA)，后者通过囊泡单胺转运体(vesicular monoamine transporter，VMAT)摄取和储存。囊泡内的多巴胺再经多巴胺-β-羟化酶(dopamine β-hydroxylase)催化，生成去甲肾上腺素，与ATP和嗜铬颗粒蛋白结合，储存于囊泡内。此过程

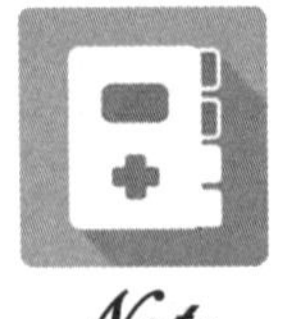

中，酪氨酸羟化酶是合成去甲肾上腺素的限速酶。甲基酪氨酸能抑制酪氨酸羟化酶活性。利血平能阻断囊泡单胺转运体，抑制多巴胺的摄取。此外，肾上腺髓质嗜铬细胞也能产生去甲肾上腺素，且嗜铬细胞中苯基乙醇胺-N-甲基转移酶（phenylethanolamine-N-methyltransferase，PNMT）能进一步通过甲基化作用使去甲肾上腺素转变为肾上腺素（adrenaline，epinephrine，AD）（图 5-4）。

酪氨酸 —酪氨酸羟化酶→ 多巴

多巴 —多巴脱羧酶→ 多巴胺

多巴胺 —多巴胺-β-羟化酶→ 去甲肾上腺素

去甲肾上腺素 —苯基乙醇胺-N-甲基转移酶→ 肾上腺素

图 5-4 去甲肾上腺素的生物合成过程

（二）储存

去甲肾上腺素可被两种不同类型的调节分泌囊泡所摄取和储存：小突触囊泡和大致密中心囊泡。囊泡上的单胺转运体主要有两种亚型 VMAT1 和 VMAT2。分子克隆技术鉴定表明 VMAT1 主要在外周组织表达，参与外周单胺类递质的转运调节；而 VMAT2 主要在脑内表达，参与神经精神活动的调节。

（三）释放

同乙酰胆碱。溴苄胺（bretylium）通过突触前膜去甲肾上腺素转运体进入胞内后能阻断电压门控的钙通道，从而抑制去甲肾上腺素的释放。胍乙啶（guanethidine）通过突触前膜去甲肾上腺素转运体进入突触前膜后能耗竭囊泡内去甲肾上腺素。

（四）去路

释放到突触间隙中的去甲肾上腺素或肾上腺素，主要作用于去甲肾上腺素受体发挥生理效应（图 5-5）。此外，去甲肾上腺素运输的距离更远，能更长时间在体内发挥作用。释放到突触间隙的去甲肾上腺素可经突触前膜去甲肾上腺素转运体（NE transporter，NET）转运返回至神经末梢内，并被再摄入囊泡中储存，该过程为摄取 1（uptake 1）（亦称神经摄取），是去甲肾上腺素作用终止的主要方式。进入神经末梢内未被储存的去甲肾上腺素可被富集于线粒体外膜的单胺氧化酶（monoamine oxidase，MAO）灭活。可卡因（cocaine）和三环类抗

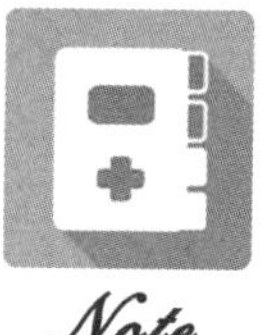

Note

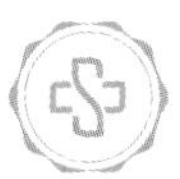

抑郁药(tricyclic antidepressant)能阻断突触前膜去甲肾上腺素转运体,增加血中去甲肾上腺素的浓度。非神经组织,如心肌、血管、肠道平滑肌,也能摄取去甲肾上腺素,称为摄取 2(uptake 2)。该摄取方式对去甲肾上腺素的摄取容量大,但其亲和力较摄取 1 低,且被摄取 2 摄取入组织后随即被 MAO 和儿茶酚-O-甲基转移酶(catechol-O-methyl transferase, COMT)代谢失活。

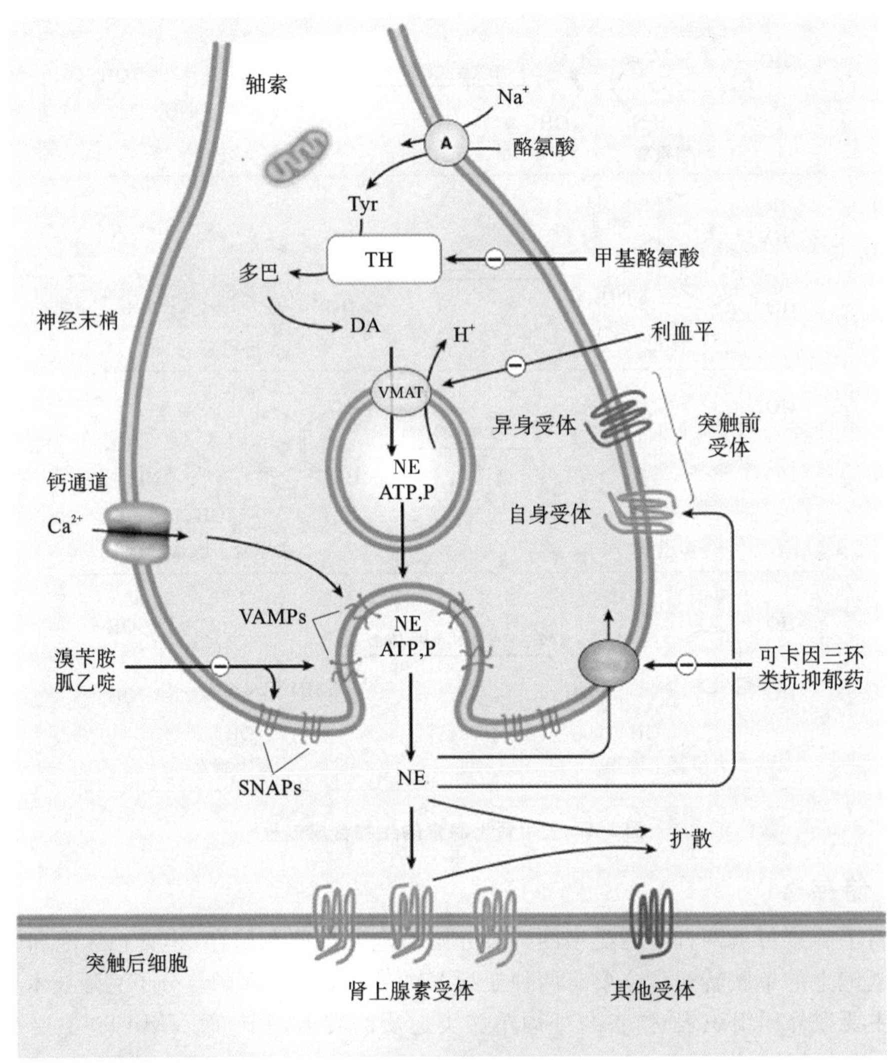

图 5-5 去甲肾上腺素的合成、储存、释放和去路

第三节 传出神经系统的受体

传出神经系统的受体根据能与之选择性结合的递质来命名:能与乙酰胆碱结合的受体称为乙酰胆碱受体(acetylcholine receptor);能与去甲肾上腺素或肾上腺素结合的受体称为肾上腺素受体(adrenoceptor)。

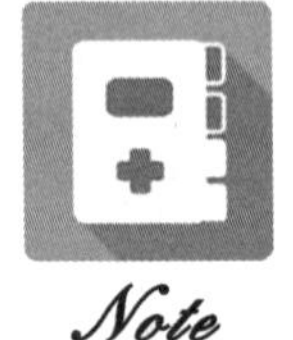

Note

一、乙酰胆碱受体

乙酰胆碱受体又进一步分为毒蕈碱型乙酰胆碱受体（muscarinic acetylcholine receptor，即 M 胆碱受体）和烟碱型乙酰胆碱受体（nicotinic acetylcholine receptor，即 N 胆碱受体）。副交感神经节后纤维支配的效应器细胞膜的乙酰胆碱受体主要为 M 胆碱受体；神经节和神经肌肉接头的乙酰胆碱受体主要为 N 胆碱受体。

（一）M 胆碱受体

M 胆碱受体属于 G 蛋白耦联受体（G-protein coupled receptor，GPCR），生物学研究将 M 胆碱受体分为 M_1～M_5 五种亚型。M 胆碱受体都具有共同的结构域：7 次跨膜螺旋结构域，N 端的胞外区和 C 端的胞内区。M 胆碱受体中 M_1、M_3 和 M_5 亚型与对百日咳毒素非敏感的 G 蛋白（$G\alpha_{q/11}$）耦联，激活效应蛋白磷脂酶 C，调节一种或多种离子通道，使细胞膜除极，引起兴奋效应（图 5-6）。M_2 和 M_4 亚型与对百日咳毒素敏感的 G 蛋白（$G\alpha_{i/o}$）耦联，抑制腺苷酸环化酶，产生突触前抑制效应。此外，M_2 亚型受体还能调节 G 蛋白耦联的内向钾离子通道。M_1 和 M_4 亚型受体主要分布在脑内，M_3 和 M_4 亚型受体在胃肠道、肺、腺体组织中分布，M_2 亚型受体主要分布在心肌组织。

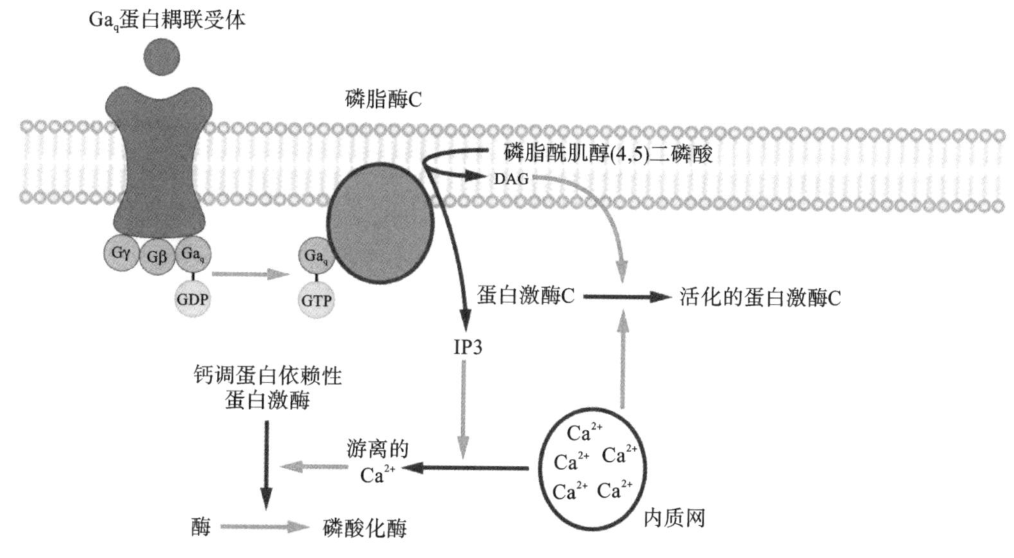

图 5-6 M_3 胆碱受体激活后细胞内信号转导示意图

注：IP3，肌醇三磷酸；DAG，二酰甘油。

（二）N 胆碱受体

根据 N 胆碱受体分布的位置不同，可分为神经节和中枢的 N 胆碱受体（称为 N_n 受体（nicotinic neuronal receptor），或称 N_1 受体）和分布于骨骼肌细胞膜上 N 胆碱受体（称为 N_m 受体（nicotinic muscle receptor），或称 N_2 受体）。N 胆碱受体结构十分相似，均属于配体门控离子通道型受体，由 α、β、γ、δ 和 ε 亚基组成五聚体，中央形成离子通道，图 5-7。当乙酰胆碱与 N 胆碱受体 α 亚基结合后，受体构象发生改变，离子通道开放，细胞膜发生除极改变。神经节 N_n 受体阻断药（如美卡拉明或咪噻吩）过去曾是一线高血压治疗药物，但由于作用过于广泛，不良反应多，现已较少用于治疗高血压。乙酰胆碱与 N_m 受体结合后，产生肌肉收缩的作用。筒箭毒箭能阻断 N_m 受体，产生肌肉松弛的效应。

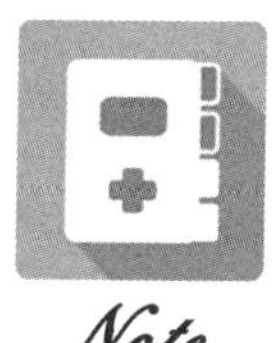

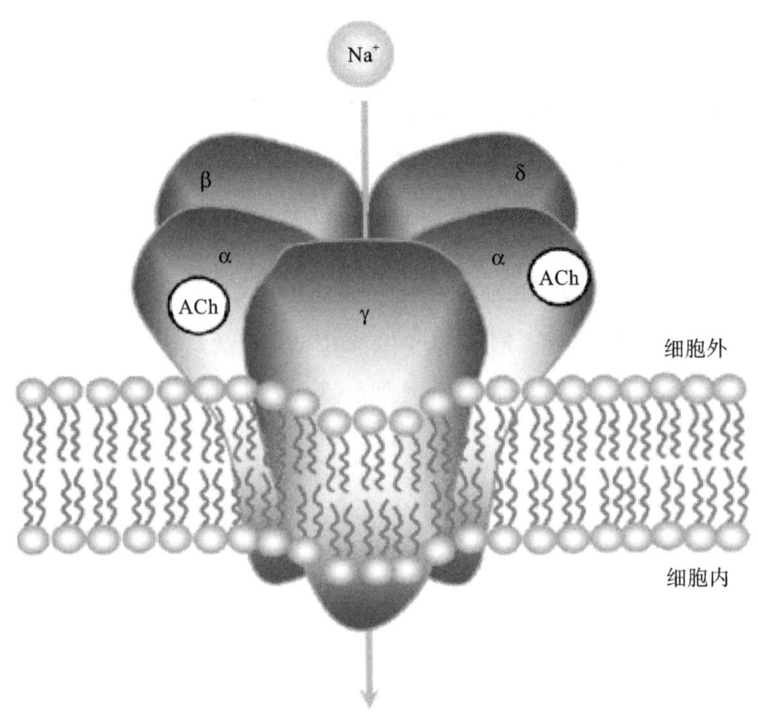

图 5-7 N 胆碱受体结构示意图

二、肾上腺素受体

肾上腺素受体分为 α 肾上腺素受体和 β 肾上腺素受体。α 肾上腺素受体分为 α_1、α_2 亚型；β 肾上腺素受体分为 β_1、β_2 和 β_3 亚型。α 受体和 β 受体均属于 G 蛋白耦联受体，见图 5-8。其中，α_1 受体与 $Ga_{q/11}$ 耦联，受体激动的结果是兴奋突触后效应器。α_2 受体则与 $Ga_{i/o}$ 耦联，尚有部分能激活 Gβγ 蛋白引起内向整流型钾通道开放，效应器细胞超极化，抑制神经元钙通道的开放。β 受体均与 Ga_s 蛋白耦联，激活腺苷酸环化酶的活性，发挥生理效应。

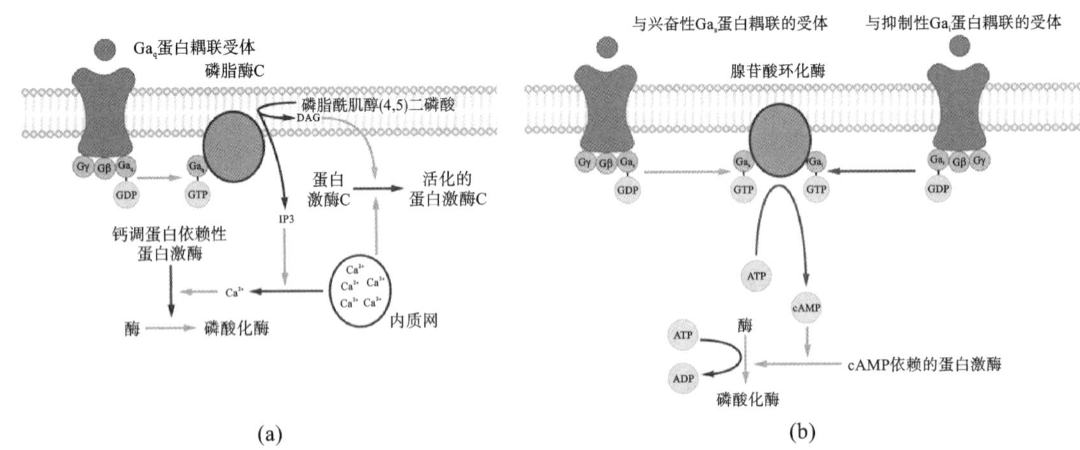

图 5-8 肾上腺素受体细胞内信号转导示意图

注：(a)α_1 受体与 $Ga_{q/11}$ 耦联；(b)β 受体与 Ga_s 蛋白耦联，α_2 受体则与 $Ga_{i/o}$ 耦联。DAG，二酰甘油；IP3，三磷酸肌醇。

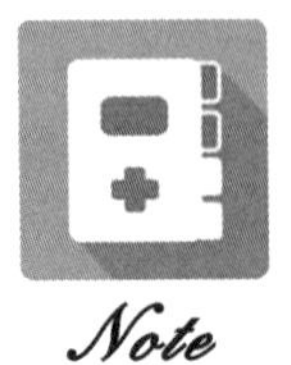
Note

第四节 传出神经系统的生理功能

机体的多数器官同时接受胆碱能神经和去甲肾上腺素能神经的双重支配，共同维持机体的正常生理功能。胆碱能神经兴奋时，节前纤维和节后纤维的功能有所不同。节前纤维兴奋时，可引起神经兴奋和肾上腺髓质分泌增加；节后纤维兴奋时，瞳孔缩小、心跳减慢、胃肠道收缩、腺体分泌增加。去甲肾上腺素能神经兴奋后机体的表现与胆碱能神经相反。传出神经系统作用部位、受体及其生理效应见图 5-9。熟悉传出神经系统的生理功能是进一步掌握传出神经系统药物药理作用的基础。

作用部位	副交感神经系统		交感神经系统	
	受体	效应	受体	效应
·瞳孔括约肌	·M_2、M_3	·收缩/缩瞳		
·瞳孔开大肌			·α_1	·收缩/扩瞳
·睫状体上皮			·β_2	·分泌↑
·睫状肌	·M_2、M_3	·收缩/调节痉挛		
·泪腺	·M_2、M_3	·分泌↑	·β	·少量↑
·唾液腺	·M_2、M_3	·水样分泌物↑	·α_1、β	·腺体增厚 ·黏性分泌物↑
·平滑肌	·M_2、M_3	·收缩	·β_2	·舒张
·腺体	·M_2、M_3	·分泌↑	·α_1、β_2	·分泌↑
·鼻咽腺体	·M_2、M_3	·分泌↑		分泌↓
·窦房结	·M_2	·心率↓	·β_1	·心率↑
·心房肌	·M_2	·收缩力↓	·β_1	·收缩力↑
·房室结	·M_2	·传导↓	·β_1	·传导↑
·浦肯野纤维	·M_2	·传导↓	·β_1	·传导↑
·心室肌			·β_1	·收缩力↑
·胃肠道平滑肌	·M_2、M_3	·运动/肌紧张度↑	·α_1、α_2、β_2	·运动/肌紧张度↓
·幽门括约肌	·M_2、M_3	·松弛	·α_1	·收缩
·腺体	·M_2、M_3	·分泌↑	·α_2	·分泌↓
·胆囊	·M	·收缩	·β_2	·舒张
			·β_1	·肾素↑
			·α_1、β_2	·糖原分解↑ 糖异生↑

图 5-9 传出神经系统作用部位、受体及其生理效应

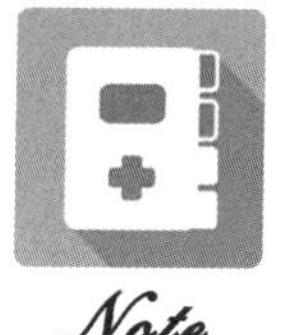

Note

			· α_1	·收缩
			· β_2	·舒张
·腺泡细胞	· M_3、M_1	·淀粉酶分泌↑		
·胰岛β细胞	· M_3	·胰岛素分泌↑	· α_2	·胰岛素分泌↓
·导管细胞	· M_2、M_3	· HCO_3^- 分泌↑		
·膀胱逼尿肌	· M_3	·收缩	· β_2	·舒张
·膀胱括约肌	· M_3	·舒张	· α_1	·收缩
·输尿管	·M	·运动和张力↑	· α_1	·运动和张力↑
·阴茎、阴囊	· M_3	·勃起	· α_1	·射精
·子宫(妊娠)	·M	·舒张	· β_2 · α_1	·舒张 ·收缩
·皮肤汗腺	·M	·分泌↑		
·竖毛肌			· α_1	·收缩
·冠状动脉	· M_3	·NO↑,舒张	· α_1、α_2 · β_2	·收缩 ·舒张
·皮肤/黏膜血管			· α_1、α_2	·收缩
·骨骼肌血管			· α_1 · β_2	·收缩 ·舒张
·脑血管	· M_1 · M_2 · M_5	·收缩 ·舒张 ·激活-氧化氮(NO)合酶	· α_1	·收缩
·肺血管			· α_1 · β_2	·收缩 ·舒张
·内脏血管	· M_3	·NO↑,舒张	· α_1 · β_2	·收缩 ·舒张
·肾血管			· α_1、α_2 · β_2	·收缩 ·舒张
·静脉血管			· α_1、α_2 · β_2	·收缩 ·舒张
·脂肪组织			· β_3	·脂肪分解/产热
·松果体			· β_3	·褪黑素↑
·交感神经末梢	· M_2	·NE↓	· α_2 · β_2	·NE↓ ·NE↑
·副交感神经末梢	· M_2 ·Nn	·ACh↓ ·ACh↑	· α_2	·ACh↓
·骨骼肌	·Nm	·收缩	· β_2	· K^+再摄取 ·糖原分解

续图 5-9

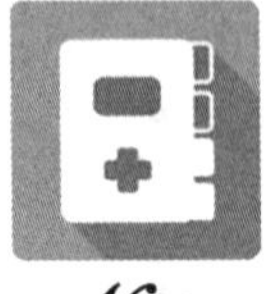
Note

第五节 作用于传出神经系统的药物及其分类

药物对传出神经系统的作用主要通过影响递质的合成、储存、释放和去路等环节发挥药理效应(表 5-1)。

表 5-1 作用于传出神经系统的药物分类

神经递质	药物	作用位点	药理作用
合成	密胆碱	胆碱能神经末梢膜	阻断胆碱摄取、减慢 ACh 的合成
	胆碱乙酰基转移酶抑制剂	胆碱能神经末梢细胞质	阻断胆碱乙酰化
	α-甲基酪氨酸	肾上腺素能神经末梢细胞质	阻断酪氨酸羟化酶
	L-苏氨酸-3,4-二羟基苯丝氨酸	肾上腺素能神经末梢细胞质	经芳香族氨基酸脱羧酶转化为 NE
储存	Vesamicol	胆碱能神经末梢囊泡	抑制囊泡 ACh 转运体,妨碍递质储存
	利血平	肾上腺素能神经末梢囊泡	抑制囊泡单胺转运体,妨碍儿茶酚胺类递质储存
释放	蛛毒素	胆碱能神经末梢膜	增加 ACh 释放
	肉毒杆菌毒素	胆碱能神经末梢囊泡	阻断 ACh 释放
	溴苄胺胍乙啶	肾上腺素能神经末梢囊泡	阻断 NE 释放
	可卡因、丙咪嗪、利他能、三环类抗抑郁药	肾上腺素能神经末梢	抑制 NE 再摄取,延长递质在突触后膜的作用
	苯丙胺	肾上腺素能神经末梢	促进从胞内释放 NE,抑制再摄取,增强递质作用
	NE、多巴胺、乙酰胆碱	胆碱能或肾上腺素能神经末梢	调节递质释放
	酪胺	肾上腺素能神经末梢	进入神经末梢,促进 NE 的释放
代谢	依酚氯铵、新斯的明、毒扁豆碱、吡啶斯的明	胆碱能突触内 AChE	可逆性抑制 AChE 活性,延长递质活性
	马拉硫磷、对硫磷、沙林	胆碱能突触内 AChE	不可逆性抑制 AChE 活性
αR 激动药	α_1:去氧肾上腺素、甲氧胺 α_2:可乐定 α_1、α_2:酚妥拉明	交感神经突触膜后受体、效应器	α_1R:↑IP3/DAG α_2R:↓cAMP
αR 拮抗药	α_1:哌唑嗪、多沙唑嗪、坦洛新 α_2:咪唑克生、育亨宾 α_1、α_2:苯氧苄胺	交感神经突触后膜受体、效应器	可逆结合受体并阻断效应 不可逆结合受体并阻断效应
βR 激动药	β_1、β_2:异丙肾上腺素 β_1:多巴酚丁胺 β_2:沙丁胺醇、特布他林	交感神经突触膜后受体、效应器	βR:↑cAMP
βR 拮抗药	β_1、β_2:普萘洛尔 $\beta_1>\beta_2$:阿替洛尔、艾司洛尔、美托洛尔、纳多洛尔	交感神经突触后膜受体、效应器	可逆结合受体并阻断效应
NR 激动药	乙酰胆碱、卡巴胆碱、洛贝林、尼古丁	自主神经节受体	NR:开放突触后膜 Na^+、K^+ 通道
NR 拮抗药	α-芋螺毒素、溴化六甲铵、美卡拉明、咪噻吩	自主神经节受体	结合受体并阻断其效应
MR 激动药	乙酰胆碱、毛果芸香碱、氯贝胆碱、醋甲胆碱	胆碱能受体、效应器	$M_{1/3/5}$R:↑IP3/DAG $M_{2/4}$R:↓cAMP
MR 拮抗药	阿托品、东莨菪碱、山莨菪碱、托比卡胺	胆碱能受体、效应器	结合受体并阻断效应

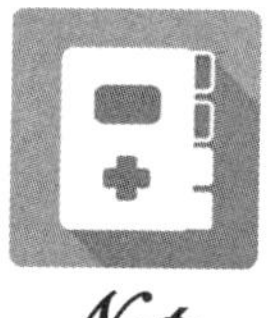

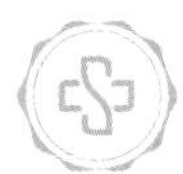

一、作用于递质

密胆碱能抑制胆碱的摄取减少乙酰胆碱的合成。利血平能影响单胺类神经递质的囊泡转运,耗竭儿茶酚胺类递质。可卡因或三环类抗抑郁药能抑制去甲肾上腺素再摄取,延长递质突触后效应。有机磷酸酯类农药抑制胆碱酯酶,使后者失去水解乙酰胆碱的能力,造成乙酰胆碱在突触间隙蓄积。

二、作用于受体

药物通过直接与乙酰胆碱受体或肾上腺素受体结合发挥作用。如果药物与受体结合后产生的效应与神经末梢释放的递质效应相似,这种药物称为激动药(agonist)。如果药物与受体结合后不产生效应或较少产生拟递质的作用,并妨碍递质与受体的结合,这种药物称为拮抗药(antagonist)或阻断药(blocker)。

小　　结

传出神经系统根据神经末梢释放的神经递质不同可分为胆碱能神经和去甲肾上腺素能神经,前者释放乙酰胆碱,后者释放去甲肾上腺素。能与乙酰胆碱结合的受体称为乙酰胆碱受体,包括 M 胆碱受体和 N 胆碱受体。能与去甲肾上腺素或肾上腺素结合的受体称为肾上腺素受体,包括 α 肾上腺素受体和 β 肾上腺素受体。机体的多数器官同时接受两种神经的双重支配,维持机体的正常生理功能。作用于传出神经系统的药物通过影响神经递质的合成、储存、释放和去路等过程产生药理效应。熟悉传出神经系统的生理功能对理解和掌握传出神经系统药物药理效应非常重要。

目标测试

思考题答案

思　考　题

1. 简述传出神经系统受体及其分类。
2. 递质与受体结合后产生何种生理效应?
3. 简述传出神经系统药物的分类。

本章参考文献

[1] 杨宝峰,陈建国. 药理学[M]. 9 版. 北京:人民卫生出版社,2018.

[2] 杨宝峰. 基础与临床药理学[M]. 3 版. 北京:人民卫生出版社,2021.

[3] Wehrwein E A,Orer H S,Barman S M. Overview of the anatomy,physiology,and pharmacology of the autonomic nervous system[J]. Comprehensive Physiology,2016,6(3):1239-1278.

[4] Raju TN. The Nobel chronicles. 1936:Henry Hallett Dale(1875-1968)and Otto Loewi(1873-1961)[J]. Lancet,1999,353(9150):416.

[5] López-Muñoz F,Alamo C. Historical evolution of the neurotransmission concept[J]. J Neural Transm(Vienna),2009,116(5):515-533.

(湖北文理学院　张文静)

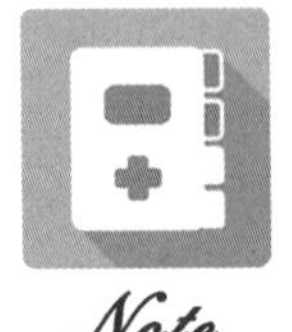

Note

第六章　胆碱受体激动药

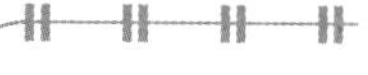

学习目标

本章 PPT

1. 知识目标　①掌握毛果芸香碱对眼的药理作用和临床应用。②熟悉乙酰胆碱的药理作用。③了解房水的生成与回流。

2. 能力目标　通过本节内容的学习引导学生阅读国内外专业书籍和论文，提高学生的专业英语阅读能力，让学生注重关注药物研究进展。

3. 情感目标　学习思政案例，培养学生在学习中发现问题的能力，学生能在解决问题的过程中提高创新能力。

案例引导6-1

案例引导答案

张某，男，61 岁。因左眼反复胀痛，伴视物模糊，偶有头痛等症状 2 个月余，遂于眼科门诊就诊。经检查后初步诊断为急性闭角型青光眼，予以 2% 毛果芸香碱滴眼对症治疗，待炎症反应消退后准备择期手术。

请问：

毛果芸香碱为何可用于闭角型青光眼？

胆碱受体激动药(cholinoceptor agonists)是一类能与胆碱受体结合，具有内在活性，产生与乙酰胆碱类似作用的药物。依据其所结合的胆碱受体类型又分为：毒蕈碱型胆碱受体(M 胆碱受体，简称为 M 受体)激动药与烟碱型胆碱受体(N 胆碱受体，简称为 N 受体)激动药。

第一节　M 胆碱受体激动药

M 胆碱受体激动药分为两类，包括天然的生物碱和胆碱酯类。天然的生物碱主要包括毒蕈碱(muscarine)、槟榔碱(arecoline)以及毛果芸香碱(pilocarpine)等。胆碱酯类主要是乙酰胆碱及合成的胆碱酯，如醋甲胆碱和卡巴胆碱等。

一、胆碱酯类

乙酰胆碱(acetylcholine，ACh)

【体内过程】

乙酰胆碱是机体内源性的神经递质，与胆碱受体结合，激动 M、N 受体，具有广泛的生理作用。因其化学性质不稳定，易被胆碱酯酶水解失活，临床并无实用价值，仅作为药理学研究

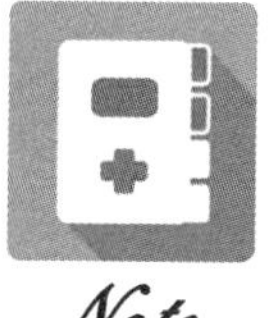

的工具药(图 6-1)。

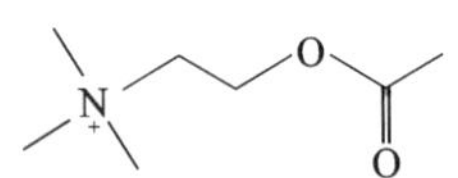

图 6-1 乙酰胆碱化学结构

【药理作用】

1. 心脏 窦房结、房室结、心房肌上存在 M_2 受体,乙酰胆碱能降低心率、减慢传导和减弱心肌收缩力。此外,心脏解剖结构上交感神经和迷走神经分布接近,迷走神经兴奋时释放的乙酰胆碱能抑制邻近交感神经末梢释放去甲肾上腺素,降低交感神经张力,减弱心室肌收缩。乙酰胆碱能缩短心房有效不应期和动作电位时程,由于左右心房 M_2 受体分布不均一,导致心房内发生传导阻滞和不完全折返,易诱发心房颤动。

2. 血管 乙酰胆碱能激动血管内皮细胞上 M_3 受体,引起内皮舒张因子 NO 释放,NO 作用于邻近平滑肌细胞,使其松弛,舒张血管。当血管内皮细胞损伤时,乙酰胆碱舒张血管效应消失。此外,乙酰胆碱还可能激动交感神经末梢突触前膜 M_1 受体,抑制去甲肾上腺素的释放,降低血管张力。

3. 平滑肌 乙酰胆碱作用于胃肠道平滑肌 M_3 受体,引起平滑肌收缩,增加其收缩频率、收缩幅度和张力,增加胃肠平滑肌蠕动。乙酰胆碱作用于膀胱 M_3 受体,引起逼尿肌收缩,膀胱三角区和括约肌被动舒张,促进膀胱排空。乙酰胆碱还能兴奋支气管平滑肌。

4. 其他 ①乙酰胆碱激动腺体 M_3 受体,促进腺体分泌,如胃酸分泌、唾液分泌增加等。②乙酰胆碱收缩瞳孔括约肌和睫状肌,使瞳孔缩小、调节近视等。③乙酰胆碱对自主神经节 N_n 受体的作用比较复杂。④乙酰胆碱激动骨骼肌运动终板 N_m 受体,引起骨骼肌收缩。⑤乙酰胆碱激动肾上腺髓质细胞,促进肾上腺素的释放。

醋甲胆碱(methacholine)

在乙酰胆碱酯基的亚乙基部分引入甲基,即醋甲胆碱。由于甲基的空间位阻作用妨碍胆碱酯酶对醋甲胆碱的水解,提高了醋甲胆碱的稳定性。醋甲胆碱对心血管系统的 M 受体选择性高,临床上主要用于房性心动过速,但非首选,也可用于口腔黏膜干燥症。禁用于支气管哮喘、冠状动脉缺血和消化性溃疡患者。

卡巴胆碱(carbachol)

本品化学性质稳定,不易被胆碱酯酶水解,作用时间长。其对 M、N 受体均有作用,尤其对胃肠道和膀胱的兴奋作用明显,不良反应较多。目前仅用于眼科人工晶体植入、白内障摘除、角膜移植等需要缩瞳的眼科手术。禁忌证同醋甲胆碱。

贝胆碱(bethanechol)

化学性质同卡巴胆碱。本品对胃肠道、泌尿道平滑肌 M 受体具有相对选择性。临床用于促进胃肠道运动和膀胱排空,用于术后腹气胀、胃张力缺乏及尿潴留等。

二、M 胆碱受体激动药——生物碱类

(一) 毛果芸香碱(pilocarpine,匹鲁卡品)

来源于毛果芸香属(*pilocarpus*)植物,为叔胺类化合物,水溶液稳定。

【体内过程】

毛果芸香碱(图 6-2)具有水溶性和脂溶性双相溶解特性,对眼的通透性较好,1%~2%的毛果芸香碱滴眼后,10~15 min 开始缩瞳(miosis),30~50 min 作用最强,作用持续 24 h,睫状肌痉挛作用持续时间约 2 h。滴眼后 10~15 min 开始降眼压,持续 4~8 h。

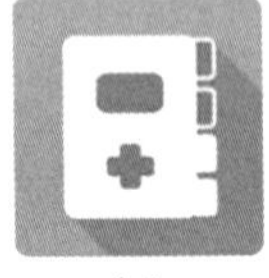

【药理作用】

1. 眼

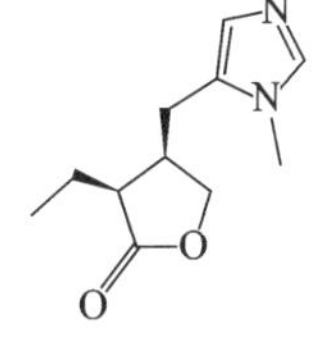

图 6-2 毛果芸香碱化学结构

(1) 缩瞳:瞳孔的运动受瞳孔括约肌和开大肌的调控,这两种肌肉又分别接受来自动眼神经(副交感神经)和颈上神经节(交感神经)的支配(图 6-3),保持适当的瞳孔孔径。受动眼神经支配的瞳孔括约肌呈环形分布于瞳孔缘部虹膜基质内。毛果芸香碱激动瞳孔括约肌上的 M 受体,使瞳孔括约肌收缩,缩小瞳孔。

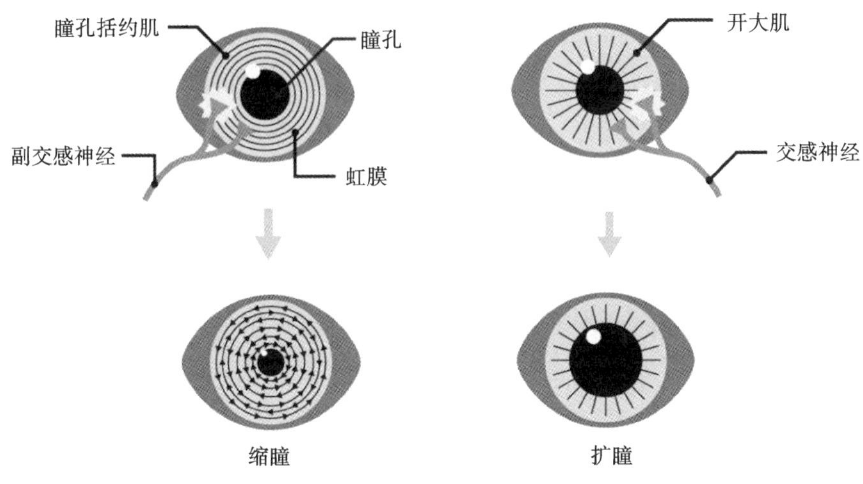

图 6-3 传出神经对瞳孔的支配

(2) 降低眼压:房水是由睫状体上皮细胞分泌及虹膜后房血管内液体渗出产生,经瞳孔流入前房,又经虹膜角膜角进入巩膜静脉窦,借睫前静脉汇入眼上、下静脉(图 6-4)。房水可使眼球内维持一定压力,即眼压。房水产生过多或回流障碍均可引起眼压升高,临床上称为青光眼。毛果芸香碱的缩瞳作用使虹膜向中心拉动,虹膜根部变薄,减少虹膜根部在前房角堆积,前房角间隙扩大,利于房水回流,降低眼压。

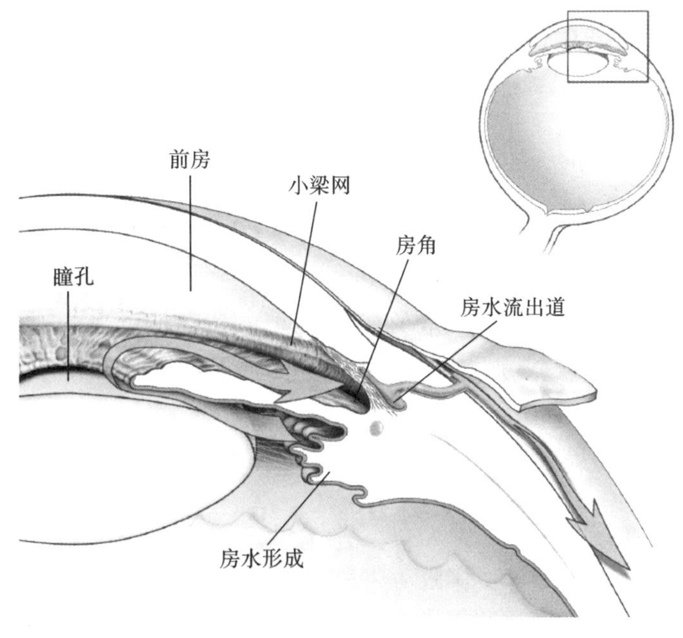

图 6-4 房水的产生与流出

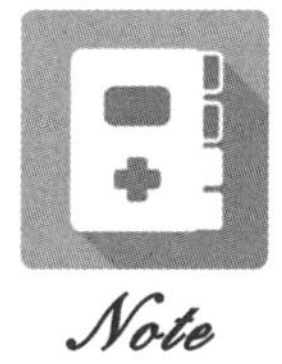

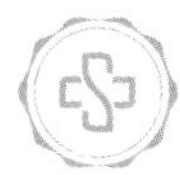

知识链接 6-1
盗走光明的
“小偷”

思政案例 6-1
质疑和收获

(3) 调节痉挛:眼睛看近物或远物主要是通过晶状体曲度变化来实现(图 6-5)。晶状体囊富有弹性,使晶状体有略呈球状的倾向,但由于受到睫状小带向外牵拉,使晶状体维持在较为扁平的状态。睫状小带受睫状肌控制。睫状肌由三种类型肌纤维组成,其中最内层为环状肌纤维,受副交感神经支配。毛果芸香碱激动睫状肌环状肌纤维 M 受体,促进环状肌向瞳孔中心方向收缩,使睫状突内伸,睫状小带松弛,晶状体因自身弹性而变凸,屈光度增加,使进入眼球的光线恰能聚焦于视网膜上,有利于看清近处物体,该作用称为调节痉挛。

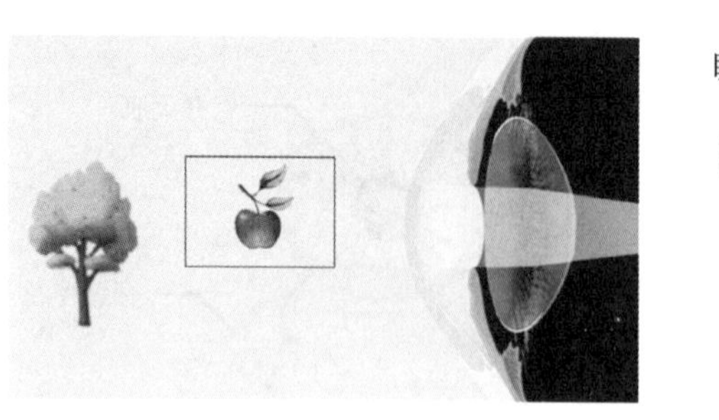

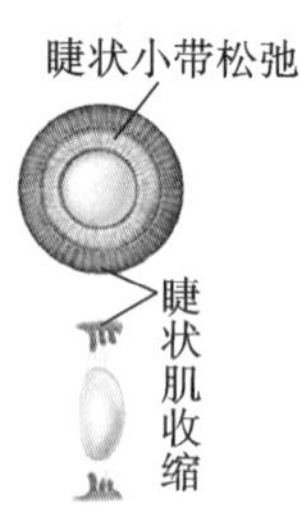

图 6-5　眼的调节作用

2. 腺体　毛果芸香碱激动腺体的 M 受体,引起腺体分泌增加,尤以汗腺和唾液分泌最为明显。

【临床应用】

1. 青光眼　青光眼(glaucoma)为常见的眼科疾病,主要特征是进行性视神经乳头凹陷,伴有眼压增高,可引起头痛、视力减退等症状,严重者可失明。1%～2%的毛果芸香碱滴眼用于治疗闭角型青光眼(angle-closure glaucoma),对早期开角型青光眼(open-angle glaucoma)也有疗效,机制尚不清楚。需要注意使用毛果芸香碱时,需要压迫内眦,防止药液吸收产生全身不良反应。

2. 虹膜炎　本品常与扩瞳药物交替使用,防止虹膜与晶状体粘连,缓解症状。

3. 其他　口服可用于治疗口腔黏膜干燥症,还可以用于阿托品中毒后的解救。

【不良反应】

药物可引起全身 M 受体兴奋,出现流涎、流泪、视物模糊、头痛等,可用胆碱受体阻断药阿托品对症治疗。

第二节　N 胆碱受体激动药

烟碱(nicotine)是一种从烟草中提取的液态生物碱,脂溶性极强,可通过皮肤、呼吸道吸收,易通过血脑屏障。烟碱对 N_n 胆碱受体、N_m 胆碱受体及中枢神经系统均有作用,无临床实用价值,仅具有毒理学意义。

小　结

胆碱受体激动药包括 M 胆碱受体激动药和 N 胆碱受体激动药,前者代表药物有毛果芸香碱,后者为烟碱。M 胆碱受体激动药临床主要应用于:①胃肠道、泌尿道运动障碍;②口腔黏膜干燥症;③眼科用药等。其中,毛果芸香碱是天然的生物碱,能直接激动 M 胆碱受体,产生缩瞳、降低眼压和调节痉挛的作用,临床用于治疗青光眼。

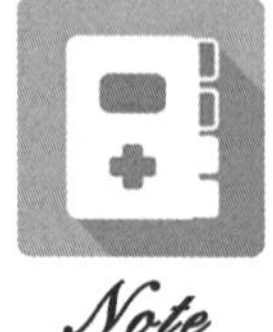

Note

思 考 题

1. 简述乙酰胆碱的药理作用。
2. 简述毛果芸香碱对眼的药理作用及临床用途。

本章参考文献

[1] 杨宝峰,陈建国. 药理学[M]. 9 版. 北京:人民卫生出版社,2018.

[2] 董志. 药理学[M]. 4 版. 北京:人民卫生出版社,2017.

[3] Yumori J W, Cadogan M P. Primary open-angle glaucoma: clinical update[J]. J Gerontol Nurs, 2011, 37(3): 10-15.

[4] Vallance P, Patton S, Bhagat K, et al. Direct measurement of nitric oxide in human beings[J]. Lancet, 1995, 346(8968): 153-154.

[5] Wittenberg R E, Wolfman S L, De Biasi M, et al. Nicotinic acetylcholine receptors and nicotine addiction: a brief introduction[J]. Neuropharmacology, 2020, 177: 108256.

[6] De Biasi M, Dani J A. Reward, addiction, withdrawal to nicotine[J]. Annu Rev Neurosci, 2011, 34: 105-130.

(湖北文理学院 张文静)

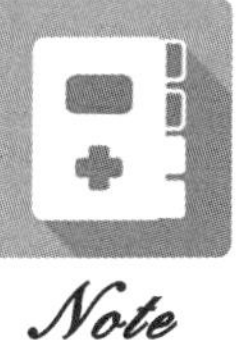

第七章 胆碱酯酶抑制药和胆碱酯酶复活药

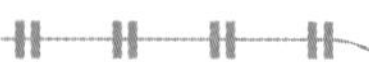

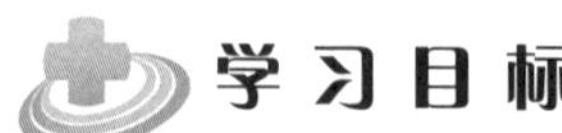

本章 PPT

1. 知识目标 ①掌握新斯的明的药理作用、临床应用、不良反应和禁忌证。②熟悉有机磷酸酯的中毒机制、急性中毒表现及解毒机制。③了解胆碱酯酶水解乙酰胆碱的意义。

2. 能力目标 通过对本章内容的学习，学生能自主开展学习与小组探究，提高实践动手能力。

3. 情感目标 通过对思政案例的学习，学生树立科学发展观，环保意识强化。

案例引导答案

案例引导7-1

王某，女，35 岁，昏迷 1 h。患者因与家人不和，自服药水 1 小瓶。家人发现时，患者腹痛、恶心，并呕吐 1 次，吐出物有大蒜味，逐渐神志不清，急送来就诊，患者出现大小便失禁，出汗多。

查体：T 36.5 ℃，P 60 次/分，R 30 次/分，BP 110/80 mmHg，平卧位，神志不清，呼之不应，压眶上有反应，皮肤湿冷，肌肉颤动，巩膜不黄，瞳孔针尖样，对光反射弱，口腔流涎，两肺湿啰音，心界不大，律齐，无杂音，腹平软，肝脾未触及，下肢不肿。

诊断：有机磷酸酯农药中毒。

请问：

有机磷酸酯农药中毒的机制是什么？应采用何种药物进行救治？

胆碱酯酶抑制药(cholinesterase inhibitors，又称抗胆碱酯酶药)能结合乙酰胆碱酯酶，且结合牢固、水解缓慢，妨碍乙酰胆碱酯酶对释放到突触间隙乙酰胆碱的水解，从而造成乙酰胆碱在突触间隙大量堆积，产生拟胆碱作用。

胆碱酯酶抑制药可分为难逆性胆碱酯酶抑制药(irreversible AChE inhibitors)和易逆性胆碱酯酶抑制药(reversible AChE inhibitors)。难逆性胆碱酯酶抑制药较易逆性胆碱酯酶抑制药与胆碱酯酶的结合更牢固。前者包括有机磷酸酯。后者包括新斯的明、毒扁豆碱等。

第一节 胆碱酯酶

胆碱酯酶(cholinesterase)分为真性胆碱酯酶和假性胆碱酯酶。真性胆碱酯酶即乙酰胆碱酯酶(acetylcholinesterase，AChE)，主要存在于脑灰质、红细胞、交感神经节和运动终板中，负责水解乙酰胆碱。假性胆碱酯酶亦称丁酰胆碱酯酶(butyrylcholinesterase，BuChE)，存在于脑白质的神经胶质细胞、血浆、肝、肾、肠黏膜和一些腺体中，对乙酰胆碱的特异性较低，可水解其他胆碱酯类，如琥珀胆碱。

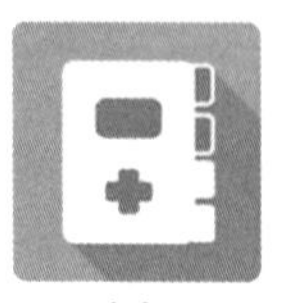

AChE 分子有两个活性中心，即带负电荷的阴离子部位和酯解部位。AChE 水解乙酰胆碱的过程：①AChE 的阴离子部位与乙酰胆碱结构中带正电荷的季铵阳离子以静电引力结合，同时 AChE 酯解部位与乙酰胆碱分子中的羰基碳结合，形成 AChE 与乙酰胆碱复合物（图 7-1）。②AChE 与乙酰胆碱复合物裂解成胆碱和乙酰化胆碱酯酶。③乙酰化胆碱酯酶迅速水解，分离出乙酸，恢复酶的活性。

图 7-1　乙酰胆碱酯酶与乙酰胆碱结合示意图

第二节　胆碱酯酶抑制药

一、易逆性胆碱酯酶抑制药

新斯的明(neostigmine)

新斯的明是人工合成的含有季铵基团结构的二甲氨基甲酸酯类药物，脂溶性低，口服吸收少而不规则，不能通过血脑屏障。

新斯的明与乙酰胆碱竞争性结合 AChE，使 AChE 失去活性，间接增加乙酰胆碱浓度，表现出 M 样和 N 样作用。新斯的明与 AChE 结合后形成的复合物可以进一步裂解为二甲氨基甲酰化胆碱酯酶，水解速度较慢，呈现可逆性抑制作用。

新斯的明对骨骼肌兴奋作用最强，除与药物直接抑制 AChE 活性外，还能直接激动骨骼肌运动终板上的 N_m 受体，以及促进运动神经末梢释放乙酰胆碱。本品对胃肠道平滑肌亦有较强的兴奋作用，但对腺体、眼、心血管及支气管平滑肌作用弱。

新斯的明临床主要应用于重症肌无力、术后腹气胀和尿潴留。禁用于机械性肠梗阻、尿路梗阻和支气管哮喘的患者。

毒扁豆碱(physostigmine)

毒扁豆碱是从西非多年生植物毒扁豆的种子中提取的一种生物碱，为叔胺类化合物，易透过血脑屏障，对中枢神经系统有作用。本品毒性大，安全范围较窄。目前在临床主要用于眼科，以 0.2%～0.5%溶液滴眼，用于治疗原发性闭角型青光眼，药效比毛果芸香碱持久。

知识链接 7-1
重症肌无力

二、难逆性胆碱酯酶抑制药

有机磷酸酯是难逆性胆碱酯酶抑制药，主要作为农业和环境卫生杀虫剂，如敌百虫、乐果、马拉硫磷、敌敌畏、内吸磷和对硫磷等。有机磷酸酯对人和动物均有毒性，临床治疗价值不大，主要有毒理学意义。中毒最常见的途径为经口摄入、呼吸道吸入和皮肤接触。作为世界卫生

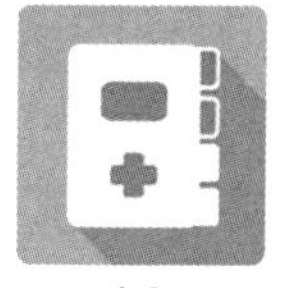

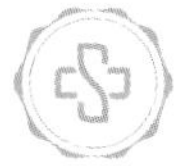

组织认为的高度有害杀虫剂,有机磷酶酯在许多地方广泛使用,引起健康问题并造成死亡。

(一) 中毒机制

有机磷酸酯结构中的磷原子具有亲电性,与 AChE 酯解部位丝氨酸羟基上具有亲核性的氧原子以共价键结合,形成磷酰化 AChE,磷酰化 AChE 失去水解乙酰胆碱的能力,造成乙酰胆碱大量堆积,引起 M 样、N 样以及中枢神经系统症状。若不及时抢救,磷酰化 AChE 可在数分钟或几小时内"老化",可能是因为磷酰化 AChE 的磷酰化基团上一个烷氧基断裂,生成更为稳定的单烷氧基磷酰化 AChE。此时,即使应用胆碱酯酶复活药,也不能使酶的活性恢复。须待新生的 AChE 出现,才能逐渐恢复水解 ACh 的活性,一般需要数十天。

(二) 中毒症状

1. 急性中毒 轻度中毒以 M 样症状为主;中度中毒可出现 M、N 样症状;重度中毒除 M、N 样症状加剧外,还可有中枢神经系统症状。中毒死亡的主要原因为呼吸衰竭以及继发性心血管功能障碍。

(1) M 样症状:瞳孔缩小,视物模糊。泪腺、唾液腺、汗腺分泌,出现流涎、出汗。支气管平滑肌收缩和腺体分泌增加,引起呼吸困难,双肺有干或湿啰音,严重者发生肺水肿。胃肠道平滑肌兴奋和腺体分泌增加,出现恶心、呕吐、腹痛和腹泻等症状。膀胱逼尿肌收缩,促进膀胱排空,小便失禁。心血管系统胆碱能神经兴奋,引起心率减慢,血压下降。

(2) N 样症状:有机磷酸酯引起神经肌肉接头处乙酰胆碱堆积,激动骨骼肌运动终板 N_m 受体,开始表现为肌肉震颤、全身肌强直性痉挛,随后发展为肌无力或瘫痪,呼吸肌麻痹可导致呼吸抑制。促进交感神经节后纤维释放儿茶酚胺,表现为血压升高或心律失常。

(3) 中枢神经系统症状:有机磷酸酯对中枢系统的作用表现为先兴奋、不安,后转为抑制,最后可因延髓血管运动中枢抑制及中枢性呼吸麻痹引起呼吸、循环衰竭死亡。

2. 慢性中毒 多发生在长期接触农药的人员,血中胆碱酯酶活性持续下降。临床表现为神经衰弱综合征(如失眠、乏力、头痛、头晕、记忆力下降等),偶见肌束颤动及瞳孔缩小。

第三节 胆碱酯酶复活药

碘解磷定(pralidoxime iodide)

最早应用于临床的胆碱酯酶复活药,水溶液不稳定,口服吸收差、不规则,仅静脉给药,不良反应多,目前已少用。

氯解磷定(pralidoxime chloride)

水溶性高,水溶液稳定,可静脉注射或肌内注射。

【药理作用】

氯解磷定与磷酰化 AChE 结合,二者形成复合物,进一步复合物裂解为磷酰化氯解磷定,释放 AChE。无毒的磷酰化氯解磷定由尿排出;氯解磷定尚可直接与有机磷酸酯或 AChE 结合,减少有机磷酸酯与 AChE 的结合。

【临床应用】

中度、重度有机磷酸酯类中毒的解救。需要注意的是,本品不能对抗因 AChE 抑制引起的 ACh 堆积引起的症状,故应联合使用 M 胆碱受体阻断药阿托品,控制症状。对已老化的磷

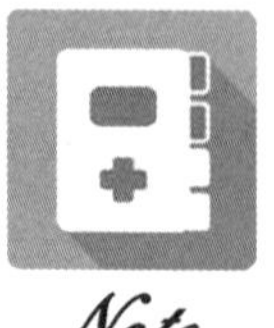
Note

酰化 AChE，本品无效或疗效差，因此，需要及早使用。

【不良反应】

治疗剂量的氯解磷定不良反应少见。如果静脉注射过快或剂量过大，可出现眩晕、视力模糊、乏力等，甚至导致呼吸抑制。

【有机磷酸酯类中毒的解救措施】

1. 迅速脱离毒物 发现中毒时，应立即将患者脱离毒物。经由皮肤吸收者，采用温水或肥皂清洗皮肤；经口中毒者，首先抽出胃液和毒物，用 2%的碳酸氢钠溶液或生理盐水反复洗胃，直至洗出液中不含农药味，口服硫酸镁导泻。敌百虫口服中毒时不能用碱性溶液洗胃，否则敌百虫在碱性环境下可转化为毒性更强的敌敌畏。眼部接触者，可用 2%的碳酸氢钠溶液或生理盐水反复冲洗。

2. 解毒药物使用原则 联合用药、尽早用药、足量用药及重复给药。

(1) 联合用药：M 胆碱受体阻断药阿托品为治疗急性有机磷酸酯类中毒的特异性、高效的解毒药物，能迅速对抗体内 ACh 蓄积引起的 M 样症状。胆碱酯酶复活药氯解磷定能恢复酶的活性，迅速改善 N 样中毒症状，对中枢神经系统中毒症状也有一定的改善作用。对中度或重度患者，必须采取阿托品与胆碱酯酶复活药合并应用的治疗措施。

(2) 尽早用药：阿托品需要早期应用。为避免磷酰化 AChE 的“老化”，胆碱酯酶复活药也需要早期使用。

(3) 足量用药：阿托品用量必须足以阻断 ACh 大量堆积所引起的症状，以达到“阿托品化”，即瞳孔不再缩小，颜面潮红，皮肤干燥，肺湿啰音减少或消失，意识障碍减轻等。随后，减量维持，逐渐延长给药间隔，直至临床症状和体征基本消失后方可停药。胆碱酯酶复活药足量用药的指标为 N 样中毒症状全部消失，全血或红细胞中胆碱酯酶活性分别恢复到 50%～60%或 30%以上。

(4) 重复用药：中、重度中毒患者或毒物不能从吸收部位彻底清除时，应重复给药巩固疗效。

3. 积极采取 对症治疗维持患者气道通畅。必要时进行人工呼吸、给氧，采用地西泮控制持续惊厥及肌肉痉挛；行抗休克治疗。

小 结

思政案例 7-1
命运共同体

胆碱酯酶抑制药能结合 AChE，且结合牢固、水解缓慢，妨碍 AChE 对乙酰胆碱的水解，造成乙酰胆碱大量堆积，产生拟胆碱作用。根据与 AChE 结合的程度，分为易逆性胆碱酯酶抑制药和难逆性胆碱酯酶抑制药，后者与 AChE 的结合更牢固。易逆性胆碱酯酶抑制药如新斯的明，对骨骼肌、胃肠道平滑肌的兴奋作用较强，主要用于治疗重症肌无力、腹气胀和尿潴留等。难逆性胆碱酯酶抑制药如有机磷酸酯，主要作为农业和环境卫生杀虫剂，误服或长期接触能引起急性或慢性中毒，表现为 M 样、N 样和中枢神经系统症状。有机磷酸酯中毒的解救需要联合使用阿托品和胆碱酯酶复活药氯解磷定，应尽早用药、足量用药和重复用药。

思 考 题

1. 论述新斯的明的药理作用、作用机制及临床用途。
2. 试述有机磷酸酯类中毒的药物使用原则及其解救机制。

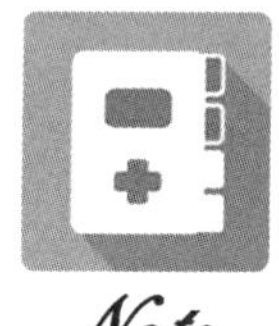

Note

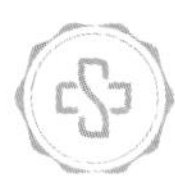

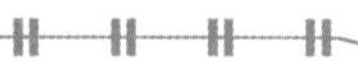

本章参考文献

目标测试

思考题答案

[1] 杨宝峰,陈建国. 药理学[M]. 9 版. 北京:人民卫生出版社,2018.

[2] 董志. 药理学[M]. 4 版. 北京:人民卫生出版社,2017.

[3] Pohanka M. Acetylcholinesterase inhibitors: a patent review(2008-present)[J]. Expert Opin Ther Pat,2012,22(8):871-886.

[5] Colović M B, Krstić D Z, Lazarević-Pašti T D, et al. Acetylcholinesterase inhibitors: pharmacology and toxicology[J]. Current Neuropharmacology, 2013, 11(3): 315-335.

[6] 常婷. 中国重症肌无力诊断和治疗指南(2020 版)[J]. 中国神经免疫学和神经病学杂志,2021,28(1):1-12.

(湖北文理学院　张文静)

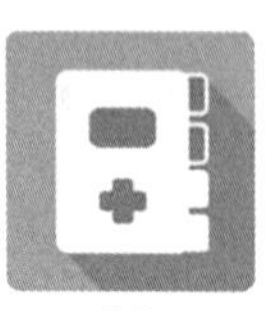
Note

第八章　胆碱受体阻断药

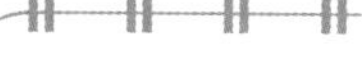

学习目标

1. 知识目标　①掌握阿托品的药理作用、临床应用、不良反应和中毒。②熟悉山莨若碱、东莨若碱的作用特点。③了解颠茄生物碱合成、半合成代用品的临床应用，骨骼肌松弛药的作用特点和临床应用。

本章 PPT

2. 能力目标　学习临床案例，结合临床实际，独立思考，查阅药物研究进展，获取新知识和新理论。

3. 情感目标　通过对思政案例的学习，培养科学态度、创新和批评精神，树立终身学习，不断追求卓越的理念。

案例引导8-1

张某，男，63 岁。因尿频、尿急、尿失禁等严重影响日常生活和工作就诊。

既往史：高血压 8 年，服用噻嗪类和血管紧张素转换酶抑制药进行控制，血压控制良好。良性前列腺肥大，已行前列腺手术。

案例引导答案

请问：

该患者最有可能的诊断是什么？又该采用哪种药物予以治疗？

胆碱受体阻断药(cholinoceptor blocking drugs)又称抗胆碱药，是一类能与乙酰胆碱或胆碱受体激动药竞争胆碱受体，妨碍乙酰胆碱或胆碱受体激动药与胆碱受体的结合，但自身缺乏内在活性，从而产生抗胆碱作用的药物。根据对胆碱受体的选择性不同可分为 M 胆碱受体阻断药和 N 胆碱受体阻断药。M 胆碱受体阻断药包括天然生物碱类(如阿托品、山莨菪碱和东莨菪碱)和合成代用品(如甲溴东莨菪碱、溴丙胺太林)。N 胆碱受体阻断药，又分为神经节阻断药(N_n 胆碱受体阻断药)，如樟磺咪芬，和神经肌肉阻断药(N_m 胆碱受体阻断药，骨骼肌松弛药)。N_m 胆碱受体阻断药又进一步分为除极化型肌松药(depolarizing muscular relaxants)和非除极化型肌松药(non-depolarizing muscular relaxants)。

第一节　M 胆碱受体阻断药

一、天然生物碱类

阿托品(atropine)

从茄科植物颠茄、曼陀罗、洋金花、莨菪等提取的生物碱，于 1833 年首次被分离出来。左

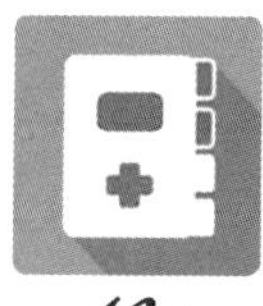

旋莨菪碱为天然构型,非常不稳定,经过化学处理得到稳定的消旋莨菪碱,即阿托品(图 8-1)。

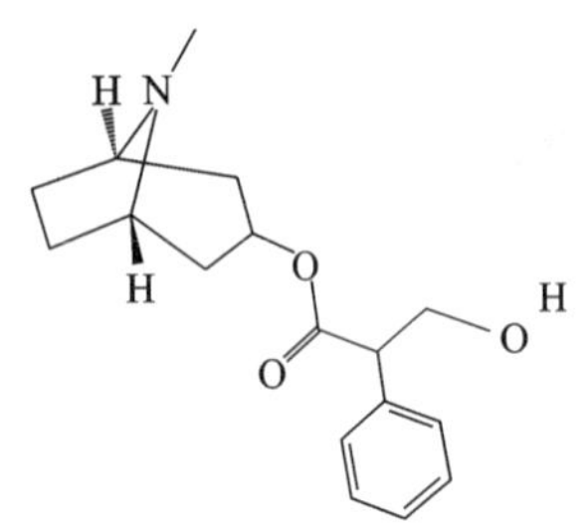

图 8-1 阿托品化学结构

【体内过程】

口服吸收迅速,1 h 后血药浓度达峰值,$t_{1/2}$ 为 2～2.5 h,作用维持 3～4 h,生物利用度约 80%。阿托品吸收后,分布全身,可透过血脑屏障和胎盘屏障,阿托品通过房水循环排出较慢,滴眼后,对眼的作用可持续 72 h 以上。

【药理作用】

阿托品阻断 M 胆碱受体,对 M 胆碱受体(M_1、M_2、M_3 亚型)选择性较低,作用广泛。不同器官对阿托品的敏感性不同,随着剂量增加,依次影响腺体、眼、平滑肌、心脏,乃至中枢神经系统。

1. 腺体 阿托品阻断 M 胆碱受体,抑制腺体分泌。小剂量的阿托品即可明显抑制腺体分泌,其敏感性依次为:唾液腺＞汗腺＞泪腺＞支气管腺等。

2. 眼 阿托品阻断瞳孔括约肌和睫状肌 M 胆碱受体,产生与毛果芸香碱相反的效应,引起瞳孔扩大,调节麻痹,以及升高眼压。

3. 平滑肌 阿托品阻断平滑肌 M 胆碱受体,能解除内脏平滑肌的痉挛,缓解胃肠道绞痛。需要注意的是,阿托品对内脏平滑肌作用的强度取决于平滑肌功能状态和不同内脏平滑肌对阿托品的敏感性。

4. 心脏

(1) 心率:阿托品对窦房结有双相作用。小剂量的阿托品(＜0.4 mg)可减缓心率。该作用可能与阿托品直接兴奋迷走神经有关。大剂量的阿托品(＞0.4 mg)直接阻断窦房结 M_2 胆碱受体,解除乙酰胆碱减慢心率的作用,加快心率。

(2) 血管:绝大多数小动脉阻力血管不受胆碱能神经支配,所以治疗剂量的阿托品几乎不影响动脉血压。大剂量时,具有明显的解痉作用,改善微循环。

5. 中枢神经系统 阿托品能通过血脑屏障,大剂量对中枢具有兴奋作用,严重者转为抑制,出现昏迷和呼吸衰竭。

【临床应用】

1. 缓解内脏平滑肌绞痛 阿托品对各种内脏绞痛,如胃肠绞痛、膀胱刺激症状(尿频、尿急)等疗效好;对胆绞痛和肾绞痛常需与镇痛药合用;对支气管平滑肌解痉作用弱;对子宫平滑肌影响小。

2. 抑制腺体的分泌 全身麻醉前给药,阿托品能减少唾液腺和支气管腺体的分泌,防止分泌物阻塞呼吸道发生吸入性肺炎。

3. 眼科 阿托品滴眼可用于检查眼底、虹膜睫状体炎。阿托品调节麻痹的作用,可准确测定晶状体的屈光度,用于眼科验光配镜。但阿托品对眼的作用持续时间较长,现已少用。最新研究发现,低浓度的阿托品可减缓儿童近视。

4. 缓慢型心律失常 阿托品可解除迷走神经对心脏的抑制作用,用于治疗迷走神经过度兴奋引起的窦房传导阻滞、房室传导阻滞,以及窦房结功能低下引起的室性异位节律。

5. 抗休克 大剂量的阿托品可有效解除血管痉挛,改善微循环,提高心脏功能,提高细胞的抗逆性,稳定溶酶体和线粒体等细胞器,减少溶酶体酶和休克因子的释放,利于缓解休克症状,用于感染中毒性休克。但本品不适合用于休克伴高热或心率加快者。

6. 解救有机磷酸酯农药中毒 参见第七章“有机磷酸酯中毒的解救措施”。

【不良反应】

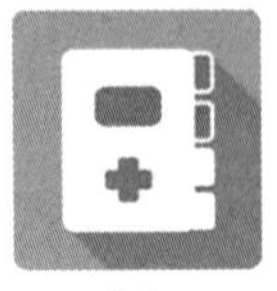

常见的不良反应有口干、视物模糊、心率加快、瞳孔扩大及皮肤潮红等,随着剂量的加大,

症状逐渐加重，严重时可出现明显的中枢抑制症状。

【中毒解救】

阿托品中毒后解救主要为对症治疗。口服中毒者，立即洗胃、导泻，促进阿托品排出，并可用毒扁豆碱缓慢静脉注射，迅速对抗阿托品中毒症状。毒扁豆碱体内代谢迅速，故需反复给药。如患者出现明显中枢兴奋时，可用地西泮进行对抗，但剂量不宜过大，以免与阿托品导致的中枢抑制作用产生协同作用。还可对患者进行积极辅助治疗，如进行人工呼吸，用冰袋物理降温等。

【禁忌证】

青光眼、前列腺肥大患者禁用本品。

山莨菪碱(anisodamine)

山莨菪碱是中国医学科学院药物研究所于 1965 年 4 月从茄科唐古特莨菪的茎叶中提取出一种生物碱，天然品称为“654-1”，而人工合成品为“654-2”。本品不易进入中枢，$t_{1/2}$ 为 2～3 h。山莨菪碱能阻断 M 胆碱受体，解除平滑肌痉挛和改善微循环，主要用于胃肠痉挛和感染中毒性休克，也可作为阿托品替代品。不良反应同阿托品，毒性较阿托品和东莨菪碱要低。

东莨菪碱(scopolamine)

思政案例 8-1
莨菪求索路

东莨菪碱为叔胺类生物碱，口服吸收迅速，可进入血脑屏障，发挥中枢神经系统作用。本品常用于预防和治疗晕动病，也可用于妊娠呕吐及放射治疗引起的呕吐。东莨菪碱对帕金森病也有一定疗效，可改善患者流涎、震颤和肌肉强直等症状。不良反应同阿托品。禁忌证为青光眼。

二、阿托品的合成代用品

(一) 合成扩瞳药

由于阿托品作用广泛，选择性低，不良反应较多，通过改变其化学结构，合成了许多替代品。临床上主要用于扩瞳的药物有后马托品(homatropine)、托吡卡胺(tropicamide)等，这些药物与阿托品相比，扩瞳作用维持时间缩短，用于眼科散瞳验光及眼底检查。

(二) 合成解痉药

1. 溴丙胺太林(propantheline bromide) 口服吸收不完全，食物可妨碍其吸收，宜在饭前服用，作用时间约为 6 h。本品为非选择性 M 胆碱受体阻断药，缓解胃肠道平滑肌痉挛。临床用于治疗胃肠道痉挛疼痛。不良反应同阿托品，禁用于前列腺肥大、青光眼患者及哺乳期女性。

2. 贝那替嗪(benactyzine) 口服易吸收，能缓解胃肠道痉挛，抑制胃液分泌。此外尚有安定作用，适用于兼有焦虑症的消化性溃疡患者，亦可用于胃肠蠕动亢进及膀胱过度活动症。不良反应为口干、头晕及嗜睡等，禁用于青光眼患者。

(三) 选择性 M 胆碱受体阻断药

哌仑西平(pirenzepine)为选择性 M_1 胆碱受体阻断药。临床用于治疗因胃酸分泌过多引起的消化性溃疡。噻托溴铵对 M_3 受体有高度选择性，是新型、强效、长效选择性 M 胆碱受体阻断药，能拮抗支气管平滑肌的收缩，临床用于慢性阻塞性肺疾病的治疗。

M 胆碱受体亚型分类的研究进展，为开发选择性 M 胆碱受体激动药和拮抗药带来了新的药物作用靶点。后者又为深入研究 M 胆碱受体亚型的作用提供了有价值的工具，两者互相促进，共同发展，为研究开发亚型选择性更高、副作用更少的新型胆碱受体阻断药奠定了坚实的基础。

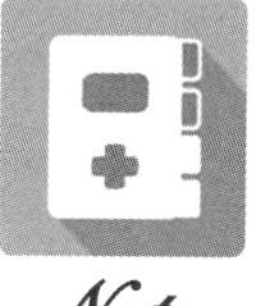

Note

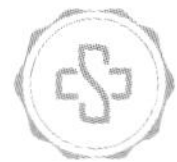

第二节 N 胆碱受体阻断药

一、神经节阻断药

神经节阻断药,又称为 N_n 胆碱受体阻断药,代表药物有美卡拉明(mecamylamine)、樟磺咪芬(trimetaphan camsylate)。这类药物对交感神经节和副交感神经节都有阻断作用,综合效应取决于各作用器官上交感神经和副交感神经的调节何者占优势。以血管为例,交感神经对血管的支配占优势,交感神经兴奋可引起血管收缩。应用神经节阻断药后,可以使血管舒张。胃肠道、眼、膀胱等平滑肌和腺体则以副交感神经的支配占优势,因此,用药后出现便秘、扩瞳、视物不清、排尿困难、口干等症状。因本类药物不良反应多,现少用。目前主要用于主动脉夹层的高血压患者,防止交感神经兴奋引起夹层血压升高,降压的同时降低交感神经的张力。

二、神经肌肉阻断药

神经肌肉阻断药(N_m 胆碱受体阻断药,骨骼肌松弛药),作用于骨骼肌神经肌肉接头突触后膜(运动终板)上的 N_m 胆碱受体,阻滞神经冲动的正常传导,导致骨骼肌松弛,是手术麻醉中重要的药物。按其作用机制不同可分为:除极化型肌松药(非竞争性肌松药,noncompetitive muscular relaxants),如琥珀胆碱;非除极化型肌松药(竞争性肌松药,competitive muscular relaxants),如筒箭毒碱等。

(一) 除极化型肌松药

琥珀胆碱(succinylcholine)

【体内过程】

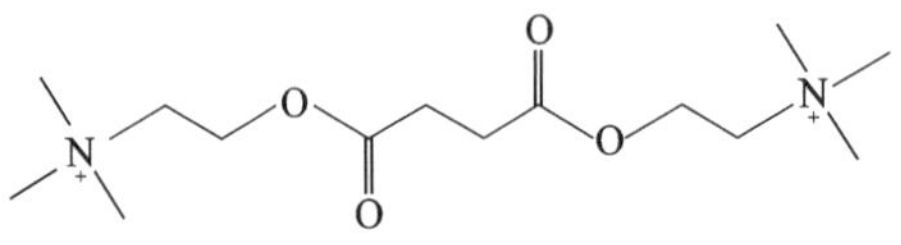

图 8-2 琥珀胆碱化学结构

口服不吸收,$t_{1/2}$ 为 2～4 min。进入人体后可被血液和肝脏中的假性胆碱酯酶迅速水解,失去肌肉松弛作用,部分药物以原型经尿液排出(图 8-2)。

【药理作用】

肌松作用快而短暂,静脉注射首先引起短暂的肌束颤动,尤其以胸腹部肌肉明显。1 min 内出现肌松作用,2 min 作用达到高峰,5 min 内作用消失。肌松作用顺序从颈部肌肉开始,逐渐累及肩胛、腹部和四肢。肌松部位以颈部和四肢肌肉最明显,面、舌、咽喉和咀嚼肌次之,对呼吸肌麻痹作用不明显。

【作用机制】

琥珀胆碱由 2 个乙酰胆碱分子构成,能与神经肌肉接头的 N_m 胆碱受体结合,导致该部位细胞膜除极化,初表现为肌纤维成束收缩。然而,琥珀胆碱与 N_m 胆碱受体结合牢固,且对 AChE 不敏感,不易被 AChE 分解,因而作用时间较长,导致突触后膜持久除极化,细胞膜电位无法复极,对神经冲动释放的乙酰胆碱不再发生反应,结果产生肌肉松弛(简称肌松)作用。只有当琥珀胆碱在结合部位的浓度逐渐降低,突触后膜发生复极化,神经肌肉传导功能才能恢复正常。因此,乙酰胆碱或胆碱酯酶抑制药不仅不能拮抗琥珀胆碱的肌松作用,反而有增强效

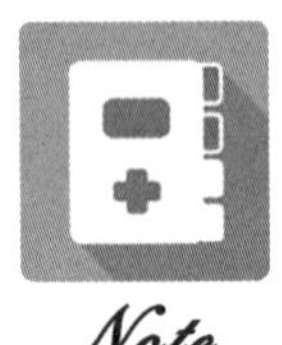

Note

应，需要注意。

【临床应用】

1. 气管内插管和气管镜、食管镜检查等短时操作 本品对喉肌松弛作用明显，静脉注射起效快而短暂，适用于气管内插管及气管镜、食管镜检查等短时操作。

2. 辅助麻醉 静脉滴注可维持较长时间的肌松作用，有利于在浅麻醉下手术的进行。

【不良反应】

1. 肌肉疼痛 部分患者出现肩胛部、胸腹部肌肉疼痛，一般 3～5 天可自愈。其发生与琥珀胆碱能引起肌束颤动有关。

2. 血钾升高 琥珀胆碱引起骨骼肌运动终板持久除极化，大量钾离子从胞内释放，导致血钾升高。因此，本品也禁用于烧伤、广泛软组织损伤、肾功能障碍等伴有高血钾者。

3. 窒息 部分患者对本品会产生强烈的窒息感。

4. 眼压增高 由于琥珀胆碱使眼外骨骼肌出现短暂收缩，能升高眼压，青光眼患者禁用本品。

5. 其他 可增加腺体分泌，促进组胺释放等作用，特异质反应尚可表现为恶性高热。

【药物相互作用】

本品在碱性溶液中可分解，不宜与硫喷妥钠混合使用。凡可降低假性胆碱酯酶活性的药物均可加强琥珀胆碱的肌松作用，如新斯的明、环磷酰胺、局麻药等。氨基糖苷类抗生素和多肽类抗生素也有肌松的作用，与本药合用可产生协同作用，导致呼吸抑制。

（二）非除极化型肌松药

这类药物能阻断乙酰胆碱与神经肌肉接头突触后膜 N_m 胆碱受体结合，但没有内在活性，使骨骼肌松弛。胆碱酯酶抑制药因间接增加突触间隙乙酰胆碱，可竞争性阻断非除极化型肌松药的肌松作用。常用的此类药物包括罗库溴铵、维库溴铵、阿曲库铵、顺式阿曲库铵以及新近出现的米库氯铵等。

筒箭毒碱(tubocurarine)

筒箭毒碱是临床上应用最早的非除极化型肌松药，是从箭毒(curare)中提取的生物碱，其右旋体具有活性。本品口服不吸收，静脉注射后 4～6 min 起效，肌肉松弛顺序依次为：眼部、四肢、颈部和躯干，继而肋间肌肉。筒箭毒碱肌肉松弛时间持续 80～120 min。由于本品不易被代谢，容易在体内蓄积，不良反应较多，目前临床已少用。临床上用于辅助麻醉、胸腹部手术和气管内插管等。

知识链接 8-1 肌松药特异性拮抗剂——舒更葡糖钠

罗库溴铵(rocuronium bromide)

罗库溴铵是一种甾体肌松药，是目前非除极化型肌松药中起效最快的一种，接近琥珀胆碱，但效能较低。给药后，60～90 s 即可行气管内插管。其有特异性拮抗药舒更葡糖钠(sugammadex sodium)，可迅速对抗因使用本品引起的任何程度的神经肌肉阻滞效应。本品主要在肝脏代谢。临床用于全麻气管内插管和术中维持肌松状态，尤其适用于对琥珀胆碱禁忌患者的气管内插管中。

思政案例 8-2 麻醉师的武器

小　结

胆碱受体阻断药分为 M 胆碱受体阻断药和 N 胆碱受体阻断药。

M 胆碱受体阻断药阿托品对 M 胆碱受体(M_1、M_2、M_3 亚型)选择性较低，作用广泛，随着

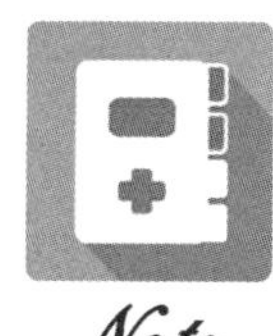

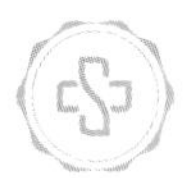

药物剂量的增加依次影响腺体、眼、内脏平滑肌、心血管系统和中枢神经系统。临床用于缓解各种内脏疼痛；麻醉前给药，减少腺体分泌；眼科用于虹膜睫状体炎、验光配镜和检查眼底病变等；对缓慢型心律失常也有治疗作用；大剂量治疗感染中毒性休克；还可解救有机磷酸酯类农药中毒，迅速缓解 M 样中毒症状。

N 胆碱受体阻断药包括神经节阻断药和神经肌肉接头阻断药(骨骼肌松弛药)。神经节阻断药由于不良反应多且重，现已少用。神经肌肉阻断药按作用机制分为两类：除极化型肌松药(非竞争性肌松药)和非除极化型肌松药(竞争性肌松药)。前者如琥珀胆碱，后者如罗库溴铵等。肌松药主要作为麻醉辅助用药，使肌肉松弛，减少麻醉药用量，使手术麻醉更加安全，便于手术操作，还可辅助气管、食管内插管等。

目标测试

思考题答案

思 考 题

1. 阿托品的药理作用有哪些？有机磷酸酯类中毒时，阿托品应如何使用？
2. 比较除极化型与非除极化型肌松药的异同点，并举出相应的药物。

本章参考文献

[1] 杨宝峰，陈建国. 药理学[M]. 9 版. 北京：人民卫生出版社，2018.

[2] 杨宝峰. 基础与临床药理学[M]. 3 版. 北京：人民卫生出版社，2021.

[3] Kruse A C，Kobilka B K，Gautam D，et al. Muscarinic acetylcholine receptors：novel opportunities for drug development[J]. Nature reviews drug discovery，2014，13(7)：549-560.

[4] 杨国栋. 学海求索，勇于迎接新的挑战[J]. 中华内科杂志，1999，38(5)：297.

[5] Keating G M. Keating. Sugammadex：a review of neuromuscular blockade reversal[J]. Drugs，2016，76(10)：1041-1052.

(湖北文理学院　张文静)

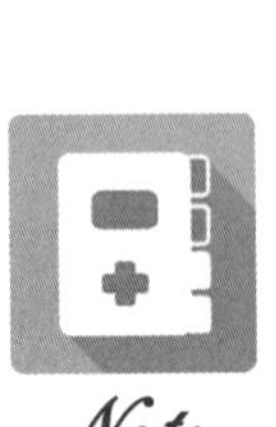

Note

第九章 肾上腺素受体激动药

学习目标

1. 知识目标 掌握去甲肾上腺素、肾上腺素、异丙肾上腺素的药理作用、临床应用、不良反应及禁忌证。熟悉多巴胺、麻黄碱、间羟胺等药的特点。了解甲氧明和去氧肾上腺素、右美托咪定、沙丁胺醇等药物的作用特点。

2. 能力目标 通过案例学习引导学生掌握重点药物(如肾上腺素、多巴胺等)的特点和临床应用,加深对理论知识的理解,体会基础知识在临床应用中的重要性。

3. 情感目标 学习思政案例,培养学生救死扶伤、医者仁心的医学情怀。

本章 PPT

肾上腺素受体激动药(adrenoceptor agonists)是一类能与肾上腺素受体结合并激动受体、产生交感神经兴奋相似效应的药物,又称拟交感胺类药(sympathomimetic amines)。该类药物的作用机制主要是激动肾上腺素受体或促进肾上腺素能神经末梢释放递质,从而产生肾上腺素样作用,故也称拟肾上腺素药(adrenomimetic drugs)。

该类药物的基本化学结构都含有 β-苯乙胺,由苯环、碳链和氨基三部分组成。当苯环第 3、4 位上有两个邻位羟基时,成为儿茶酚结构(图 9-1),因此具有该结构的药物又称为儿茶酚胺类药物。

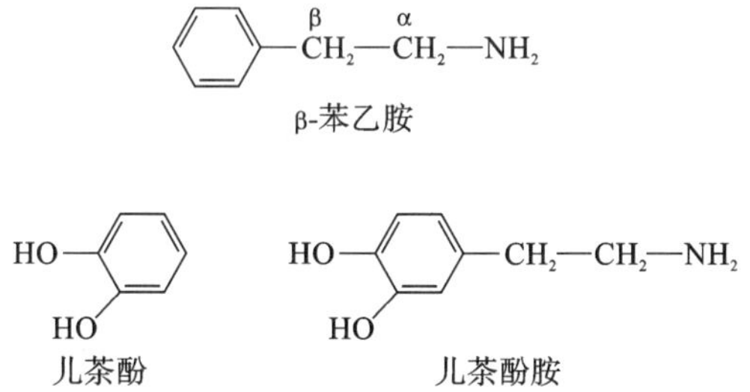

β-苯乙胺: $C_6H_5-\overset{\beta}{C}H_2-\overset{\alpha}{C}H_2-NH_2$

儿茶酚 儿茶酚胺 ($-CH_2-CH_2-NH_2$)

图 9-1 β-苯乙胺、儿茶酚和儿茶酚胺结构

根据其对肾上腺素受体选择性的不同,本类药物可分为 α 肾上腺素受体激动药(α-adrenoceptor agonists,α 受体激动药)、β 肾上腺素受体激动药(β-adrenoceptor agonists,β 受体激动药)和 α、β 肾上腺素受体激动药(α、β-adrenoceptor agonists,α、β 受体激动药)(表 9-1)。

表 9-1 肾上腺素受体激动药分类及基本作用比较

分类	药物	对不同肾上腺素受体的作用			作用方式	
		α 受体	β_1 受体	β_2 受体	直接作用于受体	促递质释放作用
α 受体激动药	去甲肾上腺素	+++	++	+/−	+	
	间羟胺	++	++	+	+	+

Note

续表

分　类	药　物	对不同肾上腺素受体的作用			作用方式	
		α受体	β_1 受体	β_2 受体	直接作用于受体	促递质释放作用
α、β受体激动药	去氧肾上腺素	++	+/−	+/−	+	+/−
	肾上腺素	++++	+++	+++	+	
	麻黄碱	++	++	++	+	+
	多巴胺	+	++	+/−	+	+
β受体激动药	异丙肾上腺素	−	+++	+++	+	
	多巴酚丁胺	+	++	+	+	+/−
	沙丁胺醇	−	+	+++	+	−

第一节　α肾上腺素受体激动药

α肾上腺素受体激动药根据对受体亚型选择性的不同，可以分为 α_1、α_2 受体激动药、α_1 受体激动药和 α_2 受体激动药。

一、α_1、α_2 受体激动药

去甲肾上腺素

去甲肾上腺素(noradrenaline，NA；norepinephrine，NE)是由NA能神经末梢释放的主要递质，也可由肾上腺髓质少量分泌。药用的NA为人工合成品，常用其重酒石酸盐。NA化学性质不稳定，遇光或空气易氧化，在微酸溶液中较稳定，在中性尤其碱性溶液中极易氧化变色而失效。

【体内过程】

NA在肠内易被碱性肠液氧化破坏，故口服无效；皮下或肌内注射因强烈收缩局部血管，易发生局部组织坏死，一般采用静脉滴注给药，可维持有效血药浓度。本药可以通过胎盘进入胎儿循环，但难以通过血脑屏障。进入体内的NA大部分被NA能神经末梢主动摄取或被儿茶酚-O-甲基转移酶(COMT)和单胺氧化酶(monoamine oxidase，MAO)代谢失活，作用短暂，仅维持1～2 min。

【药理作用】

对α受体具有强大激动作用，对心脏 β_1 受体作用较弱，对 β_2 受体几乎无作用。

1. 血管　激动血管的 α_1 受体，使全身小动脉和小静脉收缩，其中以皮肤、黏膜血管收缩最显著，其次为肾、肠系膜、脑、肝血管，骨骼肌血管也可出现收缩反应。但可致冠状动状血管舒张，主要是因心脏兴奋，代谢产物腺苷增加所致，同时因血管收缩，血压升高，提高了冠状动脉血管的灌注压，冠状动脉血流量增加。NA也可激动血管壁的去甲肾上腺素能神经突触前膜的 α_2 受体，通过负反馈调节抑制NA的释放，以调节过于剧烈的缩血管作用。

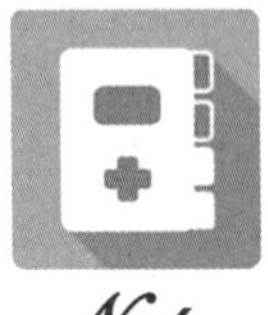
Note

2. 心脏　激动心脏 β_1 受体，使心肌收缩力增加，心率加快，传导加快，心排出量增加。但在整体情况下，由于血压的急剧升高，心率可反射性减慢，应用阿托品可防止这种心率减慢；由

于血管收缩，外周阻力增加，心输出量一般不变或稍降。大剂量使用 NA 可诱发心律失常，但较肾上腺素少见。

3. 血压 NA 有较强的升压作用。小剂量静脉滴注，由于心脏兴奋使收缩压升高，因对血管收缩作用尚不剧烈，舒张压升高不明显，故脉压加大；较大剂量时，因血管剧烈收缩使外周阻力明显增高，收缩压、舒张压均明显升高，脉压减小。

4. 其他 对机体代谢影响较小，仅在较大剂量时才出现血糖升高。对血管以外的其他平滑肌作用较弱，对受孕子宫可增加收缩频率。

【临床应用】

1. 休克及某些低血压状态 主要用于早期神经源性休克、嗜铬细胞瘤切除术后或药物中毒等引起的急性低血压状况。其他休克早期血压骤降时也可用小剂量 NA 辅助治疗(但出血性休克禁用)，以保证心、脑等重要器官的血液供应，仅限于短期使用。

2. 上消化道出血 用 1～3 mg NA 适当稀释后口服，可使食管和胃黏膜血管收缩产生局部止血的效果。

【不良反应】

1. 局部组织缺血坏死 静脉滴注时浓度过大、时间过长或药液外漏，均可使血管强烈收缩，引起局部组织缺血坏死。如发现药液外漏或注射部位皮肤苍白时，应立即进行局部热敷，用 0.25%普鲁卡因 10～20 mL 局部封闭，并用 α 受体阻断药酚妥拉明皮下浸润注射，以扩张血管。

2. 急性肾衰竭 滴注时间过长或剂量过大，肾脏血管强烈收缩，肾血流量严重减少，导致少尿、无尿和肾实质损伤，可引起急性肾衰竭。故用药期间应密切观察尿量和局部反应，尿量应保持在 25 mL/h 以上。

3. 停药后血压下降 长时间静脉滴注突然停药，可见血压骤降，这是由长期处于收缩状态的静脉在停药后迅速扩张，外周循环中血液淤积，有效循环血量减少所致，所以应在逐渐降低滴速后再停药。

【禁忌证】

高血压、动脉粥样硬化、冠心病、器质性心脏病、严重微循环障碍及少尿、无尿的患者及孕妇禁用。

间羟胺

间羟胺(aramine，又称阿拉明)对 α 受体兴奋作用较强，对 β_1 受体作用较弱。也可被 NA 能神经末梢摄取进入囊泡，通过置换作用促使囊泡中的 NA 释放，间接发挥作用。间羟胺性质稳定，不易被 MAO 代谢，故作用维持时间较长。与 NA 相比，间羟胺的主要特点有：①收缩血管、升高血压较弱而持久；②心律失常及少尿等不良反应发生较少，也不易引起局部组织缺血坏死；③给药方便，除静脉给药外，也可肌内注射。间羟胺是 NA 用于各种休克早期或其他低血压状态的代用品。短时间内连续使用可使囊泡内 NA 递质减少而产生快速耐受性，可适当加用小剂量 NA 恢复或加强其升压作用。

二、α_1 受体激动药

去氧肾上腺素和甲氧明

去氧肾上腺素(phenylephrine，又名苯肾上腺素)和甲氧明(methoxamine)，主要激动 α_1 受体，作用与间羟胺相似，因不被 MAO 破坏，维持时间较长。本药既可静脉滴注，亦可肌内注射。由于血管收缩，血压升高，反射性兴奋迷走神经而减慢心率，主要用于治疗麻醉或药物等引起的低血压，也可用于治疗阵发性室上性心动过速。但在升高血压的同时，对肾血管收缩作

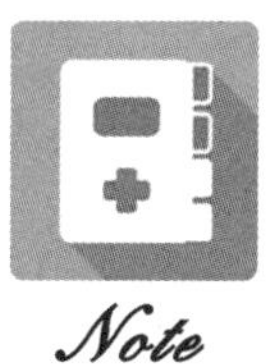

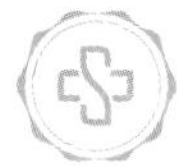

用比 NA 强，易引起肾衰竭，已少用于抗休克。去氧肾上腺素又因可激动瞳孔开大肌上的 α_1 受体，产生扩瞳作用，起效快而维持时间短，可用作眼底检查的快速扩瞳药以及用于轻度变态反应性结膜充血等。

羟甲唑啉

羟甲唑啉(oxymetazoline)为血管平滑肌 α_1 受体激动药，可使鼻腔黏膜局部血管收缩，同时具有抗组胺和抑制局部腐生菌生长的作用，故用作滴鼻或喷雾剂治疗鼻黏膜充血和鼻炎。作用迅速，几分钟内起效，可持续数小时。偶见局部刺激症状，不宜长期大量连续应用，喷雾过频可导致反跳性鼻充血。小儿用后可产生中枢神经系统症状，故 2 岁以下儿童禁用。

三、α_2 受体激动药

(一) 中枢性 α_2 受体激动药

可乐定

可乐定(clonidine)可兴奋延髓背侧孤束核次一级神经元突触后膜的 α_2 受体，抑制交感神经中枢的传出冲动，使外周血管扩张；也可兴奋延髓头端腹外侧区的咪唑啉受体使交感神经张力下降，外周血管阻力下降，产生降压作用。临床用于其他药无效的中重度高血压。此外，该药还可产生一定的镇静及镇痛作用，也能抑制胃肠道分泌和运动，适用于伴有消化性溃疡的高血压患者。

右美托咪定

右美托咪定(dexmedetomidine)为高选择性的中枢 α_2 受体激动药，通过激动突触前膜的 α_2 受体，抑制去甲肾上腺素的释放，可终止痛觉信号的传递；通过激动突触后膜的 α_2 受体，抑制交感神经活性，引起血压下降，心率减慢；也可激动脊髓内的 α_2 受体，产生镇痛、镇静和缓解焦虑作用。起效快，作用时间短，兼具有抗交感、镇痛和镇静作用，且无呼吸抑制作用。临床上适用于重症监护治疗期间开始插管和使用呼吸机患者的镇静，术前用药还可减少麻醉药的用量，减轻手术中拟交感胺类药引起的血流动力学紊乱。常见不良反应是低血压和心动过速。

(二) 外周性 α_2 受体激动药

阿可乐定

阿可乐定(apraclonidine)是可乐定的衍生物，因苯环 C4 位连接一个氨基而极性增强，不易进入中枢神经系统。可激动突触前膜的 α_2 受体，负反馈抑制交感神经活性，可明显减少房水生成，少量增加房水流出，降低眼压。主要用于防治激光疗法术后的眼压升高，也可用于青光眼的短期辅助治疗。对瞳孔大小、视力及眼调节功能均无影响。

第二节 α、β肾上腺素受体激动药

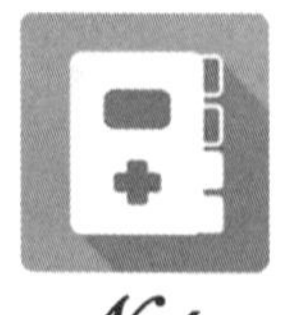

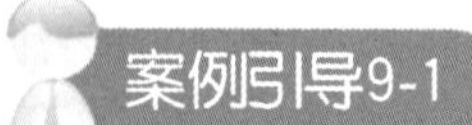

患者，女，28 岁，溺水致心脏停搏，约 20 min 送至医院，立即给予气管内插管及

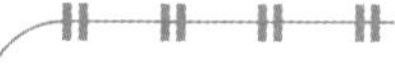

呼吸机辅助呼吸，心脏按压，但心脏未能复跳。随即用盐酸肾上腺素（1 mg/mL）1 mL进行心室腔内注射，3 min后，心脏恢复跳动。随急送ICU继续抢救，经过一系列治疗与护理，一个月后，患者能够生活自理，出院。

请问：

1. 该患者为什么可以选用肾上腺素治疗？试说明原因。
2. 肾上腺素有哪些药理作用和临床用途？

案例引导答案

案例引导9-2

患者，男，53岁，3周前，患上呼吸道感染，近日出现心悸、胸闷、乏力、气急等，当日上午突发晕厥、口唇发绀、大汗淋漓，急诊入院。

诊断：急性心肌炎并发心源性休克。

请问：

1. 应主要选用什么药物治疗？
2. 用药时应注意什么问题？

案例引导答案

α、β受体激动药主要激动α受体和β受体，代表药物为肾上腺素、麻黄碱和多巴胺（表9-1）。

肾上腺素

肾上腺素（adrenaline，AD）是主要由肾上腺髓质嗜铬细胞合成释放的激素，药用肾上腺素可从家畜肾上腺提取或人工合成，理化性质与去甲肾上腺素相似。

【体内过程】

本药在胃肠道黏膜和肝脏中迅速经氧化和结合后失效，故口服无效；皮下注射由于能收缩皮肤血管，吸收缓慢，作用维持时间长（约1 h）；肌内注射可以舒张骨骼肌血管，远较皮下注射吸收快，作用维持10～30 min；静脉注射立即起效，作用仅维持数分钟。体内迅速被神经细胞摄取或被非神经细胞中的COMT及MAO代谢，经肾脏排出。肾上腺素可通过胎盘屏障，但不易通过血脑屏障。

【药理作用】

激动α和β受体，作用广泛而复杂，主要表现为兴奋心血管系统、舒张支气管平滑肌和促进新陈代谢。

1. 心脏 激动心肌、窦房结和传导系统的β_1受体，增强心肌收缩力，加速传导，加快心率，增加心输出量。肾上腺素同时兴奋冠状动脉血管上β_2受体，舒张冠状动脉血管，改善心肌供血，作用迅速而强大。由于肾上腺素可提高心肌代谢，增加心肌耗氧量，当患者处于心肌缺血、缺氧及心力衰竭时，剂量过大或静脉注射过快，则可引起心律失常，出现期前收缩、心动过速，甚至引起心室颤动。

2. 血管 肾上腺素受体在体内各部位血管分布的种类和密度各不相同，因此，肾上腺素对血管的效应取决于血管平滑肌上所分布的肾上腺素受体的种类、密度和给药剂量。皮肤、黏膜、肾和胃肠道等器官的血管平滑肌α受体在数量上占优势，皮肤、黏膜血管收缩最为强烈，肾血管次之。小动脉及毛细血管前括约肌的α受体密度高，这些部位的血管收缩作用也较强。骨骼肌和冠状动脉血管平滑肌上的β_2受体占优势，肾上腺素能舒张骨骼肌血管和冠状动脉血管。心肌的代谢产物，如腺苷的增加，也是冠状动脉血管舒张的原因之一。肾上腺素对脑血管和肺血管的作用很微弱。

3. 血压 肾上腺素激动β_1受体，使心脏兴奋，心排出量增加，收缩压升高。治疗剂量或

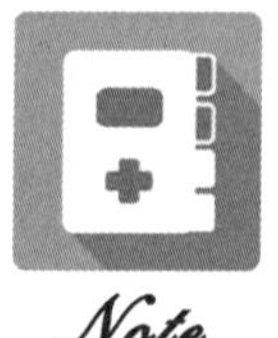

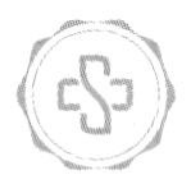

慢速静脉滴注(10 μg/(min·kg))时,由于骨骼肌血管(在全身血管中占比例较大)上的 β_2 受体比皮肤黏膜上的 α 受体对低浓度的肾上腺素更敏感,骨骼肌血管的舒张作用抵消或超过了皮肤黏膜的缩血管作用,故总外周阻力不变或稍降,脉压加大,有利于身体各部位血液的重新分配,有利于应激状态下血液对重要器官(心、脑)的灌注。但大剂量或快速静脉滴注时,血管平滑肌的 α 受体兴奋占主导地位,使皮肤、黏膜以及内脏的血管强烈收缩,同时肾上腺素还能激动肾小球旁器细胞的 β_1 受体,促进肾素释放,导致血管紧张素Ⅱ大量生成,剧烈收缩血管,使总外周阻力明显升高,脉压变小(图 9-2)。

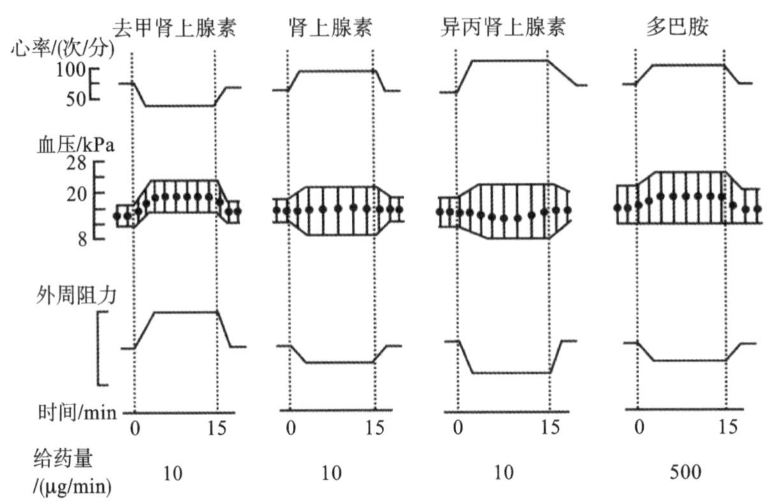

图 9-2 几种肾上腺素受体激动药对心率、血压和外周阻力的影响示意图

注:血压上线为收缩压,下线为舒张压。

单次较大剂量静脉注射肾上腺素(1 μg/kg)后迅速出现明显的升压作用,之后出现微弱的降压作用,后者作用维持时间较长。若事先给予有 α 受体阻断作用的药物(如酚妥拉明),再给肾上腺素,此时因激动 α 受体的缩血管作用被取消,只保留其激动 β_2 受体的舒张血管作用,结果出现明显的降压作用,称为肾上腺素升压作用的翻转(图 9-3)。具有 α 受体阻断作用的药物引起的低血压不能用肾上腺素治疗,以免使血压降低得更厉害。

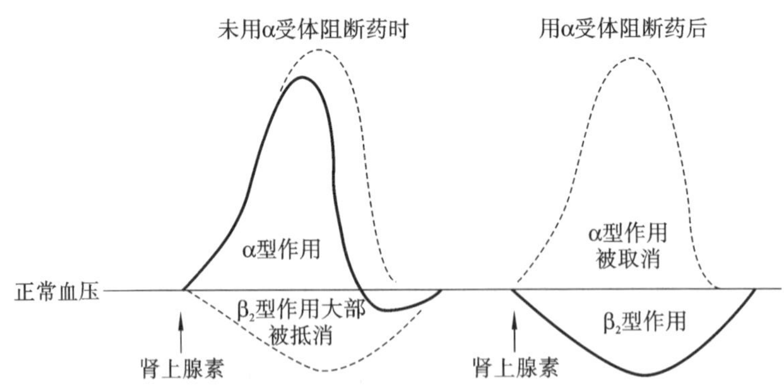

图 9-3 肾上腺素升压作用的翻转

4. 支气管平滑肌 肾上腺素激动支气管平滑肌上的 β_2 受体,使支气管平滑肌舒张,尤其对处于痉挛状态的支气管平滑肌作用更明显。还可激动支气管黏膜层和黏膜下层肥大细胞上的 β_2 受体,抑制肥大细胞释放过敏性物质;也可兴奋支气管黏膜血管上的 α 受体,使黏膜血管收缩,有利于消除支气管黏膜水肿。

5. 代谢 肾上腺素可激动 α_1 受体和 β_2 受体,可致肝糖原分解和糖原异生,从而升高血糖,但极少出现糖尿;还可通过激动 α_2 受体抑制胰岛素的分泌,降低外周组织对葡萄糖的摄

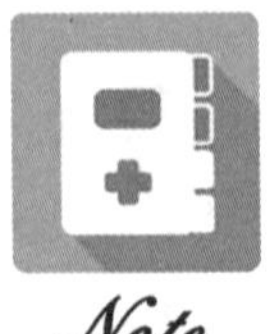

Note

取。肾上腺素也可通过激动脂肪细胞的 β_3 受体和激活甘油三酯酶，加速脂肪分解，使游离脂肪酸升高。

6. 中枢神经系统 治疗剂量时一般无明显中枢神经系统作用，仅在大剂量时可出现中枢兴奋症状，如呕吐、激动、肌强直，甚至惊厥等。

【临床应用】

1. 心搏骤停 用于溺水、麻醉意外、手术意外、电击、药物中毒、传染病和心脏传导阻滞等所致的心搏骤停。一般采用肾上腺素做心室腔内注射，具有起搏作用，并配合使用除颤器或利多卡因等除颤，同时进行有效的心脏按压、人工呼吸、纠正酸中毒等综合措施。

2. 过敏性休克 过敏性休克是由输液或药物（如青霉素、链霉素、普鲁卡因等）及异性蛋白（如免疫血清等）等引起的严重的变态反应，表现为小血管扩张、毛细血管通透性增加和心脏抑制、循环血量降低、血压下降；同时伴有支气管痉挛、呼吸困难等症状。肾上腺素是治疗过敏性休克的首选药，原因主要有：①激动心脏的 β_1 受体，改善心功能，缓解休克引起的心脏抑制和血压下降；②激动 α 受体，收缩小动脉和毛细血管前括约肌、降低毛细血管通透性，可升高血压，并减轻支气管黏膜水肿；③激动 β_2 受体，舒张支气管平滑肌，减少过敏性介质释放，迅速缓解喉头和支气管黏膜下水肿及支气管平滑肌痉挛引起的呼吸困难等症状。一般采用皮下或肌内注射给药，危急时也可缓慢静脉滴注，但必须控制速度和用量，以免引起血压骤升及心律失常。

3. 支气管哮喘及速发型超敏反应 控制支气管哮喘的急性发作，皮下或肌内注射后数分钟内起效。激动 α 受体，减轻支气管黏膜水肿；激动 β_2 受体舒张支气管平滑肌，减少过敏性介质释放，迅速缓解支气管平滑肌痉挛引起的呼吸困难等症状。但因其对心脏的兴奋作用可引起心悸等，不良反应严重，故仅用于支气管痉挛所致的严重呼吸困难及支气管哮喘急性发作，禁用于心源性哮喘患者。此外，肾上腺素对血管神经性水肿、血清病、荨麻疹、花粉症等变态反应性疾病患者也可迅速缓解其症状。

4. 局部应用 肾上腺素加入普鲁卡因或利多卡因等局麻药中可收缩注射部位局部血管，延缓局麻药的吸收，延长麻醉作用时间，减少其吸收中毒的可能性。但应注意用量，一般局麻药中肾上腺素的浓度为 1∶200000，一次用量不宜超过 0.3 mg。肢体末梢部位如手指、足趾、耳部、阴茎等处手术时，局麻药中禁止加入肾上腺素，以免引起局部组织缺血坏死。也可将浸有 0.1%盐酸肾上腺素的纱布或棉球填塞出血处（如鼻黏膜和齿龈），以达到收缩血管而止血的目的。

5. 青光眼 通过促进房水流出以及使 β 受体介导的眼内反应脱敏感化，降低眼压，主要用于治疗开角型青光眼。

【不良反应】

常见不良反应为心悸、烦躁、波动性头痛、血压升高、眩晕和乏力等，一般休息后可自行消失。大剂量可使血压骤升，有诱发脑出血的危险，可用硝酸酯类、硝普钠或 α 受体阻断药拮抗。β_1 受体兴奋过强，可引起心肌耗氧量增加，导致心肌缺血和心律失常，甚至心室颤动，故应严格控制剂量。由于肾上腺素能松弛子宫平滑肌延长产程，故分娩时不宜用。

【禁忌证】

禁用于高血压、器质性心脏病、脑动脉硬化、冠状动脉粥样硬化、糖尿病和甲状腺功能亢进症等，老年人慎用。

麻黄碱

麻黄碱（ephedrine）是从中药麻黄中提取的生物碱，现已人工合成，药用为左旋体或消旋体。

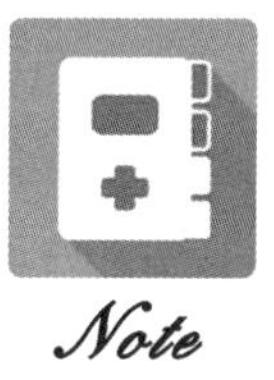

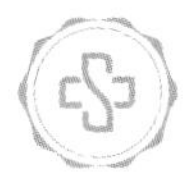

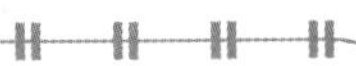

【体内过程】

麻黄碱可口服、皮下注射或肌内注射给药,易通过血脑屏障,也可分泌到乳汁中。小部分在体内经脱胺氧化代谢,大部分(60%~70%)以原型经肾排泄,消除缓慢,作用较肾上腺素持久。

思政案例9-1
医者之
职业素养

知识链接9-1
麻黄碱与
"冰毒"

【药理作用】

麻黄碱可直接激动α受体和β受体,也可促进NA能神经末梢释放递质,间接发挥NA样作用。与肾上腺素比较,麻黄碱具有下列特点:①化学性质稳定,口服有效;②兴奋心脏、收缩血管、升高血压和舒张支气管的作用弱而持久;③兴奋中枢作用明显;④连续应用易产生快速耐受性,停药1周后可恢复。

【临床应用】

临床主要用于:①防治蛛网膜下腔和硬脊膜外麻醉所引起的低血压;②防治轻症支气管哮喘发作,也常与止咳药配成复方用于痉挛性咳嗽;③缓解荨麻疹和血管神经性水肿等过敏反应的皮肤黏膜症状等;④鼻黏膜充血所致的鼻塞等症状,常用0.5%~1%的溶液滴鼻;也常与解热镇痛抗炎药配伍缓解感冒时的头痛、鼻塞等症状。

【不良反应】

中枢兴奋所致的不安、失眠、头痛、震颤等,晚间服用宜加镇静催眠药以防止失眠。短期内反复应用易产生快速耐受性,其原因可能与连续用药使受体饱和及递质耗竭有关,每日用药不超过3次。禁忌证同肾上腺素。

多巴胺

多巴胺(dopamine,DA)是去甲肾上腺素、肾上腺素生物合成的前体,药用多巴胺为人工合成品。

【体内过程】

口服无效,常采用静脉滴注给药。多巴胺在体内迅速被COMT和MAO代谢失活,作用时间短暂。外源性多巴胺不易通过血脑屏障,无明显的中枢作用。

【药理作用】

主要兴奋α、β_1受体及外周的多巴胺受体(D_1受体),对β_2受体作用微弱,并能促进去甲肾上腺素能神经末梢释放去甲肾上腺素。

1. 心血管 多巴胺激动心脏β_1受体,使心肌收缩力加强,心排出量增加。对血管的作用与用药浓度有关,治疗剂量的多巴胺能激动D_1受体,使冠状动脉血管、肾血管和肠系膜血管舒张;也可激动α_1受体,使皮肤、黏膜血管收缩,总体表现对外周阻力影响不大,脉压增加。大剂量多巴胺则可明显兴奋心脏和收缩皮肤、黏膜血管,收缩压和舒张压均明显上升。血管收缩和血压升高的作用可被α受体阻断药所拮抗。大剂量时可加快心率,但较少引起心悸和心律失常。

2. 肾脏 低剂量多巴胺能兴奋肾血管D_1受体,舒张肾血管,使肾血流量和肾小球滤过率增加,增加尿量。同时多巴胺还能直接兴奋肾小管上的多巴胺受体,产生排钠利尿作用。但大剂量多巴胺激动肾血管α_1受体,使肾血管明显收缩,尿量减少。

【临床应用】

主要用于各种休克,如感染性休克、心源性休克、低血容量性休克等,尤其适用于伴有心肌收缩力减弱及尿量减少者,治疗时应注意补充血容量及纠正酸中毒。此外,还可与利尿药合用治疗急性肾衰竭。由于可增加心输出量,也可用于强心苷和利尿药无效的急性心功能不全。

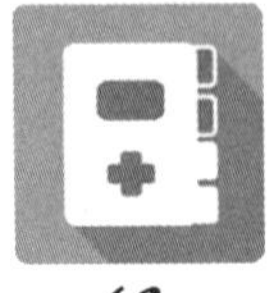

Note

【不良反应】

一般剂量不良反应较轻,偶见恶心、呕吐。剂量过大或静脉滴注过快可引起心动过速、心律失常和肾血管收缩导致肾功能下降等，故应注意给药剂量和滴注速度，一旦出现不良反应，应减慢滴速或停药。静滴外漏可引起局部组织缺血坏死，可用 α 受体阻断药酚妥拉明对抗。高血压及器质性心脏病者慎用。

第三节 β 肾上腺素受体激动药

案例引导9-3

患者，女，56 岁，因春游赏花，出现咳嗽、咳痰伴喘息，呼吸困难。查体：喘息症状，口唇发绀，在肺部可闻及广泛的哮鸣音。

诊断：支气管哮喘急性发作。

请问：

1. 该患者发病最可能的诱因是什么？

2. 支气管哮喘急性发作应首选哪类药物？

案例引导答案

β 受体激动药能选择性与 β 受体结合产生 β 受体激动作用。根据对受体的选择性不同，β 受体激动药可分为：β_1、β_2 受体激动药、β_1 受体激动药和 β_2 受体激动药。

一、β_1、β_2 受体激动药

异丙肾上腺素

异丙肾上腺素(isoprenaline)是人工合成品，是经典的 β_1、β_2 受体激动药，对 α 受体无影响。其化学结构是去甲肾上腺素氨基上的氢原子被异丙基所取代，临床用其硫酸盐或盐酸盐。

【体内过程】

口服易在肠道被破坏失活，基本无效；舌下给药可经口腔局部黏膜吸收，但不规则；气雾剂吸入或注射给药，吸收较快。吸收后主要在肝和其他组织中被 COMT 代谢，少量被 MAO 代谢。较少被 NA 能神经末梢所摄取，作用时间较肾上腺素长。主要通过肾脏排泄，静注后 40%～50%以原型排出。

【药理作用】

较强的 β 受体兴奋作用，对 β_1 和 β_2 受体选择性低，对 α 受体几乎无作用。

1. 心脏 对心脏 β_1 受体激动作用强大，使心肌收缩力增强、心率加快、传导加速和心输出量增加。与肾上腺素比较，对窦房结有显著的兴奋作用，加速传导作用也较强，也能引起心律失常，但较少产生心室颤动。

2. 血管和血压 治疗剂量的异丙肾上腺素能兴奋骨骼肌血管的 β_2 受体，使骨骼肌血管明显扩张，肾血管和肠系膜血管轻微扩张，外周总阻力降低。由于心脏兴奋，收缩压升高而舒张压下降，故脉压增大。但如果静脉注射剂量过大，可使静脉显著舒张，回心血量明显减少，造成有效循环血量不足，收缩压和舒张压均降低，反而使组织器官血液灌注不足(图 9-2)。此外该药也可扩张冠状动脉血管，增加冠状动脉血流量，大剂量也可因降低冠状动脉血管的灌注压，冠状动脉血流量不增加。

3. 支气管平滑肌 兴奋支气管平滑肌的 β_2 受体，明显舒张支气管，尤其是处于痉挛状态的支气管，作用强于肾上腺素。还能激动 β_2 受体抑制组胺等过敏性介质的释放，解除支气管

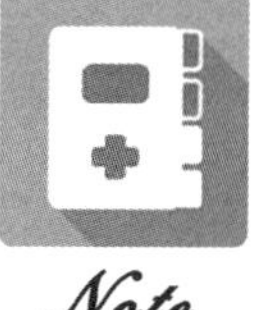

Note

平滑肌痉挛。但因对支气管黏膜血管无收缩作用，故清除黏膜水肿的作用低于肾上腺素。另外，该药长期反复应用，可产生耐受性。

4. 其他 激动 β 受体可促进糖和脂肪的分解，增加组织耗氧量。升高血糖作用的效果小于肾上腺素，升高游离脂肪酸作用与肾上腺素相似。

【临床应用】

1. 心搏骤停 对停搏的心脏具有起搏的作用，使心脏恢复跳动。常用于心室自身节律缓慢，高度房室传导阻滞或窦房结功能衰竭并发的心搏骤停。对心肌自律性影响小，较少诱发心室颤动。为防止因舒张压下降而致冠状动脉灌注压降低，常与 NA 或间羟胺合用，进行心室腔内注射给药。

2. 房室传导阻滞 治疗 Ⅱ、Ⅲ 度房室传导阻滞，一般采用舌下含服；对于完全性房室传导阻滞，应静脉滴注给药，并根据心率调整滴速。

3. 支气管哮喘 用于控制支气管哮喘的急性发作，舌下或喷雾给药，作用强而快。

【不良反应】

常有心悸、头晕、皮肤潮红等。支气管哮喘的患者因已存在缺氧状态，若用量过大可增加心肌耗氧量，甚至诱发心肌梗死、心律失常，严重者还可引发室性心动过速及心室颤动。

【禁忌证】

禁用于心绞痛、心肌梗死、糖尿病及甲状腺功能亢进的患者。

二、β_1 受体激动药

多巴酚丁胺

多巴酚丁胺(dobutamine)为人工合成药物，化学结构和体内过程与多巴胺相似，有旋光性，临床上用其消旋体。其左旋体激动 α 受体，右旋体则阻断 α 受体，消旋体对 α 受体的作用被抵消。由于消旋体激动 β_1 受体的作用比激动血管 β_2 受体作用强，因此多巴酚丁胺主要为 β_1 受体激动药。口服无效，仅供静脉注射给药。

【药理作用】

激动心脏 β_1 受体，可显著增强心肌收缩力。与异丙肾上腺素比，该药的增强心肌收缩力作用比加快心率作用显著，较少引起心动过速，但若静滴速度过快或浓度过高时，也可引起心率加快。

【临床应用】

短期静脉滴注治疗各种不同原因引起的心力衰竭，如心肌梗死并发心力衰竭、风湿性心瓣膜病引起的心力衰竭和心脏术后低心排血量综合征等。增强心肌收缩力、增加心排血量而不加快心率，改善左心室功能的作用优于多巴胺。治疗休克时，其疗效优于异丙肾上腺素，且较安全。但连续用药 24～48 h 可产生快速耐受性。

【不良反应】

可引起血压升高、心悸、头痛、气短等不良反应。偶致室性心律失常，心肌梗死患者使用会增加梗死面积。因可加速房室传导，心房颤动患者用药后可出现心室率加快，故用本药前应先用地高辛减慢传导。心房颤动者慎用，梗阻性肥厚型心肌病患者禁用。

其他 β_1 受体激动药有普瑞特罗、扎莫特罗等，主要用于慢性充血性心力衰竭的治疗。

三、β_2 受体激动药

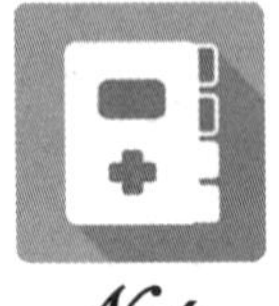

β_2 受体激动药选择性激动 β_2 受体，使支气管、血管和子宫平滑肌松弛。与异丙肾上腺素相比，该类药物具有较强的解除支气管平滑肌痉挛作用且无明显的心脏兴奋作用。临床上主

要用于治疗支气管哮喘。常用的药物有沙丁胺醇（salbutamol）、特布他林（terbutaline）、克仑特罗（clenbuterol）、沙美特罗（salmeterol）等。

沙丁胺醇

沙丁胺醇（salbutamol）对 β_2 受体的激动作用强于对 β_1 受体。其舒张支气管作用强度为异丙肾上腺素的 10～20 倍，对心脏的兴奋作用仅是异丙肾上腺素的 1/10。沙丁胺醇多采用气雾剂或雾化溶液吸入给药，用于哮喘急性发作，可迅速缓解呼吸困难等哮喘症状，也可用于预防喘息性支气管炎和慢性阻塞性肺疾病患者的支气管痉挛，预防夜间哮喘发作，可采用沙丁胺醇控释片口服。大剂量应用出现心悸或心律失常、头痛、兴奋等不良反应时，可以选用 β_1 受体阻断药，如美托洛尔等治疗。

小　结

肾上腺素受体激动药是一类药理作用和化学结构与肾上腺素相似的胺类药物，主要包括 α 受体激动药，α、β 受体激动药和 β 受体激动药，代表药物分别是去甲肾上腺素、肾上腺素和异丙肾上腺素，主要影响心脏、血管和血压。去甲肾上腺素由于血管收缩作用强大，主要用于各种休克早期血压骤降时的升压治疗。肾上腺素也可影响支气管平滑肌和代谢，可用作过敏性休克抢救的首选药物，还可用于心搏骤停、支气管哮喘等。异丙肾上腺素可用于房室传导阻滞、支气管哮喘及感染性休克的治疗。多巴胺因能扩张肾血管，可用于各种休克的治疗，因其有 β 受体激动作用，糖尿病和高脂血症患者应慎用。多巴胺也易导致心律失常等不良反应，临床应控制剂量和给药速度。除麻黄碱外，此类药物口服生物利用度低，多采用注射给药或雾化吸入给药。

思　考　题

目标测试

思考题答案

1. 肾上腺素受体激动药分为几类，每类的代表药物是什么？（每类写出一种药物名称）
2. 去甲肾上腺素引起的局部组织坏死应如何处理？
3. 去甲肾上腺素、肾上腺素和异丙肾上腺素对心脏、血管和血压的影响有何不同？
4. 简述肾上腺素治疗过敏性休克的药理学基础。
5. 简述麻黄碱的作用特点和临床应用。

本章参考文献

［1］ 杨宝峰，陈建国. 药理学［M］. 9 版. 北京：人民卫生出版社，2018.

［2］ 李学军，余鹰，陶亮. 药理学［M］. 4 版. 北京：北京大学医学出版社，2018.

［3］ 董志. 药理学［M］. 北京：人民卫生出版社，2017.

［4］ 吴基良，罗健东. 药理学［M］. 2 版. 北京：科学出版社，2015.

（内蒙古医科大学　许丽萍）

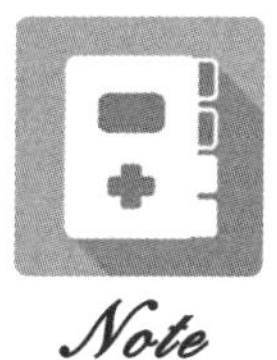

第十章　肾上腺素受体阻断药

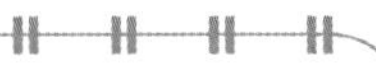

本章 PPT

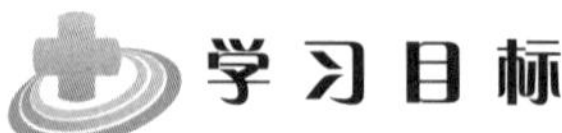

学习目标

1. 知识目标　掌握酚妥拉明、普萘洛尔的药理作用、临床应用及其不良反应。熟悉哌唑嗪、阿替洛尔等药物的作用和不良反应。了解β受体阻断药的分类和共性作用特点。

2. 能力目标　通过案例学习，学生能够理论联系实际，了解血栓闭塞性脉管炎、甲状腺功能亢进的临床表现，指导学生掌握重点药物(如酚妥拉明、普萘洛尔等)的特点和临床应用。

3. 情感目标　学习案例，引导学生了解β受体阻断药的发展历程，培养学生刻苦钻研、善于发现问题和勇于探索的精神，激发学生对科学研究的兴趣。

肾上腺素受体阻断药(adrenoreceptor blocking drugs)又称抗肾上腺素药(antiadrenergic drugs)。该类药物能选择性地阻断肾上腺素受体，拮抗去甲肾上腺素能神经递质或肾上腺素受体激动药的作用。根据对肾上腺素受体选择性的不同，这类药分为α肾上腺素受体阻断药(α-adrenoceptor blocking drugs，α受体阻断药)、β肾上腺素受体阻断药(β-adrenoceptor blocker drugs，β受体阻断药)和α、β肾上腺素受体阻断药(α、β-adrenoceptor blocking drugs，α、β受体阻断药)三大类。

第一节　α肾上腺素受体阻断药

案例引导10-1

案例引导答案

患者，男，45岁，既往有胃溃疡病史，近日左足及左小腿时有疼痛、发凉、怕冷、麻木感，严重时肌肉抽搐，行走不能，休息后症状减轻或消失。

诊断：左足及其下肢血栓闭塞性脉管炎。

请问：

1. 该患者应用哪种药物治疗？

2. 简述此药治疗该病的作用机制。

α受体阻断药能选择性地与α受体结合，阻断去甲肾上腺素能神经递质或肾上腺素受体激动药与α受体结合，从而产生抗肾上腺素作用。它们能将肾上腺素的升压作用翻转为降压作用，这个现象称为“肾上腺素升压作用的翻转”。其机制是α受体阻断药选择性地阻断了与血管收缩有关的α受体，但不影响与血管舒张有关的β受体，导致肾上腺素收缩血管的作用被取消，而舒张血管的作用得以充分体现。对于主要作用于α受体的激动药去甲肾上腺素，α受体阻断药只能取消或减弱其升压效应而无“翻转作用”。对于主要作用于β受体的异丙肾上腺

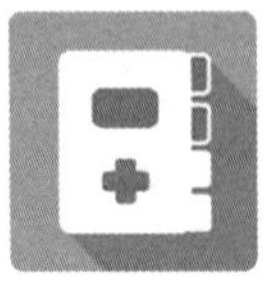

素的降压作用则无影响(图 10-1)。

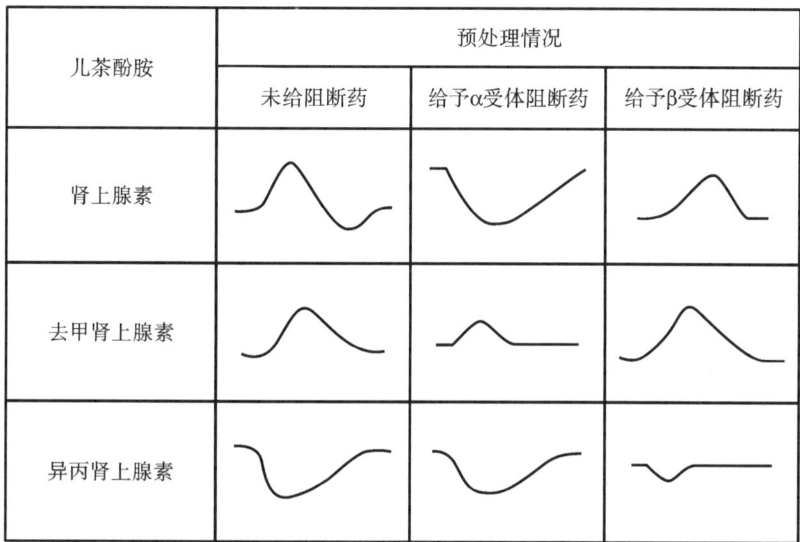

儿茶酚胺	预处理情况		
	未给阻断药	给予α受体阻断药	给予β受体阻断药
肾上腺素			
去甲肾上腺素			
异丙肾上腺素			

图 10-1 α受体阻断药给予前后,儿茶酚胺对犬血压的影响示意图

根据 α 受体阻断药对受体亚型选择性的不同,可将其分为三类。

1. 非选择性 α 受体阻断药

(1) 短效类:酚妥拉明、妥拉唑林。

(2) 长效类:酚苄明。

2. 选择性 α_1 受体阻断药 如哌唑嗪。

3. 选择性 α_2 受体阻断药 如育亨宾。

一、非选择性 α 受体阻断药

酚妥拉明

酚妥拉明(phentolamine)又名立其丁(regitine),为咪唑啉的衍生物,属人工合成品,药用其磺酸盐。

【体内过程】

口服生物利用度低,仅为注射给药的 20%,常作肌内或静脉注射。静脉注射后 2~5 min 起效,作用维持 10~15 min;肌内注射作用维持 30~45 min,口服 30 min 后血药浓度达峰值,作用维持 3~6 h。大多以无活性的代谢物从尿中排泄。

【药理作用】

酚妥拉明为短效 α 受体阻断药,与 α 受体以氢键、离子键结合,易于解离,作用时间短暂,对 α_1 和 α_2 的亲和力相近,竞争性阻断 α 受体,可使 α 受体激动药的量效曲线平行右移。

1. 血管与血压 酚妥拉明阻断血管平滑肌的 α_1 受体,并可产生直接舒张作用,使小静脉和小动脉血管扩张,外周阻力降低,血压下降。

2. 心脏 因扩张血管作用可反射性兴奋心脏,心输出量增加,同时由于阻断了突触前膜 α_2 受体,使神经末梢去甲肾上腺素释放增加,激动心脏 β_1 受体,引起收缩力增强、心率加快及心排出量增加。常规剂量的酚妥拉明对正常人血压和心率影响小,大剂量时可出现明显的血压下降及心率加快。

3. 其他 能激动 M 胆碱受体,产生拟胆碱作用,兴奋胃肠道平滑肌。有拟组胺样作用,

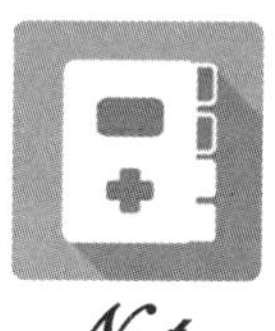

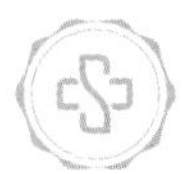

激动 H_1、H_2 受体,引起皮肤潮红(与激动 H_1 受体有关)和促进胃酸分泌(与激动 H_2 受体有关)等反应。

【临床应用】

1. 外周血管痉挛性疾病 如肢端动脉痉挛的雷诺综合征、血栓闭塞性脉管炎及冻伤后遗症。

2. 肾上腺嗜铬细胞瘤 用于肾上腺嗜铬细胞瘤的鉴别诊断、高血压危象和手术前的准备,缓解嗜铬细胞瘤因大量分泌肾上腺素所致的高血压及高血压危象。做鉴别诊断试验时有致死病例报道,应特别慎用。

3. 去甲肾上腺素药液外漏 当静脉滴注去甲肾上腺素发生外漏时,可用本品 10 mg 溶于 10～20 mL 生理盐水中做局部皮下浸润注射,阻断其强烈的 α_1 受体缩血管效应,防止组织缺血坏死。

4. 顽固性充血性心力衰竭和急性心肌梗死 酚妥拉明能解除心功能不全时小动脉和小静脉的反射性收缩,降低外周血管阻力,显著减轻心脏前、后负荷,增加心输出量,改善心功能不全症状。通过减轻左心室心脏负荷,降低左心室舒张末期压力,改善冠状动脉血流分布和供应,可缓解急性心肌梗死。

5. 抗休克 在补足血容量的基础上,酚妥拉明能扩张血管,降低外周阻力,增加心排出量,改善机体重要脏器的血流灌注,解除微循环障碍。并能降低肺循环阻力,防止肺水肿的发生。适用于感染性、心源性和神经源性休克,尤其对休克症状改善不佳而左心室充盈压增高者疗效较好。目前主张与去甲肾上腺素合用,以对抗其激动 α_1 受体导致的血管收缩作用,保留其激动 β_1 受体兴奋心脏、增加心排出量的作用,以提高抗休克的疗效。同时去甲肾上腺素也可防止酚妥拉明过度扩张血管引起的血压过度下降。

6. 药物引起的高血压 用于肾上腺素等拟交感药物过量所致的高血压,也可用于突然停用可乐定或应用单胺氧化酶抑制药患者食用富含酪胺食物后出现的高血压危象。

7. 其他 口服或阴茎海绵体内注射用于阳痿的诊断和治疗。

知识链接 10-1
雷诺综合征

【不良反应】

常见的不良反应有低血压、腹痛、腹泻、呕吐和诱发消化性溃疡。静脉给药可引起严重的心律失常和心绞痛,须缓慢注射或静脉滴注。胃炎、消化性溃疡、冠心病患者慎用。

酚苄明

酚苄明(phenoxybenzamine)又称酚苄胺,为人工合成品,临床常用其盐酸盐。

【体内过程】

口服生物利用度为 20%～30%,因局部刺激性强,不做肌内或皮下注射,仅做静脉注射,体内酚苄明分子中的氯乙胺基需环化形成氯乙撑亚胺基,故起效慢,静脉注射 1 h 后达到最大效应。由于脂溶性高,可积蓄脂肪组织中,缓慢释放,作用持久,一次用药作用可持续 3～4 天。主要经肝脏代谢,经肾脏和胆汁排泄。

【药理作用】

酚苄明为长效类非选择性 α 受体阻断药,可与 α 受体形成牢固的共价键,难以解离,属于非竞争性 α 受体阻断药,具有起效慢、作用强大而持久的特点。

酚苄明能扩张血管、降低外周阻力、降低血压,其作用强度与交感神经兴奋性相关。对静卧和休息的正常人,酚苄明降压作用不明显。当交感神经兴奋性高、血容量低或直立时,则可以引起明显的降压作用。血压下降反射性引起心率加快,同时酚苄明也可阻断突触前膜 α_2 受体,促进去甲肾上腺素释放,使心率加快更为明显。高浓度时还具有抗 5-HT 及抗组胺作用。

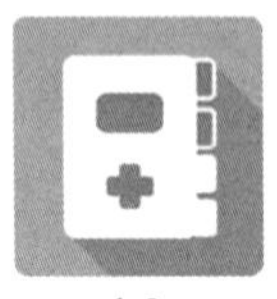
Note

【临床应用】

1. 外周血管痉挛性疾病和血栓闭塞性脉管炎 作用强而持久，疗效优于酚妥拉明。

2. 抗休克 尤其适用于感染性休克，但起效缓慢，疗效不如酚妥拉明。

3. 嗜铬细胞瘤 用于嗜铬细胞瘤患者的术前准备或不宜手术患者的持续治疗。

4. 良性前列腺增生引起的阻塞性排尿困难 可改善症状，可能与阻断前列腺和膀胱底部的 α 受体有关。

【不良反应】

常见体位性低血压、反射性心动过速、心律失常和鼻塞；口服可引起恶心、呕吐、嗜睡、疲乏等。治疗休克时需先补足血容量，静脉注射需缓慢给药并需密切观察病情变化和纠正血压。

二、选择性 α_1 受体阻断药

选择性 α_1 受体阻断药对 α_1 受体有较高的选择性阻断作用，对 α_2 受体无明显作用，因此不促进神经末梢释放去甲肾上腺素，降压时对心率的影响轻。临床常用药物有哌唑嗪、特拉唑嗪(terazosin)和坦洛新等。

哌唑嗪

哌唑嗪(prazosin)对 α_1 受体有较高的选择性，能扩张外周血管，临床用于治疗高血压和顽固性心功能不全。对突触前膜 α_2 受体的阻断作用很弱，不会促进神经末梢释放去甲肾上腺素，因此对心率的影响较弱。

坦洛新

坦洛新(tamsulosin)生物利用高，$t_{1/2}$ 高，为 9～15 h，能选择性阻断前列腺的 α_{1A} 受体，对分布在血管的 α_{1B} 受体作用弱。研究表明，α_{1A} 受体主要存在于前列腺，而 α_{1B} 受体主要存在于血管。因而坦洛新主要用于良性前列腺肥大的治疗，对心率和血压无明显影响。

三、选择性 α_2 受体阻断药

育亨宾

育亨宾(yohimbine)为选择性 α_2 受体阻断药，易进入中枢神经系统，阻断 α_2 受体，促进去甲肾上腺素能神经末梢释放去甲肾上腺素，从而升高血压，加快心率。本品也是 5-HT 的拮抗剂。育亨宾主要作为工具药应用于实验研究，并可用于治疗男性性功能障碍和糖尿病患者的神经病变。

选择性高的 α_2 受体阻断药如咪唑克生(idazoxan)，适用于治疗抑郁症。

第二节 β 肾上腺素受体阻断药

案例引导答案

案例引导 10-2

患者，女，45 岁。近来失眠、心悸、消瘦、食欲增加。检查发现甲状腺肿大、眼球突出，心率 130 次/分。心电图提示窦性心动过速，T_3、T_4 偏高，诊断为甲状腺功能亢

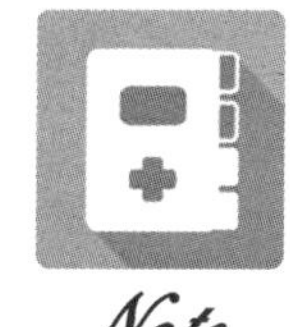

Note

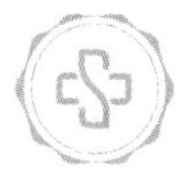

进。医嘱用甲巯咪唑和普萘洛尔治疗，患者用药当晚出现呼吸困难、喘息、不能平卧。

请问：

1. 该患者遵医嘱用药后为什么会出现哮喘？

2. 使用普萘洛尔应注意什么问题？

思政案例

“知己知彼，百战不殆”——β受体阻断药的发现与使用

β受体阻断药能选择性与β受体结合，竞争性阻断β受体激动药与β受体的结合，从而拮抗其β型拟肾上腺素的作用。β受体阻断药可以分为非选择性β受体阻断药和选择性β受体阻断药两类。

一、β受体阻断药的共性

【体内过程】

β受体阻断药在体内过程受各自的脂溶性及首过消除等影响，生物利用度个体差别较大。脂溶性高的药物，如普萘洛尔、美托洛尔等口服易吸收，但通过肝脏时具有明显的首过消除效应，故口服生物利用度较低；脂溶性低的药物，如阿替洛尔、吲哚洛尔口服生物利用度相对较高。进入血液循环后，本类药物一般能分布到全身各个组织，脂溶性高和血浆蛋白结合率低的药物，分布容积较大。脂溶性高的药物主要在肝脏代谢，少量以原型从肾脏排泄。本类药物的 $t_{1/2}$ 多数为3～6 h，纳多洛尔的 $t_{1/2}$ 可达10～20 h。由于本类药物主要由肝代谢、肾排泄，肝、肾功能不良者应调整剂量或慎用。

【药理作用】

1. β受体阻断作用

(1) 心血管系统：对处于静息状态的心脏影响较弱，当心脏交感神经张力增高(运动或病理状态)时，心脏 β_1 受体阻断作用明显，使心率减慢、心肌收缩力减弱、心输出量减少、心肌耗氧量下降、心房和房室结的传导减慢、血压略降。阻断血管 β_2 受体，加之抑制心脏后反射性兴奋交感神经，导致血管收缩，外周阻力增加，肝、肾和骨骼肌等血流量减少。β受体阻断药对正常人血压影响不明显，而对高血压患者具有明显降压作用，其机制与药物对多系统的β受体有阻断作用有关。

(2) 支气管平滑肌：阻断支气管平滑肌的 β_2 受体，收缩支气管平滑肌，使呼吸道阻力增加。这种作用对正常人影响较弱，但对支气管哮喘的患者，可诱发或加重哮喘的急性发作。选择性 β_1 受体阻断药的此作用较弱。

(3) 代谢：①脂肪代谢：抑制脂肪的分解，降低血中游离脂肪酸，但不能降低饮食所致的高脂血症。长期应用非选择性的β受体阻断药会升高血浆中极低密度脂蛋白(very low density lipoprotein，VLDL)、甘油三酯(triglyceride，TG)的含量，降低高密度脂蛋白(high density lipoprotein，HDL)的含量，增加冠状动脉粥样硬化性心脏病的风险。而选择性 β_1 受体阻断药对脂肪代谢影响较弱。②糖代谢：肝糖原的分解与激动 α_1 和 β_2 受体有关，故本类药物与α受体阻断药合用时可拮抗肾上腺素升高血糖的作用。本类药物不影响正常人的血糖水平，也不影响胰岛素降低血糖的作用，但能延缓使用胰岛素后血糖水平的恢复，可能是因为其抑制了低血糖引起儿茶酚胺释放所致的糖原分解。β受体阻断药可掩盖低血糖症状(如心悸等)，应特别注意。③甲状腺激素：β受体阻断药不仅能对抗机体对儿茶酚胺敏感性的增高，也能抑制甲状腺素(T_4)转变为三碘甲腺原氨酸(T_3)的过程，可有效控制甲状腺功能亢进症状。

(4) 肾素：β受体阻断药通过阻断肾小球旁器细胞的 β_1 受体而抑制肾素的释放，抑制肾素-血管紧张素-醛固酮系统，这也是其降血压的机制之一。

2. 内在拟交感活性　有些β受体阻断药除能阻断β受体外，还有较弱的β受体激动作用，称为内在拟交感活性(intrinsic sympathomimetic activity，ISA)。由于激动作用较弱，一般被β

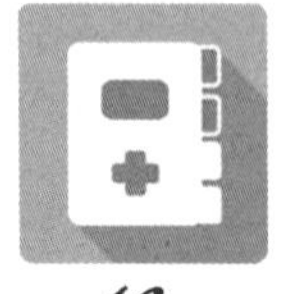

Note

受体阻断作用所掩盖。如对实验动物预先给予利血平耗竭体内儿茶酚胺，使药物的β受体阻断作用不能发挥，再用具有ISA的β受体阻断药，可致心率加快，心输出量增加，体现出对β受体的激动作用。ISA较强的药物抑制心肌收缩力、减慢心率和收缩支气管作用较不具有ISA的药物弱。

3. 膜稳定作用 实验证明，有些β受体阻断药具有局部麻醉作用和奎尼丁样作用，这两种作用都与其降低细胞膜对离子的通透性有关，故称为膜稳定作用。但对人离体心肌细胞的膜稳定作用在高于临床有效浓度几十倍时才能发挥，而无膜稳定性作用的β受体阻断药对心律失常依然有效。因此认为，这一作用在常用量时与治疗作用无明显相关。

4. 其他 某些β受体阻断药能阻断睫状体的β受体，减少房水生成，从而降低眼压，治疗青光眼，如噻吗洛尔。另外，普萘洛尔具有抗血小板聚集作用。

【临床应用】

1. 心律失常 用于多种原因引起的快速型心律失常，尤其对运动、情绪激动、心肌缺血或强心苷中毒所致的心律失常效果较好。

2. 心绞痛和心肌梗死 对心绞痛有良好的疗效，特别是稳定型心绞痛，能明显降低心肌耗氧量，改善缺血缺氧症状。心肌梗死患者早期应用可降低复发和猝死率。对冠状动脉痉挛诱发的变异型心绞痛不宜使用。

3. 高血压 β受体阻断药是治疗高血压的基础药物，可单用，也可与其他一线降压药联合应用。尤其适用于伴有交感神经活性增高或肾素分泌增加的高血压患者。

4. 充血性心力衰竭 β受体阻断药对扩张型心力衰竭的治疗作用明显。其机制可能为：①改善心脏舒张功能；②缓解儿茶酚胺引起的心脏损害；③抑制前列腺素或肾素所致的缩血管作用；④上调β受体，恢复心肌对内源性儿茶酚胺的敏感性。

5. 甲状腺功能亢进(甲亢) 甲亢时的许多症状与儿茶酚胺激动β受体的过度作用有关，β受体阻断药可明显缓解甲亢症状，用于甲亢的辅助治疗。

6. 其他 噻吗洛尔常局部用药，可减少房水形成，降低眼压，用于治疗青光眼。β受体阻断药还可用于治疗偏头痛、嗜铬细胞瘤，减轻肌肉震颤和酒精中毒等。

【不良反应】

常见的不良反应有恶心、呕吐、轻度腹泻等消化道症状，偶见过敏性皮疹和血小板减少等。用药不当可引起下列严重的不良反应。

1. 心血管反应 阻断心脏的β_1受体，导致心脏功能抑制，可使心功能不全、窦性心动过缓和房室传导阻滞的患者病情加重，甚至引起重度心功能不全、肺水肿、完全性房室传导阻滞。具有ISA的β受体阻断药较少出现心动过缓和负性肌力等现象。阻断血管的β_2受体，外周血管收缩，可引起四肢发冷、皮肤苍白或发绀，出现雷诺症状和间歇性跛行，甚至引起远端肢体溃烂坏死。

2. 诱发或加重支气管哮喘 阻断支气管平滑肌上的β_2受体，使支气管哮喘患者呼吸道阻力增加，诱发或加重哮喘的急性发作。选择性β_1受体阻断药和具有ISA的药物一般不引起上述不良反应，于哮喘患者仍应慎用。

3. 反跳现象 长期使用β受体阻断药突然停药，可导致原有病情加重，如血压上升、严重心律失常或心绞痛发作次数增加，甚至引发急性心肌梗死和猝死，其机制与受体向上调节有关。因此长期用药者应在病情控制后，逐渐减量直至停药。

4. 其他 偶见眼-皮肤黏膜综合征；偶见疲乏、幻觉、失眠和抑郁症状。少数人可出现低血糖及加强降血糖药的降血糖作用，并掩盖低血糖时出汗及心率加快的症状，造成严重后果，改用选择性β_1受体阻断药可缓减。

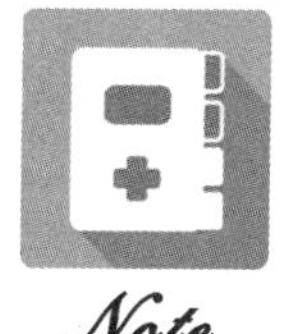

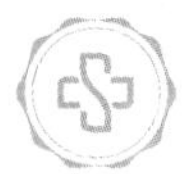

【禁忌证】

禁用于严重左心室功能不全、窦性心动过缓、重度房室传导阻滞和支气管哮喘等患者。慎用于肝功能不良和心肌梗死患者。

二、常用的β受体阻断药

(一) 非选择性β受体阻断药

普萘洛尔

普萘洛尔(propranolol,心得安)是等量的左旋和右旋异构体的消旋品,仅左旋体有阻断β受体的活性,属非选择性β受体阻断药。

【体内过程】

口服易吸收,血浆药物浓度达峰时间为1～3 h,有明显的首过效应,生物利用度仅30%。血浆蛋白结合率90%,易于透过血脑屏障和胎盘,也可分泌于乳汁中。$t_{1/2}$为2～5 h,主要在肝脏代谢,代谢产物90%以上从肾脏排泄。不同个体口服相同剂量的普萘洛尔,血浆浓度相差可达20倍之多,因此临床用药需从小剂量开始,逐渐增加到最适剂量。

【药理作用及临床应用】

有较强的β受体阻断作用,对β_1和β_2受体的选择性低,无内在拟交感活性,但有明显的膜稳定作用。阻断心脏β_1受体,可使心率减慢、心肌收缩力和心输出量降低,心肌耗氧量也明显减少。但因阻断冠状动脉和支气管的β_2受体,可导致冠状动脉血流量下降、支气管阻力升高。临床用于心律失常、心绞痛、高血压、甲状腺功能亢进等的治疗。

【不良反应】

可引起血压降低、心悸、头痛、气短等不良反应。偶致室性心律失常,心肌梗死患者会增加梗死面积。严重左心室功能不全、心房颤动和支气管哮喘患者禁用。

纳多洛尔

纳多洛尔(nadolol,羟萘心安)作用与普萘洛尔相似,无膜稳定作用和内在拟交感活性,但强度为普萘洛尔的6倍,阻断作用持续时间长,$t_{1/2}$为10～12 h,可每天给药一次。临床用于心律失常、心绞痛、高血压的治疗,降压的同时可增加肾血流量,肾功能不全且需要使用β受体阻断药者可首选此药。纳多洛尔主要以原型经肾脏排出,肾功能不全时应调整剂量,避免体内蓄积。

噻吗洛尔

噻吗洛尔(timolol,噻吗心安)对β_1和β_2受体均有阻断作用,无内在拟交感活性和膜稳定作用。非选择性阻断β受体,减少房水生成,临床常用0.1%～0.5%溶液滴眼治疗青光眼,疗效与毛果芸香碱相近或较优,无缩瞳和调节痉挛等不良反应,局部应用对心率和血压无明显影响。

吲哚洛尔

吲哚洛尔(pindolol,心得静)对β_1、β_2受体的非选择性阻断作用较普萘洛尔强6～15倍,且有较强的内在拟交感活性,主要表现在激动β_2受体方面,其降低血浆肾素活性的作用弱于普萘洛尔,激动血管平滑肌β_2受体所致的舒张血管作用有利于高血压的治疗,临床应用与不良反应与纳多洛尔相似。

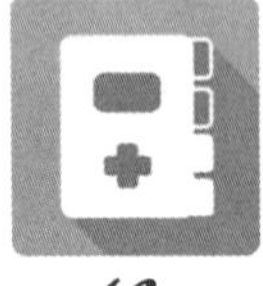
Note

其他此类药物还有索他洛尔(sotalol,甲磺胺心安)、氧烯洛尔(oxprenolol,心得平)、阿普洛尔(alprenolol,心得舒)和硝苯洛尔(nifenalol,硝苯心定)等。

(二) 选择性 β_1 受体阻断药

阿替洛尔和美托洛尔

阿替洛尔(atenolol,氨酰心安)和美托洛尔(metoprolol)为选择性的 β_1 受体阻断药,不具备内在拟交感活性。对 β_2 受体选择性弱,呼吸道阻力增加作用较轻,支气管哮喘患者仍需慎用。临床常用于心律失常、心绞痛、高血压等的治疗。

常用 β 受体阻断药的药理作用和临床应用见表 10-1。

表 10-1　常用 β 受体阻断药的药理作用和临床应用

常用药物	药理作用				临床应用
	β受体选择性	阻断β受体作用强度	内在拟交感活性	膜稳定性	
普萘洛尔	—	1.0	—	++	心律失常、心绞痛、高血压、甲状腺功能亢进
纳多洛尔	—	2～9	—	—	高血压、心律失常、心绞痛
吲哚洛尔	—	1.5	++	+	同纳多洛尔
噻吗洛尔	—	6	—	—	青光眼
阿替洛尔	β_1	0.5	—	—	高血压(但支气管哮喘患者仍需慎用)
美托洛尔	β_1	0.5～2.0	—	+/—	同阿替洛尔

第三节　α、β 肾上腺素受体阻断药

本类药物对 α、β 受体选择性不强,临床主要用于高血压的治疗,代表药物有拉贝洛尔、卡维地洛等。

拉贝洛尔

拉贝洛尔(labetalol,柳氨苄心定)有四种立体异构体,每一种异构体对肾上腺素受体的选择性和活性各不相同,临床应用的拉贝洛尔为消旋混合物。

【体内过程】

口服可吸收,但易受胃内容物的影响。首过消除后生物利用度为 20%～40%,个体差异大。$t_{1/2}$ 为 4～6 h,经肝脏代谢,少量以原型从肾脏排泄。

【药理作用及临床应用】

拉贝洛尔兼有 α、β 受体阻断作用,对 β 受体的阻断作用是 α 受体阻断作用的 5～10 倍。对 α 受体为竞争性拮抗药,能选择性阻断 α_1 受体,扩张外周血管,降低血压。阻断 β_1 受体也可产生降压作用。激动 β_2 受体的内在拟交感活性可扩张肾血管,增加肾血流量。对突触前膜上的 α_2 受体无阻断作用。主要用于中度和重度高血压、心绞痛的治疗,尤其对高血压合并冠心病者疗效较好,静脉给药可用于高血压危象的治疗。

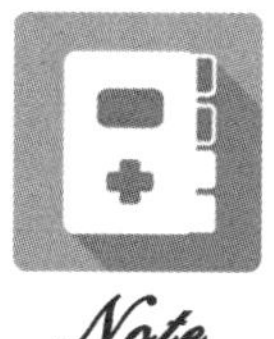
Note

【不良反应】

常见不良反应有眩晕、乏力、恶心等。哮喘和心功能不全患者禁用。

卡维地洛

卡维地洛(carvedilol)具有 α、β 受体阻断作用,无内在拟交感活性,还有抗氧化作用,抑制氧自由基诱导的脂质过氧化,保护细胞免受损伤。高浓度时还具有钙拮抗作用。用于治疗轻、中度高血压,疗效与其他 β 受体阻断药等相似。同时也是 1997 年美国 FDA 批准的第一个用于治疗充血性心力衰竭的 β 受体阻断药,能明显改善心力衰竭症状,提高射血分数,防止和逆转心肌重构,降低心力衰竭患者的住院率和病死率。卡维地洛用药量应注意从小剂量开始,做到个体化用药。

小　结

肾上腺素受体阻断药能选择性地阻断肾上腺素受体,根据对肾上腺素受体选择性的不同可分为 α 受体阻断药、β 受体阻断药以及 α、β 受体阻断药。酚妥拉明和酚苄明为非选择性的 α 受体阻断药,用于外周血管痉挛性疾病、抗休克和顽固性充血性心力衰竭。哌唑嗪选择性高,主要阻断 α_1 受体,明显扩张外周血管,用于治疗高血压、心力衰竭。β 受体阻断药具有 β 受体阻断作用、内在拟交感活性和膜稳定作用,临床主要用于心律失常、心绞痛、高血压和心肌梗死、甲状腺功能亢进等的治疗,其药动学个体差异较大,应从小剂量开始给药,停药也要逐渐减量,代表药有普萘洛尔、阿替洛尔等。α、β 受体阻断药的代表药物是拉贝洛尔。严重的左心室功能不全、重度房室传导阻滞和支气管哮喘的患者一般禁用 β 受体阻断药。

目标测试

思考题答案

思 考 题

1. 肾上腺素受体阻断药可分为几类?请举出代表药。
2. 简述酚妥拉明的临床应用及作用机制。
3. 试述 β 受体阻断药的药理作用和临床应用。
4. 试述普萘洛尔的临床应用与禁忌证。

本章参考文献

[1] 杨宝峰,陈建国. 药理学[M]. 9 版. 北京:人民卫生出版社,2018.

[2] 李学军,余鹰,陶亮. 药理学[M]. 4 版. 北京:北京大学医学出版社,2018.

[3] 董志. 药理学[M]. 北京:人民卫生出版社,2017.

[4] 吴基良,罗健东. 药理学[M]. 2 版. 北京:科学出版社,2015.

(内蒙古医科大学　许丽萍)

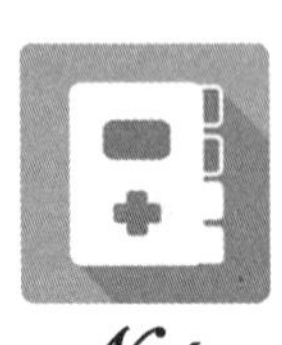
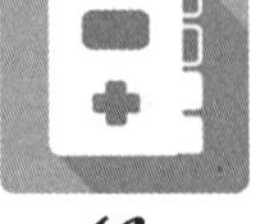

第十一章　麻　醉　药

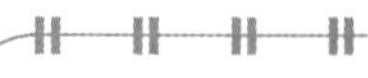

本章 PPT

学习目标

1. 知识目标　掌握局麻药的作用特点及临床应用及常用全麻药的分类，常用全麻药代表药物特点及临床应用的优缺点。熟悉局麻药的作用机制和各种复合麻醉用药的概念和目的，熟悉局麻药和全麻药代表药的不良反应。

2. 能力目标　通过对案例的学习，加深对局麻药、全麻药理论知识的理解，增加理论联系实际能力。

3. 情感目标　学习思政案例，树立人文关怀理念，引导培养学生与患者的共情意识。

麻醉药是一类可逆性阻断神经冲动的传导，使感觉和反射暂时消失，骨骼肌松弛，以便于进行外科手术的药物。根据药物对作用部位的选择性不同，可分为局部麻醉药（局麻药）和全身麻醉药（全麻药）。

第一节　局部麻醉药

案例引导11-1

案例引导答案

门诊外科，患者，男，7岁。左手掌外伤有异物，需切开取出。医嘱采用0.25%盐酸普鲁卡因20 mL、0.1%肾上腺素0.4 mL，做局部浸润麻醉。

请问：

1. 为什么采用普鲁卡因和肾上腺素合用？

2. 普鲁卡因麻醉前要做哪些准备工作？

局部麻醉药（local anaesthetics）简称局麻药，是一类可逆性地作用于局部神经末梢或神经干周围，在患者意识清醒状态下，使局部感觉特别是痛觉暂时消失的药物。局麻药的麻醉作用一般局限于给药部位，用于消除手术等引起的疼痛，大多对神经及周围组织无损伤。

局麻药化学结构均由芳香环、中间链和氨基结构三部分组成。按中间链为酯链或酰胺链可分两类：①酯类，结构中具有—COO—基团，如普鲁卡因、丁卡因等。这类局麻药毒性相对大，治疗指数低，变态反应的发生率多于酰胺类，主要由酯酶代谢。②酰胺类，结构中具有—CONH—基团，如利多卡因、布比卡因等。这类麻醉药治疗指数较大，不良反应较少，主要由肝药酶代谢。依据临床上作用时效的长短，局麻药可分为：①短效局麻药，如普鲁卡因、氯普鲁卡因。②中效局麻药，如利多卡因、甲哌卡因和丙胺卡因。③长效局麻药，如布比卡因、丁卡因和罗哌卡因。

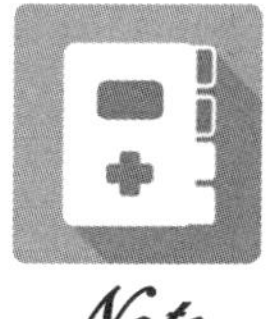

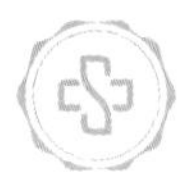

一、局麻药的作用

1. 局麻作用 局麻药注入神经周围,经浓度梯度弥散作用于神经组织,提高冲动形成的兴奋阈,抑制动作电位发生,使神经细胞传导速度减慢,不应期延长,甚至丧失兴奋性和传导性。局麻药阻断神经冲动传导的程度和速度与神经细胞或神经纤维的直径大小及神经组织的解剖特点有关:①神经纤维末梢、神经节及中枢神经系统的突触部位对局麻药最为敏感,细神经纤维比粗神经纤维更易被阻断;②低剂量即可作用于无髓鞘的交感、副交感神经节后纤维,而对有髓鞘的感觉和运动神经纤维则需增加剂量才能产生作用;③对混合神经产生作用时,痛觉首先消失,继之依次为温度觉、触觉、压觉,最后产生骨骼肌松弛效应;④蛛网膜下腔麻醉时,自主神经首先阻滞,继而按③中顺序产生麻醉作用。神经冲动传导的恢复顺序则与之相反。

神经细胞动作电位的产生和传导与神经纤维细胞膜上 Na^+、K^+ 通道的开放与关闭有关。神经受刺激时膜通透性发生改变,引起 Na^+ 内流和 K^+ 外流,产生动作电位。局麻药以其非解离型进入神经细胞内,以解离型与神经细胞膜电压门控性 Na^+ 通道特异性结合,阻滞 Na^+ 通道,从而阻断动作电位的产生与传导,产生局麻作用。局麻药具有亲脂性(非解离型)是透入神经细胞的必要条件,而透入神经细胞后则须转变为解离型带电的阳离子才能发挥作用,所以局麻药的解离速率、解离常数及体液的 pH 与局麻作用密切相关。

2. 吸收作用 局麻药可从给药部位吸收入血,当局麻药在血液中达到足够浓度时,就会引发全身作用而产生不良反应,主要表现为中枢神经系统和心血管系统的毒性。因此,临床上应充分考虑给药剂量、给药速度、注射部位的血管分布及操作熟练程度(如避免误将药物注入血管)等因素;根据需要可加入少量肾上腺素以收缩血管,减慢吸收,延长局麻作用时间,并避免毒性反应发生。

(1) 中枢神经系统:局麻药对中枢神经系统的作用与血药浓度相关。一般来说,低血药浓度时,局麻药可引起镇静、头痛、眩晕、知觉迟钝及意识模糊等抑制作用;当血药浓度增加后,中枢抑制性神经元首先被阻滞,中枢神经脱抑制而出现兴奋症状,表现为神志错乱、肌肉震颤,甚至抽搐、惊厥等;当血药浓度进一步增加后,中枢抑制性和兴奋性神经元同时抑制,可发生昏迷、心搏骤停、呼吸麻痹等症状,甚至因呼吸衰竭而死亡。

(2) 心血管系统:局麻药对心肌细胞膜具有膜稳定作用,吸收后可降低心肌兴奋性。多数局麻药可使小动脉扩张,血压下降,因此在血药浓度过高时可引起血压下降,甚至休克等心血管不良反应。一般局麻药的心血管系统毒性反应常发生在中枢神经系统毒性之后,但布比卡因则与此相反,易引起室性心动过速和心室颤动,而利多卡因具有抗室性心律失常的作用。

(3) 变态反应:局麻药本身或其代谢产物与血浆蛋白结合后,可引起变态反应,表现为少数患者在应用局麻药(酯类局麻药多见)后,可立即出现荨麻疹、支气管痉挛、低血压及血管神经性水肿等症状,极少数患者还可发生过敏性休克。一旦发生,应立即停药,并给予肾上腺素进行治疗。

二、局麻药的临床应用

1. 表面麻醉(surface anaesthesia) 将穿透性强的局麻药喷或涂于皮肤、黏膜表面,借助药物的穿透力,使黏膜下神经末梢麻醉。常用于眼、鼻、口腔、咽喉、气管、食管和泌尿生殖道部位的浅表手术。

2. 浸润麻醉(infiltration anaesthesia) 将药物注射于手术部位的皮内、皮下、黏膜下或深部组织中,使局部神经末梢麻醉。但用药量大,麻醉范围小,易发生吸收毒性反应。常用于浅表小手术,广泛用于牙科手术。

3. 传导麻醉(conduction anaesthesia) 又称阻滞麻醉,将局麻药注射到外周神经干附近,

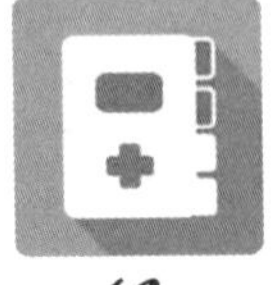

Note

阻断神经冲动传导，使该神经分布的区域麻醉。所需药物浓度高，但用量少，麻醉区域范围大。常用于四肢、盆腔和口腔科手术。

4. 蛛网膜下腔麻醉(subarachnoid anaesthesia) 又称脊椎麻醉(spinal anaesthesia)或腰麻，是将麻醉药注入腰椎蛛网膜下腔，麻醉该部位的脊神经根。神经的麻醉顺序依次是交感神经纤维、感觉纤维和运动纤维。常用于下腹部、盆腔、下肢、肛门等部位的手术。药物在脊髓管内的扩散受患者体位、姿势和溶液比重等的影响，患者取坐位或头高位时，高比重溶液可扩散到硬脊膜腔的最底部位，相反，如采用低比重溶液则有扩散入颅腔的危险。

蛛网膜下腔麻醉的主要危险是呼吸麻痹和血压下降，由于静脉失去神经支配而显著扩张，回心血量和血压下降，此时，要维持足够的静脉血回流心脏，可增加输液量或预先应用麻黄碱预防。

5. 硬膜外麻醉(epidural anaesthesia) 将药液注入硬膜外腔，让麻醉药沿着神经鞘扩散，穿过椎间孔而阻断神经根部的传导。硬膜外腔终止于枕骨大孔，不与颅腔相通，药液不扩散至脑组织，没有腰麻时头痛或脑脊膜刺激现象。但硬膜外麻醉用药量较腰麻大5～10倍，误入蛛网膜下腔，可引起严重的毒性反应。适用于除头部以外的任何手术，从安全性角度考虑，主要用于腹部、下肢手术和妇产科手术。

三、常用的局麻药

普鲁卡因

普鲁卡因(procaine)属于短效酯类局麻药，是临床常用局麻药之一。本品亲脂性低，穿透能力较差，一般不用于表面麻醉；主要用于浸润麻醉、传导麻醉、蛛网膜下腔麻醉和硬膜外麻醉。注射给药后起效快，1～3 min起效，可维持30～45 min，应用时可加入适量肾上腺素以收缩血管，延长局麻作用时间。本品过敏反应较常见，用药前宜做皮肤过敏试验，过敏者可用利多卡因代替。本品在血浆中能被酯酶水解，生成对氨基苯甲酸(para-amino benzoic acid, PABA)，后者是细菌生长繁殖过程中合成四氢叶酸的来源，能对抗磺胺类药物的抗菌作用，故避免本品与磺胺类药物同时应用。

利多卡因

利多卡因(lidocaine)属中效酰胺类局麻药。与普鲁卡因相比，本品在相同剂量下具有起效快、作用强而持久、穿透力强、安全范围更大的特点，且无扩张血管效应和对组织的刺激性。可用于各种局麻方法，主要用于传导麻醉和硬膜外麻醉。过敏反应少见，一旦入血，毒性反应较大，因此，临床上对其剂量进行控制比普鲁卡因更加严格。利多卡因也可首选用于室性心律失常。

丁卡因

丁卡因(tetracaine)属酯类化合物，亲脂性高，穿透力强，易被吸收入血，也易进入神经，作用快、强、持久，用药后1～3 min起效，可维持2～3 h，麻醉强度和毒性均比普鲁卡因强约10倍。常用于表面麻醉，也可用于传导麻醉、蛛网膜下腔麻醉、硬膜外麻醉。本品毒性大，安全范围小，一般不用于浸润麻醉。

布比卡因

布比卡因(bupivacaine)为长效酰胺类局麻药。是目前常用局麻药中作用维持时间最长的药物，为5～10 h。局麻作用较利多卡因强，代谢产物也具有一定的麻醉作用。有血管扩张作

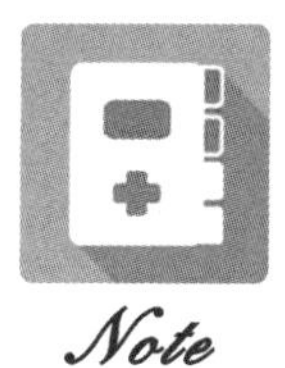

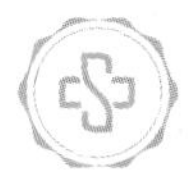

用,心脏毒性比其他局麻药大。临床上主要用于浸润麻醉、蛛网膜下腔麻醉、传导麻醉和硬膜外麻醉。左布比卡因为布比卡因的左旋体,麻醉作用与布比卡因相似,但心脏不良反应轻,是布比卡因的理想替代药物。

罗哌卡因

罗哌卡因(ropivacaine)为新型长效酰胺类局麻药,脂溶性大于利多卡因,麻醉强度是普鲁卡因的8倍。有明显缩血管作用,在使用时不需加入肾上腺素。本品阻断痛觉作用强,且有术后镇痛作用,临床适用于术后镇痛。与左布比卡因相似,两者都具有心脏毒性低、麻醉时效长等特性,成为目前麻醉用药的重要选择。因其对子宫胎盘血流量无明显影响,特别适用于产科麻醉。

第二节　全身麻醉药

案例引导11-2

案例引导答案

患者,女,45岁,体重52 kg,拟在全麻下行腹腔镜下胆囊切除术。常规面罩吸氧后,给予咪达唑仑0.08 mg/kg、芬太尼5 μg/kg、顺式阿曲库铵0.2 mg/kg、丙泊酚1.5 mg/kg,常规气管内插管后,术中以1%～2%七氟烷、4 mg/(kg·h)丙泊酚(静脉泵注)、0.05 mg/h芬太尼静吸复合维持麻醉,手术结束时停药。术毕送入麻醉恢复室。

请问:

1. 此例中丙泊酚用于下列何种情况?

A. 麻醉诱导　　B. 麻醉维持

C. 浸润麻醉　　D. 麻醉诱导和维持

2. 试述案例中所用药物的作用。

全身麻醉药(general anesthetics)简称全麻药,是一类能可逆性引起中枢神经系统广泛抑制,使意识、感觉和反射暂时消失,骨骼肌松弛的药物,主要用于外科手术全麻的诱导和维持。根据给药途径的不同,全麻药可分为吸入性麻醉药和静脉麻醉药。

一、吸入性麻醉药

吸入性麻醉药(inhalational anesthetics)是挥发性液体或气体,前者如乙醚、氟烷、异氟烷、恩氟烷等,后者如氧化亚氮,经肺吸入后,发挥全麻作用。

(一) 吸入性麻醉药的概述

【体内过程】

1. 吸收　吸入性麻醉药脂溶性高,经肺泡吸收入血后分布至中枢神经系统。其吸收速度受肺通气量、吸入气中药物浓度和血/气分布系数等的影响。最低肺泡有效浓度(minimal alveolar concentration,MAC)指在一个大气压(常压)下,能使50%患者痛觉消失的肺泡气体中吸入性麻醉药的浓度。MAC值越低,药物的麻醉作用越强。吸入性麻醉药以气体状态经肺泡吸收入血,经血液转运至脑组织,即药物经过气-血与血-脑过程而发挥作用。血/气分布系数是指吸入性麻醉药在血中药物浓度与吸入气体中药物浓度达平衡时的比值。此系数大的

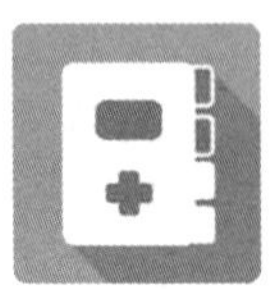

Note

药物，达到血/气分压平衡状态较慢，诱导期较长，提高吸入气体中药物浓度可缩短诱导期。

2. 分布 吸入性麻醉药吸收后随即分布到各个器官，药物分布的药量和速率依赖于该器官的血流供应量。此外，脂溶性高的吸入性麻醉药更容易进入类脂质丰富的脑组织。药物由血分布入脑的速率受脑/血分配系数的影响，脑/血分配系数是指脑中药物浓度与血中药物浓度达到平衡时的比值。该系数越大，药物进入脑组织的量越大，麻醉作用强而持久。

3. 消除 吸入性麻醉药未经代谢的原型药物经由肺排出，肺通气量大及脑/血分配系数低和血/气分布系数低的药物较易排出，苏醒快。

常用吸入性麻醉药的特性见表 11-1。

表 11-1 吸入性麻醉药的特性比较

特性/药物名称	乙醚	氟烷	恩氟烷	异氟烷	七氟烷	氧化亚氮
血/气分布系数	12.1	2.30	1.80	1.40	0.69	0.47
脑/血分配系数	1.14	2.30～3.50	1.45	4.00	1.70	1.06
MAC/(%)	1.92	0.75	1.68	1.15	2.05	100
诱导期	长	短	短	短	短	短
肌肉松弛作用	好	差	好	好	好	很差

【药理作用及机制】

吸入性麻醉药对中枢神经系统各部位有广泛的抑制作用，先抑制大脑皮层，最后是延髓。麻醉逐渐加深时，依次出现各种神经功能受抑制的症状。临床上依据患者的血压、呼吸、对疼痛刺激的反应以及反射的情况、瞳孔的变化、肌肉张力等，将麻醉深度分为四期，其中第三期又称为外科麻醉期，患者恢复安静，呼吸和血压平稳为本期开始的标志，外科麻醉期又可细分为四级，一般手术都在第三级进行。

全麻药的作用机制至今尚未完全阐明。早期的脂溶性学说认为，吸入性麻醉药可溶入细胞膜的脂质层，使脂质分子排列紊乱，膜蛋白质及钠、钾通道发生构象和功能上改变，抑制神经细胞除极或递质的释放，广泛抑制神经冲动的传递，导致全麻。近年的蛋白质学说认为，全麻药可以通过抑制兴奋性突触和增强抑制性突触的传递功能而发挥作用，其特异性机制是干扰配体门控离子通道的功能。绝大多数的全麻药都可增加抑制性递质 GABA 与 $GABA_A$受体的结合，使 Cl^- 通道开放，细胞膜超级化，阻断神经冲动在突触中的传递，引起中枢神经系统的广泛抑制而产生全麻作用。全麻药的镇痛作用与 $GABA_A$受体、NMDA 受体、甘氨酸受体和阿片受体等有关。

（二）常用的吸入性麻醉药

麻醉乙醚

麻醉乙醚(anesthetic ether)是经典的麻醉药，为无色澄明易挥发的液体，有特异臭味，易燃易爆，易氧化而产生毒性。对呼吸功能和血压无影响，肌肉松弛作用较强，但麻醉诱导期和苏醒期较长，易发生麻醉意外，加之呼吸道刺激作用明显，现已少用。

氟烷

氟烷(halothane)为无色透明液体，血/气分布系数小，麻醉诱导期短而苏醒快。但肌肉松弛作用和镇痛作用较弱，还能扩张血管而升高颅内压，增强心肌对儿茶酚胺的敏感性而诱发心律失常。可致子宫平滑肌松弛而诱发产后出血，禁用于难产或剖宫产患者。反复应用偶致肝炎或肝坏死，现已少用。

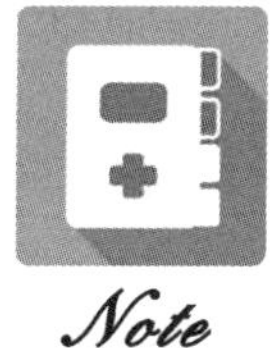

恩氟烷和异氟烷

恩氟烷(enflurane)及异氟烷(isoflurane)为同分异构体。麻醉诱导平稳、迅速和舒适,苏醒也快,肌肉松弛作用良好,不增加心肌对儿茶酚胺的敏感性,且反复使用无明显副作用(偶有恶心、呕吐),是目前较常用的吸入性麻醉药,用于麻醉诱导和维持。恩氟烷对呼吸道无刺激,但应注意其呼吸抑制作用,麻醉中需及时进行控制呼吸。异氟烷呼吸抑制作用较轻,单纯吸入时可引起患者咳嗽和屏气。

七氟烷和地氟烷

七氟烷(sevoflurane)和地氟烷(desflurane)结构类似异氟烷,血/气分布系数小,麻醉诱导期短而苏醒快,深度易于控制。对心脏功能影响小,肌肉松弛作用大于恩氟烷和异氟烷,能增强和延长非除极化型肌松药的作用。七氟烷广泛用于儿童及成人诱导麻醉和维持麻醉。地氟烷因有呼吸道刺激,可引起分泌物增多,咳嗽或屏气,对儿童只做维持麻醉,不宜做诱导麻醉。

氧化亚氮

氧化亚氮(nitrous oxide)又名笑气,为无色味甜有刺激性的液态气体,性质稳定。氧化亚氮的MAC值超过100,麻醉效能很低,需与其他麻醉药配伍方可达满意的麻醉效果。血/气分布系数低,诱导期短,麻醉时患者感觉舒适愉快,镇痛作用强,停药后苏醒较快。临床主要用于诱导麻醉或与其他全麻药配伍使用。

二、静脉麻醉药

静脉麻醉药(intravenous anesthetics)是指通过缓慢静脉注射或静脉滴注而产生全麻作用的药物。与吸入性麻醉药相比,静脉麻醉药无诱导期的不适,起效快,作用消失也快,对呼吸道无刺激性,术后并发症较少,麻醉方法简便易行。但多数镇痛作用不强,肌肉松弛作用不完全,不如吸入性麻醉药易于掌握麻醉深度。常用的静脉麻醉药有硫喷妥钠、丙泊酚、氯胺酮和依托咪酯等。

硫喷妥钠

硫喷妥钠(pentothal sodium)为超短效巴比妥类药物。因脂溶性高,麻醉作用迅速,但也可迅速从脑组织再分布到脂肪等组织,因而麻醉维持时间短。硫喷妥钠的镇痛作用弱,肌肉松弛不完全。临床主要用于诱导麻醉和脓肿的切开引流、脱臼闭合复位等短时手术。硫喷妥钠可导致血压下降和呼吸中枢抑制,新生儿、婴幼儿禁用;易诱发喉头和支气管痉挛,支气管哮喘患者禁用。

丙泊酚

丙泊酚(propofol)又称异丙酚,常用的短效静脉麻醉药之一。脂溶性大,起效快,维持时间短,苏醒迅速;无蓄积作用,可连续静脉输注维持麻醉;对循环系统有抑制作用,可降低外周血管阻力,减少心肌血液灌注量,降低脑耗氧量和颅内压,手术后较少引起恶心呕吐。临床主要用于短小手术的辅助用药,也可用于全麻诱导和维持。主要不良反应为血压下降、呼吸系统抑制,注射部位易引起疼痛。

氯胺酮

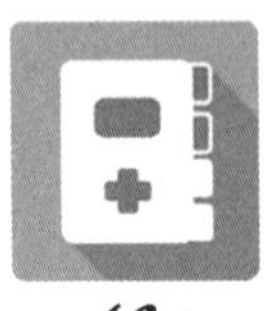

氯胺酮(ketamine)可阻断痛觉冲动向丘脑和新皮层的传导,具有镇痛作用;同时又能兴奋

脑干及边缘系统，患者痛觉消失而意识可部分存在，常有梦幻、肌张力增加，眼球震颤等，此状态称为分离麻醉(dissociative anesthesia)。脂溶性较硫喷妥钠大，麻醉作用迅速，维持时间短，其代谢产物也具有一定麻醉作用，苏醒后仍具有一定的镇痛作用。氯胺酮麻醉时对体表镇痛作用明显，内脏镇痛作用差。对呼吸影响轻微，对心血管具有明显兴奋作用，使心率加快，血压升高。适用于短时的体表小手术或低血压患者的诱导麻醉。禁用于高血压、颅内压增高及精神病患者。

知识链接 11-1
看清"K 粉"的真面目

依托咪酯

依托咪酯(etomidate)为强效超短时的催眠性静脉麻醉药，无明显镇痛作用，一般用于全麻诱导或门诊手术麻醉，常需加用镇痛药、肌松药或吸入性麻醉药。对心血管和呼吸系统影响小，尤其适用于心功能较差的患者。可出现诱发阵挛性肌收缩，恢复期出现恶心、呕吐症状较常见。10 岁以下儿童禁用。

右美托咪定

右美托咪定为中枢 α_2 受体激动药，兼具有抗交感、镇痛和镇静作用，且无呼吸抑制作用。起效快，作用时间短，临床上适用于重症监护治疗期间开始插管和使用呼吸机患者的镇静。与麻醉药合用，可明显减少诱导麻醉药的用量，改善手术中拟交感胺类药引起的血流动力学稳定性，也可减少术前和术后的阿片或非阿片类止痛药的用量，对重症患者的生理或心理方面的需求有独特的协同作用。常见不良反应是低血压和心动过缓。

三、复合麻醉

理想的全麻药应能产生意识消失作用、镇痛作用强以及产生适合各种手术的肌肉松弛作用，且代谢产物可迅速被清除。目前没有一种全麻药能在安全浓度下满足所有要求，故临床上常采用复合麻醉(combined anesthesia)，即通过同时或先后应用两种以上的麻醉药或其他辅助药，以满足手术条件和术后镇痛效果，同时减少麻醉药的用量而减少不良反应。复合麻醉中常用的辅助药包括镇静催眠药、麻醉性镇痛药和肌松药等。

（一）麻醉前给药

麻醉前给药(premedication)指为消除患者紧张情绪、增强麻醉效果，手术前使用镇静、镇痛类药物。如服用地西泮，产生短暂记忆缺失，消除紧张、焦虑或恐惧情绪；注射阿片类镇痛药，获得满意的镇痛效果；注射 M 胆碱受体阻断药防止吸入性肺炎的发生，并防止药物(如氟烷、丙泊酚)或者迷走神经刺激引起的术中心动过缓。

（二）基础麻醉

对于不合作的小儿或极度紧张不能自控者，常在手术麻醉前给予大剂量镇静催眠药，如巴比妥类等，使患者达深睡状态，称为基础麻醉(basal anesthesia)。在此基础上进行麻醉，可使药量减少，麻醉平稳。

（三）诱导麻醉

诱导麻醉(induction of anesthesia)指应用诱导期短的丙泊酚、咪达唑仑、硫喷妥钠或氧化亚氮，使患者迅速进入外科麻醉期，以避免诱导期的不良反应，后改用其他药物维持麻醉。

（四）合用肌松药

在麻醉的同时注射肌松药阿曲库铵、琥珀胆碱或筒箭毒碱，以满足手术时对肌肉松弛的要求。

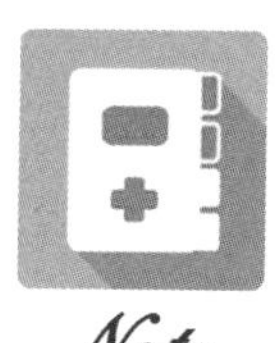

Note

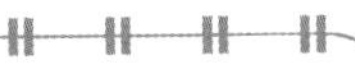

(五) 低温麻醉

低温麻醉(hypothermal anesthesia)指在配合物理降温的基础上应用氯丙嗪,使体温下降到28~30 ℃,降低机体基础代谢率和心、脑等重要器官的耗氧量,提高组织对缺氧及阻断血流情况下的耐受力,以便于进行复杂的心脑血管手术。

(六) 神经安定镇痛术

神经安定镇痛术(neuroleptanalgesia)是一种复合的镇痛方法,常用神经安定药氟哌利多及镇痛药芬太尼按50∶1制成的合剂做静脉注射,使患者达到意识模糊,痛觉消失状态,适用于外科小手术。在此基础上加用氧化亚氮和肌松药则可达满意的外科麻醉效果,称为神经安定麻醉(neuroleptanesthesia)。

思政案例11-1 麻醉术前与人文关怀

小　结

麻醉药分为局麻药和全麻药。

局麻药是通过阻断神经细胞膜上 Na^+ 通道,阻断动作电位产生和神经冲动传导,在意识清醒时使局部感觉特别是痛觉暂时消失。常用局麻药有普鲁卡因、利多卡因、布比卡因等。临床应用于表面麻醉、浸润麻醉、传导麻醉、蛛网膜下腔麻醉、硬膜外麻醉。不良反应主要包括中枢神经系统、心血管系统毒性和变态反应。

全麻药分为吸入性麻醉药和静脉麻醉药。前者如恩氟烷、七氟烷等;后者如硫喷妥钠、氯胺酮等。全麻药的作用尚无定论,主要包括脂溶性学说和蛋白质学说。吸入性麻醉药有诱导期,对呼吸道具有刺激性(恩/七氟烷除外),易掌握麻醉深度。静脉麻醉药多数镇痛作用不强,肌肉松弛作用不完全,不易掌握麻醉深度,但麻醉方法简便易行。全麻药的不良反应有呼吸抑制、低血压、心律失常、术后困倦、恶心、呕吐等。

目标测试

思考题答案

思 考 题

1. 常用局麻药有哪些?各有何特点?
2. 简述局麻药的作用和临床应用。
3. 常见复合麻醉有哪些?简述复合麻醉常用的联用药物及联用目的。
4. 吸入性麻醉药和静脉麻醉药有哪些?(请各举两种药物)并比较各药物之间的优缺点有哪些?

本章参考文献

[1] 杨宝峰,陈建国.药理学[M].9版.北京:人民卫生出版社,2018.
[2] 李学军,余鹰,陶亮.药理学[M].4版.北京:北京大学医学出版社,2018.
[3] 吴基良,罗健东.药理学[M].2版.北京:科学出版社,2015.

(内蒙古医科大学　许丽萍)

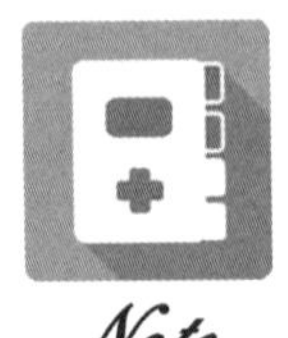

第十二章　镇静催眠药

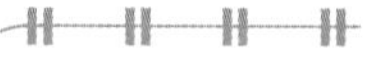

学习目标

1. 知识目标　①掌握苯二氮䓬类药物的体内过程、药理作用、临床应用及不良反应；②熟悉巴比妥类药物的分类、作用特点及临床应用；③了解其他镇静催眠药的作用特点。

2. 能力目标　通过对案例的学习，学生能将镇静催眠药物理论知识与临床实际相结合，具备一定的独立思考、分析问题的能力和临床思维能力。

3. 情感目标　通过对思政案例的学习，学生认识到生理睡眠对机体健康的重要性，加深对“守住睡眠就是守住健康”的理解。

本章 PPT

案例引导12-1

患者，女性，35 岁，一年前出现睡眠障碍，表现为入睡困难、睡眠过浅。因睡眠不足，患者每日头昏、注意力不集中、学习及工作效率低下、情绪低落。

请问：

这种状况应如何处理？

案例引导答案

镇静催眠药(sedative hypnotics)是一类中枢抑制药，小剂量时产生镇静作用、较大剂量时产生类似生理性睡眠的催眠作用。

巴比妥类(barbiturates)药物为传统的镇静催眠药，随用药剂量的增加，中枢神经系统抑制作用逐渐增强，可引起麻醉作用，严重者出现昏迷、呼吸和循环功能衰竭甚至死亡。二十世纪六十年代合成了苯二氮䓬类(benzodiazepines，BZs)药物，这类药物具有抗焦虑、镇静催眠、抗惊厥、抗癫痫等药理作用，安全范围大，不良反应少，目前几乎完全取代了不良反应多且较严重、安全范围小的巴比妥类，成为最常用的镇静催眠药。

镇静催眠药除苯二氮䓬类、巴比妥类外，还有水合氯醛等其他类。长期使用镇静催眠药可增加抑郁症的发生率，故抑郁症及有抑郁症危险性患者应避免使用镇静催眠药。

第一节　苯二氮䓬类

苯二氮䓬类药物的基本化学结构为 1,4-苯并二氮䓬，目前在临床常用的同类化学结构的药物有 20 多种。这些药物在抗焦虑、镇静催眠、抗惊厥、肌肉松弛作用方面各有侧重，药物起效时间和作用维持时间也不相同。苯二氮䓬类药物根据消除半衰期的长短，可分为三类：短效类如三唑仑(triazolam)；中效类如劳拉西泮(lorazepam)；长效类如地西泮(diazepam)、氟西泮(flurazepam)等(表 12-1)。

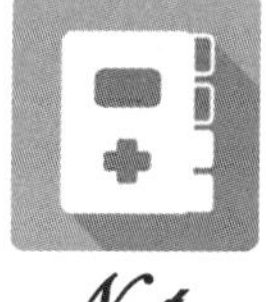

表 12-1 苯二氮䓬类药物作用时间比较

类 别	药 物	达峰浓度时间/h	$t_{1/2}$/h
长效类	地西泮(diazepam)	1～2	20～80
	氟西泮(flurazepam)	1～2	40～100
中效类	氯氮䓬(chlordiazepoxide)	2～4	15～40
	劳拉西泮(lorazepam)	2	10～20
	氯硝西泮(clonazepam)	1	24～48
短效类	三唑仑(triazolam)	1	2～3

【体内过程】

苯二氮䓬类口服吸收迅速而且完全,大多数药物经 0.5～1.5 h 达到峰浓度。奥沙西泮和氯氮䓬口服吸收较慢。肌内注射给药吸收缓慢且不规则,临床需要快速发挥疗效时可静脉注射给药。苯二氮䓬类吸收进入血液后,与血浆蛋白结合率均较高,其中地西泮与血浆蛋白的结合率高达95%以上。本类药物脂溶性极高,静脉注射时首先分布至脑和其他血流量丰富的组织和器官,随后再分布于脂肪和肌肉组织,并在脂肪组织中蓄积。药物易透过血脑屏障和胎盘屏障。药物主要经肝药酶进行生物转化,大多数药物的代谢产物仍具有与母体药物相似的活性,且代谢产物的 $t_{1/2}$ 更长。因此,临床连续应用长效苯二氮䓬类药物时应警惕药物在体内的蓄积。代谢产物随尿液排出体外。

【药理作用和临床应用】

本类药物作用于中枢神经系统,随着剂量的增加,依次产生抗焦虑、镇静催眠、抗惊厥和中枢性肌肉松弛作用。

1. 抗焦虑作用 苯二氮䓬类在小于镇静剂量时即发挥良好的抗焦虑作用,可显著减轻或消除患者紧张、忧虑、激动和恐惧等症状,还可缓解因焦虑而产生的慢性胃肠道和心血管系统功能紊乱等。目前认为其抗焦虑作用与苯二氮䓬类选择性作用于大脑边缘系统苯二氮䓬类受体有关。临床主要用于治疗焦虑症,也可用于其他原因导致的焦虑情绪的短期治疗。对持续性焦虑状态宜选用长效类药物,若为间断性焦虑状态,则可选用中、短效类药物。

2. 镇静催眠作用 随着剂量增加,苯二氮䓬类药物可发挥镇静催眠作用。能明显缩短睡眠诱导时间、显著延长睡眠持续时间、减少觉醒次数,使机体产生近似生理性的睡眠,从而改善患者的睡眠质量。与巴比妥类镇静催眠药相比,其具有以下优点:①具有良好的安全性,对呼吸系统和心血管系统的抑制作用小,大剂量时也不引起全身麻醉效应;②延长非快速动眼睡眠(non-rapid eye movement sleep,NREM sleep)的第 2 期,缩短第 3 和第 4 期,对快速动眼睡眠(rapid eye movement sleep,REM sleep)时相影响较小,不仅可减少夜惊或梦游,而且停药后反跳性延长快速动眼睡眠时相较轻,患者极少出现梦魇;③耐受性和依赖性较巴比妥类轻。因此,苯二氮䓬类为临床镇静催眠的首选药物。此外,较大剂量可致暂时性记忆缺失,可用于心脏电击复律、麻醉前给药或内窥镜检查前给药,以消除患者对不良刺激的记忆,减轻患者对手术的恐惧情绪。

3. 抗惊厥和抗癫痫作用 较大剂量时,苯二氮䓬类可产生抗惊厥和抗癫痫作用,临床可用于破伤风、子痫、小儿高热等各种病症引起的惊厥和药物中毒性惊厥等。也用于癫痫的治疗,目前地西泮静脉注射是治疗癫痫持续状态的首选药物,其他类型的癫痫常用硝西泮和氯硝西泮治疗。

4. 中枢性肌肉松弛作用 动物实验研究证明,苯二氮䓬类对动物去大脑僵直有明显的肌肉松弛作用,对人类大脑损伤所致肌肉僵直也有缓解作用。临床主要用于中枢损伤或局部病

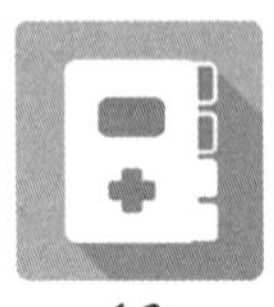
Note

变如脑血管意外、脊髓损伤、腰肌劳损等所致的肌肉僵直。

【作用机制】

放射配体结合试验证明，脑内有苯二氮䓬类受体的分布，其中以皮质分布最为密集，其次为边缘系统、中脑、脑干和脊髓，其分布与中枢抑制性神经递质γ-氨基丁酸(GABA)受体的分布基本一致。苯二氮䓬类药物是通过增强GABA的作用来发挥其中枢抑制作用的。现已证实，GABA受体为一个大分子复合体，是神经细胞膜上的配体-门控性Cl^-通道，含GABA、苯二氮䓬类、巴比妥类、乙醇、印防己毒素5个结合位点。当苯二氮䓬类与存在于$GABA_A$受体上的苯二氮䓬结合位点结合后，引起GABA受体构象变化，促进和增强GABA与$GABA_A$受体结合，使Cl^-通道开放频率增加，Cl^-内流增加，引起神经细胞膜超极化(图12-1)。

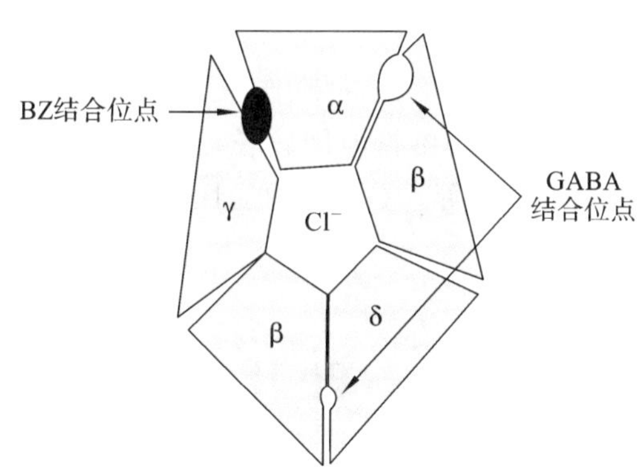

图12-1 $GABA_A$受体Cl^-通道复合体模式图

【不良反应】

1. 后遗效应 最常见的不良反应。出现头晕、嗜睡、乏力、记忆力下降等中枢抑制症状，长效苯二氮䓬类更易发生。从事驾驶或高空作业者应慎用。

2. 耐受性与依赖性 长期用药可产生耐受性及依赖性，骤然停药可出现反跳现象和戒断症状，表现为失眠、躁动、思维混乱、心动过速等。

3. 急性中毒 剂量过大或静脉给药速度过快时，可致急性中毒，表现为共济失调、意识障碍、呼吸功能和循环功能抑制，严重者出现昏迷甚至呼吸麻痹。氟马西尼为特异性解毒药，通过与苯二氮䓬类药物竞争GABA受体的特异结合位点发挥解救作用。

4. 其他 产妇在分娩前大剂量使用可引起新生儿呼吸抑制、体温下降、肌力下降等。此外，本类药有致畸性。

【药物相互作用和禁忌证】

苯二氮䓬类药物与其他中枢抑制药、乙醇等合用时中枢抑制作用增强，出现嗜睡、昏睡、呼吸抑制、昏迷，严重时可致死。

三唑仑

三唑仑(triazolam)为短效苯二氮䓬类。本药起效迅速，半衰期较短，临床主要用于各种类型失眠症的短期治疗。常见不良反应为头晕、头痛、嗜睡，较大剂量应用时所致记忆缺失较其他苯二氮䓬类发生率高，长期用药可产生依赖性。

氯氮䓬

氯氮䓬(chlordiazepoxide)为中效苯二氮䓬类。口服给药吸收完全，经肝脏生物转化后的代谢产物去甲氯氮䓬、地莫西泮、去甲地西泮均具有药理活性，久用存在蓄积性。临床主要用于急性焦虑症的治疗，也可用于酒精戒断症状的治疗。近年来随着短效抗焦虑药阿普唑仑

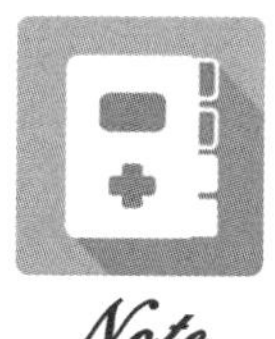

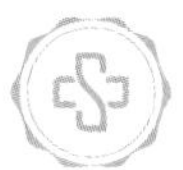

(alprazolam)的应用，氯氮䓬的临床应用明显减少。常见不良反应为嗜睡，肝、肾功能不全者及老年人慎用。

地西泮

地西泮(diazepam)是较早使用的长效苯二氮䓬类。口服吸收迅速而完全。经肝脏生物转化后生成的去甲地西泮和奥沙西泮仍具有药理活性。可从乳汁中排出，也可自胆汁排泄并形成肠肝循环。连续应用时应注意药物及其活性代谢物在体内蓄积。主要用于治疗焦虑症、肌肉僵直、癫痫等，是治疗癫痫持续状态的首选药。还可用于减轻酒精戒断症状。

氟西泮

氟西泮(flurazepam)属长效苯二氮䓬类，催眠作用迅速而强大，活性代谢产物为去烷基氟西泮。与其他苯二氮䓬类相比，其作用维持时间较长，后遗效应比较明显，只适合短期使用。常见不良反应为眩晕、嗜睡、共济失调等。易产生耐受性和依赖性。

第二节　巴比妥类

巴比妥类是由巴比妥酸衍生而来的中枢抑制药，在苯二氮䓬类药物出现后巴比妥类已极少用于失眠症的治疗，但其在抗癫痫、抗惊厥和手术麻醉方面仍有应用。

根据药物消除方式的不同可分为四类，分别为：①超短效类：如硫喷妥(thiopental)、美索比妥(methohexital)。②短效类：如司可巴比妥(secobarbital)、戊巴比妥(pentobarbital)。③中效类：如异戊巴比妥(amobarbital)等。④长效类：如苯巴比妥(phenobarbital)、甲苯比妥(mephobarbital)等。见表 12-2。

表 12-2　巴比妥类药物临床应用比较表

亚　类	药　物	显效时间/h	作用维持时间/h	临床应用
长效类	苯巴比妥	0.5～1	6～8	抗惊厥、抗癫痫
中效类	异戊巴比妥	0.25～0.5	3～6	镇静、催眠
短效类	司可巴比妥	0.25	2～3	镇静催眠、抗惊厥
超短效类	硫喷妥钠	静脉注射，立即	0.25	静脉麻醉

【体内过程】

巴比妥类药物口服或肌内注射均能快速并完全吸收。在体内分布广泛，可通过胎盘屏障，也可经乳汁分泌。进入中枢神经系统的速度与药物脂溶性呈正相关，硫喷妥等脂溶性高，可快速分布至脑组织中，故静脉注射后立即起效；脂溶性低的苯巴比妥静脉注射后 30 min 起效。硫喷妥钠起效快，但由于药物可迅速由脑组织中再分布并暂时储存于外周脂肪组织，故作用维持时间较为短暂。大多数药物在肝脏生物转化后经肾排出体外，部分药物原型经肾排泄。尿液 pH 对本类药物排泄速度影响较大，碱化尿液，可促进药物排出。

【药理作用和临床应用】

巴比妥类为传统的中枢抑制药，随着剂量增加对中枢神经系统的抑制作用逐渐增强，依次表现为镇静、催眠、抗惊厥、抗癫痫及麻醉作用。较大剂量可抑制呼吸中枢和心血管运动中枢，甚至引起呼吸麻痹而死亡。

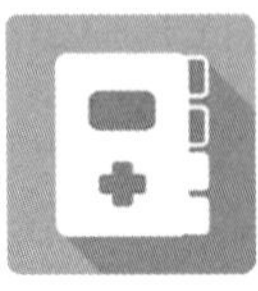

1. 镇静和催眠 小剂量发挥镇静作用，可缓解焦虑、烦躁不安等状态。中等剂量发挥催眠作用，能缩短入睡时间，减少觉醒次数，延长总睡眠时间。但明显缩短快速动眼睡眠和深睡眠时相，改变生理睡眠模式。久用停药后反跳性显著延长快速动眼睡眠时相，出现多梦或噩梦，引起睡眠障碍。同时，本类药物安全范围小，不良反应如呼吸抑制、后遗效应、耐受性和依赖性等均较严重，已不作为常规的镇静催眠药使用。

2. 抗惊厥和抗癫痫 大于催眠剂量的巴比妥类有抗惊厥作用，临床可用于破伤风、子痫、小儿高热、药物中毒等多种原因引起的惊厥。苯巴比妥可用于癫痫大发作或癫痫持续状态，癫痫危急病例可选用硫喷妥和美索比妥。

3. 麻醉和麻醉前给药 硫喷妥和美索比妥静脉给药可用于麻醉或诱导麻醉。异戊巴比妥等中效类药物常用作麻醉前给药，以消除患者术前的紧张情绪。

4. 增强其他中枢抑制药的作用 巴比妥类与其他中枢抑制药合用，可使中枢抑制作用增强；复方止痛药中加入少量巴比妥类，能加强解热镇痛药的镇痛作用。本类药物可致抑郁症患者病情加重或恶化，甚至出现自杀倾向，抑郁症者慎用。

【作用机制】

GABA 受体上存在巴比妥类药物的结合位点，当巴比妥类与其位点结合后，可促进和增强 GABA 与 GABA 受体的结合，使 Cl^- 通道开放时间延长，Cl^- 内流增多，导致神经细胞膜超级化，从而产生中枢抑制作用。在较高浓度时，可抑制 Ca^{2+} 依赖性动作电位，抑制 Ca^{2+} 依赖性递质释放，呈现拟 GABA 作用(无 GABA 时也能直接增加 Cl^- 内流)。

【不良反应】

1. 后遗效应 患者服药后次日早晨可出现头晕、乏力、嗜睡、精细动作不协调等中枢抑制症状，也称“宿醉”，比苯二氮䓬类严重。因此，从事驾驶或高空作业者应避免选用。

2. 耐受性与依赖性 巴比妥类久用可产生耐受性，与其自身诱导肝药酶活性有关。长期使用可产生依赖性，突然停药易发生“反跳”现象。此外，由于快速动眼睡眠时相延长，梦魇增多，迫使患者继续用药，形成生理依赖性，一旦停药，则出现明显的戒断症状，表现为激动、失眠、焦虑，甚至惊厥。其耐受性和依赖性均较苯二氮䓬类出现早且更严重，对巴比妥类药物要严格控制，避免长期使用。

3. 呼吸抑制 大剂量巴比妥类对呼吸中枢有明显的抑制作用，抑制程度与剂量成正比，口服剂量过大或静脉注射速度过快时，可致急性中毒，表现为深度昏迷、呼吸抑制、血压下降、体温降低、多种反射减弱或消失，严重者可因呼吸麻痹而死亡，深度呼吸抑制是巴比妥类药物致死的主要原因。急性中毒抢救原则：通过洗胃灌肠清除毒物；维持呼吸和循环功能；用碳酸氢钠碱化血液、尿液促进药物排泄，必要时进行血液透析。由于药物可透过胎盘和可经乳汁排出，孕妇和哺乳期妇女慎用；严重支气管哮喘等呼吸功能不全患者禁用。

4. 过敏反应 少数人用后出现皮疹、荨麻疹、血管神经性水肿、哮喘等过敏反应，偶致剥脱性皮炎。

【药物相互作用】

巴比妥类与乙醇和其他中枢抑制药有协同作用，甚至可加重毒性反应，故不宜联合应用。巴比妥类能诱导肝药酶，不仅加速自身的代谢，还加速与其合用药物的代谢，因此当巴比妥类与其他药物长期合用时，需加大合用药物的剂量才能发挥预期作用，一旦停用巴比妥类后注意及时减少这些药物的剂量。

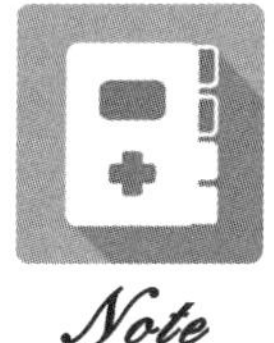

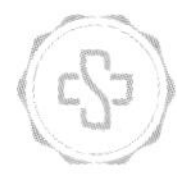

第三节　其他镇静催眠药

水合氯醛

水合氯醛(chloral hydrate)口服吸收迅速,在肝脏代谢为作用更强的三氯乙醇。具有镇静催眠和抗惊厥作用,口服后 15 min 起效,催眠作用持续时间为 6～8 h。本药不缩短快速动眼睡眠时相,后遗效应等不良反应轻,对胃具有较强刺激性。临床可用于顽固性失眠以及小儿高热、破伤风、子痫等各种原因所致惊厥,10%灌肠给药是治疗小儿高热惊厥的首选药物。过量对心、肝、肾有损害,故严重心、肝、肾病患者禁用。久用可产生耐受性和成瘾性。

丁螺环酮

丁螺环酮(buspirone)于 1986 年被批准用于临床,为 5-HT_{1A}受体的部分激动药,通过激动突触前膜 5-HT_{1A}受体反馈抑制 5-HT 释放而发挥抗焦虑作用。无镇静催眠、抗惊厥和中枢性肌肉松弛作用。口服吸收迅速,有明显首过消除效应,经肝脏生物转化,$t_{1/2}$为 2～4 h。临床主要用于焦虑症的短期治疗。不良反应为头晕、头痛、嗜睡、恶心、呕吐等,无明显依赖性和成瘾性。

唑吡坦

唑吡坦(zolpidem)又名思诺思,于 1992 年被批准用于临床,作用机制与苯二氮䓬类相似,可特异性激动中枢 GABA 受体,从而增强 GABA 的中枢抑制作用,使睡眠诱导时间和觉醒次数减少,使睡眠时长和质量得到明显改善。与苯二氮䓬类相比,其镇静催眠作用较强,抗焦虑、抗癫痫、中枢性肌肉松弛作用较弱。临床常用于失眠症的短期治疗。不良反应有头晕、嗜睡、恶心、呕吐、情绪低落、思维混乱、健忘等;大剂量可导致共济失调、心动过缓、呼吸困难、昏迷,甚至死亡。过量中毒可用氟马西尼进行解救。此外,唑吡坦与其他催眠药合用可致少数患者出现思维异常、夜游等。

思政案例 12-1
守住睡眠如同守住健康

佐匹克隆

佐匹克隆(zopiclone)又名唑比酮,属第三代镇静催眠药,于 2004 年被批准用于临床。口服吸收迅速,$t_{1/2}$为 3.5～6 h,肝硬化者可延长至 8 h。抗焦虑、镇静催眠、抗惊厥和肌肉松弛作用与苯二氮䓬类相似,临床主要用于失眠症的长期治疗。不良反应较少,部分患者可出现头晕、头痛、口干、口苦、嗜睡、肌无力,长期使用无明显的耐受性和停药反跳现象。

知识链接 12-1
世界睡眠日

雷美尔通

雷美尔通(ramelteon)于 2005 年被批准用于临床,通过激动褪黑素受体发挥镇静催眠作用,主要用于慢性失眠症的治疗,长期应用安全性较好。不良反应主要为头晕、嗜睡、疲倦等。此外,雷美尔通可影响机体性激素水平,导致患者出现闭经、性欲下降、溢乳等。

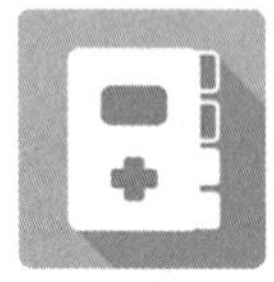

Note

小　　结

镇静催眠药包括苯二氮䓬类、巴比妥类、水合氯醛等其他镇静催眠药三大类。苯二氮䓬类作用于苯二氮䓬类受体发挥抗焦虑、镇静催眠、抗惊厥、抗癫痫等作用，其安全范围大、无麻醉作用，过量中毒可用氟马西尼解救。巴比妥类对中枢神经系统具有普遍性抑制作用，随剂量增加可表现为镇静、催眠、抗惊厥、抗癫痫、麻醉作用，由于安全性差，易形成依赖性，临床主要用于抗惊厥、抗癫痫和麻醉。水合氯醛安全范围小，适用于治疗小儿高热、子痫、破伤风等各种原因所致惊厥。所有镇静催眠药物使用后对睡眠时相都有或轻或重的影响。

目标测试

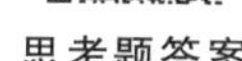
思考题答案

思考题

1. 使用镇静催眠药后的睡眠是否为生理性睡眠？
2. 为什么苯二氮䓬类能取代巴比妥类成为常用镇静催眠药？

本章参考文献

[1] 杨宝峰，陈建国. 药理学[M]. 9版. 北京：人民卫生出版社，2018.
[2] 董志. 药理学[M]. 4版. 北京：人民卫生出版社，2017.

（山西医科大学汾阳学院　李春莺）

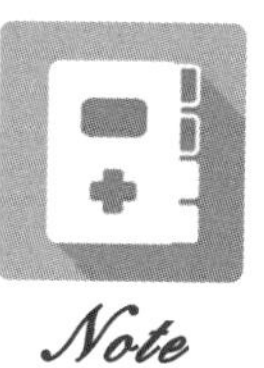

第十三章 抗癫痫药和抗惊厥药

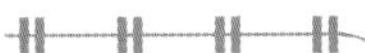

本章 PPT

案例引导答案

学习目标

1. 知识目标 ①掌握苯妥英钠、卡马西平、乙琥胺、苯巴比妥、丙戊酸钠抗癫痫的作用特点与临床应用；②熟悉硫酸镁的药理作用和临床应用。

2. 能力目标 通过学习案例，增强理论知识与癫痫临床类型相结合的临床思维能力。

3. 情感目标 学习思政案例，认识医学人文关怀对癫痫患者的重要性和必要性。

案例引导13-1

患者，女性，19岁，因在课堂上突发性抽搐被急诊送入医院。到医院后症状已经缓解。经询问病史得知，该患者在两年前无诱因出现抽搐发作一次，发作时意识丧失、四肢强直痉挛、牙关紧闭，持续十多分钟后自行缓解。被诊断为癫痫发作。

请问：

1. 该患者应选用何种药物进行治疗？
2. 在治疗过程中应注意哪些问题？

第一节 抗癫痫药

癫痫是由于多种病因引起脑组织局部病灶神经元突发性异常高频放电，并向周围扩散导致大脑功能短暂失调的一种综合征。癫痫发生率高、症状复杂。发作时运动、感觉、精神、意识出现异常，伴有异常脑电图。癫痫具有突发性、短暂性、反复性的特点。主要发作类型、临床症状及治疗药物见表13-1。

表13-1 癫痫发作分类表

发作分类	临床特征	治疗药物
局限性发作		
1. 单纯性局限性发作	短暂性局部肢体感觉或运动异常	苯妥英钠、苯巴比妥、卡马西平
2. 复合性局限性发作（精神运动性发作）	冲动性意识障碍和精神症状	丙戊酸钠、拉莫酸钠、卡马西平、扑米酮

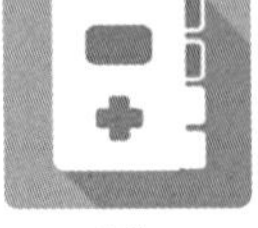

Note

续表

发作分类	临床特征	治疗药物
全身性发作		
1. 失神性发作（小发作）	多见于儿童、突发性短暂意识丧失、动作中断	乙琥胺、氯硝西泮、丙戊酸钠、拉莫三嗪
2. 强直-阵挛性发作（大发作）	突发性意识丧失、全身强直-阵挛性抽搐、持续数分钟	苯巴比妥、苯妥英钠、卡马西平、扑米酮、丙戊酸钠
3. 肌阵挛性发作	部分肌群出现短暂休克样抽动	糖皮质激素、丙戊酸钠、氯硝西泮
4. 癫痫持续状态	大发作持续状态、反复抽搐、持续昏迷，若不及时解救危及生命	地西泮、劳拉西泮、苯妥英钠、苯巴比妥

局限性发作占癫痫患者的 60%，全身性发作占癫痫患者的 40%。其病因多与遗传因素有关，其次为脑部寄生虫病、脑血管畸形、脑部肿瘤及脑外伤等造成大脑皮层病灶所致。目前癫痫治疗仍以药物对症治疗为主，可减少或阻止发作，但无法有效地预防和治愈，因此抗癫痫药往往需要终身服用。大部分患者经过正规治疗可以控制癫痫发作。

抗癫痫药通过抑制脑部病灶区神经元异常放电或遏制异常放电向正常组织扩散，从而阻止癫痫发作。其作用机制与干扰电压依赖性 Na^+ 通道或 Ca^{2+} 通道，从而降低神经元的兴奋性有关，也与增强中枢性抑制递质 GABA 能神经通路的功能有关。常用的抗癫痫药有苯妥英钠、卡马西平、乙琥胺、巴比妥类、苯二氮䓬类、丙戊酸钠等。

苯妥英钠

苯妥英钠（phenytoin sodium）又名大仑丁，是 1938 年开始使用的非镇静催眠性抗癫痫药，属于乙内酰脲类。

【体内过程】

苯妥英钠呈强碱性（pH＝10.4），刺激性大，不宜肌内注射。口服吸收缓慢而不规则，需连续服用 6～10 天才能达到有效血药浓度（10～20 μg/mL），癫痫持续状态时可静脉给药。脂溶性较大，易透过血脑屏障。血浆蛋白结合率为 85%～90%，主要在肝脏经肝药酶代谢失活，以原型随尿液排出者不足 5%。在体内的消除与血药浓度有关，当血药浓度高于 10 μg/mL 时以零级动力学消除，$t_{1/2}$ 约为 60 h，当血药浓度低于 10 μg/mL 时则以一级动力学消除，$t_{1/2}$ 约为 20 h。苯妥英钠不同制剂的生物利用度不同、血药浓度的个体差异很大，应用时要注意剂量个体化，必要时在血药浓度监控下给药。

【药理作用及作用机制】

苯妥英钠对癫痫病灶异常高频放电无抑制作用，但能阻止癫痫病灶异常放电扩散过程中突触传递的突触后增强，从而阻止其向正常脑组织的扩散。本品具有膜稳定作用，能抑制细胞膜的电压依赖性 Na^+、Ca^{2+} 通道，减少 Na^+、Ca^{2+} 内流，阻止动作电位的产生，降低各种组织的兴奋性。较大剂量时还能抑制 K^+ 外流，延长动作电位时程和不应期。这种作用是苯妥英钠抗癫痫、抗心律失常、抗中枢疼痛综合征的药理学基础。

【临床应用】

1. 抗癫痫 苯妥英钠为治疗癫痫大发作的首选药。静脉缓慢注射可缓解癫痫持续状态，对局限性和精神运动性发作也有一定疗效，但对小发作无效，甚至可使病情恶化。

2. 抗外周神经痛 对三叉神经痛疗效较好；对坐骨神经痛、舌咽神经痛也有一定疗效。

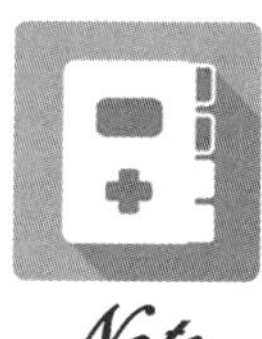

Note

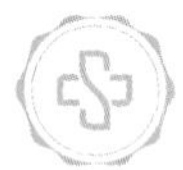

3. 抗心律失常 可作为强心苷中毒所致室性心律失常的首选药,详见第二十三章抗心律失常药。

【不良反应】

1. 局部刺激 本品为强碱性,刺激胃肠道可引起恶心、呕吐、食欲不振、腹痛等,饭后服药可减轻。静脉注射可发生静脉炎。

2. 齿龈增生 长期应用出现齿龈增生,以儿童和青少年多见,发生率约20%,与药物自唾液排出刺激胶原组织增生有关。注意口腔卫生,经常按摩牙龈可以减轻,一般停药3~6个月可自行消退。

3. 血液系统反应 可抑制叶酸吸收并加速其代谢,还抑制二氢叶酸还原酶,长期用药引起叶酸缺乏,导致巨幼红细胞贫血,宜用甲酰四氢叶酸防治。

4. 神经系统反应 当血药浓度大于20 μg/mL,可引起眩晕、复视、眼球震颤、共济失调等;大于40 μg/mL时,可致精神错乱、语言障碍;大于50 μg/mL时,可引起昏睡甚至昏迷等。

5. 过敏反应 以皮疹较为常见,偶见严重过敏反应如剥脱性皮炎、肝脏损害,也可致血小板减少、再生障碍性贫血。用药期间应定期检查血常规及肝功能等。

6. 其他 本品诱导肝药酶加速维生素D的代谢,长期用药可致低钙血症、佝偻病样改变、骨软化症,可补充维生素D进行防治。静脉注射过快可致心脏抑制、血压下降、心律失常,宜在心电图监护下静脉给药;久用骤停可致癫痫发作加重,甚至诱发癫痫持续状态;本品有致畸作用;偶见男性乳房增大、女性多毛症、淋巴结肿大等。

【药物相互作用和禁忌证】

氯霉素、异烟肼、西咪替丁等可抑制肝药酶活性,使苯妥英钠的血药浓度升高;水杨酸类、苯二氮䓬类、磺胺类及口服抗凝药等可与苯妥英钠竞争血浆蛋白结合,使其游离型血药浓度增高;苯巴比妥、卡马西平等可诱导肝药酶,降低苯妥英钠的血药浓度;苯妥英钠为肝药酶诱导剂,能加速糖皮质激素和避孕药等药物的代谢,降低临床疗效,当苯妥英钠与这些药物联用时,应注意调整剂量。

窦性心动过缓及Ⅱ、Ⅲ度房室传导阻滞者禁止静脉注射苯妥英钠;妊娠期妇女禁用。

卡马西平

卡马西平(carbamazepine)又名酰胺咪嗪,最早用于治疗三叉神经痛,20世纪70年代起用于治疗癫痫。

【体内过程】

卡马西平口服吸收较为缓慢,2~4 h血药浓度达峰值。血浆蛋白结合率为75%~80%,经肝脏生物转化后的环氧化物仍有抗癫痫活性,少部分药物以原型由尿排出。用药之初$t_{1/2}$约为35 h,因本品为肝药酶诱导剂,连续使用3~4周后,$t_{1/2}$缩短为15~20 h。

【药理作用及作用机制】

卡马西平的药理作用及机制与苯妥英钠相似,治疗浓度时能阻断Na^+通道,抑制癫痫病灶及外周神经元放电,同时还能增强GABA在突触后的效应。

【临床应用】

卡马西平为一种有效的广谱抗癫痫药物,是治疗单纯性局限性发作和大发作的首选药物之一,对复合性局限性发作和小发作也有良好疗效,还可改善癫痫患者的精神症状。此外,卡马西平还用于治疗躁狂症和抑郁症;也用于治疗三叉神经痛和舌咽神经痛(疗效优于苯妥英钠)。

【不良反应】

常见头晕、嗜睡、食欲减退、视力模糊、皮炎等。偶见共济失调、剥脱性皮炎、骨髓抑制、肌

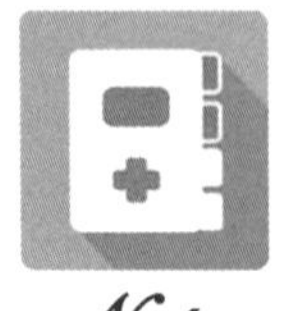

张力障碍、精神行为异常、肝损害等。

【药物相互作用和禁忌证】

卡马西平为肝药酶诱导剂，能增强苯妥英钠、乙琥胺、丙戊酸钠、氯硝西泮等的代谢；苯妥英钠、苯巴比妥、扑米酮能加速卡马西平代谢，使其血药浓度降低。

心、肝、肾功能不全者及妊娠早期和哺乳期妇女禁用，青光眼患者禁用。

苯巴比妥

苯巴比妥(phenobarbital)又名鲁米那，抗癫痫作用与苯妥英钠相似，较高浓度时抑制 Na^+ 内流和 K^+ 外流，抑制了异常神经元的异常放电和扩散。本品对大发作及癫痫持续状态疗效好，对精神运动性发作及局限性发作也有效。具有起效快、疗效好、毒性低等优点。但因其中枢抑制作用明显，故不作为首选药。

【药物相互作用】

苯巴比妥能加强抗组胺药、麻醉药、镇静催眠药、镇痛药的中枢抑制作用，合用时注意减量；通过诱导肝药酶加速苯妥英钠、双香豆素、氯丙嗪等代谢，合用时使这些药物的半衰期缩短、血药浓度降低；丙戊酸钠抑制苯巴比妥的代谢，使其血药浓度升高，延长其作用，甚至会导致出现中毒现象。

扑米酮

扑米酮(primidone)又名去氧苯比妥或扑痫酮，在体内代谢为苯巴比妥和苯乙基丙二酰胺。对大发作和局限性发作疗效优于苯巴比妥，对精神运动性发作也有效，与苯妥英钠合用有明显协同作用。不良反应主要为嗜睡、眩晕、复视、共济失调、血小板减少、贫血等，用药期间应注意检查血常规，禁用于严重肝、肾功能不全者。

乙琥胺

乙琥胺(ethosuximide)属于琥珀酰亚胺类。

【体内过程】

口服吸收完全，3 h 血药浓度达到峰值。血浆蛋白结合率低，在脑脊液中的浓度与血浆药物浓度相似。儿童 $t_{1/2}$ 约 30 h，成人 $t_{1/2}$ 为 40～50 h。主要在肝脏代谢失活，约 25%以原型由尿排出。

【药理作用及临床应用】

抗癫痫作用与抑制丘脑 T 型 Ca^{2+} 通道有关，高浓度时还能抑制 GABA 转氨酶的作用。本品只对小发作有效，对其他类型癫痫无效。疗效虽不及氯硝西泮，但副作用少，耐受性产生慢，是防治小发作的首选药。

【不良反应】

常见恶心、呕吐、呃逆、食欲不振等胃肠道刺激症状；其次为头晕、头痛、嗜睡、困倦、焦虑、抑郁、攻击行为等中枢神经系统反应；偶见粒细胞缺乏症，严重者发生再生障碍性贫血。有精神病病史者慎用。

氯硝西泮

氯硝西泮(clonazepam)又名氯硝基安定。本品对各种类型癫痫都有效，尤其对小发作及肌阵挛性发作疗效较好，静脉注射可用于治疗癫痫持续状态。长期用药易形成耐受性，久服骤停可致癫痫发作加重，甚至诱发癫痫持续状态。

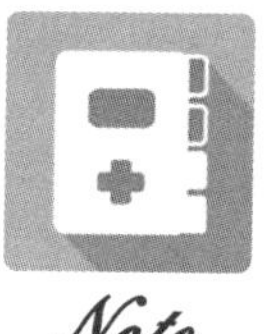

丙戊酸钠

丙戊酸钠(sodium valproate)又名抗癫灵。

【体内过程】

口服吸收迅速完全,生物利用度在80%以上。与血浆蛋白的结合率为90%,主要以原型由肾脏排泄,$t_{1/2}$为8~15 h,达到稳态血药浓度时间为2~4 h。

【药理作用和临床应用】

丙戊酸钠能抑制电压依赖性Na^+通道,阻止病灶异常放电的扩散;还能提高谷氨酸脱羧酶活性,使GABA生成增多;抑制GABA转氨酶,使GABA代谢减少、脑内GABA浓度提高,从而增强GABA的中枢抑制作用。

丙戊酸钠为广谱抗癫痫药,对各种类型癫痫都有一定疗效,对小发作疗效优于乙琥胺,但因其肝脏毒性不作为首选药,对精神运动性发作的疗效与卡马西平相似。

【不良反应】

1. 胃肠道反应 常见恶心、呕吐、食欲减退等,饭后用药可减轻。

2. 中枢神经系统 主要为嗜睡、乏力、注意力不集中、平衡失调、震颤等。

3. 肝脏毒性 约40%的患者在用药数月内出现谷草转氨酶升高,少数发生急性重型肝炎,个别因肝功能衰竭而死亡。

4. 致畸性 对胎儿有致畸作用,可致脊椎裂。

5. 其他 如皮疹、脱发、血小板减少、血小板聚集、急性胰腺炎等。

【药物相互作用】

丙戊酸钠能明显提高苯妥英钠、苯巴比妥、乙琥胺和氯硝西泮的血药浓度;苯妥英钠、苯巴比妥、卡马西平、扑米酮能降低丙戊酸钠的血药浓度。

拉莫三嗪

拉莫三嗪(lamotrigine)为苯三嗪类衍生物,是新型抗癫痫药。

【体内过程】

口服吸收迅速完全,生物利用度为98%,血浆蛋白结合率为55%,达峰时间为2~3 h。主要经肝脏与葡萄糖醛酸结合的方式进行代谢,原型经尿液排出不足10%,$t_{1/2}$为25~30 h。

【药理作用及作用机制】

拉莫三嗪为电压依赖性Na^+通道阻滞药,能阻滞癫痫病灶快速放电和神经元除极,阻止病灶异常放电,对正常神经兴奋传导无影响。对体外培养神经元,能抑制谷氨酸诱发的爆发性放电。

【临床应用】

可用于各种类型癫痫的治疗,临床疗效与卡马西平类似,也可与其他抗癫痫药物合用治疗难治性癫痫。

【不良反应】

1. 神经系统 常见头痛、头晕、嗜睡、共济失调等。

2. 消化系统 常见恶心、呕吐、消化不良、便秘等。

3. 血液造血系统及其他 常见白细胞减少、血小板减少,偶见弥散性血管内凝血(DIC)、过敏反应等。

【药物相互作用】

苯妥英钠、苯巴比妥等肝药酶诱导剂可使拉莫三嗪半衰期缩短,丙戊酸钠可抑制拉莫三嗪代谢,使其半衰期延长,临床合用时应注意调整剂量。

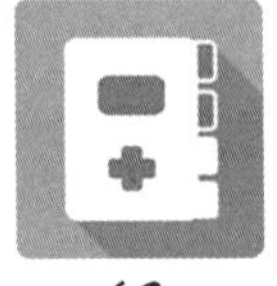
Note

抗癫痫药应用注意事项如下。

目前癫痫病的治疗仍以药物控制发作为主，因此，对癫痫患者用药时须注意以下事项：

(1) 按癫痫发作类型选药：①癫痫大发作首选苯妥英钠或卡马西平；②癫痫小发作首选乙琥胺或氯硝西泮；③癫痫精神运动性发作首选卡马西平；④癫痫持续状态首选地西泮静脉注射。

(2) 一种药物个体化治疗：癫痫患者以一种药物治疗为宜，从小剂量开始逐渐增加剂量，达到理想效果后进行维持治疗，以能控制癫痫发作又不出现药物严重不良反应为宜。控制率一般可达 80%。

(3) 切勿骤然换药或停药：癫痫是一种慢性疾病，需要长期用药维持治疗。不论使用何种药物治疗，绝不能因症状控制和缓和而随时减药或骤然停药，否则会因患者血药浓度下降过快出现反跳，引起癫痫严重发作，甚至发生癫痫持续状态。

(4) 长期用药：须注意药物的毒性反应，注意定期检查肝、肾功能情况及血常规变化。

(5) 孕妇须慎用药物。

思政案例 13-1 癫痫患者的人文关怀和治疗同样重要

知识链接 13-1 难治性癫痫终于不难治了

第二节 抗惊厥药

惊厥是各种原因引起中枢神经系统过度兴奋的一种症状，表现为全身骨骼肌不自主的强烈收缩。常见于小儿高热、破伤风、子痫、癫痫大发作和中枢神经系统兴奋药中毒等。常用的抗惊厥药有地西泮、苯巴比妥、水合氯醛、硫酸镁等。

硫酸镁

硫酸镁(magnesium sulfate)因给药途径不同表现出不同的药理作用。口服用药极少吸收，有泻下和利胆作用，外用热敷可消炎去肿，注射给药产生全身作用。

【药理作用及作用机制】

Mg^{2+} 参与多种酶活性的调节，影响神经冲动传递和肌肉应激性的维持。注射硫酸镁能抑制传出神经系统，使骨骼肌、心肌、血管平滑肌松弛，发挥肌肉松弛作用和降压作用。作用机制是由于 Mg^{2+} 与 Ca^{2+} 化学性质相似，可以特异性地竞争 Ca^{2+} 受点，拮抗 Ca^{2+} 的作用，从而抑制 Ca^{2+} 依赖性神经递质的释放和骨骼肌收缩，从而引起肌肉松弛。同时，也作用于中枢神经系统，引起感觉和意识消失。血中 Mg^{2+} 过高时，可松弛血管平滑肌，使全身小血管扩张，并可使冲动传递发生障碍，引起血压下降。

【临床应用】

主要用于缓解小儿高热、子痫、破伤风等引起的惊厥，也可用于高血压危象。

【不良反应】

硫酸镁注射的安全范围很窄，注射过量可引起血压骤降、呼吸抑制、心动过缓、传导阻滞甚至引起死亡。肌腱反射消失为呼吸抑制的先兆，用药过程中应随时检查肌腱反射。一旦发生中毒则须立即停药、进行人工呼吸，并缓慢静脉注射氯化钙和葡萄糖酸钙加以对抗。

小结

临床根据癫痫类型、药物作用与不良反应选择抗癫痫药物。初诊患者提倡单一用药、混合型癫痫患者在血药浓度检测下联合用药。癫痫大发作首选药物为苯妥英钠或卡马西平；小发

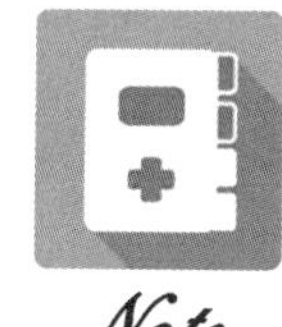

作首选乙琥胺或氯硝西泮;肌阵挛性发作首选糖皮质激素;癫痫持续状态首选地西泮静脉注射。抗癫痫药物一般从小剂量开始、逐渐增量,直至获得理想疗效时维持此量治疗。在治疗过程中,不宜随便替换药物或减少用药剂量,否则可导致癫痫发作或癫痫持续状态。

硫酸镁通过拮抗 Ca^{2+} 的作用,可松弛骨骼肌和血管平滑肌,临床用于多种原因引起的惊厥和高血压危象抢救。肌腱反射消失为硫酸镁中毒致呼吸抑制的先兆,使用中应经常检查肌腱反射,一旦发生中毒除对症处理外,可缓慢静脉注射钙剂进行解救。

目标测试

思考题答案

思 考 题

1. 各种类型癫痫发作时的首选药有哪些?
2. 苯妥英钠的主要不良反应是什么?应用时应注意哪些方面?

本章参考文献

[1] 杨宝峰,陈建国. 药理学[M]. 9 版. 北京:人民卫生出版社,2018.

[2] 董志. 药理学[M]. 4 版. 北京:人民卫生出版社,2017.

(山西医科大学汾阳学院　李春莺)

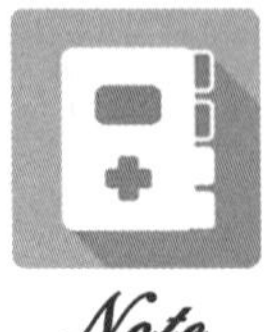

Note

第十四章 治疗中枢神经系统退行性疾病药

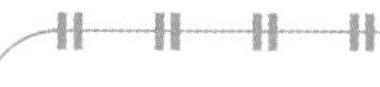

学习目标

本章 PPT

1. 知识目标 ①掌握左旋多巴药理作用机制、临床应用和主要不良反应；②熟悉金刚烷胺、溴隐亭、司来吉兰等药物的作用特点；③了解帕金森病的发病机制、抗阿尔茨海默病药物的类型。

2. 能力目标 通过案例的学习，能将左旋多巴、卡比多巴等药物理论知识应用于帕金森病的临床思维中。

3. 情感目标 学习思政案例，养成“善于观察分析、勇于质疑思考”的医学态度和职业操守。

案例引导14-1

患者，男性，50岁。近一年来出现四肢颤抖，呈逐渐加重趋势，行走困难，两个月前头部出现不自主晃动，行动更为迟缓，书写困难。既往无脑血管疾病与高血压病史，诊断为帕金森病。

请问：

该患者需要给出的药物治疗方案及用药注意事项是什么？

案例引导答案

中枢神经系统退行性疾病是指一组慢性进行性中枢神经组织退行性变性引起疾病的总称，包括帕金森病（Parkinson's disease，PD）、阿尔茨海默病（Alzheimer's disease，AD）、亨廷顿病（Huntington disease，HD）、肌萎缩侧索硬化（amyotrophic lateral sclerosis，ALS）等。尽管这组疾病的病因及病变部位各不相同，但共同特征是脑和脊髓神经元发生了退行性病理学改变。目前，兴奋毒性（excitotoxicity）、细胞凋亡（apoptosis）、氧化应激（oxidative stress）假说较受重视。

随着社会发展和人口老龄化问题的日益加重，中枢神经系统退行性疾病已成为仅次于癌症和心血管疾病、严重影响人类健康和生活质量的第三位因素。随着分子生物学、神经科学和行为科学、人类基因组学研究的不断进展，关于本组疾病的发病原因、发病机制、治疗药物及治疗手段不断有新的突破。

第一节 抗帕金森病药

帕金森病（Parkinson's disease，PD）又称震颤麻痹，是一种常见的慢性进行性锥体外系退行性疾病，因英国医生 James Parkinson 于 1817 年首先描述而得名。主要临床表现为静止震

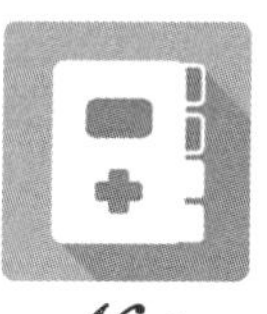

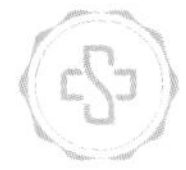

颤(resting tremor)、肌肉强直(muscular rigidity)、运动迟缓(bradykinesia)、共济失调(ataxia)等。临床上由脑炎后遗症、动脉硬化、化学药物中毒(如CO、抗精神病药物中毒)等引起的与帕金森病具有相同表现的一组临床症状总称为帕金森综合征。

帕金森病的主要病变部位在黑质-纹状体通路,原因为黑质内多巴胺能神经元发生退行性病变。黑质中多巴胺能神经元发出神经纤维到达纹状体,以多巴胺为神经递质,与尾-壳核神经元形成突触,对脊髓前角运动神经元起抑制作用;尾核中的胆碱能神经元以乙酰胆碱为神经递质,与尾-壳核神经元形成突触,对脊髓前角运动神经元起兴奋作用。在生理情况下,这两条神经通路功能处于动态平衡,共同调节机体运动功能。帕金森病患者由于黑质多巴胺(DA)能神经元变性、DA合成不足,导致黑质-纹状体多巴胺通路功能减弱,胆碱能神经功能相对亢进,出现肌张力增高、运动迟缓等一系列帕金森病的症状。

帕金森病的治疗药物包括拟多巴胺类药和中枢性抗胆碱药两大类,总体目标为恢复多巴胺能神经与胆碱能神经功能的平衡。

一、拟多巴胺类药

(一)多巴胺前体药

左旋多巴

左旋多巴(levodopa)又名L-多巴,为体内合成多巴胺的前体,现已人工合成。

【体内过程】

左旋多巴口服后主要经小肠迅速吸收,0.5～2 h血药浓度达到峰值。$t_{1/2}$为1～3 h。食物中的其他氨基酸可减少左旋多巴的吸收。胃排空延缓、胃液pH偏低、高蛋白饮食都会降低左旋多巴的生物利用度,低蛋白饮食或空腹服药促进吸收。吸收后的左旋多巴经过肝脏时大部分被肝内的多巴脱羧酶脱去羧基转化为多巴胺,也有部分在心、肾、肠道被脱羧生成多巴胺。少部分左旋多巴转变为黑色素或经儿茶酚-O-甲基转移酶(COMT)转化为3-甲氧基多巴。生成的多巴胺不易透过血脑屏障,与外周的多巴胺受体结合引起不良反应。只有约1%的左旋多巴进入中枢神经系统转化成多巴胺发挥治疗作用。若同时联用外周多巴脱羧酶抑制剂,则可使进入中枢神经系统的左旋多巴明显增加,既增强了临床疗效,又减轻了外周不良反应。

【药理作用和临床应用】

1. 治疗帕金森病及帕金森综合征 左旋多巴透过血脑屏障进入脑组织,经多巴脱羧酶转变为多巴胺,补充了纹状体中多巴胺的不足,使多巴胺能神经功能加强,发挥了抗帕金森病的疗效。临床用于治疗帕金森病及其他原因引起的帕金森综合征,但对吩噻嗪类抗精神病药引起的帕金森综合征无效。

左旋多巴抗帕金森病的作用特点为:①对轻症及年轻患者的疗效较好,对重症及老年衰弱患者的疗效较差;②对肌肉强直与运动障碍疗效较好,对肌肉震颤疗效较差;③起效较慢,常需用药2～3周才出现体征的改善,发挥最大疗效需1～6个月。

左旋多巴连续用药一年,可使80%的帕金森病患者临床症状得到明显改善,其中20%左右的患者症状完全消失,同时还可使患者的情绪好转,对周围事物的反应性增加。但是随着用药时间的延长,左旋多巴的疗效逐渐减退,3～5年后疗效已不明显。原因可能与受体水平的下调、病情的进展等有关。

2. 治疗肝性脑病 左旋多巴在脑内可进一步转化为去甲肾上腺素,使肝性脑病患者的临床症状暂时得到缓解,但并不能改善肝功能。

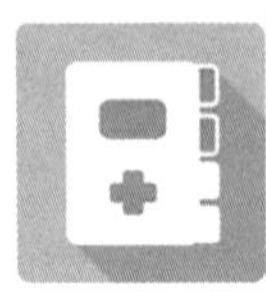
Note

【不良反应】

用药剂量越大、用药时间越长，不良反应越多且越严重。

1. 胃肠道反应 治疗早期80%的患者出现恶心、呕吐、食欲减退、腹胀、腹痛、腹泻等胃肠道反应，多为左旋多巴脱羧生成的多巴胺刺激延髓催吐化学感受区和胃肠道多巴胺受体所致，长期用药少数患者可见消化道溃疡、出血、穿孔等。饭后服药、缓慢递增用药剂量或合用 D_2 受体阻断药多潘立酮（domperidone，吗丁啉）可减轻或避免上述症状。

2. 心血管反应 约30%的患者在用药初期出现体位性低血压，发生原因是由多巴胺（DA）作用于血管平滑肌DA受体引起血管舒张及作用于交感神经末梢DA受体反馈性抑制NA释放所致。少数患者可发生心律失常，是因DA激动心脏 β_1 受体所致。

3. 中枢神经系统反应

（1）多动症：近90%的患者长期用药可出现异常的不随意运动，多见于面部肌群，如张口、咬牙、伸舌、皱眉、头颈部扭动，也可累及肢体及躯体肌群，表现为手足徐动、异常舞蹈样动作，偶见喘息样呼吸或过度呼吸。

（2）症状波动：患者在治疗过程中出现一种双相现象，也称为"开关现象"，"开"时活动正常或接近正常，"关"时表现为僵直、运动不能等严重的帕金森病症状。"开"与"关"可迅速交替反复出现，严重时妨碍患者的正常活动。症状波动是由于疾病发展导致神经元对多巴胺的储存能力下降、患者更依赖于左旋多巴转运入脑脱羧后生成的DA。低蛋白饮食、多巴胺受体激动药、单胺氧化酶（MAO）抑制药、将左旋多巴分多次小剂量用药可减轻症状波动。

（3）精神症状：10%～15%的患者出现失眠、多梦、焦虑、抑郁、狂躁、幻觉、妄想等精神症状，用药时间越长精神症状越多，减量或停药后会好转。

4. 其他 长期使用对肝脏有损害，可发生黄疸、转氨酶增高；极少数患者可引起青光眼急性发作等。

【药物相互作用】

（1）维生素 B_6 是多巴脱羧酶的辅基，使外周脱羧酶的活性增强，降低疗效、增强左旋多巴的外周副作用，故用药期间应禁用维生素 B_6。

（2）氯丙嗪等抗精神病药能阻断DA受体，利血平能耗竭中枢神经系统多巴胺，均可使左旋多巴疗效降低，故不能与左旋多巴合用。

（3）非选择性单胺氧化酶抑制药苯乙肼可引起血压升高甚至出现高血压危象，不能与左旋多巴合用。

（4）抗胆碱药、金刚烷胺、溴隐亭和外周多巴脱羧酶抑制剂可增强左旋多巴的临床效应，合用时应注意调整剂量。

【禁忌证】

严重心血管系统疾病、活动期消化性溃疡、急性精神病、严重神经衰弱、器质性脑病、严重内分泌系统疾病、青光眼患者及妊娠期妇女等禁用左旋多巴。

（二）左旋多巴增效药

1. 氨基酸脱羧酶（AADC）抑制药 如卡比多巴等。

卡比多巴

卡比多巴（carbidopa）又名 α-甲基多巴肼。卡比多巴为外周多巴脱羧酶抑制剂，不能透过血脑屏障，只能抑制左旋多巴在外周脱羧，减少外周多巴胺的生成，提高脑内左旋多巴的浓度，增强疗效，减轻外周不良反应和症状波动。本品单用无效，常与左旋多巴合用。

卡比多巴与左旋多巴组成的复方制剂称为心宁美（sinemet），商品名称为帕金宁，是按

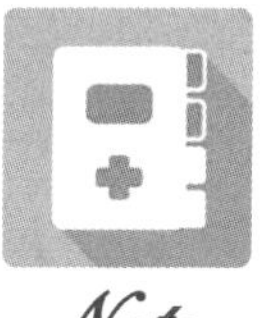
Note

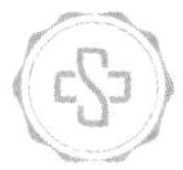

1∶4或 1∶10 混合而成。

除卡比多巴外,氨基酸脱羧酶抑制药还有苄丝肼(benserazide)等。

2. B 型单胺氧化酶(MAO-B)抑制药 机体内的 MAO 是 DA、NA 等神经递质的代谢灭活酶之一,分为 A 型和 B 型,MAO-A 主要分布于肠道,MAO-B 主要分布于黑质-纹状体。

司来吉兰

司来吉兰(selegiline)为 MAO-B 抑制药,能迅速透过血脑屏障,降低脑内 DA 代谢,从而使纹状体 DA 增多。可作为帕金森病辅助治疗药。与左旋多巴合用可减少用药剂量和减轻其不良反应,使左旋多巴的“开关现象”消失。司来吉兰代谢产物为苯丙胺和甲基苯丙胺,可引起焦虑、失眠、幻觉等精神症状。

3. COMT 抑制药 如托卡朋等。

托卡朋

托卡朋(tolcapone)属新型 COMT 抑制药,对外周和中枢神经系统的 COMT 均有抑制作用,能延长左旋多巴的半衰期,提高左旋多巴在中枢神经系统的浓度,明显改善帕金森病患者的运动功能和日常生活能力,安全有效地延长帕金森病患者症状波动“开”的时间。

主要不良反应为肝损害,甚至可引起暴发性肝功能衰竭,故托卡朋仅用于其他抗帕金森病药物治疗无效时。使用时须严密监测肝功能。

(三) 多巴胺受体激动药

溴隐亭

溴隐亭(bromocriptine)口服吸收完全,容易透过血脑屏障进入中枢神经系统。能激动黑质-纹状体通路 DA 受体,减轻帕金森患者的肌肉强直、静止震颤、运动不能等症状;激动结节-漏斗通路 DA 受体,抑制催乳素和生长激素的释放。临床用于治疗帕金森病、泌乳闭经综合征、肢端肥大症。抗帕金森病疗效优于金刚烷胺及抗胆碱药,相当或略强于左旋多巴。不良反应较多见,消化系统常见恶心、呕吐、便秘、消化性溃疡出血等,心血管系统常见体位性低血压、心律失常等,中枢神经系统常见思维混乱、幻觉、复视、精神障碍等。长期用药偶见红斑性肢痛等,一旦发生应立即停药。

心血管系统疾病、消化性溃疡、精神病患者慎用,近期心肌梗死者禁用。

培高利特

培高利特(pergolide)对多巴胺受体激动作用较强而持久,临床应用和不良反应与溴隐亭相似。

(四) 促多巴胺释放药

金刚烷胺

金刚烷胺(amantadine)可通过促进左旋多巴进入脑循环、增加多巴胺合成与释放、减少多巴胺再摄取、弱的抗胆碱作用等多种方式增强多巴胺通路的功能。单独使用其疗效较抗胆碱药高但不及左旋多巴。金刚烷胺起效快、作用持续时间短,用药数天即获得最大疗效,持续6~8周疗效逐步减弱。对帕金森病的震颤、肌肉僵直、运动障碍效果较好。与左旋多巴合用有协同作用。不良反应较少见,大剂量偶致惊厥,长期用药可致下肢皮肤出现网状青斑。

癫痫患者禁用。

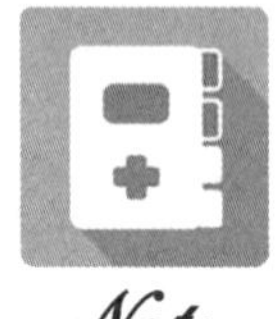

二、中枢性抗胆碱药

苯海索

苯海索(trihexyphenidyl)又名安坦。本品易透过血脑屏障进入中枢神经系统,阻断胆碱受体,使黑质-纹状体通路功能减弱,多巴胺通路功能相对增强,发挥抗帕金森病作用。苯海索抗震颤效果好,对运动障碍和肌肉僵直也有效。外周抗胆碱作用较弱。临床主要用于:①不能耐受或用左旋多巴治疗无效者;②抗精神病药、利血平、脑炎或动脉硬化引起的帕金森综合征。不良反应与阿托品相似,表现为口干、视力模糊、头晕等,但较轻。

青光眼和前列腺肥大患者禁用。

苯扎托品

苯扎托品(benzatropine)又名苄托品,具有抗胆碱、抗组胺、局麻和大脑皮层抑制作用。临床应用与不良反应同苯海索。

第二节 治疗阿尔茨海默病药

老年性痴呆症可分为原发性痴呆症和血管性痴呆症,原发性痴呆症又称阿尔茨海默病(Alzheimer's disease,AD)。老年性痴呆症中约70%为AD。AD是一种与年龄高度相关、以进行性认知障碍和记忆力损害为主的中枢神经系统退行性疾病,主要表现为记忆力、判断力、抽象思维等一般智力的丧失,但视力、运动能力等不受影响。阿尔茨海默病患者经历两种死亡,首先是精神死亡,然后是机体死亡,给患者、家庭、社会带来沉重的负担。随着社会老龄化问题的日益突出,AD患者的数量将持续增高。

AD的主要病理特征是大脑萎缩、脑组织内老年斑沉积、神经原纤维缠结(neurofibrillary tangle,NFT)、神经元缺失变性等。其发病机制目前尚不完全明确,研究较多、较被认可的主要为胆碱能学说、β-淀粉样蛋白毒性学说、氧化应激学说等。在AD患者的大脑中发现胆碱能神经元明显减少、胆碱能神经活性降低,导致AD患者的认知功能障碍。β-淀粉样蛋白沉积、神经原纤维缠结通过炎症反应、氧化应激等引起中枢神经元退行性变性与凋亡,中枢神经系统内多种神经递质与神经调质功能发生障碍。近些年来,关于AD的发病机制研究进展很快,但迄今尚无有效的治疗措施。目前使用的有特异性的治疗策略是增强中枢胆碱能神经功能,其中临床效果相对肯定的药物是胆碱酯酶抑制药。

一、胆碱酯酶抑制药

他克林

他克林(tacrine)为第一代可逆性胆碱酯酶抑制药,可口服或注射给药,脂溶性高,极易透过血脑屏障。在体内分布广泛,脑、肝脏、肾脏中浓度较高,主要经肝脏代谢失活。

他克林既抑制血浆中的胆碱酯酶,又抑制组织中的胆碱酯酶。还可直接激动M型胆碱受体和N型胆碱受体,并能促进乙酰胆碱的释放。此外,他克林还可促进脑组织对葡萄糖的利用,能改善药物、缺氧、老化等引起的实验动物学习记忆能力降低的情况。

他克林是目前治疗AD最有效的药物,对轻、中度AD患者的疗效较为肯定。最常见的不

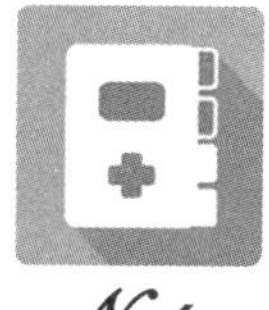
Note

良反应是肝毒性,约一半患者在治疗初期出现谷丙转氨酶(ALT)升高,多数患者于停药3周内ALT可恢复。部分患者用药后出现胃肠道反应,表现为恶心、呕吐、厌食、腹泻、消化不良等。

用药期间注意检测ALT活性。

美曲磷酯

美曲磷酯(metrifonate)又称敌百虫,为第一个胆碱酯酶抑制药,能易化AD患者的学习过程、改善行为与认知功能,明显改善患者的抑郁、焦虑、幻觉、情感淡漠等症状。主要用于轻、中度AD的治疗。不良反应较少见。

多奈哌齐

多奈哌齐(donepezil)为第二代可逆性胆碱酯酶抑制药。药物口服吸收良好,相对生物利用度为100%,达峰时间为3~4 h。主要在肝脏代谢,代谢物具有与母体相同的抗AChE活性,代谢物及少量药物原型经肾脏排出。$t_{1/2}$约为70 h。

多奈哌齐对中枢神经系统胆碱酯酶有更高的选择性,通过抑制AChE增高了中枢ACh的含量。可用于轻度和中度AD患者的治疗,能明显改善患者的认知功能,延缓AD病情的发展。

常见不良反应为腹泻、肌肉痉挛、乏力、恶心呕吐;头痛和失眠。孕妇禁用。

多奈哌齐与琥珀胆碱类肌松药、抗胆碱能药有拮抗作用,故不能合用。

石杉碱甲

石杉碱甲(huperzine A)又称哈伯因,是我国学者从石杉科植物千层塔中分离得到的一种新的生物碱。石杉碱甲口服吸收迅速完全,生物利用度高,容易透过血脑屏障,代谢物及药物原型经肾脏排泄。

石杉碱甲为强效、可逆性胆碱酯酶抑制药,有极强的拟胆碱活性,能易化神经肌肉接头递质的传递。具有显著改善衰老性记忆障碍及AD患者记忆功能的作用,可用于各种类型AD的治疗。不良反应主要表现为恶心、腹痛、头晕、多汗、视物模糊等,一般会自行消失,严重时可用阿托品进行拮抗。

严重心动过缓、低血压、心绞痛、哮喘、肠梗阻等患者慎用或禁用。

加兰他敏

加兰他敏(galantamine)为第二代胆碱酯酶抑制药。对神经元中的胆碱酯酶具有高度选择性抑制作用,对血液中胆碱酯酶的抑制作用较弱。主要用于治疗轻、中度AD,疗效与他克林相似但无肝毒性,临床有效率可达60%左右。本药可能成为治疗AD的首选药物。

不良反应主要表现为恶心、呕吐、腹泻等。

卡巴拉汀

卡巴拉汀(rivastigmine)又名利凡斯的明,是从毒扁豆碱种子中提取的一种生物碱。属第二代AChE抑制药。口服迅速吸收,达峰时间为1 h,血浆蛋白结合率为40%,易透过血脑屏障,能选择性抑制大脑皮层和海马的AChE,对纹状体、心脏的AChE影响很小。能改善AD患者的认知功能障碍,提高记忆力、注意力和方位感,还可减慢淀粉样蛋白前体(amyloid precursor protein,APP)的形成。临床用于轻、中度AD患者的治疗。主要不良反应为恶心、呕吐、眩晕、乏力、精神错乱、嗜睡、腹痛、腹泻等,继续用药或减量一般可消失。禁用于严重肝、

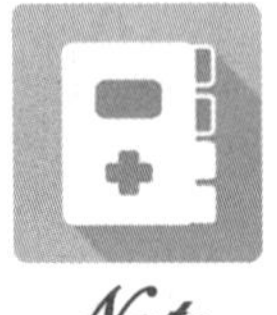

肾功能不全患者及哺乳期妇女。

二、非竞争性 N-甲基-D-天冬氨酸(NMDA)受体拮抗药

美金刚

美金刚(memantine)又称美金刚胺。口服给药吸收好、不受胃肠道内容物的影响,生物利用度高,达峰时间为 3~8 h,血浆蛋白结合率为 45%。主要经肾脏排泄,当尿液呈碱性时排泄明显减少。

美金刚为 NMDA 受体非竞争性拮抗剂,可与 NMDA 受体上的环苯己哌啶结合位点结合。当谷氨酸呈病理性释放时能阻断受体、减轻谷氨酸浓度过高导致的神经元毒性;当谷氨酸释放过少时,则能改善记忆功能所需谷氨酸的传递。用药后能显著改善轻、中度血管性痴呆症患者的认知能力,显著改善老年性痴呆患者的动作能力、认知障碍和社会行为。美金刚与胆碱酯酶抑制药合用效果更好。

不良反应偶见口干、幻觉、意识模糊、头晕、头痛、焦虑和疲倦等。

肝功能不良患者、孕妇、哺乳期妇女禁用。

三、M 胆碱受体激动药

占诺美林

占诺美林(xanomeline)口服吸收好,易透过血脑屏障,在大脑皮层和纹状体中分布较高。是目前发现的选择性很高的 M_1 胆碱受体激动药之一,对 M_2、M_3、M_4、M_5 胆碱受体作用很弱。占诺美林能明显改善 AD 患者的认知功能和行为动作。易引起消化系统及心血管系统的不良反应。

沙可美林

沙可美林(sabcomeline)为选择性 M_1 胆碱受体激动药,口服吸收良好,达峰时间为 1~2 h。能逆转实验动物因诱导而产生的认知缺陷,能显著改善 AD 患者的认知能力。不良反应较轻微。

知识链接 14-1 干细胞治疗帕金森病已在临床试验中

思政案例 14-1 震颤麻痹的医学先驱——詹姆斯·帕金森

四、其他药物

AD 疫苗、抗氧化药、脑细胞代谢激活剂、非甾体抗炎药、氧自由基清除剂、神经生长因子及其增强剂等药物正在研究与开发中。

小　结

抗帕金森病药通过增强锥体外系黑质-纹状体 DA 神经功能与抑制 ACh 能神经功能,调整和恢复 DA 与 ACh 这一对递质的平衡发挥疗效。增强 DA 神经功能的药物包括 DA 前体药左旋多巴、氨基酸脱羧酶抑制药卡比多巴、DA 受体激动药溴隐亭、促进 DA 释放及抑制神经细胞对 DA 再摄取药物金刚烷胺、MAO-B 抑制药司来吉兰等,中枢性抗胆碱药包括苯海索、苯扎托品等。左旋多巴透过血脑屏障、在脑内经 DA 脱羧酶转化为 DA 发挥疗效,在使用时须配合氨基酸脱羧酶抑制药以增强疗效并减轻不良反应。左旋多巴能使 80%的帕金森病患者病情得到改善,对肌肉僵直和运动障碍的疗效较好,对肌肉震颤效果较差,对病情进展无干预作用,连续应用 2~3 年疗效减弱。苯海索抗震颤效果好,也能改善肌肉僵直和运动障碍,

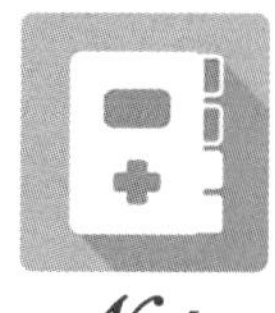

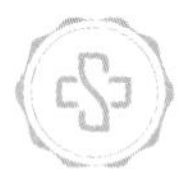

外周抗胆碱作用较弱,不良反应较轻。

治疗阿尔茨海默病药物中临床疗效相对肯定的是他克林、多奈哌齐、卡巴拉汀、加兰他敏等胆碱酯酶抑制药,其他药物尚在研究与开发中。

目标测试

思考题答案

思 考 题

1. PD 患者能不能直接补充 DA 进行治疗? 为什么?
2. 左旋多巴与卡比多巴合用的药理学意义是什么?

本章参考文献

杨宝峰,陈建国. 药理学[M]. 9 版. 北京:人民卫生出版社,2018.

(山西医科大学汾阳学院　李春莺)

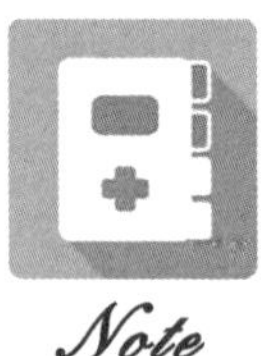

Note

第十五章　抗精神失常药

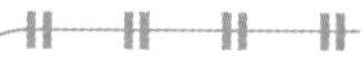

学习目标

本章 PPT

1. 知识目标　①掌握抗精神病药的作用机制；氯丙嗪的药理作用、临床应用与不良反应；②熟悉氯氮平、碳酸锂、丙咪嗪、氟西汀的药理作用和临床应用特点；③了解抗抑郁药的分类及作用特点。

2. 能力目标　通过案例的学习，培养将氯丙嗪等抗精神失常药的理论知识与精神失常临床实际相结合的临床思维能力。

3. 情感目标　通过对思政案例的学习，树立“勇于探索、医者仁心”的人生观和价值观，增强对精神失常患者群体的社会责任感。

案例引导15-1

案例引导答案

张某，男，26 岁，参加工作一年多。张某原来是一个性格开朗的人，但是近来一段时间，单位同事发现他变得孤僻、不爱与人交往；工作中经常自言自语；有时会出现旷工现象。单位同事对他都比较关心，但他总是莫名其妙地怀疑别人，跟家里人说工作单位有人要害他。最近经常觉得单位同事在议论他，甚至怀疑有人在他饮水中投毒。

请问：

1. 张某精神状态是否正常？

2. 针对这种情况应如何治疗？

精神失常是由多种原因引起的精神活动障碍性疾病，根据临床症状的不同可分为精神分裂症、抑郁症、躁狂症、焦虑症。治疗这些疾病的药物统称为抗精神失常药。按其临床用途可分为抗精神病药、抗躁狂药、抗抑郁药及抗焦虑药。

第一节　抗精神病药

抗精神病药(antipsychotic drug)也称为神经安定药(neuroleptic drug)，主要用于治疗精神分裂症，对其他精神病的躁狂症状也有效果。精神分裂症是以思维、情感、行为之间不协调，精神活动与现实脱离为主要临床特征的一类精神疾病。根据临床症状可将精神分裂症分为Ⅰ型和Ⅱ型，Ⅰ型以阳性症状(幻觉和妄想)为主，Ⅱ型以阴性症状(情感淡漠、主动性缺乏等)为主。本节讲述的抗精神病药大多对Ⅰ型治疗效果好，对Ⅱ型效果较差甚至无效。这类药物多为强效多巴胺受体阻断药，在发挥治疗作用的同时，多种药物可引起情绪淡漠、精神运动迟缓、

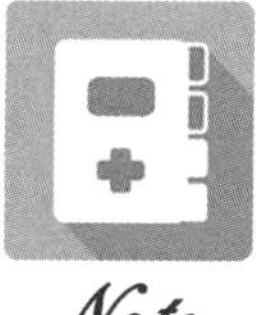

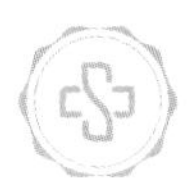

运动障碍等不良反应。根据化学结构,可将抗精神病药物分为四类:吩噻嗪类(phenothiazines)如氯丙嗪、奋乃静等;硫杂蒽类(thioxanthenes)如氯普噻吨、氟哌噻吨等;丁酰苯类(butyrophenones)如氟哌啶醇、氟哌利多等;其他抗精神病药物如五氟利多、氯氮平等。

【药物抗精神病作用机制】

1. 阻断中脑-边缘系统和中脑-皮层通路DA受体　在精神分裂症的许多病因假说中,迄今为止,被广泛认可的只有中脑-边缘系统和中脑-皮层通路DA功能亢进学说。DA是中枢神经系统的一种重要神经递质,通过与DA受体结合调节人类精神活动,其功能亢进或减弱均可导致严重的精神疾病。如苯丙胺促进DA释放可致急性或慢性妄想型精神分裂症,加剧精神分裂症的临床症状;未经药物治疗的Ⅰ型精神分裂症患者,死亡后病理检查发现其壳核和伏隔核DA受体尤其D_2样受体显著增加。目前临床常用的各种高效抗精神病药物多为强效DA受体阻断剂。

吩噻嗪类等抗精神病药物主要通过阻断中脑-边缘系统和中脑-皮层通路D_2样受体发挥临床疗效。目前临床使用的大多数抗精神病药物为非选择性D_2样受体阻断剂,在发挥抗精神病疗效的同时,对黑质-纹状体通路DA受体的阻断作用引起了不同程度的锥体外系副作用。

2. 阻断5-HT受体　目前临床常用的一些非经典抗精神病药物如氯氮平(clozapine)和利培酮(risperidone)的抗精神病作用主要通过阻断5-HT受体而实现。其中,氯氮平还选择性阻断D_4亚型受体,对其他DA亚型受体几乎无亲和力,对M受体和α受体有较强的亲和力;利培酮阻断$5\text{-}HT_2$亚型受体的作用显著强于其阻断D_2亚型受体的作用。因此,氯氮平和利培酮即使长期应用也几乎无锥体外系副作用发生。

一、吩噻嗪类

吩噻嗪是由硫、氮原子联结两个苯环的一类三环化合物。根据其侧链基团不同,分为二甲胺类、哌嗪类及哌啶类,以哌嗪类抗精神病作用最为强大,其次是二甲胺类,哌啶类最弱。目前国内临床常用的药物为氯丙嗪、氟奋乃静及三氟拉嗪等,尤其以氯丙嗪应用最为广泛。

氯丙嗪

氯丙嗪(chlorpromazine)又称冬眠灵(wintermin)。

【体内过程】

口服吸收慢而且不规则,用药后2～4 h血浆药物浓度达峰值,肌内注射吸收迅速。与血浆蛋白的结合率在90%以上。在体内分布极其广泛,易透过血脑屏障,脑内浓度可达血浆浓度的10倍。主要在肝脏代谢,经肾排泄。由于脂溶性高,易蓄积于脂肪组织,故排泄缓慢,在停药后数周甚至半年以后,尿中仍可检出其代谢物。不同个体口服相同剂量的氯丙嗪后血药浓度可差10倍以上,故给药剂量须个体化。氯丙嗪在机体内的代谢和消除随年龄而递减,故老年患者须减量。

【药理作用】

氯丙嗪主要对DA受体有阻断作用,也阻断α受体和M受体等,药理作用广泛而复杂。

1. 中枢神经系统

(1) 镇静安定和抗精神病作用:正常人一次口服氯丙嗪100 mg后,出现镇静、安定、感情淡漠、活动减少及对周围事物不感兴趣,在安静环境中易诱导入睡。精神病患者用药后,在不引起显著镇静的情况下,可迅速控制兴奋躁动状态,连续用药可使精神病患者的幻觉、妄想、兴奋、躁狂等症状逐渐消失,理智恢复,情绪安定,思维基本正常、生活自理。

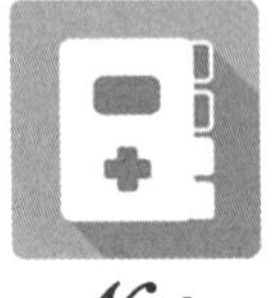

目前认为,脑内多巴胺受体主要有D_1样受体和D_2样受体,精神病与脑内多巴胺能神经

系统活动增强，特别是与 D_2 样受体上调有关。中枢神经系统主要的多巴胺能神经通路有四条：分别是黑质-纹状体通路（与锥体外系的运动功能有关）、中脑-边缘系统通路和中脑-皮质通路（与精神、情绪及行为活动有关）、结节-漏斗通路（与调控下丘脑某些激素的分泌有关）。氯丙嗪的抗精神病作用与其阻断中脑-边缘系统通路和中脑-皮质通路的 D_2 受体有关。但由于氯丙嗪对脑内多巴胺受体缺乏特异性和选择性，因而发挥临床疗效的同时不可避免地引起副作用。

（2）镇吐作用：氯丙嗪有强大镇吐作用，小剂量可对抗多巴胺受体激动药阿扑吗啡的催吐作用，与其阻断延髓第四脑室底部的催吐化学感受区（chemoreceptor trigger zone，CTZ）的 D_2 受体有关，大剂量则直接抑制呕吐中枢。但氯丙嗪对前庭刺激引起的呕吐无效。

（3）对体温调节的作用：氯丙嗪抑制下丘脑体温调节中枢，使其失去体温调节作用，导致机体体温随环境温度变化而变化。在低温环境中体温降低，而在高温环境则体温升高。在配合物理降温下，氯丙嗪不仅降低发热机体的体温，而且也能降低正常体温。

（4）加强中枢抑制药的作用：氯丙嗪可加强全身麻醉药、镇静催眠药、镇痛药及乙醇等的作用。

2. 自主神经系统 氯丙嗪具有明显阻断肾上腺素 α 受体的作用，可翻转肾上腺素的升压效应，同时还能抑制血管运动中枢，并有直接舒张血管平滑肌的作用，因此可扩张血管、降低血压，但反复用药可产生耐受性、降压作用减弱，故不适于高血压病的治疗。氯丙嗪还有较弱的 M 胆碱受体阻断作用，可引起口干、便秘、视物模糊。

3. 内分泌系统 结节-漏斗通路的 D_2 受体主要功能是调控下丘脑多种激素的分泌。氯丙嗪阻断该通路的 D_2 受体，抑制下丘脑释放催乳素抑制因子，使催乳素分泌增加，引起乳房肿大及泌乳；抑制促性腺激素释放激素的分泌，使卵泡刺激素和黄体生成素释放减少，引起排卵延迟，还抑制促肾上腺皮质激素和生长激素的分泌。

【临床应用】

1. 精神分裂症 主要用于Ⅰ型精神分裂症的治疗，尤其对急性患者效果好，能显著缓解进攻、亢进、幻觉、妄想等阳性症状，但不能根治，必须长期用药甚至终身用药以维持疗效，并减少复发。对Ⅱ型精神分裂症患者无效甚至加重症状。此外，也可治疗躁狂症及伴兴奋、妄想的其他精神病。

2. 呕吐及顽固性呃逆 临床用于治疗多种疾病引起的呕吐（如恶性肿瘤、放射病、尿毒症）及多种药物（洋地黄、吗啡等）引起的呕吐，还可以用于顽固性呃逆，但对晕动病所致呕吐无效。

3. 低温麻醉与人工冬眠 临床上用氯丙嗪配合物理降温（冰袋）可降低患者体温，用于低温麻醉。与其他中枢抑制药（哌替啶、异丙嗪）合用，可使患者处于深睡状态，体温、基础代谢及组织耗氧量均降低，称为人工冬眠。人工冬眠状态下机体对缺氧的耐受性增强，对伤害性刺激的反应减轻，中枢神经系统反应性降低，有利于机体度过缺氧缺能的危急状态，为进行有效的对因治疗争取了时间。人工冬眠可用作严重创伤、严重感染及甲状腺危象等的辅助治疗。

【不良反应】

氯丙嗪选择性低，药理作用广泛，不良反应较多。

1. 一般不良反应 中枢抑制症状为嗜睡、无力、淡漠等；α 受体阻断症状为鼻塞、体位性低血压、心动过速等；M 胆碱受体阻断症状为视力模糊、口干、便秘、乏汗、眼压增高等。局部注射刺激性较强，宜深部肌内注射；静脉注射可致血栓性静脉炎，应稀释后缓慢注射。长期应用可致乳房肿大、闭经及生长速度减慢等。

2. 锥体外系反应 长期大量服用氯丙嗪治疗精神分裂症时最常见的不良反应，与药物剂量、疗程和个体因素密切相关。主要表现为：①帕金森综合征，出现肌张力增高、面容呆板（面

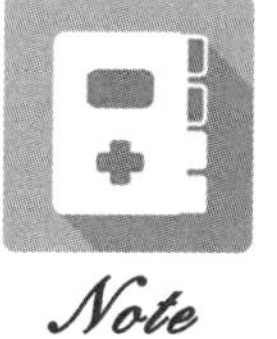

Note

具脸)、动作迟缓、肌肉震颤、流涎等;②急性肌张力障碍,多出现于用药后 1～5 天,由于舌、面、颈及背部肌肉痉挛,患者出现强迫性张口、伸舌、斜颈、呼吸运动障碍及吞咽困难;③静坐不能,患者出现坐立不安、反复徘徊。以上三种锥体外系反应是由氯丙嗪阻断黑质-纹状体通路的 D_2 样受体,引起纹状体中 DA 功能减弱、ACh 功能增强所致,通过减少用药剂量或停药可减轻和消除,也可用胆碱受体阻断药(苯海索)缓解。

此外,氯丙嗪长期服用还可引起一种少见的锥体外系反应,即迟发性运动障碍,表现为不自主、有节律的刻板运动,广泛性舞蹈样手足徐动症,即使停药后也仍难消失。可能是由 DA 受体长期被阻断,受体敏感性增加或反馈性促进突触前膜 DA 释放所致,应用胆碱受体阻断药反使之加重。

3. 过敏反应 常见皮疹、光敏性皮炎。少数患者出现黄疸、肝脏损害,也可出现急性粒细胞减少、溶血性贫血、再生障碍性贫血。

4. 精神异常 氯丙嗪可引起意识障碍、萎靡、淡漠、消极、抑郁、兴奋躁动、幻觉、妄想等精神异常,应与原有的精神疾病进行鉴别,一旦发生应立即减量或停药。

5. 惊厥与癫痫 少数精神分裂症患者用药过程中出现局部或全身抽搐,脑电图呈癫痫样放电,有惊厥或癫痫病史者更易发生,应慎用。

6. 急性中毒 一次吞服大剂量氯丙嗪可致急性中毒,患者出现昏睡、血压下降甚至休克,并出现心动过速、心电图异常(P-R 间期或 Q-T 间期延长,T 波低平或倒置),应立即进行对症治疗。

【药物相互作用】

氯丙嗪可加强中枢抑制药(如巴比妥类、镇痛药、抗组胺药、麻醉药等)、乙醇、抗胆碱药的作用,合用时应调整剂量,尤其是与吗啡、哌替啶等合用时要注意呼吸抑制和血压降低的问题;氯丙嗪还有 α 受体阻断作用,与肾上腺素合用可引起血压降低;某些肝药酶诱导剂如苯妥英钠、卡马西平等可加速氯丙嗪代谢,氯丙嗪的去甲基代谢物能拮抗胍乙啶的降压作用,合用时均应注意调整剂量。

【禁忌证及注意事项】

有癫痫病史、惊厥史者及青光眼患者禁用;昏迷(特别是应用中枢抑制药后)患者禁用;乳腺增生和乳腺癌患者禁用;严重肝功能不良患者禁用;冠心病患者易致猝死,应慎用。

氯丙嗪可使患者失去体温调节能力,如患者发冷时要保暖,发热时应降温;长期用药患者,注意不可骤然停药,应逐渐减量。

奋乃静

奋乃静(perphenazine)作用较氯丙嗪缓和,镇静作用、控制精神运动兴奋作用弱于氯丙嗪,对心血管系统、肝脏、造血系统的副作用比氯丙嗪轻,其他作用与氯丙嗪相同。奋乃静对慢性精神分裂症患者的疗效高于氯丙嗪。

氟奋乃静和三氟拉嗪

氟奋乃静(fluphenazine)和三氟拉嗪(trifluoperazine)对中枢神经系统具有兴奋和激活作用,抗幻觉与妄想作用明显,对精神病患者的行为退缩、情感淡漠等症状具有较好的疗效,适用于偏执型精神分裂症和慢性精神分裂症的治疗。

硫利达嗪

硫利达嗪(thioridazine)又名甲硫达嗪,有较强的镇静作用,抗幻觉、妄想作用不及氯丙嗪,锥体外系反应少见。各药特点详见表 15-1。

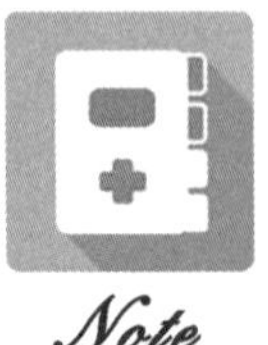

表 15-1 常用抗精神病药物作用比较

药物	常用抗精神病药剂量/(mg/d)	副作用		
		镇静作用	锥体外系反应	降压作用
氯丙嗪	25～300	+++	++	+++(肌内注射) ++(口服)
奋乃静	8～32	++	+++	+
氟奋乃静	2～20	+	+++	++
三氟拉嗪	5～20	+	+++	+
硫利达嗪	150～300	+++	+	+++
氟哌啶醇	10～80	+	+++	++
氯氮平	12.5～300	++		+++
利培酮	1～8	+	+	++

二、硫杂蒽类

氯普噻吨

氯普噻吨(chlorprothixene)又名泰尔登，化学结构与三环类抗抑郁药相似。其调整情绪、控制焦虑抑郁的作用比氯丙嗪强，抗幻觉、妄想作用比氯丙嗪弱。适用于伴有焦虑或焦虑性抑郁的精神分裂症、焦虑性神经官能症、更年期抑郁症等。氯普噻吨抗肾上腺素作用和抗胆碱作用较弱，故不良反应较轻，与氯丙嗪相比锥体外系不良反应也较少。

三、丁酰苯类

丁酰苯类尽管化学结构与吩噻嗪类完全不同，但其药理作用和临床应用与吩噻嗪类相似，锥体外系不良反应常见而且较重，对自主神经无明显作用。

氟哌啶醇

氟哌啶醇(haloperidol)是第一种合成的丁酰苯类药物，口服后 2～6 h 血药浓度达到峰值，疗效可持续 3 天。能选择性阻断 D_2 样受体，发挥较强的抗精神病作用和镇吐作用。明显控制各种精神运动兴奋，对慢性症状的疗效较好。常用于治疗以兴奋躁动、幻觉、妄想为主的精神分裂症及躁狂症；也用于多种疾病及药物引起的呕吐或持续性呃逆。锥体外系反应强，发生率高达 80%，常引起急性肌张力障碍和静坐不能；对心血管系统及肝脏的影响较轻。

氟哌利多

氟哌利多(droperidol)又称氟哌啶。氟哌利多吸收快、肌内注射后起效时间几乎与静脉注射相同。在体内分布广泛，代谢较快、作用维持时间短。具有抗焦虑、抗幻觉与妄想、镇痛、镇吐、抗休克的作用。临床常与镇痛药芬太尼合用于神经阻滞镇痛术中，集镇痛、安定、镇吐、抗休克作用于一体，使患者处于一种特殊的麻醉状态：痛觉消失、精神恍惚、对周围环境淡漠。因其作用时间比芬太尼长，故二次重复给药一般只给芬太尼，以免氟哌利多蓄积。此外，氟哌利多也可用于控制精神病患者的攻击行为。

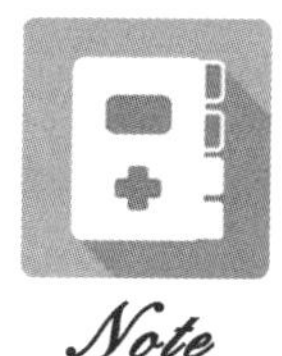

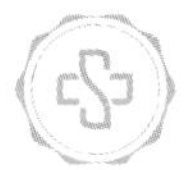

四、其他类

氯氮平

氯氮平(clozapine)属苯二氮䓬类,为新型抗精神病药。通过选择性阻断 D_4 受体发挥抗精神病作用。起效迅速,多在一周内见效,抗精神病作用较强,对其他抗精神病药物治疗无效的精神分裂症患者无论阳性或阴性症状都有效,常用于难治性精神分裂症和慢性精神分裂症患者的治疗。氯氮平对锥体外系的 D_2 和 D_3 受体几乎无亲和力。新近有报道氯氮平抗精神病作用机制还涉及 5-HT_{2A}受体,协调并平衡 5-HT 与 DA 系统的相互作用,因此,氯氮平也被称为 5-HT-DA 受体阻断剂,并因此提出了精神分裂症的 DA 与 5-HT 平衡障碍的病因学说。

氯氮平还有抗胆碱作用、抗组胺作用、抗 α 肾上腺素能作用。几乎无锥体外系反应和内分泌紊乱等不良反应。可引起粒细胞减少,严重者引起粒细胞缺乏。另外有报道可致染色体畸变。

【药物相互作用】

氯氮平与吩噻嗪类、单胺氧化酶抑制药合用,可明显提高本品的血药浓度且增强后者的作用;与巴比妥类药、乙醇合用,可加强中枢抑制作用;本品可增强其他抗胆碱药的作用。

【禁忌证及注意事项】

中枢神经系统明显处于抑制状态者、曾有骨髓抑制者、血细胞有异常病史者、严重肝肾疾病患者、孕妇禁用。青光眼、前列腺增生、心血管病患者慎用。

用药期间,应密切监测患者的血压、心率、心电图,如有异常应及时调整剂量;长期用药者,应定期检查白细胞计数及分类、心电图、肝肾功能。

利培酮

利培酮(risperidone)是新研制并投入临床使用的第二代非典型抗精神病药。对 5-HT 受体和 D_2 受体均有阻断作用,而且对前者的作用显著强于后者。对精神分裂症阳性、阴性症状均有效,对精神分裂症患者的认知功能障碍和继发性抑郁也有治疗作用。利培酮具有用量小、使用方便、见效快、锥体外系反应轻、抗胆碱作用及镇静作用弱等特点,容易被患者耐受,治疗依从性优于其他抗精神病药。自推广应用以来,已成为治疗精神分裂症的一线药物。

利培酮短期应用不良反应少,有焦虑、嗜睡、头晕、恶心、便秘、皮疹等,锥体外系反应较少见。

【药物相互作用】

利培酮与乙醇或其他中枢抑制药合用,作用可相互增强;与降压药合用,可增强其降压效应;与左旋多巴合用可拮抗其效应。

本品给药应个体化,起始量宜小、缓慢增加剂量,并尽量维持在小剂量。

长期治疗需停药时应逐渐减量,骤然停药可产生迟发性运动障碍、恶心、呕吐、震颤、头晕等。

五氟利多

五氟利多(penfluridol)为口服长效抗精神分裂症药,一次用药疗效可维持一周。五氟利多能阻断 D_2 受体,发挥较强的抗精神病作用,也具有镇吐作用,但镇静作用较弱。用于治疗急、慢性精神分裂症,尤其适用于慢性患者维持与巩固疗效时,对幻觉、妄想、退缩等症状有较好的疗效。不良反应以锥体外系反应较为常见。

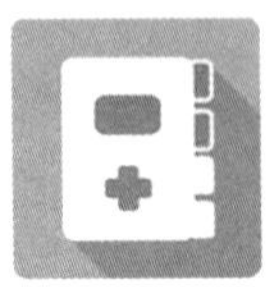

Note

同类药物还有匹莫齐特(pimozide),作用维持时间较五氟利多短,每天口服一次,其疗效可维持 24 h。

舒必利

舒必利(sulpiride)能高度选择性阻断中脑-边缘系统 D_2 受体。对紧张型精神分裂症有较好疗效,起效较快,对长期使用其他药物无效的难治病例也有一定疗效。能减轻幻觉与妄想、活跃情绪,还有抗抑郁作用。镇静作用不明显,对自主神经系统几乎无影响,对纹状体 D_2 受体亲和力较低,因此锥体外系不良反应较轻、较少。

第二节 抗躁狂药

抗躁狂药物(antimanic drugs)主要用于治疗躁狂症,最早使用的药物为锂盐,抗精神分裂症药物也常用来治疗躁狂症,某些抗癫痫药如卡马西平和丙戊酸钠对躁狂症也有确切的疗效。本节仅以碳酸锂为代表进行介绍。

碳酸锂

碳酸锂(lithium carbonate)于 1949 年开始在临床用于治疗躁狂症。

【体内过程】

口服吸收快而且完全,服药后 2～4 h 血药浓度达峰值。锂离子先分布于细胞外液,之后逐渐蓄积于细胞内。虽然吸收快,但通过血脑屏障进入脑组织和神经细胞需要一定时间。因此,锂盐显效较慢。$t_{1/2}$ 为 18～36 h,主要经肾脏排泄,约 80%由肾小球滤过的锂在近曲小管与钠离子竞争重吸收,故增加钠摄入可促进锂排泄,而缺钠或肾小球滤过减少时,可导致体内锂潴留,引起中毒。

【药理作用与临床应用】

治疗剂量锂盐对正常人的精神活动无明显影响,但对躁狂症患者则有显著疗效,尤其是对急性躁狂症和轻度躁狂症疗效显著,可使患者的言语、行为恢复正常。实验研究表明锂盐可抑制脑内 NA 及 DA 的释放,并促进其再摄取,使突触间隙 NA 浓度降低,而产生抗躁狂作用。临床主要用于治疗躁狂症,对精神分裂症的兴奋躁动也有效,长期使用可预防抑郁复发。

【不良反应】

锂盐安全范围较窄,不良反应较多。

1. 一般反应 用药初期出现恶心、呕吐、腹泻、疲乏、肌肉无力、肢体震颤、口干、多尿等。可在继续治疗 1～2 周症状逐渐减轻或消失。

2. 抗甲状腺作用 可引起甲状腺功能低下或甲状腺肿大,一般无明显自觉症状,停药后可逐渐恢复。

3. 急性中毒 锂盐急性中毒主要表现为意识障碍、昏迷、肌张力增高、深反射亢进、共济失调、震颤及癫痫发作等。

【药物相互作用】

碳酸锂与钠盐合用可促进锂盐排泄;与利尿药、抗利尿药、血管紧张素转换酶抑制药合用,可使锂排出减少,引起血药浓度增高;非甾体抗炎药可显著增加锂盐的血浆药物浓度,合用时须调整锂盐剂量;与碘化物合用,可引起甲状腺功能低下。

【禁忌证及注意事项】

心血管系统疾病、中枢神经系统疾病、脱水、糖尿病、甲状腺功能低下、肾功能减退、严重感

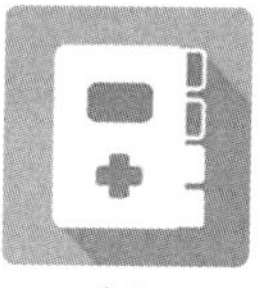

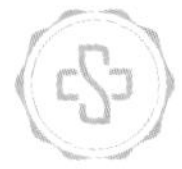

染、尿潴留、孕妇须禁用;哺乳期妇女、年老体弱者、12 岁以下儿童须慎用。

用药期间,应定期进行血锂浓度监测、甲状腺功能检查、血常规检查、肾功能监测。

用药过程中一旦出现持久呕吐、腹泻、大量出汗、体液大量丢失等易导致血锂浓度增高,应注意调整剂量并及时补充体液和钠的摄入量。

第三节　抗抑郁药

抗抑郁药(antidepressant drugs)是指能明显提高情绪、增强活力的一类药物,主要用于治疗情绪低落、抑郁消极,对正常人无效。抗抑郁药可使 70%的抑郁症患者病情明显缓解,长期治疗可以使反复发作的抑郁症患者减少复发。此外,抗抑郁药对焦虑性障碍、惊恐发作、强迫性障碍及恐怖症也有效。目前临床使用的抗抑郁药主要包括三环类抗抑郁药、NA 再摄取抑制药、5-羟色胺(5-HT)再摄取抑制药和其他抗抑郁药。

一、三环类抗抑郁药

三环类抗抑郁药因其化学结构中含 2 个苯环和 1 个杂环而得名,能抑制 NA 和 5-HT 的再摄取,使突触间隙这两种递质的浓度增加而发挥抗抑郁作用。常用药物有米帕明、阿米替林、多塞平等。

米帕明

米帕明(imipramine)又名丙米嗪。

【体内过程】

米帕明口服吸收良好,用药后 2～8 h 血药浓度达峰值,但血药浓度存在显著个体差异,$t_{1/2}$为 10～20 h。在体内分布广泛,可透过血脑屏障、胎盘屏障,以脑、肝、肾、心脏分布较多。主要在肝脏经肝药酶进行代谢,经肾脏随尿液排出,也能从乳汁排出。

【药理作用】

1. 中枢神经系统　正常人口服本药后,出现困倦、头晕、嗜睡、口干、视力模糊及血压稍降等,连续用药数天,上述症状加重,并出现注意力不集中,思维能力下降等。抑郁症患者连续服药后,情绪提高,精神振奋,明显改善抑郁症状。但米帕明连续用药 2～3 周疗效才显著,故不适合用于应急治疗。

米帕明属于非选择性单胺氧化酶摄取抑制药,通过抑制脑内 NA、5-HT 递质的再摄取,从而增加突触间隙递质的浓度发挥抗抑郁作用。

2. 自主神经系统　治疗剂量米帕明能阻断 M 胆碱受体,引起口干、便秘、视物模糊、尿潴留等。

3. 心血管系统　米帕明能降低血压,引起心动过速甚至心律失常,心电图出现 T 波低平或倒置。与其抑制单胺类再摄取导致心肌中 NA 增高有关。

【临床应用】

1. 治疗抑郁症　主要用于各种抑郁症的治疗,对内源性抑郁症、更年期抑郁症疗效较好,对反应性抑郁症疗效次之,对精神分裂症的抑郁状态疗效较差。此外,还可用于强迫症的治疗。

2. 治疗遗尿症　对于儿童遗尿症可试用米帕明治疗,剂量依年龄而定,睡前口服,疗程以 3 个月为限。

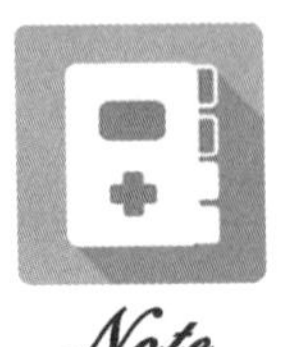

Note

3. 治疗焦虑和恐怖症 对伴有焦虑的抑郁症患者疗效明显，对恐怖症也有效。

【不良反应】

最常见的不良反应为口干、便秘、视力模糊、尿潴留、眼压升高等抗胆碱作用，还可引起乏力、肌肉震颤等中枢神经系统反应，过量可致心悸、心律失常，极少数患者出现皮疹、粒细胞减少、黄疸等过敏反应。

【药物相互作用】

苯妥英钠、保泰松、阿司匹林等药物与三环类抗抑郁药竞争血浆蛋白结合，合用时应注意调整剂量；三环类抗抑郁药能增强拟肾上腺素类药物的升压作用；可增强镇静催眠药的中枢抑制作用；与苯海索等抗帕金森病药或抗精神病药合用，抗胆碱效应相互增强；口服避孕药或含雌激素的药物可增加本品的不良反应，并降低疗效。

【禁忌证】

高血压、心脏病、青光眼、前列腺肥大患者及妊娠者禁用。

阿米替林

阿米替林(amitriptyline)又名依拉维。

【体内过程】

口服可稳定地从胃肠道吸收，8～12 h 血药浓度达峰值，但剂量过大可延缓吸收。血浆蛋白结合率为 90%，在机体内分布广泛。可透过血脑屏障、胎盘屏障，可从乳汁分泌。主要在肝脏进行生物转化，活性代谢物为去甲替林，以游离型或结合型从尿中排出。$t_{1/2}$ 为 9～36 h。

【药理作用及临床应用】

阿米替林的药理作用及临床应用与米帕明极为相似，抗抑郁作用及显效时间较米帕明强而快，但其对 5-HT 再摄取的抑制作用明显强于对 NE 再摄取的抑制；镇静作用和抗胆碱作用也较明显。治疗抑郁症剂量因人而异，可根据病情逐渐加药，需要时可用到 300 mg/d；也用于治疗儿童遗尿症。

【不良反应】

阿米替林不良反应与米帕明相似但较严重，也有糖尿病患者用药后症状加重的报道。

多塞平

多塞平(doxepin)又名多虑平。

【体内过程】

口服吸收好，吸收后广泛分布于全身组织，可透过血脑屏障和胎盘屏障，可从乳汁分泌。肝脏代谢产物去甲多塞平仍有活性，$t_{1/2}$ 为 33～81 h。

【药理作用及临床应用】

多塞平具有抗抑郁和抗焦虑的双重作用，抗焦虑作用较强，抗抑郁作用比米帕明弱。适用于伴有焦虑症状的抑郁症患者，用药数日后即可缓解焦虑、紧张、情绪低落、行动迟缓等症状。对有自杀倾向等的严重抑郁症病例，开始治疗时可肌内注射给药。

不良反应与米帕明相似，患者耐受性差，一般不用于儿童、孕妇、老年患者。青光眼患者禁用。

二、NA 再摄取抑制药

此类药物相对选择性抑制 NA 再摄取，适用于脑内 NA 缺乏为主的抑郁症。此类药物共同特点是起效快，镇静作用、抗胆碱作用和降压作用比三环类弱。

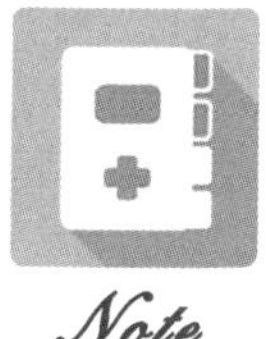

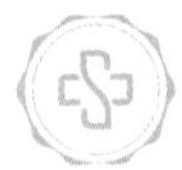

地昔帕明

地昔帕明(desipramine)又名去甲丙米嗪。

【体内过程】

口服吸收迅速,2～6 h 血浆药物浓度达峰值。血浆蛋白结合率为 90%,在肝脏代谢生成具有活性的 2-羟去甲丙米嗪,主要经尿液排泄,少量经胆汁排泄,其中原型占 5%。

【药理作用】

地昔帕明为强效 NA 再摄取抑制药,抑制 NA 再摄取强度为抑制 5-HT 摄取的 100 倍以上,对 DA 再摄取也有一定的抑制作用。对 H_1 受体有强阻断作用,对 α 受体和 M 胆碱受体阻断作用较弱。有轻度镇静作用,能延长深睡眠、缩短快速动眼睡眠时相。

【临床应用】

主要用于治疗抑郁症,老年患者应注意适当减量。也可用于治疗遗尿症,每晚 75 mg 一次口服,疗效满意。

【不良反应】

不良反应主要为口干、头晕、失眠等。过量易导致血压降低、心律失常、便秘、震颤、惊厥等。

【药物相互作用】

地昔帕明与拟交感胺类药物合用,会明显增强后者的作用;与胍乙啶等作用于肾上腺素能神经末梢的降压药合用会明显降低药物的降压效果;与 MAO 抑制药合用也需慎重。

马普替林

马普替林(maprotiline)为选择性 NA 再摄取抑制药,对 5-HT 摄取几乎无影响。

【体内过程】

口服吸收缓慢但完全,9～16 h 血浆药物浓度达峰值。血浆蛋白结合率约 90%,体内分布广泛,在肺、脑、心、肾和肾上腺的药物浓度均高于血液。$t_{1/2}$ 为 48 h。

【药理作用】

马普替林起效慢,用药 2～3 周才充分发挥疗效。能选择性抑制 NA 再摄取,抗胆碱作用、镇静作用及对血压的影响与米帕明相似,对心脏的影响与三环类抗抑郁药相同。

【临床应用】

治疗抑郁症开始口服 25～75 mg/d,分 3 次服用;逐渐增加到 150 mg/d,严重病例可用到 225 mg/d。因本品半衰期较长,也可晚间一次服用。

【不良反应及药物相互作用】

治疗剂量可见口干、便秘、眩晕、头痛、心悸等,也可致皮疹、皮炎。能增强拟交感胺类药物的作用,减弱降压药物的降压作用。

去甲替林

去甲替林(nortriptyline)口服完全从胃肠道吸收,血浆蛋白结合率为 90～95%,大部分以代谢物形式从尿中排泄,$t_{1/2}$ 为 18～60 h。药理作用与阿米替林相似,但抑制 NA 再摄取远强于抑制 5-HT 的再摄取。其镇静、抗胆碱、降低血压及对心脏的影响均弱于阿米替林,可缩短快速动眼睡眠时相。

【临床应用】

1. 治疗抑郁症 起效快,适用于伴紧张、焦虑的抑郁症患者。

2. 治疗遗尿症 用药剂量依年龄而定,睡前 30 min 一次口服,疗程一般不超过 3 个月。

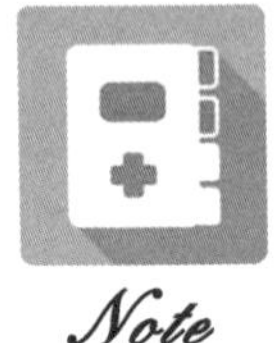

Note

3. 其他 去甲替林还可用于治疗恐怖症，可使多数恐怖症患者完全停止发作。也可试用于乳腺癌化学治疗引起的呕吐等。

【不良反应及注意事项】

可引起嗜睡、口干、便秘等，过量可致心律失常，尤其是心肌梗死恢复期、传导阻滞或原有心律失常的患者，用药不慎会加重病情。双相情感障碍患者可引起躁狂症发作。本品可降低惊厥发作阈值，癫痫患者应慎用。

三、5-HT 再摄取抑制药

此类药物能强效选择性抑制 5-HT 再摄取，具有抗抑郁和抗焦虑双重作用，抗抑郁作用需 2～3 周才显现。较少引起镇静作用，不损害精神运动功能，对心血管系统和自主神经系统影响较小。适用于脑内 5-HT 减少的抑郁症患者。

氟西汀

氟西汀(fluoxetine)又名百忧解。

【体内过程】

口服吸收良好，不受食物影响，6～8 h 血药浓度达峰值。血浆蛋白结合率为 80%～95%；经肝脏代谢形成的去甲氟西汀活性与母体相同。主要由肾脏排泄，少量经肠道排泄。单剂量给药 $t_{1/2}$ 为 2～3 天，代谢物 $t_{1/2}$ 为 7～9 天。

【药理作用】

氟西汀是一种新型、高效的抗抑郁药物。能强效选择性抑制 5-HT 再摄取(比抑制 NA 再摄取作用强 200 倍)，对肾上腺素受体、组胺受体、$GABA_B$ 受体、M 胆碱受体、5-HT 受体几乎没有亲和力。对抑郁症的疗效与三环类药物相似，但耐受性与安全性优于三环类药物。

【临床应用】

1. 治疗抑郁症 氟西汀适用于各种类型的抑郁症。由于药物在肝脏代谢，肝功能不良者可采取隔日疗法。

2. 治疗神经性贪食症 60 mg/d 可有效控制摄食量。

3. 其他应用 氟西汀还可用于治疗强迫症、恐怖症等。

【不良反应】

恶心、呕吐、厌食、头痛、头晕、乏力、失眠、腹泻、便秘、体重下降、震颤、惊厥、性欲降低等。偶可发生肌张力异常、静坐不安、迟发性运动障碍、泌乳等锥体外系及内分泌症状。

【药物相互作用及注意事项】

氟西汀与 MAO 抑制药合用时须警惕“5-羟色胺综合征”，初期主要表现为恶心、呕吐或腹泻，不安，随后高热、强直、肌阵挛或震颤、自主神经功能紊乱、心动过速、高血压、意识障碍，甚至昏迷，严重者死亡。氟西汀与通过 P_{450}-2D6(CYP2D6)代谢的药物如三环类、神经阻滞剂合用，药物代谢均减慢，血药浓度增加。心血管系统疾病、糖尿病及癫痫病患者应慎用。肝病患者剂量减半或减少服用频率；肾功能不全者须减少剂量，延长服药间隔时间。

帕罗西汀

帕罗西汀(paroxetine)又名赛乐特。

【体内过程】

口服吸收良好，不受食物影响。血药浓度达峰时间约为 5 h，血浆蛋白结合率约 95%。经肝脏代谢，主要由肾脏排泄，少量由肠道排泄。$t_{1/2}$ 为 21 h。

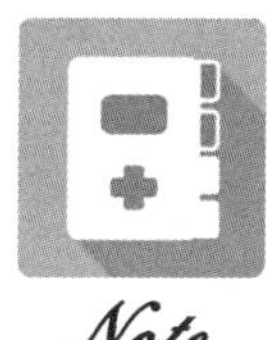
Note

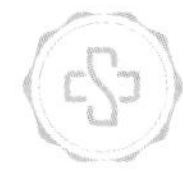

【药理作用及临床应用】

帕罗西汀是一强效 5-HT 再摄取抑制药,抗抑郁疗效与三环类药物相当,但抗胆碱作用、对心脏影响及镇静作用比三环类轻,对精神运动无影响。治疗抑郁症剂量因人而异。初始 10～20 mg,一天一次口服。根据病情可逐渐增加剂量,最高剂量为 40～50 mg/d。

【不良反应及注意事项】

常见不良反应为恶心、口干、便秘、视力模糊、震颤、头痛等。与华法林合用易导致出血。本品禁与 MAO 抑制药联用,因可能显著升高脑内 5-HT 水平而引起"血清素综合征"。

舍曲林

舍曲林(sertraline)又名左乐复。

舍曲林口服吸收好,服用后 6～8 h 血药浓度达峰值。血浆蛋白结合率高达 98%。主要在肝脏代谢,代谢物及少量药物原型由肾脏排泄。$t_{1/2}$ 为 26 h。本品抑制 5-HT 再摄取的作用比氟西汀强,对各种抑郁症都有效,疗效与三环类抗抑郁药相当。对强迫症也有效。

主要不良反应为口干、恶心、腹泻、头痛、震颤、出汗、男性射精延迟、性功能障碍等。禁与 MAO 抑制药合用。

四、其他抗抑郁药

曲唑酮

知识链接 15-1 精神病治疗史上的里程碑

思政案例 15-1 氯丙嗪开启了精神病治疗新纪元

曲唑酮(trazodone)又名三唑酮。

曲唑酮口服吸收迅速、完全,服用后 2 h 血药浓度达峰值。血浆蛋白结合率为 89%～95%。在肝脏代谢,其中间代谢物氯苯哌嗪在动物实验中仍具有抗抑郁活性,代谢物主要由肾脏排泄。本品有镇静作用,能延长睡眠时间并加深睡眠,但抑制快速动眼睡眠。可能通过抑制 5-HT 再摄取发挥抗抑郁作用,不影响 NA 再摄取,是一种比较安全的抗抑郁药物。曲唑酮治疗抑郁症适合夜间给药。不良反应较少而轻,开始时有镇静、嗜睡等,随着继续用药逐渐消失;偶有恶心、呕吐、心悸、体位性低血压等;过量中毒可致惊厥、呼吸停止等。本品禁与 MAO 抑制药合用,服药期间应禁酒,严重肝功能障碍者禁用。

此外,米安舍林、文拉法辛、安非他酮等也可用于抑郁症的治疗。

小　结

氯丙嗪能非选择性阻断脑内 DA 受体,发挥抗精神病作用、镇吐作用、对体温调节的抑制作用、对锥体外系及内分泌系统的影响;还可阻断 α 受体、M 胆碱受体,引起体位性低血压、心动过速、口干、便秘、视物模糊、眼压增高等。主要用于Ⅰ型精神分裂症的治疗,还可用于呕吐、顽固性呃逆及人工冬眠。氯丙嗪个体差异大、长期使用应注意锥体外系不良反应与急性中毒等。氯氮平抗精神病作用较强、起效较快,对其他药无效的难治病例也有效,对锥体外系基本无影响。利培酮对各型精神分裂症都有较好的疗效,锥体外系反应较轻。碳酸锂通过抑制脑内 NA 与 DA 的释放,并促进再摄取发挥抗躁狂作用。米帕明等通过抑制 NA、5-HT 再摄取、使突触间隙递质浓度增高、促进突触传递发挥抗抑郁作用;对自主神经及心血管系统也有影响,导致口干、便秘、视物模糊、血压下降、心律失常等。

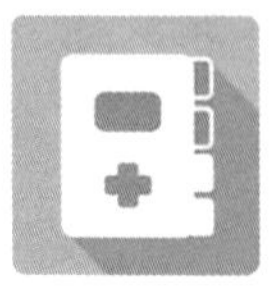

思 考 题

1. 简述氯丙嗪与氯氮平在作用机制上有何不同。
2. 氯丙嗪使用时应注意什么?
3. 氯丙嗪主要不良反应是什么?过量引起的低血压应该用哪种药物治疗?

目标测试

思考题答案

本章参考文献

[1] 杨宝峰,陈建国.药理学[M].9版.北京:人民卫生出版社,2018.
[2] 董志.药理学[M].4版.北京:人民卫生出版社,2017.
[3] 徐叔云.药理学[M].3版.北京:人民卫生出版社,2005.

(山西医科大学汾阳学院 李春莺)

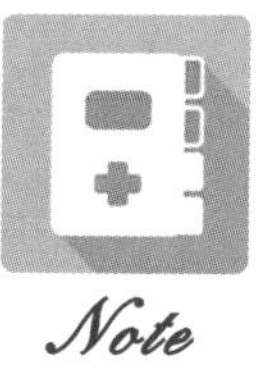
Note

第十六章　镇　痛　药

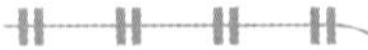

学习目标

本章 PPT

1. 知识目标　①了解阿片受体分型及意义；②掌握吗啡、哌替啶的药理作用、临床应用及不良反应；③熟悉其他镇痛药的临床应用特点及滥用镇痛药的危害性。

2. 能力目标　通过案例学习认识联合用药的意义，认识药物治疗的利与弊。

3. 情感目标　激发学生爱国情怀并自觉践行"珍爱生命、远离毒品"行动。

案例引导16-1

案例引导答案

某女，45岁。患者上腹绞痛，间歇发作已数年。入院前40天，患者绞痛发作后有持续性钝痛，疼痛剧烈时放射至右肩及腹部，并有恶心、呕吐、腹泻等症状，经某医院诊断为胆石症，慢性胆囊炎。患者入院前曾因疼痛注射过吗啡，用药后呕吐更加剧烈，疼痛不止，呼吸变慢，腹泻却得到控制。患者来本院后，用抗生素控制症状，并肌内注射哌替啶50 mg、阿托品0.5 mg，每3～4 h一次，并行手术治疗。术后患者伤口疼痛，仍继续用哌替啶50 mg、阿托品0.5 mg，10天后痊愈出院。出院后仍感伤口疼痛，继续注射哌替啶。患者思想上很想用此药，如果一天不注射，则四肢怕冷、情绪不安、手脚发麻、气急、说话含糊，甚至发脾气、不听劝说，一打针就安静舒服。现每天要注射哌替啶4次，每天300～400 mg，晚上还需加服巴比妥类方能安静入睡。

请问：

1. 入院前用吗啡，入院后用哌替啶，依据何在？如此应用是否合适？
2. 患者出院后为什么要继续用哌替啶？
3. 为什么用吗啡后呕吐更剧烈，呼吸变慢，疼痛不止而腹泻却得到控制？
4. 为什么在使用杜冷丁时要用阿托品？

第一节　概　　述

一、疼痛及分类

疼痛(pain)是一种因现存或潜在的组织损伤而引起的痛苦感觉，常伴有不愉快的情绪改变或心血管和呼吸等方面的变化。疼痛是一种主观感受，是继血压、呼吸、脉搏、体温之后的第五大生命体征。它既是机体的一种保护性反应，也是许多疾病的常见症状，疼痛的性质与部位往往是诊断疾病的重要依据。剧烈疼痛不仅给患者带来痛苦和紧张不安等情绪反应，还可引

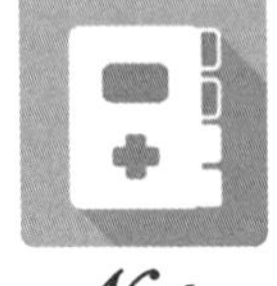

起机体生理功能紊乱，甚至诱发休克。缓解疼痛，防止可能产生的生理功能紊乱是临床药物治疗的主要目的之一。

根据痛觉冲动的发生部位，疼痛可分为躯体痛(somatic pain)、内脏痛(visceral pain)和神经性痛(neuropathic pain)三种类型。躯体痛是由身体表面和深层组织的痛觉感受器受到各种伤害性刺激所致，其又可分为急性痛(acute pain，亦称锐痛)和慢性痛(chronic pain，亦称钝痛)两种。前者为尖锐而定位清楚的刺痛，伤害性刺激达到阈值后立即发生，刺激撤出后很快消失；后者为强烈而定位模糊的“烧灼痛”，发生较慢，持续时间较长。内脏痛是由内脏器官、体腔壁浆膜及盆腔器官等组织的痛觉感受器受到炎症、压力、摩擦或牵拉等刺激所致。神经性痛是由中枢或外周神经系统损伤或功能障碍所引起的疼痛。

镇痛药(analgesics)是作用于中枢神经系统，在对听觉、触觉和视觉等感觉无明显影响并保持意识清醒的剂量下，能选择性地缓解疼痛反应的药物。临床上使用的镇痛药可分为麻醉性镇痛药和非麻醉性镇痛药。麻醉性镇痛药即本章讨论的内容，通过直接激动中枢神经系统特定部位的阿片受体来缓解疼痛，可以分为阿片生物碱类镇痛药、半合成和合成阿片类镇痛药。本类药物长期应用可产生药物依赖性(drug dependence)或成瘾性(addiction)，其中绝大多数药物被列入管制药品之列，其生产、销售和使用必须严格遵守有关国际禁毒公约和我国的有关法规如《中华人民共和国药品管理法》(2019 年修订)、《麻醉药品和精神药品管理条例》(2016 年修订)等。非麻醉性镇痛药的镇痛作用与阿片受体无关，包括非甾体抗炎药(NSAIDs)和其他中枢性镇痛药(如曲马多)等。

二、阿片受体及内源性阿片肽

阿片(opium)为罂粟科植物罂粟未成熟蒴果浆汁的干燥物，曾被广泛用于镇痛、止咳、止泻、镇静催眠。1806 年，德国学者 Sertürner 从罂粟粗提物中纯化出阿片活性成分，并以希腊梦神 Morpheus 的名字命名，即吗啡。随着对吗啡作用机制的深入研究，1962 年我国学者邹刚、张昌绍等证明吗啡镇痛作用部位在中枢第三脑室周围灰质。1973 年 Snyder 等首先找到了阿片类药物能被特异性受体识别的直接证据。其后的药理学实验结果提示，有多种受体类型存在。现有研究表明，机体内主要由 μ(包括 μ_1、μ_2)受体、δ(包括 δ_1、δ_2)受体、κ(包括 κ_1、κ_2、κ_3)三类阿片受体介导阿片类药物的药理效应，其相应的编码基因分别为 *Oprm1*、*Oprd1* 和 *Oprk1*。μ 受体介导吗啡的主要药理效应如镇痛、镇静、呼吸抑制、缩瞳、欣快及依赖性等；κ 受体主要介导脊髓镇痛效应，也能引起镇静作用；δ 受体介导的镇痛效应不明显，但能引起抗焦虑和抗抑郁作用，成瘾性较小。氨基酸序列分析表明，μ、δ 和 κ 受体均有 7 个跨膜区，分别由 372、380 和 400 个氨基酸残基组成，3 种阿片受体氨基酸序列同源性高达 60%，属于 G 蛋白耦联受体。阿片受体 C 末端至半胱氨酸残基区域高度保守，通过与百日咳毒素(pertussis toxin)敏感型 G 蛋白耦联而抑制腺苷酸环化酶活性，激活配体门控性 K^+ 通道和抑制电压门控性 Ca^{2+} 通道，从而减少神经递质释放和阻断痛觉传递。

脑内的阿片受体不可能专为外源性阿片生物碱类药物存在，在体内很可能存在相应的内源性阿片样物质与之结合参与疼痛的调节。1975 年，Hughes 和 Kosterlitz 分离出了甲硫氨酸脑啡肽(met-enkephalin)、亮氨酸脑啡肽(leu-enkephalin)两种五肽，并证明它们可以和吗啡类药物竞争受体并具有吗啡样镇痛作用。随后，β-内啡肽(β-endorphin)、强啡肽 A 和 B(dynorphin A、B)以及内吗啡肽Ⅰ和Ⅱ(endomorphin Ⅰ、Ⅱ)等约 20 种与阿片类药物作用相似的肽相继被发现，统称为内源性阿片肽(endogenous opioid peptide，简称 EOP)。在脑内，阿片肽的分布与阿片受体分布近似，如广泛分布于纹状体、杏仁核、下丘脑、中脑导水管周围灰质、低位脑干、脊髓胶质区等许多核区。阿片肽的生物合成过程包括先合成相应大分子前体蛋白，再经特殊的酶切降解成较小的肽。虽然这些阿片肽来自不同前体，但多数在 N 末端有相

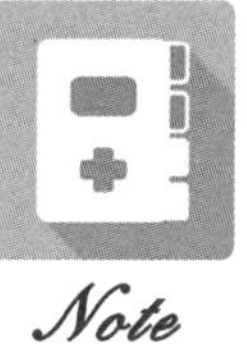

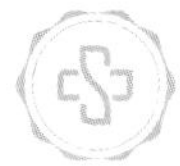

同的氨基酸序列(Tyr-Gly-Gly-Phe)。在脑内和外周神经,阿片肽与其他神经肽或某些神经递质共存。阿片肽起着神经递质、神经调质(调节神经递质释放)或神经激素的作用,对痛觉、神经内分泌、心血管活动和免疫反应起着重要调节作用。阿片肽与阿片受体特异性结合产生吗啡样作用。

机体的内源性痛觉调制系统(endogenous pain modulating system)是一个以脑干中线结构为中心,主要由中脑导水管周围灰质(PAG)、延脑头端腹内侧区(RVM)(中缝大核及邻近的网状结构)和一部分脑桥背外侧网状结构(蓝斑核群和 KF 核)的神经元组成的网络神经结构,其轴突主要经脊髓背外侧束(DLF)和腹外侧束(VLF)下行对脊髓背角痛觉信息传递产生调制作用。PAG 是内源性阿片肽及其受体参与疼痛调节的关键部位。电刺激 PAG 区域可产生显著的镇痛效果,其效应可被阿片受体拮抗药纳洛酮部分阻断,提示电刺激 PAG 区域可促使某些作用于阿片受体的物质释放。RVM 是内源性阿片肽及其受体参与痛觉调控的另一重要脑区,从该区域投射至脊髓后角的神经元分为"开启"神经元(on-cell)、"停止"神经元(off-cell)和中性神经元,"开启"和"停止"神经元是 RVM 中参与疼痛调节的主要神经元,它们对伤害性信息传递具有相反的位相性反应。"停止"神经元的持续性活动和"开启"神经元静止可以产生明显的镇痛作用。而疼痛的调控是一个非常复杂的过程,一般认为,伤害性感觉传入神经末梢释放的主要递质是谷氨酸和神经肽类,两者同时释放,对突触后神经元产生不同的生理作用。谷氨酸被释放后仅局限于该突触间隙内,作用于突触后膜的 NMDA 受体(N-methyl-D-aspartate receptor,N-甲基-D-天冬氨酸受体)和 AMPA 受体(α-amino-3-hydroxy-5-methyl-4-isoxazole propionic acid receptor,α-氨基-3-羟基-5-甲基-4-异噁唑丙酸受体)而将痛觉信号传递给下一级神经元,因其作用发生和消除均很快,故称快递质。而 P 物质(substance P,SP)等神经肽被释放后则扩散至一定范围,同时持续影响多个神经元的兴奋性而使痛觉信号扩散,因其作用缓慢而持久,故称慢递质。但谷氨酸和神经肽类可协同调节突触后神经元放电特性,可能与神经肽类增多和延长谷氨酸的作用时间有关。

三、作用于阿片受体的药物分类

根据阿片类药物对不同亚型阿片受体亲和力及内在活性的不同,又可将阿片类镇痛药分为阿片受体激动药、阿片受体部分激动药及阿片受体拮抗药(表 16-1)。

表 16-1　阿片肽及阿片类药物对各型阿片受体的影响

阿片肽或药物	阿片受体亚型		
	μ	δ	κ
内源性阿片肽(EOP)			
β-内啡肽	+++	+++	+++
亮氨酸脑啡肽	+	+++	
甲硫氨酸脑啡肽	++	+++	
强啡肽	++	+	+++
内吗啡肽	+++		
阿片受体激动药			
吗啡	+++	+	++
可待因	+	+	+
二氢埃托啡	+++	+	+
芬太尼	+++	+	

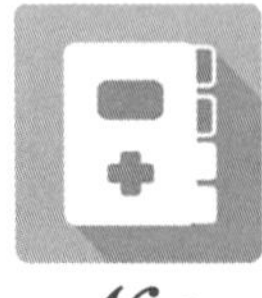

续表

阿片肽或药物	阿片受体亚型		
	μ	δ	κ
哌替啶	++	+	+
美沙酮	+++		
阿片受体部分激动药			
喷他佐辛	P	+	++
布托啡诺	P	+	+++
丁丙诺啡	P	−	−
阿片受体阻断药			
纳洛酮	−−−	−	−−
纳曲酮	−−−	−	−−−

注："+"：激动药；"−"：拮抗药；"P"：部分激动药。

第二节　阿片类镇痛药

阿片类药物是源自阿片的天然药物及其半合成衍生物的总称。因绝大多数镇痛药通过激动阿片受体而起作用，故又称阿片类镇痛药。除吗啡外，现已知阿片含有 20 余种生物碱，从化学结构上可分为菲类和异喹啉类两大类型。前者如吗啡和可待因，具有镇痛作用；后者如罂粟碱，具有平滑肌松弛作用，无镇痛作用。

吗啡

【构效关系】

吗啡(morphine)是阿片中的主要生物碱，含量高达 10%。其化学结构于 1902 年确定，以 A、B、C、D 环构成的氢化菲核为基本骨架(图 16-1)。菲核环 A 与环 C 间以氧桥形式连接，环 B 与环 D 相稠合。环 A 上的酚羟基和环 C 上的醇羟基具有重要的药理作用。当环 A 上酚羟基的氢原子被甲基取代，成为可待因，其镇痛作用减弱；当环 A 和环 C 上的羟基均被甲氧基取代，成为蒂巴因(thebaine)，无镇痛作用，但经结构修饰可产生具有强大镇痛作用的药物如埃托啡(etorphine)；叔胺氮上的甲基被烯丙基取代，则变成吗啡的拮抗药如烯丙吗啡(nalorphine)和纳洛酮；破坏氧桥及 17 位无侧链形成阿扑吗啡(apomorphine)，成为多巴胺激动药，失去镇痛作用而产生很强的催吐作用。3 位和 6 位羟基被取代可改变药动学特性，如可待因生物利用度高于吗啡，二醋吗啡(diamorphine，海洛因)易通过血脑屏障等(表 16-2)。

图 16-1　吗啡的化学结构

表 16-2　吗啡及其衍生物的化学结构

药　物	取代部位和基团				效应特点
	3	6	14	17	
吗啡	—OH	—OH	—H	—CH_3	激动药

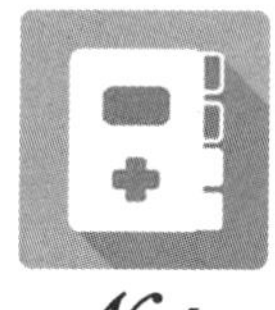

续表

药　物	取代部位和基团				效应特点
	3	6	14	17	
可待因	$—OCH_3$	—OH	—H	$—CH_3$	激动药
海洛因	$—OCOCH_3$	$—OCOCH_3$	—H	$—CH_3$	激动药
烯丙吗啡	—OH	—OH	—H	$—CH_2CH═CH_2$	部分激动药
纳洛酮	—OH	═O	—OH（C_7-C_8 为单键）	$—CH_2CH═CH_2$	拮抗药

【体内过程】

口服吸收快，但首过效应明显，生物利用度低，故常注射给药。皮下注射 30 min 后吸收约 60%，硬膜外或椎管内注射可快速渗入脊髓发挥作用。本品吸收后约 1/3 与血浆蛋白结合，游离型吗啡迅速分布全身，于血流丰富的组织如肺、肝、肾、脾等处浓度较高。该药在组织滞留时间短，一次用药 24 h 后组织药物浓度几乎检测不到。本品脂溶性较低，仅有少量通过血脑屏障，但足以发挥中枢性药理作用。吗啡在肝脏内与葡萄糖醛酸结合，代谢产物吗啡-6-葡萄糖醛酸具有药理活性，血浆药物浓度远远高于吗啡。动物静脉注射等量吗啡-6-葡萄糖醛酸，其镇痛强度是吗啡的 2 倍，而直接脑内或椎管内注射，作用强度为吗啡的 100 倍。吗啡主要以吗啡-6-葡萄糖醛酸的形式经肾排泄，少量经乳腺排泄，也可通过胎盘进入胎儿体内。吗啡血浆 $t_{1/2}$ 为 2～3 h，吗啡-6-葡萄糖醛酸 $t_{1/2}$ 稍长于吗啡。肾功能减退者和老年患者吗啡-6-葡萄糖醛酸排泄缓慢，易导致蓄积效应。

【药理作用】

1. 中枢神经系统

(1) 镇痛作用：吗啡具有强大的镇痛作用。对绝大多数急性痛和慢性痛的镇痛效果良好，对持续性慢性钝痛作用大于间断性锐痛，对神经性疼痛比对组织损伤、炎症和肿瘤等所致疼痛的效果差。皮下注射 5～10 mg 能明显减轻或消除疼痛，椎管内注射可产生节段性阵痛，且不影响意识和其他感觉。单次给药时镇痛作用可持续 4～6 h。吗啡的镇痛作用主要与其激动脊髓胶质区、丘脑内侧、脑室及中脑导水管周围灰质的阿片受体有关。

(2) 镇静和致欣快作用：吗啡能改善因疼痛引起的焦虑、紧张不安、恐惧等情绪反应，产生镇静作用，提高对疼痛的耐受力。给药后，患者常出现嗜睡、意识模糊、理智障碍等，在安静环境中易诱导入睡，但易被唤醒。吗啡还可引起欣快症(euphoria)，表现为满足感和飘然欲仙等。这也是吗啡镇痛效果良好的重要因素，同时也是造成患者强迫用药的重要原因。吗啡改变情绪的作用机制尚未明了，可能与激活边缘系统和蓝斑核的阿片受体，以及中脑边缘叶的中脑腹侧被盖区-伏隔核多巴胺能神经通路与阿片肽/阿片受体系统的相互作用有关。

(3) 抑制呼吸：治疗剂量即可抑制呼吸，使呼吸频率减慢、潮气量降低、每分通气量减少，其中呼吸频率减慢尤为突出，急性中毒时呼吸频率可减慢至 3～4 次/分，呼吸抑制是吗啡急性中毒致死的主要原因。呼吸抑制发生的快慢及程度与给药途径密切相关，静脉注射吗啡 5～10 min 或肌注 30～90 min 时呼吸抑制较为明显。与麻醉药、镇静催眠药及酒精等合用，可加重其呼吸抑制。与全麻药和其他中枢抑制药不同，吗啡抑制呼吸的同时不伴有对延髓心血管中枢的抑制。治疗剂量时即有呼吸抑制作用，使其应用受限。吗啡的呼吸抑制与其降低呼吸中枢对血液 CO_2 张力的敏感性以及抑制脑桥呼吸调节中枢有关。

(4) 镇咳：直接抑制延髓咳嗽中枢，使咳嗽反射减轻或消失，产生强大的镇咳作用。镇咳作用与其镇痛和呼吸抑制作用无关，可能与其激动延脑孤束核的阿片受体有关，具体机制尚不

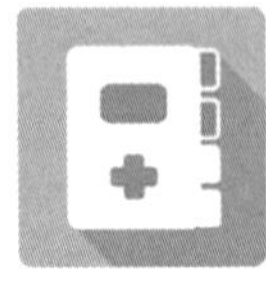

Note

清楚。但因其成瘾性强，临床不作为镇咳药使用。

(5) 其他中枢作用：吗啡可兴奋支配瞳孔的副交感神经，引起瞳孔括约肌收缩，使瞳孔缩小。吗啡中毒时瞳孔极度缩小，针尖样瞳孔为其中毒特征。吗啡的缩瞳作用可产生一定的耐受性。吗啡作用于下丘脑体温调节中枢，改变体温调定点，使体温略有降低，但长期大剂量应用，体温反而升高。吗啡可兴奋延髓催吐化学感受区，引起恶心和呕吐。吗啡抑制下丘脑促性腺激素释放激素(GnRH)和促肾上腺皮质激素释放激素(CRH)的释放，从而降低血浆促肾上腺皮质激素(ACTH)、黄体生成素(LH)和卵泡刺激素(FSH)等的浓度。

2. 平滑肌

(1) 胃肠道平滑肌：吗啡升高胃肠道平滑肌张力，减少其蠕动。胃肠道存在高密度的阿片受体，吗啡兴奋胃平滑肌，提高张力，使胃蠕动减慢、排空延迟，易致食物反流，减少其他药物吸收；提高小肠及大肠平滑肌张力，减弱推进性蠕动，导致肠内容物通过延缓和水分吸收增加，并抑制消化腺的分泌；提高回盲瓣及肛门括约肌张力，肠内容物通过受阻。吗啡通过上述局部作用，加之中枢抑制作用，减弱便意和排便反射，因而易引起便秘。

(2) 胆道平滑肌：治疗剂量吗啡引起胆道 Oddi 括约肌(肝胰壶腹括约肌)痉挛性收缩，使胆道排空受阻，胆囊内压明显提高，可致上腹不适甚至胆绞痛，阿托品可部分缓解。

(3) 其他平滑肌：吗啡降低子宫张力、收缩频率和幅度而延长产妇分娩过程；提高输尿管平滑肌及膀胱外括约肌张力，引起尿潴留；治疗剂量对支气管平滑肌兴奋作用不明显，但大剂量可引起支气管收缩，诱发或加重哮喘，可能与其促进柱状细胞释放组胺有关。

3. 心血管系统 吗啡对心率及节律均无明显影响，能扩张血管，降低外周阻力，当患者由仰卧位转为直立位时可发生体位性低血压，部分与其促进组胺释放有关。此外，吗啡类药物能模拟缺血性预适应对心肌缺血性损伤的保护作用，减少梗死病灶，减少心肌细胞死亡，其机制可能与吗啡类药物作用于 δ_1 受体而激活线粒体 K_{ATP} 通道有关。吗啡对脑循环影响很小，但因抑制呼吸使体内 CO_2 蓄积，引起脑血管扩张，导致脑血流增加和颅内压增高。

4. 免疫系统 吗啡对免疫系统有抑制作用，包括抑制淋巴细胞的增殖、减少细胞因子的分泌、减弱自然杀伤(NK)细胞的细胞毒作用。还可抑制人类免疫缺陷病毒(HIV)蛋白诱导的免疫反应，这可能是吗啡吸食者容易感染 HIV 的主要原因。

【作用机制】

目前认为，内源性阿片肽和阿片受体共同组成机体的内源性抗痛系统，调控痛觉，维持正常痛阈，发挥生理性镇痛作用。痛觉传入神经末梢通过释放谷氨酸、SP 等递质而将痛觉冲动传向中枢。内源性阿片肽由特定的神经元释放后可激动感觉神经突触前、后膜上的阿片受体，通过 G 蛋白耦联机制，抑制腺苷酸环化酶、促进 K^+ 外流、减少 Ca^{2+} 内流，使突触前膜递质释放减少、突触后膜超级化，最终减弱或阻滞痛觉信号的传递，产生镇痛作用(图 16-2)。吗啡的镇痛作用是通过激动脊髓胶质区、丘脑内侧、脑室及导水管周围灰质等部位的阿片受体，主要是 μ 受体，模拟内源性阿片肽对痛觉的调节功能而产生。吗啡缓解疼痛所引起的不愉快、焦虑不安等情绪和致欣快的作用则与其激活中脑边缘系统和蓝斑核的阿片受体而影响多巴胺能神经功能有关。

【临床应用】

1. 镇痛 吗啡对多种疼痛均有效，可缓解或消除严重创伤、烧伤、手术等引起的剧痛和晚期癌症疼痛；对内脏平滑肌痉挛所引起的绞痛如胆绞痛和肾绞痛，加用解痉药如阿托品可有效缓解；对心肌梗死所引起的剧痛，如血压正常者也可使用，除能缓解疼痛和减轻焦虑情绪外，其扩张血管的作用可减轻患者的心脏负担。吗啡镇痛的效果与个体对药物的敏感性及疼痛程度有关，应根据不同患者对药物的反应性来调整用量。久用易成瘾，除癌症剧痛外，一般仅短期用于其他镇痛药无效时。

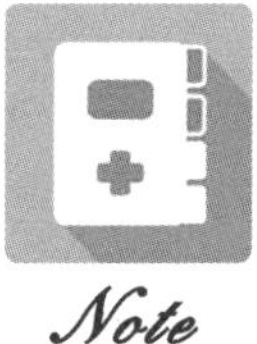
Note

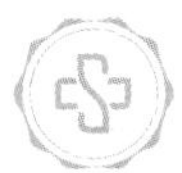

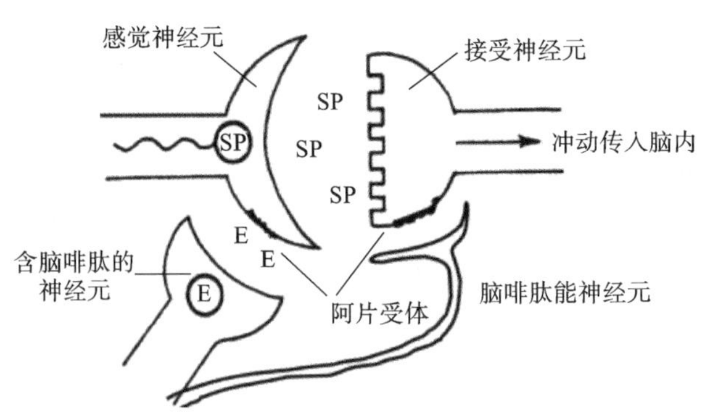

图 16-2　含脑啡肽的神经元与疼痛

2. 心源性哮喘　对于左心衰竭突发的急性肺水肿所致的呼吸困难(也称心源性哮喘),除应用强心药、氨茶碱及吸入氧气外,静注吗啡常可迅速缓解患者的气促和窒息感。其机制可能是由于吗啡扩张外周血管,降低外周阻力,减轻心脏前、后负荷,有利于消除肺水肿;镇静作用有利于消除患者的焦虑、恐惧情绪;降低呼吸中枢对 CO_2 的敏感性,减弱过度的反射性呼吸兴奋,使急促浅表的呼吸得以缓解,有利于心源性哮喘的治疗。但当患者伴有休克、昏迷、严重肺部疾病或痰液过多时禁用。

3. 止泻　适用于急、慢性消耗性腹泻以减轻症状。可选用阿片酊或复方樟脑酊。如伴有细菌感染,应同时服用抗菌药物。

【不良反应】

1. 一般不良反应　吗啡可引起眩晕、恶心、呕吐、便秘、呼吸抑制、少尿、排尿困难(老年患者多见)、胆道压力升高甚至胆绞痛、体位性低血压(低血容量者容易发生)、颅内压升高和免疫抑制等。偶见烦躁不安等情绪改变。

2. 耐受性及依赖性　长期应用阿片类药物易产生耐受性(tolerance)和依赖性(dependence)。耐受性是指长期用药后中枢神经系统对其敏感性降低,需要增加剂量才能达到原来的药效。吗啡按常规剂量连用 2～3 周即可产生耐受性。剂量越大,给药间隔时间越短,越容易产生耐受性,且与其他阿片类药物存在交叉耐受性。产生耐受性的原因可能与血脑屏障中的一种 P-糖蛋白表达增高使吗啡难以透过血脑屏障,以及增加孤啡肽生成,拮抗阿片类药物作用有关。依赖性是指躯体和药物相互作用而引起的精神和躯体方面的改变,药物依赖性又可分为躯体依赖性和精神依赖性。前者是指机体对药物产生的适应性改变,一旦停药则产生难以忍受的不适感如兴奋、失眠、流泪、流涕、出汗、呕吐、腹泻,甚至虚脱、意识丧失等,统称为戒断综合征(withdrawal syndrome),停药后 36～48 h 最严重,5 天后症状可逐渐消失。后者是药物对中枢神经系统作用所产生的一种精神活动,迫使患者继续需求药物的一种病态心理,可产生欣快,患者感觉心情舒畅、情绪高涨以及飘飘欲仙等。依赖性形成过程中,一般精神依赖性最早产生,然后产生躯体依赖性,后者又将使精神依赖性进一步加重。研究表明,吗啡的依赖性与 μ 受体直接相关。在缺失 μ 阿片受体的变异小鼠中,吗啡不产生镇痛作用与依赖性。

3. 急性中毒　吗啡过量可引起急性中毒,主要表现为昏迷、深度呼吸抑制及瞳孔极度缩小三联征,常伴有血压下降、严重缺氧及尿潴留。呼吸麻痹是致死的主要原因。抢救措施为人工呼吸、适量给氧以及静脉注射阿片受体阻断药纳洛酮。

【禁忌证及注意事项】

吗啡能通过胎盘进入胎儿体内以及对抗缩宫素对子宫的兴奋作用,故禁用于分娩镇痛;吗啡可经乳汁分泌,也禁用于哺乳期妇女镇痛。由于抑制呼吸、抑制咳嗽反射及促进组胺释放,

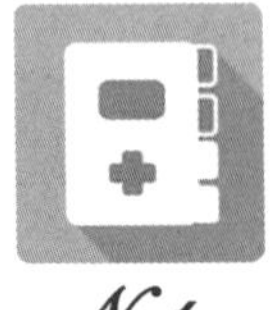

可致支气管收缩，故禁用于支气管哮喘及肺心病患者。颅脑损伤所致颅内压升高的患者、肝功能严重减退患者及新生儿和婴儿禁用。

【药物相互作用】

吗啡与氮芥、环磷酰胺合用，可增加氮芥、环磷酰胺的毒性。与二甲双胍合用，增加乳酸酸中毒的危险性。与M胆碱受体阻断药（尤其是阿托品）合用，便秘加重，增加麻痹性肠梗阻和尿潴留的危险性。与胍乙啶、美卡拉明、金刚烷胺、溴隐亭、左旋多巴、利多卡因、普鲁卡因胺、奎尼丁、亚硝酸盐、利尿药合用易发生体位性低血压。与生长抑素、利福平、利福布汀合用降低吗啡的疗效。与美西律合用抑制并延迟美西律的吸收。与艾司洛尔合用使艾司洛尔的血药浓度升高。与西咪替丁合用出现呼吸暂停、精神错乱和肌肉抽搐。与纳曲酮、卡马西平合用出现阿片戒断症状。与香草醛合用增加香草醛的抗凝血作用。

可待因

可待因（codeine），又称甲基吗啡，经肝脏代谢转化为吗啡及其他具有活性的阿片类代谢产物。

【体内过程】

口服吸收快且完全，约 20 min 起效，$t_{1/2}$ 为 3～4 h，维持 4～6 h，生物利用度为 40%～70%。肌内注射或皮下注射后 t_{max} 为 0.25～1 h。大部分在肝内代谢，约 10%脱甲基生成吗啡。代谢产物及少量原型药物经肾排泄。

【药理作用】

有镇咳、镇痛作用。可待因与阿片受体亲和力低，药理作用与吗啡相似且较弱，镇痛作用为吗啡的 1/10，镇咳作用为吗啡的 1/4。能选择性抑制延髓咳嗽中枢，迅速产生强大的镇咳作用。抑制呼吸、致便秘、欣快感和成瘾性等作用也弱于吗啡。无明显的镇静作用。

【临床应用】

用于各种原因引起的剧烈干咳，对干咳伴胸痛（如结核性胸膜炎）者尤为适用。也可用于中等疼痛的镇痛。

【不良反应】

治疗剂量不良反应少见，偶有恶心、呕吐、便秘及眩晕等。过量能明显抑制呼吸，也可致兴奋、烦躁不安。反复应用可产生耐受性和成瘾性，应严格控制使用。

【禁忌证及注意事项】

可通过胎盘屏障，使用后致胎儿产生药物依赖，故妊娠期间禁用。分娩期应用本品可引起新生儿呼吸抑制。可待因可经乳汁分泌，禁用于哺乳期妇女。痰多黏稠者禁用，以防因抑制咳嗽反射，使大量痰液阻塞呼吸道，继发感染而加重病情。

【药物相互作用】

与抗胆碱药合用时，可加重便秘或尿潴留。与美沙酮或其他吗啡类中枢抑制药合用时，可加重中枢性呼吸抑制。与肌松药合用时，呼吸抑制作用更为显著。

第三节　人工合成镇痛药

一、阿片受体激动药

阿片生物碱类镇痛药具有强大的镇痛作用，但结构复杂，全合成难度大，同时没有解决吗

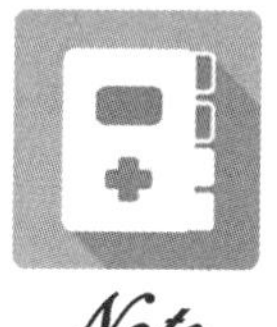

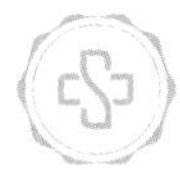

啡毒性大和易成瘾的问题。因此学者们从简化吗啡基本结构入手，合成了一些吗啡的代用品，如哌替啶、美沙酮、芬太尼等。它们不具有吗啡的基本结构，但仍作用于阿片受体。

哌替啶

哌替啶(pethidine)，又名杜冷丁(dolantin)、麦啶(meperidine)，为苯基哌啶衍生物，于1937 年在人工合成阿托品类似物时发现其具有吗啡样作用，是目前临床常用的人工合成镇痛药。

【体内过程】

口服易吸收，生物利用度为 40%～60%，皮下或肌内注射吸收更迅速，临床常注射给药。血浆蛋白结合率为 60%。可通过胎盘屏障进入胎儿体内。在肝内代谢为哌替啶酸和去甲哌替啶，两者再与葡萄糖醛酸结合，经肾排泄，仅少量以原型排泄。$t_{1/2}$ 约为 3 h，肝硬化患者 $t_{1/2}$ 显著延长。去甲哌替啶血浆 $t_{1/2}$ 为 15～20 h，肾功能不全或反复大剂量应用可引起其蓄积。另外，去甲哌替啶有中枢兴奋作用，反复大量使用哌替啶易引起肌肉震颤、抽搐甚至惊厥。

【药理作用】

主要激动 μ 受体，药理作用与吗啡基本相同，镇痛作用强度为吗啡的 1/10～1/7，持续时间短，为 2～4 h。镇静、呼吸抑制、致欣快和扩张血管作用与吗啡相当。也能兴奋平滑肌，提高平滑肌和括约肌的张力，但因其作用时间短，较少引起便秘和尿潴留。大剂量哌替啶可引起支气管平滑肌收缩。有轻微的兴奋子宫作用，但对妊娠末期子宫正常收缩无影响，也不对抗缩宫素的作用，故不延缓产程。

【临床应用】

1. 镇痛 哌替啶镇痛作用虽弱于吗啡，但成瘾性较吗啡轻，产生也较慢，现已取代吗啡用于创伤、手术后以及晚期癌症等引起的各种剧痛；用于内脏绞痛须与解痉药如阿托品合用；可用于分娩镇痛，但考虑到新生儿对哌替啶抑制呼吸作用极为敏感，产妇临产前 2～4 h 不宜使用。

2. 心源性哮喘 哌替啶可替代吗啡用于心源性哮喘的辅助治疗，且效果良好。其作用机制与吗啡相同。

3. 麻醉前给药及人工冬眠 麻醉前给予哌替啶，能使患者安静，消除患者术前紧张和恐惧情绪，减少麻醉药的用量并缩短麻醉诱导期。哌替啶与氯丙嗪、异丙嗪组成冬眠合剂，用于人工冬眠，以降低需人工冬眠患者的基础代谢率。

【不良反应】

治疗剂量时不良反应与吗啡相似，可致眩晕、出汗、恶心、呕吐、心悸和体位性低血压等，剂量过大可明显抑制呼吸。偶尔出现震颤、肌肉痉挛、反射亢进甚至惊厥，中毒解救时可合用抗惊厥药。久用易产生耐受性和依赖性。禁忌证同吗啡。

【药物相互作用】

哌替啶与单胺氧化酶抑制药(MAOI)合用可引起谵妄、高热、多汗、神志不清、严重的呼吸抑制、惊厥、昏迷，甚至虚脱死亡。氯丙嗪、异丙嗪、三环类抗抑郁药可加重哌替啶的呼吸抑制。本品可加强双香豆素等抗凝血药的作用，合用时应酌情减量。与西咪替丁合用可出现意识障碍、定向障碍和气喘。与氨茶碱、肝素钠、磺胺嘧啶、呋塞米、头孢哌酮等药配伍，易产生混浊或沉淀。

美沙酮

美沙酮(methadone)为 μ 受体激动药，是左、右旋异构体各半的消旋体，起镇痛作用的主要为左旋美沙酮，作用强度为右旋美沙酮的 50 倍。

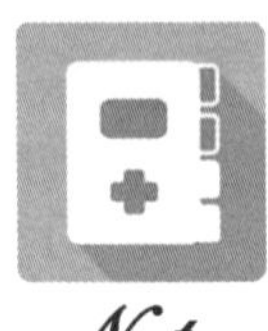
Note

【体内过程】

口服吸收良好，约 30 min 起效，4 h 达血药浓度高峰；皮下或肌注后达峰更快，为 1～2 h。血浆蛋白结合率约为 90%，$t_{1/2}$ 为 15～40 h，主要在肝脏代谢为去甲美沙酮，随尿液、胆汁或粪便排泄。酸化尿液可增加其排泄。美沙酮与各种组织包括脑组织中蛋白质结合，反复给药可在组织中蓄积，停药后组织中药物再缓慢释放入血。

【药理作用】

镇痛作用强度与吗啡相当，但持续时间较长，镇静作用、抑制呼吸、缩瞳、引起便秘及升高胆道内压等作用较吗啡弱。由于本品能先与各种组织蛋白结合，再缓慢释放入血，因此其耐受性及成瘾性相对吗啡等短效药物而言出现较慢，戒断症状程度略轻。口服美沙酮后再注射吗啡不能引起原有的欣快感，不易出现戒断症状，从而使吗啡等的成瘾性减弱，并能降低吗啡或海洛因成瘾者自我注射带来的患血液传播性疾病的危险。因此，美沙酮被广泛应用于治疗吗啡和海洛因成瘾。

【临床应用】

适用于创伤、手术及晚期癌症等所致的剧痛，亦可用于吗啡、海洛因等成瘾的脱毒治疗。与其他戒毒药品比较，其具有对戒断症状控制疗效显著，脱毒治疗成功率高等特点。可以口服，一次用药可产生 24～36 h 的临床效应，用药安全。

【不良反应】

可致恶心、呕吐、便秘、头痛、眩晕、口干和抑郁等。长期用药易致多汗、淋巴细胞数目增多、血浆白蛋白和糖蛋白及催乳素含量升高。皮下注射有局部刺激作用，可致疼痛和硬结。禁用于分娩镇痛，以免影响产程和抑制胎儿呼吸。用于阿片成瘾者的替代治疗时，肺水肿是其过量中毒的主要死因。

【禁忌证及注意事项】

本品可致呼吸抑制，故呼吸功能不全者禁用。忌作为麻醉前和麻醉中用药。美沙酮过量中毒时可用纳洛酮注射抢救。对于阿片依赖的脱毒治疗和替代维持治疗者，应遵循不同的治疗原则，此外，应根据患者药物依赖的严重程度和其生理状况进行个体化用药。本品成瘾性较小，但久用也能成瘾，且脱瘾较难，应予警惕。

【药物相互作用】

与西咪替丁合用可增强其镇痛作用，与利福平、苯妥英钠合用可加快其代谢而诱发戒断症状。异烟肼、吩噻嗪类、尿液碱化剂可减慢其排泄，合用时酌情减量。与抗高血压药合用可致血压下降过快，严重者可发生晕厥。此外，本品可加强镇痛药、镇静催眠药、抗抑郁药的作用，合用时应予注意。

芬太尼及其同系物

芬太尼(fentanyl)为 μ 受体激动药，属短效强效镇痛药。作用与吗啡相似，镇痛效力为吗啡的 100 倍。起效快，静注后 1 min 起效，5 min 达高峰，维持时间约 10 min；肌内注射约 15 min 起效，可维持 1～2 h。血浆蛋白结合率约为 84%，经肝脏代谢而失活，$t_{1/2}$ 为 3～4 h。主要用于麻醉辅助用药和静脉复合麻醉，或与氟哌利多(droperidol)合用产生神经阻滞镇痛，用于大面积换药或外科小手术的镇痛。亦可通过硬膜外或蛛网膜下腔给药治疗急性术后痛和慢性痛。此外，芬太尼透皮贴剂可持续、系统地释放芬太尼，血药浓度能持续稳定 72 h，适用于需用阿片类药物的重度慢性疼痛如晚期癌痛。不良反应可见眩晕、恶心、呕吐及胆道括约肌痉挛。大剂量使用时肌肉明显僵直，与抑制纹状体多巴胺能神经功能有关，可用纳洛酮拮抗。静脉注射过快可致呼吸抑制。反复用药可产生依赖性。不宜与单胺氧化酶抑制药合用。禁用于支气管哮喘、重症肌无力、颅脑肿瘤或外伤引起昏迷的患者及 2 岁以下儿童。

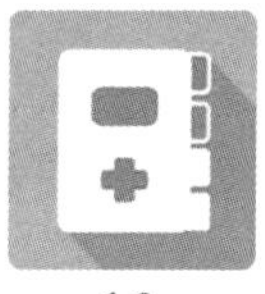
Note

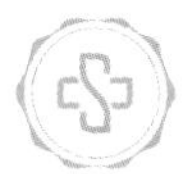

舒芬太尼(sufentanil)和阿芬太尼(alfentanil)均为芬太尼的类似物,主要作用于 μ 受体。舒芬太尼的镇痛作用强于芬太尼,是吗啡的1000倍,而阿芬太尼镇痛作用弱于芬太尼,是吗啡的40~50倍。两药均起效快,作用时间短,尤以阿芬太尼突出,故称超短效镇痛药。两药血浆蛋白结合率约为90%,阿芬太尼血浆 $t_{1/2}$ 为1~2 h,舒芬太尼 $t_{1/2}$ 为2~3 h。两药均在肝脏代谢失活后经肾排泄,约1%以原型经尿排出。对心血管系统影响小,常用于心血管手术麻醉。阿芬太尼由于其药动学特点,很少蓄积,短时间手术可采用分次静脉注射,长时间手术可持续静脉滴注。

二氢埃托啡

二氢埃托啡(dihydroetorphine)是我国研制的强效镇痛药,是迄今临床使用的镇痛效应最强的药物,其镇痛强度为吗啡的6000~10000倍。主要激动 μ 受体,对 δ 和 κ 受体也有弱的激动作用。口服首过消除明显,镇痛效果差。舌下或肌注,5~15 min起效,持续1~3 h,静注后2~5 min起效,持续30~90 min。临床用于各种急性重度疼痛的镇痛,如重度创伤性疼痛,也用于哌替啶、吗啡等无效的慢性顽固性疼痛和晚期癌性疼痛。过量中毒表现为呼吸抑制、瞳孔缩小,甚至昏迷。呼吸抑制为其致死的主要原因,纳洛酮或烯丙吗啡能有效对抗。因其依赖性强,目前临床已很少使用。

二、阿片受体部分激动药

阿片受体部分激动药在小剂量或单独使用时,可激动某型阿片受体,呈现镇痛等作用;当剂量加大或与激动药合用时,又可拮抗该受体。此外,某些阿片类药物对某一亚型的阿片受体起激动作用,而对另一亚型的阿片受体则起拮抗作用,因此被称为阿片受体混合型激动-拮抗药。本类药物以镇痛作用为主,呼吸抑制作用较弱,成瘾性较小,但有拟精神失常等副作用。

喷他佐辛

喷他佐辛(pentazocine,镇痛新)为阿片受体部分激动药,可激动 κ 受体和拮抗 μ 受体。

【体内过程】

口服、皮下和肌注均易吸收。口服首过效应明显,生物利用度仅为20%,血药浓度与其镇痛作用强度、持续时间相一致。肌注后15~60 min、口服后1~3 h镇痛作用最明显。血浆蛋白结合率约为60%,血浆 $t_{1/2}$ 为4~5 h,可通过胎盘屏障,但较哌替啶少。主要经肝脏代谢,代谢速率个体差异较大,表现为镇痛效果个体差异大。60%~70%以代谢物形式和少量以原型经肾排出。

【药理作用】

镇痛作用为吗啡的1/3,呼吸抑制作用为吗啡的1/2,但剂量超过30 mg时,呼吸抑制程度并不随剂量增加而加重,故相对较为安全。用量达60~90 mg则可产生精神症状,如烦躁不安、梦魇、幻觉等,可用纳洛酮对抗。对胃肠道平滑肌的兴奋作用弱于吗啡。对心血管系统的作用与吗啡不同,大剂量可加快心率和升高血压,这与其升高血中儿茶酚胺的浓度有关。冠心病患者静注本药可提高平均主动脉压、左心室舒张末压,增加心脏做功。

【临床应用】

喷他佐辛对 μ 受体有轻度拮抗作用,成瘾性小,故在药政管理上已被列入非麻醉药品。适用于各种慢性疼痛,对剧痛的镇痛效果不如吗啡。本品仍有产生依赖性的倾向,不能作为理想的吗啡替代品。

【不良反应】

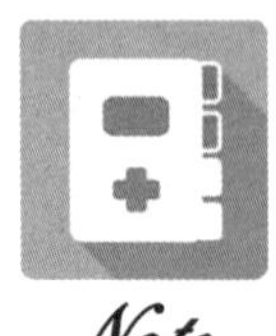

常见不良反应有镇静、嗜睡、眩晕、出汗、轻微头痛,少见恶心、呕吐。剂量增大时可引起烦

躁、幻觉、噩梦、血压升高、心率加快、思维障碍和发音困难等。口服给药可减少不良反应的发生。局部反复注射可使局部组织产生无菌性脓肿、溃疡和瘢痕，故应常更换注射部位。经常或反复使用，可产生吗啡样躯体依赖性，但戒断症状比吗啡轻，应逐渐减量至停药。因拮抗 μ 受体，本品与吗啡合用时可加重吗啡的戒断症状。

【禁忌证及注意事项】

大剂量应用喷他佐辛可引起呼吸抑制、血压上升及心率加快，可升高肺动脉压和中心静脉压，加重心脏的负荷，不可用于缓解心肌梗死的疼痛。喷他佐辛通过影响括约肌增强胆汁流出的阻力，因此胆道内镜检查时或有胆道疾病者慎用。

布托啡诺

布托啡诺(butorphanol)，临床常用其酒石酸盐。

【体内过程】

口服可吸收，首过效应明显，生物利用度低(<17%)。肌内注射吸收迅速而完全，10 min起效，30～60 min 血药浓度达高峰，持续时间为 4～6 h，血浆 $t_{1/2}$ 为 4～5 h，老年人或肾功能减退患者血浆 $t_{1/2}$ 延长。血浆蛋白结合率为 80%，主要经肝脏代谢，大部分代谢产物和少量原型(约 5%)随尿液排出。

【药理作用】

本品为阿片受体部分激动药，激动 κ 受体，对 μ 受体有弱的竞争性拮抗作用。镇痛效力和呼吸抑制作用为吗啡的 3.5～7 倍，但呼吸抑制程度不随剂量增加而加重。对胃肠道平滑肌的兴奋作用较吗啡弱。本品可增加外周血管阻力和肺血管阻力，从而增加心脏做功。

【临床应用】

用于缓解中度至重度疼痛，如术后、外伤、癌症疼痛及肾或胆绞痛等，对急性疼痛的镇痛效果好于慢性疼痛。也可作为麻醉前用药。

【不良反应】

主要为嗜睡、头晕、恶心、呕吐、乏力、出汗，个别出现头痛、眩晕、飘浮感、精神错乱等。久用易产生依赖性。

第四节　其他镇痛药

曲马多

曲马多(tramadol)是合成的可待因类似物，为非阿片类中枢性镇痛药。镇痛效力与喷他佐辛相当，镇咳效力为可待因的 1/2，呼吸抑制作用弱，对胃肠道无影响，也无明显的心血管作用。镇痛作用机制尚未阐明。现认为，曲马多有较弱的 μ 受体激动作用，其代谢物 O-去甲基曲马多对 μ 受体的亲和力比原型药高 4 倍，但其镇痛效应并不被纳洛酮完全拮抗，提示其镇痛作用尚有其他机制参与。口服生物利用度为 68%，主要经肝脏代谢和肾脏排泄。血浆 $t_{1/2}$ 为 6 h，代谢物 $t_{1/2}$ 为 7.5 h。口服后 1 h 起效，2～3 h 血药浓度达峰值，作用维持 6 h。本品适用于中、重度急、慢性疼痛，如手术、创伤、分娩及晚期癌症疼痛等。不良反应与其他镇痛药相似，偶见多汗、头晕、恶心、呕吐、口干、疲劳等。静脉注射过快可出现颜面潮红、一过性心动过速。长期应用也致成瘾。抗癫痫药卡马西平可降低曲马多的血药浓度，减弱其镇痛作用。苯二氮䓬类药可增强其镇痛作用，合用时应调整剂量。不与单胺氧化酶抑制药合用。

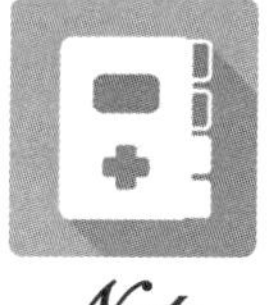

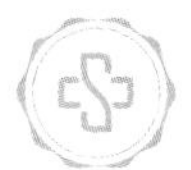

布桂嗪

布桂嗪(bucinnazine)又名强痛定(fortanodyn,Ap-273),其镇痛效应约为吗啡的 1/3。口服 10～30 min 后或皮下注射 10 min 后起效,作用持续 3～6 h,为速效镇痛药。呼吸抑制和胃肠道作用较轻。临床多用于偏头痛、三叉神经痛、炎症性及外伤性疼痛、关节痛、痛经及晚期癌性疼痛。偶有恶心、头晕、困倦等神经系统反应,停药后即消失,连续使用可致耐受性和成瘾性。

延胡索乙素与罗通定

延胡索乙素是我国学者从罂粟科植物延胡索的干燥块茎中提取的一种生物碱,即消旋四氢巴马汀,为延胡索的主要有效成分,有效部分为左旋体,即罗通定(rotundine)。本品具有镇静、镇痛和中枢性肌肉松弛作用,镇痛作用较哌替啶弱,但较解热镇痛药作用强,无明显的成瘾性。镇痛作用机制与阿片受体无关,它能阻断脑内多巴胺受体,亦增加与痛觉有关的特定脑区脑啡肽和 β-内啡肽释放。对持续性慢性钝痛效果好,对产程及胎儿均无不良影响,主要用于治疗胃溃疡及十二指肠溃疡的疼痛、痛经、分娩后宫缩痛等。不良反应主要为嗜睡,偶见眩晕、乏力、恶心和锥体外系症状,无明显成瘾性。

第五节　阿片受体阻断药

纳洛酮

纳洛酮(naloxone)的化学结构与吗啡相似,对各型阿片受体都有竞争性拮抗作用,作用强度依次为 μ 受体>κ 受体>δ 受体。口服容易吸收,首过消除明显,故常静脉给药。静脉注射 2 min 显效,持续 30～60 min,血浆 $t_{1/2}$ 为 40～55 min,在肝内与葡萄糖醛酸结合而失活。与巴比妥类药物合用或长期饮酒诱导肝微粒体酶,可缩短其血浆 $t_{1/2}$。

知识链接 16-1 癌痛的镇痛治疗

临床用于阿片类药物的急性中毒,解救呼吸抑制及其他中枢抑制症状。芬太尼类、哌替啶等作静脉复合麻醉或麻醉辅助用药时,术后呼吸抑制仍明显者,纳洛酮可反转其呼吸抑制。用量过大或给药过快,可同时取消或显著减弱阿片类药物的镇痛作用,故应注意掌握用量和给药速度。本品能诱发戒断症状,可用于阿片类药物成瘾者的鉴别诊断。适用于急性酒精中毒、休克、脊髓损伤、脑卒中以及脑外伤的救治等。此外,纳洛酮还是研究疼痛与镇痛的重要工具药物。

思政案例 16-1 珍爱生命,远离毒品

纳洛酮无内在活性,本身不产生药理效应,不良反应少,大剂量偶见轻度烦躁不安。

纳曲酮

纳曲酮(naltrexone)与纳洛酮相似,但对 κ 受体的拮抗作用强于纳洛酮,具有更高的口服生物利用度和更长的作用时间。临床应用与纳洛酮相同。

小　结

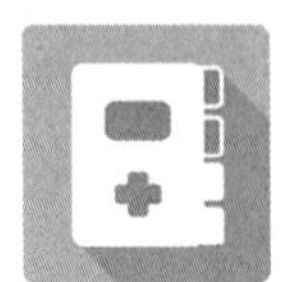

阿片类镇痛药的代表药为吗啡。吗啡作用机制主要是激动中枢神经系统的阿片受体,减少脑内的内源性致痛物质(P 物质)的释放。微量的吗啡进入脑脊液后即可出现明显的镇痛、

镇静作用，对持续性钝痛的作用强于间断性锐痛。另外其可产生镇咳、抑制呼吸等其他中枢性作用；可提高平滑肌张力，导致便秘、胆绞痛，诱发或加重哮喘等；可扩张脑血管，升高颅内压等。临床主要用于各种剧烈疼痛的治疗。吗啡连续反复使用易致耐受性和依赖性。最常用的人工合成镇痛药为哌替啶，作用弱于吗啡，可替代吗啡用于镇痛、心源性哮喘，还可用于人工冬眠。虽然它的镇痛作用较吗啡弱，但呼吸抑制作用和成瘾性小，不引起便秘。可待因主要用于各种原因引起的剧烈干咳，对干咳伴胸痛(如结核性胸膜炎)者尤为适用。芬太尼及其同系物对心血管影响小，常作为全身麻醉的辅助用药。芬太尼＋氟哌丁醇用于神经阻滞镇痛。美沙酮镇痛强、长，也可用于脱毒。纳洛酮为阿片受体阻断药，主要治疗阿片类药物过量中毒、解除阿片类药物麻醉的手术后呼吸抑制、诊断阿片类药物成瘾等。

目标测试

思考题答案

思 考 题

1. 吗啡为什么可用于治疗心源性哮喘？
2. 癌性疼痛患者选用镇痛药的原则是什么？

本章参考文献

[1] 杨宝峰，陈建国. 药理学[M]. 9 版. 北京：人民卫生出版社，2018.

[2] 张庆柱. 分子药理学[M]. 北京：高等教育出版社，2007.

(河南科技大学　杜景霞)

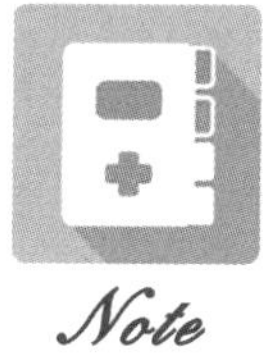

第十七章　解热镇痛抗炎药

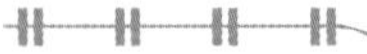

学习目标

本章 PPT

1. 知识目标　①掌握解热镇痛抗炎药共同的作用机制及药理作用；②了解药物分类；③熟悉每类典型代表药物的作用特点、临床应用和不良反应。

2. 能力目标　提升学生解决实际问题的能力，如不同解热镇痛抗炎药在临床中的合理选用能力。

3. 情感目标　通过思政案例的学习，激发学生强烈的民族自信心和自豪感，认识科研创新的重要性。

案例引导 17-1

案例引导答案

患者，女，22 岁，因发热，伴周身疼痛及食欲不振，两膝、踝关节红肿，行走困难，收入院。查体：体温 39 ℃，脉搏 101 次/分，呼吸 23 次/分，血压正常。头部无异常。心肺、腹部未见异常。两踝关节红肿、运动受限；神经系统检查无阳性所见。诊断为急性风湿性关节炎。口服阿司匹林 4 次/天，每次 2 g，以及泼尼松。当患者服用阿司匹林总量达 6 g 时，突感双侧耳鸣，呈高音调 1 h 后，听力完全丧失；因未发现耳聋原因，又继续服用阿司匹林 2 g。

音叉试验：双耳表现为重度感音性耳聋。即停服阿司匹林，静滴碳酸氢钠。次日听力开始好转，至停药后第 4 天完全恢复。

请问：

1. 使用阿司匹林发生中毒性耳聋，为什么要静滴碳酸氢钠？
2. 大剂量阿司匹林还可引起哪些严重不良反应？

第一节　概　　述

解热镇痛抗炎药(antipyretic，analgesic and anti-inflammatory drugs)是一类具有解热、镇痛，而且大多数还有抗炎、抗风湿作用的药物。由于其具有特殊的抗炎作用，化学结构与糖皮质激素的甾体结构不同，因此又被称为非甾体抗炎药(non-steroidal anti-inflammatory drugs，NSAIDs)。阿司匹林是这类药物的代表，故又被称为阿司匹林类药物。

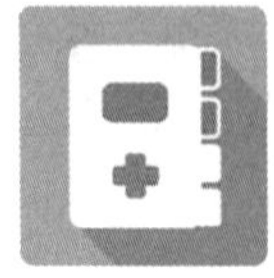

1836 年 Pina 成功从柳树皮中分离出水杨酸。1859 年 Kolbe 成功合成水杨酸。1874 年开始工业化生产，并很快用于治疗风湿热、痛风及一般解热，但胃肠道的不良反应使人难以接受。1899 年，Bayer 公司的 Hoffmann 成功制备了乙酰水杨酸，并很快从动物实验过渡到临床试验，并以阿司匹林上市。阿司匹林用于解热、镇痛、抗炎历经 100 多年，至今仍在广泛使用。NSAIDs 现已发展成为一类结构各异、种类繁多的药物，但多为有机酸衍生物，NSAIDs 主要作用特点的比较见表 17-1。

思政案例 17-1 霍夫曼博士与"世纪之药"阿司匹林

表 17-1 临床常用的 NSAIDs 特点比较

分类		主要特点
非选择性 COX 抑制药		
水杨酸类	阿司匹林	解热、镇痛、抗炎等作用；有胃肠道反应及出血倾向
苯胺类	对乙酰氨基酚	有解热、镇痛作用，抗炎作用极弱，胃肠道反应多见
吲哚类	吲哚美辛	强效抗炎镇痛作用，不良反应发生率高
芳基乙酸类	双氯芬酸	强效抗炎镇痛药，不良反应发生率高
芳基丙酸类	布洛芬	一线药，不良反应发生率较低
烯醇酸类	吡罗昔康	胃肠道反应发生率约 20%，还有耳鸣、皮疹等
	美洛昔康	相比其他非选择性 COX 抑制药，胃肠道反应较轻
烷酮类	萘丁美酮	前体药，在肝脏激活，不良反应较少，解热作用显著
异丁芬酸类	舒林酸	前体药，在体内转化为磺基代谢物，不良反应中等
选择性 COX-2 抑制药		
二芳基吡唑类	塞来昔布	胃肠道毒性显著降低
二芳基呋喃酮类	罗非昔布	胃肠道毒性显著降低

NSAIDs 主要的共同作用机制是抑制体内环氧合酶（cyclooxygenase，COX）的活性，减少局部组织前列腺素（prostaglandin，PG）的生物合成，从而产生解热、镇痛、抗炎作用。目前公认的 COX 有 COX-1 和 COX-2 两种同工酶，前者为结构型，主要存在于血管、胃、肾等组织中，参与血管舒缩、血小板聚集、胃黏膜血流、胃黏液分泌及肾功能等的调节。后者为诱导型，各种损伤性化学、物理和生物因子激活磷脂酶 A_2（PLA_2）水解细胞膜磷脂，生成花生四烯酸，后者经 COX-2 催化生成 PG；损伤性因子也诱导多种细胞因子如 IL-1、IL-6、IL-8、TNF 等的合成，这些细胞因子又能诱导 COX-2 表达，增加 PG 合成。COX-1 与 COX-2 的特性比较见表 17-2。近年来还发现有其他的 COX 亚型，新的亚型 COX-3 已被发现，其作用还有待进一步研究。目前认为，NSAIDs 对 COX-1 的抑制构成了此类药物不良反应的毒理学基础，对 COX-2 的抑制被认为是其发挥药效的基础。

表 17-2 COX-1 与 COX-2 的特性比较

	COX-1（结构型）	COX-2（诱导型）
生成	固有的	需经诱导
功能	生理学：保护胃肠道；调节血小板聚集（TXA_2）；调节外周血管阻力（PGI_2）；调节肾血流分布（PGI_2，PGE）	生理学：妊娠时，PG 生成增加 病理学：生成蛋白酶、PG 及其他炎症介质，引起炎症
抑制药	吡罗昔康＞吲哚美辛＞美洛昔康＞双氯芬酸＞阿司匹林＞布洛芬＞萘普生＞尼美舒利	尼美舒利＞美洛西康＞吡罗昔康＞双氯芬酸＞吲哚美辛＞萘普生＞布洛芬＞阿司匹林

一、药理作用

（一）解热作用

NSAIDs 能促使升高的体温恢复到正常水平，而对正常体温没有影响。下丘脑体温调节

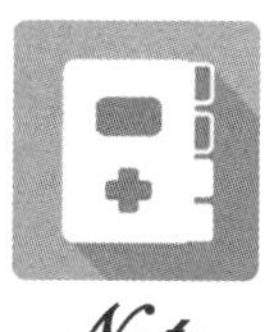

Note

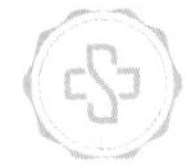

中枢通过对产热及散热两个过程的精细调节,使体温维持于相对恒定的水平。感染、组织损伤、炎症或其他疾病状态促进机体内热原(如IL-1β、IL-6、IFNα、IFNβ、TNF-α等细胞因子)产生,从而促使下丘脑视前区附近合成PGE_2,通过cAMP触发下丘脑体温调节中枢使体温调定点上调,增加产热,使体温升高。NSAIDs对内热原引起的发热有解热作用,但对直接注射PG引起的发热则无效,故认为NSAIDs是通过抑制中枢PG合成而发挥解热作用。研究显示:前列腺素并非发热的唯一介质,因而NSAIDs可能存在其他未被发现的降温机制。

(二)镇痛作用

疼痛及炎症部位的PG使局部痛觉感受器对缓激肽等致炎致痛物质的敏感性提高,PG本身也有一定的致痛作用。NSAIDs通过抑制疼痛及炎症部位PG的生成而发挥外周镇痛作用,对临床常见的慢性钝痛,如头痛、牙痛、神经痛、肌肉痛、关节痛、痛经等有良好的镇痛作用,不产生欣快感和成瘾性,对尖锐的一过性刺痛(直接刺激感觉神经末梢引起)无效。此外,NSAIDs能进入细胞膜的脂质双层,阻断信号转导,从而抑制疼痛,部分NSAIDs能在中枢神经系统产生镇痛作用,主要作用于脊髓,可能与其阻止中枢神经系统PG的合成或干扰伤害感受系统的介质和调质的产生及释放有关。

(三)抗炎作用

大多数解热镇痛药具有抗炎作用,对控制风湿性及类风湿性关节炎的症状有肯定疗效,但不能根治,也不能阻止疾病的发展及并发症的产生。PG是参与炎症反应的活性物质,可致血管扩张和组织水肿,与缓激肽等协同致炎。来自循环血液中的血管内皮细胞黏附分子(E选择素、P选择素和L选择素)、细胞间黏附分子-1(intracellular adhesion molecule 1,ICAM-1)、血管细胞黏附分子-1(vascular cell adhesion molecule 1,VCAM-1)和白细胞整合素(leukocyte integrin),是炎症反应初期的关键性因子。NSAIDs的抗炎作用与抑制PG合成,同时抑制某些细胞黏附分子的活性与表达有关。不同的NSAIDs对COX的选择性不同,其不良反应发生率也不同,各类药物均具有解热、镇痛作用,但抗炎作用却各具特点,如阿司匹林和吲哚美辛的抗炎作用强,某些有机酸的抗炎作用中等,而苯胺类几乎无抗炎作用。

(四)其他作用

NSAIDs通过抑制COX而对血小板聚集有强大且不可逆的抑制作用。研究还表明NSAIDs对肿瘤的发生、发展及转移可能均有抑制作用。其抗肿瘤作用除与抑制PG产生有关外,还与其激活胱天蛋白酶-3(caspase-3)和胱天蛋白酶-9(caspase-9),诱导肿瘤细胞凋亡、抑制肿瘤细胞增殖及抗肿瘤新生血管形成等有关。此外,NSAIDs尚有预防和延缓阿尔茨海默病发病、延缓角膜老化以及防止早产等作用。

二、常见不良反应

NSAIDs抑制COX产生抗炎、镇痛作用,但不能消除炎症产生的根本原因。由于前列腺素有抑制胃酸分泌、保护胃黏膜、调节肾血流、增高肾小球滤过率、抑制血小板聚集及促进钠排泄、降低血压等作用,故非选择性NSAIDs可产生胃肠道反应(胃肠黏膜糜烂、溃疡、出血、穿孔或胃肠道梗阻等)、肾脏损害,还可引起血液系统、中枢神经系统、皮肤和肝脏损害等副作用,其中以胃肠道反应最常见。当NSAIDs用于治疗关节炎时,由于需要长期大量给药,不良反应发生率特别高。新型的选择性COX-2抑制剂对胃肠道毒性较小。

(一)胃肠道反应

胃肠道功能紊乱是NSAIDs最常见的不良反应,主要机制:经COX-1生成的PG对于抑制胃酸分泌、保护胃黏膜有重要的防御保护和修复作用。非选择性COX抑制药抑制胃部

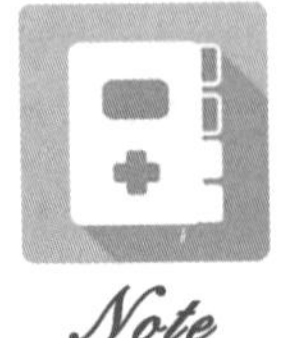

COX-1，减少胃黏膜血流，造成黏膜局部组织缺血坏死，同时损害胃黏膜屏障的防御保护和修复功能。常见的胃肠道反应包括上腹部不适、恶心、呕吐、溃疡、出血甚至穿孔等。长期服用非选择性 COX 抑制药，约 20%患者出现胃肠道反应，尽管有些患者没有明显的症状但仍有大出血的可能。前列腺素类似物如枸橼酸铋钾可减轻这类药物对胃肠道的损害。

（二）过敏反应

过敏反应是 NSAIDs 的第二大常见不良反应，以舒林酸、萘普生、甲氯芬酸和吡罗昔康为多见，包括皮疹、荨麻疹、瘙痒、剥脱性皮炎、光敏反应等，有时还会发生一些非常罕见的、严重甚至致命的皮肤反应。阿司匹林多引起哮喘，一般在用药后 20 min 内出现，症状与一般哮喘相同，严重者可出现哮喘持续状态，甚至窒息死亡。

（三）肾脏损害

健康个体使用治疗治量的 NSAIDs 一般很少引起肾功能损伤，但对一些易感人群会引起急性肾脏损害，停药可恢复。其原因主要是 NSAIDs 抑制了对维持肾血流量有重要作用的因子如 PGE_2 和 PGI_2 等的生成。长期服用 NSAIDs 可引起“镇痛药性肾病”，导致慢性肾炎和肾乳头坏死。在某些病理状态或合并其他肾脏危险因素时，如充血性心力衰竭、肝硬化、高血压、糖尿病等已有肾功能下降者、合并使用利尿药等情况下，更容易发生肾脏损害。流行病学统计显示，非那西丁可迅速代谢为对乙酰氨基酚，长期大剂量服用对乙酰氨基酚可增高肾脏患病率，但日常小剂量服用未见肾脏损害。

（四）肝脏损伤

NSAIDs 所致肝功能障碍，轻者表现为肝转氨酶升高，重者表现为肝细胞变性坏死。但肝损伤发生率较低，不可逆性肝损伤较罕见。老年人、肾功能损害及长期大剂量应用者可增加肝损害。

（五）心血管系统不良反应

在比较临床使用的选择性 COX-2 抑制药与非选择性 COX 抑制药的不良反应时发现，前者的胃肠道反应明显减小，但某些患者仍具有潜在的心血管系统改变。NSAIDs 长期大量应用可引起心血管系统的不良反应，包括心律不齐、血压升高、心悸等。由于 NSAIDs 的前列腺素抑制作用及抗利尿、收缩血管的作用，其对血压也有较大影响。NSAIDs 对 β 受体阻断药影响较大，可通过下调基础血浆肾素活性而使其不能发挥作用。此外由于使用 NSAIDs 的人群以中老年人居多，这些老年人大多患有心血管疾病，而这些有病变的心血管脏器对血压调节非常敏感，舒张压升高 5～6 mmHg 则可使心肌梗死和脑血管意外的发生率显著上升，因而可出现严重的心血管事件。鉴于所有的 NSAIDs 均有潜在的心血管风险，FDA 已要求药品生产厂家在其说明书中注明黑框警示。

（六）血液系统反应

NSAIDs 几乎都可抑制血小板聚集，延长出血时间，但只有阿司匹林能引起不可逆性反应。再生障碍性贫血、粒细胞缺乏症和其他血液病均有少数报道。吲哚美辛、保泰松、双氯芬酸引发再生障碍性贫血的风险较大。NSAIDs 致血液系统不良反应的机制尚不明确，可能由变态反应所致。

（七）其他不良反应

所有 NSAIDs 都有中枢神经系统反应，如头晕、头痛、嗜睡、精神错乱等。其他不良反应如耳鸣、耳聋、视物模糊、色盲、视幻觉、味觉异常、心动过速和高血压等。长期服用 NSAIDs 可发生角膜后沉积和视网膜病变。

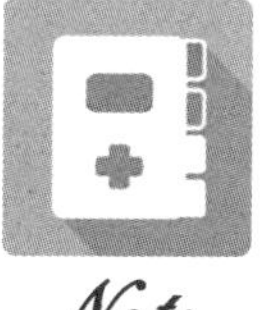
Note

基于 COX-2 与炎症反应的关系，近年来选择性 COX-2 抑制药相继出现，然而，随着基础

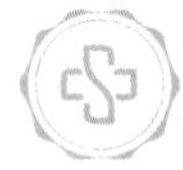

和临床研究的发展,越来越多的证据表明两种 COX 在生理病理上的差异并不明显,其活性在很大程度上交错重叠。COX-1 不仅是结构酶,也是诱导酶,在发挥生理作用的同时也发挥病理作用;而 COX-2 不仅是诱导酶,也是结构酶,具有一定的生理作用。选择性 COX-2 抑制药在减少胃肠道不良反应的同时,可能带来心血管系统等更为严重的不良反应的发生。目前,选择性 COX-2 抑制药的效果与实际安全性仍有待进一步确定。因此,临床应用中应综合考虑每种药物给患者带来的利益和风险,权衡利弊后用药,减少不良反应的发生。

第二节　常用的解热镇痛抗炎药

一、非选择性 COX 抑制药

(一) 水杨酸类

水杨酸类药物包括阿司匹林(aspirin)和水杨酸钠(sodium salicylate)。本类药物临床最常用的是阿司匹林。

阿司匹林

知识链接 17-1 解热镇痛抗炎药物的发展简史

化学名为乙酰水杨酸(acetylsalicylic acid)。

【体内过程】

口服吸收快而完全,小部分在胃,大部分在小肠上部吸收,1～2 h 可达到血药浓度峰值。在药物吸收过程中与吸收之后,迅速被胃黏膜、血浆、红细胞及肝中酯酶水解为水杨酸,故血浆浓度低,血浆 $t_{1/2}$ 为 15～20 min。水解后以水杨酸盐的形式可分布到全身各组织包括关节腔、脑脊液和胎盘。水杨酸盐与血浆蛋白结合率高达 80%～90%,易与其他药物竞争白蛋白的结合位点,发生药物相互作用。大部分水杨酸在肝脏内氧化代谢,其代谢产物与甘氨酸或葡萄糖醛酸结合后随尿液排出,尿液 pH 对水杨酸的排泄量影响很大,碱性尿时可排出 85%,而在酸性尿时则仅为 5%。口服小剂量阿司匹林(1 g 以下)时,水解产生的水杨酸量较小,按一级动力学消除,水杨酸血浆 $t_{1/2}$ 为 2～3 h。但当阿司匹林剂量达到 1 g 及以上时,水杨酸生成增多,其代谢从一级动力学消除转变为零级动力学消除,水杨酸血浆 $t_{1/2}$ 延长为 15～30 h。如果剂量再增大,血中游离水杨酸浓度将急剧上升,可出现中毒症状。

【药理作用与临床应用】

1. 解热、镇痛及抗风湿　阿司匹林有较强的解热、镇痛作用。对 COX-1 和 COX-2 的抑制作用基本相当,通过抑制体内 COX 活性而减少局部组织 PG 及血栓素的生物合成从而缓解炎症反应,快速控制和缓解风湿性关节炎的症状。用于头痛、牙痛、肌肉痛、痛经及感冒发热等,能减轻炎症反应引起的红、肿、热、痛等症状,迅速缓解风湿性关节炎的症状。大剂量阿司匹林能使风湿热症状在用药后 24～48 h 明显好转,故可作为急性风湿热的鉴别诊断依据。用于抗风湿最好用至最大耐受剂量,一般成人每日 3～5 g,分 4 次于饭后服用。

2. 影响血小板功能　低浓度阿司匹林能使 PG 合成酶活性中心的丝氨酸乙酰化而失活,不可逆地抑制血小板 COX,减少血小板中血栓素 A_2(TXA_2)的生成,从而影响血小板的聚集及抗血栓形成,达到抗凝血作用。高浓度阿司匹林能直接抑制血管壁中 PG 合成酶,减少前列环素(prostacyclin,PGI_2)的合成。PGI_2 是 TXA_2 的生理性拮抗剂,PGI_2 合成减少可促进血栓形成。临床上常采用小剂量阿司匹林(50～100 mg)防治血栓形成,治疗缺血性心脏病和脑缺

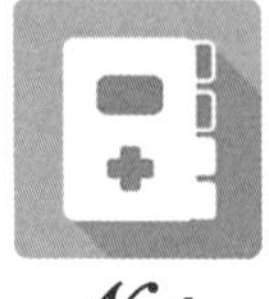
Note

血病患者。

【不良反应】

阿司匹林用于解热、镇痛时所用剂量较小，短期应用不良反应较轻；而抗风湿治疗剂量大，长期应用不良反应多且较重。

1. 胃肠道反应 最常见。口服可直接刺激胃黏膜，引起上腹部不适、恶心、呕吐，血药浓度高则刺激延髓催吐化学感受区(CTZ)，也可致恶心、呕吐。较大剂量口服(如抗风湿治疗)可引起胃溃疡及无痛性胃出血，原有溃疡患者症状加重。餐后服用、使用阿司匹林肠溶片或同服止酸药可减轻胃肠道反应。阿司匹林引起的胃肠道反应与其直接刺激局部胃黏膜细胞和阻断胃壁组织 COX-1 生成 PG 如 PGE_2 有关，因胃壁 PG 对胃黏膜细胞有保护作用。合用 PGE_1 的衍生物米索前列醇(misoprostol)可降低胃溃疡的发生率。

2. 加重出血倾向 阿司匹林能不可逆地抑制 COX，对血小板内 TXA_2 合成酶有强大而持久的抑制作用，合成 TXA_2 的能力恢复需等到新生血小板补充，要 7～8 天。因血管内皮有合成 COX 的能力，阿司匹林对 PGI_2 的合成抑制弱而短暂。结果血液中 TXA_2/PGI_2 值减小，血小板凝聚受到抑制，使血液不易凝固，导致出血时间延长。大剂量阿司匹林可抑制凝血酶原的形成，引起凝血障碍，加重出血倾向，用维生素 K 可以预防。严重肝病、有出血倾向的患者如血友病患者、产妇和孕妇禁用。如需手术的患者，术前 1 周应停用阿司匹林。

3. 水杨酸反应 阿司匹林剂量过大(≥5 g/d)时，可出现头痛、眩晕、恶心、呕吐、耳鸣、视力、听力下降等表现，称为水杨酸反应，是水杨酸中毒的表现。严重者可出现过度呼吸、高热、脱水、酸碱平衡失调，甚至精神错乱。应立即停药，静脉滴注碳酸氢钠溶液以碱化尿液，加速水杨酸盐自尿排泄。

4. 过敏反应 少数患者可出现荨麻疹、血管神经性水肿和过敏性休克。某些哮喘患者服用阿司匹林或其他解热镇痛药后可诱发哮喘，称为“阿司匹林哮喘”，此反应不是以抗原-抗体反应为基础的过敏反应，而是与抑制 PG 生物合成有关。因 PG 合成受阻，由花生四烯酸生成的白三烯及其他脂氧合酶代谢产物增多，内源性支气管收缩物质居于优势，导致支气管痉挛，诱发哮喘。用肾上腺素治疗“阿司匹林哮喘”无效，可用抗组胺药和糖皮质激素治疗。哮喘、鼻息肉及慢性荨麻疹患者禁用阿司匹林。

5. 瑞氏综合征(Reye syndrome) 在儿童病毒性感染如流感、水痘、麻疹、流行性腮腺炎等使用阿司匹林退热时，偶可引起急性肝脂肪变性-脑病综合征，称为瑞氏综合征。以肝衰竭合并脑病为突出表现，虽少见，但预后恶劣。故病毒感染患儿不宜使用阿司匹林，可用对乙酰氨基酚替代。

6. 对肾脏的影响 阿司匹林对正常肾功能无明显影响。但在特殊人群中，尤其是老年人，伴有心、肝、肾功能损害的患者，即使用药前肾功能正常，也可引起水肿、多尿等肾小管功能受损的症状。原因可能是存在隐性肾损害或肾小球灌注不足，由于阿司匹林能抑制 PG，取消了 PG 的代偿机制，从而出现水肿、多尿等症状。偶见间质性肾炎、肾病综合征，甚至肾衰竭，其机制未明。

【药物相互作用】

阿司匹林可通过竞争白蛋白的结合位点提高血浆游离型药物浓度引起药物相互作用。当与口服抗凝血药双香豆素合用时易引起出血；与肾上腺皮质激素合用，不但能竞争性与白蛋白结合，且有药效学协同作用，更易诱发溃疡及出血；与磺酰脲类口服降血糖药合用易引起低血糖反应；与丙戊酸、呋塞米、青霉素、甲氨蝶呤等弱碱性药物合用时，由于竞争肾小管主动分泌的载体，会增加各自的血浆游离型药物浓度。

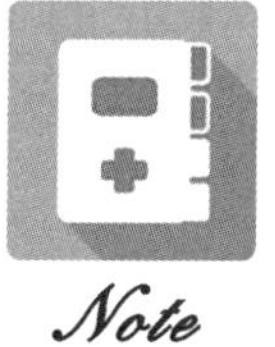

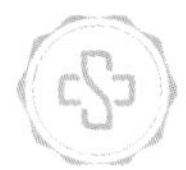

（二）苯胺类

对乙酰氨基酚

对乙酰氨基酚(acetaminophen)，又名扑热息痛(paracetamol)，是非那西丁(phenacetin)在体内的活性代谢产物，两者均有较强的解热镇痛作用，但它们的抗炎抗风湿作用弱。非那西丁不良反应大，已经不再单独使用，仅作为复方制剂的一种成分。

【体内过程】

口服后吸收迅速，0.5～1 h 血药浓度达峰值。血浆蛋白结合率为 25%～50%。在临床常用剂量下，体内 95%的药物在肝脏与葡萄糖醛酸或硫酸结合生成无活性的代谢产物，从尿中排出，血浆 $t_{1/2}$ 为 2～3 h。较高剂量时，上述催化结合反应的代谢酶饱和后，药物经肝微粒体混合功能氧化酶代谢为 N-乙酰对位苯醌亚胺(N-acetyl-p-benzoquinone imine)，后者是一个有毒的代谢中间体，可与谷胱甘肽(glutathione)结合而失去毒性。长期用药或过量中毒，体内的谷胱甘肽被耗竭时，此毒性中间体以共价键形式与肝、肾中重要的酶和蛋白质分子不可逆性结合，引起肝细胞、肾小管细胞坏死。

【药理作用及临床应用】

本药为非处方药，解热、镇痛作用缓和持久，与阿司匹林相当，一般认为在中枢神经系统，对乙酰氨基酚抑制前列腺素合成，产生解热、镇痛作用。但抗炎作用极弱，可能与其在外周组织对 COX 没有明显的抑制作用有关。临床主要用于退热和镇痛，如感冒发热、关节痛、神经痛、偏头痛、癌性痛及术后镇痛等。由于对乙酰氨基酚没有明显的胃肠道刺激作用，故对不宜使用阿司匹林(如对阿司匹林过敏、不耐受或水痘、血友病及其他出血性疾病等)的头痛发热患者，适用本药。

【不良反应】

短期使用治疗剂量的对乙酰氨基酚不良反应少见，对胃无刺激性，偶见过敏反应，如皮疹、荨麻疹、药物热及黏膜损害等。对乙酰氨基酚过量服用(成人 10～15 g)急性中毒时可致严重肝损害。长期大剂量用药，尤其是肾功能低下者，可出现肾绞痛或急性肾衰竭或慢性肾衰竭(镇痛药性肾病)。故对乙酰氨基酚不宜大剂量或长期服用，肝、肾疾病患者慎用。

（三）吲哚类

吲哚美辛

吲哚美辛(indometacin，消炎痛)为人工合成的吲哚类衍生物。

【体内过程】

口服吸收快而完全，约 3 h 血药浓度达峰值，直肠给药较口服更易吸收，吸收后约 90%与血浆蛋白结合。少量可透过血脑屏障，并可透过胎盘。主要在肝内代谢，代谢物从尿液、胆汁、粪便排泄，10%～20%以原型从尿中排泄。血浆 $t_{1/2}$ 为 2～3 h。

【药理作用及临床应用】

吲哚美辛是较强的 PG 合成酶抑制药之一，对 COX-1 和 COX-2 均有强大的抑制作用，也能抑制磷脂酶 A_2(phospholipase A_2)和磷脂酶 C(phospholipase C)，减少粒细胞游走和淋巴细胞增殖，其抗炎作用比阿司匹林强 10～40 倍，有显著抗炎及解热作用，对炎性疼痛有明显镇痛效果。但不良反应多，仅用于其他药物不能耐受或疗效不显著的病例。2/3 的急性风湿性及类风湿性关节炎患者用此药可得到明显改善。如连用 2～4 周仍不见效，应改用其他药物。对关节强直性脊椎炎、骨关节炎也有效；对癌性发热及其他难以控制的发热也常能见效。

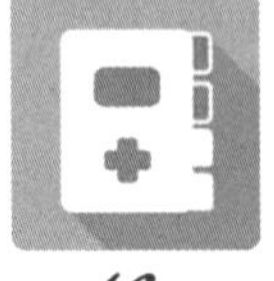

【不良反应】

30%～50%患者用治疗剂量吲哚美辛后发生不良反应；约20%患者必须停药。大多数不良反应与剂量过大有关。

1. 胃肠道反应 食欲减退、恶心、呕吐、腹痛、上消化道溃疡，偶可穿孔、出血、腹泻（有时因溃疡引起），还可引起急性胰腺炎。餐后服用胶囊剂可减轻。

2. 中枢神经系统 25%～50%患者出现前额头痛、眩晕，偶见精神失常。

3. 过敏反应 常见为皮疹，严重者可诱发哮喘、血管性水肿及休克。与阿司匹林有交叉过敏性，“阿司匹林哮喘”者禁用本药。

4. 造血系统 可引起粒细胞减少、血小板减少、再生障碍性贫血等。

（四）异丁芬酸类

舒林酸

舒林酸（sulindac）是吲哚乙酸类的衍生物，是一个活性极小的前体药。进入体内转化成硫化代谢物，活性增强500倍，抑制COX，减少PG的合成，产生解热、镇痛、抗炎作用，抗炎、镇痛作用与阿司匹林相当。活性代谢产物 $t_{1/2}$ 为18 h，故具有长效抗炎作用。作用与应用均与吲哚美辛相似，抗炎作用效价强度不及吲哚美辛。主要用于治疗类风湿性关节炎、骨关节炎、强直性脊柱炎、急性痛风。因舒林酸在吸收入血前较少被胃肠道黏膜转化为有活性的代谢产物，故胃肠道反应发生较少，肾毒性和中枢神经系统不良反应发生率也低于吲哚美辛。

（五）芳基乙酸类

双氯芬酸

双氯芬酸（diclofenac）为邻氨基苯甲酸（灭酸）类衍生物，可抑制COX而具有抗炎、解热及镇痛作用。

【体内过程】

口服吸收快且完全，存在首过效应，生物利用度约为50%，1～2 h血药浓度达峰值，血浆蛋白结合率高达99%。可在关节滑液中积聚，经肝脏广泛代谢后与葡萄糖醛酸或硫酸结合迅速排出体外，血浆 $t_{1/2}$ 为1.1～1.8 h，长期应用无蓄积作用。

【药理作用与临床应用】

本品为强效的抗炎镇痛药。解热、镇痛、抗炎效应均强于吲哚美辛、萘普生等。除了抑制PG的合成外还可通过改变脂肪酸的释放或摄取来降低白细胞间游离花生四烯酸的浓度。临床适用于各种中等程度的疼痛，如类风湿性关节炎、粘连性脊椎炎、非炎性关节痛、椎关节炎等引起的疼痛，各种神经痛、癌症、手术及创伤后疼痛，及各种疼痛所致的发热等。

【不良反应】

不良反应轻，除与阿司匹林相同外，偶见肝功能异常，白细胞减少。

（六）芳基丙酸类

布洛芬

布洛芬（ibuprofen，异丁苯丙酸）是第一个应用到临床的芳基丙酸类NSAIDs。后又相继出现萘普生（naproxen）、非诺洛芬（fenoprofen）、酮洛芬（ketoprofen）、氟比洛芬（flurbiprofen）和噁丙嗪（oxaprozin）。

【体内过程】

口服吸收快而完全，吸收量较少受食物和药物影响，1～2 h达峰值，血浆 $t_{1/2}$ 约为2 h，约

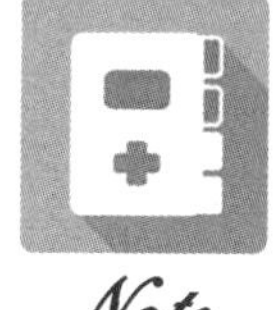

99%与血浆蛋白结合,可缓慢进入滑膜腔,并在腔内保持高浓度。本品易透过胎盘和进入乳汁,主要经肝脏代谢、肾脏排泄。

【药理作用与临床应用】

本类药物为非选择性 COX 抑制药,有效抑制 PG 合成,有明显的抗炎、解热、镇痛作用。各类药物的效价强度有差别,但其他药理学性质非常相似。临床主要用于风湿性关节炎、骨关节炎、强直性关节炎、急性肌腱炎、滑液囊炎等,也可用于一般的解热镇痛,但疗效并不优于阿司匹林。

【不良反应】

胃肠道反应是最常见的不良反应,主要有恶心、呕吐、消化不良、上腹部不适等,长期使用可引起胃出血、胃溃疡,也可有头痛、耳鸣、眩晕、嗜睡等中枢神经系统表现。少数患者有皮肤黏膜过敏、血小板减少、肾功能不全及视力障碍等不良反应,出现视力障碍者应立即停药。孕妇、哺乳期妇女及哮喘患者禁用。

(七)烯醇酸类

吡罗昔康

吡罗昔康(piroxicam)又称为炎痛喜康。

【体内过程】

口服吸收完全,2~4 h 血药浓度达峰值,血浆 $t_{1/2}$长,变异性大,可达 36~45 h,血浆蛋白结合率为 99%。大部分药物在肝内被代谢,代谢产物及少量原型药物自尿和粪便中排泄。一次给药,可多次出现血药峰值,提示本品存在肝肠循环,作用迅速而持久,且不会在血中聚积。在老年关节炎患者中,无显著药动学变化。

【药理作用与作用机制】

本品为长效抗风湿药,有明显的解热、镇痛、抗炎和抗风湿作用,其作用略强于吲哚美辛。本品通过抑制 COX 使组织局部 PG 的合成减少而发挥较强的镇痛、抗炎作用,同时还可抑制软骨中的黏多糖酶和胶原酶活性,减轻软骨的破坏,减轻炎症反应。

【临床应用】

主要用于治疗风湿性及类风湿性关节炎,对急性痛风、腰肌劳损、肩周炎、原发性痛经也有疗效,其疗效与阿司匹林、吲哚美辛及萘普生相似。主要优点是血浆半衰期长,用药剂量小,每日用药一次即可有效。但本品只能缓解疼痛及炎症,不能改变各种关节炎病程的进展,故仍需合用糖皮质激素。

【不良反应】

长期服用可引起胃溃疡、胃出血甚至穿孔。如需长期服药,应注意监测血常规及肝肾功能,并注意大便色泽有无变化,必要时进行大便隐血试验。偶见头晕、水肿、胃部不适、腹泻或便秘、粒细胞减少、再生障碍性贫血等,停药后一般可自行消失。

美洛昔康

美洛昔康(meloxicam)对 COX-2 的选择性抑制作用比 COX-1 高 10 倍。血浆蛋白结合率高达 99%,$t_{1/2}$约为 20 h,每日服药 1 次,可用于治疗骨关节炎和类风湿性关节炎。在较低治疗剂量时胃肠道不良反应少见,剂量过大或长期服用可致消化道出血、溃疡,应严密观察,临床优缺点有待评价。

氯诺昔康

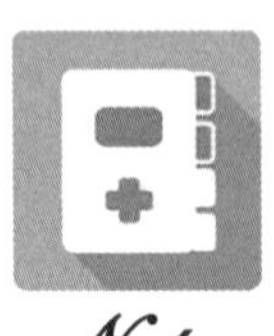

氯诺昔康(lornoxicam)与美洛昔康相似,高度选择性抑制 COX-2,具有较强的镇痛、抗炎

作用，但解热作用弱。口服 4 mg 血浆峰浓度可达 270 μg/L，但食物能明显延缓和减少其吸收。与已有昔康类药物不同的是，本品 $t_{1/2}$ 仅 3～5 h，且个体差异较大。镇痛作用强大，用于缓解术后疼痛、剧烈坐骨神经痛及强直性脊柱炎的慢性疼痛，其疗效与吗啡、曲马多相当，这是由于本品可激活中枢性镇痛系统，诱导体内强啡肽和 β-内啡肽的释放而产生强大镇痛效应，可替代或辅助阿片类药物用于中度至重度疼痛时的镇痛，且不产生镇静、呼吸抑制和依赖性等阿片类药物的不良反应。也可替代其他 NSAIDs 用于关节炎的治疗。

（八）吡唑酮类

本类药物包括保泰松（phenylbutazone）和羟基保泰松（oxyphenbutazone）。

保泰松及羟基保泰松

保泰松及其代谢产物羟基保泰松为吡唑酮类衍生物。

【体内过程】

保泰松口服吸收完全，约 2 h 血药浓度达峰值，90％与血浆蛋白结合，再缓慢释放，故作用持久，血浆 $t_{1/2}$ 为 50～65 h。保泰松可穿透滑液膜，在滑液膜间隙内的浓度可达血药浓度的 50％，停药后关节组织中可保持较高浓度达 3 周之久。本药主要由肝药酶代谢为羟化物及其与葡萄糖醛酸的结合物。其苯环羟化物为羟基保泰松，为活性代谢物。长期服用保泰松、羟基保泰松易在体内蓄积中毒。保泰松及其代谢物由肾缓慢排泄。

【药理作用与临床应用】

保泰松具有很强的抗炎、抗风湿作用，而解热、镇痛作用较弱，对炎性疼痛效果较好。其抗炎作用也是通过抑制 PG 合成实现。主要用于风湿性及类风湿性关节炎、强直性脊柱炎，较大剂量可用于急性痛风的治疗。由于不良反应较多，现已少用。

【不良反应】

10％～45％的患者产生不良反应，其中 10％～15％的患者须停药，故不宜大剂量长期用药。常见的不良反应有胃肠道反应，水钠潴留，过敏反应，肝、肾损害，甲状腺肿大及黏液性水肿，偶致肝炎及肾炎。羟基保泰松除无排尿酸作用及胃肠道反应较轻外，作用、用途及不良反应同保泰松。

【药物相互作用】

保泰松诱导肝药酶，加速自身代谢，也加速强心苷代谢。还可通过与药物置换血浆蛋白的结合部位，加强口服抗凝药、口服降血糖药、苯妥英钠及肾上腺皮质激素的作用及毒性，合用时应予注意。

（九）烷酮类

萘丁美酮

萘丁美酮（nabumetone）是一个非酸性的 2、6 位双取代萘基链烷的可溶性酯质酮，是一种前体药物。吸收后被迅速代谢为主要活性物质 6-甲氧基-2-萘乙酸（6-methoxy-2-naphthylacetic acid，6-MNA），6-MNA 是强效的非选择性 COX 抑制药。6-MNA 的血浆蛋白结合率大于 99％，肝内代谢，80％经肾脏排泄，$t_{1/2}$ 约为 24 h，临床用于治疗类风湿性关节炎可取得较好疗效，不良反应较轻。

二、选择性 COX-2 抑制药

塞来昔布

塞来昔布（celecoxib）具有抗炎、镇痛和解热作用，是高选择性 COX-2 抑制药，抑制 COX-2

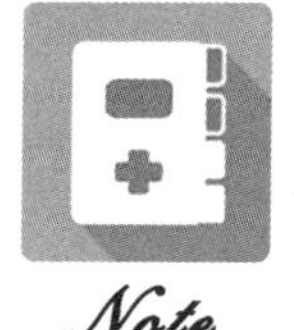

Note

的作用比 COX-1 高 375 倍。在治疗剂量时对体内 COX-1 无明显影响，也不影响 TXA_2 的合成，但可抑制 PGI_2 合成。口服容易吸收，血浆蛋白结合率高，约 3 h 达血药浓度峰值，$t_{1/2}$ 约为 11 h，主要在肝内通过细胞色素 P_{450} 2C9(CYP2C9)代谢，随尿液和粪便排泄。用于风湿性、类风湿性关节炎和骨关节炎的治疗，也可用于术后镇痛、牙痛、痛经。胃肠道反应、出血和溃疡的发生率均较其他非选择性 NSAIDs 低，但仍有可能出现其他 NSAIDs 引起的水肿、多尿和肾脏损害。心血管系统不良反应较为严重，长期使用可能增加心血管血栓性不良事件、心肌梗死和卒中的风险，有血栓形成倾向的患者需慎用，禁用于对磺胺类药过敏的患者。氟康唑、氟伐他汀和扎鲁司特能够抑制肝脏 CYP2C9，若联合用药可增加塞来昔布的血药浓度。此外，塞来昔布也能抑制 CYP2D6，可增加一些 β 受体阻断药、抗抑郁药和抗精神病药的血药浓度。

罗非昔布

罗非昔布(rofecoxib)为呋喃衍生物。高度选择性抑制 COX-2，具有解热、镇痛和抗炎作用，但不抑制血小板聚集。治疗剂量时口服吸收良好，但其溶解度较低限制了高剂量药物的吸收，血浆蛋白结合率为 87%，血浆 $t_{1/2}$ 约 17 h。可在肝脏和肠壁经 CYP3A4 代谢。主要用于治疗骨关节炎。除胃肠道反应较轻外，其他不良反应和非选择性 COX 抑制药类似。有证据证实，罗非昔布有严重的心血管不良反应，主要是增加心肌梗死和心脏性猝死发病的危险，默克公司已于 2004 年宣布全球召回罗非昔布(万络)。2005 年在 COX-2 抑制剂安全性评估的听证会上，由于多数专家认为心血管危险很可能是选择性 COX-2 抑制药的"类效应"，即所有选择性 COX-2 抑制药都有心血管危险，但危险的大小则因具体药物和剂量而异，默克公司已着手进行罗非昔布重返市场的工作。

尼美舒利

尼美舒利(nimesulide)是一种新型 NSAIDs，具有很强的抗炎、镇痛和解热作用，选择性抑制 COX-2 的作用较强。口服吸收快而完全，血浆蛋白结合率高达 99%，血浆 $t_{1/2}$ 为 2～3 h，生物利用度高。常用于类风湿性关节炎、骨关节炎、腰腿痛、牙痛和痛经的治疗。本品耐受性良好，副作用较小。胃肠道反应少而轻微。但在儿童发热用药的选择上需慎用尼美舒利，并禁止其口服制剂用于 12 岁以下的儿童。

三、常用的解热镇痛抗炎药复方制剂

解热镇痛抗炎药常按规定剂量组成复方制剂加以使用，以强化其解热、镇痛作用，并减少不良反应。复方中除与常用解热镇痛药阿司匹林、对乙酰氨基酚、非那西丁或氨基比林等相互配伍外，还常与中枢抑制药、抗过敏药、咖啡因等配伍，以缓解头痛和感冒等症状。例如，对乙酰氨基酚可与多种药物组成复方制剂，与之配伍的组分各具不同的作用，如盐酸伪麻黄碱或盐酸苯丙醇胺可使肿胀的鼻黏膜血管收缩，增加鼻腔通畅性，缓解感冒症状；马来酸氯苯那敏或盐酸苯海拉明是第一代 H_1 受体阻断药，有抗过敏作用；氢溴酸右美沙芬有止咳作用等。

但据临床观察，某些复方制剂并不优于单方，特别是存在大剂量应用、配伍不合理等现象，同时医生和患者难以记清及区分品种繁多的复方组分而导致重复用药，增加其毒性效应。且复方常含有非那西丁、氨基比林(吡唑酮类)等，前者对肾脏有毒性，久用可致肾乳头坏死，过量可产生高铁血红蛋白血症，此外还可能引起相关的药物依赖性，近年来已被对乙酰氨基酚所取代。目前有推广单独使用阿司匹林或对乙酰氨基酚的趋势。常用复方解热镇痛药成分见表 17-3。

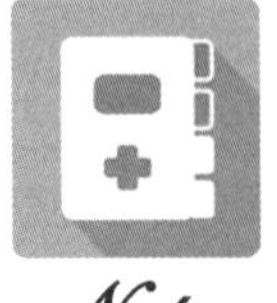

表 17-3 常用复方解热镇痛药成分

名 称	成分与含量/(克/片)	用 法
复方阿司匹林片(APC)	阿司匹林 0.22;非那西丁 0.15;咖啡因 0.035	1～2 片/次,3 次/日
阿酚咖敏片	阿司匹林 0.230;对乙酰氨基酚 0.126;咖啡因 0.030;马来酸氯苯那敏 0.001	1～2 片/次,3 次/日
氨啡咖片	氨基比林 0.1;非那西丁 0.15;咖啡因 0.045	1～2 片/次,1～3 次/日
去痛片	氨基比林 0.15;非那西丁 0.15;咖啡因 0.05;苯巴比妥 0.15	1～2 片/次,1～3 次/日
氨酚伪麻那敏片(Ⅱ)(银得菲)	对乙酰氨基酚 0.325;盐酸伪麻黄碱 0.03;马来酸氯苯那敏 0.02	1～2 片/次,3 次/日

第三节 抗痛风药

痛风是体内嘌呤代谢紊乱所引起的疾病,表现为高尿酸血症,在关节、肾脏及结缔组织中析出尿酸盐结晶。急性发作时尿酸盐微结晶沉积于关节而引起局部粒细胞浸润及炎症反应,如果未及时治疗可发展为慢性痛风性关节炎或肾病变。急性痛风的治疗在于迅速缓解急性关节炎、纠正高尿酸血症等,可用秋水仙碱;慢性痛风的治疗旨在降低血中尿酸浓度,药物有别嘌醇和丙磺舒等。

秋水仙碱

秋水仙碱(colchicine)对急性痛风性关节炎有选择性抗炎作用。用药后 12 h 内可缓解关节红、肿、热、痛,对一般性疼痛及其他类型关节炎无效。但本药既不是促尿酸排泄药,也不是镇痛药,其作用机制可能是该药与微管蛋白结合,引起微管蛋白的解聚,中断粒细胞的迁移,抑制急性发作局部的粒细胞浸润,与有丝分裂纺锤体结合阻断细胞的分裂;此外,还与抑制白三烯的合成与释放有关。口服吸收迅速,可从胆汁分泌形成肝肠循环。不良反应少见,主要是胃肠道反应,如恶心、呕吐、腹痛、腹泻。药物中毒时出现水样腹泻及血便、脱水、休克,对肾脏及骨髓也有损害作用。

别嘌醇

别嘌醇(allopurinol)又称为别嘌呤醇,为次黄嘌呤的异构体。次黄嘌呤及黄嘌呤可被黄嘌呤氧化酶催化而生成尿酸,别嘌醇在低浓度时是酶的竞争性抑制剂,而在高浓度时则为非竞争性抑制剂。别嘌醇在肝脏的代谢产物奥昔嘌醇也属于非竞争性抑制剂,在组织中停留时间较长,从而阻碍尿酸的生物合成,血浆中尿酸浓度降低,使痛风症状得到缓解,多用于慢性痛风。口服易吸收,0.5～1 h 达血药浓度峰值,血浆 $t_{1/2}$ 为 2～3 h,其代谢产物奥昔嘌醇 $t_{1/2}$ 为 14～28 h。不良反应较少,偶见皮疹、胃肠道反应、转氨酸升高和白细胞减少。

丙磺舒

丙磺舒(probenecid)通过竞争性抑制肾小管对有机酸的转运,抑制肾小管对尿酸的再吸收,而增加尿酸排泄。主要在痛风发作间期和慢性期使用以控制高尿酸血症,也用于噻嗪类利

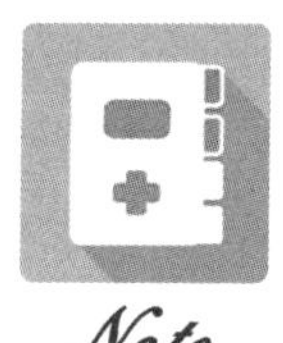

Note

尿药所致或有发生痛风危险的高尿酸血症的治疗。因没有镇痛及抗炎作用,不适用于急性痛风。口服吸收完全,血浆蛋白结合率为85%~95%,大部分通过肾近曲小管主动分泌排泄。因脂溶性大,易被再吸收,排泄慢。尿液碱性时排泄增加,血浆 $t_{1/2}$ 的长短取决于剂量的大小,在治疗剂量时 $t_{1/2}$ 为6~12 h,不良反应少见。

苯溴马隆

苯溴马隆(benzbromarone)又称为苯溴香豆素,是苯并呋喃衍生物,抑制肾小管对尿酸的重吸收,促进尿酸排泄,降低血中尿酸浓度。由于本药不会影响嘌呤核苷酸的代谢,适用于长期治疗高尿酸血症及痛风。口服易吸收,其代谢产物也有活性,服药24 h后血中尿酸约为服药前的66.5%。不良反应少,偶见头痛、恶心、腹泻。少数患者可出现粒细胞减少,应定期检查血常规。极个别病例报道出现抗药性及持续性腹泻。

小　结

解热镇痛抗炎药又称为非甾体抗炎药(NSAIDs),其药理作用机制主要是抑制COX,减少PG的生物合成。主要药理作用有解热、镇痛、抗炎和抑制血小板聚集等,其不良反应以胃肠道反应最为常见,其次是皮肤反应。

本类药物机制——抑制COX。3个基本作用——解热、镇痛、抗炎抗风湿。作用在中枢,可解热,但对正常体温无影响。作用在外周,可镇痛及抗炎抗风湿,对炎症性钝痛作用明显,尤其对缓解风湿性和类风湿性关节炎有明显效果。

(1) 阿司匹林最常用。治疗各种感染引起的高热及各种炎症性疼痛,抗炎抗风湿效果显著,首选。阿司匹林抑制血小板聚集,防血栓形成,小量治疗缺血性心脏病,防心肌梗死、脑血栓形成。不良反应较多。

(2) 苯胺类解热镇痛作用强,抗炎作用弱。临床主要用于治疗感冒等引起的头痛、关节痛以及降低体温。

(3) 其他有机酸类为强效的COX抑制药,不良反应多,主要用于风湿性和类风湿性关节炎和强直性脊柱炎。

(4) 选择性COX-2抑制药:美洛昔布、塞来昔布、尼美舒利不良反应少。

目标测试

思考题答案

思 考 题

1. 简述阿司匹林中毒引起的水杨酸反应的表现和抢救措施。
2. 试比较吗啡与阿司匹林的镇痛作用和应用有哪些不同。

本章参考文献

[1] 杨宝峰,陈建国. 药理学[M]. 9版. 北京:人民卫生出版社,2018.
[2] 吴铁,臧林泉. 药理学(案例版)[M]. 2版. 北京:科学出版社,2017.

(河南科技大学　杜景霞)

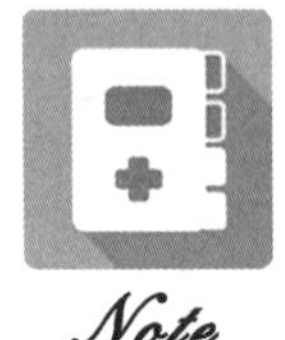

Note

第十八章　钙通道阻滞药

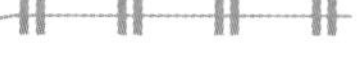

学习目标

1. 知识目标　①了解钙离子通道的概念及钙通道的分类；②熟悉钙通道阻滞药的分类；③掌握钙通道阻滞药的药理作用与临床应用。

本章 PPT

2. 能力目标　通过案例学习，全面理解钙通道阻滞药的药物特点和应用注意，正确合理地选用钙通道阻滞药。

3. 情感目标　通过思政案例的学习，全面理解本类药物，正确选用以“各尽其能”。

案例引导18-1

某患者，男，40 岁。患有原发性高血压，平均血压 150/90 mmHg。心电图示 ST-T 改变。医生给予硝苯地平片 10 mg p. o. t. i. d.，治疗 3 天后，血压控制在 130/80 mmHg。之后停用硝苯地平片，改用氨氯地平片治疗，患者血压又升高至用药前水平。医生建议继续服用硝苯地平片 10 mg p. o. t. i. d.，血压控制良好。

案例引导答案

请问：

硝苯地平和氨氯地平同属二氢吡啶类钙通道阻滞药，且氨氯地平属第三代，在某些方面优于硝苯地平，为什么疗效却不及硝苯地平？

钙离子作为生物细胞的重要信使，广泛参与机体多种重要生理功能的调节，包括心脏起搏，心肌、骨骼肌和血管平滑肌细胞的兴奋-收缩耦联，神经递质释放及腺体分泌的兴奋-分泌耦联等。因此钙通道在维持器官、组织及细胞的正常生理功能中至关重要。钙通道阻滞药(calcium channel blockers)，又称钙拮抗药，是一类选择性阻滞细胞膜上电压依赖性钙通道，抑制细胞钙离子内流，降低细胞内钙浓度，进而影响细胞功能的药物。

第一节　钙离子通道概论

一、钙通道的特性

钙通道是细胞膜上的蛋白质小孔，允许 Ca^{2+} 和 Ba^{2+} 顺浓度梯度方向进入细胞内。根据激活方式不同，可分为电压依赖性钙通道(voltage-dependent Ca^{2+} channels，VDCCs)、受体调控性钙通道(receptor-operated Ca^{2+} channels，ROCCs)及机械门控性钙通道(mechanical-gated Ca^{2+} channels，MGCCs)等。其中 VDCCs 在体内分布最广泛，是 Ca^{2+} 内流的主要途径，在这里主要讨论 VDCCs。

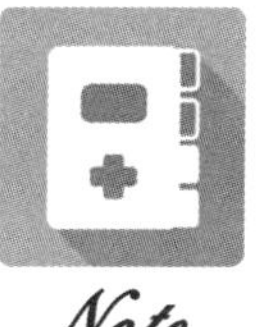

在不同的膜电压下,VDCCs 可发生构象变化而表现出 3 种不同的功能状态:静息态、激活态和失活态。当膜电位为－100～－60 mV 时,通道处于静息态。当细胞膜迅速除极,达到－40 mV 时,通道呈激活态,Ca^{2+} 通过开放的通道迅速进入细胞内,改变细胞膜电位,随后通道快速关闭处于失活态。当通道从失活态恢复到静息态时才能再次被激活。

根据电生理和药理学特性不同,VDCCs 可分为 L、T、N、P、Q 和 R 六种亚型。不同 VDCCs 亚型表现出不同的电生理特性如电压和时间依赖性、激活和失活时间常数、电导等,以及不同的药理学特性如对药物的敏感性不同等,详见表 18-1。L 型钙通道属于慢失活型、开放持续时间长的慢通道,广泛分布于血管平滑肌、心脏(包括心肌和传导系统)、骨骼肌和内分泌细胞等,是细胞兴奋时外钙内流的主要途径,功能上与兴奋-收缩耦联及兴奋-分泌耦联密切相关。目前常用的钙通道阻滞药主要选择性阻断 L 型钙通道。

二、L 型钙通道的分子结构

L 型钙通道由 α_1、α_2、β、γ 和 δ 共 5 个亚单位构成(图 18-1)。其中 α_1 亚单位是钙通道的主要功能单位和钙通道阻滞药的作用部位,其他亚单位通过二硫键相结合,参与调节 α_1 亚单位的功能。α_1 亚单位有 4 个重复的跨膜结构域,即Ⅰ、Ⅱ、Ⅲ和Ⅳ跨膜结构域,每个跨膜结构域由 5 个疏水性片段(S1、S2、S3、S5、S6)和 1 个亲水性片段(S4)组成,S5 和 S6 之间有一较长的小袢陷入膜内形成亲水性小孔(图 18-2),是 Ca^{2+} 通过的部位,称为孔道区或 P 区,该区也是钙通道阻滞药等影响通道功能的重要部位。所有的钙通道阻滞药都是通过与 α_1 亚单位结合,引起钙通道蛋白质构象变化,从而抑制钙通道开放。不同化学结构的钙通道阻滞药在 α_1 亚单位上的结合位点和作用方式不尽相同。几种电压依赖性钙通道亚型特性见表 18-1。

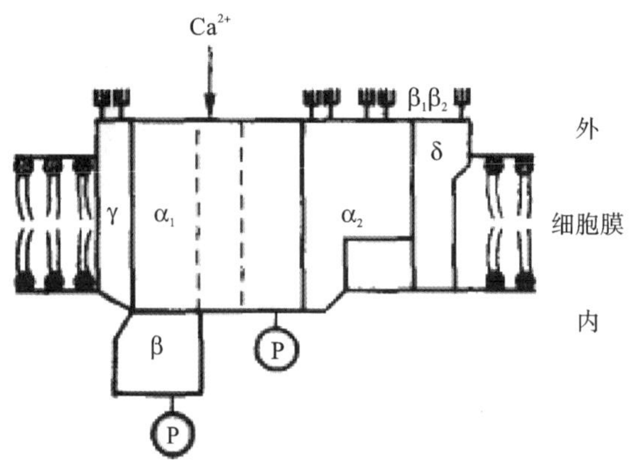

图 18-1　L 型钙通道结构示意图

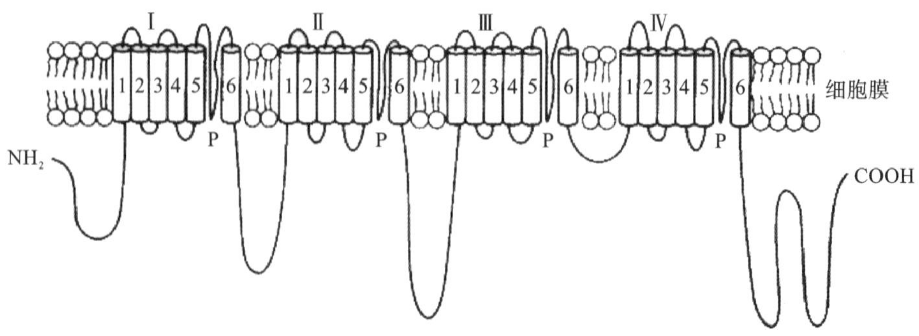

图 18-2　L 型钙通道 α_1 亚单位结构示意图

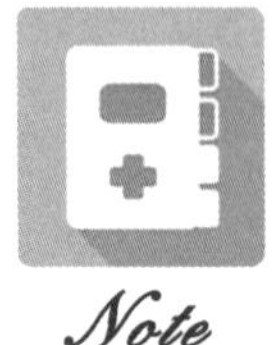

表 18-1 几种电压依赖性钙通道亚型特性

亚型	存在部位	钙电流特性	阻滞剂
L	心脏、骨骼肌、平滑肌、内分泌、神经元	作用持续时间长，激活电压高、电导较大(13～17 pS)	维拉帕米，硝苯地平，地尔硫䓬，Cd^{2+}
T	心脏、平滑肌、肾上腺皮质、神经元	作用持续时间短，激活电压低且迅速失活，电导小(7.5～11 pS)	氟桂利嗪，阿米洛利，米贝地尔，Ni^{2+}
N	神经元	作用持续时间短，激活电压高，电导大(20 pS)	ω-CTX-G ⅥA，ω-CTX-M ⅦA，ω-CTX-M ⅦC，Cd^{2+}
P/Q	神经元、心脏、胰腺、垂体	作用持续时间长，激活电压高，电导较大(10～20 pS)	ω-CTX-M ⅦC，ω-CTX-S ⅥC，米贝地尔
R	神经元、心脏、睾丸及垂体		Cd^{2+}，Ni^{2+}，米贝地尔

注：ω-CTX：ω-芋螺毒素；Cd^{2+}：镉离子；Ni^{2+}：镍离子。

第二节　钙通道阻滞药的分类及药物作用机制

根据化学结构、药理学特点、对钙通道离子转运的影响程度、组织特异性等的不同，钙通道阻滞药有多种分类方法。1992 年，国际药理学联合会(IUPHAR)按照作用的 VDCCs 的亚型将钙通道阻滞药分为 3 类：

Ⅰ类　选择性作用于 L 型 VDCCs，根据化学结构的不同，又可分为 3 亚类。

Ⅰa 类：二氢吡啶类(dihydropyridines，DHPs)，如硝苯地平、尼卡地平、尼群地平、非洛地平、氨氯地平、尼莫地平、拉西地平等。

Ⅰb 类：地尔硫䓬类(benzothiazepines，BTZs)，如地尔硫䓬、克仑硫䓬等。

Ⅰc 类：苯烷胺类(phenylalkylamines，PAAs)，如维拉帕米、加洛帕米、噻帕米等。

二氢吡啶类药物结合位点位于 α_1 亚单位的ⅢS6 和ⅣS6 肽链片段的细胞膜外侧端与 P 区连接处，主要与失活态通道蛋白结合，抑制 Ca^{2+} 内流。苯烷胺类与第Ⅳ跨膜区的 S6 片段结合，结合位点在细胞膜内侧，阻断钙通道，降低钙通道开放的概率。但这类药物具有使用的频率依赖性(frequency dependence)，即单位时间内钙通道开放次数越多，药物进入细胞内的量越多，对钙通道的阻断作用越强。地尔硫䓬类与第Ⅲ、Ⅳ跨膜区连接环膜中的近外侧部位结合，其对通道的阻滞作用也具有频率依赖性。

Ⅱ类　选择性作用于其他类型 VDCCs，药物如下。

(1) 作用于 T 型钙通道：米贝地尔、苯妥英、汉防己碱等。

(2) 作用于 N 型钙通道：conotoxins。

(3) 作用于 P 型钙通道：某些蜘蛛毒素。

Ⅲ类　为非选择性钙通道调节药：如普尼拉明、苄普地尔、卡罗维林和氟桂利嗪等。

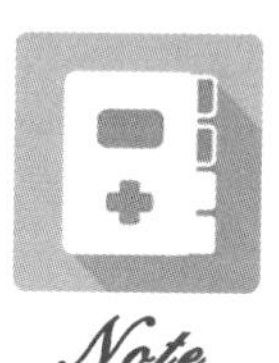

第三节　钙通道阻滞药的药理作用及临床应用

【体内过程】

钙通道阻滞药均为脂溶性药物，口服易被胃肠道吸收，但首过消除明显，生物利用度不高。除作用持续时间较长的氨氯地平、非洛地平和伊拉地平吸收较慢外，大部分钙通道阻滞药口服后30～60 min起效。本类药物血浆蛋白结合率为70%～98%，血浆中游离型药物浓度低。本类药物主要在肝脏代谢，$t_{1/2}$相差较大(1.3～64 h)，其中氨氯地平的半衰期可长达35～50 h，反复用药后由于肝药酶代谢能力饱和，本类药物的生物利用度增加，半衰期延长。老年人和有肝脏疾病的患者生物利用度增加，半衰期延长，应减少用药剂量。地尔硫䓬的脱乙酰代谢产物有活性，其扩血管效应为地尔硫䓬的50%。维拉帕米的主要代谢产物N-去甲维拉帕米也具有一定的药理活性，其半衰期为10 h。二氢吡啶类药物的代谢产物无药理活性或活性很低。钙通道阻滞药的代谢产物主要经肾排出，地尔硫䓬的部分代谢产物由肠道排泄。除了地尔硫䓬和硝苯地平，其他钙通道阻滞药都是以消旋体的方式存在。

【药理作用】

1. 对心脏的作用

(1) 负性肌力作用：心肌细胞内Ca^{2+}浓度的变化调控着心肌的舒缩活动。在心肌细胞内，Ca^{2+}与肌钙蛋白结合可引起后者构象的变化，导致肌丝滑行使心肌收缩。在心肌兴奋-收缩耦联过程中，心肌细胞膜快钠通道开放，Na^{+}内流引起膜快速除极，达阈电位水平，激活VDCCs，Ca^{2+}迅速进入细胞内，并触发细胞内肌浆网钙池释放Ca^{2+}。钙通道阻滞药通过阻滞Ca^{2+}通道，抑制Ca^{2+}内流，胞质Ca^{2+}浓度降低，使得心肌兴奋-收缩脱耦联，产生负性肌力作用。

所有的钙通道阻滞药在离体条件下都具有负性肌力作用，其作用强度的相对顺序为苯烷胺类>地尔硫䓬类>二氢吡啶类。在整体条件下，二氢吡啶类药物扩张外周血管的作用较强，引起血压下降，导致反射性交感神经兴奋，从而抵消其负性肌力作用，在过度代偿时，甚至可表现出轻微的正性肌力作用。

(2) 负性频率和负性传导作用：窦房结和房室结等慢反应心肌细胞的细胞膜除极主要取决于慢Ca^{2+}内流。钙通道阻滞药通过抑制Ca^{2+}内流，降低慢反应细胞0相上升速率、动作电位振幅和4相缓慢除极斜率，因而可降低窦房结的自律性，减慢房室结的传导速度，表现为心率减慢，P-R间期延长，即负性频率及负性传导作用。钙通道阻滞药对窦房结和房室结的抑制作用取决于其是否延迟慢钙通道的恢复。维拉帕米对房室结的作用较强，地尔硫䓬的作用相对较弱，但两者都能显著延长房室结有效不应期，消除折返激动。尽管二氢吡啶类药物也可剂量依赖性地抑制慢Ca^{2+}内流，但这类药物不影响钙通道恢复速率，因此在治疗剂量时对窦房结和房室结无明显影响，无负性频率和负性传导作用；在整体情况下，由于舒张血管后引起反射性交感神经兴奋，部分药物甚至可加快心率，加速房室传导。

(3) 对缺血心肌的保护作用：心肌缺血时能量代谢发生障碍，钠泵和钙泵的功能降低，同时大量细胞外Ca^{2+}沿浓度梯度流入细胞内，造成细胞内Ca^{2+}超负荷(calcium overload)，特别是Ca^{2+}聚集在线粒体，线粒体为排出过多的Ca^{2+}而消耗大量ATP，造成心肌细胞能量代谢障碍，形成恶性循环。胞质中Ca^{2+}浓度增加，使胞质中蛋白激酶等活性增加，细胞膜磷脂分解，膜结构受损，同时脂质过氧化产物增多，加重心肌细胞损伤，导致心肌细胞坏死，降低心肌的舒缩功能。钙通道阻滞药能阻滞Ca^{2+}内流，从而防止细胞内Ca^{2+}超负荷，对缺血心肌发挥保护

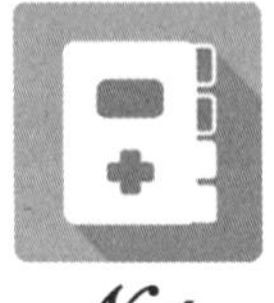
Note

作用。

（4）抗心肌肥厚作用：细胞内 Ca^{2+} 浓度增加在心肌肥厚的病理过程中起重要作用。钙通道阻滞药能抑制内源性物质的促生长作用，防止或逆转左心室肥厚，其负性肌力作用可舒张心室肌，改善心室充盈，增加冠状动脉储备，降低室性心律失常的发生率，维持左心室泵血功能。

2. 对血管的作用 血管平滑肌细胞兴奋除极过程主要依赖 Ca^{2+} 跨膜内流，且 Ca^{2+} 参与血管平滑肌收缩的调节。血管平滑肌收缩过程中胞质 Ca^{2+} 浓度升高的机制至少包括以下 3 种：①细胞膜兴奋除极时，膜上 VDCCs 开放，膜外 Ca^{2+} 顺电化学梯度流入细胞内；②在激动药（如谷氨酸、肾上腺素等）诱发平滑肌收缩过程中，激动药与细胞膜上的受体结合，在不引起膜电位变化的情况下，使膜上的 ROCCs 开放，胞外 Ca^{2+} 通过 ROCCs 内流；③胞内 Ca^{2+} 浓度的升高激活磷脂酶 C-三磷酸肌醇（PLC-IP_3）系统，触发肌浆网释放 Ca^{2+}。平滑肌细胞胞质中游离 Ca^{2+} 水平升高可促进 Ca^{2+} 与钙调素结合形成复合物，该复合物可活化肌球蛋白轻链激酶，使肌球蛋白轻链磷酸化，引发肌球蛋白和肌动蛋白相互作用，使平滑肌收缩。钙通道阻滞药在远低于干扰细胞内 Ca^{2+} 释放或阻滞细胞膜 ROCCs 的浓度下，即可对平滑肌细胞膜上的 VDCCs 发挥阻滞作用。因此，钙通道阻滞药主要通过阻滞 VDCCs 发挥阻滞作用，进而引起血管平滑肌松弛。

所有的钙通道阻滞药都能舒张动脉血管平滑肌，特别是冠状动脉，可舒张冠状动脉大的输送血管和小的阻力血管，解除冠状动脉痉挛，增加冠状动脉血流量和改善侧支循环，并可使缺血区血流再分布。二氢吡啶类药物体内、体外舒张冠状动脉的作用均显著强于维拉帕米，地尔硫䓬舒张冠状动脉的作用最弱。非洛地平对血管的选择性强于硝苯地平和氨氯地平。钙通道阻滞药也能舒张肾、脑、肠系膜及肢体血管，增加组织血流量。氟桂利嗪和尼莫地平可选择性舒张脑血管。本类药物对多数静脉血管床作用很弱，故对心脏前负荷影响不明显。几种钙通道阻滞药对心脏和血管作用的比较见表 18-2。

表 18-2 钙通道阻滞药对心血管效应的比较

药物	负性肌力	负性频率	冠状动脉扩张	外周血管扩张
硝苯地平	−	−	+++	+++
维拉帕米	+	++	+++	++
地尔硫䓬	+	+	+++	+

注：+～+++为作用的强弱，−为无作用。

3. 抗动脉粥样硬化作用 动脉粥样硬化形成机制复杂，动脉壁平滑肌细胞内 Ca^{2+} 浓度超负荷是其形成的重要因素之一。钙通道阻滞药能延缓或防止动脉粥样硬化斑块的形成、降低斑块的厚度、缩小斑块的面积、减轻动脉粥样硬化性损害，而对已形成的斑块无明显作用。钙通道阻滞药抗动脉粥样硬化的作用机制尚不清楚，可能与其减少细胞内 Ca^{2+} 超负荷、抗氧化、抑制血小板聚集、减少血管痉挛性收缩、抑制血管平滑肌细胞增殖和动脉基质蛋白合成以及保护血管内皮细胞等有关。

4. 对其他平滑肌的作用 钙通道阻滞药能明显松弛支气管平滑肌，抑制肥大细胞释放组胺和其他生物活性物质，减少支气管黏液分泌，有利于控制支气管哮喘的发展。较大剂量也能松弛胃肠道、胆道、尿道及子宫等内脏平滑肌。

5. 其他药理作用

（1）抑制血小板聚集：血小板变形、聚集和释放均与血小板内 Ca^{2+} 密切相关。钙通道阻滞药通过阻滞血小板膜外 Ca^{2+} 跨膜内流，从而抑制血小板内源性活性产物的合成和释放；抑制膜磷脂的合成，稳定血小板膜；抑制 TXA_2 生成并促成 PGI_2 的合成，从而发挥抑制血小板聚集的作用。

（2）抑制内分泌功能：钙通道阻滞药可通过抑制内分泌腺细胞的兴奋-分泌耦联过程，抑

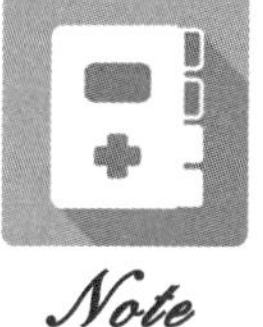

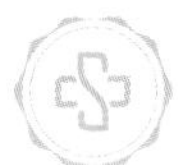

制垂体分泌催产素、抗利尿激素、促肾上腺皮质激素、促性腺激素和促甲状腺激素等,还可减少胰岛 β 细胞释放胰岛素。

(3) 对肾功能的作用:当肾血管阻力增加时,维拉帕米和地尔硫䓬均可扩张入球小动脉和出球小动脉,有效降低肾血管阻力,增加肾血流量及肾小球滤过率,并抑制肾小管对水和电解质的重吸收,有不同程度的排钠利尿作用。钙通道阻滞药还可抑制肾小球系膜的增生,改善肾微循环。

【临床应用】

1. 心血管系统疾病

(1) 心绞痛:钙通道阻滞药能治疗各种类型的心绞痛,由于不同钙通道阻滞药对心脏及血管作用的强度不同,因此临床应用略有不同。

①变异型心绞痛:此型心绞痛发病主要由冠状动脉痉挛,冠状动脉血流量减少所致,常在夜间或休息时发作。钙通道阻滞药对此型心绞痛有效。在变异型心绞痛患者中,钙通道阻滞药对麦角新碱所致冠状动脉痉挛效果良好,表明其抗心绞痛作用主要通过扩张冠状血管实现。硝苯地平是治疗变异型心绞痛的最佳药物。此外,维拉帕米、尼卡地平、氨氯地平、非洛地平和地尔硫䓬也可用于变异型心绞痛的治疗。

②劳力性心绞痛:钙通道阻滞药对此型心绞痛同样有效,可能与其舒张冠状动脉、减慢心率、降低血压、抑制心肌收缩,从而增加冠状动脉流量、降低心肌耗氧量有关,而降低心肌耗氧量可能起主要作用。钙通道阻滞药可减少此种类型患者心绞痛的发作次数,减轻运动所致心电图 ST 段下降。但是在某些患者,二氢吡啶类如硝苯地平因降压导致反射性心率加快,可能诱发或加重心绞痛。β 受体阻断药可抵消二氢吡啶类所致的反射性心率加快。二氢吡啶类不影响传导,不加重 β 受体阻断药的负性传导作用,因此临床上将这两种药物合用治疗劳力性心绞痛的效果更佳。维拉帕米能明显抑制心肌收缩力和减慢心率,地尔硫䓬降低血压和减慢心率的作用较强,两药也可用于此型心绞痛。

③不稳定型心绞痛:由于不稳定型心绞痛常伴有冠状动脉痉挛,钙通道阻滞药也可用于此种类型心绞痛的治疗。维拉帕米和地尔硫䓬对此型心绞痛疗效较好。然而,尚没有足够的证据表明钙通道阻滞药可降低不稳定型心绞痛患者的死亡率。硝苯地平因反射性加快心率,有增加心肌缺血的危险而限制了其应用,必要时可与 β 受体阻断药合用。

(2) 高血压:硝苯地平降压作用较强,可用于各型高血压的治疗。维拉帕米和地尔硫䓬降压作用弱,适用于治疗轻、中度高血压的治疗。

(3) 心肌梗死:钙通道阻滞药对缺血心肌有保护作用,特别是在缩小梗死范围、减轻心肌再灌注损伤及预防心律失常上有一定的作用。但目前尚无临床证据表明钙通道阻滞药对急性心肌梗死的早期治疗和次级预防有益,而大剂量应用短效的二氢吡啶类药物硝苯地平还可增加心肌梗死的死亡率。对心电图显示无 Q 波又不宜用 β 受体阻断药的初发心肌梗死患者,地尔硫䓬和维拉帕米可显著降低再梗死发生率及梗死后难治性心绞痛的发生率。

(4) 室上性心动过速:维拉帕米和地尔硫䓬对快速性室上性心律失常和后除极触发活动所致的心律失常有良好的疗效,维拉帕米是治疗阵发性室上性心动过速的首选药。

(5) 充血性心力衰竭:钙通道阻滞药具有负性肌力作用,对心力衰竭不利,其应用争议较多。目前较为一致的观点:当充血性心力衰竭合并心绞痛或高血压时,可应用长效钙通道阻滞药。

(6) 肥厚型心肌病:维拉帕米可对抗肥厚型心肌病患者左心室流出道梗阻,改善症状。

(7) 动脉粥样硬化:二氢吡啶类药物具有良好的抗动脉粥样硬化作用,主要在于防止新的血管损伤形成,延缓动脉粥样硬化的发展过程。

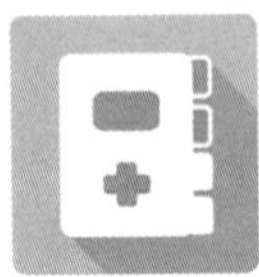

2. 脑血管疾病

(1) 脑血管痉挛及脑缺血:氟桂利嗪、尼莫地平和尼卡地平等对脑血管的解痉作用明显。尼莫地平可用于治疗短暂性的脑缺血发作,防治脑血栓形成、脑供血不全、脑血管痉挛及脑动脉硬化等疾病。

(2) 蛛网膜下腔出血:尼莫地平和氟桂利嗪等可预防蛛网膜下腔出血引起的脑血管痉挛及血管性头痛。

(3) 偏头痛:氟桂利嗪对脑血管具有较高选择性,可使60%偏头痛患者的头痛症状减轻。维拉帕米也可用于预防偏头痛发作。

3. 外周血管性疾病 硝苯地平、地尔硫䓬、氨氯地平和非洛地平可改善大多数雷诺综合征患者的肢端动脉血管痉挛。肉桂嗪、氟桂利嗪及利多氟嗪治疗肢端血管缺血性疾病,能增加缺血区的血流量和运动耐量,治疗间歇性跛行。

4. 其他 钙通道阻滞药还可用于支气管哮喘、早产、消化性溃疡以及糖尿病肾病的防治。

【不良反应】

钙通道阻滞药相对比较安全,但由于这类药物的作用广泛,选择性相对较低。不良反应与其血管扩张、心肌抑制等作用有关。一般不良反应有颜面潮红、搏动性头痛、眩晕、恶心、便秘等。维拉帕米及地尔硫䓬严重不良反应有低血压及心脏抑制等,尤其是左心室收缩功能降低的患者更明显,与β受体阻断药合用时尤其应注意对心脏的抑制作用,可导致心动过缓甚至窦性停搏,需慎用。

知识链接 18-1 钙通道阻滞药与钙

【药物相互作用】

钙通道阻滞药血浆蛋白结合率高,与其他血浆蛋白结合率高的药物合用时需注意。如其能显著提高地高辛的血药浓度,需注意减量;还能延长西咪替丁的半衰期等。

小 结

钙通道阻滞药能选择性地阻断 Ca^{2+} 经细胞膜上VDCCs进入细胞内,降低细胞内 Ca^{2+} 浓度,从而影响细胞功能。根据电生理和药理学特性不同,VDCCs可分为L、T、N、P、Q和R六种亚型。钙通道阻滞药主要选择性阻断L型钙通道。常用的钙通道阻滞药有硝苯地平、尼群地平、氨氯地平、维拉帕米、地尔硫䓬等。

钙通道阻滞药对心肌有抑制作用,尤以维拉帕米和地尔硫䓬显著,表现为负性肌力作用、负性频率作用和负性传导作用;对血管的舒张作用,尤以二氢吡啶类明显,以舒张动脉为主;对其他平滑肌也有一定的松弛作用。其他作用包括抑制血小板聚集、增加红细胞变形能力,降低血液黏滞度、抗动脉粥样硬化、抑制内分泌腺功能等。

临床应用包括心血管系统疾病如高血压、心绞痛、心律失常、慢性心功能不全等;尼莫地平常用于脑血管病如预防蛛网膜下腔出血所致脑血管痉挛、脑缺血等;其他二氢吡啶类可用于治疗雷诺综合征等。

思政案例 18-1 正确选用"各尽其能"

思 考 题

钙通道阻滞药的临床用途有哪些?

本章参考文献

[1] 陈建国.药理学[M].4版.北京:科学出版社,2016.

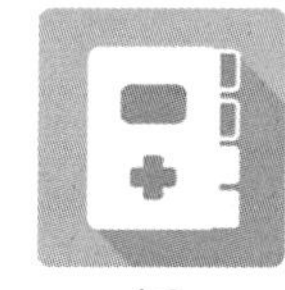

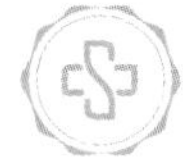
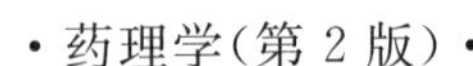

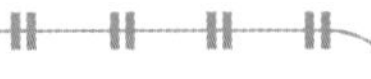

目标测试

思考题答案

[2] 杨宝峰. 药理学[M]. 8 版. 北京:人民卫生出版社,2013.

[3] 张庆柱. 分子药理学[M]. 北京:高等教育出版社,2007.

[4] 苏定冯,陈丰原. 心血管药理学[M]. 4 版. 北京:人民卫生出版社,2011.

[5] Lacinová L. Voltage-dependent calcium channels[J]. Gen Physiol Biophys,2005,24 Suppl 1:1-78.

(河南科技大学 杜景霞)

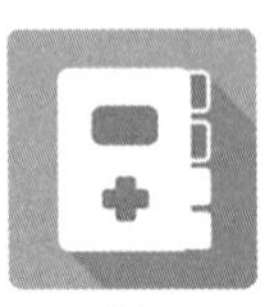

第十九章　作用于肾素血管紧张素系统的药物

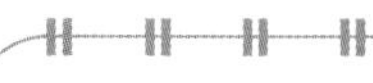

学习目标

1. 知识目标　①掌握血管紧张素转换酶抑制药和血管紧张素Ⅱ受体拮抗药的药理作用、临床应用和不良反应。②熟悉血管紧张素转换酶抑制药和血管紧张素Ⅱ受体拮抗药的代表药物。③了解血管紧张素转换酶抑制药的构效关系。

2. 能力目标　通过案例学习解决临床案例所提出的问题，培养学生理论联系实际的能力。

3. 情感目标　通过对思政案例的学习，明确健康中国的实际意义。

本章 PPT

案例引导 19-1

患者，男，45 岁，高血压病史 1 年余，血压波动在 170～180/90～100 mmHg，曾服用复方降压片、硝苯地平等药物，血压控制不理想，改服卡托普利每次 25 mg，每日 3 次。服药半个月后，血压维持在 130/85 mmHg 左右，但出现干咳，夜间为重。查 X 线胸片、血常规等均正常，口服抗生素、喷托维林等药物治疗无效，进一步查肺部 CT 未见异常。

请问：

1. 患者干咳的主要原因是什么？
2. 可换用哪些药物治疗？

思政案例 19-1 治疗心力衰竭与健康中国

案例引导答案

第一节　肾素-血管紧张素系统

肾素-血管紧张素系统（rennin-angiotensin system，RAS）是由肾素、血管紧张素及其受体构成的重要体液系统，是人类生理功能的一个重要调节机制，它通过对心脏、肾脏和血管等的影响，维持着机体的血压稳定与水盐的平衡，同时参与高血压、心肌肥大、充血性心力衰竭等病理过程。机体 RAS 存在于体液和组织中。循环中占 10%～15%，作用于循环系统的为短期效应，可致血管收缩和血压升高、心律失常和醛固酮分泌、水钠潴留。而组织 RAS 占 85%～90%，更重要，有独立的血管紧张素原、肾素、血管紧张素Ⅰ、血管紧张素Ⅱ、血管紧张素转换酶和血管紧张素受体，协调缓激肽系统调节局部生理病理过程。长期作用于组织局部，在心血管和肾脏可致心肌肥厚、血管平滑肌肥厚、肾脏系膜细胞增生和间质纤维化。

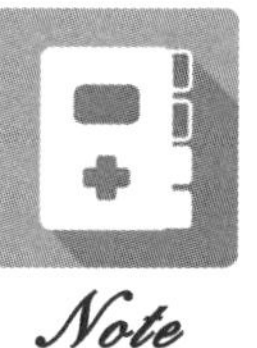

一、肾素(renin)

肾素是一种酸性蛋白水解酶，由肾球旁细胞(颗粒细胞)合成、储存和释放。肾素能水解由肝脏产生的血管紧张素原生成血管紧张素Ⅰ(无特异性受体，生物活性很低)。影响因素如下。

1. 交感神经张力 球旁细胞 β1 受体受交感神经支配，神经兴奋时激动 β1 受体使肾素释放。β 受体阻断药则减少其释放。

2. 肾内压力感受器 当肾动脉压低于 85 mmHg 时，刺激球旁细胞压力感受器，导致肾素释放。

3. 致密斑机制 感受小管液中 NaCl 含量的变化，调节球旁细胞对肾素的分泌。NaCl 含量降低，致肾素释放。

4. 化学与药物因素 血管紧张素Ⅱ(AngⅡ)浓度升高时通过负反馈抑制肾素的分泌。扩血管作用均可增加肾素释放。

5. 细胞内 cAMP 机制 细胞内 cAMP 水平升高刺激肾素分泌，故激活腺苷酸环化酶或抑制磷酸二酯酶，如使用 β 受体激动药、磷酸二酯酶抑制药可使肾素分泌增加。胞内 Ca^{2+} 增多会使肾素分泌减少。使用钙通道阻滞药可增加肾素释放。

知识链接 19-1 血管紧张素转换酶Ⅱ——一种新的肾素血管紧张素系统的重要调节剂

二、血管紧张素转换酶

血管紧张素Ⅰ在血管紧张素转换酶(angiotensin converting enzyme，ACE)作用下转化为血管紧张素Ⅱ，是 RAS 的主要活性肽，其受体有 1 型(AT_1)和 2 型(AT_2)两种。

AT_1 受体主要分布在人体血管、心脏、肾、脑、肺及肾上腺皮质，其主要生理效应是介导血管和心肌收缩，垂体激素和醛固酮分泌，水钠重吸收及细胞增殖肥大等。

AT_2 主要分布于人胚胎组织，少量分布于成人的心、脑、肾、肾上腺、生殖器官，其生理效应与 AT_1 相反，有调节细胞凋亡、血管扩张、生长抑制作用，特别是在损伤组织如血管、心肌肥厚或梗死后可见到。因而可推测 AT_1 和 AT_2 受体亚型对血管收缩和细胞增殖起到相互平衡的作用。

目前认为 AngⅡ主要由 AT_1 受体介导而发挥心血管、肾脏及中枢神经系统的作用。因而通过阻止 AngⅡ与 AT_1 受体结合，可在受体水平阻断 AngⅡ的生理效应。

第二节 肾素抑制药

肾素是 RAS 系统起始的第 1 个特异性限速酶，它的作用底物是血管紧张素原，作用有高度特异性。肾素抑制药通过结合肾素作用于肾素-血管紧张素系统，阻止血管紧张素原转化为血管紧张素Ⅰ，降低血浆肾素活性，降低血管紧张素Ⅰ及血管紧张素Ⅱ的水平，从而抑制整个 RAS 的功能。

常用肾素抑制药阿利吉仑(aliskiren)是一种可口服、非蛋白、低分子量的肾素抑制药，口服给药后 1～3 h 达到血药浓度峰值，绝对生物利用度为 2.6%，食物对药效学影响极小。静脉给药后，稳态平均分布容积约为 135 L，提示阿利吉仑广泛分布于血管以外的组织中。阿利吉仑的血浆蛋白结合率为 47%～51%，消除 $t_{1/2}$ 约为 40 h，主要以原型经粪便清除。

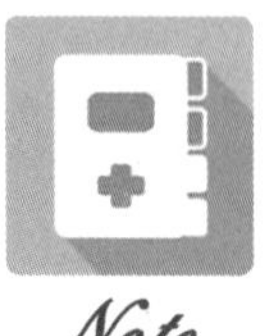

Note

第三节 血管紧张素转换酶抑制药

人们通过大量的实验研究，已形成了一个较为完善的“经典 RAS 途径”理论。正是基于对该理论的认识，人们先后研制出血管紧张素转换酶抑制药（ACEI）与血管紧张素Ⅱ的受体阻滞药（ARB）。这两类药物应用于临床，在治疗高血压、充血性心力衰竭、冠心病、内皮功能紊乱以及肾脏疾病（包括糖尿病肾病）等方面取得了明显效果。

ACEI 是一类发展迅速的抗高血压药物，此类药物最早应用于临床的是从蛇毒中提取的九肽替普罗肽，但由于肽类化合物的性质，此类药物口服无效，通过对替普罗肽的构效关系研究，人们研制出了第一个 ACEI 类非肽药物卡托普利，为了减少卡托普利产生的味觉消失等给患者造成较严重不适感的不良反应，人们研制出了无巯基的 ACEI 类药物依那普利。近年来人们研制出了 20 余种 ACEI 类药物，目前临床应用较多的有雷米普利等。

一、化学结构与分类

1. ACEI 的化学结构和构效关系 ACE 的活性部位有 2 个结合位点，其中一个含 Zn^{2+} 的是 ACEI 有效基团的必须结合部位。一旦结合，活性消失。现有的 ACEI 与之结合的基团有三类：含有巯基如卡托普利、含有羧基如依那普利、含有磷酸基如福辛普利等。其中含羧基的 ACEI 与 Zn^{2+} 结合牢固，作用也较强、较久，如依那普利。

2. 活性药与前药 ACEI 与酶结合的基团必须为巯基或羧基。许多 ACEI 为前药，如依那普利的酯键需在体内转化为—COOH，成为依那普利酸才能与 Zn^{2+} 结合起作用。

二、药理作用与应用

（一）基本药理作用

1. 阻止 AngⅡ的生成及其作用 ACEI 阻止 AngⅡ的生成，从而取消 AngⅡ收缩血管、刺激醛固酮释放、增加血容量、升高血压与促心血管肥大增生作用，有利于防治高血压、心力衰竭与心血管的重构。

2. 保存缓激肽的活性 ACEI 可减少缓激肽的灭活，从而保存缓激肽的作用。现知缓激肽能激活激肽 B_2 受体，进而激活磷脂酶 C（PLC），产生 IP_3，释放细胞内 Ca^{2+}，激活一氧化氮（NO）合酶，产生 NO。细胞内 Ca^{2+} 增加，也激活细胞膜上的磷脂酶 A_2（PLA_2），诱生 PGI_2。NO 与 PGI_2 都有舒张血管，降低血压，抗血小板聚集与抗心血管重构作用。

3. 保护血管内皮细胞 可能与抗氧化作用有关。

4. 抗心肌缺血与心肌保护作用 能减轻心肌缺血再灌注损伤，保护心肌对抗自由基的损伤作用。此心肌保护作用可能与激肽 B_2 受体、蛋白激酶 C（PKC）等有关。

5. 对胰岛素敏感性的影响 能增加糖尿病与高血压患者对胰岛素的敏感性。可能是由缓激肽介导的。

（二）临床应用

1. 治疗高血压 对伴有心力衰竭或糖尿病、肾病的高血压患者，ACEI 为首选药。

2. 治疗充血性心力衰竭与心肌梗死 能降低心力衰竭死亡率，改善充血性心力衰竭的预后，延长寿命。能降低心肌梗死并发心力衰竭的死亡率，能改善血流动力学和器官灌流。

3. 治疗糖尿病性肾病和其他肾病 对胰岛素依赖型与非胰岛素依赖型糖尿病患者而言，

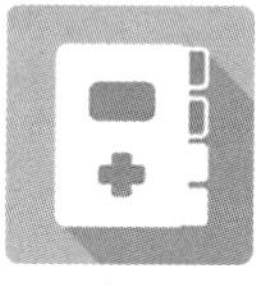

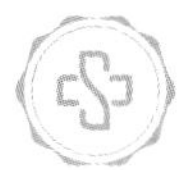

无论有无高血压均能改善或阻止其肾功能的恶化。对其他原因引起的肾功能障碍如高血压、肾小球肾病、间质性肾炎等也有一定疗效,能减轻蛋白尿。其肾脏保护作用与降压作用无关,而是其舒张肾出球小动脉的结果。

三、不良反应

1. 首剂低血压 口服吸收快、生物利用度高的ACEI,首剂低血压副作用多见。

2. 咳嗽 无痰干咳是ACEI较常见的不良反应,是被迫停药的主要原因。偶尔有支气管痉挛性呼吸困难,可不伴有咳嗽。吸入色甘酸钠可以缓解。咳嗽与支气管痉挛的原因可能是ACEI使缓激肽和(或)前列腺素、P物质蓄积。

3. 高血钾 由于ACEI能减少AngⅡ生成,依赖AngⅡ排钾的醛固酮减少,因此血钾浓度可以升高,在肾功能障碍的患者与同时服用保钾利尿药的患者中更多见。

4. 低血糖 由于ACEI特别是卡托普利能增强抗体对胰岛素的敏感性,常伴有降低血糖作用。在胰岛素依赖型与非胰岛素依赖型糖尿病患者中均可有此作用。

5. 肾功能损伤 在肾动脉阻塞或肾动脉硬化造成的双侧肾血管病患者中,ACEI能加重肾功能损伤,升高血浆肌酐浓度,甚至产生氮质血症。这是因为AngⅡ可通过收缩出球小动脉维持肾灌注压,ACEI舒张出球小动脉,降低肾灌注压,导致肾小球滤过率与肾功能降低,停药后常可恢复。偶有不可逆性肾功能减退发展为持续性肾衰竭者,应予注意。

6. 妊娠与哺乳 ACEI用于妊娠的第二期与第三期时,可引起胎儿畸形、胎儿发育不良甚至死胎。妊娠、哺乳期妇女忌服。

7. 血管神经性水肿 可发生于嘴唇、舌头、口腔、鼻部与面部其他部位。偶可发生于喉头,可威胁生命。血管神经性水肿发生的机制与缓激肽或其代谢产物有关。

8. 含巯基的ACEI的不良反应 含有巯基的卡托普利的不良反应有味觉障碍、皮疹与白细胞缺乏等,与其他含巯基的药物如青霉胺有相似的反应。

四、常用ACEI特点

卡托普利(captopril)是第一个用于临床,口服有效的含巯基ACEI。有直接抑制ACE和清除自由基作用。临床主要用于高血压、充血性心力衰竭、心肌梗死。卡托普利是FDA唯一批准的用于治疗糖尿病性肾病的ACEI。除咳嗽等前述不良反应外,因含巯基,可有青霉胺样反应:皮疹、嗜酸性粒细胞增多、味觉异常或丧失,并可有中性粒细胞减少。卡托普利禁用于双侧肾动脉狭窄患者。

其他常用药物有依那普利、赖诺普利、贝那普利、福辛普利。

第四节　血管紧张素Ⅱ受体(AT_1受体)拮抗药

一、基本药理作用与应用

通过对肾素-血管紧张素-醛固酮系统(RAAS)的病理生理作用及ACEI的深入研究,人们认识到循环状态RAAS与ACEI急性作用有关;组织中(肾、心脏、血管、脑等组织通过旁分泌、自分泌)的RAAS是ACEI长期作用的重要环节。

ACEI的研究成果使心力衰竭等进入"神经-内分泌新阶段",是对医学理论和临床的重大贡献。但是,临床上ACEI导致的顽固性咳嗽、血管神经性水肿、血钾和肌酐浓度升高及妊娠

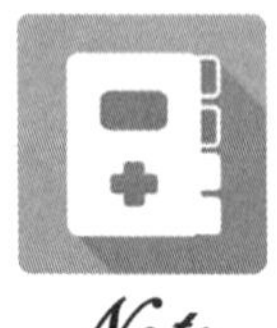
Note

期妇女、双肾动脉狭窄者禁用等，成为限制 ACEI 临床应用的问题。此外，长期应用 ACEI 后，组织局部和血浆中血管紧张素Ⅱ（AngⅡ）的水平会逐渐恢复到原有水平（“AngⅡ逃逸现象”），可导致 ACEI 的获益减少。1994 年第一个血管紧张素Ⅱ受体拮抗药（ARB）氯沙坦上市后，在 10 年的时间里至少有 6 种 ARB 应用于临床，分别是氯沙坦、缬沙坦、伊普沙坦、厄贝沙坦、坎地沙坦和替米沙坦。

AT_2 受体在胎儿时期表达活跃，出生后在正常情况下关闭，但随着心血管损害（如心脏肥厚、心力衰竭、动脉粥样硬化），AT_2 受体将再表达。这可能反映了病理状态下胚胎基因的再次启动。AT_2 在许多方面与 AT_1 功能相反。AngⅡ与 AT_2 受体结合，通过触发组织缓激肽的级联释放或直接增加一氧化氮（NO）合成和环鸟苷酸（cAMP）释放，可导致血管舒张和升高的血压下降，AT_2 受体还调节 AT_1 受体介导的前列腺素 E_2（PGE_2）的产生。它还参与促细胞凋亡，对抗 AT_1 受体的促心血管增殖与重构作用。

AT_1 受体被阻滞后，AngⅡ收缩血管与刺激肾上腺释放醛固酮的作用受到抑制，导致血压降低。ARB 还能通过减轻心脏的后负荷，治疗充血性心力衰竭。其阻滞 AngⅡ的促心血管细胞增殖肥大作用，能防治心血管的重构，有利于提高抗高血压与心力衰竭的治疗效果。AT_1 受体被阻滞后醛固酮产生减少，水钠潴留随之减轻，但对血钾影响甚微。

二、ARB 特点

ACEI 和 ARB 作用于 RAS 的不同部位，作用机制各异。ACEI 抑制 AngⅡ的生成，而 ARB 则是通过阻滞 AngⅡ的 AT_1 受体来发挥作用。ACEI 作用在血管紧张素转换酶水平，不能阻断非经典途径产生的 AngⅡ，不影响 AT_2 受体作用；阻断缓激肽灭活，有扩张血管、降低血压的作用，也可致咳嗽、血管神经性水肿等不良反应。而 ARB 作用在 AngⅡ受体水平，无论经过何种途径产生的 AngⅡ都能阻断，并有增强 AT_2 受体的有益作用。

由于其不影响其他激素（如缓激肽）代谢，不良反应少，耐受性好，且在 AT_1 受体与拮抗药结合后，AngⅡ只能与 AT_2 受体结合，启动 AT_2 受体，起到进一步降压与抗增殖作用。

ARB 类药物的安全性及耐受性比较好，副作用一般较轻微，多为头痛、头晕，约占 4%；其导致的水肿较钙拮抗药显著减少，偶而有高血钾，但不干扰血糖和血脂水平。

与 ARB 类药物相比，ACEI 在抑制转换酶的同时，影响了激肽系统，阻断了缓激肽和肽类 P 物质、脑啡肽的分解，使得体内缓激肽浓度增高，血管通透性增强，许多患者出现干咳和水肿，而 ARB 类药物不抑制缓激肽的分解，较少引起咳嗽及血管神经性水肿。

三、常用 ARB

氯沙坦（losartan）

对 AT_1 受体有选择性阻断作用；对高血压、糖尿病合并肾功能不全患者也有保护作用；对肾脏还有促进尿酸排泄的作用；长期用药还能抑制左心室心肌肥厚和血管壁增厚。可用于抗高血压的治疗。不良反应较少，少数患者用药后可出现眩晕，干咳少。氯沙坦对血中脂质及葡萄糖含量均无影响，也不引起体位性低血压。禁用于孕妇、哺乳期妇女及肾动脉狭窄者。

其他常用药物：缬沙坦、伊白沙坦、坎替沙坦、他索沙坦、依普沙坦、替米沙坦。

四、ARB 与 ACEI 合用问题

ARB 与 ACEI 各有优缺点，推测两者合用可以取长补短，增强疗效。

对于 ACEI 能否与 ARB 合用的问题，权威机构依然持较谨慎的态度。1999 年公布的美国慢性心力衰竭治疗的建议中的阐述如下：由于缺乏支持 ARB 对心力衰竭治疗的有效性的

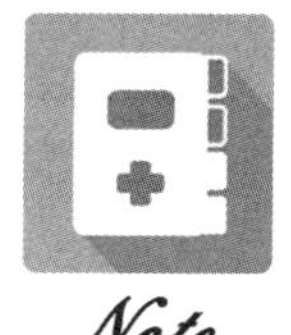
Note

结论性证据,因此ARB一般仅用于不能耐受ACEI的心力衰竭患者;对未用ACEI或对ACEI能耐受的患者不提倡使用ARB;心力衰竭患者对β受体阻断药有禁忌证时,可以采取ARB和ACEI合用的方案。2003年欧洲高血压联盟、欧洲心脏病学会高血压治疗指南也把ACEI与ARB的联合列入非"最合理的联合方案"。

小　结

1. 血管紧张素转换酶抑制药(ACEI)的基本药理作用

(1) 阻止AngⅡ的生成及其作用:取消AngⅡ收缩血管、刺激醛固酮释放、增加血容量、升高血压与促心血管肥大增生作用,有利于防治高血压、心力衰竭与心血管的重构。

(2) 保存缓激肽的活性:减少缓激肽的灭活,从而保存缓激肽的作用。舒张血管,降低血压,抗血小板聚集与抗心血管细胞肥大增生重构作用。

(3) 保护血管内皮细胞:可能与抗氧化作用有关。

(4) 抗心肌缺血与心肌保护作用:能减轻心肌缺血再灌注损伤,保护心肌对抗自由基的损伤作用。

(5) 对胰岛素敏感性的影响:能增加糖尿病与高血压患者对胰岛素的敏感性。

2. 血管紧张素转换酶抑制药的临床应用

(1) 治疗高血压:对伴有心力衰竭或糖尿病、肾病的高血压患者,ACEI为首选药。

(2) 治疗充血性心力衰竭与心肌梗死。

(3) 治疗糖尿病性肾病和其他肾病:舒张肾出球小动脉的结果。

3. 血管紧张素转换酶抑制药的不良反应

(1) 首剂低血压。

(2) 咳嗽:无痰干咳是较常见的不良反应,是被迫停药的主要原因。

(3) 高血钾:在肾功能障碍的患者与同时服用保钾利尿药的患者中更多见。

(4) 低血糖:增强对胰岛素的敏感性,常伴有降低血糖作用。

(5) 肾功能损伤:在肾动脉阻塞或肾动脉硬化造成的双侧肾血管病患者中,ACEI舒张出球小动脉,降低肾灌注压,导致肾小球滤过率与肾功能降低,停药后常可恢复。偶有不可逆性肾功能减退发展为持续性肾衰竭者,应予注意。

(6) 妊娠与哺乳:妊娠、哺乳期妇女忌服。

(7) 血管神经性水肿:可发生于嘴唇、舌头、口腔、鼻部与面部其他部位。偶可发生于喉头,可威胁生命。血管神经性水肿发生的机制与缓激肽或其代谢产物有关。

(8) 含有—SH的卡托普利有味觉障碍、皮疹与白细胞缺乏等不良反应。

4. 血管紧张素Ⅱ受体(AT_1受体)拮抗药的基本药理作用及应用　AT_1受体被阻滞后,AngⅡ收缩血管与刺激肾上腺释放醛固酮的作用受到抑制,导致血压降低。AT_1受体拮抗药还能通过减轻心脏的后负荷,治疗充血性心力衰竭。其阻滞AngⅡ的促心血管细胞增殖肥大作用,能防治心血管的重构,有利于提高抗高血压与心力衰竭的治疗效果。AT_1受体被阻滞后醛固酮产生减少,水钠潴留随之减轻,但对血钾影响甚微。

5. 血管紧张素Ⅱ受体(AT_1受体)拮抗药的不良反应　安全性及耐受性比较好,副作用一般较轻微,多为头痛、头晕,约占4%;水肿较钙拮抗药显著减少,偶而有高血钾,但不干扰血糖和血脂水平。不抑制缓激肽的降低,较少引起咳嗽及血管神经性水肿。

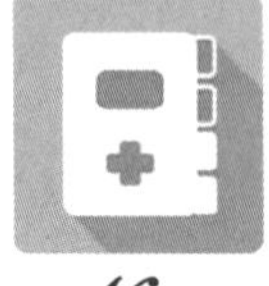

Note

6. 主要的血管紧张素转换酶抑制药　卡托普利、依那普利、赖诺普利、贝那普利、福辛普利。

主要的血管紧张素Ⅱ受体(AT_1受体)拮抗药　氯沙坦、缬沙坦、伊普沙坦、厄贝沙坦、坎地沙坦和替米沙坦。

对于 ACEI 能否与 ARB 合用的问题，权威机构依然持较谨慎的态度。

思 考 题

1. 血管紧张素转换酶抑制药的基本药理作用是什么？主要代表药有哪些？
2. 简述血管紧张素Ⅱ受体(AT_1 受体)拮抗药的临床应用。
3. 试述血管紧张素转换酶抑制药的主要不良反应。

本章参考文献

[1]杨宝峰，陈建国．药理学[M]．9 版．北京：人民卫生出版社，2018.
[2]蒋丽萍，余建强，闵清．药理学[M]．武汉：华中科技大学出版社，2010.

（河南科技大学　杜景霞
郑州铁路职业技术学院　李　江）

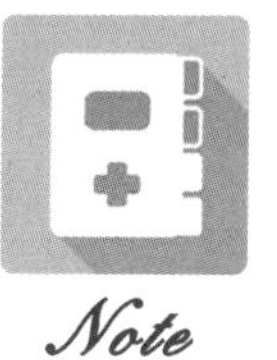

第二十章　利尿药和脱水药

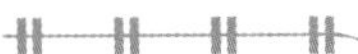

本章 PPT

学习目标

1. 知识目标　①了解肾脏的泌尿生理及利尿药的主要作用途径；②掌握每类利尿药的作用机制、特点、临床用途及主要不良反应。

2. 能力目标　学习临床案例，强化理解本章节重点药物，初步具备正确合理选用利尿药的临床思维能力。

3. 情感目标　通过对思政案例的学习，了解利尿药的发展简史，树立创新精神。

案例引导答案

案例引导20-1

患者，男，62 岁，患有高血压 18 年，因阵发性呼吸困难、不能平卧、恶心、腹胀、纳差收入院。体格检查：BP 156/88 mmHg；HR 130 次/分，节律不整；R 26 次/分。肝脏肋下 2 指、剑突下 4 指并有压痛，颈静脉怒张，下肢水肿。X 线检查显示：心脏显著增大，心胸比 0.7。诊断为：充血性心力衰竭。给予：①吸氧；②毒毛花苷 K 注射剂 0.25 mg 加入 50%葡萄糖 40 mL，缓慢静脉注射；③螺内酯每次 20 mg，一日 2 次。

请问：

此病例中患者用药的合理性如何，并进一步给出你的用药建议。

利尿药(diuretics)是一类直接作用于肾脏，增加水、电解质排泄，使尿量增多的药物。临床上主要用于治疗各种原因引起的水肿，如心力衰竭、肾衰竭、肾病综合征、肝硬化等；也可用于治疗某些非水肿性疾病，如高血压、肾结石、高钙血症、尿崩症等。

根据利尿药的作用部位和作用机制，将利尿药做如下分类：

1. 袢利尿药(loop diuretics)　又称为高效能利尿药。主要作用于髓袢升支粗段，抑制 Na^{+}-K^{+}-$2Cl^{-}$ 同向转运体，利尿作用强大，代表药物有呋塞米、布美他尼等。

2. 噻嗪类利尿药(thiazide diuretics)　又称为中效能利尿药。主要作用于远曲小管近端，抑制 Na^{+}-Cl^{-} 共转运子，利尿作用中等，代表药物有氢氯噻嗪等。

3. 保钾利尿药(potassium-sparing diuretics)　又称为低效能利尿药。主要作用于远曲小管远端和集合管，拮抗醛固酮受体或直接抑制 Na^{+}-K^{+} 交换，利尿作用弱，但能减少 K^{+} 的排泄。代表药物有螺内酯、氨苯蝶啶、阿米洛利等。

4. 碳酸酐酶抑制药(carbonic anhydrase inhibitors)　主要作用于近曲小管，通过抑制碳酸酐酶，利尿作用弱。代表药物有乙酰唑胺等。

5. 渗透性利尿药(osmotic diuretics)　通过改变肾小管内的渗透压进而降低其浓缩功能，产生强大的利尿作用。因可使组织脱水，又称为脱水药。代表药物如甘露醇、山梨醇、50%葡萄糖等。

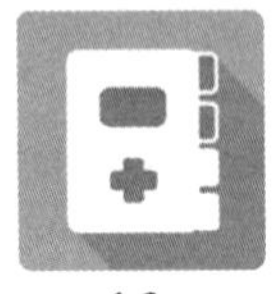

Note

第一节 肾脏的泌尿生理学基础

尿液的生成是通过肾小球滤过、肾小管和集合管的重吸收与主动分泌来实现的，利尿药通过选择性作用于肾脏泌尿过程的不同环节而产生利尿作用（图 20-1）。

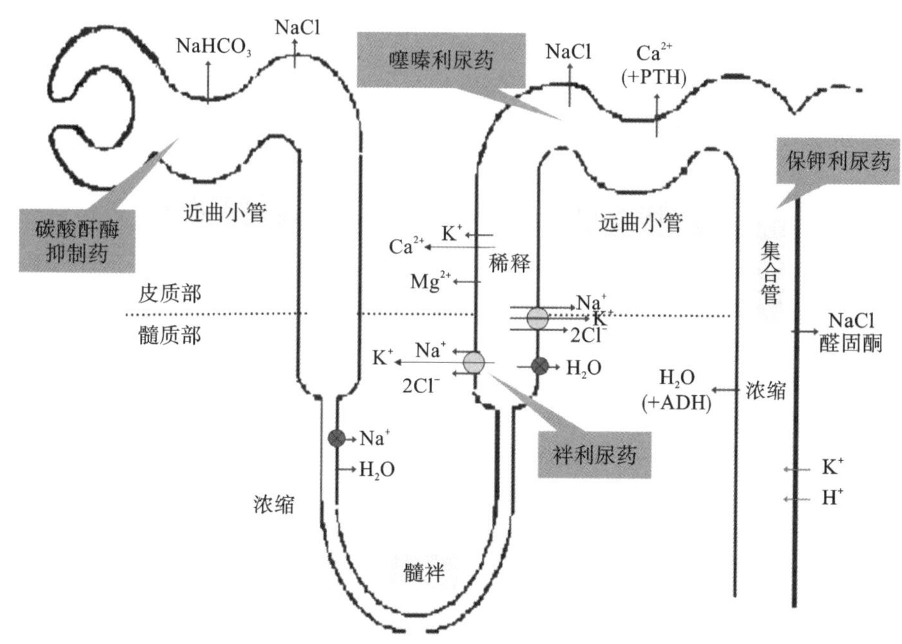

图 20-1 肾小管各段重吸收情况和利尿药的作用部位

一、肾小球的滤过

血液流经肾小球时，除蛋白质和血细胞外，其他成分均可经肾小球滤过而形成原尿。正常人每日原尿量可达 180 L，但每日排出的终尿仅为 1～2 L，说明 99％的原尿被肾小管重吸收。凡是能增加肾血流量和肾小球滤过率的药物，均可使原尿生成增加，如强心苷类药物、氨茶碱、多巴胺等，但由于肾脏具有球-管平衡的调节机制，这些药物并不能使终尿量明显增多，因此，利尿作用有限。

二、肾小管和集合管的重吸收

肾小管各段对原尿中电解质和水的重吸收存在显著差异。

1. 近曲小管 Na^+ 重吸收的主要部位，原尿中 60％～65％的 Na^+ 在此段以 Na^+-H^+ 交换的方式主动重吸收，85％的 $NaHCO_3$、60％的水被动重吸收，以维持近曲小管渗透压的稳定。重吸收方式为基底侧膜上的 Na^+，K^+-ATP 酶将吸收进入细胞内的 Na^+ 泵至组织间液，降低细胞内 Na^+ 浓度，促进小管液中的 Na^+ 进入细胞，交换小管上皮细胞内的 H^+（即 Na^+-H^+ 交换）。被分泌到小管液中的 H^+ 与 HCO_3^- 形成 H_2CO_3，并进一步脱水生成 CO_2 和 H_2O，然后 CO_2 迅速进入细胞，在细胞内生成 H_2CO_3，并解离为 H^+ 与 HCO_3^-。H^+ 用于 Na^+-H^+ 交换，HCO_3^- 经特殊转运子转运入血。管腔内的脱水反应和细胞内的水化反应均由碳酸酐酶（carbonic anhydrase，CA）催化。如果碳酸酐酶的活性受到抑制，Na^+-H^+ 交换减少，HCO_3^- 重

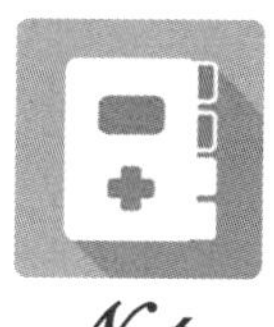
Note

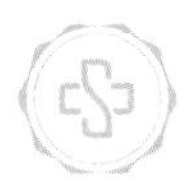

吸收减少,将产生利尿作用。但原尿增加后,肾小管被动扩张,以及以下各段肾小管出现代偿性重吸收增加,因此,作用于近曲小管的药物只能产生较弱的利尿作用。

2. 髓袢

(1) 髓袢降支细段:髓袢降支细段只吸收水。此段肾小管位于髓质高渗区,在小管液和髓质间液渗透压差作用下,水被重吸收。在近曲小管和髓袢降支细段存在水通道蛋白或称水孔蛋白,是水因渗透压被动转运的特异性孔道。甘露醇(mannitol)等渗透性利尿药因增加肾小管液的渗透压,降低渗透压差,可减少水的重吸收而产生利尿作用。

(2) 髓袢升支粗段:原尿中约25%的 Na^+ 在此段重吸收,NaCl的重吸收依赖于管腔膜上的 Na^+-K^+-$2Cl^-$ 同向转运体。进入细胞内的 Na^+ 由基底侧膜上的 Na^+,K^+-ATP 酶主动转运至组织间液,使细胞内的 Na^+ 浓度下降,促进 Na^+ 从管腔液向细胞内转运。进入细胞内的 Cl^- 依电位差进入组织间液,进入细胞内的 K^+ 大部分通过管腔膜侧 K^+ 通道顺浓度差返回管腔内,形成 K^+ 的再循环;K^+ 进入管腔内使管腔正电位升高,促进 Ca^{2+}、Mg^{2+} 的重吸收。

此段在尿液的稀释和浓缩机制中具有重要意义。髓袢升支粗段对水的通透性极低,随着大量离子的重吸收,管内渗透压逐渐降低,原尿被逐渐稀释,即为肾脏对尿液的稀释功能。同时,因大量 Na^+、Cl^- 等离子进入髓质间液,使髓质间液呈高渗状态,越接近髓质内部,渗透压越高,靠近皮质区域方向顺次递减。当原尿流经集合管时,在抗利尿激素(ADH)作用下,小管液中的水依管腔内外渗透压差被大量重吸收,使尿液浓缩,即产生肾脏对尿液的浓缩功能。袢利尿药作用于此段,抑制 NaCl 的重吸收,一方面降低了肾的稀释功能,另一方面髓质间液高渗状态无法维持,也使肾的浓缩功能降低,排出大量接近于等渗的尿液,产生强大的利尿作用。

3. 远曲小管近端 原尿中约10%的 Na^+ 在此段重吸收,吸收方式依赖于 Na^+-Cl^- 共转运子将 Na^+、Cl^- 从管腔内转运至上皮细胞内,与髓袢升支粗段相似,此段对水的通透性极低,Na^+、Cl^- 的重吸收使小管液进一步稀释;同时,Ca^{2+} 通过管腔膜上的 Ca^{2+} 通道和基底侧膜上的 Na^+-Ca^{2+} 交换而被重吸收,甲状旁腺激素可调节该过程。噻嗪类利尿药即作用于该段肾小管,抑制 Na^+-Cl^- 共转运子,产生中等强度的利尿作用。

4. 远曲小管远端和集合管 此段重吸收原尿中2%~5%的 Na^+,重吸收机制与其他节段不同,吸收方式为 Na^+-K^+ 交换及 H^+-Na^+ 交换,前者受醛固酮的调节,后者受碳酸酐酶活性的影响。醛固酮通过与胞质内受体结合,对基因转录产生影响,进而合成多种醛固酮诱导蛋白,增强 Na^+ 通道和 K^+ 通道以及 Na^+,K^+-ATP 酶的活性,促进 Na^+ 的重吸收及 K^+ 的分泌。作用于此段的利尿药有螺内酯或氨苯蝶啶,通过拮抗醛固酮受体或直接抑制 K^+-Na^+ 交换,增加 Na^+ 的排出,减少 K^+ 的分泌,发挥保钾利尿作用。

第二节 常用利尿药

一、高效能利尿药

高效能利尿药也称为袢利尿药,代表药为呋塞米(也称速尿),本类药物尚有布美他尼、依他尼酸、托拉塞米、阿佐塞米等。它们的化学结构各不相同。呋塞米和布美他尼与碳酸酐酶抑制药一样,是磺胺的衍生物,托拉塞米是它们的活性代谢物,其 $t_{1/2}$ 比原型药长。依他尼酸属于苯氧基乙酸衍生物,有较强的耳毒性,目前已很少使用。袢利尿药主要作用于髓袢升支粗段,选择性抑制 Na^+ 和 Cl^- 的重吸收而达到利尿作用。由于此类药物利尿作用强大,且不容易导致酸中毒,故是目前最有效的利尿药。

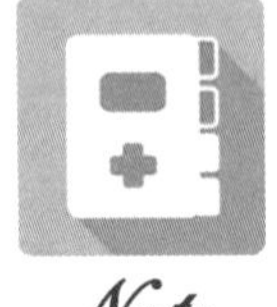
Note

【体内过程】

本类药物吸收迅速，呋塞米口服 30 min、静注 5 min 后生效，可维持 2～3 h。主要经肾小管有机酸分泌机制分泌，以原型随尿液排出。$t_{1/2}$ 的长短受肾脏功能影响，正常为 1 h 左右，肾功能不全时可延长至 10 h。由于吲哚美辛和丙磺舒与袢利尿药相互竞争近曲小管有机酸分泌途径，若与袢利尿药同时使用，则影响后者的排泄。由于袢利尿药作用于肾小管的管腔侧，其作用的发挥也与它们在尿液中的排泄量有一定关系。

【药理作用】

1. 利尿作用 袢利尿药能使肾小管对 Na^+ 的重吸收由原来的 99.4%下降至 70%～80%，正常状态下，给予大剂量的呋塞米可以使成人排尿明显增加，尿量可达 30～40 mL/min。呋塞米特异性地与 Cl^- 结合位点相结合，抑制髓袢升支粗段管腔膜内侧的 Na^+-K^+-$2Cl^-$ 同向转运子，从而抑制 NaCl 的重吸收，减弱肾脏的稀释和浓缩功能，排出大量接近于等渗的尿液。同时，由于 K^+ 的重吸收减少，K^+ 的再循环发生障碍，导致管腔正电位降低，从而减小了 Ca^{2+}、Mg^{2+} 重吸收的驱动力，使其重吸收减少，排泄量增加，长期使用可致低血镁。大剂量呋塞米也可抑制近曲小管的碳酸酐酶活性，使 HCO_3^- 的排出增加。输送至远曲小管和集合管的 Na^+ 增加又促进 Na^+-K^+ 交换，而使 K^+ 的排泄进一步增加，可致低血钾。因 Ca^{2+} 在远曲小管可被重吸收，一般不引起低钙血症。综上所述，袢利尿药可使尿液中的水、Na^+、K^+、Cl^-、Mg^{2+}、Ca^{2+} 等的排出增多，长期使用可致低血钾、低血钠、低血镁、低氯性碱中毒。

2. 扩张血管作用 袢利尿药通过对血管的调节作用而影响血流动力学。对心力衰竭患者而言，在其利尿作用发生之前就能产生有效的血管扩张作用。呋塞米和依他尼酸能迅速增加全身静脉血容量，降低左心室充盈压，减轻肺淤血。呋塞米还能增加肾血流量，改变肾皮质内血流分布，其作用机制可能与其降低血管对血管收缩因子的反应性、增加引起血管舒张的 PG 生成有关。NSAIDs 如吲哚美辛可通过抑制 COX 而减少肾脏 PG 的合成，减弱呋塞米的扩张血管作用。

【临床应用】

1. 各型严重水肿 可用于心、肝、肾性水肿，主要用于其他利尿药无效的严重水肿。如充血性心力衰竭、肝硬化、肾病等多种原因引起的严重水肿。紧急情况下或不能口服者，可静脉注射给药。

2. 急性肺水肿和脑水肿 可作为急性肺水肿的首选药，静注呋塞米能扩张容量血管，减少回心血量，降低左心室负荷，迅速缓解急性肺水肿症状，对肺水肿合并左心衰竭者疗效更佳；对脑水肿患者而言，其由于强大的利尿作用，使血液浓缩，血浆渗透压增高，有利于降低颅内压，消除脑水肿。常与脱水药合用以增强疗效。

3. 急、慢性肾衰竭 急性肾衰竭早期，静注呋塞米能扩张肾血管，降低肾血管阻力，增加肾血流量和肾小球滤过率；呋塞米强大的利尿作用，可以使阻塞的肾小管得到冲洗，防止肾小管的萎缩和坏死。大剂量呋塞米也用于其他药物治疗无效的慢性肾衰竭，可以使尿量增加，水肿减轻。

4. 高钙血症 静脉滴注呋塞米和生理盐水，可明显抑制 Ca^{2+} 的重吸收，促进 Ca^{2+} 的排泄，使血中 Ca^{2+} 降低，迅速控制高钙血症。

5. 加速毒物排泄 配合大量输液，使尿量增加，可加速体内毒物的排泄。主要用于长效巴比妥类、水杨酸类、碘化物、氟化物等药物中毒的抢救。

【不良反应】

1. 水、电解质紊乱 长期或大剂量应用可引起低血容量、低血钾、低血钠、低氯性碱血症、低血镁等。低血钾可增加强心苷对心脏的毒性，对肝硬化患者而言可诱发肝性脑病，应注意及时补钾或合用保钾利尿药。因 Na^+,K^+-ATP 酶的激活需 Mg^{2+} 参与，当低血钾和低血镁同时

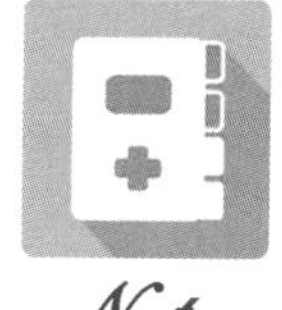
Note

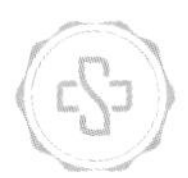

存在时,应注意纠正低血镁,否则不易纠正低血钾。

2. 耳毒性 呈剂量依赖性,多发生于大剂量静脉快速滴注时,表现为眩晕、耳鸣、听力减退或暂时性耳聋,发生机制可能与药物引起内耳淋巴液电解质成分改变,损伤内耳基底膜毛细胞有关,肾功能不全或同时使用其他可引起耳毒性的药物时更易发生。

3. 高尿酸血症 长期用药发生率较高,可诱发痛风。发生原因与利尿后血容量减少、细胞外液浓缩、尿酸由近曲小管重吸收增加有关;此外,呋塞米与尿酸竞争肾小管有机酸分泌通道,使尿酸分泌减少也是原因之一。

4. 其他 可出现恶心、呕吐等胃肠道反应,大剂量可致胃肠出血、溃疡。少数患者可发生白细胞减少、血小板减少、视力模糊、黄视症等。也可发生过敏反应,表现为皮疹、多形性红斑、嗜酸性粒细胞增多、间质性肾炎等,停药后可恢复,这与药物具有磺胺结构有关,同时呋塞米及其同类药物与其他磺胺类药物之间可发生交叉过敏反应。长期应用还可引起高血糖、高脂血症等。

【药物相互作用】

与氨基糖苷类抗菌药物合用,可增加耳毒性。肾上腺皮质激素能降低本品的利尿作用,并增加电解质紊乱特别是低血钾的发生概率。非甾体抗炎药可使本药的利尿和扩血管作用减弱。与多巴胺合用,利尿作用增强。与降压药合用时,后者应酌情调整剂量。饮酒及含酒精制剂能增强本药的降压作用。与巴比妥类药物、麻醉药合用,易引起体位性低血压。丙磺舒可在近曲小管与呋塞米竞争主动分泌通道,增强呋塞米的利尿作用。

【用药注意事项】

(1) 严密监测体内电解质水平,特别是血钾浓度。用药剂量应个体化,从小剂量开始,根据利尿效果调整药物剂量,以减少水、电解质紊乱的发生概率。

(2) 不宜肌内注射。常规剂量静脉注射时间应控制在 2 min 以上,大剂量静注时不超过 4 mg/min。本品碱性较强,静脉用药时应用生理盐水稀释,不宜用葡萄糖稀释。

(3) 无尿或严重肝肾功能损害、糖尿病、高脂血症、冠心病、高尿酸血症或有痛风病史者慎用。少尿或无尿患者应用最大剂量 24 h 后仍无效,应停药。

(4) 孕妇禁用,哺乳期妇女慎用。

(5) 新生儿药物代谢缓慢,半衰期明显延长,应延长用药间隔。

(6) 老年人应用本药发生体位性低血压、电解质紊乱、血栓栓塞及肾损害的概率增大。

二、中效能利尿药

中效能利尿药包括噻嗪类和非噻嗪类两类药,药理作用及作用机制相似,效能相同,但效价强度与作用持续时间不同。噻嗪类利尿药应用广泛,以氢氯噻嗪(hydrochlorothiazide,又称为双氢克尿噻)为代表,同类药物还有苄氟噻嗪、氢氟噻嗪、三氯噻嗪、环戊噻嗪等;非噻嗪类常用的有氯噻酮、吲达帕胺、美托拉宗、喹乙宗等。

【体内过程】

噻嗪类利尿药脂溶性较高,口服吸收率在 80%以上,口服后 1~2 h 出现利尿作用,4~6 h 血药浓度达峰值。氢氯噻嗪的作用持续时间为 6~12 h,苄氟噻嗪、三氯噻嗪、环戊噻嗪脂溶性高,容易被肾小管重吸收,作用持续时间可达 24 h 以上。氯噻酮因吸收和排泄缓慢,作用持续时间更长,可达 48~72 h。本类药物均以有机酸的形式经肾小管分泌排出,可与尿酸竞争分泌通道,减少尿酸排泄。

【药理作用及作用机制】

1. 利尿作用 通过抑制远曲小管近端 Na^+-Cl^- 共转运子,减少 NaCl 的重吸收,影响肾的稀释功能,产生温和持久的利尿作用。而肾的浓缩功能不受影响。由于转运至远曲小管和集

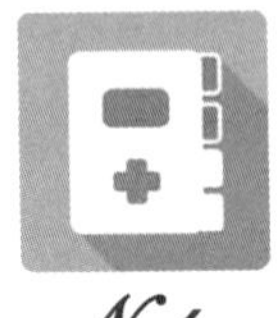
Note

合管中的 Na^+ 增多，促使 Na^+-K^+ 交换增多，使尿中 Na^+、Cl^-、K^+ 排泄均增加，可引起低血钾。本类药物对碳酸酐酶也有一定抑制作用，使 Na^+-H^+ 交换减少，略增加 HCO_3^- 的排泄。与袢利尿药相反，本类药物在远曲小管能够增强甲状旁腺激素的作用，促进 Ca^{2+} 的重吸收，减少尿钙排泄及钙在管腔内的沉积。

2. 抗利尿作用 可明显减少尿崩症患者的尿量，减轻其口渴症状，作用机制尚未完全阐明，可能是通过排钠利尿，降低血钠浓度及血浆渗透压，减轻患者口渴感，使饮水量减少、尿量减少；也可能是通过抑制磷酸二酯酶，增加远曲小管和集合管细胞内 cAMP 浓度，使水的重吸收增加，尿量减少。

3. 降压作用 早期降压作用与排钠利尿、减少血容量有关，长期用药降压作用与血管平滑肌细胞内 Na^+ 含量降低，Na^+-Ca^{2+} 交换减少，细胞内 Ca^{2+} 含量降低有关。

【临床应用】

1. 水肿 可用于治疗各种原因引起的水肿。对轻、中度心源性水肿疗效较好，是治疗慢性充血性心力衰竭的常用药物之一。对肾性水肿的疗效与肾功能损害程度有关，损害轻者，疗效较好。肝硬化腹水或肝性水肿者使用时要注意防止低血钾诱发肝性脑病。

2. 高血压病 本类药物是基础降压药之一，多与其他药物合用治疗高血压，可增强疗效，减少不良反应。

3. 尿崩症 可用于治疗肾性尿崩症和用抗利尿激素治疗无效的垂体性尿崩症。

4. 高尿钙伴有肾结石 通过增强远曲小管对钙的重吸收，减少尿钙的排泄和钙在管腔内的沉积，防止肾结石的形成。

【不良反应】

1. 水、电解质紊乱 长期大剂量应用可引起低血钾、低血钠、低血镁、低氯性碱血症等。尤以低血钾为常见，合用保钾利尿药可防治。

2. 高尿酸血症 本类药物可与尿酸竞争近曲小管的有机酸分泌通道，抑制尿酸排泄，一般患者为可逆性，少数如有痛风史的患者可诱发痛风。

3. 代谢变化 长期应用可导致患者糖耐量降低、血糖升高，可能与药物抑制胰岛素的分泌、减少组织对葡萄糖的利用有关。高血糖可致糖尿病患者病情加重，隐性糖尿病患者可因此出现症状。本类药物也可使血清总胆固醇升高，增加低密度脂蛋白（LDL）和极低密度脂蛋白（VLDL）含量，降低高密度脂蛋白（HDL）含量，导致高脂血症。

4. 过敏反应 可见皮疹、瘙痒、荨麻疹、光敏性皮炎等，偶见溶血性贫血、血小板减少、坏死性胰腺炎、肝内阻塞性黄疸而致死等。与磺胺类药物有交叉过敏反应。

【药物相互作用】

(1) 肾上腺皮质激素、促肾上腺皮质激素、雌激素、拟交感胺类药物等能减弱本类药物的利尿作用，增加电解质紊乱发生的概率，易致低血钾。非甾体消炎药尤其是吲哚美辛，能降低噻嗪类药物的利尿作用。

(2) 考来烯胺能减少胃肠道对本药的吸收，应避免同时服用。

(3) 与多巴胺合用，利尿作用增强。与降压药合用，利尿、降压作用均增强。与降血糖药合用能使降血糖作用减弱。与抗凝血药合用能使抗凝作用减弱。

(4) 可增强非除极化型肌松药的作用。与碳酸氢钠合用，低氯性碱中毒发生率增高。

【用药注意事项】

(1) 用药应从小剂量开始，长期应用时应注意适当补充钾盐或与保钾利尿药合用。与强心苷类药物合用时更应注意及时补钾，以减轻药物的心脏毒性反应。

(2) 痛风、糖尿病、高血压、高脂血症、高钙血症、严重肝肾功能不全、胰腺炎、系统性红斑狼疮患者应慎用。孕妇慎用，哺乳期妇女不宜服用。

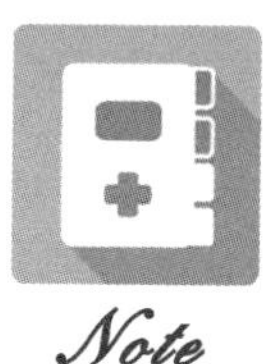

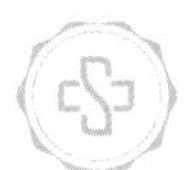

(3) 用药期间应注意监测血清电解质含量,定期检查。

三、低效能利尿药

低效能利尿药,通过干扰远曲小管远端和集合管的 Na^+-K^+ 交换发生作用,在增加 Na^+ 排出的同时减少 K^+ 的排泄,又称为保钾利尿药,但因为此段重吸收的 Na^+ 仅占原尿中 Na^+ 含量的 2%～5%,故利尿作用较弱。单用效果差,常与其他利尿药合用,疗效增强,并能平衡 K^+、Mg^{2+} 的排泄。常用药物有螺内酯、氨苯蝶啶、阿米洛利等。

螺内酯

螺内酯(spironolactone,安体舒通)是人工合成的甾体化合物,化学结构与醛固酮相似。

【体内过程】

口服吸收较好,生物利用度约 90%,血浆蛋白结合率 90%以上,进入体内后 80%由肝脏迅速代谢为有活性的坎利酮,后者可透入靶细胞与血浆中的醛固酮受体结合,竞争性抑制醛固酮的作用。口服后约 1 天起效,2～3 天达高峰。螺内酯及其代谢产物 $t_{1/2}$ 为 10～12 h。停药后作用可持续 2～3 天。多以结合型无活性代谢产物形式经肾和胆道排泄,约 10%以原型经肾排泄。

【药理作用】

螺内酯是醛固酮的竞争性拮抗药。可作用于远曲小管和集合管的皮质部,与醛固酮竞争醛固酮受体,阻止醛固酮-受体复合物的核转位,进而影响醛固酮诱导蛋白的产生和对 Na^+、K^+ 转运的调控,拮抗醛固酮的作用,产生排钠保钾的利尿作用。

【临床应用】

螺内酯利尿作用弱、起效慢,作用持久,仅在体内有醛固酮存在时才产生利尿作用。

1. 伴有醛固酮增多的顽固性水肿　如肝硬化腹水、肾病综合征水肿、晚期肾型高血压水肿等,常与噻嗪类或袢利尿药合用以增强利尿效果并减少 K^+ 的丢失。

2. 充血性心力衰竭　螺内酯用于治疗充血性心力衰竭,可明显改善患者症状,降低病死率,其原因除排 Na^+ 利尿消肿外,还与抑制心肌纤维化、改善心力衰竭患者血管内皮功能等多方面作用有关。

3. 原发性醛固酮增多症　可用于诊断和治疗。

【不良反应及用药注意事项】

1. 高钾血症　长期应用可引起血钾升高,老年患者、肾功能不全患者以及少尿、无尿时易发生,常以心律失常为首发症状。因此,用药期间应注意监测血钾和心电图,给药应从小剂量开始,做到个体化用药。高钾血症及肾功能不全者禁用。

2. 性激素样作用　长期应用偶可见内分泌紊乱,表现为男性乳房发育、性功能障碍、女性乳房胀痛、多毛症、月经失调等。

3. 中枢神经系统症状　长期或大剂量应用时偶见行走不协调、头痛、精神异常等。

氨苯蝶啶和阿米洛利

氨苯蝶啶(triamterene)和阿米洛利(amiloride)化学结构不同,但药理作用相同。

【体内过程】

氨苯蝶啶口服吸收迅速,生物利用度为 30%～70%,口服后 1～2 h 起效,4～6 h 血药浓度达高峰,作用持续 12～16 h,主要经肝脏代谢,代谢物仍具有活性,代谢物及原型药主要经肾排泄,$t_{1/2}$ 为 4.2 h,作用持续 7～9 h。阿米洛利口服吸收仅 15%～20%,口服后 2 h 起效,6～10 h 血药浓度达高峰,作用持续 24 h,主要以原型经肾排泄,$t_{1/2}$ 为 6～9 h。

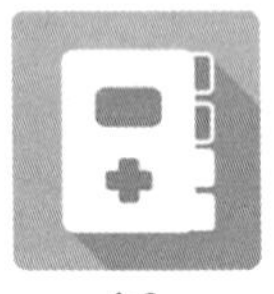

Note

【药理作用及临床应用】

氨苯蝶啶和阿米洛利可阻断远曲小管远端和集合管管腔膜上的 Na^+ 通道。减少管腔液中 Na^+ 的重吸收，同时使管腔负电位降低，K^+ 分泌减少，产生排 Na^+、保 K^+、利尿的作用。利尿作用与醛固酮无关，对肾上腺切除的动物仍有作用。阿米洛利在高浓度时，阻滞 Na^+-H^+ 和 Na^+-Ca^{2+} 反向转运子，从而抑制 H^+、Ca^{2+} 的排泄。氨苯蝶啶和阿米洛利利尿作用弱，多与强效或中效利尿药合用治疗顽固性水肿，如心力衰竭、肝硬化、慢性肾炎等引起的水肿。也用于经氢氯噻嗪或螺内酯治疗无效的病例。

【不良反应及用药注意事项】

不良反应少，偶见低钠血症、胃肠道反应、头晕、头痛、光敏感等。长期服用可致高钾血症，严重肝、肾功能不全及有高钾血症倾向者禁用。老年患者、孕妇及哺乳期妇女慎用。有报道氨苯蝶啶与吲哚美辛合用可引起急性肾衰竭，与氯磺丙脲合用，可导致严重低钠血症。

四、碳酸酐酶抑制药

乙酰唑胺

乙酰唑胺(acetazolamide)又称为醋唑磺胺，为磺胺的衍生物，是碳酸酐酶抑制药的原型药，利尿作用弱。

【体内过程】

口服吸收良好，口服后 30 min 起效，2 h 血药浓度达高峰，$t_{1/2}$ 为 3～6 h，作用可持续 12 h。主要经肾小管分泌排泄。肾功能不良时，应减少用药剂量。

【药理作用】

乙酰唑胺能够抑制近曲小管上皮细胞中的碳酸酐酶活性，使 Na^+-H^+ 交换减少，HCO_3^- 重吸收减少，Na^+ 与 HCO_3^- 结合排出增加，同时，流经集合管的 Na^+ 增多，Na^+-K^+ 交换增多，尿中 HCO_3^-、K^+ 和水的排出增加，产生利尿作用。因利尿作用较弱，易引起代谢性酸中毒。目前很少用于利尿。乙酰唑胺也能抑制眼睫状体上皮细胞和中枢脉络丛细胞中的碳酸酐酶活性，使 HCO_3^- 向房水和脑脊液的转运受到抑制，减少房水和脑脊液的生成量并改变局部的 pH。

【临床应用】

1. 青光眼 乙酰唑胺能够减少房水的产生，降低眼压，对多种类型的青光眼有效。

2. 急性高山病 登山者对高山缺氧环境适应能力不足，在急速登上 3000 m 以上高山时会出现呕吐、耳鸣、头晕、头痛、呼吸急迫等症状，严重时会出现高原性肺水肿和脑水肿。乙酰唑胺能减少脑脊液的生成，降低脑脊液及脑组织的 pH，减轻高山反应症状。在登山前 24 h 口服乙酰唑胺可起到预防作用。

3. 代谢性碱中毒 可用于心力衰竭患者过度利尿造成的代谢性碱中毒或呼吸性酸中毒继发的代谢性碱中毒。

4. 碱化尿液 可增加尿中 HCO_3^- 排出，促进弱酸性物质(如阿司匹林、尿酸等)的排泄。但只在用药初期有效，长时间服用乙酰唑胺要注意补充碳酸氢盐。

【不良反应】

1. 代谢性酸中毒 长期用药，体内 HCO_3^- 大量消耗，可导致高氯性酸中毒。

2. 肾结石 HCO_3^- 排出增多，可引起磷酸盐尿和高尿钙症。长期用药，尿液碱化，钙盐相对难溶，易形成肾结石。

3. 低钾血症 用药期间应注意补钾。与促肾上腺皮质激素、糖皮质激素、盐皮质激素合

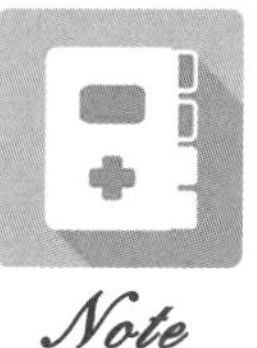

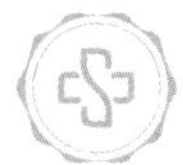

用,可导致严重低血钾,应注意监测血钾水平。

4. 其他 大剂量应用可引起四肢及面部麻木感、嗜睡和感觉异常。也可发生过敏反应,引起发热、皮疹、骨髓抑制、间质性肾炎等。偶见耳鸣、运动失调、胃肠道反应。肾衰竭患者可因药物蓄积造成中枢神经系统毒性。

【禁忌证】

对本品及磺胺类药物过敏、肾上腺皮质功能减退、肝肾功能不全及肝硬化、严重糖尿病患者禁用。心力衰竭、代谢性酸中毒及伴有低钾血症的水肿患者、妊娠期及哺乳期妇女禁用。

五、渗透性利尿药

渗透性利尿药(osmotic diuretics),又称脱水药,是指能提高血浆渗透压、产生组织脱水作用的药物。当药物通过肾脏时,也使肾小管腔液渗透压升高,水的重吸收减少,产生渗透性利尿作用。本类药物一般具有如下特点:①静脉给药后不易通过毛细血管进入组织细胞;②易经肾小球滤过;③不易被肾小管重吸收;④在体内不易被代谢。

甘露醇

甘露醇(mannitol)是一种六元醇,可溶于水,临床常用 20%的水溶液静脉注射或静脉滴注。

【体内过程】

甘露醇口服不吸收,静注后 0.5～1 h 产生利尿作用,2～3 h 作用达高峰,持续 6～8 h。约 20%进入肝脏,转变为糖原。大部分以原型经肾排出,$t_{1/2}$ 约 100 min,急性肾衰竭时可延长至 6 h。

【药理作用】

1. 组织脱水作用 甘露醇静脉注射后不易通过毛细血管渗入组织,可迅速提高血浆渗透压,使组织间液向血浆转移,产生组织脱水作用,对脑、眼前房等具屏障功能的组织脱水作用更为明显。静注后 15 min 内出现降眼压和降颅内压作用,可维持 3～8 h。

2. 利尿作用 随着组织脱水作用,循环血容量增加,使肾小球滤过率明显增加;同时进入肾小管中的甘露醇不易被重吸收,使肾小管液渗透压增高,减少肾小管和集合管对水的重吸收,产生渗透性利尿作用。

3. 其他 口服不易吸收,但可使肠内渗透压增高,可产生渗透性腹泻作用。

【临床应用】

1. 脑水肿 甘露醇是降低颅内压,治疗脑水肿安全有效的首选药。

2. 青光眼 可用于青光眼急性发作及术前准备。

3. 急性肾衰竭 在急性肾衰竭少尿期及时应用甘露醇,通过其脱水作用可减轻肾间质水肿;同时,渗透性利尿作用可维持足够的尿量,稀释肾小管内有害物质,防止肾小管萎缩和坏死。

4. 其他 某些药物如巴比妥类、水杨酸盐等过量中毒,应用甘露醇可促进毒物排泄。也可口服用于肠道术前准备等。

【不良反应】

1. 水、电解质紊乱 可致稀释性低钠血症,偶可致高钾血症。快速大量静脉注射可因血容量骤增导致心力衰竭,心、肾功能严重受损时尤应注意。

2. 渗透性肾病(或称甘露醇肾病) 大剂量快速静脉滴注时,可致肾功能损害,甚至急性肾衰竭,可见肾小管上皮细胞肿胀,空泡形成。

3. 其他 静脉注射过快可出现一过性头痛、眩晕、寒战、发热、视力模糊等。

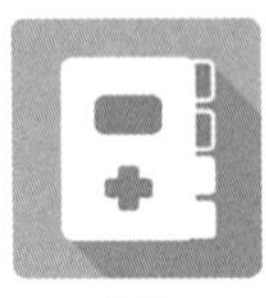

Note

【禁忌证】

慢性心功能不全、肺水肿、活动性颅内出血患者禁用。

25%山梨醇

山梨醇(sorbitol)为甘露醇的同分异构体,药理作用与临床应用同甘露醇相似。易溶于水,临床上常用其25%的高渗溶液。因进入体内后大部分在肝内转化为果糖,故作用较弱,持续时间较短。

知识链接 20-1 尿素通道作为新型利尿药靶点的研究进展

50%葡萄糖

50%的葡萄糖(glucose)可产生脱水和渗透性利尿作用,但因葡萄糖可部分弥散进入组织,且易被代谢,故作用弱,持续时间短。停药后可出现颅内压回升而引起"反跳",临床上可与甘露醇或山梨醇交替使用,治疗脑水肿。

思政案例 20-1 看利尿药发展简史,树立创新思维

小　结

(1) 高效利尿药:呋塞米。

作用于髓袢升支粗段,抑制 Na^+,K^+-$2Cl^-$ 同向转运,减少 NaCl 的再吸收,减弱肾稀释和浓缩功能。用于各类严重水肿,急、慢性肾衰竭,高钙血症及加速毒物排泄。不良反应:①电解质紊乱;②耳毒性;③胃肠道反应;④高尿酸血症;⑤其他。

(2) 中效利尿药:氢氯噻嗪常用。

①利尿——各型水肿及特发性高尿钙症和钙结石;②抗利尿——尿崩症;③降压——高血压。不良反应:电解质紊乱;高血糖、高脂血症、高尿酸血症;过敏反应,血尿素氮增高。

(3) 低效利尿药:螺内酯、氨苯蝶啶、乙酰唑胺等。

①螺内酯:弱,慢,长,与醛固酮竞争,留钾利尿。用于醛固酮增多性水肿。久用会导致高血钾。②氨苯蝶啶阻滞远曲小管和集合管 Na^+ 通道,Na^+-K^+ 交换减少,留钾利尿。治疗各种水肿;长期单用可导致高血钾。③作用于近曲小管的碳酸酐酶抑制药乙酰唑胺,抑制 Na^+-H^+ 交换,属排钾利尿药,用于治疗青光眼、急性高山病等。

(4) 脱水药:甘露醇常用。

提高血浆渗透压而产生组织脱水作用。治疗脑水肿、青光眼、预防急性肾衰竭。禁用于心功能不全及活动性颅内出血。

思　考　题

1. 高钙血症和高尿钙症,如何选用利尿药?
2. 脑水肿合并肺水肿,首选药物是什么?为什么?

目标测试

思考题答案

本章参考文献

[1] 杨宝峰,陈建国. 药理学[M]. 9版. 北京:人民卫生出版社,2018.

[2] 陈新谦,金有豫,汤光. 新编药物学[M]. 17版. 北京:人民卫生出版社,2011.

[3] 吴铁,臧林泉. 药理学(案例版)[M]. 2版. 北京:科学出版社,2017.

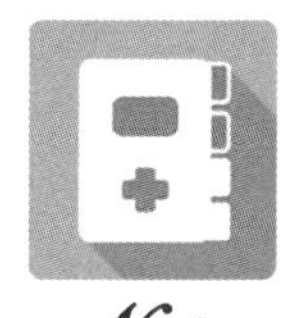

(河南科技大学　杜景霞)

第二十一章　抗高血压药

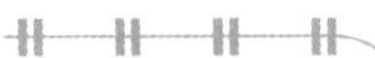

学习目标

本章 PPT

1. 知识目标　①了解抗高血压药物的分类；②熟悉每类抗高血压药物的降压作用机制及降压作用特点；③掌握一线抗高血压药的类别及相应的代表药物。

2. 能力目标　具备正确合理选用抗高血压药物的临床思维能力，并树立个体化医疗的医学职业目标。

3. 情感目标　通过学习思政案例，认识在疾病诊疗过程中应注意人文关怀。

案例引导答案

案例引导21-1

患者，男，42 岁，农民，高血压 10 余年，最高 220/120 mmHg，无明显症状，未规律用药，否认其他病史。吸烟 20 年(20 支/天)。父亲有高血压脑出血病史。查体：血压 180/112 mmHg。心电图：左心室高电压，V4～6 ST 段水平下移 0.1～0.2 mV，且 T 波倒置，但两年内无明显动态性改变。心脏超声：左心室舒张功能减退，左心室壁及室间隔增厚。其他无异常。诊断：高血压 3 级、高危。医嘱用药：卡托普利、氢氯噻嗪、硝苯地平缓释片、阿司匹林片。

请问：

1. 上面医嘱中属于一线抗高血压药的有哪些？并分别列出各自的降压机制。
2. 此患者选用卡托普利的依据是什么？

正常人血压应低于 140/90 mmHg，高于上述标准，即为高血压。高血压是一种慢性非传染性疾病，患病率较高、致残率较高及疾病负担较重。2016 年国家卫生计生委发布的数据显示：我国 18 岁及以上成人高血压患病率为 25.2%，约 2.6 亿患者。绝大部分高血压患者病因不清，称为原发性高血压或高血压病，约占高血压总患者的 85%；另有少部分高血压继发于机体其他疾病，称为继发性高血压或症状性高血压，约占高血压总患者的 15%。2016 年我国一项发表于《美国医学会杂志》的队列研究结果显示，我国治疗后的高血压患者的血压达标率为 29.6%。高血压作为心脑血管病最重要的危险因素，流行态势严重，其主要并发症如脑卒中、心肌梗死、心力衰竭及慢性肾脏病等的致残率、致死率高，已成为我国一项重要的公共卫生问题。

当前对于高血压病的治疗，强调健康的生活方式，包括禁烟、均衡营养并保持充足运动和睡眠，同时绝大部分患者需使用药物，而且有效合理的药物治疗往往是主要措施。已知体内有多个系统参与对血压的调节，其中最主要的有交感神经-肾上腺素系统(sympathetic nerve-adrenergic system, SNS)、肾素-血管紧张素-醛固酮系统(renin-angiotensin-aldosterone system, RAAS)。此外，缓激肽-前列腺素系统、血管内皮松弛因子-收缩因子系统等也都参与了对血压的调节。凡能降低血压用于治疗高血压病的药物统称为抗高血压药。目前使用的抗

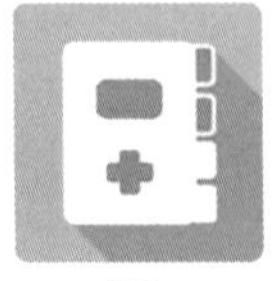

Note

高血压药往往都是作用于上述系统中的不同环节，降低血压。

第一节 抗高血压药分类

动脉血压的形成因素包括心输出量和外周阻力。前者受到心脏功能、回心血量及血容量的影响，后者主要影响因素是外周小动脉的紧张度，这些因素主要受 SNS 和 RAAS 调控，使血压维持在一定的范围内。根据抗高血压药物作用的机制不同，将抗高血压药分为以下几类：

1. 利尿药 如中效能利尿药氢氯噻嗪等。

2. 交感神经系统抑制药

(1) 中枢性降压药：如可乐定等。

(2) 神经节阻断药：如美卡拉明等。

(3) 去甲肾上腺素能神经末梢抑制药：如利血平、胍乙啶等。

(4) 肾上腺素受体阻断药：如β受体阻断药普萘洛尔等。

3. 肾素-血管紧张素系统抑制药

(1) 血管紧张素转换酶抑制药(ACEI)：如卡托普利等。

(2) 血管紧张素Ⅱ受体阻断药(ARB)：如氯沙坦、缬沙坦等。

4. 钙通道阻滞药 如硝苯地平等。

5. 血管扩张药 如硝普钠、米诺地尔等。

目前，国内外应用的一线抗高血压药种类有噻嗪类利尿药、钙通道阻滞药、β受体阻断药和 ACEI/ARB。其他抗高血压药物较少单独应用。

第二节 常用抗高血压药

一、利尿药

限制钠盐摄入是治疗高血压早期的手段之一。随着 20 世纪 50 年代噻嗪类利尿药的问世，用药物改变体内 Na^+ 平衡成为治疗高血压的主要方法之一。各类利尿药单用即有降压作用，并可增强其他降压药的作用。

【药理作用】

利尿药降低血压的确切机制不十分清楚。用药初期，利尿药可通过降低细胞外液容量和心输出量，从而降低血压。长期用药后心输出量逐渐恢复至用药前水平而降压作用仍能维持，此时细胞外液容量仍有一定程度的减少。若维持有效的降压作用，血浆容量通常比治疗前减少约 5%，伴有血浆肾素水平持续升高，说明体内 Na^+ 持续减少。利尿药长期使用可降低血管阻力，但该作用并非直接作用，因为利尿药在体外对血管平滑肌无直接作用，肾切除的患者及动物使用利尿药也不能发挥降压作用。其降低血管阻力的机制可能是继发于排 Na^+ 利尿作用，细胞内 Na^+ 浓度下降，Na^+-Ca^{2+} 交换随之减少，胞内 Ca^{2+} 浓度下降，从而血管平滑肌紧张度降低，并且对缩血管物质的反应性减弱。

【临床应用】

噻嗪类利尿药是抗高血压的利尿药中最常用的一类，作为抗高血压的一线药物，以氢氯噻

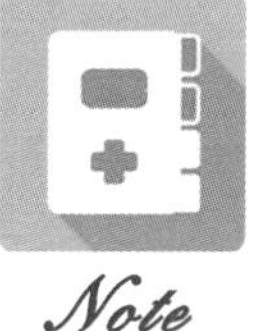

嗪最为常用。大规模临床试验表明噻嗪类利尿药可降低高血压并发症如脑卒中和心力衰竭的发生率和病死率。单独使用噻嗪类利尿药做降压治疗时,剂量应尽量小。研究发现很多患者使用小至12.5 mg的氢氯噻嗪即有降压作用,超过25 mg降压作用并不一定增强,但可增加不良反应的发生率。因此建议,单用噻嗪类利尿药时剂量不宜超过25 mg,若超过25 mg仍不能有效地控制血压,则应合用或换用其他类型抗高血压药。

小剂量噻嗪类利尿药对代谢的影响较小,不增加新发糖尿病的风险。其与ACEI/ARB联用,具有协同降压作用,利尿药的不良反应减少,从而降低糖尿病患者的病死率和心血管病发生率。RAAS抑制药联合低剂量利尿药的固定复方制剂也推荐用于高血压伴糖尿病的治疗。

【不良反应】

长期大量使用利尿药可引起水、电解质紊乱,尤其是低钾时,应合并使用留钾利尿药或合并使用ACEI,减少K^+的排出。另外,长期大量使用利尿药,尚可对脂质代谢、糖代谢产生不良影响。吲达帕胺是一新型的利尿药,长期使用对脂质代谢、糖代谢无不良影响,故伴有高脂血症患者可使用吲达帕胺,其是噻嗪类利尿药的良好替代品。

二、钙通道阻滞药

血管平滑肌细胞的收缩有赖于细胞内游离的Ca^{2+}。钙通道阻滞药阻断血管平滑肌细胞膜上L型钙通道,可使细胞内游离Ca^{2+}浓度下降,从而松弛血管平滑肌,降低外周阻力,降低血压。近20年来,钙通道阻滞药的临床应用与基础研究受到国内外医学界的广泛关注,它已成为心血管病领域中应用广泛的药物之一。国际大规模前瞻性随机临床试验HOT(高血压最佳治疗)试验都是以钙通道阻滞药为基础药物。钙通道阻滞药品种多,结构各异,从化学结构上可将其分为二氢吡啶类和非二氢吡啶类。前者对血管平滑肌选择性高,对心脏的抑制作用较轻,作为抗高血压药常用的有硝苯地平、尼群地平、尼卡地平和氨氯地平等。非二氢吡啶类如维拉帕米和地尔硫䓬对血管和心脏均有作用。

根据钙通道阻滞药的药动学和药效学特点将其分为一、二、三代。第一代钙通道阻滞药如硝苯地平、维拉帕米和地尔硫䓬,生物利用度低,且血药浓度波动性大,用药后快速扩张血管导致反射性交感神经系统激活,尤其是硝苯地平,引起反射性心动过速、心悸、头痛等,且半衰期短,使其对血压控制时间短,很难实现24 h的平稳降压。

第二、三代钙通道阻滞药是在二氢吡啶类的基础上发展起来的,对血管的选择性更高。第二代通过改革剂型为缓释或控释剂使其药动学特征明显改善,也有部分新化学结构的药物如尼群地平、非洛地平等,血药浓度波动性变小,降压作用维持时间明显延长,同时避免了因快速扩张血管导致反射性交感神经系统激活。第三代钙通道阻滞药大多为长效制剂,如氨氯地平、拉西地平等,对血管的选择性更高,半衰期长,降压作用平稳、持久。

硝苯地平

【体内过程】

硝苯地平(nifedipine)口服易吸收,且完全,生物利用度为65%,$t_{1/2}$为2.5 h。主要在肝脏代谢,少量以原型从肾脏排泄。普通片剂口服后20～30 min产生降压作用,最大降压作用在1 h后出现,作用持续6～8 h。硝苯地平缓释片口服吸收较慢,血药浓度达峰时间为1.2～4 h,作用可持续24 h。

【药理作用】

硝苯地平作用于细胞膜上L型钙通道,通过抑制Ca^{2+}从胞外进入胞内,降低血管平滑肌细胞内Ca^{2+}浓度,从而扩张小动脉,总外周阻力下降进而血压下降。由于外周血管扩张,可引起反射性交感神经兴奋而使心率加快。硝苯地平缓释片起效慢,较少引起反射性交感神经兴

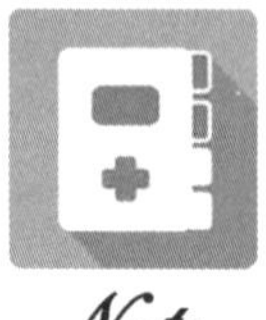

Note

奋的表现。

【临床应用】

硝苯地平对轻、中、重度高血压均有降压作用，亦适用于合并有心绞痛或肾脏疾病、糖尿病、哮喘、高脂血症及恶性高血压患者。目前多推荐使用缓释片剂，作为抗高血压治疗的一线药物。

【不良反应】

本类药物相对较安全，不良反应的发生多与血管过度扩张有关，如心悸、颜面潮红、头痛、眩晕、踝部水肿等。少部分患者出现恶心、便秘等。

尼群地平

尼群地平(nitrendipine)为中效钙通道阻滞药，属第二代，作用与硝苯地平相似，对血管舒张作用较硝苯地平强，降压作用温和、持久，适用于各型高血压。每日口服1～2次。不良反应与硝苯地平相似。血浆蛋白结合率高，可增加地高辛血药浓度，合用时需谨慎。肝功能不良者宜慎用或减量。

拉西地平

拉西地平(lacidipine)为长效钙通道阻滞药，属第三代，作用与硝苯地平相似，但对血管选择性更强，降压作用起效慢，持续时间较硝苯地平显著延长，每日口服1次。可用于轻、中度高血压。尚具有抗动脉粥样硬化作用。不良反应似硝苯地平，但不易引起反射性心动过速。

氨氯地平

氨氯地平(amlodipine)与拉西地平类似，同属第三代钙通道阻滞药，长效，降压作用平缓、持久，每日口服1次。不良反应同拉西地平。

以上钙通道阻滞药均有良好的降压作用。短效药硝苯地平价格低廉、降压效果好，最为常用。但从平稳降压、保护靶器官的角度而言以缓释剂或长效制剂为佳，但价格相对较高。

三、β受体阻断药

β受体阻断药在20世纪70年代就被列为抗高血压的一线药物。目前已有充分的临床证据表明，β受体阻断药能逆转高血压患者左心室肥厚，增加冠状动脉供血，降低心脑血管疾病的发生风险。不同的β受体阻断药在许多方面如脂溶性、对β_1受体的选择性、内在拟交感活性及膜稳定性等方面有所不同，但均为同样有效的降压药，广泛用于各种程度的高血压。长期应用一般不引起水钠潴留，亦无明显的耐受性。非选择性且无内在拟交感活性的β受体阻断药常引起甘油三酯水平升高和高密度脂蛋白水平下降，对血脂代谢产生不良影响，而有内在拟交感活性的β受体阻断药对血脂影响小。

普萘洛尔

【体内过程】

普萘洛尔(propranolol)又名心得安，为高度亲脂性化合物，口服吸收完全，但首过消除明显，且个体差异大，因此口服后血药浓度个体差异可达20倍。$t_{1/2}$约为4 h，主要经肾脏排泄，但降压作用持续时间较长，可每日用药1～2次。

【药理作用】

普萘洛尔为非选择性β受体阻断药，对β_1、β_2受体具有相同的亲和力，缺乏内在拟交感活性。可通过多种机制产生降压作用，通过阻断心脏β_1受体，抑制心肌收缩力，从而降低心输出

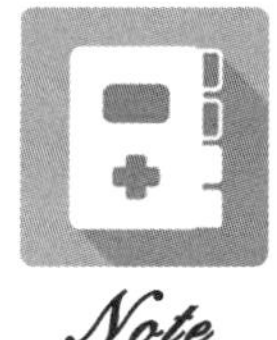

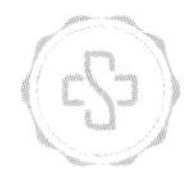

量;阻断肾脏球旁细胞 β_1 受体,减少肾素释放,从而抑制 RAAS 活性;在不同水平(中枢部位、压力感受性反射及外周神经水平)抑制交感神经系统活性;增加 PGI_2 的合成等。

【临床应用】

普萘洛尔作为抗高血压的一线药物,用于各种程度的原发性高血压。单独使用或与其他抗高血压药联用。对年轻的、心输出量及肾素活性偏高的患者疗效较好。高血压伴心绞痛、偏头痛、甲亢、焦虑症等,选用β受体阻断药较为合适。

【不良反应】

普萘洛尔可升高血浆甘油三酯浓度,降低高密度脂蛋白胆固醇水平,但机制不清。高血压合并糖尿病患者若发生低血糖反应,使用普萘洛尔可延缓血糖恢复的速度,应予以避免。高血压患者如长期使用普萘洛尔等β受体阻断药,骤然停药,可出现反跳现象,甚至诱发心绞痛、心肌梗死等,因此停药时必须缓慢减量(减药过程需 10～14 天)。

普萘洛尔降低肾血流量及肾小球滤过率,高血压伴肾病及老年患者应用时应适当减量,并注意监测血肌酐及尿素氮水平。

伴有支气管哮喘、阻塞性肺气肿、严重心动过缓、重度房室传导阻滞者禁用。不宜与钙通道阻滞药尤其是非二氢吡啶类合用,以免心脏过度抑制。另外此类药物有致患者抑郁、睡眠障碍及性功能障碍等副作用,临床应用中要有足够的警惕。

阿替洛尔

阿替洛尔(atenolol)的降压机制与普萘洛尔相似,但对β受体亚型有选择性,对心脏 β_1 受体选择性高,较大剂量时对血管及支气管平滑肌的 β_2 受体也有阻断作用。无膜稳定作用,也没有内在拟交感活性。口服用于治疗各种程度的高血压。降压作用持续时间较长,每日口服 1 次。

拉贝洛尔

拉贝洛尔(labetalol)为兼有α受体阻断作用的β受体阻断药,其中阻断 β_1、β_2 受体的作用强度相似,对 α_1 受体有弱的阻断作用,对 α_2 受体无作用。适用于各种程度的高血压及高血压急症、妊娠期高血压、嗜铬细胞瘤、麻醉或手术时高血压等。合用利尿药可增强其降压效果。大剂量可致体位性低血压,少数患者用药后可引起疲乏、眩晕、上腹部不适等症状。

卡维地洛

卡维地洛(carvedilol),似拉贝洛尔,为兼有α受体阻断作用的β受体阻断药。口服首过消除显著,生物利用度为 22%,药效维持可达 24 h。目前被认为是长期治疗高血压安全、有效的新型药物,克服了前代的缺陷,对脂类、糖类无不良影响。不良反应与普萘洛尔相似,但不影响血脂代谢。用于治疗轻、中度高血压,或伴有肾功能不全、糖尿病的高血压患者。

四、血管紧张素转换酶抑制药

血管紧张素转换酶抑制药(ACEI)的应用,是抗高血压药物治疗学上的一大进步。从 1981 年第一个口服有效的 ACEI 卡托普利被批准应用以来,ACEI 的发展迅速,现已被批准上市的至少有 17 种。不同的 ACEI 有共同的药理学作用,通过抑制 ACE 的活性,使循环及局部血管紧张素Ⅱ(AngⅡ)的生成减少,以及缓激肽的降解减少,扩张血管、降低血压的同时抑制心肌、血管的重构肥厚。由于化学结构的差异,它们在药动学、药效学、临床应用和不良反应等方面也有一定差异。一般在药物治疗的 1～2 周血压明显下降,加大剂量或联合用药 3～6 周

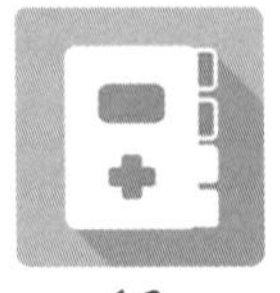

Note

可获得最佳的降压疗效。

卡托普利

【体内过程】

卡托普利(captopril)，又名巯甲丙脯酸、开博通。口服吸收快，生物利用度为75%，食物能影响其吸收，因此宜在进餐前1 h服用。给药后1 h血中药物浓度达峰值。血浆蛋白结合率约为30%。在体内分布较广，但中枢及乳汁中的浓度较低，$t_{1/2}$为2 h，在体内消除较快，其巯基在体内易被氧化成为二硫化合物。40%～50%的药物以原型自肾排出，其余部分则以代谢物形式从肾脏排泄。

【药理作用】

卡托普利含有—SH，直接抑制ACE的活性。体外抑制ACE，IC_{50}为23～35 nmol/L。降压机制是多方面的，卡托普利通过抑制ACE，使循环AngⅡ生成减少，从而舒张血管降低血压；抑制缓激肽的降解，使其浓度升高，通过激动缓激肽受体，促进下游NO、PGI_2的产生，加强扩血管作用；脏器局部AngⅡ生产减少，从而减轻了AngⅡ的促生长作用，抑制了高血压时的心肌和血管壁的肥厚重构；醛固酮分泌减少，利于排Na^+利尿(K^+排泄减少)；卡托普利亦可抑制交感神经系统活性；因含有—SH，有自由基清除作用，对抗自由基造成的心血管损伤，发挥直接心血管保护作用。另外，卡托普利能增强机体对胰岛素的敏感性，可能与缓激肽有关。

【临床应用】

适用于各型高血压，是目前抗高血压的一线药物。60%～70%的患者单用本品能使血压控制在理想水平，加用利尿药则对95%患者有效。本品尤其适用于合并有糖尿病及胰岛素抵抗、左心室肥厚、心力衰竭、急性心肌梗死后的高血压患者。可明显改善生活质量。长期使用无耐受性，停药不引起反跳现象。卡托普利与利尿药及β受体阻断药合用于重型和顽固性高血压疗效较好。

【不良反应】

卡托普利毒性小，耐受性良好。主要为刺激性咳嗽，也是被迫停药的主要原因。偶见青霉胺样反应，如一过性的皮疹、瘙痒、嗜酸性粒细胞增多、中性粒细胞减少、味觉缺失等。偶尔高血钾，多见于肾功能障碍或同时服用保钾利尿药的患者，应避免钾剂与保钾利尿药合用。重度心力衰竭、重度高血压患者在大量应用利尿药基础上首次应用卡托普利可使血压陡降，应注意。双侧肾动脉狭窄患者及孕妇禁用。

依那普利

依那普利(enalapril)于1985年经美国FDA批准上市，为不含—SH的长效、高效ACEI。依那普利为前药，口服后在肝脏酯酶的催化下水解为苯丁羟脯酸，即依那普利酸，后者能与ACE持久结合而抑制其活性，抑制强度比卡托普利强约10倍。降压机制及应用似卡托普利，但降压起效慢，口服后4～6 h作用达高峰，降压作用强而持久，每日用药1次。不良反应似卡托普利，但因不含—SH，中性粒细胞减少、味觉缺失等副反应较少见。禁忌证同卡托普利。

其他ACEI类药物

赖诺普利(lisinopril)、贝那普利(benazepril)、福辛普利(fosinopril)、雷米普利(ramipril)等，这些药物的共同特点是长效，每日口服1次。除赖诺普利外，其他药均为前药。降压机制、作用及临床应用同卡托普利。

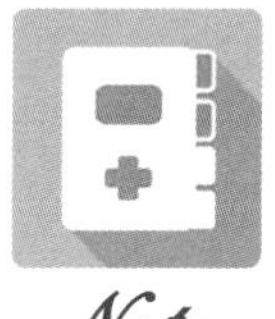

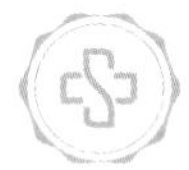

五、血管紧张素Ⅱ受体(AngⅡ受体)阻断药

AngⅡ目前已知的所有作用在成熟的组织中均是通过AngⅡ受体(AT受体)介导的。AngⅡ受体分为AT_1和AT_2两种亚型,AngⅡ的经典作用主要是通过AT_1受体实现的,包括血管收缩、醛固酮分泌、促生长作用,阻断AT_1受体可以达到理想的降压目的。AT_1受体阻断药是20世纪90年代出现的一种全新的抗高血压药,现有资料显示此类药物是疗效良好的抗高血压药物,它以高亲和力和特异性与AT_1受体结合,阻断AngⅡ的作用,但不影响缓激肽降解和前列腺素合成,其作用环节决定了其对RAAS抑制完全,有疗效稳定,耐受性好,副作用小等优点,不引起干咳、血管神经性水肿等不良反应。目前用于临床和试验的AngⅡ受体拮抗药有10余种,单独或与其他降压药联合使用治疗轻、中度高血压疗效显著,并能改善血糖和血脂代谢,对靶器官损害有良好的保护和逆转作用。

氯沙坦

【体内过程】

氯沙坦(losartan)口服易吸收,吸收率约33%,口服后有14%在肝脏代谢为活性代谢物EXP3174,其阻断AT_1受体作用比氯沙坦强10～40倍。EXP3174的$t_{1/2}$为6～9 h。氯沙坦与EXP3174均不易透过血脑屏障。大部分药物被肝细胞P_{450}系统代谢,仅少量氯沙坦与EXP3174以原型随尿排泄。

【药理作用】

氯沙坦与其活性代谢产物EXP3174均可与AT_1受体选择性结合,对抗AngⅡ的绝大多数药理作用,从而产生降压作用。氯沙坦对高血压、糖尿病合并肾功能不全患者也有保护作用。长期用药也可抑制左心室肥厚和血管重构。

【临床应用】

可用于各型高血压,若3～6周后血压下降仍不理想,可加用利尿药。

【不良反应】

与ACEI不同,使用本类药物不会出现干咳、血管神经性水肿。其他不良反应似卡托普利。禁忌证同卡托普利。

其他沙坦类药物

缬沙坦(valsartan)、厄贝沙坦(irbesartan)、坎替沙坦(candesartan)和替米沙坦(telmisartan)等,其中坎替沙坦对AT_1受体的亲和力比氯沙坦高50～80倍,阻断AT_1受体具有强效、长效、选择性高等特点,是目前这类药物之最优者。

第三节　其他抗高血压药

一、中枢性降压药

中枢性降压药包括可乐定、甲基多巴、莫索尼定等。不同的药物通过激动孤束核α_2受体,或者激动I_1咪唑啉受体,降低中枢交感神经张力,进而降低血压。两种受体之间有协同作用,可乐定均可激动,而莫索尼定等主要作用于I_1咪唑啉受体,甲基多巴则主要作用于孤束核α_2受体。

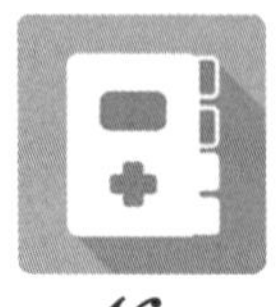

Note

可乐定

【体内过程】

可乐定(clonidine)口服易吸收,服后 1.5～3 h 血药浓度达峰值,$t_{1/2}$ 为 5.2～13 h,口服生物利用度为 71%～82%。蛋白结合率为 20%,约 50%以原型药从尿中排出,能透过血脑屏障。

【药理作用】

可乐定的降压作用中等偏强,并可抑制胃肠运动和分泌,对中枢神经系统有明显的抑制作用。以往认为其降压作用主要通过激动孤束核 α_2 受体,抑制交感神经中枢的传出冲动,使外周血管扩张,血压下降。后来的研究表明,可乐定也可激动延髓头端腹外侧区(rostral ventrolateral medulla,RVLM)的 I_1 咪唑啉受体,使交感神经张力进一步下降,外周血管阻力下降(图 21-1)。可乐定的降压作用是以上两种受体共同作用的结果。可乐定引起嗜睡等副作用主要由蓝斑核 α_2 受体介导。

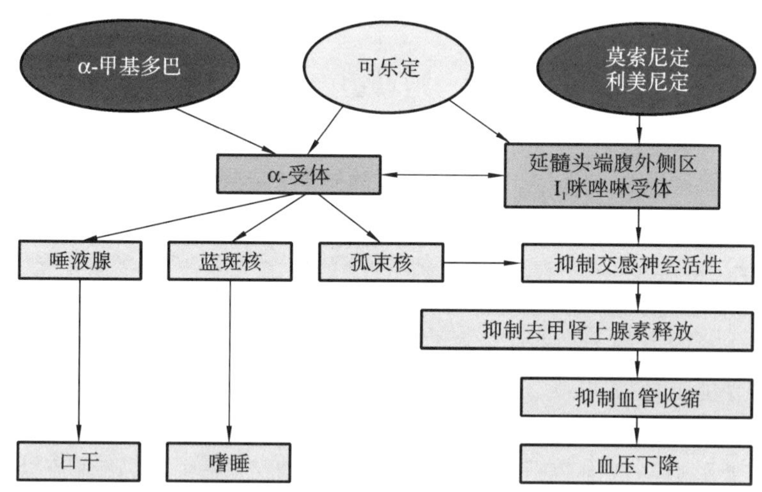

图 21-1 中枢性降压药作用机制示意图

【临床应用】

适用于治疗中度高血压,常用于其他药无效时。降压作用中等偏强,不影响肾血流量和肾小球滤过率,可用于高血压的长期治疗。与利尿药合用有协同作用,可用于重度高血压。口服也可用于预防偏头痛或作为吗啡类镇痛药成瘾者的戒毒药。其溶液剂滴眼用于治疗开角型青光眼。

【不良反应】

常见的不良反应有口干和便秘等。其他有嗜睡、抑郁、眩晕、血管性水肿、腮腺肿痛、恶心、心动过缓、食欲不振等。可乐定不宜用于高空作业或驾驶机动车辆的人员,以免因精力不集中、嗜睡而导致事故的发生。

【药物相互作用】

可乐定可加强其他中枢抑制药的作用,合用时应慎重。三环类化合物如丙咪嗪等在中枢可与可乐定发生竞争性拮抗,取消可乐定的降压作用,不宜合用。

莫索尼定

莫索尼定(moxonidine)为第二代中枢性降压药,作用与可乐定相似,但对 I_1 咪唑啉受体的选择性比可乐定高。降压效能略低于可乐定,这与其对 α_2 受体作用较弱有关,因为这两种

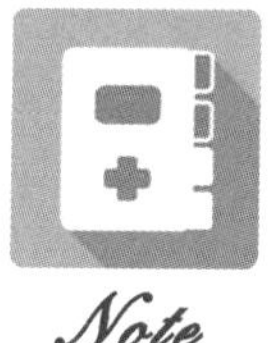

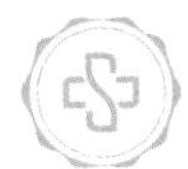

受体在对血压的控制中有协同作用。

由于选择性较高，莫索尼定的不良反应少，无明显的镇静作用，亦无停药反跳现象。长期用药也有良好的降压效果，并能逆转高血压患者的心肌肥厚，适用于治疗轻、中度高血压。

二、血管平滑肌扩张药

血管平滑肌扩张药通过直接扩张血管而产生降压作用。有一些药如肼屈嗪等，主要扩张小动脉，外周阻力下降而降低血压，对容量血管无明显作用。本类药物共同缺点：通过压力感受器反射，兴奋交感神经，出现心率加快、心肌收缩力加强，心排出量增加，从而部分对抗了其降压效应；还反射性增加肾脏醛固酮分泌，导致水钠潴留。另一些药如硝普钠对小动脉和小静脉均有扩张作用，由于静脉扩张，回心血量减少，因此不增加心排出量，但也反射性兴奋交感神经。

由于血管扩张药的不良反应较多，一般不单独用于治疗高血压，仅在利尿药、β受体阻断药或其他一线药无效时才加用该类药物。米诺地尔、二氮嗪以往也归属于血管平滑肌扩张药，后来发现它们的作用机制与钾通道开放有关，故现将它们分出来，另成一类钾通道开放药。

硝普钠

【体内过程】

硝普钠(sodium nitroprusside)口服不吸收，静脉滴注起效快。本品在体内产生的CN^-可被肝脏转化成SCN^-，经肾排泄。

【药理作用】

硝普钠可直接松弛小动脉和小静脉平滑肌，属硝基扩张血管药，在血管平滑肌内代谢产生一氧化氮(NO)，NO具有强大的舒张血管平滑肌作用。近年发现NO与内皮源性舒血管因子(EDRF)在许多性能上相似，认为EDRF与NO是同一物，是一种内源性血管舒张物质。NO可激活鸟苷酸环化酶(GC)，促进cGMP的形成，从而产生血管扩张作用。本品属于非选择性血管扩张药，很少影响局部血流分布。一般不减少冠状动脉血流、肾血流及降低肾小球滤过率。

【临床应用】

适用于高血压急症的治疗和手术麻醉时的控制性降压，也可用于高血压合并心力衰竭或嗜铬细胞瘤发作引起的血压升高。

【不良反应】

静滴时可出现恶心、呕吐、精神不安、肌肉痉挛、头痛、皮疹、出汗、发热等。大剂量或连续使用(特别在肝肾功能损害的患者)，可引起血浆氰化物或硫氰化物浓度升高而中毒，可导致甲状腺功能减退。用药时须严密监测血浆氰化物浓度。

三、神经节阻断药

本类药物有樟磺咪芬(trimetaphan，又称为阿方那特)、美卡拉明(mecamylamine，又称为美加明)等。

神经节阻断药对交感神经节和副交感神经节均有阻断作用，它对效应器的具体效应则视两类神经对该器官的支配以何者占优势而定。由于交感神经对血管的支配占优势，用神经节阻断药后，则使血管特别是小动脉扩张，总外周阻力下降，加上静脉扩张，回心血量和心输出量减少，使血压显著下降。本类药物曾广泛用于高血压的治疗，但由于副作用较多，降压作用过强过快，现仅限用于一些特殊情况，如高血压危象、主动脉夹层动脉瘤、外科手术中的控制性降压等。

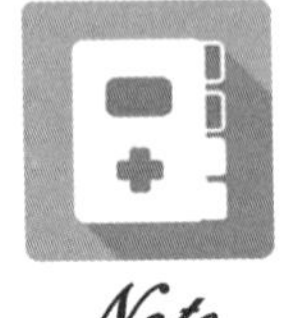

又因肠道、眼、膀胱等平滑肌和腺体以副交感神经占优势，因此用药后常出现便秘、扩瞳、口干、尿潴留等。

四、α_1 受体阻断药

本类药物有哌唑嗪(prazosin)、特拉唑嗪(terazosin)、多沙唑嗪(doxazosin)等。

本类药物阻断血管平滑肌上的 α_1 受体，使血管扩张，包括动脉和静脉，降低动脉血管阻力，并增加静脉容量。对去甲肾上腺素能神经末梢突触前膜 α_2 受体无明显阻断作用，因此不促进神经末梢去甲肾上腺素的释放，无明显加快心率的作用。α_1 受体阻断药最大的优点是对代谢没有明显的不良影响，并对血脂代谢有良好作用。可用于各种程度的高血压治疗，但其对轻、中度高血压有明确疗效，与利尿药及 β 受体阻断药合用可增强其降压作用。其主要不良反应为首剂现象，即患者首次用药的 60 min 内出现恶心、头晕、头痛、心悸、嗜睡及体位性低血压等。为预防哌唑嗪的首剂效应，可采用临睡前给药，并从小剂量(0.5 mg)开始；一旦发生首剂效应，应使患者平卧，一般无须特殊处理。

五、去甲肾上腺素能神经末梢阻断药

本类药物有利血平、胍乙啶等。尚有些人工合成的胍乙啶类似物，如倍他尼定等。

去甲肾上腺素能神经末梢阻断药主要通过影响儿茶酚胺的贮存及释放产生降压作用。利血平作用较弱，不良反应多，目前已不单独应用。胍乙啶较易引起肾、脑血流量减少及水钠潴留。主要用于重症高血压。

六、钾通道开放药

钾通道开放药有米诺地尔(minoxidil)、吡那地尔(pinacidil)、尼可地尔(nicorandil)等。本类药物通过促进 ATP 敏感的钾通道(K_{ATP})开放，K^+ 外流增多，细胞膜超极化，膜兴奋性降低，Ca^{2+} 内流减少，血管平滑肌舒张，血压下降。这类药物在降压时常伴有反射性心动过速和心输出量增加。血管舒张作用具有选择性，见于冠状动脉、胃肠道血管和脑血管，而不扩张肾和皮肤血管。若与利尿药和(或)β 受体阻断药合用，则可纠正其水钠潴留和(或)反射性心动过速的副作用。

第四节 高血压药物治疗的新概念

(一) 有效治疗和终身治疗

确实有效的降压治疗可以大幅度地降低并发症的发生率。一般认为，经不同日的数次测压，血压仍不低于 150/95 mmHg 即需治疗。如有以下危险因素中的 1～2 条，血压≥140/90 mmHg 就要治疗。这些危险因素包括：老年、吸烟、肥胖、血脂异常、缺少体力活动、糖尿病等。所谓有效的治疗，就是将血压控制在 140/90 mmHg 以下。但是只有不到 10％的高血压患者血压得到良好的控制。因此，必须加强宣传工作，纠正“尽量不用药”的错误倾向，抛弃那些无效的“治疗”。所有的非药物治疗，只能作为药物治疗的辅助。高血压病因不明，无法根治，需要终身治疗。有些患者经一段时间的治疗后血压接近正常，就自动停药，停药后血压可重新升高；另外，患者的靶器官损伤是否继续进展也需考虑和顾及，因血压升高只是高血压的临床表现之一。因此，在高血压的治疗中要强调终身治疗。

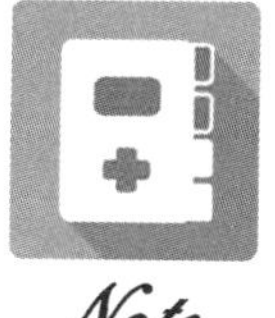

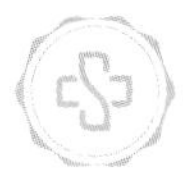

(二)保护靶器官

高血压的靶器官损伤包括心肌重构、肾小球硬化和小动脉重构等。在抗高血压治疗中必须考虑逆转或阻止靶器官损伤。一般而言,降低血压即能减少靶器官损伤,但并非所有的药物均如此。如肼屈嗪虽能降压,但对靶器官损伤无保护作用。目前认为对靶器官的保护作用比较好的药物是肾素-血管紧张素系统抑制药(包括 ACEI 和 AT_1 受体阻断药)和长效钙通道阻滞药。除了血流动力学的效应之外,抑制细胞增生等非血流动力学作用也在其中起重要作用。其他药物对靶器官损伤也有一定的保护作用,但较弱。

(三)平稳降压

研究证明血压不稳定可导致器官损伤。血压在24 h内存在自发性波动,这种自发性波动被称为血压波动性(blood pressure variability,BPV)。在血压水平相同的高血压患者中,BPV高者,靶器官损伤严重。将大鼠的动脉压力感受器的传入神经去除,造成动物的血压极不稳定(虽然此时24 h平均血压水平与正常动物相当),这些动物有严重的器官损伤。目前应注意尽可能减少人为因素造成的血压不稳定。使用短效的降压药使血压波动增大,而真正24 h有效的长效制剂较好,降压时优先选用。24 h平稳降压的标志是给药24 h后仍保持50%以上的最大降压效果。

(四)联合用药

抗高血压药物的联合用药常常是有益的。对于接受一种药物治疗而血压未能控制的患者有3种可能的对策:一是加大原来药物的剂量,但带来的后果可能是作用不见增强而不良反应增加,除非患者起始用药剂量很小;二是换用另一个药,但如果第二个药物效果也不好的话,很容易导致患者的顺应性降低或失去信心;三是联合用药,有研究表明,血压控制良好的患者中有2/3是联合用药。在目前常用的4类药物(利尿药、β受体阻断药、二氢吡啶类钙通道阻滞药和ACEI)中,任何两类药物的联用都是可行的。不同作用机制的药物联合应用多数能起协同作用,这样可使两种药物的用量均减少,副作用得以减轻。而且,有些药物的联用可以相互抵消某些副作用。

知识链接21-1 抗高血压药物的用药原则

思政案例21-1 白大衣高血压与“人文关怀”

小　结

高血压是常见的慢性非传染性疾病,是我国心脑血管病最主要的危险因素,也是我国心脑血管病死亡的主要原因。高血压确诊后,所有患者均应长期坚持非药物治疗(生活方式干预),这是高血压病治疗的基石,在此基础上,大多数患者需要坚持降压药治疗。

1. 常用降压药的种类　当前常用的一线降压药主要有以下4类:长效钙通道阻滞药、ACEI/ARB、噻嗪类利尿药、β受体阻断药。以上4类降压药及固定低剂量复方制剂均可作为高血压初始或维持治疗的选择药物。如有必要,还可以选择二线降压药辅助治疗。

(1)噻嗪类利尿药降压作用明确,小剂量应用不良反应少,基本不影响糖脂代谢,尤其对老年高血压、心力衰竭患者有益。可与ACEI或ARB、钙通道阻滞药合用。大剂量利尿药对血钾、尿酸及糖代谢有一定影响,要注意定期检查血钾、血糖及尿酸。痛风为禁忌证。

(2)二氢吡啶类钙通道阻滞药无绝对禁忌证,降压作用强,对糖脂代谢无不良影响,长期使用能抑制或逆转心肌肥厚。适用于大多数类型的高血压,尤对老年高血压、单纯收缩期高血压、稳定型心绞痛、冠状动脉粥样硬化、外周血管病患者适用。可单用或与其他药联合应用。对伴有心力衰竭或心动过速者应慎用二氢吡啶类钙通道阻滞药,少数患者可有头痛、踝部水

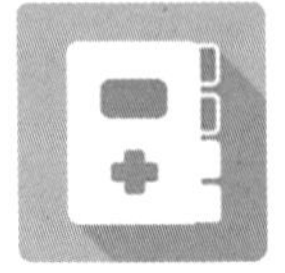

Note

肿、牙龈增生等不良反应。

(3) β受体阻断药降压作用明确，小剂量适用于高血压伴心肌梗死后、心绞痛、快速型心律失常、慢性心力衰竭或心率快(心率≥80次/分)的轻、中度高血压。大剂量长期使用对糖脂代谢有不良影响，选择性β受体阻滞药对糖脂代谢影响不大。禁用于哮喘及二、三度房室传导阻滞患者。不要骤然停药，以免发生反跳现象。

(4) ACEI降压作用明确，保护靶器官，对糖脂代谢无不良影响，适用于轻、中度高血压，对高血压合并慢性心力衰竭、心肌梗死后、糖尿病肾病等患者可作为首选。可与小剂量噻嗪类利尿药或二氢吡啶类钙通道阻滞药合用。双侧肾动脉狭窄、妊娠、高血钾者禁用；注意刺激性咳嗽等不良反应，偶见血管神经性水肿等不良反应。ARB基本作用似ACEI，但不易引起咳嗽等不良反应，用于ACEI不能耐受的患者。

2. 高血压药物治疗的新概念　①有效治疗和终身治疗；②保护靶器官；③平稳降压；④联合用药。

思　考　题

1. 试述普萘洛尔降血压的作用机制，临床应用及不良反应。
2. 与ACEI相比，AT_1受体阻断药有哪些特点？

目标测试

思考题答案

本章参考文献

[1] 苏定冯，陈丰原. 心血管药理学[M]. 4版. 北京：人民卫生出版社，2011.

[2] 杨宝峰，陈建国. 药理学[M]. 9版. 北京：人民卫生出版社，2018.

[3] Dézsi C A, Szentes V. The real role of β-blockers in daily cardiovascular therapy[J]. Am J Cardiovasc Drugs, 2017, 17(5): 361-373.

[4] Wu S X, Dong Z Y. Diverse combination therapies of Chinese medicine in treating hypertension[J]. Curr Vasc Pharmacol, 2015, 13(4): 504-519.

(河南科技大学　杜景霞)

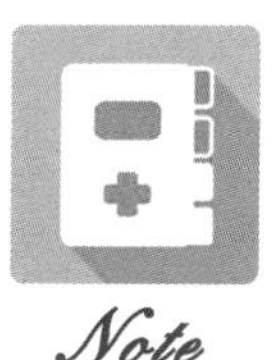

第二十二章　抗慢性心功能不全药

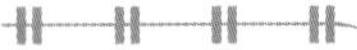

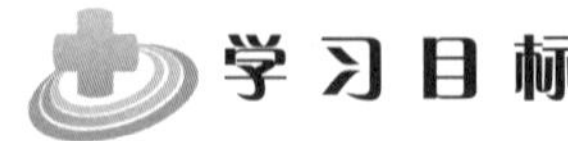

本章PPT

1. 知识目标　了解慢性心功能不全的病理生理学及治疗对策；掌握抗慢性心功能不全的基础药物分类及代表药物的药理作用、作用机制、临床应用及不良反应。

2. 能力目标　通过对本章内容的学习，能结合心力衰竭的临床案例，运用相关理论解决案例引导提出的问题，培养分析和解决临床实际问题的能力。

3. 情感目标　培养学生积极探索、勇于创新为核心的时代精神。

案例引导22-1

案例引导答案

患者，男，62岁，高血压病史18年，因呼吸困难、不能平卧、恶心、腹胀、食欲减退入院。入院查体：T 36.5 ℃，BP 156/88 mmHg，HR 130次/分，R 26次/分。肺部湿啰音，肝脏肋下2指，剑突下4指有压痛，颈静脉怒张，下肢水肿，X线检查显示：心脏显著增大。

请问：

1. 该患者的诊断是什么？
2. 除吸氧等基本支持治疗外，应给予哪些药物治疗？

思政案例22-1 抗慢性心功能不全药发展和创新

慢性心功能不全又称为充血性心力衰竭（congestive heart failure，CHF），是由各种心脏结构或功能异常导致心室充盈受限或射血能力受损的一组复杂临床综合征，其主要临床表现为呼吸困难、乏力及液体潴留。目前，导致CHF最常见的疾病为冠心病、高血压及糖尿病，随着心血管系统疾病、代谢性疾病及恶性肿瘤放射治疗和化学治疗手段的广泛使用，CHF的发病逐渐增多，具有很高的致残率和病死率。当前，药物仍是治疗CHF的主要手段。

第一节　CHF的病理生理学及治疗CHF的药物分类

一、CHF的病理生理学

（一）CHF时心脏结构及功能变化

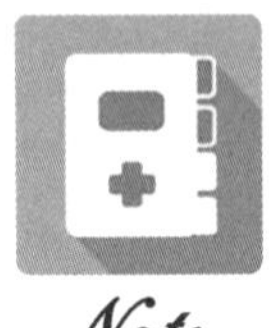
Note

1. 心脏功能的变化　依据左心室射血分数（left ventricular ejection fraction，LVEF）高低，CHF可分为LVEF降低的心力衰竭（heart failure with reduced left ventricular ejection fraction，HF-rEF）和LVEF保留的心力衰竭（heart failure with preserved left ventricular ejection fraction，HF-pEF）。一般情况下，HF-rEF 指传统概念上的收缩性心力衰竭，心脏收缩力减弱，输出量减少，LVEF 明显减小。而 HF-pEF 指舒张性心力衰竭，由于高血压或糖尿病等导致的心肌肥厚和僵硬，心脏顺应性下降。部分患者收缩功能异常和舒张功能异常并存。

2. 心脏结构的变化 心力衰竭的主要发病机制之一为心肌病理性重构，包括两个方面：一是心肌细胞死亡（坏死、凋亡、自噬等），残余的心肌细胞代偿性肥大；二是心肌细胞外基质堆积，胶原量增加，心肌组织纤维化等。心肌病理性重构的发生将会进一步降低心脏收缩或舒张功能。

（二）CHF 时神经内分泌改变

1. 交感神经系统激活 心力衰竭时心收缩功能下降，交感神经系统会反射性激活。此激活在早期可起到一定的代偿作用，但长期的交感神经系统激活可使心脏前、后负荷及耗氧量增加，以及持续释放高浓度的去甲肾上腺素会进一步促使心脏重构的发展，形成恶性循环。

2. 肾素-血管紧张素-醛固酮系统（RAAS）激活 心力衰竭时肾血流量减少，以及交感神经系统的激活，可促使 RAAS 激活。与交感神经系统相比，RAAS 对循环的调节较为缓慢，长期的持续激活，血中及心脏局部组织中血管紧张素Ⅱ（AngⅡ）含量增高，使全身小动脉强烈收缩、通过醛固酮释放促进水钠潴留及低血钾等，可增加心脏负荷而加重心力衰竭，而且可促进多种生长因子基因的表达、促进细胞生长及增加细胞外基质合成等作用，从而引起心脏重构。

3. 精氨酸加压素（arginine vasopressin，AVP）增高 CHF 时血中 AVP 含量增加，通过特异性受体与 G 蛋白耦联，激活磷脂酶 C（PLC），产生第二信使 IP_3 和 DAG，使血管平滑肌细胞内 Ca^{2+} 增加而收缩血管，增加心脏负担。

4. 心房利钠肽（atrial natriuretic peptide，ANP）和脑钠肽（brain natriuretic peptide，BNP）分泌增高 具有一定的排钠利尿、扩张血管、拮抗 RAAS 水钠潴留等，在一定程度上缓解病情。而且，血浆中 BNP 含量已被列为 CHF 诊断及预测治疗效果的标志物。

5. 内皮素（endothelin，ET）增多 CHF 时多种刺激如低氧、氧自由基、AngⅡ等均能促使心内膜下心肌产生内皮素，产生强烈收缩血管，还有明显的促生长作用而引起心脏重构。

（三）CHF 时心肌肾上腺素 β 受体信号转导的变化

1. β_1 受体下调 包括受体密度降低、数目减少，可减轻去甲肾上腺素对心肌的损害。

2. β_1 受体与 Ga_s 蛋白脱耦联 心力衰竭时 Ga_s 蛋白减少，活性降低，而 Ga_i 蛋白正相反，使得 Ga_s/Ga_i 值减小，致使心脏对 β_1 受体激动药的反应性降低。同时腺苷酸环化酶（AC）活性下降，cAMP 生成减少，细胞内 Ca^{2+} 减少，心肌收缩功能障碍。

3. G 蛋白耦联受体激酶（GRKs）活性增加 GRKs 是一簇受体特异性激酶，受体被该酶磷酸化后形成磷酸化受体，与一称为阻碍素的抑制蛋白结合，从而与 G 蛋白脱耦联，使受体减敏。CHF 时心肌中 GRKs 活性增加 1 倍，β_1 受体下调可能与此有关。

二、治疗 CHF 药物分类

知识链接 22-1 沙库巴曲缬沙坦与慢性心功能不全的治疗

目前治疗 CHF 主要从其病理生理环节入手，以减轻心脏负荷、抑制心室重构、增强心肌收缩力以及降低病死率为主，以提高和改善心脏的泵血功能、缓解症状、改善生活质量和延长患者生存期。

根据药物的作用及作用机制，治疗 CHF 的药物可分为以下几类。

1. 肾素-血管紧张素-醛固酮系统抑制药

（1）血管紧张素转换酶抑制药（ACEI）：卡托普利、依那普利等。

（2）血管紧张素Ⅱ受体阻断药（ARB）：氯沙坦、缬沙坦等。

2. 利尿药 氢氯噻嗪、呋塞米等。

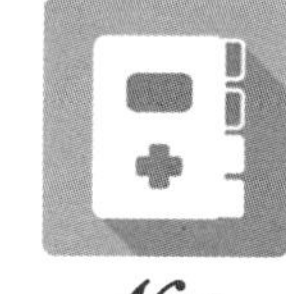

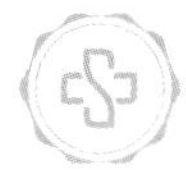

3. β肾上腺素受体阻断药 美托洛尔、卡维地洛等。

4. 正性肌力药

(1) 强心苷类:地高辛等。

(2) 非强心苷类:米力农、维司力农等。

5. 血管扩张药 硝普钠、硝酸异山梨酯等。

第二节 肾素-血管紧张素-醛固酮系统抑制药

RAAS活性增强在CHF的发生发展过程中有重要作用,血管紧张素转换酶抑制药(ACEI)、血管紧张素Ⅱ受体阻断药(ARB)是治疗CHF重要的药物之一,不仅可以缓解症状、抑制心脏重构,还可以降低病死率,改善预后。

一、血管紧张素转换酶抑制药

本类药物中第一个用于临床的是卡托普利(captopril),至今仍在广泛使用。此外,还有依那普利(enalapril)、贝那普利(benazepril)、雷米普利(ramipril)及福辛普利(fosinopril)等。

【治疗CHF作用机制】

1. 扩张外周血管,降低心脏负荷 抑制体循环及局部组织的ACE,使AngⅡ生成减少;缓激肽降解减慢,血中浓度升高,二者协同扩张血管,减轻心脏后负荷。

2. 减少醛固酮生成 减轻水钠潴留,降低心脏前负荷。

3. 抑制心肌及血管重构 AngⅡ及醛固酮促进心肌细胞增生,胶原含量增加,间质纤维化等,促使心肌及血管重构。ACEI减少AngⅡ和醛固酮的生成,能防止和逆转心肌及血管重构。

4. 对血流动力学的影响 ACEI降低全身血管阻力,使心输出量增加;并降低左心室充盈压、左心室舒张末压及室壁张力,改善心脏的舒张功能。降低肾血管阻力,增加肾血流量。

5. 抑制交感神经活性 AngⅡ作用于交感神经突触前膜血管紧张素受体(AT_1受体),促进去甲肾上腺素的释放,并可促进交感神经节的神经传递功能;还可作用于中枢神经系统的AT_1受体,促进中枢交感神经的冲动传递,进一步加重心肌负荷及心肌损伤。ACEI通过减少AngⅡ生成,产生抗交感作用。

【临床应用】

ACEI可消除或缓解CHF症状,提高运动耐力,改进生活质量,防止和逆转心肌肥厚,明显降低病死率。现已广泛用于CHF的治疗,常与β受体阻断药、利尿药、地高辛等合用,作为治疗CHF的基础药物。特别是对于舒张性心力衰竭者的疗效明显优于传统药物地高辛。

【不良反应】

详见第十九章。

二、血管紧张素Ⅱ受体(AT_1受体)阻断药(ARB)

常用的药物有氯沙坦(losartan)、缬沙坦(valsartan)、厄贝沙坦(irbesartan)及坎地沙坦(candesartan)等。

【药理作用及临床用途】

ARB直接阻断AngⅡ与AT_1受体结合,发挥拮抗作用。对于ACE途径产生的AngⅡ以及糜酶途径产生的AngⅡ均有阻断作用,从而拮抗AngⅡ的缩血管作用、促生长作用,具有

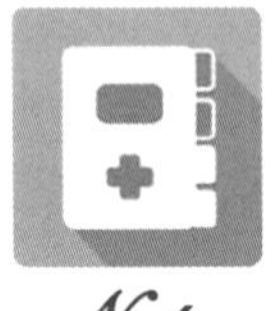

Note

ACEI 的所有益处，是其治疗 CHF 的主要机制。ARB 不影响激肽系统，因此不易引起咳嗽、血管神经性水肿等不良反应，常作为对 ACEI 不耐受者的替代品。

【不良反应】

详见第十九章相关内容。

三、醛固酮受体拮抗药

常用的药物有螺内酯(spironolactone)。

CHF 患者血中醛固酮浓度可明显升高达 20 倍以上，大量的醛固酮除引起水钠潴留外，尚有明显的促生长作用，引发心脏重构。单用仅发挥较弱的作用，在常规治疗 CHF 的药物基础上，加用螺内酯可进一步改善患者血流动力学指标、加强抗心脏重构作用及降低患者病死率。

依普利酮(eplerenone)是一种新型选择性醛固酮受体拮抗药，可显著降低轻度心力衰竭患者心血管事件的发生风险，降低住院率、降低心血管病死亡率，且尤其适用于老年、糖尿病和肾功能不全患者。

第三节 利 尿 药

利尿药是改善 CHF 症状的基础药，也是唯一可充分控制 CHF 液体潴留的一类药物。通过促进水、钠排出，减少血容量，比其他治疗 CHF 的药物更能迅速改善症状，缓解体循环及肺循环淤血及水肿征象。

【药理作用及临床用途】

短期使用利尿药，通过促进水、钠排出，降低血容量，减轻心脏前负荷。长期使用，因排钠作用，使血管壁细胞内 Na^+ 的含量降低，故经 Na^+-Ca^{2+} 交换进入细胞内 Ca^{2+} 量减少，因而血管平滑肌舒张，外周阻力下降，从而减轻心脏后负荷。

应用于所有有液体潴留表现的患者，多与 ACEI、β 受体阻断药等联合使用。轻度 CHF 可单独选用噻嗪类利尿药；中度 CHF 可口服袢利尿药或与噻嗪类、保钾利尿药合用。严重 CHF、急性左心功能不全或全身水肿者选用静脉注射呋塞米等。

【不良反应及注意事项】

恰当地使用利尿药对于有效控制 CHF 症状至关重要，剂量不足则体液潴留；剂量过大则可减少有效循环血量，降低心排血量，加重心力衰竭，而且由于血容量的降低反射性交感神经兴奋，肾血流量减少，加重肝肾功能障碍，对 CHF 产生不利影响。

其他有关利尿药的不良反应详见第二十章。

第四节 β 肾上腺素受体阻断药

人们认识到 CHF 患者体内病理生理学变化非常复杂。长期交感神经系统的过度激活可加重 CHF 患者病情，此为 β 受体阻断药用于治疗 CHF 奠定了理论基础。自从 20 世纪 70 年代中期以来此类药物用于 CHF 的临床试验证明，长期应用卡维地洛(carvedilol)、比索洛尔(bisoprolol)和美托洛尔(metoprolol)等，可改善 CHF 的症状，提高射血分数，降低病死率，提高患者的生活质量。目前已被推荐作为治疗 CHF 的基础用药，与 ACEI 合用能进一步增加疗

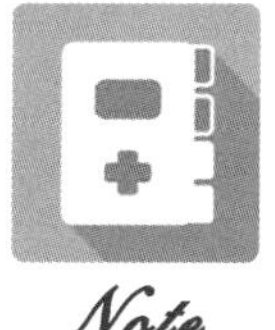

效,降低病死率。

【治疗 CHF 的作用机制】

1. 拮抗交感神经系统活性 阻断心脏 β_1 受体,拮抗过量儿茶酚胺对心脏的毒性作用,避免心肌细胞坏死,抑制心脏重构;阻断肾球旁细胞 β_1 受体,减少肾素分泌,防止高浓度血管紧张素Ⅱ对心脏的损害;上调心肌 β 受体,恢复 β 受体信号通路的敏感性。

2. 抗心肌缺血与抗心律失常作用 β 受体阻断药有明确的抗心肌缺血作用与抗心律失常作用,这也是其降低 CHF 病死率及猝死率的重要机制。

3. 其他 卡维地洛等兼有阻断 α_1 受体、抗氧化等作用,对 CHF 产生有益的影响。

【临床应用及注意事项】

β 受体阻断药可用于各种类型的 CHF,尤其对于扩张型心肌病及缺血性 CHF 者,长期用药可阻止临床症状恶化,改善心功能、降低猝死率及心律失常的发生率。

使用时需注意:

1. 正确选择适应证 以扩张型心肌病 CHF 疗效最好,严重心动过缓、严重左心室功能减退、明显房室传导阻滞、严重外周血管疾病、低血压及支气管哮喘者禁用。

2. 小剂量开始 初期应用 β 受体阻断药可使血压下降,心率减慢、心输出量减少以及心功能恶化,故应从小剂量开始,逐渐增加至能耐受又不加重病情的剂量。

3. 长期用药 一般心功能改善的平均奏效时间为 2～3 个月,心功能改善与治疗时间呈正相关。停药时注意缓慢停药,避免突然停药引起反跳现象。

4. 联合用药 应联合使用其他抗 CHF 药。常与利尿药、ACEI 和地高辛等联合使用,作为 CHF 的基础治疗措施。

【不良反应】

不良反应详见第十章相关内容。

第五节 正性肌力药

一、强心苷类正性肌力药

强心苷(cardiac glycosides)是一类具有强心作用的苷类化合物(图 22-1)。供使用的药物有地高辛(digoxin)、洋地黄毒苷(digitoxin)、西地兰(cedilanid)和毒毛花苷 K(strophanthin K)等。临床最常用的为地高辛。

【体内过程】

强心苷类药物化学结构相似,作用性质基本相同。但因侧链的不同,致使其药动学特性不同,而在作用程度上有快慢久暂之分。

长效类:洋地黄毒苷,脂溶性高,口服吸收好,生物利用度高达 100%。与血浆蛋白结合率高达 97%,大多经肝代谢后经肾排出,也有相当一部分经胆道排出而形成肝肠循环,使 $t_{1/2}$ 长达 5～7 天,属长效强心苷。

中效类:地高辛,脂溶性较高,口服生物利用度为 60%～80%。地高辛分布广泛,能通过血脑屏障,60%～90%以原型经肾脏排出,$t_{1/2}$ 为 36 h,肾功能不全者应适当减量。需注意:少量地高辛在体内代谢转化成二氢地高辛,此过程依赖肠道细菌迟缓真杆菌的存在,当应用抗生素抑制肠道细菌生长时,可引起血药浓度的升高,增加毒性反应。

短效类:西地兰及毒毛花苷 K 脂溶性低,口服吸收差而不规则,需静脉用药。与血浆蛋白结合率仅为 5%,绝大部分以原型经肾脏排出,显效快,作用维持时间短,属短效类。

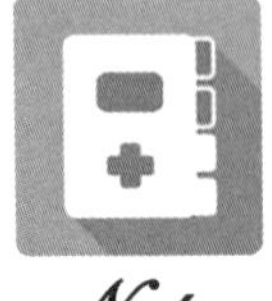

Note

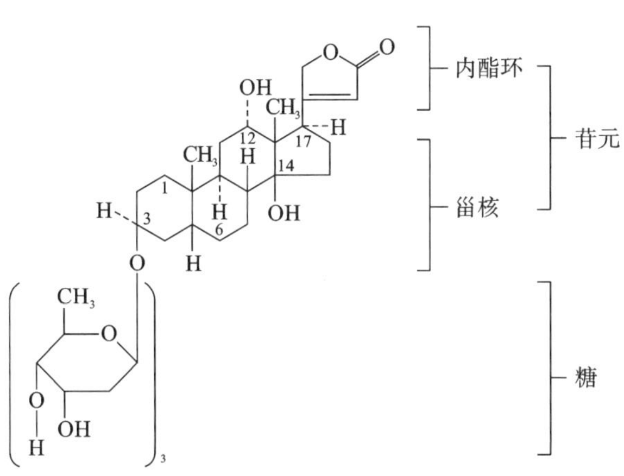

图 22-1 苷类化合物基本结构

【药理作用及作用机制】

1. 对心脏的作用

(1) 正性肌力作用(positive inotropic action):强心苷对心脏具有较强的选择性,显著加强心肌收缩力,改善 CHF 症状。其特点:①使心肌收缩的最高张力和最大缩短速率提高,即收缩敏捷,舒张期相对延长。既利于外周静脉回流,又有利于心脏充分的休息,也利于心脏冠状动脉的血液灌流,改善心肌代谢。②降低衰竭心脏的耗氧量。CHF 时由于心肌收缩力降低,心室排空不完全,使心室壁张力增加,加之代偿性的心率加快,所以心肌耗氧量明显增加。使用强心苷后,心泵功能增强,心室排空完全,心室壁张力明显降低,另外也降低 CHF 者过快的心率,因此明显降低心肌耗氧量。③增加 CHF 者的心输出量。强心苷通过加强心肌收缩力,使每搏量增加,通过刺激颈动脉窦和主动脉弓压力感受器,反射性兴奋迷走神经,降低交感神经活性,使血管扩张,外周阻力降低,心输出量增加。对于正常心脏,强心苷在加强心肌收缩力同时,直接收缩血管作用使外周阻力增加,故心输出量不增加。

正性肌力作用的机制:强心苷通过与心肌细胞膜上 Na^+-K^+-ATP 酶 α 亚基结合并抑制其活性,导致心肌细胞内 Na^+ 增多,通过 Na^+-Ca^{2+} 交换机制,使细胞内 Ca^{2+} 增加,被肌浆网内的 Ca^{2+} 泵摄取并贮存,当心肌细胞兴奋除极时,Ca^{2+} 释放增加使心肌收缩力加强,见图 22-2。

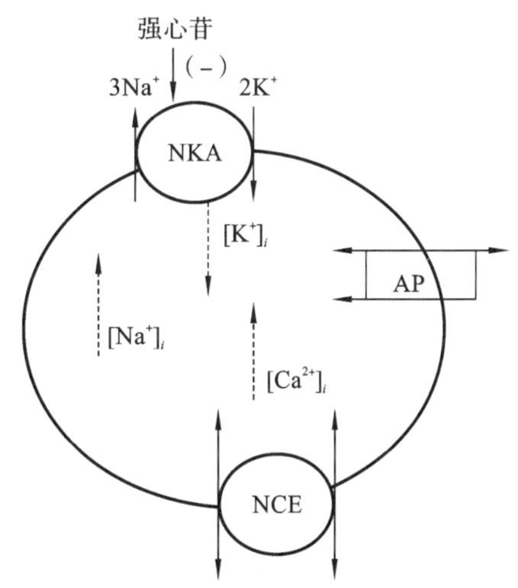

图 22-2 心肌细胞膜 Na^+、K^+、Ca^{2+} 的转运及强心苷作用机制示意图

注:NKA:Na^+-K^+-ATP 酶;AP 为动作电位;NCE 为钠钙双向交流。

图的上部表示动作电位期间,有 Na^+ 和 Ca^{2+} 的净内流和 K^+ 的净外流;图的下部表示 Na^+-Ca^{2+} 交换。虚线表示强心苷的作用。

(2) 负性频率作用(negative chronotropic action):治疗剂量的强心苷对正常心率影响小,但对心率加快及伴有心房颤动的 CHF 者则可显著减慢其心率。其机制:强心苷的正性肌力作用,使 CHF 患者心输出量增加,通过颈动脉窦和主动脉弓压力感受器,反射性兴奋迷走神经而使心率减慢。此外,强心苷尚可增加心肌对迷走神经的敏感性。

(3) 对传导组织和心肌电生理特性的影响:强心苷对传导组织和心肌电生理特性的影响较为复杂,随剂量大小、对不同部位心脏组织的影响不同。治疗剂量下,强心苷通过兴奋迷走神经,加速 K^+ 外流,使心房肌细胞静息电位加大,

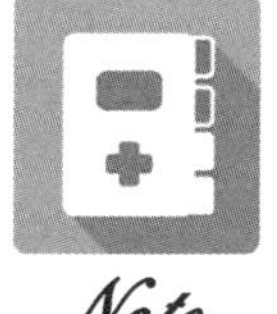
Note

加快传导速度,并缩短心房和心室的 APD 和 ERP。同时,因反射性兴奋迷走神经,抑制 Ca^{2+} 内流而减慢房室结传导。大剂量强心苷可过度抑制 Na^+-K^+-ATP 酶,使细胞内失钾,浦肯野纤维自律性增加,K^+ 外流减少而使 ERP 缩短。中毒剂量下,强心苷可增强中枢交感活动,故强心苷中毒时可出现各种心律失常,以室性期前收缩、室性心动过速多见(表 22-1)。

表 22-1 强心苷对传导组织及心肌电生理特性的影响

电生理特性	窦房结	心房	房室结	浦肯野纤维
自律性	降低			增高
传导性		加快	减慢	
有效不应期(ERP)		缩短		缩短

(4) 对心电图的影响:治疗剂量强心苷最早引起 T 波幅度减小,压低甚至倒置。S-T 段压低呈鱼钩状。还可见 P-R 间期延长,Q-T 间期缩短,P-P 间期延长。中毒剂量的强心苷可引起各种类型的心律失常,心电图也会出现相应变化。

2. 对神经内分泌系统的影响 中毒剂量的强心苷可兴奋催吐化学感受区引起呕吐;还可兴奋交感神经中枢,明显增加交感神经冲动发放,而引起快速型心律失常。

3. 对肾脏的作用 强心苷对 CHF 患者有明显的利尿作用,这是正性肌力作用后增加肾血流量所继发的。此外,也可直接抑制肾小管膜 Na^+-K^+-ATP 酶,减少肾小管对 Na^+ 重吸收,使 Na^+ 和水排出增加,发挥利尿作用。

4. 对血管的作用 强心苷尚有直接收缩血管作用,使外周血管阻力增加。但 CHF 患者用强心苷后,因交感神经活性降低的作用超过直接收缩血管的作用,因此血管阻力下降、心排出量及组织灌流增加。

【临床应用】

1. 治疗 CHF 随着对 CHF 病理生理认识的不断加深,以及对 ACEI、β 受体阻断药临床疗效的肯定,CHF 的治疗用药发生改变,强心苷现多用于 HF-rEF 型患者,以及用于用利尿药、ACEI、β 受体阻断药治疗效果欠佳者。

不同原因所致的 CHF,病情不同,强心苷的疗效有一定差异。①对有心房颤动伴心室率快的 CHF 疗效较好。②对冠状动脉粥样硬化性心脏病、高血压性心脏病、风湿性心脏病(高度二尖瓣狭窄者除外)及心瓣膜病所致 CHF 疗效较好。③对肺源性心脏病、活动性心肌炎等不仅疗效差,且因心肌缺氧,易发生中毒。④对心包积液、缩窄性心包炎、严重二尖瓣狭窄等机械因素引起的 CHF 几乎无效。

2. 治疗某些心律失常

(1) 心房颤动:心房颤动的主要危害是心房的过多冲动下传到心室,引起心室频率过快,心排血量不足,导致循环障碍。强心苷主要通过抑制房室结传导,减慢心室频率,而改善循环障碍,但对多数患者并不能终止心房颤动。

(2) 心房扑动:心房扑动的冲动较心房颤动少,但却较强而容易进入心室,所以心室率快而难以控制。强心苷是治疗心房扑动最常用的药物,通过缩短心房的 ERP,使心房扑动变为心房颤动,然后通过强心苷治疗心房颤动的机制而取得疗效。部分患者在转变为心房颤动后停用强心苷可恢复窦性心律,因停用强心苷相当于取消了缩短 ERP 的作用,相当于延长心房 ERP,使得折返冲动易于落在 ERP 而终止折返,恢复窦性心律。

(3) 阵发性室上性心动过速:强心苷通过兴奋迷走神经,抑制房室结传导中断折返,而终止心动过速。但需注意:强心苷中毒时也会出现阵发性室上性心动过速,用药前注意先鉴别发病原因。所以临床上较少用于治疗阵发性室上性心动过速。

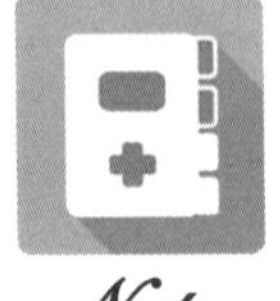

Note

【不良反应】

强心苷的安全范围较小，一般治疗剂量已接近中毒剂量的 60%，毒性反应发生率高。尤其在电解质紊乱如低钾血症、高钙血症、低镁血症，以及心肌缺氧、酸碱平衡失调等情况下更易发生。

1. 胃肠道反应 最常见的早期中毒症状，如厌食、恶心、呕吐、腹泻等，因强心苷兴奋延髓的催吐化学感受区。剧烈呕吐可导致失钾而加重强心苷中毒。需注意区别强心苷用量不足、CHF 未得到控制时的胃肠道症状。

2. 中枢神经系统反应 头痛、头晕、疲倦甚至谵妄等。此外，还可见视觉异常，如黄视症、绿视症及视物模糊等，可能与强心苷分布于视网膜相关。视觉障碍是强心苷中毒的先兆，是停药的指征之一。

3. 心脏毒性 强心苷中毒最严重、最危险的不良反应，可见各种类型的心律失常。如室上性及室性快速型心律失常，与强心苷严重抑制 Na^+-K^+-ATP 酶，使浦肯野纤维自律性升高及 Ca^{2+} 过多引起的迟后除极有关。也可见缓慢型心律失常如窦性心动过缓、房室传导阻滞等，发生机制与兴奋迷走神经有关。当心率＜60 次/分，一般应作为停药的指征之一。

【中毒的防治】

强心苷中毒的防治：首先要祛除诱因，防止并及时纠正电解质紊乱如低钾血症、低镁血症、高钙血症等，并去除中毒的诱发因素如发热、心肌病理因素、肾功能不全及合并用药等。另外，警惕中毒先兆症状，及时停药，必要时测定血药浓度，一般地高辛血药浓度在 3 ng/mL 可诊断为中毒。

对于诊断为强心苷中毒者，立即进行如下处理：

1. 停药 当出现中毒先兆症状或中毒症状者，或血药浓度高于中毒浓度者，应立即停药。

2. 补钾 氯化钾是治疗强心苷中毒所致快速型心律失常的有效药物。K^+ 能与强心苷竞争心肌细胞膜上的 Na^+-K^+-ATP 酶，减少强心苷与酶的结合，从而减轻或阻止毒性的发生和发展。补钾只能阻止强心苷继续与心肌细胞的结合，而不能将已结合的置换，故防止低血钾比治疗补钾更重要。但补钾不可过量，同时还要注意患者的肾功能情况，以防止高血钾的发生，对伴发传导阻滞的强心苷中毒不能补钾，否则可致心脏停搏。

3. 抗心律失常药物 对心律失常严重者应选用抗心律失常药物。

(1) 快速型心律失常：首选苯妥英钠，因其不仅有抗心律失常作用，还能与强心苷竞争 Na^+-K^+-ATP 酶，恢复该酶的活性，因而有解毒效应。利多卡因也可用于强心苷中毒引起的室性心动过速和心室颤动。

(2) 缓慢型心律失常：如窦性心动过缓或房室传导阻滞等，可用阿托品治疗。

4. 地高辛抗体 对于严重危及生命的地高辛中毒，可用地高辛抗体 Fab 片段进行治疗，因其对强心苷有高度选择性和强大亲和力，能使强心苷自 Na^+-K^+-ATP 酶的结合中解离，对严重中毒有明显效果。

【药物相互作用】

(1) 奎尼丁、胺碘酮、钙通道阻滞药、普罗帕酮等与地高辛合用，可使地高辛血药浓度升高，应适当减量，否则易发生中毒，有心脏毒性。

(2) 苯妥英钠因能增加对地高辛的清除而降低地高辛血药浓度。

(3) 拟肾上腺素药可提高心肌自律性，使心肌对强心苷的敏感性增高，导致强心苷中毒。

(4) 排钾利尿药易致电解质紊乱，尤其是低血钾，会成为强心苷中毒的诱因。因此地高辛与呋塞米等排钾利尿药合用时，应根据患者的肾功能状况适当补钾。

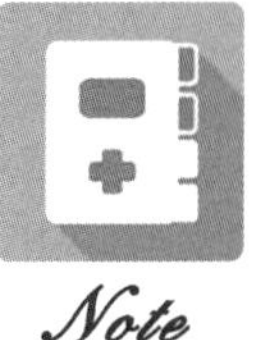

二、非苷类正性肌力药

此类药物包括儿茶酚胺类、磷酸二酯酶抑制药(PDEI)、钙增敏剂等，发挥正性肌力和扩血

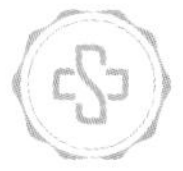

管作用，用于CHF的治疗，但因此类药物可能增加患者的病死率，故不宜作为常规治疗用药。

(一) 儿茶酚胺类

此类药物通过激动心肌 β_1 受体，兴奋腺苷酸环化酶(AC)，使cAMP的水平增高，导致细胞内 Ca^{2+} 增多，从而加强心肌收缩力。但因为CHF患者，交感神经处于兴奋状态，释放过量的儿茶酚胺，且机体β受体信号通路发生异常反应，如心脏β受体下调，对儿茶酚胺类及β受体激动药敏感性降低等，长期应用反而对CHF的治疗不利。故临床上儿茶酚胺类主要用于强心苷反应不佳或禁忌时的替代，更适合伴有心率减慢或传导阻滞患者短期应用。

多巴胺

多巴胺选择性作用于 D_1、D_2 受体及α、β_1 受体，随剂量不同，效应不同。剂量 $<2\ \mu g/(kg \cdot min)$ 时激动多巴胺受体，扩张肾、肠系膜及冠状动脉血管，增加肾血流量和肾小球滤过率，有轻度利尿作用；稍大剂量时也可激动心肌 β_1 受体，增强心肌收缩力，能显著改善CHF的血流动力学异常；大剂量时则可兴奋α受体，血管收缩，心脏后负荷增加。故多巴胺多用于急性心力衰竭，且短期应用于伴有肾功能不良的患者，常作静脉滴注。

多巴酚丁胺

多巴酚丁胺(dobutamine)选择性激动 β_1 受体，能明显增强心肌收缩力，降低外周阻力，提高衰竭心脏的心脏指数，增加心输出量。主要用于强心苷反应不佳的严重左心室功能不全和心肌梗死后心功能不全者，但血压明显下降者不宜使用。

(二) 磷酸二酯酶抑制药

此类药物主要通过抑制磷酸二酯酶-Ⅲ(PDE-Ⅲ)，使心肌细胞内cAMP含量升高，增加细胞内钙浓度，从而发挥正性肌力和血管舒张双重作用，既增加心脏泵血功能，又减轻心脏负荷，从而缓解CHF症状。此类药物能否降低CHF患者的病死率和延长寿命，目前尚有争论。临床主要作为短时间的支持疗法用于CHF，尤其适用于对强心苷、利尿药及血管扩张药反应不佳者。

米力农(milrinone)和氨力农(amrinone)

双吡啶类衍生物。氨力农的不良反应较严重，常见的有胃肠道反应，心律失常发生率也较高，尚有血小板减少和肝损害。米力农为氨力农的替代品，抑酶作用较之强20倍，不良反应较氨力农少，但仍有室上性及室性心律失常、低血压、心绞痛样疼痛及头痛等，并有报道会增加死亡率。现仅供短期静脉给药治疗急性心力衰竭。

维司力农(vesnarinone)

一种口服有效的正性肌力药，并有中等程度的扩血管作用。其作用机制复杂，除选择性抑制PDE-Ⅲ较弱外，还可激活 Na^+ 通道，促进 Na^+ 内流，抑制 K^+ 通道，延长APD；抑制TNF-α和γ干扰素(IFNγ)等细胞因子的产生和释放。临床应用可缓解心力衰竭症状，提高生活质量。

(三) 钙增敏剂

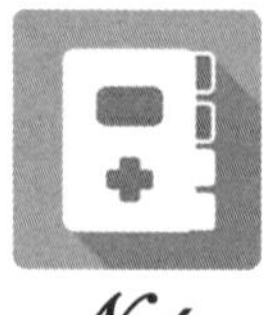

钙增敏剂(calcium sensitizers)可通过多种机制调节肌丝对 Ca^{2+} 的反应。作用于收缩蛋白水平，增加肌钙蛋白C对 Ca^{2+} 的亲和力，能在不增加胞内 Ca^{2+} 的条件下，加强心肌收缩性。可避免细胞内游离 Ca^{2+} 过多引起的不良后果。多数还兼具抑制PDE-Ⅲ作用，可部分抵消钙增敏剂的副作用。作用机制尚有待进一步探讨，疗效有待大规模的临床研究证实。

代表药物有匹莫苯(pimobendan)、左西孟旦(levosimendan)和噻唑嗪酮(thiadizinone)。

第六节 其他药物

一、血管扩张药

通过不同的作用机制，扩张静脉则减少回心血量，而降低心脏前负荷，缓解肺淤血症状；扩张动脉则降低外周阻力，心脏后负荷下降，从而改善泵血功能，缓解组织缺血症状。多数血管扩张药并不能降低病死率，而且因长期使用此类药物容易产生耐受性，因此 CHF 的治疗中并不推荐应用血管扩张药，血管扩张药仅考虑联合用于治疗伴有心绞痛或高血压的患者，存在心脏流出道或瓣膜狭窄的患者应禁用。

常用血管扩张药物如下。

1. 硝酸酯类(nitrates) 常用药物有硝酸甘油(nitroglycerin)和硝酸异山梨酯(isosorbide dinitrate)。主要扩张静脉，降低前负荷，明显减轻肺淤血和呼吸困难等症状。也可扩张心外膜冠状动脉血管，在缺血性心肌病者增加冠状动脉血流，提高心室的收缩和舒张功能，尤其适用于冠心病、肺楔压高的患者及肺淤血症状明显的患者。

2. 硝普钠(sodium nitroprusside) 扩张小静脉和小动脉，降低心脏前、后负荷。作用快，可迅速控制心力衰竭症状。适用于需迅速降低血压、肺楔压、急性肺水肿、高血压危象等危重病例。

3. 肼屈嗪(hydralazine) 主要扩张小动脉，降低心脏后负荷，使心输出量增加，也较明显增加肾血流量。主要用于肾功能不全或不耐受 ACEI 的 CHF 患者。

4. 哌唑嗪(prazosin) 选择性 α_1 受体阻断药，扩张动、静脉，降低心脏前、后负荷，增加心排出量。适用于心排出量低而肺静脉压高、有肺淤血的患者。久用效果差。

5. 奈西立肽(nesiritide) 用基因重组技术制得的内源性脑钠肽(BNP)的人工合成品，除有利尿作用外，尚可与鸟苷酸环化酶受体结合，增加细胞内 cGMP 含量，胞内 Ca^{2+} 减少，松弛血管平滑肌，降低动、静脉张力。尚有抑制去甲肾上腺素释放、抑制肾素释放、拮抗醛固酮等作用。因其半衰期仅 18 min，故临床上先静脉注射，再静脉滴注维持疗效。

6. 波生坦(bosentan) 竞争性内皮素受体阻断药，口服有效，现用于肺动脉高压的治疗，对动物心力衰竭模型有一定改善作用，有待深入的临床研究证实。

总之，临床上需根据患者血流动力学效应选用血管扩张药，如以前负荷升高为主，肺淤血症状明显者，宜用扩张静脉为主的药物如硝酸酯类；若以后负荷升高为主，心排出量明显减少者，宜用扩张动脉为主的药物如肼屈嗪等；如前、后负荷均升高者，则应选用扩张动、静脉的药物如硝普钠等。

二、钙通道阻滞药

钙通道阻滞药的作用：①较强的扩张外周动脉作用，降低总外周阻力，减轻心脏后负荷，改善 CHF 的血流动力学障碍；②扩张冠状动脉，可缓解心肌缺血；③缓解钙超载，改善心脏舒张期功能障碍。但短效类钙通道阻滞药如硝苯地平、地尔硫䓬、维拉帕米等，可使 CHF 症状恶化，增加患者病死率，可能与其负性肌力作用及反射性激活神经内分泌系统有关，不宜用于 CHF 的治疗。

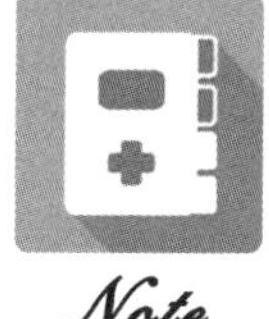

长效钙通道阻滞药如氨氯地平（amlodipine）和非洛地平（felodipine）等新一代二氢吡啶类药物，血管选择性高，负性肌力作用弱；且作用缓慢，在治疗 CHF 时较少伴有反射性神经内分泌激活等不利因素，降低左心室肥厚的作用与 ACEI 相当。氨氯地平尚有抗 AS、降低细胞因子 TNF-α 及 IL 的水平等作用。长期用药可治疗伴有左心室功能障碍的非缺血性心力衰竭及伴有心绞痛、高血压的心力衰竭患者。

小　结

治疗 CHF 药物主要有：①肾素-血管紧张素-醛固酮系统（RAAS）抑制药：血管紧张素转换酶抑制药卡托普利、依那普利等，它们抑制循环及局部组织中 AngⅠ向 AngⅡ的转化，扩张血管降低心前、后负荷，改善心功能；抑制心血管构形重建，逆转肥厚的心室壁；长期用药，降低心力衰竭患者的死亡率；血管紧张素Ⅱ受体拮抗药氯沙坦等与血管紧张素转换酶抑制药作用相似，但干咳反应少见。②利尿药：氢氯噻嗪等减少血容量、减轻水肿，使用时应注意低钾血症。③β 受体阻断药：美托洛尔、卡维地洛等对抗交感神经作用，减慢心率，降低心肌耗氧量，阻滞心室构形重建，长期用药降低 CHF 患者死亡率。④地高辛等是传统抗心力衰竭药，目前仍然比较常用，但毒性大，安全范围小。⑤治疗 CHF 的血管扩张药：硝普钠、硝酸异山梨酯、肼屈嗪、哌唑嗪等扩张血管，降低心前、后负荷，改善心功能。⑥其他还有非苷类正性肌力药米力农、维司力农等和钙通道阻滞药氨氯地平等。

预期治疗目标：缓解症状、改善循环（↑CO、↑心脏指数、↓左心室舒张末压力）、逆转重构、↓病死率（RASS 抑制药、利尿药）、↑生活质量。

目标测试

思　考　题

1. 治疗慢性心功能不全的药物分为几类？主要代表药有哪些？
2. 简述强心苷类药物正性肌力作用特点及作用机制。
3. 简述 β 受体阻断药治疗 CHF 的作用机制。

思考题答案

本章参考文献

［1］　杨宝峰，陈建国. 药理学［M］. 9 版. 北京：人民卫生出版社，2018.
［2］　陈建国. 药理学［M］. 4 版. 北京：科学出版社，2016.
［3］　苏定冯，陈丰原. 心血管药理学［M］. 4 版. 北京：人民卫生出版社，2011.

（河南科技大学　杜景霞
郑州铁路职业技术学院　李　江）

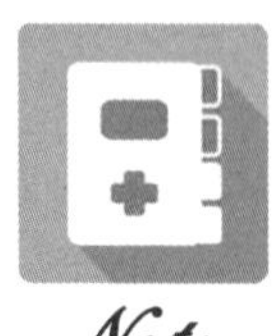
Note

第二十三章　抗心律失常药

学习目标

1. 知识目标　①熟悉心律失常发生的电生理机制及抗心律失常药的作用机制。②了解抗心律失常药的分类。③掌握各类代表药的药理作用和临床应用。

2. 能力目标　通过本章内容的学习，能运用心肌电生理有关理论知识及常用药物的特点去分析临床案例所提出的问题并进行解答，培养学生独立思考、理论联系实际的能力。

3. 情感目标　培养学生刻苦学习，勇于探索的精神，激发学生对科学研究的兴趣。

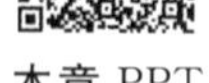

本章 PPT

案例引导23-1

患者，女，37岁，阵发性心慌3年，发作时自我诱发恶心可终止发作。近半个月来发作频繁，采用自我诱发恶心无法终止发作，伴胸闷，出汗，头晕，无黑蒙、晕厥等，前来就诊。查体无明显阳性体征。ECG：阵发性室上性心动过速。

请问：

可选用哪些药物治疗（包括之前学习过的药物）？

案例引导答案

心律失常（arrhythmia）是心肌细胞电活动异常，导致心动节律、频率异常。心律正常时心脏协调而有规律地收缩、舒张，完成泵血功能。心律失常发生时心脏泵血功能障碍，影响全身器官的供血，严重者可危及生命，必须及时纠正。心律失常按频率快慢分为缓慢型和快速型心律失常，治疗方式有药物治疗和非药物治疗两种，本节主要讨论快速型心律失常的药物治疗。要做到正确合理地选用抗心律失常的药，必须掌握心脏电生理特征、心律失常发生机制和药物作用机制。

知识链接 23-1 心律失常的病因

思政案例 23-1 抗心律失常治疗与社会主义核心价值观（和谐、法治）

第一节　心律失常的电生理学基础

一、正常心肌电生理

（一）心肌细胞膜电位

正常心肌细胞在静息状态下，细胞膜两侧呈内负外正的极化状态，即静息电位（resting potential，RP）。心肌细胞在静息电位的基础上接受有效刺激后产生动作电位（action potential，AP），由除极化和复极化两个过程组成，包括5个时期，即0、1、2、3、4期。0期为除极过程，1、2、3期为复极过程。从0期开始至3期结束这段时间称为动作电位时程（action

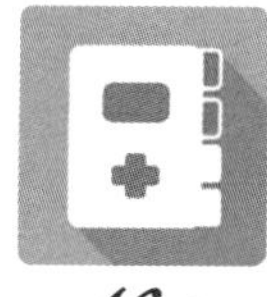

potential duration, APD)。

0期:快速除极期,主要由 Na^+ 内流而引起,T型 Ca^{2+} 电流也少量参与0期末段的形成。

1期:快速复极初期,主要由瞬时外向 K^+ 电流所致,Cl^- 电流也少量参与。

2期:平台期,参与此期的离子较多,既有内向电流,也有外向电流。L型 Ca^{2+} 是主要的内向电流,少量慢失活 Na^+ 电流及 Na^+-Ca^{2+} 交换电流也有一定作用。外向电流主要由各种 K^+ 所致,包括内向整流 K^+ 电流、延迟整流 K^+ 电流等。

3期:快速复极末期,此期是复极化的主要部分,K^+ 外流的逐渐增强是主要因素。此外,Na^+-Ca^{2+} 交换电流、Na^+ 泵活动也参与此期复极化过程。

4期:完全复极期或静息期,由于AP期间发生了各种离子流,此期 Na^+ 泵功能活动增强,Na^+-Ca^{2+} 交换活动也加强,以恢复静息电位时的离子分布状态。此期,在心室肌细胞等非自律心肌细胞,膜电位稳定于静息电位水平,而在自律心肌细胞则发生自发性舒张期除极。

浦肯野纤维动作电位及离子流见图23-1。

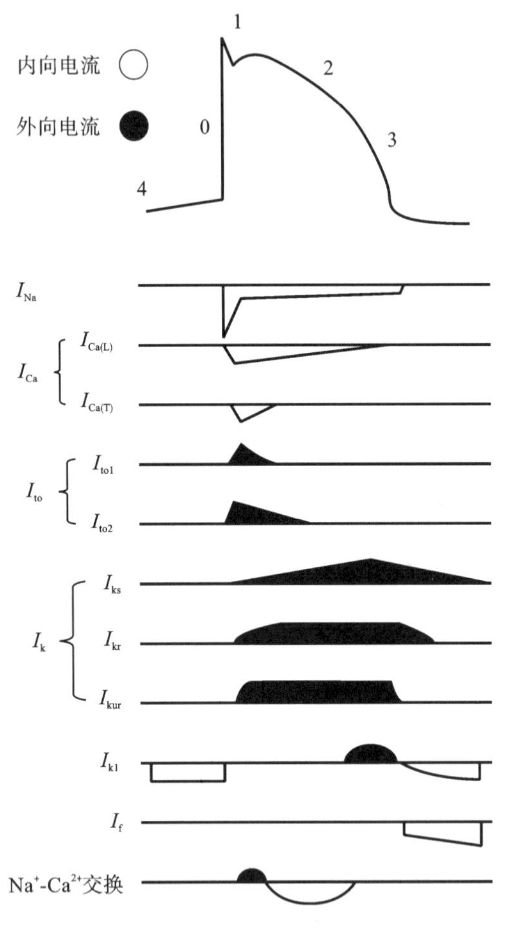

图23-1 浦肯野纤维动作电位及离子流

(二)自律性

心脏的某些细胞在没有外来刺激的条件下,自发产生周期性兴奋的特性即为自律性(automaticity)。具有自律性的心肌细胞有窦房结、房室结、房室束、束支和浦肯野细胞等。根据动作电位0期除极化的速度和幅度,将心肌细胞分为快反应自律心肌细胞和慢反应自律心肌细胞。前者包括房室束、束支和浦肯野细胞等,由于膜电位较大(负值较大),除极速率快,主要由 Na^+ 快速内流所致,传导速度也快,呈快反应电活动。后者包括窦房结和房室结,膜电位小(负值较小),除极慢,传导速度也慢,呈慢反应电活动,其除极主要由 Ca^{2+} 内流引起。

(三)传导性

心肌细胞具有传导兴奋的能力或特性称为传导性(conductivity)。心肌细胞膜的任何部位产生的兴奋不但可以沿整个细胞膜扩布,且可通过细胞间通道传导到另一个心肌细胞,从而引起整个心脏的兴奋和收缩。其中0期除极化的速度和幅度是影响传导性的最重要因素。快反应心肌细胞由于膜电位大,0期除极化的速度快、幅度高,传导速度快,而慢反应细胞则相反。但在某些情况下,如缺血缺氧时,快反应心肌细胞膜电位变小,膜反应性降低,表现为慢反应心肌细胞的电生理特性。

(四)有效不应期

在一次AP时程中,当膜电位恢复至−60～−50 mV时,细胞才对刺激产生可扩布的AP。从0期除极开始到不能产生AP的这一段时期称为有效不应期(effective refractory period, ERP)。ERP虽然与APD的长短有关,但与APD反映不同的电生理特性,APD主要反映膜

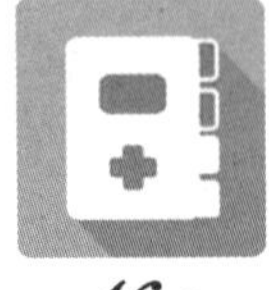
Note

的复极化速度，而 ERP 反映膜的兴奋性，即除极化的能力。一个 APD 中，ERP 占比越大，意味着心肌不能产生可扩布动作电位的时间越长，不易发生快速型心律失常。药物如果能延长 ERP，则可产生抗心律失常作用。

二、心律失常发生的电生理学机制

正常情况下，窦房结自律性最高，是心脏正常起搏点，产生的兴奋经过正常的传导通路依次下行，直至兴奋整个心脏，完成一个心动周期。任何一个环节异常，都可以导致心律失常的发生。

（一）冲动形成障碍

1. 自律性增高 包括正常自律活动改变和异常自律机制的形成。比如交感神经活性增高、低血钾等可以使自律细胞 4 期除极速率加快，从而自律性增高。缺血缺氧等可使非自律细胞如心室肌细胞膜电位降低，接近阈电位时，从而爆发动作电位，而出现异常的自律性。这些异常兴奋向周围组织扩布即产生心律失常。

2. 后除极 在一个动作电位中继 0 期除极后又发生的除极即后除极。其频率较快，振幅较小，呈振荡性波动，很易引起异常冲动的发放，称触发活动。根据其出现时间早晚可分为早后除极和迟后除极（图 23-2）。

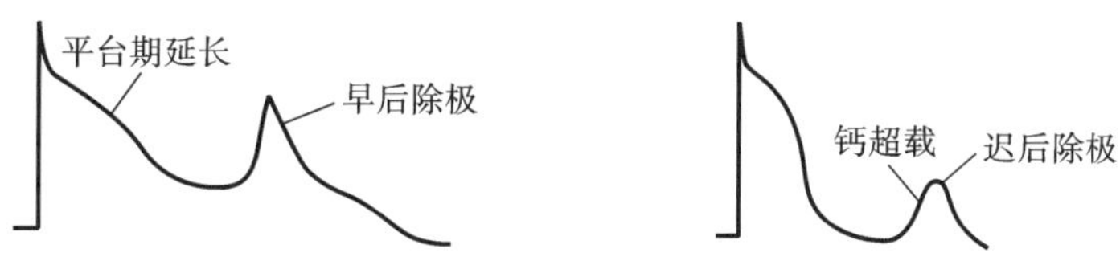

图 23-2 早后除极和迟后除极

（1）早后除极（early afterdepolarization）：发生在完全复极之前的除极，常发生于复极 2 期或 3 期，APD 过长时易发生，主要由平台期 Ca^{2+} 内流增多引起。

（2）迟后除极（delayed afterdepolarization）：常发生在 4 相中，是细胞内 Ca^{2+} 超载时，激活 Na^{+}-Ca^{2+} 交换电流，诱发内向内流，引起膜除极。强心苷中毒、心肌缺血、细胞外高钙等均可诱发迟后除极。

（二）冲动传导异常

1. 单纯性传导障碍 包括传导减慢、传导阻滞和单向传导阻滞等。发生可能与邻近细胞不应期长短不一或病变引起的传导减慢有关。

2. 折返激动 一次冲动下传后，又可顺着另一环形通路折回，再次兴奋已兴奋过的心肌，是引起快速型心律失常的重要机制之一。

心肌传导功能障碍是引起折返的重要原因。折返环路中通常存在单向传导阻滞区，冲动不能正常通过该区域下传，但可使周围正常区域顺序兴奋除极，当冲动到达单向阻滞区远端时，可缓慢逆行通过该区域并到达近端，此时相邻心肌已恢复其反应性并可在该冲动作用下再次兴奋，从而形成折返。

例如：正常时浦肯野纤维 AB 与 AC 2 支同时传导冲动到达心室肌，激发去极与收缩。在病理条件下，如 AB 支区域心肌缺血，此区域膜反应性下降，发生单向传导阻滞，冲动不能下传，只能沿 AC 支正常区域下传，经心室肌而逆行至 AB 支，通过单向传导阻滞区而折回至 A 处，形成折返。折返发生部位多样，如发生在房室结或房室之间的折返表现为阵发性室上性心动过速；发生于心房内，则可表现为心房扑动或心房颤动；若发生于心室内，单次发生的就是一次室性早搏，如果连续多次发生可导致心室扑动或心室颤动（图 23-3）。

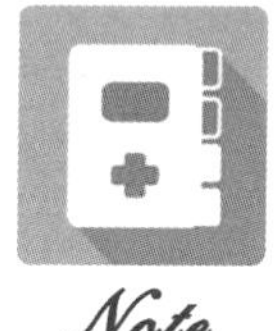

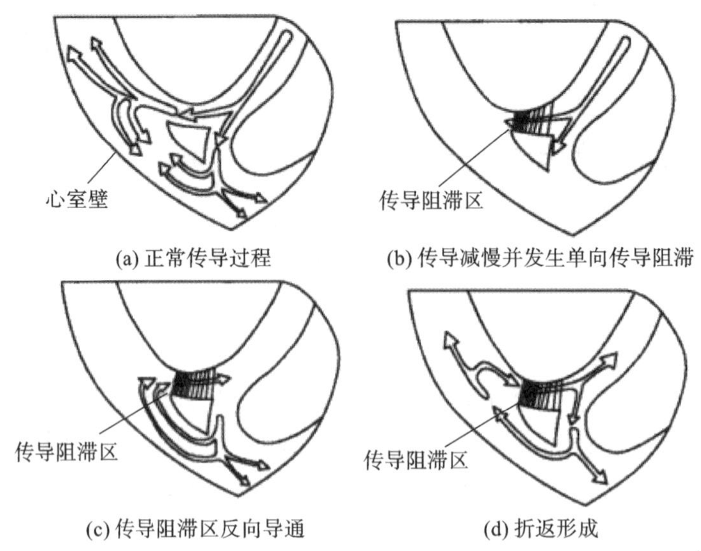

(a) 正常传导过程　(b) 传导减慢并发生单向传导阻滞

(c) 传导阻滞区反向导通　(d) 折返形成

图 23-3　折返形成的机制

第二节　抗心律失常药的作用机制和分类

一、抗心律失常药的基本作用机制

目前抗心律失常药物的主要治疗策略是通过作用于不同的离子通道，降低心肌组织异常的自律性、减少后除极、调节传导性或影响 ERP 以消除折返。

1. 降低自律性　抗心律失常药物可通过抑制快反应细胞 4 期 Na^+ 内流，或抑制慢反应细胞 4 期 Ca^{2+} 内流，从而降低动作电位 4 期斜率，或促进复极化 K^+ 外流而增大最大舒张电位，从而降低病变组织细胞的自律性。

2. 减少后除极　后除极的发生与心肌细胞内钙超载或 Na^+-Ca^{2+} 交换过多密切相关。钙通道阻滞药通过抑制胞内钙超载，可以减少后除极的发生。

3. 延长有效不应期　药物改变传导性或延长 ERP 可消除折返。例如，K^+ 通道阻滞药可延长 ERP，消除折返，如胺碘酮。

二、抗心律失常药物分类

根据药物的主要作用通道和电生理效应，Vaughan Williams 分类法将抗快速型心律失常药物分为四大类。

(一) Ⅰ类药——钠通道阻滞药

根据对钠通道阻滞强度和阻滞后通道的复活时间常数($\tau_{recovery}$)，又将其分为 3 个亚类。

Ⅰa 类：适度阻滞钠通道，$\tau_{recovery}$ 1～10 s，降低动作电位 0 期除极速度，而且不同程度地抑制心肌细胞钾通道和钙通道，延长 ERP，代表药物奎尼丁、普鲁卡因胺等。

Ⅰb 类：轻度阻滞钠通道，$\tau_{recovery}$＜1 s，轻度降低动作电位 0 期除极速度，降低自律性，且有促钾外流作用，可缩短或不影响动作电位时程，代表药物利多卡因、苯妥英钠等。

Ⅰc 类：显著阻滞钠通道，$\tau_{recovery}$＞10 s，显著降低动作电位 0 期除极速度和幅度，明显减慢

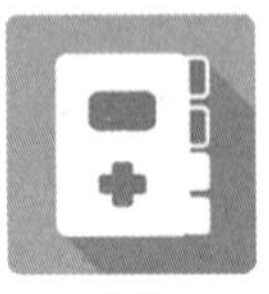
Note

传导，代表药物普罗帕酮、氟卡尼等。

（二）Ⅱ类药——β受体阻断药

药物通过阻断心肌细胞膜上β受体，抑制交感神经兴奋所致的各种离子流的增加，从而降低自律性、减慢传导，代表药物普萘洛尔等。

（三）Ⅲ类药——钾通道阻滞药

药物通过阻断钾通道，延长APD和ERP，同时可不同程度地阻断心肌细胞钠通道和钙通道，减低自律性和减慢传导速度，属于典型的单组分多靶点药物，代表药物胺碘酮。

（四）Ⅳ类药——钙通道阻滞药

药物通过阻断心肌细胞膜上的L型钙通道，降低慢反应细胞的自律性和传导性，代表药物维拉帕米等。

第三节　常用抗心律失常药

一、Ⅰ类药——钠通道阻滞药

（一）Ⅰa类药物

奎尼丁

奎尼丁(quinidine)是金鸡纳树皮中提取的生物碱，是奎宁的右旋体。

【体内过程】

口服吸收快而完全，生物利用度为70%～80%。口服后30 min起效，1～2 h血药浓度达高峰。分布广泛，但以心肌浓度最高，血浆蛋白结合率约为80%。$t_{1/2}$为5～7 h，肝功能不全者延长。主要经肝脏代谢，其羟化代谢物仍有药理活性，约20%以原型随尿液排出。

【药理作用】

低浓度(1 μmol/L)时即可阻滞I_{Na}和I_{k_r}，高浓度时可阻滞I_{Ca}和I_{k_s}、I_{k_1}和I_{to}。此外，对自主神经系统也有明显影响，有抗胆碱作用和阻断外周α受体作用。作用迅速，疗效显著，但安全范围小，不良反应多，从而限制了它的应用。

1. 降低自律性　奎尼丁抑制4期Na^+内流，降低浦肯野纤维的自律性及心房肌、心室肌异常的自律性。对正常窦房结的影响小，但对病态窦房结综合征(简称为病窦综合征)患者则能明显降低自律性。

2. 减慢传导　奎尼丁抑制0期Na^+内流，降低心房肌、心室肌和浦肯野纤维的0期上升速度和幅度，从而减慢传导速度。使某些病理情况下的单向传导阻滞变为双向传导阻滞，从而消除折返导致的心律失常。

3. 延长APD和ERP　奎尼丁抑制K^+外流，延长心房肌、心室肌和浦肯野纤维的复极化过程，使APD和ERP延长，异位激动更大机会落在不应期中，还可使病变区长短不一的ERP趋于均一化，抑制折返激动。

4. 其他　抗胆碱能作用，使窦房结频率增快和房室结传导加快。另外，有α受体阻滞作用，使血管扩张、血压下降。

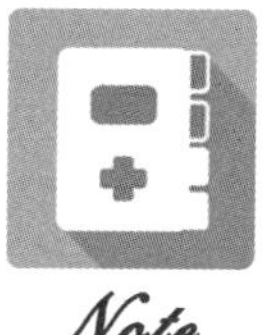

Note

【临床应用】

奎尼丁是广谱抗心律失常药,用于治疗多种快速型心律失常,是重要的转复心律药物。适用于心房颤动、心房扑动等室上性心律失常,但要注意可先用钙通道阻滞药或强心苷类药物抑制房室传导,以免心室率过快。也可用于室性心动过速的治疗。对心房颤动及心房扑动,目前虽多采用电转律术,但奎尼丁仍有应用价值,用于转律后防止复发。

【不良反应】

1. 胃肠道反应 30%～50%患者使用后发生腹泻,最常见。

2. 金鸡纳反应 长期用药可出现金鸡纳反应,表现为头痛、头晕、耳鸣、腹泻、恶心、视物模糊等症状。

3. 心血管方面 心脏毒性较为严重,中毒浓度可致房室及室内传导阻滞,部分患者可出现Q-T间期延长和尖端扭转型心动过速。

4. 奎尼丁晕厥 偶见而严重的不良反应,表现为意识丧失、四肢抽搐、呼吸停止,甚至因出现阵发性室性心动过速或心室颤动而死亡。

5. 其他 对自主神经系统有影响,会出现血管扩张,血压下降等。如果心率减慢(<60次/分),或收缩压下降(<90 mmHg)、Q-T间期延长(>30%),应停药。

普鲁卡因胺

普鲁卡因胺(procainamide),是局麻药普鲁卡因的衍生物,具有与奎尼丁相似的广谱抗心律失常作用。

【体内过程】

口服吸收快而完全,生物利用度约80%,1 h血浆药物浓度达峰值。约20%与血浆蛋白结合,体内分布广泛,但不易透过血脑屏障。$t_{1/2}$为3～4 h,该药在肝脏代谢为活性代谢物N-乙酰普鲁卡因胺,也有抗心律失常作用。

【药理作用】

普鲁卡因胺对心脏的电生理作用与奎尼丁类似,但作用弱,且对自主神经系统无明显作用。抑制心脏传导作用以作用于房室结以下为主,治疗房性心律失常作用较差。

【临床应用】

与奎尼丁类似,对房性、室性心律失常均有效,但对心房扑动和心房颤动转复作用不如奎尼丁,临床上主要用于治疗室性心动过速,可静脉注射或静脉滴注用于抢救危急病例,但对于急性心肌梗死所致的持续性室性心律失常不作为首选用药。

【不良反应】

1. 心脏毒性 多见于静脉注射时,可引起血压下降和传导减慢,甚至发生尖端扭转型心动过速。

2. 过敏反应 较常见,出现皮疹、发热、白细胞减少、肌痛等。

3. 其他 长期用药少数患者可出现红斑狼疮样综合征,停药后症状可消失。还可出现幻觉、精神失常等中枢不良反应。

(二) Ⅰb类药物

利多卡因

利多卡因(lidocaine)是临床常用的局麻药,也是目前治疗室性心律失常的首选药物。

【体内过程】

口服虽易吸收,但首过消除明显,生物利用度低,常静脉注射给药。静脉注射立即达有效

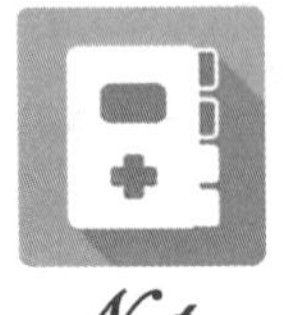
Note

浓度，但维持时间短，故多用静脉滴注维持有效浓度。血浆蛋白结合率约为 70%，体内分布广泛。几乎全部在肝中代谢失活，$t_{1/2}$ 为 2 h。

【药理作用】

选择性作用于浦肯野细胞，抑制其细胞膜 Na^+ 内流、促进 K^+ 外流。

1. 降低自律性 利多卡因抑制浦肯野细胞 4 期 Na^+ 内流，降低浦肯野细胞去极斜率，从而降低自律性。主要对缺血或强心苷中毒所致除极化的心肌组织自律性有较强的抑制作用。

2. 对传导速度的影响 治疗浓度时对希-浦系统的传导速度无影响。在病理情况下，可减慢或增快传导速度，如当细胞外高 K^+ 或心肌组织缺血时，利多卡因常减慢传导速度，变单向传导阻滞为双向传导阻滞而终止折返。当细胞外低 K^+ 时，利多卡因由于促进 K^+ 外流而引起超极化，增强膜反应性而加快传导，也可改善病变区域的传导性而取消折返。

3. 相对延长不应期 利多卡因促进复极时的 K^+ 外流，并阻止 2 相少量 Na^+ 内流，从而缩短浦肯野细胞的 APD 和 ERP，以缩短 APD 更为显著，故相对延长 ERP，有利于终止折返。

【临床应用】

利多卡因主要用于治疗室性心律失常，对心脏手术、强心苷中毒及各种原因引起的室性心动过速和心室颤动均有效，是防治急性心肌梗死所致室性心律失常的首选药。

【不良反应】

主要表现为中枢神经系统症状，包括头晕、嗜睡或激动不安、感觉异常等。剂量过大可致心率减慢、房室传导阻滞和低血压等。眼球震颤是利多卡因中毒的早期信号，需注意。

苯妥英钠

苯妥英钠(phenytoin sodium)为二苯乙内酰脲类抗癫痫药，现为治疗强心苷中毒所致快速型室性心律失常的首选药。

【体内过程】

口服吸收慢而不规则，8～12 h 血药浓度达峰值。连续服药每日 0.3～0.6 g，须经 6～10 日才能达到有效的稳态血药浓度(10～20 μg/mL)。血浆蛋白结合率为 85%～90%。主要在肝脏代谢，代谢产物羟基苯妥英与葡萄糖醛酸结合后随尿液排出。$t_{1/2}$ 随血药浓度不同差别大，当血药浓度低于 10 μg/mL 时，按一级动力学消除药物，血浆 $t_{1/2}$ 约 20 h，当血药浓度增高，$t_{1/2}$ 随之延长，可达 20～60 h。

【药理作用及临床应用】

苯妥英钠对心脏的电生理效应与利多卡因相似，降低浦肯野纤维 4 期自发除极速度进而降低自律性，促进 K^+ 外流，缩短 APD 及 ERP，相对延长 ERP。苯妥英钠可增加房室结 0 期除极化速度，加快其传导，可对抗强心苷中毒所致的房室传导阻滞，而且苯妥英钠还可与强心苷竞争 Na^+/K^+-ATP 酶，减轻毒性。

苯妥英钠主要用于治疗室性心律失常，尤其对强心苷中毒引起的室性心律失常效果较好。

【不良反应】

参见第十三章抗癫痫药和抗惊厥药相关内容。

美西律

美西律(mexiletine)电生理效应与利多卡因类似。口服吸收迅速而完全，生物利用度达 90%，口服后 3 h 血药浓度达峰值，作用持续 8 h，$t_{1/2}$ 约 12 h。常用于口服维持利多卡因的疗效，用于治疗各种室性心律失常。美西律的安全范围小，不良反应与剂量相关，血药浓度超过 2 μg/mL 即可出现不良反应。可见胃肠道不适，长期口服出现神经系统症状，如眩晕、复视、共济失调、震颤及精神失常等。

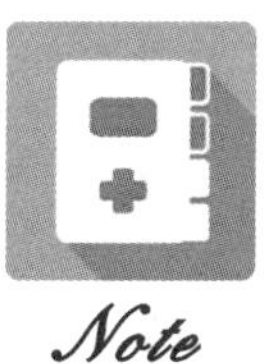

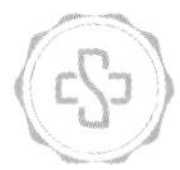

（三）Ⅰc类药物

普罗帕酮

普罗帕酮(propafenone,心律平)1977年在德国应用于临床,1979年我国试制成功。

【体内过程】

口服吸收良好,初期使用时首过效应明显,生物利用度低,但长期使用生物利用度可达100%。服药后0.5～1 h起效,2～3 h作用达峰值,持续8 h以上。血浆蛋白结合率高达95%～97%。

【药理作用及临床应用】

明显阻滞Na^+通道,降低0期除极化速度和幅度,减慢心房、心室和浦肯野纤维的传导;也抑制4期自动除极速度,从而降低浦肯野纤维自律性;也可阻断K^+通道,延长复极化过程,延长APD、ERP;化学结构与普萘洛尔相似,有轻度β受体阻滞作用及Ca^{2+}拮抗作用。

临床适用于室上性及室性快速型心律失常,包括预激综合征合并室上性心律失常。

【不良反应】

消化道反应常见恶心、呕吐、味觉改变等,一般无须停药。严重不良反应为心脏毒性,表现为房室传导阻滞、窦房结功能障碍等心律失常,也可加重心力衰竭、体位性低血压等。当心电图QRS波延长超过20%或Q-T间期明显延长者,宜减量或停药。

氟卡尼

氟卡尼(flecainide)口服吸收良好,生物利用度可达90%。3 h作用达峰值,血浆蛋白结合率高达40%。$t_{1/2}$约14 h。

药理作用及临床用途似普罗帕酮,属广谱抗快速型心律失常药物,可以用于室上性及室性快速型心律失常,但由于该药致心律失常发生率高,临床主要用于顽固性心律失常或难治性心律失常。

二、Ⅱ类药——β受体阻断药

β受体阻断药通过竞争性拮抗β受体,抑制儿茶酚胺对心脏的影响。同时具有Ⅰ类抗心律失常药物的细胞膜效应,有些尚有内在拟交感活性。

普萘洛尔

普萘洛尔(propranolol)是应用最早、最普遍的β受体阻断药。

【体内过程】

口服吸收完全,首过消除明显,生物利用度约30%。血浆蛋白结合率为93%,$t_{1/2}$为3～4 h。有个体差异,血浆药物浓度差异大,需注意用药个体化。

【药理作用】

竞争性阻断心肌β受体;大剂量尚具有膜稳定作用,抑制Na^+内流。

1. 降低自律性 降低窦房结、浦肯野纤维的自律性,尤其当运动或情绪激动时作用更明显。

2. 减慢传导速度 较高浓度的普萘洛尔具有膜稳定作用,降低离子通道的活动,减慢房室结及浦肯野纤维的传导速度。

3. APD及ERP 治疗浓度缩短浦肯野纤维的APD和ERP,高浓度延长浦肯野纤维的APD和ERP。可显著延长房室结的ERP,减慢房室结传导作用是普萘洛尔治疗室上性心律

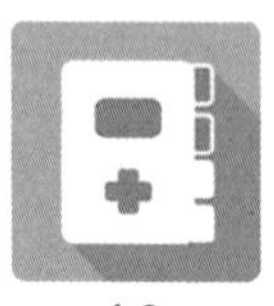
Note

失常的作用基础。

【临床应用】

主要用于室上性心律失常。对交感神经过度兴奋如运动和情绪激动、甲状腺功能亢进、嗜铬细胞瘤等引起的窦性心动过速治疗效果较好。对心房扑动、心房颤动者，与强心苷或地尔硫䓬合用减慢其过快的心室率效果较好，但不能转复。

【不良反应及禁忌证】

1. 不良反应 ①心脏毒性：可致窦性心动过缓、房室传导阻滞，可能诱发心力衰竭、低血压等。②诱发或加重哮喘。③长期使用对脂质代谢和糖代谢有不良影响。④中枢神经系统：多梦、头晕、抑郁。⑤长期服用突然停药可产生反跳现象。

2. 禁忌证 支气管哮喘、窦性心动过缓、重度房室传导阻滞、心源性休克、低血压者禁用。孕妇及哺乳期妇女禁用美托洛尔。

三、Ⅲ类药——钾通道阻滞药

胺碘酮

胺碘酮(amiodarone)又称为延长动作电位时程药。

【体内过程】

口服、静脉注射给药均可。口服吸收慢而不完全，生物利用度为40%～50%，广泛分布于各组织器官中，其中心脏药物浓度可达血浆药物浓度的30倍。血浆蛋白结合率约为95%，主要经肝脏代谢，半衰期长达数周，停药后作用可持续4～6周。主要经胆汁由肠道排泄。

【药理作用】

对多种心肌细胞的K^+通道均有抑制作用，抑制复极化，显著延长APD及ERP，有利于消除折返型心律失常。也可阻滞Na^+、Ca^{2+}通道，降低窦房结和浦肯野纤维的自律性，减慢浦肯野纤维和房室结的传导速度。非竞争性阻断α、β受体，扩张冠状动脉，增加冠状动脉血流量，减少心肌耗氧量。

【临床应用】

广谱抗心律失常药物，可用于治疗各种室上性及室性心律失常，能将心房扑动、心房颤动及阵发性室上性心动过速转复为窦性心律。对室性心律失常，如早搏、室性心动过速也有效。

【不良反应】

1. 心血管系统 常见窦性心动过缓、房室传导阻滞及Q-T间期延长等，剂量过大偶可致尖端扭转型室性心动过速。静脉注射过快，可产生血压下降，甚至心力衰竭。

2. 甲状腺功能紊乱 胺碘酮抑制外周T_4向T_3转化，少数患者长期用药后发生甲状腺功能紊乱(亢进或减退)，长期应用必须定期监测血清T_3和T_4。

3. 其他 长期应用可见角膜褐色微粒沉着，不影响视力，停药后可逐渐消失。个别患者出现间质性肺炎或肺纤维化，长期服药者应定期做胸部X线片检查。

索他洛尔

索他洛尔(sotalol)为非选择性β受体阻断药，降低自律性，减慢房室结传导。并阻滞K^+通道，延长心房肌、心室肌和浦肯野纤维的APD和ERP。口服吸收迅速，无首过消除，生物利用度达90%～100%，$t_{1/2}$为12～15 h，在体内不被代谢，几乎全部以原型经肾排出。

临床用于各种严重室性心律失常，维持心房颤动患者的窦性心律。对小儿的室上性和室性心律失常也有效。不良反应较少，少数Q-T间期延长者偶可出现尖端扭转型室性心动过速。

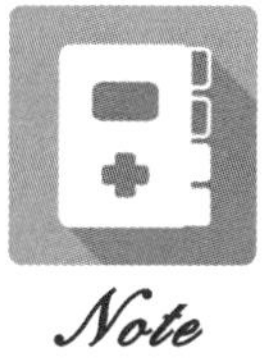

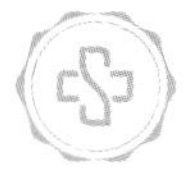

四、Ⅳ类药——钙通道阻滞药

维拉帕米

维拉帕米(verapamil),又名异搏定、戊脉安,属苯烷胺类钙通道阻滞药。

【体内过程】

口服吸收迅速而完全,但首过效应明显,生物利用度仅10～30%。$t_{1/2}$为3～7 h。

【药理作用】

阻滞心肌细胞L型钙通道,抑制Ca^{2+}内流,降低窦房结4期自动除极速度,从而降低自律性。减慢房室结0期除极速度和幅度,从而降低传导速度,并延长ERP,易于消除房室结的折返激动。延长窦房结和房室结的ERP,高浓度也能延长浦肯野纤维的APD和ERP。

【临床应用】

用于治疗室上性心律失常以及房室结折返引起的心律失常效果好,是治疗阵发性室上性心动过速的首选药。也可用于心房颤动或心房扑动,降低过快的心室率。对室性心律失常疗效不佳。

【不良反应】

口服较安全,可出现消化道反应(如便秘、腹胀、腹泻),部分患者可出现头痛等。静脉给药可引起血压降低,暂时窦性停搏。窦房结功能障碍、Ⅱ度或Ⅲ度房室传导阻滞、心功能不全、心源性休克者禁用本药。

五、Ⅴ类药——其他类

腺苷

腺苷(adenosine)内源性嘌呤核苷酸,作用于腺苷受体,激活K_{ACh},抑制窦房结传导,降低自律性。还可抑制L型Ca^{2+}通道,延缓房室结传导,延长房室结ERP。该药静脉注射后迅速起效,但$t_{1/2}$仅10 s,所以使用时需快速静脉注射。临床用于迅速终止折返型室上性心律失常。使用时需注意:治疗剂量应用时多数患者会出现胸闷、呼吸困难等症状。静脉注射速度过快可致短暂心脏停搏。

第四节　抗快速型心律失常的药物选用

一、用药原则

快速型心律失常紧急处理的总体原则:纠正心律失常、控制基础疾病、纠正诱发因素。选用抗心律失常药物应考虑多种因素,包括心律失常的性质、病情的紧迫性、患者的心功能状态、患者的基础疾病等。

抗心律失常药物治疗的一般选用原则:①充分考虑抗心律失常药物的致心律失常作用,做到规范用药,选择疗效高、毒性低的抗心律失常药。②先考虑降低危险性,再考虑缓解症状。③及时纠正可能存在的诱因及病因,如心肌缺血、缺氧、酸中毒及电解质紊乱,并强调用药的个体化。

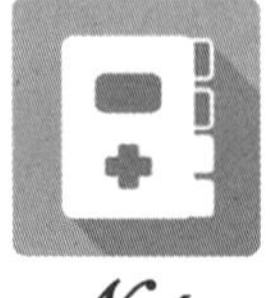

Note

二、药物选用

1. 窦性心动过速 应针对病因治疗，必要时选用β受体阻断药。

2. 心房颤动、心房扑动 转复心律用奎尼丁(先给强心苷)，预防复发可加用或单用胺碘酮，单纯控制心室率可选用强心苷、β受体阻断药或苯烷胺类钙通道阻滞药。

3. 房性早搏 一般不需要药物治疗，若频繁发生，可选用β受体阻断药、维拉帕米、Ⅰa类抗心律失常药。

4. 阵发性室上性心动过速 急性发作时首选维拉帕米，也可选用普罗帕酮、腺苷、β受体阻断药等。合并心力衰竭时，可应用胺碘酮、强心苷类。

5. 室性早搏 可选用Ⅰ类抗心律失常药如普鲁卡因胺、美西律以及胺碘酮等。急性心肌梗死时首选β受体阻断药、利多卡因等，强心苷中毒者常用苯妥英钠。

6. 阵发性室性心动过速 可选用利多卡因、普鲁卡因胺、美西律、胺碘酮等。

7. 心室颤动 首选电除颤，药物应用可选用利多卡因、普鲁卡因胺和胺碘酮。

思 考 题

目标测试

1. 简述抗心律失常药的基本电生理作用。
2. 抗快速型心律失常的药物分为几类？并列举每类代表药。
3. 简述利多卡因的药理作用、作用机制及临床应用。

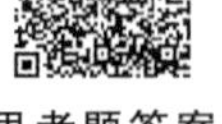

思考题答案

本章参考文献

[1] 杨宝峰，陈建国. 药理学[M]. 9版. 北京：人民卫生出版社，2018.
[2] 陈建国. 药理学[M]. 4版. 北京：科学出版社，2016.
[3] 苏定冯，陈丰原. 心血管药理学[M]. 4版. 北京：人民卫生出版社，2011.
[4] 葛均波，徐永健，王辰. 内科学[M]. 9版. 北京：人民卫生出版社，2018.

(河南科技大学 杜景霞
郑州铁路职业技术学院 李 江)

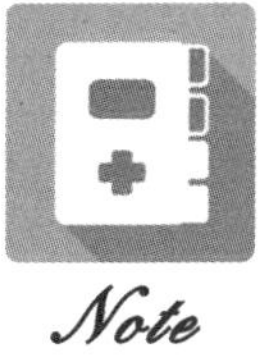

第二十四章　抗心绞痛药

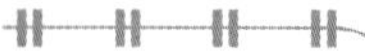

学习目标

本章 PPT

1. 知识目标　①掌握硝酸酯类、β 受体阻断药、钙通道阻滞药的抗心绞痛药理作用及机制。②掌握各类抗心肌缺血药的临床用途。

2. 能力目标　通过对案例的学习，学生能将抗心绞痛药物的理论与临床实际相互联系，提高对知识的应用能力。

3. 情感目标　通过对思政案例的学习，认识到“科学求实的精神”对于造福人类的重要意义。

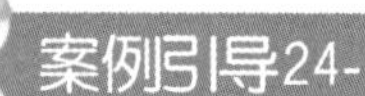

案例引导答案

某患者，男性，58 岁，因反复的阵发性心前区疼痛 3 年，加重 3 个月就诊。患者 3 年前开始，劳作时反复发作心前区疼痛，呈压迫样感觉，每次十几秒到一分钟不等，休息后可缓解，近 3 个月来发作更加频繁、严重，前来就诊。心电图显示 S-T 段压低，T 波倒置改变。

请问：

患者的诊断可能是什么？哪些类型的药物可缓解症状？

心绞痛(angina pectoris)是冠状动脉粥样硬化性心脏病(冠心病)的主要临床症状，是由于冠状动脉供血不足、心肌急剧而短暂的缺血与缺氧所引起的一种临床综合征。其典型的临床表现是患者胸骨后或左心前区阵发性绞痛或闷痛压缩感，可向左肩、左上肢放射等，持续 3～5 min，重度发作可持续 10～15 min。心绞痛临床分型：①劳力性心绞痛；②自发性心绞痛；③混合型心绞痛。

心绞痛发生的主要病理生理机制是心肌氧的供需失衡。①心肌耗氧量增加(主要取决于心室壁张力、心肌收缩力、心率和射血时间)；②供氧量降低(主要取决于冠状动脉血流量、冠状动脉灌注压、侧支循环和舒张时间)。心肌暂时性缺血、缺氧，局部代谢产物(乳酸、丙酮酸、组胺等)增多而刺激心肌自主神经传入纤维末梢，导致心绞痛发作，见图 24-1。

抗心绞痛药基本作用包括：①增加冠状动脉供血；②降低心肌耗氧量。常用药物有硝酸酯类药、β 受体阻断药、钙通道阻滞药、抗血小板药、其他类型药物等。

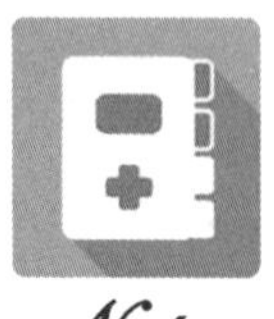

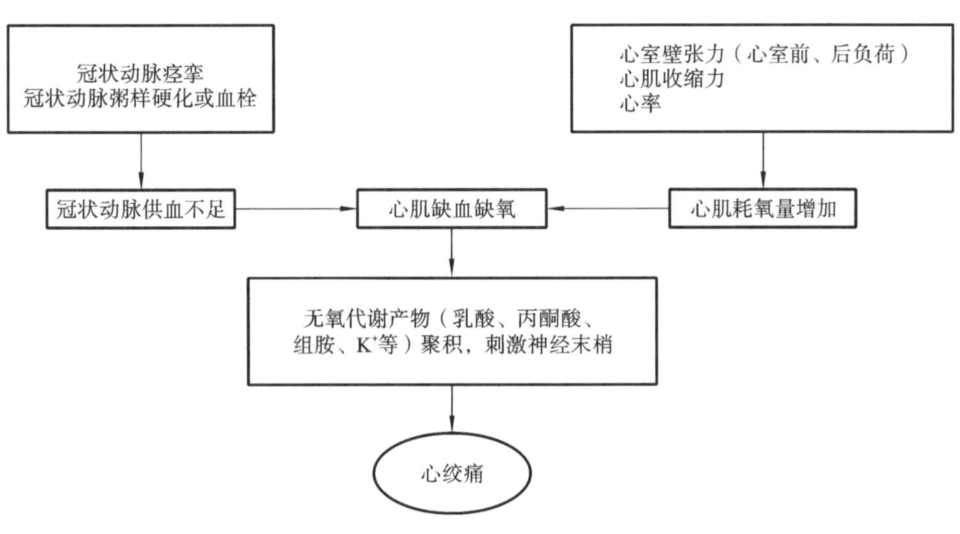

图 24-1 心绞痛的病理生理机制

第一节 硝酸酯类

本类药物包括硝酸甘油、硝酸异山梨酯和单硝酸异山梨酯等，其中硝酸甘油最常用。

硝酸甘油

思政案例 24-1
“从恶魔到天使”的硝酸甘油

硝酸甘油(nitroglycerin)为硝酸酯类重要代表药。其特点为起效快、强、短、给药方便、价格低廉、用药依从性好，是心绞痛治疗的首选药物。

【体内过程】

硝酸甘油脂溶性高，可通过黏膜、皮肤吸收。口服生物利用度低，仅为 8%，不宜口服。舌下给药可避免首过消除，其生物利用度为 80%。舌下含服后 1～2 min 起效，持续 20～30 min，V_d 为 170 L，$t_{1/2}$ 为 2～4 min。硝酸甘油也可透皮吸收，2%硝酸甘油软膏或贴膜剂于睡前涂抹在患者前臂或贴在胸部皮肤，可预防夜间发作。硝酸甘油在肝内经谷胱甘肽-有机硝酸酯还原酶系统代谢为易溶于水的二硝酸代谢物(扩张血管作用仅为硝酸甘油的 1/10，$t_{1/2}$ 为 40 min)，少量为一硝酸代谢物及无机亚硝酸盐，最后与葡萄糖醛酸结合由肾排出。

【药理作用】

硝酸甘油基本作用为舒张血管平滑肌。

1. 舒张全身血管，降低心肌耗氧量 硝酸甘油舒张全身小动脉及小静脉，但是对小静脉舒张作用大于对小动脉的舒张作用，特别是舒张毛细血管后静脉(容量血管)。小静脉舒张减少回心血量，降低心室充盈度，使心室容积缩小，降低室壁张力，减轻心脏前负荷；小动脉舒张可减小左心室后负荷，同时缩短心脏射血时间，减少做功。上述作用使心肌耗氧量明显下降。

2. 扩张冠状动脉，改善心肌缺血区供血 硝酸甘油舒张较大的心外膜血管、输送血管及侧支循环血管，缓解冠状动脉痉挛；其对阻力血管舒张作用较弱。当冠状动脉硬化或痉挛狭窄时缺血区的阻力血管因缺氧、代谢产物堆积已扩张，此时非缺血区血管阻力大于缺血区，用药后输送血管和侧支血管扩张，血液顺着压力差流向缺血区(阻力小的区域)，增加缺血区血供。

3. 改善心内膜供血和左心室顺应性 心脏冠状动脉由心脏外垂直穿过心壁进入心内膜，心绞痛发生时，组织缺血缺氧，左心室舒张末压力增高，心外膜与心内膜血流的压力差降低，容

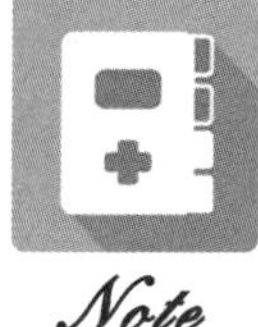
Note

易造成心内膜缺血。硝酸甘油扩张血管,减少回心血量,降低心室壁张力,有利于血液自心外膜向心内膜方向流动。

4. 心肌细胞保护作用 硝酸甘油释放 NO,促进内源性前列环素、降钙素基因相关肽等的生成与释放,直接保护心肌细胞,减少心肌损伤,缩小梗死面积。

5. 抑制血小板聚集 硝酸甘油增加血小板内的 cGMP 水平,降低血小板中 Ca^{2+} 浓度。抑制血小板聚集,抗心绞痛,对防止心肌梗死可能起到有益作用。

【作用机制】

硝酸甘油与平滑肌细胞的硝酸酯受体结合,被硝酸酯受体的巯基还原成 NO 或—SNO(亚硝巯基),释放 NO,舒张血管,抑制血小板聚集和黏附,发挥抗心绞痛作用。包括如下机制:①在平滑肌细胞内硝酸甘油经过谷胱甘肽转移酶催化,释放 NO(内皮源性舒血管因子,endothelium derived relaxing factor,EDRF),该作用为非内皮依赖性。NO 激活鸟苷酸环化酶(cGMP),增加细胞内 cGMP 的含量,进而激活 cGMP 依赖性蛋白激酶,减少细胞内 Ca^{2+} 释放和细胞外 Ca^{2+} 内流,减少细胞内 Ca^{2+},使肌球蛋白轻链去磷酸化,松弛血管平滑肌。②硝酸甘油血管舒张作用还有 PGI_2 和细胞膜超极化机制参与。③抑制血小板聚集、黏附。硝酸甘油通过产生 NO 而抑制血小板聚集、黏附,也有利于冠心病的治疗。

【临床应用】

1. 心绞痛 对各型心绞痛既有预防作用又有治疗作用。硝酸甘油舌下含服能迅速终止发作,重者可静脉点滴。在各种诱因作用下若及时使用硝酸甘油可避免心绞痛的发作,为避免心绞痛发作患者可随身携带硝酸甘油。

2. 急性心肌梗死 减少急性心肌梗死患者的心肌耗氧量,抑制血小板聚集和黏附,缩小梗死面积,但应限制用量,以免过度降压。

3. 充血性心力衰竭 由于扩张外周血管,减轻心脏前、后负荷,降低心肌耗氧量,改善心脏泵血功能,用于治疗急、慢性充血性心力衰竭。

【不良反应】

1. 血管扩张 常见不良反应。皮肤血管扩张,可出现颈面潮红、发热;脑膜血管扩张,可有搏动性头痛。也可引起体位性低血压、晕厥。应用大剂量时,由于血压降低,可减少冠状动脉灌注压,并反射性引起心率加快,心肌收缩力加强,增加心肌耗氧量而使心绞痛加重,应避免与其他降压药物同服。

2. 耐受性 连续用药 2～3 周可出现耐受性,停药 1～2 周耐受性消失。间歇疗法或从小剂量开始使用可避免。耐受性与氧自由基的产生、内皮素-1(ET-1)产生有关。

3. 高铁血红蛋白血症 剂量过大可致高铁血红蛋白血症,诱发心绞痛。

【药物相互作用】

知识链接 24-1 **硝酸甘油使用注意事项**

硝酸甘油与降压药、血管扩张药合用,可增强降压作用。与肾上腺素受体激动药合用,可降低其抗心绞痛作用。乙醇抑制硝酸甘油代谢而易引起低血压,故服药期间应禁酒。苯巴比妥可加速硝酸甘油代谢而降低血药浓度。硝酸甘油可加强三环类抗抑郁药的降压作用等,故应慎用。

硝酸异山梨酯

硝酸异山梨酯(isosorbide dinitrate)的作用及作用机制与硝酸甘油相似,其特点为作用较弱,起效较慢、维持时间较久。但剂量范围个体差异较大,不良反应较多。

单硝酸异山梨酯

单硝酸异山梨酯(isosorbide mononitrate)为异山梨酯代谢产物,其口服生物利用度为 100%,服药 1 h 后血药浓度达峰值。$t_{1/2}$ 约 5 h,作用持续时间 8 h。

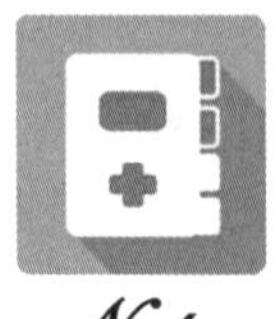

Note

第二节 β受体阻断药

β受体阻断药具有抗心律失常、抗高血压和抗心绞痛等较广泛的药理作用和临床应用。β受体阻断药可使心绞痛发作次数减少，硝酸甘油用量减少，运动耐力增加，心电图缺血性变化改善。常用的药物为普萘洛尔、阿替洛尔、美托洛尔等。

普萘洛尔

普萘洛尔(propranolol，心得安)为非选择性β受体阻断药。

【药理作用】

1. 降低心肌耗氧量 阻断心脏β_1受体，降低心肌收缩力，减慢心率，降低心肌耗氧量。心绞痛时，交感神经活性增强，心肌局部和血中儿茶酚胺类含量增高，更大程度地激动β_1受体，使心肌收缩性加强，心率加快，心肌耗氧量明显增加，加重心肌缺血缺氧。普萘洛尔阻断心脏β_1受体，对抗交感神经兴奋，明显降低心肌耗氧量，缓解心绞痛。

2. 改善缺血区供血 ①减慢心率，舒张期延长，有利于血液从心外膜血管流向易缺血的心内膜区，增加心肌供血。②阻断冠状动脉β_2受体，增加非缺血区冠状动脉阻力，而在缺血区冠状动脉由于代谢物堆积处于扩张状态，阻力小，此时，血液更容易流向缺血区，改善缺血区血供。

3. 其他作用 促进氧自血红蛋白解离，增加全身组织包括心肌的供氧。

【临床应用】

1. 稳定型心绞痛 主要用于稳定型心绞痛。对伴有高血压、心律失常者更适用。普萘洛尔不宜用于与冠状动脉痉挛有关的变异型心绞痛，因冠状动脉上的β_2受体被阻断后，α受体占优势，易加剧冠状动脉收缩。

2. 心肌梗死 缩小心肌梗死的梗死面积。

【不良反应】

1. 消化道反应 以恶心、呕吐、轻度的腹泻较为常见。

2. 反跳现象 长期使用突然停药，引起反射性心率加快而诱发心绞痛或心动过速等。应于停药前2周开始缓慢减量，停药。

【禁忌证】

重度心功能不全、支气管哮喘、有哮喘既往史、心动过缓、房室传导阻滞、低血压患者及孕妇禁用。由于长期应用对血脂有影响，因此本类药物禁用于血脂异常的患者。

第三节 钙通道阻滞药

用于抗心绞痛的钙通道阻滞药有维拉帕米(verapamil)、硝苯地平(nifedipine)、地尔硫䓬(diltiazem)等。

【药理作用】

通过阻断L型钙通道，减少Ca^{2+}内流使心肌、血管平滑肌内Ca^{2+}含量减少，产生如下作用。

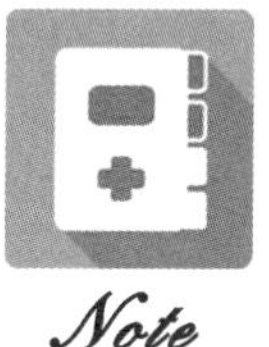

1. 降低心肌耗氧量 钙通道阻滞药可使心肌收缩力减弱，心率减慢，小动脉平滑肌松弛，总外周阻力下降，心脏负荷减轻，从而减少心肌耗氧量。

2. 舒张冠状动脉 钙通道阻滞药对较大冠状动脉输送血管及小的阻力血管均有扩张作用，降低狭窄的冠状动脉的阻力，解除血管痉挛，增加缺血区的血液灌注。增加侧支循环，改善缺血区的供血和供氧。

3. 保护缺血心肌细胞 心肌缺血时，细胞膜对 Ca^{2+} 通透性增加，使细胞内 Ca^{2+} 积聚，特别是线粒体内 Ca^{2+} 超负荷，失去氧化磷酸化能力，促使细胞死亡。本类药抑制 Ca^{2+} 内流、减轻细胞内 Ca^{2+} 超负荷，保护心肌细胞和血管内皮细胞。

4. 抑制血小板聚集 不稳定型心绞痛与血小板黏附和聚集、冠状动脉血流减少有关。大多数急性心肌梗死是由粥样硬化斑块破裂，局部形成血栓，血栓突然阻塞冠状动脉所致。钙通道阻滞药阻滞 Ca^{2+} 内流，降低血小板内 Ca^{2+} 浓度，抑制血小板聚集。

【临床应用】

1. 各型心绞痛 对各型心绞痛均有效，尤其是对变异型心绞痛最有效。对伴有支气管哮喘、外周血管痉挛性疾病、快速型心律失常适合。对伴有室上性心动过速、心房颤动、心房扑动病史的心绞痛患者宜选用维拉帕米、地尔硫䓬。对伴有高血压的患者，适合选用硝苯地平。

2. 急性心肌梗死 促进冠状动脉的侧支循环，可缩小梗死区。

【不良反应】

主要是心脏抑制。维拉帕米、地尔硫䓬可抑制心肌收缩和房室传导。可加重心功能不全、房室传导阻滞病情，与β受体阻断药合用心脏抑制情况更加严重。与地高辛合用，可因提高地高辛的血药浓度而引起地高辛中毒。

第四节 其他抗心绞痛药

除了经典的三类抗心绞痛药物外，还有其他类型抗心绞痛药物。包括血管紧张素转换酶抑制药(ACEI)，β-羟基-β-甲戊二酸单酰辅酶A(HMG-CoA)还原酶抑制药以及改善心肌能量代谢的心肌脂肪酸β-氧化抑制剂等。其中改善心肌能量代谢药物是抗心绞痛药物开发的新领域。

血管紧张素转换酶抑制药包括卡托普利(captopril)、赖诺普利(lisinopril)、雷米普利(ramipril)等。该类药物可通过扩张血管降低心脏前、后负荷，降低心肌耗氧量，扩张冠状动脉，增加心肌供氧，抗自由基减轻心肌损伤，抑制心肌重构，同时还对硝酸酯类药物的耐受性有一定的控制。

卡维地洛(carvedilol)为 β_1、β_2 和 α 受体阻断药，并有抗氧化作用，因此，可用于治疗心绞痛、心功能不全和高血压病。

吗多明(molsidomine)代谢产物作为NO的供体，释放NO，发挥与硝酸酯类相似的作用。舌下含服或喷雾吸入用于稳定型心绞痛或心肌梗死伴高充盈压者疗效较好。

尼可地尔(nicorandil)为 K^+ 通道激活药。既有激活血管平滑肌细胞膜 K^+ 通道，促进 K^+ 外流，使细胞膜超极化，抑制 Ca^{2+} 内流作用，还有释放NO，增加血管平滑肌细胞内cGMP生成的作用。扩张冠状动脉，减轻 Ca^{2+} 超载对缺血心肌细胞的损害。主要适用于变异型心绞痛和慢性稳定型心绞痛，且不易产生耐受性。同类药还有吡那地尔(pinacidil)和克罗卡林(cromakalim)。

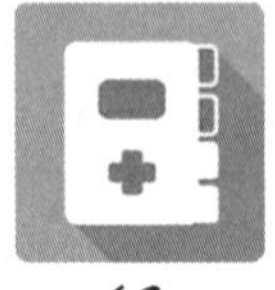
Note

雷诺嗪(ranolazine)是一种新型的抗心绞痛药物。雷诺嗪是心肌脂肪酸β-氧化抑制剂。

脂肪酸氧化与葡萄糖氧化代谢产生 ATP 分子过程相比，能量生产效率较低。雷诺嗪通过调节心脏代谢方式，减少脂肪酸氧化，增加葡萄糖的氧化，从而减少心脏的需氧量，缓解心绞痛，同时既不减慢心率也不降低血压。目前，雷诺嗪主要限用于稳定型心绞痛患者的辅助治疗。该药副作用少，常见的不良反应是头痛、眩晕、疲乏，对肝、肾功能没有影响。

第五节　抗心绞痛药物的联合用药

不同种类抗心绞痛药物的作用机制不同，提示联合用药时可减少用量、增强疗效和减少副作用。临床常常选用作用时间近似的药物联合使用，应注意血压变化。

1. 硝酸酯类联合β受体阻断药　联合使用硝酸酯类和β受体阻断药治疗典型的劳力性心绞痛呈现增效减毒的作用。如β受体阻断药取消硝酸酯类引起的反射性心动过速和心肌收缩力增强；硝酸酯类通过扩大静脉容积而减弱β受体阻断药引起的左心室舒张末期容积增加，心室射血时间延长；硝酸酯类还可减弱因阻断β受体而引起的冠状血管阻力增高。但二药均可引起血压下降，需注意剂量应减小，尤其是开始剂量，以防体位性低血压（表 23-1）。

表 23-1　硝酸酯类和β受体阻断药合用治疗心绞痛的效应

作　用	硝 酸 酯 类	β受体阻断药	硝酸酯类+β受体阻断药
心率	↑	↓	—↓
心肌收缩力	↑	↓	—
射血时间	↓	↑	—
左心室舒张末压力	↓	↑	—↓
心脏容积	↓	↑	—↓
动脉压	↓	↓	↓

2. 钙通道阻滞药联合β受体阻断药　当单用β受体阻断药不能控制心绞痛时，联合使用钙通道阻滞药有时能缓解心绞痛，特别是在冠状动脉痉挛发作时。

3. 硝酸酯类联合钙通道阻滞药　硝酸酯类联合钙通道阻滞药对解除严重的劳力性和血管痉挛性心绞痛的效果超过单用药。硝酸酯类主要降低前负荷，钙通道阻滞药主要降低后负荷，两类药合用使降低耗氧量作用相加，但能使血压过低，应注意。

4. 钙通道阻滞药加β受体阻断药加硝酸酯类　在给予两种抗心绞痛药未能控制患者的劳力性心绞痛时，同时采用上述三种类型的药物有可能使病情得到改善。二氢吡啶类和硝酸酯类可扩张心外膜冠状动脉血管，二氢吡啶类降低后负荷，硝酸酯类降低前负荷，β受体阻断药减慢心率和减弱心肌收缩力，因此它们的合用无论是理论上，还是在临床实践中，都提示具有有益作用。

小　　结

抗心绞痛药物主要有 3 个类型：硝酸酯类、钙通道阻滞药、β受体阻断药。另外改善心肌细胞代谢的药物也有治疗作用。

硝酸甘油抗心绞痛作用快、强、短，舌下或静脉给药，短期内反复大量用药可出现耐受性。药理作用：①舒张全身血管，降低心肌耗氧量；②扩张冠状动脉，改善心肌缺血区供血；③改善

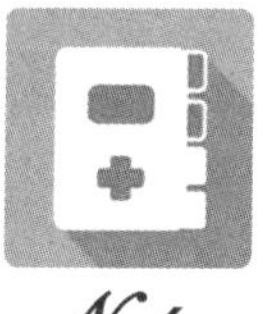

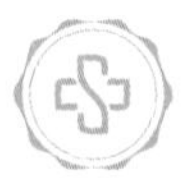

心内膜供血和左心室顺应性。临床用于各型心绞痛的防治。

硝酸酯类、钙通道阻滞药、β受体阻断药联合用药增加疗效，降低不良反应，但应防止患者的血压过低。变异型心绞痛禁用β受体阻断药。

目标测试

思考题答案

思 考 题

1. 简述硝酸甘油抗心绞痛的药理作用及机制。
2. 钙通道阻滞药与硝酸酯类联合使用疗效能够增加吗？为什么？
3. 简述硝酸酯类联合β受体阻断药治疗心绞痛的药理学基础。

本章参考文献

[1] 王吉耀.内科学[M].上海:复旦大学出版社,2013.
[2] 杨宝峰.药理学[M].8版.北京:人民卫生出版社,2013.
[3] 王琼.心绞痛治疗新药的研究进展[J].药物评价研究,2019,42(5):1014-1019.

(河南科技大学 李 艳)

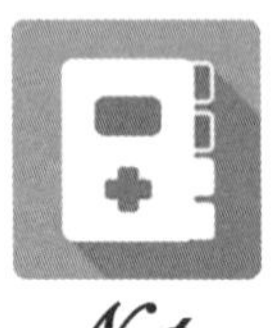
Note

第二十五章 调血脂药与抗动脉粥样硬化药

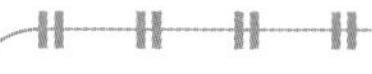

学习目标

本章 PPT

1. 知识目标 ①掌握 HMG-CoA 还原酶抑制药的药理作用、临床应用、不良反应和代表药物。②掌握贝特类药物药理作用及调血脂机制。③掌握胆汁酸结合树脂考来烯胺的药理作用。

2. 能力目标 通过学习此章内容，加强学生对调血脂药与抗动脉粥样硬化药的了解。

3. 情感目标 通过学习思政案例，认识到中医药抗动脉粥样硬化的研究具有重要意义，我们应该继承和弘扬中医药文化，造福人类。

案例引导25-1

案例引导答案

某患者，男，79 岁，10 年前经常头晕、头痛、健忘、失眠、焦虑、手脚发凉等，近 2 个月患者常常表现为声音嘶哑、饮水呛咳，肌肉震颤，行走困难等；前来就医。实验室检查提示：血清甘油三酯、胆固醇均偏高；眼底检查：小动脉痉挛，脑部 CT 提示腔隙性脑梗死，经医院诊断为动脉粥样硬化，高脂血症。

请问：

患者应该使用哪些类型的药物治疗？

心脑血管疾病的主要病理学基础是动脉粥样硬化。动脉粥样硬化与脂质代谢紊乱和高脂血症关系密切，高脂血症可促进动脉粥样硬化病变的形成和发展。因此，治疗动脉粥样硬化是防治心脑血管疾病的重要措施。抗动脉粥样硬化药的主要类型有调血脂药及其他类型抗动脉粥样硬化药。调血脂药包括：①主要降低总胆固醇（TC）和低密度脂蛋白（LDL）的药物：他汀类。②主要降低甘油三酯（TG）及极低密度脂蛋白（VLDL）的药物：贝特类（苯氧芳酸衍生物）等。

第一节 调血脂药

血脂是血浆或血清中所含脂类的统称。血脂包括胆固醇（cholesterol，Ch），甘油三酯（triglyceride，TG）、磷脂（phospholipid，PL）和游离脂肪酸（free fatty acid，FFA）等。总胆固醇（total cholesterol，TC）包括胆固醇酯（cholesterol ester，CE）和游离胆固醇（free cholesterol，FC）。血脂的来源有两个途径：①外源性途径：从食物中摄取的脂类经消化道吸收入血液。②内源性途径：由肝、脂肪细胞以及其他组织合成后释放入血。血脂含量受多种因素如饮食、年龄、性别、职业及代谢等的影响。

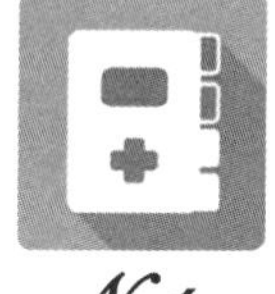

血脂与血浆中的载脂蛋白(apolipoprotein,Apo)结合成脂蛋白(lipoprotein,LP)溶于血浆中方可进行转运和代谢。不同的脂蛋白含不同的 Apo,其主要功能:①结合和转运脂质;②调节脂蛋白代谢关键酶活性;③参与脂蛋白受体的识别等。脂蛋白按超速离心法可分为 4 个类型:乳糜微粒(chylomicron,CM)、极低密度脂蛋白(very low density lipoprotein,VLDL)、低密度脂蛋白(low density lipoprotein,LDL)和高密度脂蛋白(high density lipoprotein,HDL)。此外,还有中间密度脂蛋白(intermediate density lipoprotein,IDL),是 VLDL 在血浆的代谢物,其组成及密度介于 VLDL 及 LDL 之间。各类脂蛋白都含这 4 类成分,但含量差别很大。乳糜微粒含甘油三酯最多,达 80%～95%,蛋白质最少,约 1%;VLDL 含甘油三酯为 50%～70%,蛋白质含量约 10%;LDL 含胆固醇及胆固醇酯最多,为 40%～50%;HDL 含蛋白质最多,约为 50%。

血浆脂蛋白代谢异常:血脂水平升高达一定程度时即为高脂血症或高脂蛋白血症。按血浆脂蛋白异常情况,可将高脂血症分为以 TC 升高为主型、TG 升高为主型和混合型。按病因可分为原发性和继发性两大类。原发性者为遗传性脂代谢紊乱疾病;按脂蛋白升高的类型不同分为 6 型,见表 25-1。继发性者是继发于其他疾病如糖尿病、酒精中毒、肾病、甲状腺功能减退、肝脏疾病的或由药物因素,如应用噻嗪类利尿药等导致的高脂血症。

表 25-1 原发性高脂血症的分型

分型	脂蛋白变化	脂质变化
Ⅰ	CM↑	TC↑、TG↑↑↑
Ⅱa	LDL↑	TC↑↑
Ⅱb	VLDL、LDL↑	TC↑↑、TG↑↑
Ⅲ	IDL↑	TC↑↑、TG↑↑
Ⅳ	VLDL↑	TG↑↑
Ⅴ	CM、VLDL↑	TC↑、TG↑↑↑

一、主要降低 TC 和 LDL 的药物

(一) β-羟基-β-甲戊二酸单酰辅酶 A(HMG-CoA)还原酶抑制药

β-羟基-β-甲戊二酸单酰辅酶 A(HMG-CoA)还原酶抑制药也称为他汀类(statins)药物。常用的他汀类药物有洛伐他汀(lovastatin)、辛伐他汀(simvastatin)、普伐他汀(pravastatin)、阿托伐他汀(atorvastatin)等。

【体内过程】

洛伐他汀和辛伐他汀是前药,口服后代谢成为有活性的开环羟基衍生物。普伐他汀具有开环内酯结构。氟伐他汀、阿伐他汀为含氟的活性物质。口服后氟伐他汀几乎全部被吸收,其余他汀类的口服吸收率为 40%～75%。他汀类均有较高的首过效应。多数药物从胆汁中排泄,5%～20%在尿中排泄。阿托伐他汀的血浆 $t_{1/2}$ 较长,为 24 h,其余的他汀类 $t_{1/2}$ 为 1～3 h。

【药理作用及作用机制】

1. 调血脂作用 他汀类药有明显调血脂作用。治疗剂量下降低 LDL 作用最强,降低 TC 作用次之,降低 TG 作用很小,而 HDL 略有升高。呈剂量依赖性,约 2 周显效,4～6 周达高峰,长期应用可保持疗效。

调血脂作用机制:①竞争性抑制 HMG-CoA 还原酶:人体内胆固醇(Ch)主要来自肝脏合成,HMG-CoA 还原酶是 Ch 合成过程的限速酶。他汀类具有与 HMG-CoA 相似的结构,且与 HMG-CoA 还原酶的亲和力高出 HMG-CoA 数千倍,对该酶发生竞争性抑制,使 Ch 合成受

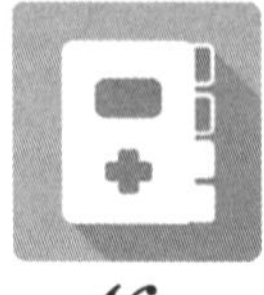
Note

阻。②增加 LDL 受体及活性,加快 VLDL 代谢:负反馈调节导致肝细胞表面 LDL 受体代偿性增加及活性增强,使血液中大量的 LDL 被摄取利用,代谢为胆汁酸排出体外,致使血浆 LDL 降低,继而导致 VLDL 代谢加快,加之肝脏合成及释放 VLDL 减少,导致血浆 VLDL 及 TG 下降。③间接升高 HDL:可能是 VLDL 减少的间接结果。由于各种他汀类药物与 HMG-CoA 还原酶亲和力的不同,所以调脂的效应各异。

2. 非调血脂作用 他汀类尚有多重心血管的保护作用。①改善血管内皮功能,提高血管内皮对扩血管物质的反应性;②抑制血管平滑肌细胞(vascular smooth muscle cells,VSMCs)的增殖和迁移,促进 VSMCs 凋亡;③减少动脉壁巨噬细胞及泡沫细胞的形成,使动脉粥样硬化斑块稳定和缩小;④降低血浆 C 反应蛋白,减少动脉粥样硬化过程的炎性反应;⑤抑制单核细胞-巨噬细胞的黏附和分泌功能;⑥抑制血小板聚集和提高纤溶活性等。他汀类的非降脂机制及意义尚待进一步研究。

【临床应用】

1. 调节血脂 适用于杂合子家族性和非家族性Ⅱa 型高脂血症、Ⅱb 和Ⅲ型高脂血症;也可用于 2 型糖尿病和肾病综合征引起的高胆固醇血症。对病情较严重者可与胆汁酸结合树脂配伍使用。对纯合体家族性高脂血症难以生效,对高甘油三酯血症疗效不显著。

2. 肾病综合征 对肾功能有一定保护和改善作用,与调血脂有关外,也可能与他汀类抑制肾小球细胞的增殖,延缓肾动脉硬化有关。

3. 血管成形术后再狭窄 一般认为血管成形术后再狭窄的发生与动脉粥样硬化病变有类似性,对再狭窄有一定的预防效应。

4. 预防心脑血管急性事件 他汀类能增加动脉粥样硬化斑块的稳定性或使斑块缩小,减少脑卒中或心肌梗死的发生。

【不良反应与应用注意事项】

他汀类药物有较好的安全性和耐受性,其不良反应较小而轻。严重不良反应发生率低于 0.1%。大剂量应用时有 2%~9%的患者出现肠胃道反应、肌痛、皮肤潮红、头痛等暂时性反应,1%~2%的患者有无症状性转氨酶升高,极个别(<0.1%)有肌酸磷酸激酶(CPK)升高,停药后即恢复正常,偶有骨骼肌坏死症。为此,用药期间应定期检测肝功能,有肌痛者应检测 CPK,必要时停药。孕妇及运动性肝病或转氨酶持续升高者禁用。原有肝病史者慎用,特别注意联合用药问题。

【药物相互作用】

他汀类与胆汁酸结合树脂联合应用,可增强降低血清 TC 及 LDL 的效应。若与贝特类或烟酸联合应用可增强血清 TG 的效应。但是也能提高肌病的发生率。若与免疫抑制药环孢素或大环内酯类抗生素红霉素等并用,也能增加肌病发生的危险性。若与香豆素类抗凝药同时应用,有可能使凝血酶原时间延长,应注意检测凝血酶原时间,及时调整抗凝血药使用剂量。

【临床常用药物】

临床常用药物主要有洛伐他汀、辛伐他汀、氟伐他汀、阿伐他汀和瑞舒伐他汀,体内过程稍有不同,作用强度也不同。其中瑞舒伐他汀作用强,起效快,作用时间长。

洛伐他汀

洛伐他汀(lovastatin)又称为美降脂,为无活性的内环型,服后吸收后水解成开环羟酸型而呈现活性。对肝脏有高度选择性,调脂作用可靠,一般用药 2 周呈现明显效应,4~6 周可达最佳治疗效果,呈剂量依赖性,高胆固醇血症患者给予洛伐他汀显著降低 TC、LDL-C,升高 HDL-C。

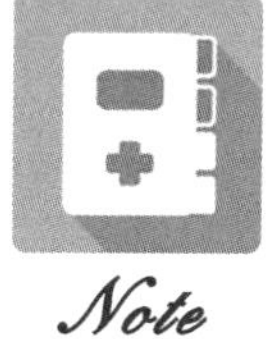

Note

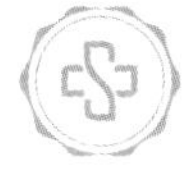

辛伐他汀

辛伐他汀(simvastatin)又称为舒降脂,为洛伐他汀的甲基衍化物,吸收水解后产生活性。其调脂作用较洛伐他汀强一倍。升高 HDL 的作用强于阿托伐他汀。长期应用辛伐他汀不仅有效调血脂,同时也显著延缓动脉粥样硬化病变进展和病情恶化进程,减少心脏事件和不稳定型心绞痛的发生。

知识链接 25-1
"拜斯亭"药害事件

氟伐他汀

氟伐他汀(fluvastatin)是第一个人工合成的含氟苯吲哚环的甲羟内酯衍生物。阻断 HMG-CoA 还原酶和中间产物甲戊二羟酸(MVA),调节血脂。口服吸收快而完全,但首过消除明显。是他汀类药物和其他类型药物相互作用最少,引起肌病概率最低的调脂药物。

阿托伐他汀

阿托伐他汀(atorvastatin)又称为阿伐他汀。口服吸收迅速,不受食物影响。能够降低血浆胆固醇和脂蛋白水平,减少 LDL 的生成,降低 TG 作用较氟伐他汀强。临床上大剂量用于家族性高胆固醇血症、混合性高脂血症等。

瑞舒伐他汀

瑞舒伐他汀(rosuvastatin)对 HMG-CoA 还原酶抑制作用较上述药物强,明显降低 LDL-C,升高 HDL-C。起效快,作用时间长。临床用于高脂血症和高胆固醇血症。

(二)影响胆固醇吸收的药物

1. 胆汁酸结合树脂(胆酸螯合剂) 胆汁酸结合树脂(bile acid binding resins)主要包括考来烯胺(cholestyramine,又称为消胆安)和考来替泊(colestipol,又称为降胆宁)。胆汁酸结合树脂进入肠道不被吸收,与胆汁酸牢固结合阻止胆汁酸的肝肠循环和反复利用,消耗大量的胆固醇,降低血浆 TC 和 LDL 水平。

考来烯胺

【药理作用与作用机制】

考来烯胺在肠道通过离子交换与胆汁酸结合后发生下列作用:①减少食物中脂类(包括胆固醇)的吸收;②阻滞胆汁酸在肠道的重吸收;③肝内胆固醇经 7α-羟化酶的作用转化为胆汁酸;④肝细胞表面 LDL 受体增加或活性增强;⑤LDL-Ch 经受体进入肝细胞,血浆 TC 和 LDL-Ch 水平降低。

【临床应用】

适用于Ⅱa 及Ⅱb 及家族性杂合子高脂血症,对纯合子家族性高胆固醇血症无效。

【不良反应】

有特殊的臭味和一定的刺激性,少数人用后可能有便秘、腹胀、嗳气和食欲减退等,一般在两周后可消失。

【药物相互作用】

考来烯胺在肠腔内可与 HMG-CoA 还原酶抑制药、氯噻嗪、苯巴比妥、洋地黄毒苷、甲状腺素、口服抗凝药、脂溶性维生素、叶酸、铁剂及某些抗生素结合,影响这些药物的吸收,尽量避免配伍使用,若要配伍使用应间隔一定时间。

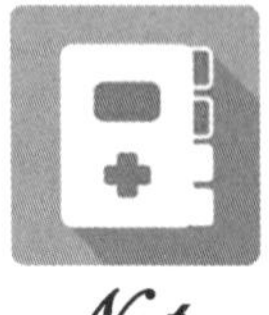

Note

2. 胆固醇吸收抑制药 如依折麦布等。

依折麦布

依折麦布(ezetimibe)为新型胆固醇吸收抑制药。于 2002 年获美国 FDA 批准上市,2006 年我国批准上市,注射用药。

通过选择性与小肠上皮刷状缘上的 NPC1L1 蛋白(Niemann-Pick C1 Like 1 protein,在肠道吸收胆固醇的过程中起关键作用的一种胆固醇转运蛋白)结合,有效减少肠道内胆固醇吸收,降低血浆胆固醇水平以及肝脏胆固醇储量,但不影响胆汁酸和其他物质的吸收。

适用于治疗原发性高胆固醇血症,纯合子家族性高胆固醇血症(HoFH)。

依折麦布与他汀类药物组成的复方制剂或联合用药,作用增加,心血管事件发生率降低。不良反应少而轻。

3. 酰基辅酶 A 胆固醇酰基转移酶抑制药 酰基辅酶 A 胆固醇酰基转移酶(acyl-coenzyme A cholesterol acyltransferase,ACAT)有促进细胞内 Ch 转化为 CE 的功能,生理情况下这种转化在肝细胞促进 VLDL 的合成和释放,在血管壁促进 Ch 的蓄积,在小肠促进 Ch 的吸收,避免游离胆固醇过多对细胞造成伤害,对胆固醇的吸收和平衡起到重要的调节作用。但在病理条件下,在巨噬细胞则促进泡沫细胞的形成,其对 Ch 的吸收、蓄积和泡沫细胞的形成等对动脉粥样硬化病变过程都有促进作用。因此,对 ACAT 有抑制作用的药物可发挥调血脂和抗动脉粥样硬化的效应,是一类有潜力和发展前途的调血脂药,其中甲亚油酰胺已在临床应用。

甲亚油酰胺

甲亚油酰胺(melinamide)又称为亚油甲苄胺,能阻滞细胞 Ch 向 CE 的转化,从而减少外源性 Ch 的吸收,阻滞 Ch 在肝脏形成 VLDL,阻滞外周组织 CE 的蓄积和泡沫细胞的形成,并有利于 Ch 的逆化转运,使血浆及组织 Ch 降低。适用于Ⅱ型高脂血症。口服后约 50%经门静脉吸收,在体内分布很广而且均匀,最后大部分分解,约 7%自胆汁排出。不良反应轻微,可出现食欲减退或腹泻等。

(三) 前蛋白转化酶枯草菌素 9(PCSK9)抑制药

PCSK9 是一种由肝脏合成的分泌性丝氨酸蛋白酶。PCSK9 可与肝细胞表面的低密度脂蛋白胆固醇受体(LDL-R)相结合,并使其降解,降低 LDL-R 对血液中的 LDL-C 的清除能力。因此,抑制 PCSK9 可以降低血液中的 LDL-C 含量,并减少心血管事件的发生。代表药物是依洛尤单抗等。

二、主要降低 TG 及 VLDL 的药物

(一) 贝特类

贝特类(苯氧芳酸衍生物)氯贝丁酯(安妥明)有降低 TG 及 VLDL 的作用特点,曾广泛应用,后经大规模和长期临床实验,发现不良反应,特别是肝胆系统并发症较多,且不能降低冠心病患者的病死率。目前应用的新型贝特类,调血脂作用增强而不良反应减少,如吉非罗齐、非诺贝特等。

【药理作用】

1. 调脂作用 贝特类能降低血浆 TG 20%~60%、VLDL-C 63%、TC 6%~25%、LDL-C 26%;能升高 HDL-C 10%~30%。吉非罗齐、非诺贝特和苯扎贝特较强。

贝特类调血脂的作用机制:①抑制乙酰辅酶 A 羧化酶,减少脂肪酸从脂肪组织进入肝脏,

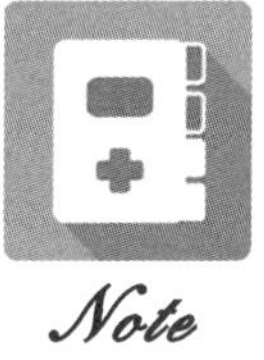

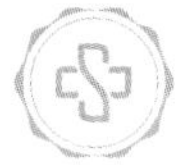

合成 TG 及 VLDL;②增加 HDL 的合成,减慢 HDL 的清除,促进 Ch 逆化转运;③促进 LDL 颗粒的清除。

2. 非调脂作用 抗凝血、抗血栓和抗炎性作用等,共同发挥抗动脉粥样硬化效应。

【临床应用】

主要用于原发性高 TG 血症,对Ⅲ型高脂血症和混合型高脂血症也有较好的疗效,也可用于伴有2型糖尿病的高脂血症。但是各药的效应不同。如非诺贝特除调血脂外,尚可降低血尿酸水平,可用于伴有高尿酸血症的患者。苯扎贝特能改善代谢,可用于糖尿病伴有高 TG 血症患者。

【不良反应】

一般耐受良好,不良反应发生率为5%~10%。主要为消化道反应,如食欲不振、恶心、腹胀等,其次为乏力、头痛、失眠、皮疹、阳痿等。偶有肌痛,尿素氮增加,转氨酶升高,停药后可恢复。各药的不良反应不尽相同,氯贝丁酯不良反应较多且严重,可致心律失常、胆囊炎和胆石症等,肠胃道肿瘤的发病率增加。孕妇,儿童,肝胆疾病、肾功能不全患者禁用。

【药物相互作用】

与口服抗凝药同用,可使抗凝活性增强,常需减少抗凝药的剂量。与他汀类药联合应用,有增加肌病发生的可能。

(二)烟酸类

烟酸

烟酸(nicotinic acid),又称为尼克酸,水溶性维生素之一。早年发现大剂量烟酸能降低血清 TG,预防实验性动脉粥样硬化,并证明其抗动脉粥样硬化作用与在体内转化烟酰胺的作用无关,转化成烟酰胺后无降脂作用,但如将烟酸与其他物质结合成酯,服后在体内释放出烟酸仍然有效。

【药理作用】

1. 调血脂 大剂量能降低血浆 TG 和 VLDL,服后1~4 h 生效,使 TG 降低20%~60%,作用强度与剂量因高脂血症类型不同而异。降低 LDL 作用慢而弱,用药5~7天生效,3~5周达最大效应,降低10%~15%,若与胆汁酸结合树脂合用,能降低至40%~60%。若再加他汀类作用还可加强,能升高血浆 HDL。

调血脂机制:降低 cAMP 的水平,使脂肪酸的活性降低,脂肪组织中的 TG 不易分解放出 FFA,肝脏合成 TG 的原料不足,则难以进一步合成和释放 VLDL,继而 LDL 来源减少。烟酸升高 HDL 是由 TG 浓度降低而使 HDL 分解代谢减少所致。HDL 的增加有利于 Ch 的逆行转运,阻滞动脉粥样硬化病变的发展。

2. 抑制血小板聚集和扩张血管作用 烟酸还能抑制 TXA_2 的生成,增加 PGI_2 的生成,从而发挥抑制血小板聚集和扩张血管的作用。

【临床应用】

广谱调血脂药,对Ⅱb 和Ⅳ型高脂血症疗效最好。适用于混合型高脂血症、高 TG 血症、低 HDL 血症及高血清脂蛋白-a(Lp(a))血症。长期大规模临床观察认为烟酸能减轻冠心病的症状,降低冠心病患者病死率。若与他汀类或贝特类合用,可提高疗效。

【不良反应】

1. 皮肤潮红及瘙痒 用量较大时,开始数周常有皮肤潮红及瘙痒等,故应从小剂量开始,逐渐增加剂量。若与阿司匹林合用,可使反应减轻。阿司匹林能缓解烟酸的皮肤血管扩张,能延长半衰期,防止烟酸所致的尿酸浓度升高。

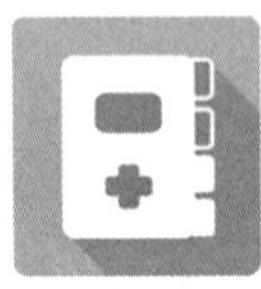

Note

2. 消化道症状 刺激胃黏膜，加重或引起消化性溃疡，餐时或餐后服用消化道症状可以减轻。

3. 其他 长期应用可致皮肤干燥，色素沉着。个别患者可有肝功能异常，血尿酸增加，糖耐量降低等，停药后可以恢复。消化性溃疡、糖尿病及肝功能异常者禁用。

(三) 降低 LP(a)的药物

LP(a)升高是动脉粥样硬化的独立危险因素，也是经皮腔内冠状动脉成形术(percutaneous transluminal coronary angioplasty，PTCA)后再狭窄的危险因素。降低血浆 LP(a)水平，已经成为防治动脉粥样硬化研究的热点。Lp(a)在结构上类似于血纤维蛋白溶酶原，因此可作为竞争性的纤维蛋白溶解抑制剂。然而，它也可能直接导致粥样斑块形成和主动脉瓣钙化。他汀类和依折麦布对血浆 LP(a)水平没有显著影响。代表药有阿昔莫司等。阿昔莫司可用于治疗Ⅱa、Ⅱb、Ⅳ型高脂血症，尤其对伴有糖尿病、痛风、冠心病的患者有较满意的疗效。

第二节 抗氧化药

氧自由基(oxygen free radical，OFR)是体内氧代谢的产物，有极强的氧化性，在动脉粥样硬化发生和发展中的作用已经引起了人们的注意。当血管内皮及白细胞等受刺激或损伤时可产生大量 OFR，进一步损伤生物膜，导致细胞功能障碍；同时氧化修饰脂蛋白，促进动脉粥样硬化病变的发展。

普罗布考

普罗布考(probucol)又称为丙丁酚，有明显降血浆 TC 和 LDL-C 作用，因有较强的降 HDL-C 作用而未被重视。后经动物实验及长期临床实验证明，其能使动脉粥样硬化病变明显减轻，冠心病发病率明显降低，特别是能有效地消除纯合子家族性高 Ch 血症患者皮肤和肌腱的黄色瘤，其效应与其抗氧化作用密切有关，从而引起重新评价和应用。

【药理作用】

1. 抗氧化作用 普罗布考能抑制 ox-LDL 的生成及其引起的一系列病变过程，如内皮细胞损伤，单核细胞向内皮下游走，清道夫受体摄取 ox-LDL 成泡沫细胞，VSMCs 增殖及迁移等。

2. 调血脂作用 普罗布考可使血浆 TC 下降 10%～20%，LDL-C 下降 5%～15%；而 HDL-C 明显下降，对血浆 TG 和 VLDL 一般无影响。若与他汀类或胆汁酸结合树脂合用，可增强调血脂作用。

3. 对动脉粥样硬化病变的影响 较长期应用可使冠心病发病率降低，已形成的动脉粥样硬化病变停止发展或消退，黄色瘤明显缩小或消除。

普罗布考为疏水性抗氧化药，抗氧化作用是维生素 E 的 5～6 倍。进入体内后分布于各脂蛋白，它本身被氧化为普罗布考自由基，阻断脂质过氧化，减少脂质过氧化物(LPO)的产生，减少动脉粥样硬化病变。同时普罗布考能抑制 HMG-CoA 还原酶，使 Ch 合成减少，并能通过受体及非受体途径增加 LDL 的清除，使血浆 LDL-C 水平降低；可提高胆固醇酯转移蛋白(CETP)的血浆浓度，使 HDL 颗粒中 Ch 减少(HDL_2 减少，HDL_1 增加)，HDL 颗粒变小，而数量和活性提高，增加了 HDL 的转运效率，使 Ch 逆转运清除加快。自由基化的普罗布考可被维生素 C 等还原恢复活性。普罗布考的抗动脉粥样硬化作用可能是抗氧化和调血脂作用的综合结果。

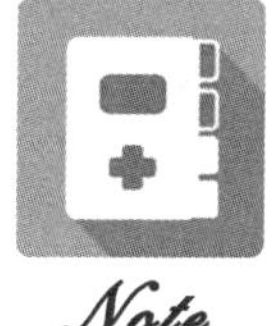

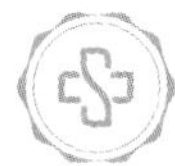

【临床应用】

用于各种型的高Ch血症，包括纯合体和杂合体家族性高Ch血症，若与其他降低Ch药合用可使效果加强。较长期服用可使肌腱黄色瘤消退，阻滞动脉粥样硬化病变发展或消退，冠心病发病率降低。对继发于肾病综合征或糖尿病的Ⅱ型脂蛋白血症也有效。

【不良反应】

不良反应少而轻，以胃肠道反应为主，如腹泻、腹胀、腹痛、恶心等，偶有嗜酸粒细胞增多、肝功能异常、高尿酸血症、高血糖、血小板减少、肌病、感觉异常等。对近期有心肌损伤者禁用，孕妇及小儿禁用。

维生素E

维生素E(vitamine E)又称为生育酚，植物油中分离出与生殖有关的成分，因其苯环上的甲基数目不同，可分为α、β、γ、δ四种。各种植物油中所含维生素E的种类不同，活性差别很大，人工合成品的活性较低。口服易吸收，在体内分布于细胞膜及脂蛋白，能被氧化为生育醌，再与葡萄糖醛酸结合经胆汁排出。维生素E有很强的抗氧化作用，即它本身苯环的羟基失去电子或H^{+}，以清除OFR，或抑制磷脂酶A2和脂氧合酶，以减少OFR的生成，中断脂质过氧化物和丙二醛的生成，它本身生成的生育醌，可被维生素C或氧化还原系统修复，继续发挥作用。能防止脂蛋白的氧化修饰及其所引起的一系列动脉粥样硬化病变过程，如抑制VSMCs增殖和迁移，抑制血小板黏附和聚集，抑制黏附分子的表达和功能，减少白三烯的合成，增加PGI_2的释放等，从而抑制动脉粥样硬化发展，降低缺血性心脏病的发生率和死亡率。

其他抗氧化药还有维生素C、辅酶Q10、异黄酮类等。

第三节　多烯脂肪酸类

多烯脂肪酸类又称多不饱和脂肪酸类(PUFAs)，用于防止心脑血管病。PUFAs可根据不饱和键在脂肪酸链中开始出现位置的不同，分为*n*-3型及*n*-6型。

n-3型多烯脂肪酸具有调血脂作用，降低TG及VLDL-TG的作用较强，LDL-C一般无改变，甚至轻度升高。*n*-3型多烯脂肪酸抗动脉粥样硬化防治心脑血管病，适用于高甘油三酯性高脂血症。3.5年后总病死率降低20%，心血管病死亡率降低30%，猝死率降低45%，并对心肌梗死患者的预后有明显改善。如果与他汀类合用可增强疗效。亦可适用于糖尿病并发高脂血症等。长期或大剂量应用，有可能延长出血时间，使免疫反应降低。

n-6型多烯脂肪酸，主要有亚油酸和γ-亚麻酸。常用月见草油。月见草油是从月见草种子所提取的油脂，其中含亚油酸约70%，γ-亚麻酸占6%～9%。制剂中的亚油酸和γ-亚麻酸本身有较弱的调血脂作用。

亚油酸来源于植物油，能调血脂和有抗动脉粥样硬化作用，常将其制成胶丸，或与其他调血脂和抗氧化药配合制成多种复合制剂应用。

第四节　多糖和多糖类

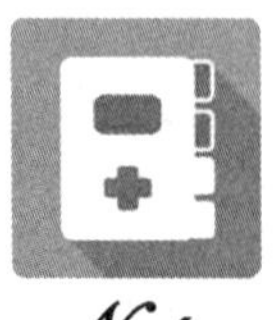

黏多糖是杂多糖的一类，多为由氨基己糖或其衍生物与糖醛酸构成的二糖单位多次重复

组成的长链，其典型代表为低分子量肝素、天然类肝素。

低分子量肝素

低分子量肝素(low molecular weight heparin，LMWH)由肝素解聚而成，平均分子质量为4～6 kD。由于分子量低，生物利用度较高，与血浆、血小板、血管壁蛋白结合的亲和力较低，抗凝血因子Ⅹa 的活力大于抗凝血因子Ⅱa 的活力，因此，其抗凝血作用较弱，抗血栓形成作用强，不易引起出血。主要用于不稳定型心绞痛、急性心肌梗死、PTCA 后再狭窄等。

天然类肝素(natural heparinoids)是存在于生物体类似肝素结构的一类物质，如硫酸乙酰肝素(HS)、硫酸皮肤素(DS)、硫酸软骨素(CS)及冠心舒等。它们有抗Ⅱa 作用弱、抗Ⅹa 作用强和半衰期更长的特点。研究证明，冠心舒有调血脂，降低心肌耗氧量，抗血小板，保护血管内皮和阻滞动脉粥样硬化斑块形成等作用，用于心、脑缺血性病症。最近又证明冠心舒具有与肝素相同强度的抑制血管平滑肌细胞增殖作用，而抗凝血作用仅为肝素的 1/47，且口服有效，表明天然类肝素可能是有较好前景的抗动脉粥样硬化药。

思政案例 25-1 弘扬中医药文化，中医药为抗动脉粥样硬化提供了新证据

小　结

抗动脉粥样硬化药主要有调血脂药、抗氧化药、多烯脂肪酸类、多糖和多糖类。本类药物具有调血脂、保护血管内皮、阻滞动脉粥样硬化斑块形成等作用。

(1) 调血脂药　①主要降低 TC 和 LDL 的药物包括他汀类、胆汁酸结合树脂、酰基辅酶 A 胆固醇酰基转移酶抑制药等。②主要降低 TG 及 VLDL 的药物包括贝特和烟酸类药物。

(2) 抗氧化药　包括普罗布考、维生素 E。能保护血管内皮细胞免受损伤。

(3) 多烯脂肪酸类　包括 n-3、n-6 型多烯脂肪酸。调血脂，抗氧化，抗动脉粥样硬化。

(4) 黏多糖和多糖类　包括低分子量肝素、天然类肝素。保护血管内皮、阻滞动脉粥样硬化斑块形成等。

目标测试

思考题答案

思　考　题

1. 抗动脉粥样硬化药有哪些类型？各列举一个代表药物。
2. 简述他汀类药物的药理作用、临床应用、主要不良反应。

本章参考文献

[1]　张庆柱. 基础药理学[M]. 2 版. 北京：高等教育出版社，2011.

[2]　董志. 药理学[M]. 3 版. 南京：江苏科学技术出版社，2012.

[3]　杨宝峰，陈建国. 药理学[M]. 9 版. 北京：人民卫生出版社，2018.

(河南科技大学　李　艳)

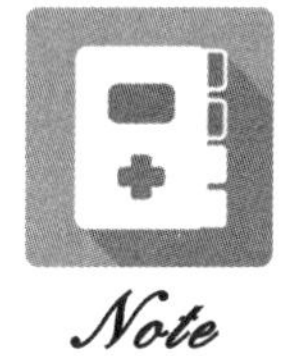

第二十六章　作用于血液及造血器官的药物

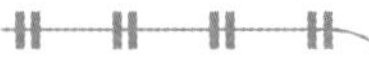

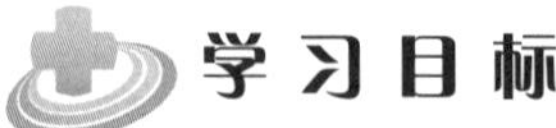

本章 PPT

1. 知识目标　①掌握肝素的药理作用和临床应用，香豆素类的药理作用和药物相互作用，抗血小板药(阿司匹林、双嘧达莫)的药理作用、作用机制及临床应用，纤维蛋白溶解药(链激酶)的药理作用及临床应用和促凝血药维生素 K 的临床应用及不良反应。②熟悉铁制剂、叶酸及维生素 B_{12}、右旋糖酐的药理作用及临床应用。

2. 能力目标　结合药物通过对案例的学习，加深学生对重点知识点的理解，提高对知识的应用能力，为临床工作打基础。

3. 情感目标　通过课程思政学习，培养学生刻苦学习能力、专业学习兴趣，提高学生的专业认同感和科学研究精神。

第一节　抗凝血药

案例引导26-1

案例引导答案

某男，25 岁，职员。肝炎后并发再生障碍性贫血，药物治疗无效，入院后拟做骨髓移植治疗，供髓者为患者胞妹。骨髓移植前一天，给患者做颈静脉切开插管术，插管成功后，导管内注入肝素稀释液 5 mL(9125 U)防止凝血。次日晨 6 时患者鼻衄，9 时整护士执行医嘱，再向导管注入肝素原液 5 mL(62500 U)，上午 10 时开始移植骨髓，在手术前后又各注入肝素原液 5 mL(62500 U)。至下午 3 时，患者头痛、呕吐，随即抽搐、昏迷。鱼精蛋白救治无效死亡，尸检发现：脑膜下弥漫性出血，脑实质出血，脑室出血及心膈面出血。

请问：

(1) 为什么患者会出现自发性出血？

(2) 鱼精蛋白救治肝素过量出血的作用机制是什么？

(3) 本例患者在使用肝素治疗的过程中，有哪些可以吸取的教训？

血流在血管内畅通的流动，取决于血管内皮、血小板、凝血系统、抗凝血系统、纤溶与抗纤溶系统等众多因素之间的动态平衡。在一定的病理条件下，动态平衡遭到破坏，临床上就出现凝血和出血两大症状。一是血栓形成导致血管腔的栓塞，另一种是出血不止(自发性出血)。治疗策略除对因治疗外，对症治疗也很重要，对症治疗就是应用相应的抗凝血药或止血药。

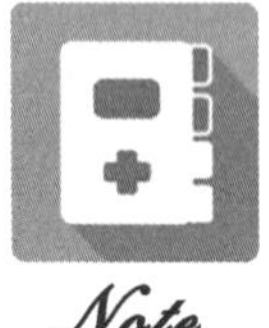

血液凝固是由血浆和组织中多种凝血因子参与的复杂的蛋白质水解活化过程，最终使可

溶性的纤维蛋白原变成稳定、难溶的纤维蛋白，网罗血细胞而成血凝块。血浆与组织中直接参与凝血的物质，统称为凝血因子(blood coagulation factors)，参与的凝血因子包括以罗马数字编号的12个凝血因子和前激肽释放酶(prekallikrein，PK)、激肽释放酶(kallikrein，Ka)、高分子激肽原(high molecular weight kininogen，HMWK)、血小板磷脂(PL或PF3)等，见表26-1。在生理情况下，血液凝固过程与抗凝血和纤维蛋白溶解过程保持动态平衡，这是抑制出血、防止血管内血栓形成、保持血管内血流畅通的基本保证。一旦这种平衡遭到破坏，就会出现血栓栓塞或出血性疾病。

表 26-1　血液凝固因子和同义名

因　子	同　义　名
Ⅰ	纤维蛋白原(fibrinogen)
Ⅱ	凝血酶原(prothrombin)
Ⅲ	组织凝血激酶(tissue thromboplastin)
Ⅴ	前加速素(pro-accelerin)
Ⅶ	前转变素(pro-convertin)
Ⅷ	抗血友病因子(antihemophilic factor，AHF)
Ⅸ	血浆凝血活酶(plasma thromboplastin component，PTC)
Ⅹ	斯图亚特因子(Stuart-Prower factor)
Ⅺ	血浆凝血活酶前质(plasma thromboplastin antecedent，PTA)
Ⅻ	接触因子(contact factor)，又称为哈格曼因子(Hageman factor)
XIII	纤维蛋白稳定因子(fibrin stabilizing factor)

血液凝固由内源性或外源性激活系统激发，经历一系列级联反应，最后形成纤维蛋白为基础的血凝块(图26-1)。纤维蛋白形成后，可激活纤维蛋白溶解(简称纤溶)过程。纤溶是抗凝系统的重要组成部分，能使体内产生的局部性纤维蛋白凝块得到清除。纤溶系统激活包括纤溶酶原(plasminogen)在纤溶酶原激活物作用下，转为纤溶酶(plasmin)；纤维蛋白及纤维蛋白原在纤溶酶参与下转为纤维蛋白降解产物，使血栓溶解。

除了凝血机制外，血液中还存在抗凝血机制，分为细胞抗凝和体液抗凝两类。参与体液抗凝机制的蛋白质包括三类：①丝氨酸蛋白酶抑制物，有抗凝血酶(antithrombin，AT)、C1抑制物、α_1抗胰蛋白酶(α_1AT)、α_2抗纤溶酶(α_2AP)、α_2巨球蛋白(α_2M)及肝素辅助因子Ⅱ(HCⅡ)；②蛋白质C系统，有蛋白C、蛋白S、凝血酶调节蛋白(thrombomodulin，TM)和蛋白C抑制物；③内源性组织因子途径抑制物(tissue factor pathway inhibitor，TFPI)。这些抗凝蛋白质缺乏时，容易发生静脉血栓栓塞等疾病。

抗凝血药(anticoagulants)是一类通过影响凝血因子，阻止血液凝固过程的药物，主要用于血栓栓塞性疾病的预防与治疗。

一、凝血酶间接抑制剂

肝素

【来源与化学】

肝素(heparin)是一种硫酸化的糖胺聚糖(glycosaminoglycan，GAGs)的混合物，含有长短不一的酸性黏多糖。主要由硫酸-D-葡萄糖胺、硫酸-L-艾杜糖醛酸及D-葡萄糖醛酸中的两种双糖单位交替连接而成，分子质量为3～15 kDa(平均12 kDa)。其因与大量硫酸基和羧基共

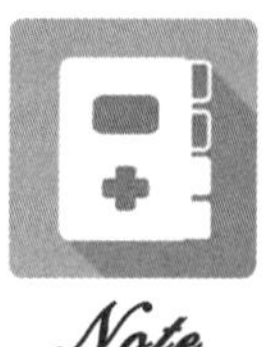

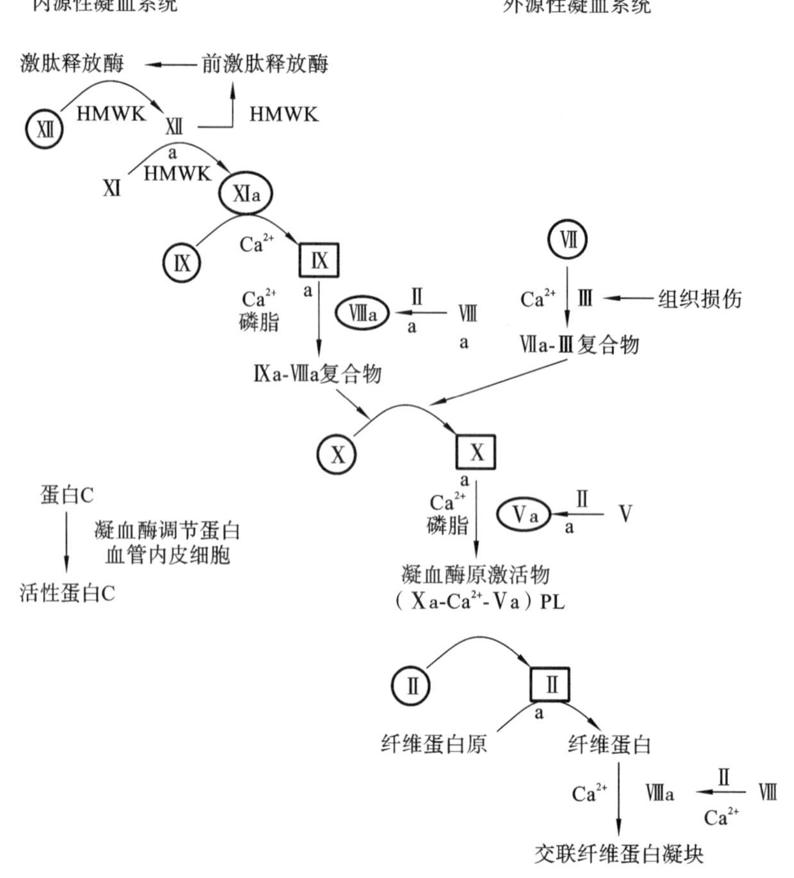

图 26-1 凝血过程及抗凝血药作用靶点

注:HMWK 为高分子激肽原;Ka 为激肽释放酶;PL 为血磷脂。

价结合,而带有大量负电荷,呈强酸性。药用肝素是从猪小肠和牛肺中提取的生物制剂。

【药理作用】

肝素在体内、体外均有强大抗凝作用。静脉注射后,抗凝作用立即发生,这与其带大量负电荷有关,可使多种凝血因子灭活。静脉注射 10 min 内血液凝固时间及活化部分凝血活酶时间(activated partial thromboplastin time,APTT)均明显延长,对凝血酶原(prothrombin)时间影响弱。作用维持 3～4 h。肝素的这一作用依赖于抗凝血酶(antithrombin,AT)。AT 是凝血酶及因子Ⅻa、Ⅺa、Ⅸa、Ⅹa 等含丝氨酸的蛋白酶的抑制剂。它与凝血酶通过精氨酸-丝氨酸肽键相结合。形成凝血酶-AT 复合物而使酶灭活,肝素可加速这一反应达千倍以上。肝素与 AT 所含的赖氨酸结合后引起 AT 构象改变,使 AT 所含的精氨酸残基更易与凝血酶的丝氨酸残基结合。一旦肝素-凝血酶-AT 复合物形成,肝素就从复合物上解离,再次与另一分子 AT 结合而被反复利用。凝血酶-AT 复合物则被网状内皮系统所消除。肝素抑制凝血酶活性的作用与肝素分子长度有关,分子越长则酶抑制作用越大。

除抗凝作用外,肝素还具有以下作用:①使血管内皮释放脂蛋白脂肪酶,水解血中乳糜微粒及 VLDL 发挥调血脂作用;但停药后会引起“反跳”,使血脂回升;②抑制炎症介质活性和炎症细胞活动,呈现抗炎作用;③抑制血管平滑肌细胞增殖,抗血管内皮增生;④抑制血小板聚集(这可能是继发于抑制凝血酶的结果)等。

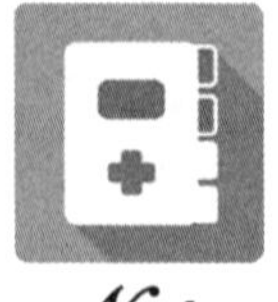
Note

【体内过程】

肝素是带大量负电荷的大分子，口服不被吸收。常静脉给药，60%集中于血管内皮，大部分经网状内皮系统破坏，极少以原型从尿排出。肝素抗凝活性 $t_{1/2}$ 与给药剂量有关，静脉注射 100 U/kg、400 U/kg、800 U/kg，抗凝活性 $t_{1/2}$ 分别为 1 h、2.5 h 和 5 h。肺气肿、肺栓塞及肝、肾功能严重障碍患者 $t_{1/2}$ 明显延长。

【临床应用】

1. 血栓栓塞性疾病 主要用于防治血栓形成和栓塞，如深静脉血栓、肺栓塞、脑栓塞以及急性心肌梗死等，防止血栓形成与扩大。

2. 弥散性血管内凝血(DIC) 用于各种原因引起的 DIC，如脓毒血症、胎盘早期剥离、恶性肿瘤溶解等所致的 DIC。这是肝素的主要适应证。应早期应用，防止因纤维蛋白原及其他凝血因子耗竭而发生继发性出血。

3. 防治心肌梗死、脑梗死、心血管手术及外周静脉术后血栓形成 心肌梗死后肝素预防高危患者发生静脉血栓栓塞性疾病，并预防大块前壁心肌梗死患者发生动脉栓塞。

4. 体外抗凝 心血管手术、心导管、血液透析等抗凝。

【不良反应】

1. 出血 肝素的主要不良反应，表现为各种黏膜出血、关节腔积血和伤口出血等；严重者可引起致命性出血。应用过量易引起自发性出血；轻度过量停用肝素即可，如严重出血，可缓慢静脉注射带有正电荷的硫酸鱼精蛋白(protamine sulfate)，每 1 mg 鱼精蛋白可中和 100 U 肝素。

2. 血小板减少症 发生率高达 5%～6%，多数发生在应用肝素后 7～10 天，与免疫反应有关。可能因肝素促进血小板因子 4(platelet factor 4，PF4)释放并与之结合，形成肝素-PF4 复合物，后者再与特异性抗体形成 PF4-肝素-IgG 复合物，引起病理性免疫反应。

3. 其他 肝素不易通过胎盘屏障，但妊娠期妇女应用可引起早产及胎儿死亡。连续应用肝素 3～6 个月，可引起骨质疏松，产生自发性骨折。肝素也可引起皮疹、药物热等过敏反应。

【禁忌证】

对肝素过敏、有出血倾向、血友病、血小板功能不全和血小板减少症、紫癜、严重高血压、细菌性心内膜炎、肝肾功能不全、消化性溃疡、颅内出血、活动性肺结核、先兆流产、内脏肿瘤、外伤及术后患者及孕妇、产妇等禁用。

【药物相互作用】

肝素为酸性药物，不能与碱性药物合用；与阿司匹林等非甾体抗炎药、右旋糖酐、双嘧达莫等合用，可增加出血危险；与糖皮质激素类、依他尼酸合用，可致胃肠道出血；与胰岛素或磺酰脲类药物合用能导致低血糖；静脉同时给予肝素和硝酸甘油，可降低肝素活性；与血管紧张素转换酶抑制药合用可引起高血钾。

低分子量肝素

低分子量肝素(low molecular weight heparin，LMWH)可由普通肝素直接分离或由普通肝素降解后再分离获得。LMWH 可选择性抑制凝血因子Ⅹa 的活性，而对凝血酶及其他凝血因子影响较小。肝素对凝血因子发挥作用须与凝血因子和 AT 三者结合形成复合物，对Ⅹa 灭活只需与 AT 结合。LMWH 分子链较短，不能与 AT 和凝血因子同时结合形成复合物，因此主要对Ⅹa 发挥作用(图 26-2)。肝素分子量越低，抗凝血因子Ⅹa 活性越强，使得其抗血栓作用与致出血作用分离，保留了肝素的抗血栓作用而降低了出血的危险。与肝素相比，LMWH 抗凝血因子Ⅹa 的活性半衰期长。LMWH 可引起出血、血小板减少症、低醛固酮血症、皮肤坏死、过敏反应和暂时性转氨酶升高等不良反应。LMWH 引起的出血也可用硫酸鱼

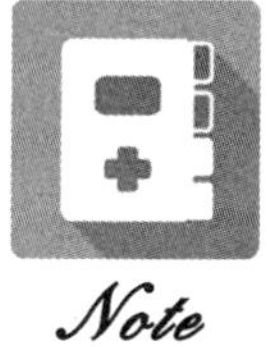

精蛋白来治疗。常用制剂有依诺肝素(enoxaparin)、替地肝素(tedelparin)、弗希肝素(fraxiparin)、洛吉肝素(logiparin)及洛莫肝素(lomoparin)等,主要用于深静脉血栓和肺栓塞的预防和治疗、外科手术后预防血栓形成、血小板减少症、急性心肌梗死、不稳定型心绞痛和血液透析、体外循环等。

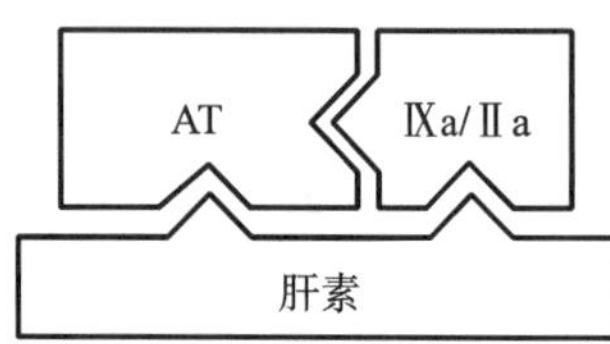

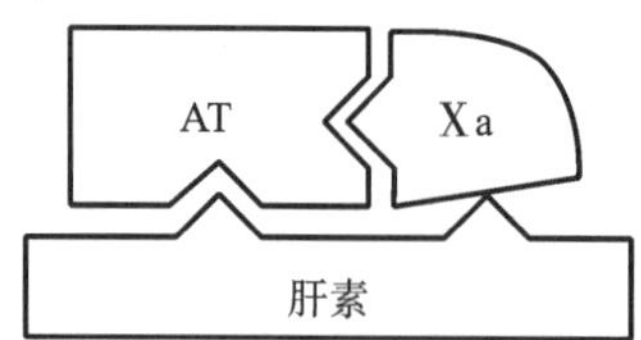

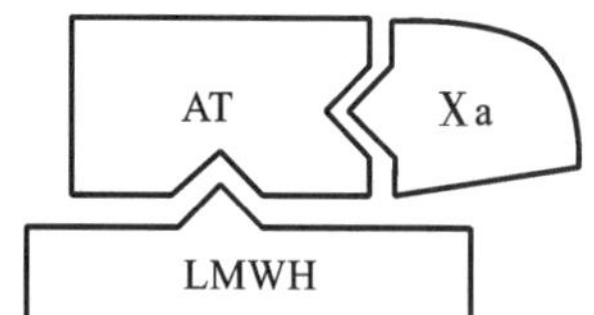

图 26-2　肝素、LMWH 作用方式比较

在临床应用中 LMWH 具有以下优点:①抗凝剂量易掌握,个体差异小;②一般不需要实验室检测抗凝活性;③毒性小,安全;④作用时间长,皮下注射每日只需 1～2 次;⑤可用于门诊患者。

依诺肝素

本品为第一个上市的 LMWH,分子质量为 3.5～5.0 kDa,系从猪小肠黏膜制得的肝素苯甲基酯再经碱性解聚制备而成。

【药理作用】

依诺肝素钠为低分子量肝素制剂,可使抗凝血因子Ⅹa与Ⅱa 活力的比值大于 4,从而发挥很强的抗血栓形成功能和一定的溶血栓作用。推荐剂量下总的凝血指标无明显变化,血小板聚集时间及与纤维蛋白原的结合也无变化。体外将依诺肝素钠(分子质量为 4～6 kDa)和未分离肝素进行对比的研究显示,依诺肝素钠对凝血酶的抑制作用仅为未分离肝素的 20%。体内研究也显示皮下应用肝素时的 APTT 显著长于皮下应用依诺肝素钠。

【体内过程】

依诺肝素钠皮下注射的最大效应时间为 3～5 h,持续时间为 24 h,生物利用度为 92%,这取决于抗凝血因子Ⅹa 的活性。动物研究显示依诺肝素钠在肾、肝和脾选择性聚集,分布容积(V_d)为 6～7 L/kg。其半衰期平均为 4.5 h(3～6 h),老年人为 6～7 h,肾衰竭患者平均延长 1.7 倍。肾脏是依诺肝素钠排泄的基本途径,主要通过肾小球滤过。

【临床应用】

临床主要用于防治深部静脉血栓、整形外科(如人工膝、髋关节更换术)和外科手术后静脉血栓形成,防止血液透析时体外循环发生的凝血。

【不良反应】

较少出现出血,如误入静脉或大剂量皮下注射则会发生严重出血,可用鱼精蛋白 1 mg 对抗依诺肝素 1 mg 的抗凝血因子Ⅱa 及部分(最多 60%)抗凝血因子Ⅹa 的活性。偶见血小板减少,严重出血。对本品过敏、严重肝肾功能障碍患者禁用。

二、凝血酶直接抑制剂

与肝素及 LMWH 不同,其药物为水蛭有效成分水蛭素(hirudin)及其类似物,直接作用于凝血酶而抑制其活性,根据作用位点分为双位点结合,如水蛭素可以结合于凝血酶的催化位点和底物识别位点;也可仅与催化位点结合,进而抑制凝血酶活性,如阿加曲班。

来匹卢定

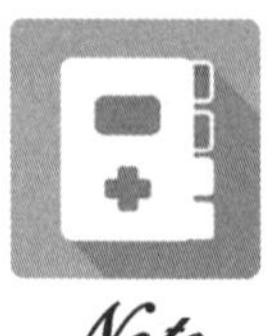

来匹卢定(lepirudin)是经基因重组技术制成的水蛭素,分子质量为 7 kDa。

【药理作用】

对凝血酶具有高度亲和力，能与凝血酶的催化位点和底物识别位点结合，抑制其裂解纤维蛋白原、激活血小板等活性。与肝素相比具有以下特点：①抗凝作用不需要 AT 存在，其抗凝作用远比肝素弱，故较少引起出血；②仅抑制凝血酶介导的血小板聚集，不影响血小板的数量和功能；③对与纤维蛋白（或凝块）结合的凝血酶也有抑制作用，故其抗血栓作用强而持久，对溶栓治疗后血管再栓塞有预防作用。

【体内过程】

本药口服不被吸收，静脉注射后进入细胞间隙，并被迅速消除。皮下注射 8 h 后血药浓度持续较高。本药经胎盘转运较慢，不易透过血脑屏障。90%～95%以原型经肾脏排出，$t_{1/2}$ 约 1 h。

【临床应用】

用于防治冠状动脉形成术后再狭窄、不稳定型心绞痛、DIC、血液透析中血栓形成，以及急性心肌梗死后溶栓的辅助治疗；也可用于 AT 缺乏症和肝素诱导的血小板减少症患者的抗凝治疗。

【不良反应】

耐受性较好，大剂量可引起出血，建议用药时每天检测 APTT。

阿加曲班

阿加曲班（argatroban）是小分子凝血酶抑制药，为精氨酸衍生物，可与凝血酶催化位点结合而抑制其活性。本品 $t_{1/2}$ 较短，安全范围较窄，过量后无特异性对抗剂，使用时需检测 APTT，使其保持在 55～85 s。不良反应较少，但易耐受。临床上与阿司匹林合用，使 APTT 延长，但不延长出血时间。也可局部用于移植物上，以防血栓形成。

三、口服抗凝血药

口服抗凝血药亦称香豆素（coumarins）类药物或维生素 K 拮抗药。口服参与体内代谢才发挥抗凝作用，故称为口服抗凝血药。常用的药物有双香豆素（dicoumarol）、华法林（warfarin）和醋硝香豆素（acenocoumarol，又称为新抗凝）等。它们均含有 4-羟基香豆素基本结构，药理作用及临床应用相似。

【体内过程】

华法林是一种消旋混合物，由两种具有光学活性的同分异构体 *R* 型和 *S* 型等比例构成。口服吸收快而完全，生物利用度约 100%，吸收后 0.5～4 h 达血药峰值浓度，99%与血浆蛋白结合，表观分布容积小。华法林几乎完全通过肝脏代谢清除，代谢产物具有微弱的抗凝作用。主要通过肾脏以代谢物形式排泄，只有极少量华法林以原型从尿排出，因此肾功能不全的患者不必调整华法林的剂量。华法林可通过胎盘，胎儿血药浓度接近母体值，但人乳汁中未发现有华法林存在。华法林的剂量反应（国际标准化比值）关系变异很大，受许多因素影响，因此需要严密监测。华法林的量效关系受遗传因素及环境因素的影响，例如细胞色素 P_{450}（CYP_{450}）基因位点的突变，与野生型 CYP2C9 相比，肝药酶的基因多态性已经被认为与小剂量华法林引起较高的出血并发症的发生率相关。

双香豆素口服吸收慢且不规则，吸收后几乎全部与血浆蛋白结合，因此与其他血浆蛋白结合率高的药物同服时，可增加双香豆素的游离型药物浓度，使其抗凝作用大大增强，甚至诱发出血。双香豆素分布于肺、肝、脾及肾，经肝药酶羟基化失活后自尿中排出。醋硝香豆素大部分以原型经肾排出。

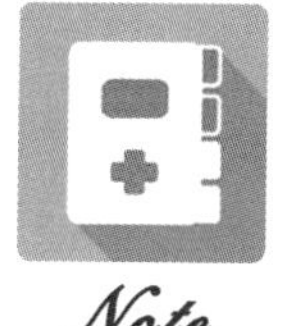

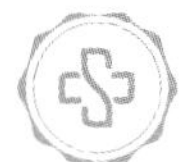

【药理作用及作用机制】

香豆素类为维生素K竞争性拮抗药，在肝脏抑制维生素K由环氧化物向氢醌型转化，阻止其循环利用，致使含谷氨酸残基的凝血因子Ⅱ、Ⅶ、Ⅸ、Ⅹ的前体，抗凝血蛋白C和抗凝血蛋白S的γ-羧化作用受阻，凝血因子停留于无凝血活性的前体阶段而抑制凝血过程。对已羧化的上述凝血因子无抑制作用，因此作用出现缓慢。香豆素类口服后至少需经12 h才出现作用，1～3天达高峰，维持3～4天。香豆素类体外抗凝无效。

【临床应用】

口服用于防治血栓栓塞性疾病，可防止血栓形成和发展。如：①心房颤动和心瓣膜病所致血栓栓塞，华法林作为常规应用；心脏瓣膜修复术，需长期服用华法林。②髋关节手术患者，服用华法林可降低静脉血栓的发病率。③预防复发性血栓栓塞性疾病，包括肺栓塞、深部静脉血栓形成，用肝素或溶栓药后，常规用华法林维持3～6个月。作用时间长，但显效慢，因此防治静脉血栓和肺栓塞可采用先用肝素后用香豆素类维持治疗的序贯疗法。

【不良反应】

应用过量易发生自发性出血。华法林能通过胎盘屏障，影响胎儿骨骼发育。过量出血时应立即停药并缓慢静脉注射大量维生素K或输新鲜血浆。

【药物相互作用】

阿司匹林、水合氯醛、羟基保泰松、甲苯磺丁脲、奎尼丁等竞争性地与血浆蛋白结合，丙米嗪、甲硝唑、西咪替丁等抑制肝药酶，这些药物均可使本类药物抗凝作用增强。巴比妥类、苯妥英等因诱导肝药酶，可使本类药物作用减弱。

第二节　抗血小板药

血小板在血管壁损伤时激活，通过黏附、聚集、释放活性物质等功能变化，在止血、血栓形成、动脉粥样硬化等过程中起着重要作用。与血小板黏附的主要成分包括血小板膜糖蛋白、内皮下成分(胶原纤维)和血浆成分(血管性血友病因子和纤维蛋白原)。诱导血小板聚集的有腺苷二磷酸(ADP)、肾上腺素、5-羟色胺、组胺、胶原、凝血酶、前列腺素及血栓素等。因此影响血小板的黏附、聚集和释放的药物能抑制血小板参与的凝血及血栓形成过程，可用于血栓栓塞性疾病。抗血小板药(antiplatelet agents)是指对血小板功能有抑制作用的各种药物，能抑制血小板激活，用于预防和治疗多种血栓栓塞性疾病。

一、抑制血小板代谢酶的药物

(一) 环氧合酶抑制药

阿司匹林

【药理作用】

阿司匹林(aspirin)又称乙酰水杨酸，低剂量(40～80 mg)即可抑制血小板聚集，作用持续5～7天。阿司匹林能与环氧合酶(COX)活性部分丝氨酸发生不可逆的乙酰化反应，使酶失活，抑制花生四烯酸代谢，减少对血小板有强大促聚集作用的血栓烷 A_2(TXA_2)的产生，使血小板功能抑制。抑制COX，也抑制了血管内皮产生前列环素(PGI_2)，后者对血小板也有抑制作用。然而阿司匹林对血小板中环氧合酶的抑制是不可逆的，只有当新的血小板进入血液循

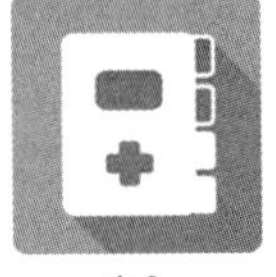

环才能恢复。而血管内皮细胞中环氧合酶因 DNA 合成而较快恢复。小剂量阿司匹林可显著降低 TXA_2 水平，而对血管内皮的 COX-1 的抑制作用仅持续 1～1.5 天，对 PGI_2 的合成无明显影响。

阿司匹林对胶原、ADP、免疫复合物以及某些病毒和细菌引起的血小板聚集都有明显的抑制作用，可防止血栓形成。阿司匹林能部分拮抗纤维蛋白原溶解导致的血小板激活，还可抑制 t-PA 的释放。

【临床应用】

现已明确，阿司匹林对血小板功能亢进而引起的血栓栓塞性疾病效果肯定。对急性心肌梗死或不稳定型心绞痛患者，可降低再梗死率及死亡率；对一过性脑缺血患者也可降低脑缺血发生率及死亡率。

思政案例 26-1 不断创新，发现老药新活力

1. 预防应用 阿司匹林小剂量应用可作为慢性稳定型心绞痛、心肌梗死的一级和二级预防，脑梗死、脑卒中或短暂性脑缺血发作后脑梗死的二级预防，预防瓣膜修补术或冠状动脉搭桥术后血栓形成。

2. 治疗 阿司匹林可用于冠状动脉硬化性心脏病如心绞痛、心肌梗死和缺血性脑血管病如急性脑卒中、短暂性脑缺血发作等；能减少缺血性心脏病发作和复发的危险，也可使一过性脑缺血发作患者的脑卒中发生率及死亡率降低。

（二）血栓素 A_2（TXA_2）合成酶抑制药

利多格雷

利多格雷（ridogrel）为强大的 TXA_2 合成酶抑制药，并具有中度的 TXA_2 受体阻断作用。由于本药对 TXA_2 合成酶的抑制，血管内 PG 环氧化产物增多，进而提高 PGI_2 水平，抑制血小板聚集效应。本药用于防治急性心肌梗死、心绞痛及缺血性脑卒中，对预防新的缺血性病变更为有效。不良反应较轻，易耐受，有轻度胃肠道反应。未发现有出血性脑卒中并发症。

（三）磷酸二酯酶抑制药

双嘧达莫

双嘧达莫（dipyridamole），又名潘生丁（persantin），主要抑制血小板聚集，发挥抗血栓作用。可能的机制：①抑制磷酸二酯酶，增高血小板内 cAMP 的浓度进而抑制血小板聚集；②增强内源性 PGI_2 活性；③抑制腺苷摄取，增加血浆中腺苷含量，进而激活血小板腺苷酸环化酶使 cAMP 浓度增高，协同抗血小板聚集。

口服吸收缓慢，达峰时间为 1～3 h，生物利用度为 27%～59%，消除 $t_{1/2}$ 为 10～12 h。本药单用作用很弱，但可与阿司匹林合用预防缺血性脑卒中；与华法林合用预防人工心脏瓣膜置换术后血栓栓塞。不良反应常见胃肠道刺激，血管扩张引起血压下降、头痛、眩晕、潮红、晕厥等。

西洛他唑

西洛他唑（cilostazol）是磷酸二酯酶-3（PDE_3）抑制药，增高细胞内 cAMP 浓度，抑制血小板聚集，促进血管扩张，可治疗外周血管阻塞性疾病。主要用于治疗间歇性跛行。临床研究表明西洛他唑可明显延长患者无痛性行走距离，改善患者的生活质量。不良反应包括头痛、心动过速、心悸、软便、腹泻等。

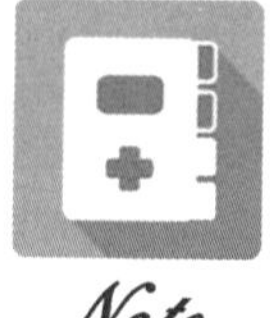

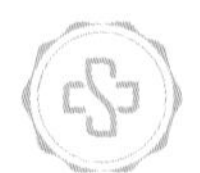

二、特异性抑制 ADP 活化血小板的药物

噻氯匹定

噻氯匹定(ticlopidine)为一强效血小板抑制剂，能抑制 ADP、花生四烯酸(AA)、胶原、凝血酶和血小板活化因子(PAF)等所引起的血小板聚集和黏附。作用机制如下：①抑制 ADP 诱导的血小板膜 GPⅡb/Ⅲa 受体复合物与纤维酶原结合位点的暴露，因而抑制血小板聚集。②抑制 ADP 诱导的 α-颗粒分泌，从而抑制血管壁损伤的黏附反应。③拮抗 ADP 对腺苷酸环化酶的抑制作用，提高细胞内 cAMP 水平而抑制血小板聚集。

噻氯匹定口服后易吸收，在服用后 1～2 h 达到血药峰浓度，其血浆 $t_{1/2}$ 为 6 h 左右。服用后较快速地产生显著的抑制血小板聚集作用。第 4～6 天达最大作用。血药浓度峰值与其最大效应间有 24～48 h 延迟。其药效作用不与血药浓度相关，其作用时间与血小板存活 $t_{1/2}$(7 天)相关，故停药之后，抑制血小板聚集作用尚持续数日。

噻氯匹定主要用于预防脑血管、心血管及周围动脉硬化伴发的血栓栓塞性疾病，其中包括首发与再发脑卒中，短暂性脑缺血发作与单眼视觉缺失、冠心病及间歇性跛行等，亦可用于体外循环心外科手术以预防血小板丢失，慢性肾透析以增强透析器的功能。不良反应有血栓性血小板减少性紫癜、中性粒细胞减少、腹泻、骨髓抑制等。同类药物氯吡格雷(clopidogrel)的抗血小板的性质与作用机制与噻氯匹定相似，但作用较强，其主要优点在于不良反应较轻，对骨髓无明显毒性，不引起白细胞减少。

三、血小板膜糖蛋白 GPⅡb/Ⅲa 受体阻断药

阿昔单抗

阿昔单抗(abciximab)是糖蛋白Ⅱb/Ⅲa 受体(GPⅡb/Ⅲa-R)单克隆抗体。ADP、凝血酶、TXA_2 等血小板聚集诱导药引起血小板聚集的最终共同通路都是暴露血小板膜表面的 GPⅡb/Ⅲa 受体。当血小板激活时，GPⅡb/Ⅲa 受体就被释放并呈现高亲和力状态，暴露出新的配体诱导的结合位点。GPⅡb/Ⅲa 受体的配体有纤维蛋白原和血管性血友病因子(vWF)及内皮诱导因子。血小板之间借助纤维蛋白原、vWF、纤维连接蛋白等配体联结在一起，形成聚集。阿昔单抗抑制血小板聚集作用明显，对血栓形成、溶栓治疗防血管再闭塞有明显治疗作用。适用于急性心肌梗死、溶栓治疗、不稳定型心绞痛和血管成形术后再梗死。

非肽类 GPⅡb/Ⅲa 受体拮抗药包括拉米非班(lamifiban)、替罗非班(tirofiban)及可供口服的珍米洛非班(xemilofiban)、夫雷非班(fradafiban)等，适用于急性心肌梗死、溶栓治疗、不稳定型心绞痛和血管成形术后再梗死等。

第三节　纤维蛋白溶解药与纤维蛋白溶解抑制药

一、纤维蛋白溶解药

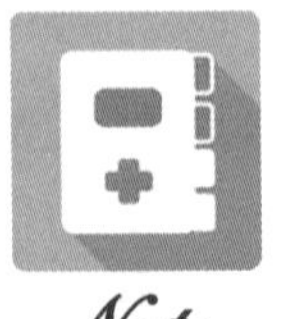

凝血中形成的纤维蛋白，可经纤溶酶作用从精氨酸-赖氨酸键上分解成可溶性产物，使血栓溶解。纤维蛋白溶解药(fibrinolytic drugs)，简称为纤溶药，可激活纤溶酶而促进纤溶，也称溶栓药(thrombolytic drugs)，用于治疗急性血栓栓塞性疾病。对形成已久并已机化的血栓难

以发挥作用。目前应用的纤溶药主要缺点是对纤维蛋白无特异性，诱发血栓溶解的同时伴有严重出血。纤溶药 t-PA、scu-PA 有一定程度的特异性，但人体应用仍有出血并发症，半衰期又短。为加强特异性以减少出血并发症，并延长半衰期，采用生物工程学方法研制开发高效而特异的新型纤溶药的工作正在进行。

链激酶

链激酶(streptokinase，SK)是 C 组 β 溶血性链球菌产生的一种蛋白质，能与纤溶酶原结合形成 SK-纤溶酶原复合物，促使游离的纤溶酶原转变成纤溶酶，溶解纤维蛋白。因此，需选合适剂量以发挥最大效应，应使 SK-纤溶酶原复合物与纤溶酶之比为 1∶10。静脉或冠状动脉内注射可使急性心肌梗死面积缩小，梗死血管重建血流。对深静脉血栓、肺栓塞、眼底血管栓塞均有疗效。

主要用于血栓栓塞性疾病，如急性心肌梗死、静脉血栓形成、肺栓塞、动脉血栓栓塞、透析通道栓塞、人工瓣膜栓塞等。但须早期用药，血栓形成不超过 6 h 疗效较好。严重不良反应为出血，因为被激活的纤溶酶不但溶解病理性，也溶解生理性的纤维蛋白。SK 有抗原性，体内若有 SK 抗体可中和 SK，还可引起过敏反应。活动性出血 3 个月内，有脑出血或近期手术史者禁用。有出血倾向，胃、十二指肠溃疡，分娩未满 4 周，严重高血压、癌症患者禁用。

尿激酶

尿激酶(urokinase，UK)由人肾细胞合成，自尿中分离而得，无抗原性。能直接激活纤溶酶原，使纤溶酶原从精氨酸-缬氨酸处断裂成纤溶酶。UK 在肝、肾灭活。$t_{1/2}$ 为 11～16 min。临床应用同 SK，用于脑栓塞疗效明显。因价格昂贵，仅用于 SK 过敏或耐受者。不良反应为出血及发热，较 SK 少。禁忌证同 SK。

阿尼普酶

阿尼普酶(anistreplase)又称茴酰化纤溶酶原-链激酶激活剂的复合物(APSAC)，是一种新型纤溶酶原激活剂，分子质量 131 kDa，为第二代纤溶药。本药是以链激酶和赖氨酸纤溶酶原以 1∶1 形成的复合物，赖氨酸纤溶酶原的活性中心被茴香酰基所封闭。APSAC 进入血液后弥散到血栓含纤维蛋白表面，通过复合物的赖氨酸纤溶酶原活性中心与纤维蛋白结合，缓慢脱掉乙酰基后，血栓上纤维蛋白表面的纤溶酶原转为纤溶酶而发挥溶解血栓作用。本品半衰期可延长到 90 min，可快速静脉注射并延长溶栓作用时间，是治疗急性心肌梗死安全而有效的药物，可降低再阻塞率，改善左心室功能，提高近期和远期存活率。本品对血凝块无选择性，大剂量可致低凝状态或出血，也可引起过敏反应。

葡激酶

葡激酶(staphylokinase)是从金黄色葡萄球菌中分离出来的一种能够特异性溶解血栓的酶类物质，现已能用 DNA 重组技术制备。葡激酶与血栓中的纤溶酶原有较高的亲和力，激活血栓中的纤溶酶原转变为纤溶酶，从而溶解血栓。临床用于治疗心肌梗死等血栓性疾病。不良反应与链激酶相似，但免疫原性比链激酶强。

阿替普酶

组织型纤溶酶原激活物(tissue-type plasminogen activator，t-PA)为人体内生理性纤溶酶原激活剂，内源性 t-PA 由血管内皮细胞合成并释放入血液循环，含有 527 个氨基酸。t-PA 最初由人子宫和黑色素瘤细胞培养液中分离提取，现已用基因工程方法生产人重组 t-PA(rt-

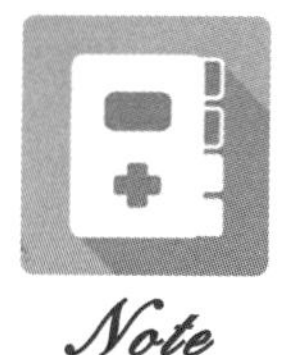

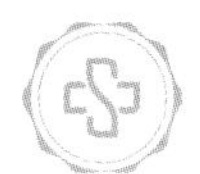

PA)即阿替普酶(alteplase)。其溶栓机制是激活内源性纤溶酶原转变为纤溶酶。t-PA对循环血液中纤溶酶原作用很弱,对与纤维蛋白结合的纤溶酶原作用则强数百倍,所以对血栓部位有一定选择性。t-PA主要在肝脏代谢,$t_{1/2}$为5 min。

阿替普酶主要用于急性心肌梗死、肺栓塞和脑栓塞,对阻塞血管再通率比链激酶高,且不良反应少,是较好的第二代溶栓药。同类溶栓药还有西替普酶(silteplase)和那替普酶(nateplase)等。

瑞替普酶(reteplase)为第三代纤溶药,是通过基因重组技术改良天然纤溶药的结构而得,可提高选择性溶栓效果,半衰期延长,减少药物用量和不良反应。瑞替普酶具有以下优点:①溶栓效果好,生效快;②生产成本低,给药方法简便,不需要按体重调整给药剂量。适合作为成人由冠状动脉梗死引起的急性心肌梗死的溶栓疗法,能够改善心肌梗死后的心室功能。本药应在症状发生后12 h内尽可能早期使用。发病后6 h内比发病后7～12 h使用,治疗效果更好。常见的不良反应有出血、血小板减少症,有出血倾向患者慎用。

二、纤维蛋白溶解抑制药

纤维蛋白溶解抑制药又称为抗纤维蛋白溶解药(简称为抗纤溶药),其是一类竞争性对抗纤溶酶原激活因子,高浓度地抑制纤溶酶活性的物质。用于纤溶亢进所致出血,如肺、肝、脾、前列腺、甲状腺、肾上腺等手术时的异常出血。口服吸收良好,也可注射给药。临床常用的有氨甲苯酸(p-aminomethylbenzoic acid,PAMBA)、氨甲环酸(tranexamic acid)等。用量过大可致血栓形成,诱发心肌梗死。

氨甲苯酸

氨甲苯酸又称对羧基苄胺,结构与赖氨酸类似,能竞争性抑制纤维蛋白溶酶原激活因子,使纤维蛋白溶酶原不能转变为纤溶酶,从而抑制纤维蛋白的溶解,产生止血作用。PAMBA的生物利用度为70%,$t_{1/2}$为60 min。主要用于纤维蛋白溶解过程亢进所致的出血,如肝、肺、胰、前列腺、肾上腺、甲状腺等手术时的异常出血;妇产科和产后出血以及肺结核咯血或痰中带血、血尿、前列腺肥大出血、上消化道出血等。此外,尚可用于链激酶或尿激酶过量引起的出血。对癌症出血、创伤出血及肺纤维蛋白溶解引起的出血无止血作用。PAMBA不良反应少,但应用过量可致血栓,并可能诱发心肌梗死。

氨甲环酸,又称为凝血酸,作用及用途与PAMBA相同,但较强。

第四节 促凝血药

维生素K

维生素K(vitamin K)的基本结构为甲萘醌。存在于植物中的为维生素K_1,由肠道细菌合成或得自腐败鱼粉者为维生素K_2,均为脂溶性。人工合成的维生素K_3为亚硫酸氢钠甲萘醌(menadione sodium bisulfate),维生素K_4为乙酰甲萘醌(menadione diacetate),均为水溶性,可以直接吸收。

【药理作用】

维生素K作为羧化酶的辅酶参与凝血因子Ⅱ、Ⅶ、Ⅸ、Ⅹ的合成。这些因子上的谷氨酸残

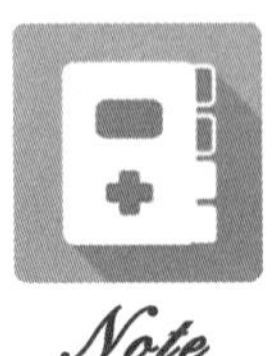

基必须在肝微粒体酶系统羧化酶的作用下形成 9～12 个 γ-羧谷氨酸，才能使这些因子具有与 Ca^{2+} 结合的能力，并连接磷脂表面和调节蛋白，从而使这些因子具有凝血活性。在羧化反应中，氨醌型维生素 K 被转化为环氧型维生素 K，后者在 NADH 作用下还原为氢醌型，继续参与羧化反应。维生素 K 缺乏或环氧化物还原反应受阻（被香豆素类阻滞），凝血因子Ⅱ、Ⅶ、Ⅸ、Ⅹ合成停留于前体状态，凝血酶原时间延长，引起出血。

【临床应用】

用于维生素 K 缺乏引起的出血：①继发于吸收或利用障碍所致的低凝血酶原症，如梗阻性黄疸、胆瘘、慢性腹泻、胃肠道广泛手术后的患者。②长期应用广谱抗生素（细菌合成维生素 K 减少）、新生儿出血（缺乏合成维生素 K 的细菌）。③口服过量华法林等香豆素类抗凝药、水杨酸钠等所致出血。维生素 K_1 为注射制剂；维生素 K_4 为口服制剂，作用缓慢，数日后发挥疗效。

【不良反应】

维生素 K 毒性低，维生素 K_1 静脉注射太快可产生潮红、呼吸困难、胸痛、虚脱。维生素 K_3 和维生素 K_4 可引起胃肠道反应，发生恶心、呕吐等，新生儿、早产儿或葡萄糖-6-磷酸脱氢酶（G6PD）缺乏患者较大剂量应用时可发生溶血及高铁血红蛋白血症。

凝血酶

凝血酶（thrombin）是从猪、牛血中提取精制而成的无菌制剂。其直接作用于血液中纤维蛋白原，使其转变为纤维蛋白，发挥止血作用。此外，其还有促进上皮细胞的有丝分裂，加速创伤愈合的作用。用于止血困难的小血管、毛细血管以及实质性脏器出血的止血，也用于创面、口腔、尿道以及消化道等部位的止血。

第五节　抗贫血药及造血细胞生长因子

案例引导26-2

黄某，男，60 岁。10 年前曾因胃溃疡穿孔，行胃大部分切除术。近 3 个月以来出现头晕、乏力，近 1 个月双下肢水肿，伴口腔溃疡，舌尖部疼痛。经查：血常规符合正细胞正色素性贫血，骨髓象部分幼红细胞的改变符合缺铁性贫血，部分改变支持巨幼红细胞贫血。诊断：巨幼红细胞贫血合并缺铁性贫血。

请问：

(1) 该患者的主要病因是什么？

(2) 该患者应选用哪些药物治疗？

案例引导答案

一、抗贫血药

循环血液中红细胞数或血红蛋白量低于正常称为贫血。临床常见贫血为缺铁性贫血，也有巨幼红细胞贫血和再生障碍性贫血。后者是骨髓造血功能抑制所致，治疗比较困难。缺铁性贫血可用铁剂，巨幼红细胞贫血可用叶酸和维生素 B_{12} 治疗。

铁剂

常用的有硫酸亚铁（ferrous sulfate）、枸橼酸铁铵（ferric ammonium citrate）、富马酸亚铁

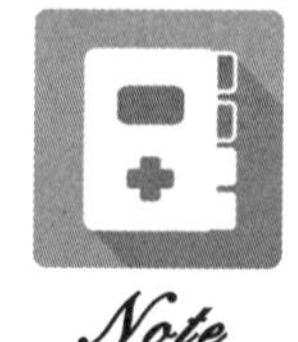

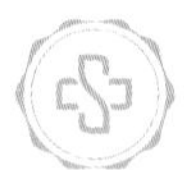

(ferric fumarate)、右旋糖酐铁(iron dextran)和山梨醇铁(iron sorbitex)等。

【体内过程】

口服铁剂或食物中外源性铁都以亚铁形式在十二指肠和空肠上段吸收。胃酸、维生素 C、食物中果糖、半胱氨酸等有助于铁的还原,可促进吸收。胃酸缺乏以及食物中高磷、高钙、鞣酸等物质使铁沉淀,有碍吸收。四环素等与铁络合,也不利于吸收。食物中肉类的血红素中铁吸收最佳。蔬菜中铁吸收较差。一般食物中铁吸收率为 10%,成人每天需补充铁 1 mg,所以食物中铁为 10～15 mg 就能满足需要。铁的吸收与体内储存铁多少有关。吸收进入肠黏膜的铁根据机体需要或直接进入骨髓供造血使用,或与肠黏膜去铁蛋白结合以铁蛋白(ferritin)形式储存其中。

体内铁的转运需要转铁蛋白(transferrin)。它是相对分子质量为 76000 的 β1 糖蛋白,有 2 个铁结合位。细胞膜上有转铁蛋白受体,铁-转铁蛋白复合物与受体结合,通过受体调节的胞饮作用进入细胞,铁分离后,去铁的转铁蛋白被释出细胞外继续发挥作用。

铁的排泄主要通过肠黏膜细胞脱落以及胆汁、尿液、汗液而排出体外,每日约 1 mg。

【临床应用】

治疗缺铁性贫血,疗效较好。口服铁剂 1 周,血液中网织红细胞数即可上升,10～14 天达高峰,2～4 周血红蛋白明显增多,但达正常值常需 1～3 个月。为使体内铁储存恢复正常,待血红蛋白正常后尚需减半量继续服药 2～3 个月。

【不良反应】

口服铁剂对胃肠道有刺激性,可引起恶心、腹痛、腹泻。饭后服用可以减轻。也可引起便秘,因铁与肠腔中硫化氢结合,减少了硫化氢对肠壁的刺激作用。小儿误服 1 g 以上铁剂可引起急性中毒,表现为坏死性胃肠炎、呕吐、腹痛、血性腹泻、休克、呼吸困难、死亡。急救措施为以磷酸盐或碳酸盐溶液洗胃,并以特殊解毒剂去铁胺(deferoxamine)注入胃内以结合残存的铁。

【制剂特点】

硫酸亚铁为 Fe^{2+},吸收良好,价格低,最为常用。枸橼酸铁铵为 Fe^{3+},吸收差,但可制成糖浆,供儿童应用。富马酸亚铁为 Fe^{2+},含铁量较高,起效快,不良反应少见。山梨醇铁为注射用铁剂,比右旋糖酐铁吸收快,但不良反应较多见。益补力-500 为特殊复合制剂,能控制硫酸亚铁的释放,提高铁的吸收率,减少铁对胃的刺激。

叶酸类

叶酸(folic acid)由蝶啶、对氨基苯甲酸及谷氨酸残基三部分组成。动物细胞内不能合成对氨基苯甲酸,也不能将谷氨酸接到蝶酸,故人体所需的叶酸直接从食物中摄取。含叶酸丰富的食物有肉类、水果、绿叶蔬菜等。叶酸性质不稳定,易被光和热破坏。正常人每日需要叶酸 50～100 μg,一般食物中的含量已能补足机体需要。

【药理作用】

食物中叶酸和叶酸制剂进入体内被还原和甲基化为具有活性的 5-甲基四氢叶酸(5-CH_3H_4PteGlu)。进入细胞后 5-CH_3H_4PteGlu 作为甲基供给体使维生素 B_{12} 转成甲基 B_{12},而自身变为 H_4PteGlu,后者能与多种一碳单位结合成四氢叶酸类辅酶,传递一碳单位,参与体内多种生化代谢,包括:①嘌呤核苷酸的从头合成;②从尿嘧啶脱氧核苷酸(dUMP)合成胸腺嘧啶脱氧核苷酸(dTMP);③促进某些氨基酸的互变。当叶酸缺乏时,上述代谢障碍,其中最为明显的是 dTMP 合成受阻,导致 DNA 合成障碍,细胞有丝分裂减少。由于对 RNA 和蛋白质合成影响较少,血细胞 RNA 与 DNA 的比值增高,出现巨幼红细胞贫血。消化道上皮增殖受抑制,出现舌炎、腹泻。

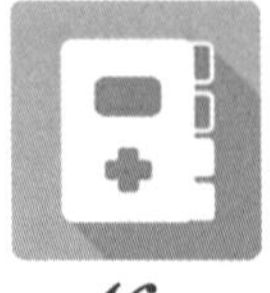
Note

【体内过程】

正常机体每日最低需要叶酸 50 μg，食物中每天有 50～200 μg 叶酸在十二指肠和空肠上段吸收，妊娠期妇女可增至 300～400 μg。食物中叶酸多为聚谷氨酸形式，吸收前必须在肠黏膜经 α-L-谷胺酰转移酶水解成单谷氨酸形式，并经还原和甲基转移作用形成 5-CH_3H_4PteGlu 后才吸收入肝及血液，广泛分布于体内。经尿和胆汁排出。

【临床应用】

作为补充治疗用于各种原因所致巨幼红细胞贫血。与维生素 B_{12} 合用效果更好。对叶酸对抗剂甲氨蝶呤、乙胺嘧啶、甲氧苄啶等所致巨幼红细胞贫血，由于二氢叶酸还原酶受到抑制，应用叶酸无效，需用甲酰四氢叶酸钙（calcium leucovorin，又称为亚叶酸钙）治疗。对维生素 B_{12} 缺乏所致“恶性贫血”，大剂量叶酸治疗可纠正血象，但不能改善神经症状。由于叶酸治疗增加维生素 B_{12} 的需要量，可加剧维生素 B_{12} 缺乏，故禁止单用叶酸治疗“恶性贫血”。

维生素 B_{12}

维生素 B_{12}（vitamin B_{12}）为含钴复合物，广泛存在于动物内脏、牛奶、蛋黄中。钴原子带有各种配体如—CN、—OH、—CH_3 和 5′-脱氧腺苷基，因而有氰钴胺、羟钴胺、甲钴胺和 5′-脱氧腺苷钴胺等维生素 B_{12} 同类物。药用维生素 B_{12} 为氰钴胺、羟钴胺，性质稳定。体内具有辅酶活性的维生素 B_{12} 为甲钴胺和 5′-脱氧腺苷钴胺。

【药理作用】

维生素 B_{12} 为细胞分裂和维持神经组织髓鞘完整所必需的物质。体内维生素 B_{12} 主要参与下列两种代谢过程：①同型半胱氨酸甲基化成甲硫氨酸需有甲基 B_{12} 参与，该甲基是维生素 B_{12} 自 5-CH_3H_4PteGlu 得来，然后转给同型半胱氨酸，5-CH_3H_4PteGlu 则转变成 H_4PteGlu，促进四氢叶酸循环利用。故维生素 B_{12} 缺乏会引起叶酸缺乏症状。②甲基丙二酰辅酶 A 变为琥珀酰辅酶 A 而进入三羧酸循环，需有 5′-脱氧腺苷 B_{12} 参与。维生素 B_{12} 缺乏，甲基丙二酰辅酶 A 积聚，导致异常脂肪酸合成，影响正常神经髓鞘脂质合成，出现神经症状。

【体内过程】

维生素 B_{12} 必须与胃壁细胞分泌的糖蛋白即“内因子”结合才能免受胃液消化而进入空肠吸收。胃黏膜萎缩致“内因子”缺乏可影响维生素 B_{12} 吸收，引起“恶性贫血”。吸收后有 90% 储存于肝。正常人每天需要维生素 B_{12} 1 μg，每天从食物中提供 2～3 μg，即可满足需要。由于肝有大量储存，食物中即使无维生素 B_{12}，也不易造成缺乏。

【临床应用】

主要用于恶性贫血，如偶见的严重吸收障碍包括全胃切除、胃肠道吸收障碍、回肠黏膜损伤等，以及长期素食患者。也可用于巨幼红细胞贫血的治疗。

二、造血细胞生长因子

红细胞生成素

红细胞生成素（erythropoietin，EPO）是由肾近曲小管管周细胞产生的糖蛋白激素，临床应用的红细胞生成素为重组人红细胞生成素。

【药理作用】

红细胞生成素可与红系干细胞表面的红细胞生成素受体结合，刺激红系干细胞生成，促使原始红细胞增殖、分化和成熟，使网织细胞从骨髓中释出。贫血、缺氧时体内的红细胞生成素合成增加，但肾病、骨髓损伤或缺失时，此合成机制被破坏。

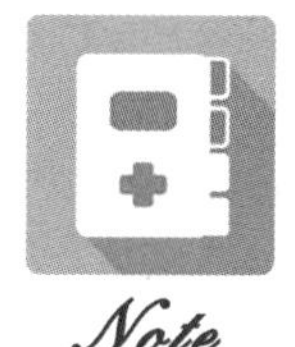

Note

【临床应用】

主要用于慢性肾病引起的贫血,对肾衰竭尿毒症血液透析的贫血患者疗效显著,还可用于炎症、肿瘤化学治疗及艾滋病引起的贫血。严重再生障碍性贫血或骨髓发育不良患者,因自体分泌的红细胞生成素已经不少,对药物反应较差。

非格司亭

非格司亭(filgrastim)是重组人粒细胞集落刺激因子(granulocyte colony stimulating factor,G-CSF),是血管内皮细胞、单核细胞和成纤维细胞合成的糖蛋白。本药作用于其受体,能促进粒细胞集落形成,促使造血肝细胞向中性粒细胞增殖、分化;促进中性粒细胞成熟,刺激成熟的粒细胞从骨髓释出;增强中性粒细胞趋化及吞噬功能。对巨噬细胞、巨核细胞影响很小。

临床用于肿瘤化学治疗、放射治疗引起中性粒细胞缺乏症;自体骨髓移植时,促进中性粒细胞数量增加;伴有骨髓发育不良症候群、再生障碍性贫血引起的粒细胞缺乏症。本药可静脉滴注或皮下注射,耐受性良好。不良反应有胃肠道反应、肝功能损害和骨痛等。长期静脉滴注可引起静脉炎。应定期查血象和骨髓象,如中性粒细胞过度增多,应立即停药。对本药过敏者应禁用。

沙格司亭

沙格司亭(sargramostim)是人粒细胞-巨噬细胞集落刺激因子(granulocyte-macrophage colony-stimulating factor,GM-CSF)的基因工程产品。人体的GM-CSF由T淋巴细胞、单核细胞、成纤维细胞、血管内皮细胞合成。它与白细胞介素3(interleukin 3)共同作用于多向干细胞和多向祖细胞等细胞分化较原始部位,因此可刺激粒细胞、单核细胞、巨噬细胞和巨核细胞等多种细胞的集落形成和增生。它能刺激造血前体细胞增殖、分化;刺激中性粒细胞、单核细胞和T淋巴细胞的生长;诱导形成粒细胞、巨噬细胞集落,以及粒细胞-巨噬细胞集落;促进巨噬细胞和单核细胞对肿瘤细胞的裂解作用。对红细胞增生也有间接影响。

临床用于防止肿瘤放射治疗、化学治疗引起的白细胞减少症;也用于骨髓移植、某些脊髓造血不良、再生障碍性贫血及艾滋病有关的中性粒细胞缺乏症;预防白细胞减少引发的感染并发症。不良反应常见发热、皮疹、骨痛等;首次静脉滴注可出现潮红、低血压等。罕见支气管痉挛、心功能不全、心律失常、颅内高压、肺水肿、晕厥等。有过敏史、自身免疫性血小板减少性紫癜的患者,18岁以下患者,孕妇、哺乳期妇女,应禁用。

第六节　血容量扩充剂

大量失血或失血浆(如烧伤)可引起血容量降低,导致休克。迅速补足甚至扩充血容量是抗休克的基本疗法。除全血和血浆外,也可应用人工合成的血容量扩充剂。对血容量扩充剂的基本要求是能维持血浆胶体渗透压,排泄较慢,无毒、无抗原性。目前最常用的是右旋糖酐。

右旋糖酐

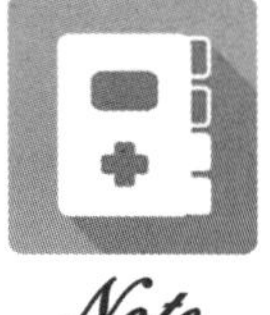

右旋糖酐(dextran)是葡萄糖的聚合物,由于聚合的葡萄糖分子数目不同,可得不同相对分子质量的产品。临床应用的有中分子(平均相对分子质量为70000)、低分子(平均相对分子质量为40000)和小分子(平均相对分子质量为10000)右旋糖酐,分别称右旋糖酐70、右旋糖

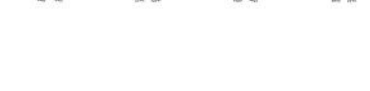

酐 40 和右旋糖酐 10。

【药理作用】

1. 扩充血容量 右旋糖酐相对分子质量较大，不易渗出血管，可提高血浆胶体渗透压，从而扩充血容量，维持血压。右旋糖酐 70 作用强度较大，维持时间较长；右旋糖酐 10 作用强度较小，维持时间较短。

2. 抗血栓和改善微循环 右旋糖酐 40 和右旋糖酐 10 能抑制血小板和红细胞聚集，降低血液黏滞性，并对凝血因子Ⅱ有抑制作用，使凝血因子Ⅰ和Ⅷ的活性降低，具有一定的抗血栓和改善微循环作用，因而能防止血栓形成和改善微循环。

3. 渗透性利尿 右旋糖酐 10 从肾脏排出，产生渗透性利尿作用；右旋糖酐 40 的作用次之。

【体内过程】

右旋糖酐 70 在血液中存留时间较久，24 h 约排出 50%，作用维持 12 h。右旋糖酐 10 则仅维持 3 h。

【临床应用】

各类右旋糖酐主要用于低血容量性休克，包括急性失血、创伤和烧伤性休克。右旋糖酐 40 由于能改善微循环，抗休克效应更好。右旋糖酐 40 和右旋糖酐 10 也用于 DIC、血栓形成性疾病（如脑血栓形成、心肌梗死、心绞痛、血管闭塞性脉管炎、视网膜动静脉血栓等）。

【不良反应】

少数患者用药后出现皮肤过敏反应，极少数人可出现过敏性休克。故首次用药应严密观察 5～10 min，发现症状，立即停药，及时抢救。用量过大可出现凝血障碍。禁用于血小板减少症及出血性疾病。心功能不全、少尿的肾脏疾病、肺水肿患者慎用。

知识链接 26-1
血栓性疾病

小　结

作用于血液系统的药物主要包括抗凝血药、抗血小板药、纤溶药和抗贫血药。肝素、低分子量肝素和香豆素类能抑制血管和心脏中不需要的血凝块的形成。抗血小板药（阿司匹林、噻氯匹定和阿昔单抗）抑制血小板聚集，因此可用于血栓相关疾病的治疗。

溶栓药物，如链激酶和阿替普酶等用于治疗急性心肌梗死和脑卒中、肺栓塞及相关疾病。然而，维生素 K 和氨甲苯酸可以用于治疗出血性疾病。铁剂、叶酸类、维生素 B_{12} 和红细胞生成素用于治疗贫血。右旋糖酐主要用于治疗低血容量性休克。

思　考　题

1. 简述肝素的抗凝血机制及其临床应用。
2. 简述常用的抗血小板药及其作用机制。
3. 影响铁剂在消化道吸收的因素有哪些？临床常用的铁剂有哪些？

目标测试

思考题答案

本章参考文献

[1] 陈建国. 药理学[M]. 4 版. 北京：科学出版社，2016.
[2] 周红宇，陈醒言. 临床药理学与药物治疗学[M]. 杭州：浙江大学出版社，2010.
[3] 杨宝峰，陈建国. 药理学[M]. 9 版. 北京：人民卫生出版社，2018.

（河南科技大学　邱相君）

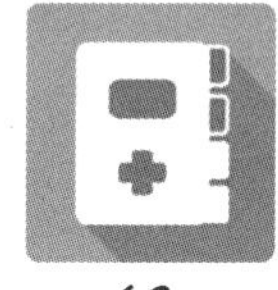

Note

第二十七章　作用于呼吸系统的药物

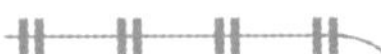

本章 PPT

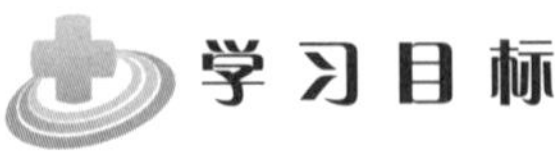

学习目标

1. 知识目标　①掌握抗炎平喘药糖皮质激素，支气管扩张药肾上腺素受体激动药（沙丁胺醇、特布他林）、茶碱类（氨茶碱）的药理作用、临床应用及主要不良反应。②熟悉各类平喘药的作用机制，常用镇咳药的作用机制及分类。③了解镇咳药、祛痰药的临床用途。

2. 能力目标　通过学习案例，引导学生将平喘药的理论知识与临床实践相结合，提高对实际问题的解决能力。

3. 情感目标　通过对思政案例的学习，善于发现知识中蕴含的哲学规律，培养辩证思维能力。

案例引导27-1

案例引导答案

患者，女性，55 岁。既往有哮喘、高血压、冠心病病史。2 天前曾患感冒，继而咳嗽、咳痰，痰液为白色。体温 38.5 ℃，并逐渐出现气喘，不能平卧，遂入院治疗。诊断为急性支气管哮喘发作。应用沙丁胺醇和布地奈德治疗。用药后症状明显缓解。但患者出现心悸、血压升高、震颤等症状。

请问：

1. 沙丁胺醇和布地奈德用于哮喘的药理学依据是什么？
2. 用药后为什么出现上述症状，应当注意哪些问题？

支气管哮喘、慢性阻塞性肺疾病是呼吸系统的常见疾病，常伴有咳嗽、咳痰、喘息等症状，各症状可单独出现或同时存在，相互影响。合理使用镇咳药、平喘药和祛痰药可以缓解症状，同时需采用相应的对因治疗措施（抗感染、抗过敏、增强机体免疫功能等）。

第一节　平　喘　药

支气管哮喘是一种慢性变态反应性炎症疾病，主要病理表现为支气管高反应性或支气管痉挛、气道狭窄或阻塞，支气管黏膜的嗜酸性粒细胞、淋巴细胞等炎症细胞浸润，气道重塑。临床表现为反复发作的呼吸急促、胸部紧缩感、喘息并常伴有咳嗽。平喘药是指能缓解或消除哮喘症状的药物，根据其作用机制，可分为如下三类。

1. 支气管扩张药

(1) 肾上腺素受体激动药：如沙丁胺醇、特布他林、克伦特罗、福莫特罗等。

(2) 茶碱类：如氨茶碱、二羟丙茶碱、胆茶碱等。

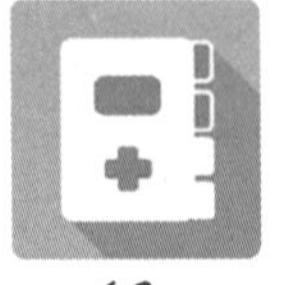

（3）抗胆碱药：如异丙托溴铵等。

2. 抗炎平喘药 糖皮质激素类药：如倍氯米松、氟尼缩松、布地奈德等。

3. 抗过敏平喘药

（1）肥大细胞膜稳定药：如色甘酸钠等。

（2）H_1 受体阻断药：如酮替芬等。

（3）白三烯受体阻断药：如扎鲁司特、孟鲁司特等。

一、支气管扩张药

（一）肾上腺素受体激动药

肾上腺素受体激动药包括非选择性 β 受体激动药和选择性 β_2 受体激动药。本类药激动支气管平滑肌 β_2 受体，激活腺苷酸环化酶，催化 ATP 转变为环磷酸腺苷(cAMP)，使细胞内的 cAMP 生成增多，细胞内 Ca^{2+} 浓度降低，从而松弛支气管平滑肌，使支气管扩张，还能抑制肥大细胞释放过敏性介质，预防过敏性哮喘的发作。肾上腺素(adrenaline)、异丙肾上腺素(isoprenaline)、麻黄碱(ephedrine)是传统平喘药，由于对 β_1 和 β_2 受体无选择性，平喘作用虽强，但肾上腺素和异丙肾上腺素不能口服，且心血管不良反应多。目前临床上主要应用选择性 β_2 受体激动药，其平喘作用强大、持久，可口服，对心血管影响小。通过改变给药方式，采用小剂量雾化吸入给药，在激动支气管平滑肌 β_2 受体的同时，血浆药物浓度较低，以此来降低不良反应的发生率。

沙丁胺醇

沙丁胺醇(salbutamol)又称为舒喘灵，能选择性激动支气管平滑肌的 β_2 受体，扩张支气管作用较强，兴奋心脏 β_1 受体作用仅为异丙肾上腺素的 1/10。本药口服 30 min 起效，维持 4～6 h。雾化吸入 1～5 min 起效，维持 4～6 h。其缓释和控释制剂，可使作用时间延长，适用于夜间哮喘发作。主要用于各型哮喘、喘息性支气管炎及慢性阻塞性肺疾病(COPD)伴哮喘的治疗。治疗剂量心血管不良反应少而轻，用量过大或长期应用可引起心悸、震颤、恶心等。长期应用有耐受性。

特布他林

特布他林(terbutaline)又称为间羟舒喘灵、博利康尼，既可口服又可注射。吸入 5 min 起效，持续 4～6 h；口服 60～120 min 起效，持续 4～8 h；静注 15 min 内起效，持续 1.5～4 h。重复用药易致蓄积。特布他林作用较沙丁胺醇弱。用于治疗哮喘和其他伴有支气管痉挛的肺部疾病。

克仑特罗

克仑特罗(clenbuterol)又称为氨哮素，为强效选择性 β_2 受体激动药，松弛支气管平滑肌作用是沙丁胺醇的 100 倍。口服易吸收，15 min 起效，作用维持 6～8 h。雾化吸入 5 min 起效，维持 4 h。直肠给药，作用维持 24 h。平喘作用强并增加纤毛运动、溶解黏液，用于治疗哮喘等支气管狭窄的肺部疾病。

福莫特罗

福莫特罗(formoterol)为新型长效选择性 β_2 受体激动药。吸入 2～5 min 起效，作用持续 12 h。口服作用维持 24 h。除有较强的松弛支气管平滑肌作用外，亦有明显的抗炎作用。用

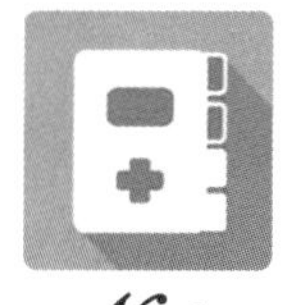
Note

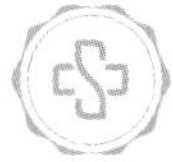

于哮喘持续状态、运动诱发的哮喘，特别适用于哮喘夜间发作的患者。

（二）茶碱类

茶碱是一类甲基黄嘌呤类衍生物，具有平喘、强心、利尿、扩张血管和中枢兴奋作用。

氨茶碱

氨茶碱(aminophylline)为茶碱与二乙胺形成的复盐，溶于水可制成注射剂。

【药理作用】

1. 松弛支气管平滑肌　其主要作用机制：特异性抑制细胞内磷酸二酯酶(PDE)，抑制 cAMP 的降解，cAMP 在细胞内含量增加，扩张支气管平滑肌；阻断腺苷受体，拮抗腺苷或腺苷受体激动剂引起的哮喘；增加内源性儿茶酚胺的释放；有免疫调节作用，抑制肥大细胞、嗜酸性粒细胞、巨噬细胞等释放炎症介质，降低微血管通透性而降低气道炎症反应。

2. 增加膈肌收缩力，促进支气管纤毛运动　氨茶碱能增加膈肌收缩力，尤其在膈肌收缩无力时尤为显著，有助于 COPD 的治疗；促进纤毛运动，加速纤毛清除痰液作用。

3. 强心、利尿作用　增加心肌收缩力，增加心排出量，舒张冠状动脉，有微弱的利尿作用。

【临床应用】

1. 急、慢性支气管哮喘，喘息性支气管炎　急性哮喘时静脉缓慢注射氨茶碱，可缓解气道痉挛，改善通气功能，但疗效不如 β_2 受体激动药。慢性哮喘患者口服氨茶碱防止急性发作。哮喘持续状态时，机体严重缺氧导致大量肾上腺素释放，气道的 β_2 受体对肾上腺素的敏感性下降，使拟肾上腺素药的疗效降低，此时配伍氨茶碱静脉注射或静脉滴注，可迅速缓解喘息与呼吸困难症状。

2. 慢性阻塞性肺疾病　静脉注射用于 COPD 伴有哮喘、COPD 伴有右心功能不全的心源性哮喘患者的辅助治疗。

【不良反应】

1. 胃肠道反应　本药碱性较强，局部刺激性强。口服引起恶心、呕吐，宜饭后服用。

2. 中枢兴奋　可致兴奋不安、失眠、惊厥等，儿童慎用。可用镇静药对抗。

3. 心血管反应　静脉注射过快或浓度过高，可引起心悸、头痛、心律失常、血压骤降等。静脉注射时应充分稀释，并缓慢注射。急性心肌梗死、低血压休克、严重冠状动脉硬化者禁用。

胆茶碱

胆茶碱(cholinophylline)为茶碱与胆碱的复盐，水溶性比氨茶碱大。口服易吸收，对胃肠道刺激性小，口服耐受性好。对中枢神经系统和心血管作用不明显。

茶碱的缓释或控释制剂如葆乐辉(pritheo，又称为优喘平、舒弗美)血药浓度稳定，作用时间长，对慢性反复发作性哮喘和夜间哮喘有较好疗效。对胃肠道刺激明显减轻，患者容易耐受。临床上用于缓解和预防成人及 12 岁以上儿童的支气管哮喘和伴有慢性支气管炎和肺气肿的可逆性支气管痉挛。本品不适用于哮喘持续状态或急性支气管痉挛发作的患者。茶碱的生物利用度与体内消除速率的个体差异较大，应定期监测茶碱血药浓度，及时调整用量，避免出现中毒反应。

（三）抗胆碱药

呼吸道 M 胆碱受体有 M_1、M_2、M_3 受体亚型，阻断胆碱受体产生扩张支气管作用。阿托品、东莨菪碱、山莨菪碱等非选择性 M 胆碱受体阻断药对支气管平滑肌选择性低，对全身其他组织的 M 胆碱受体也有阻断作用，产生广泛而严重的不良反应，故临床不用于哮喘的治疗。目前用于哮喘治疗的药物能选择性地阻断呼吸道平滑肌 M_1、M_3 胆碱受体，主要有异丙托溴

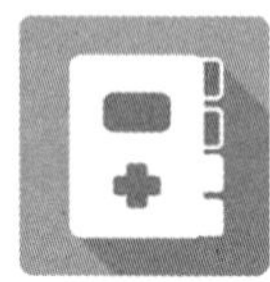

Note

铵、氧托溴铵、噻托溴铵。

异丙托溴铵

异丙托溴铵(ipratropium bromide)为阿托品的季铵盐。口服难吸收,采用雾化吸入给药。对支气管平滑肌具有较高的选择性,对心血管系统的作用不明显。适用于治疗支气管哮喘和喘息性支气管炎,对 β_2 受体激动药耐受的患者有效,对老年性哮喘,尤其是高迷走神经活性的哮喘患者尤为适用,对其他类型的哮喘作用不及 β_2 受体激动药。

常见头痛、恶心和口干等不良反应,青光眼患者禁用。

氧托溴铵

氧托溴铵(oxitropium bromide)为新的抗胆碱类平喘药。雾化吸入对支气管平滑肌有较强的松弛作用。适用于支气管哮喘、慢性喘息性支气管炎和肺气肿。

噻托溴铵

噻托溴铵(tiotropium bromide)是新的长效 M_1、M_3 胆碱受体阻断药,作用强,疗效好,不良反应少。适用于老年性哮喘,特别是高迷走神经活性的哮喘,也能改善 COPD 的通气功能,提高生活质量。

二、抗炎平喘药

知识链接 27-1 支气管哮喘的病因及诱因

思政案例 27-1 支气管哮喘的发展史及其哲学思想

糖皮质激素是目前治疗哮喘最有效的药物。哮喘的主要病理机制为呼吸道炎症导致的气道高反应性。糖皮质激素有强大的抗炎、抗过敏作用。其平喘的作用机制包括:①抑制多种参与哮喘发病的炎症细胞和免疫细胞的功能;②抑制细胞因子和炎症介质的产生;③抑制气道高反应性;④增强支气管平滑肌及血管平滑肌对儿茶酚胺的敏感性。糖皮质激素全身用药不良反应多且严重,目前主张以雾化吸入方式应用该类药物,可发挥强大的局部抗炎作用,减轻全身性不良反应。但严重哮喘发作或哮喘持续状态需全身给药,可口服、注射糖皮质激素。

倍氯米松

倍氯米松(beclomethasone)为糖皮质激素地塞米松的衍生物,其局部抗炎作用较前者强数百倍。雾化吸入,直接作用于气道发挥抗炎平喘作用,能取得满意疗效,且无全身不良反应。药效高峰在用药后 10 日出现,故须预先用药。常用剂量对肾上腺皮质功能无影响,可长期低剂量或短期高剂量用于中度或重度哮喘患者。哮喘持续状态的患者因不能吸入足够的药物,疗效不佳,故不宜应用。长期吸入药物在咽部和呼吸道存留可引起声音嘶哑、声带萎缩变形、诱发口腔白色念珠菌感染,用药后多漱口可避免发生。

布地奈德

布地奈德(budesonide)是不含卤素的吸入型糖皮质激素类药物,具有高效、局部抗炎作用。临床应用及不良反应与倍氯米松相同。用于控制或预防哮喘发作。对糖皮质激素依赖型哮喘患者,本品是一个可替代口服激素的较理想的药物。

三、抗过敏平喘药

本类药物的主要作用是抑制变态反应和轻度抗炎。其平喘作用起效慢,不宜用于治疗哮喘急性发作,临床上主要用于哮喘的预防。

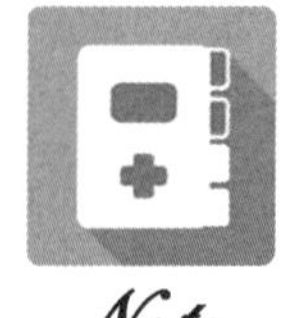

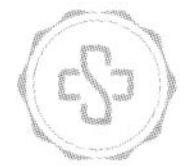

（一）肥大细胞膜稳定药

色甘酸钠

色甘酸钠英文名称为 cromolyn sodium。

【体内过程】

口服吸收率极低，约 1%，临床采用粉剂放入定量吸入器(MDI)的方式吸入。约 10%到达肺深部组织并吸收入血，15 min 达到血药浓度峰值，以原型从胆汁和尿液排出。

【药理作用】

1. 稳定肥大细胞膜 抑制钙内流阻止肥大细胞脱颗粒，减少抗原诱导的肥大细胞释放过敏性介质，但对已经释放的过敏性介质无效。

2. 抑制气道感觉神经末梢释放炎症介质 哮喘患者的气道对物理或化学刺激的反应较正常人敏感，微弱刺激即能引起气道痉挛性收缩。色甘酸钠能抑制二氧化硫、冷空气等刺激引起的支气管痉挛，并能抑制运动性哮喘发作。

3. 阻断炎症介导的反应 抑制巨噬细胞和嗜酸性粒细胞介导的炎症反应，长期应用可减轻气道高反应性。

【临床应用】

预防各型哮喘的发作，对正在发作的哮喘无效，需在抗原和刺激物接触前 7～10 天给药。对过敏反应或运动引起的哮喘效果较好。

【不良反应】

不良反应少，偶见咽痛、气管刺痛感及支气管痉挛等，可能诱发哮喘，合用少量异丙肾上腺素可以预防。

奈多罗米钠

奈多罗米钠(nedocromil sodium)是目前抗炎作用最强的非甾体抗炎平喘药。与色甘酸钠相似，有肥大细胞膜稳定作用，但作用更强。可抑制多种炎症介质释放，使呼吸道微血管渗出减少，降低呼吸道的高反应性。用于各种原因引起的哮喘，对糖皮质激素依赖患者可减少激素的用量。推荐用于慢性哮喘的维持治疗。但对哮喘急性发作者起效缓慢，须合用支气管扩张药。

（二）H_1 受体阻断药

酮替芬

酮替芬(ketotifen)为强效 H_1 受体阻断药，并兼有较强的抑制过敏性介质释放的作用。口服可吸收，疗效优于色甘酸钠。可单独应用或与茶碱类、β_2 受体激动药合用防治轻、中度哮喘。不良反应有嗜睡、乏力、头晕、口干等，继续用药可自行缓解或消失。

（三）白三烯受体阻断药

半胱氨酸白三烯(cysteinyl leukotriene)是哮喘发病中的重要炎症介质，与支气管平滑肌等部位的白三烯受体结合，引起支气管黏液分泌增多，降低支气管纤毛功能，增加气道微血管通透性，引起气道炎症，作用比组胺强 100～1000 倍，且作用持续时间较长。白三烯受体阻断药通过拮抗白三烯的上述作用用于治疗哮喘。与糖皮质激素合用可获得协同抗炎作用，并减少糖皮质激素的用量。对吸入糖皮质激素不能控制的哮喘患者也有效，也可用于抗原、运动、冷空气和非特异性刺激引起的支气管痉挛。目前常用制剂包括扎鲁司特(zafirlukast)(用于成人和 6 岁以上儿童支气管哮喘的长期治疗和预防)和孟鲁司特(montelukast)(用于成人和 12

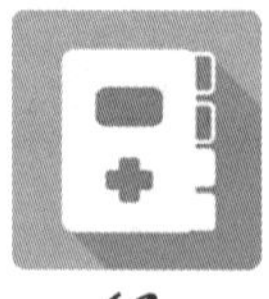
Note

岁以上儿童支气管哮喘的长期治疗和预防。本类药物常见不良反应为轻度头痛、咽炎、鼻炎、转氨酶升高，停药后可恢复）。

第二节 祛痰药

痰是呼吸道炎症的产物，黏痰积于小气道内可使气道狭窄而致喘息，气道上的痰液刺激气管黏膜而引起咳嗽。祛痰药能增加呼吸道腺体分泌、稀释痰液或降低其黏稠度，有利于改善咳嗽和哮喘症状。祛痰药根据其作用机制主要分为黏痰稀释药和黏痰溶解药。

一、黏痰稀释药

氯化铵

氯化铵（ammonium chloride）口服后刺激胃黏膜，通过迷走神经反射促进呼吸道腺体分泌使痰液变稀，易于咳出；药物分泌至呼吸道，提高管腔渗透压，保留水分稀释痰液。用于急、慢性支气管炎，痰多而黏稠不易咳出的患者。本药很少单独使用，多配成复方制剂应用，也可用于酸化尿液和促进碱性药物的排泄。能引起恶心、呕吐、胃痛等刺激症状，大量服用时可产生酸中毒和低血钾。消化性溃疡及肝肾功能不良者慎用。

愈创甘油醚

愈创甘油醚（guaifenesin）可刺激支气管腺体分泌，促进痰液稀释，并有较弱的抗菌作用，能减少痰液的恶臭，是祛痰合剂的主要成分之一。

二、黏痰溶解药

乙酰半胱氨酸

乙酰半胱氨酸（acetylcysteine）能使黏痰中黏蛋白多肽链中的二硫键断裂，降低痰液的黏稠度。还能使脓性痰液中的 DNA 断裂，故对白色黏痰或脓性黏痰均有溶解作用。临床适用于大量黏痰阻塞气道所引起的呼吸困难者。本药有特殊臭味，可引起恶心、呕吐；对呼吸道有刺激性，可引起呛咳、支气管痉挛，与异丙肾上腺素气雾剂交替使用可减轻。支气管哮喘患者及肺功能不全的老年人慎用。

溴己新

溴己新（bromhexine）能裂解黏痰中的酸性多糖纤维，抑制酸性黏蛋白合成，使痰液黏稠度降低；能促进呼吸道黏膜纤毛运动而利于痰液排出。适用于慢性支气管炎、哮喘及支气管扩张症痰液黏稠不易咳出患者。不良反应少，偶有胃部不适、恶心及转氨酶升高等。

氨溴索

氨溴索（ambroxol）增加呼吸道黏膜浆液分泌，减少黏液分泌，降低痰液黏稠度，同时增加呼吸道纤毛运动。氨溴索作用强于溴己新，毒性小。用于各种原因引起的痰多及排痰功能不良的急、慢性呼吸道疾病。

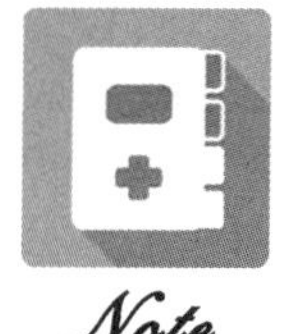

第三节 镇 咳 药

咳嗽是呼吸系统疾病的一个主要症状，也是一种保护性反射活动。咳嗽可将呼吸道内的黏液和异物排出，保持呼吸道的清洁与通畅。轻度咳嗽一般不需要使用镇咳药。严重而频繁咳嗽的患者为减轻其痛苦，防止原发疾病的发展，避免剧烈咳嗽引起的并发症，在对因治疗的同时应适当应用镇咳药。若咳嗽伴咳痰困难者，应使用祛痰药，慎用镇咳药，否则痰液不能排出，阻塞呼吸道引起继发感染，导致窒息。镇咳药根据其作用机制分为中枢性镇咳药和外周性镇咳药。

一、中枢性镇咳药

本类药物直接抑制延髓咳嗽中枢发挥镇咳作用，可分为成瘾性中枢镇咳药和非成瘾性中枢镇咳药。前者主要指阿片类生物碱，镇咳作用强，但具有成瘾性，临床上仅用可待因等几种成瘾性较小的药物作为镇咳药。非成瘾性中枢镇咳药目前发展很快，临床应用也十分广泛。

(一) 成瘾性中枢镇咳药

可待因

可待因(codeine)又称为甲基吗啡，是从罂粟属植物中分离出来的一种天然阿片类生物碱。

【体内过程】

临床上多用其磷酸盐，口服、注射均易吸收，生物利用度为 40%～70%。口服后约 20 min 起效，0.75～1 h 到达峰值血药浓度；肌注后 0.25～1 h 达峰值血药浓度。易于通过血脑屏障，能通过胎盘屏障。主要在肝脏代谢，肾脏排泄。

【药理作用】

可待因直接抑制延髓的咳嗽中枢而产生较强的镇咳作用，其镇咳作用为吗啡的 1/4；兼具有镇痛作用，镇痛作用仅为吗啡的 1/10，作用持续 4～6 h。治疗剂量不抑制呼吸，致便秘、耐受性、成瘾性等均弱于吗啡。

【临床应用】

1. 用于各种原因引起的剧烈干咳和刺激性咳嗽 尤适用于伴有胸痛者。对有少量痰液的剧烈咳嗽，应联合应用祛痰药。能抑制支气管腺体分泌和纤毛运动，增加痰液黏稠度，对痰黏且量多的患者易造成气道阻塞及继发感染，不宜应用。

2. 用于中等程度疼痛 详见第十六章相关内容。

【不良反应】

大剂量明显抑制呼吸中枢，小儿用量过大可致惊厥，久用可产生耐受性和成瘾性。多痰、痰液黏稠或支气管哮喘者禁用。

(二) 非成瘾性中枢镇咳药

右美沙芬

右美沙芬(dextromethorphan)又称为美沙芬，镇咳作用与可待因相似或略强，无镇痛作用。治疗剂量不抑制呼吸，也无耐受性和成瘾性。用于各种原因引起的干咳。本药安全范围

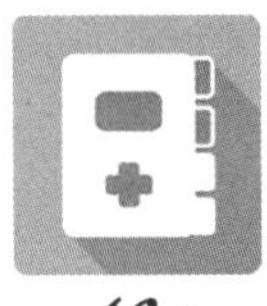
Note

大，偶有头晕、嗜睡、口干、便秘、恶心和食欲不振等。痰多者慎用，妊娠 3 个月内妇女禁用。

喷托维林

喷托维林(pentoxyverine，咳必清)是人工合成的中枢性镇咳药，镇咳强度为可待因的1/3。对咳嗽中枢具有直接抑制作用，兼有轻度阿托品样作用和局部麻醉作用，可松弛痉挛的支气管平滑肌，抑制呼吸道感受器。主要用于各种原因引起的干咳。偶有轻度头痛、头晕、口干、恶心、腹泻等不良反应。青光眼、前列腺肥大和心功能不全者慎用。

二、外周性镇咳药

此类药物通过抑制咳嗽反射弧中的感受器、传入或传出神经的传导而产生镇咳作用。

苯佐那酯

苯佐那酯(benzonatate)又称为退咳露，为局麻药丁卡因的衍生物。

【体内过程】

口服后 10～20 min 开始产生作用，持续 2～8 h。

【药理作用】

有较强的局麻作用，抑制肺牵张感受器及感觉神经末梢，产生镇咳作用。镇咳作用强度略低于可待因，但不抑制呼吸。

【临床应用】

常用于急性支气管炎、支气管哮喘等引起的刺激性干咳、阵咳等，也用于支气管镜、喉镜检查或支气管造影前以预防咳嗽。

【不良反应】

偶可引起嗜睡、头晕、鼻塞、胸部紧迫感和麻木感等不良反应。服用时勿嚼碎，应整片吞服以免引起口腔麻木。

苯丙哌林

苯丙哌林(benproperine)具有中枢性和外周性双重镇咳作用，且有平滑肌松弛作用。镇咳作用比可待因强，不抑制呼吸。用于各种原因引起的刺激性干咳。

小　结

平喘药可分为：①支气管扩张药：肾上腺素受体激动药、茶碱类、抗胆碱药。②抗炎平喘药：糖皮质激素类药。③抗过敏平喘药：肥大细胞膜稳定药、H_1 受体阻断药、白三烯受体阻断药。祛痰药分为黏痰稀释药和黏痰溶解药。镇咳药分为中枢性镇咳药和外周性镇咳药。

目标测试

思考题答案

思　考　题

1. 平喘药的分类及代表药物有哪些？
2. 祛痰药的分类及代表药物有哪些？
3. 镇咳药的分类及代表药物有哪些？

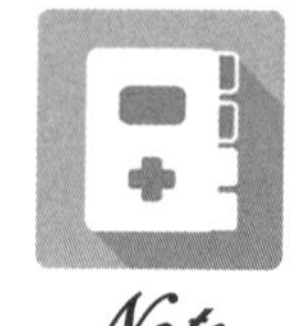

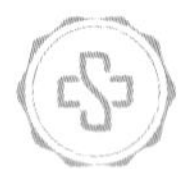

本章参考文献

[1] 杨宝峰,陈建国.药理学[M].9版.北京:人民卫生出版社,2018.

[2] 石京山,杨俭.药理学[M].北京:高等教育出版社,2014.

[3] 吴铁,臧林泉.药理学(案例版)[M].2版.北京:科学出版社,2017.

[4] 李学军,余鹰,陶亮.药理学[M].4版.北京:北京大学医学出版社,2018.

(内蒙古医科大学　周　静)

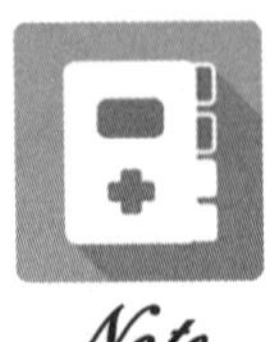

第二十八章　作用于消化系统的药物

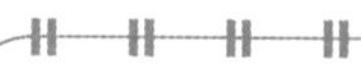

学习目标

本章 PPT

1. 知识目标　掌握抗消化性溃疡药分类及各类代表药的药理作用、作用机制、特点及主要不良反应。熟悉止吐药、胃肠推动药、泻药、止泻药和利胆药的应用。

2. 能力目标　通过学习案例，熟悉消化性溃疡的临床表现，引导学生理论联系实际，增强对理论知识的应用能力。

3. 情感目标　通过对思政案例的学习，培养学生严谨求实、勇于探索的科学精神。

案例引导28-1

案例引导答案

患者，男性，40 岁，司机。2 年前出现间断性上腹部疼痛，饥饿时加重，进食后可缓解，有夜间痛，同时伴有反酸、嗳气、上腹部烧灼感。3 天前劳累后腹痛加重，伴有恶心，无呕吐，解柏油样便 2 天，每天 1～2 次，便后腹痛减轻。行胃镜示十二指肠球部溃疡，幽门螺杆菌阳性，入院诊治。诊断：十二指肠球部溃疡。给予阿莫西林、克拉霉素、奥美拉唑、枸橼酸铋钾治疗 2 周。用药后上腹部疼痛、反酸、恶心的症状明显缓解。

请问：

1. 奥美拉唑抑制胃酸分泌的药理学机制是什么？
2. 该患者四联用药的目的是什么？

作用于消化系统的药物，包括抗消化性溃疡药和消化功能调节药。

第一节　抗消化性溃疡药

消化性溃疡主要指发生在胃和十二指肠的慢性溃疡，是一种临床常见病。目前认为，消化性溃疡的发生是由攻击因子作用增强（胃酸、胃蛋白酶分泌增多，幽门螺杆菌感染等），防御因子的功能减弱或受损（胃黏液、HCO_3^- 分泌减少，前列腺素产生，胃黏膜不完整等）所引起。临床主要的治疗原则以保护胃黏膜、抑制胃酸分泌、清除幽门螺杆菌为主。

按药物的来源和作用机制，可将抗消化性溃疡药分为以下 4 类。

1. 抗酸药　如氢氧化镁、氢氧化铝。

2. 抑制胃酸分泌药

（1）H_2 受体阻断药：如西咪替丁、雷尼替丁、法莫替丁。

（2）M_1 胆碱受体阻断药：如哌仑西平。

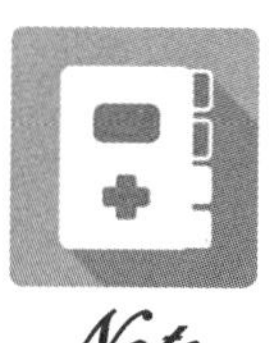

(3) H^+-K^+-ATP 酶抑制药:如奥美拉唑。

(4) 胃泌素受体阻断药:如丙谷胺。

3. 胃黏膜保护药 如米索前列醇、硫糖铝、蒙脱石、枸橼酸铋钾。

4. 抗幽门螺杆菌药 如阿莫西林、克拉霉素、甲硝唑。

一、抗酸药

抗酸药也称中和胃酸药,均为弱碱性物质。口服后在胃内直接中和胃酸,增大胃内容物的pH,消除胃酸对胃、十二指肠黏膜的侵蚀及对溃疡面的刺激作用,同时胃蛋白酶活性下降,缓解消化性溃疡的疼痛等症状。有些抗酸药如氢氧化铝、三硅酸镁等能形成胶状保护膜,覆盖于溃疡面和胃黏膜起到保护作用。主要用于治疗消化性溃疡和反流性食管炎。

氢氧化铝

氢氧化铝(aluminum hydroxide)中和胃酸作用较强,作用慢而持久。在胃内生成氧化铝有收敛、止血和致便秘作用。长期服用可影响肠道对磷酸盐的吸收,引起骨软化。

氢氧化镁

氢氧化镁(magnesium hydroxide)抗酸作用快而强,Mg^{2+} 有轻度导泻作用。少量吸收后经肾排出,肾功能不良者可引起血镁浓度升高。

三硅酸镁

三硅酸镁(magnesium trisilicate)抗酸作用较弱,作用慢而持久,在胃内生成胶状二氧化硅,有保护溃疡面的作用。

碳酸氢钠

碳酸氢钠(sodium bicarbonate)俗称小苏打,抗酸作用强,起效快而作用短暂。中和胃酸时产生 CO_2,引起嗳气、腹胀。胃内压和 pH 增大可引起继发性胃酸分泌增多。口服可被肠道吸收,导致碱血症和碱化尿液。

由于抗酸药仅仅是直接中和已经分泌的胃酸,不能调节胃酸的分泌,甚至可能引起反跳性胃酸分泌增加,单用效果差,且有些药物可引起便秘或腹泻,故临床常将抗酸药和其他药物配伍制成复方制剂,以增强疗效,减少不良反应。抗酸药应在餐后 1 h 及临睡前各服一次,一般可以达到较好的抗酸效果。

二、抑制胃酸分泌药

胃酸是由胃壁细胞分泌,壁细胞基底膜侧分布有 M_1 受体、H_2 受体和胃泌素受体,当分别被乙酰胆碱、组胺和胃泌素激动时,可通过第二信使的介导,激活壁细胞黏膜侧的 H^+-K^+-ATP 酶(质子泵),通过 H^+-K^+ 交换使 H^+ 从壁细胞内转运到胃腔中,形成胃酸。抑制胃酸分泌药使胃液 pH 增大,从而缓解消化性溃疡症状和促进溃疡愈合,是目前治疗消化性溃疡的首选药物。包括 H_2 受体阻断药、H^+-K^+-ATP 酶抑制药、胃泌素受体阻断药、M_1 胆碱受体阻断药四类。

(一) H_2 受体阻断药

H_2 受体阻断药可与组胺竞争胃壁细胞上的 H_2 受体,减少各种刺激(如组胺、五肽胃泌素等)所引起的胃酸分泌,抑制基础胃酸和夜间胃酸的分泌,用于治疗消化性溃疡、反流性食管

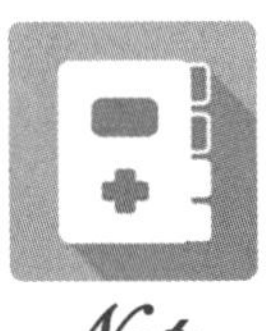

Note

炎、胃肠吻合口溃疡等。由于其疗效可靠，不良反应少，该类药物已经成为治疗消化性溃疡重要的药物之一(表 28-1)。

表 28-1 常用 H_2 受体阻断药药动学特点的比较

	西咪替丁	雷尼替丁	法莫替丁	尼扎替丁
生物利用度/(%)	80	50	40	>90
作用相对强度	1	5～10	32	5～10
血浆半衰期/h	1.5～2.3	1.6～2.4	2.5～4	1.1～1.6
作用维持时间/h	6	8	12	8
抑制细胞色素 P_{450} 相对强度	1	0.1	0	0

知识链接 28-1 消化性溃疡的临床表现

西咪替丁

西咪替丁(cimetidine)又称为甲氰咪胍。

【药理作用】

1. 抑制胃酸分泌作用 选择性阻断胃壁细胞 H_2 受体，显著拮抗组胺引起的胃酸分泌，也能抑制由五肽胃泌素、胰岛素和食物等刺激引起的胃酸分泌，能明显抑制基础和夜间胃酸分泌。

2. 抗雄激素作用 可治疗多毛症。

3. 增强免疫作用 减弱免疫抑制细胞的活性，增强免疫反应，从而阻抑肿瘤转移，延长存活期。

【临床应用】

用于消化性溃疡、吻合口溃疡、应激性溃疡、反流性食管炎、胃泌素瘤(佐林格-埃利森综合征)、上消化道出血等。饭后和临睡前各服一次，疗程一般为 4～6 周。

【不良反应】

1. 消化系统 可出现呕吐、口干、腹泻、腹胀等。也可引起急性肝损伤，出现一过性的转氨酶和碱性磷酸酶升高。偶见严重肝炎、肝脂肪变性等。

2. 血液系统 对骨髓有一定的抑制作用，可出现中性粒细胞减少、全血细胞减少。

3. 中枢神经系统 常见头晕、头痛、疲乏、嗜睡等。少数患者可出现定向力障碍、焦虑、感觉迟钝、语言含糊不清、局部抽搐或癫痫样发作、幻觉、谵妄等，可能发生于静脉注射给药之后。

4. 内分泌系统 本品具有轻度抗雄激素作用，可出现高催乳素血症、血浆睾酮水平下降，偶见精子数量减少、阳痿、男性乳腺发育和女性溢乳等。

【药物相互作用】

本品为肝药酶抑制药，可抑制华法林、茶碱类、苯妥英钠、普萘洛尔、奎尼丁等药物的代谢，合用时应减少剂量。

雷尼替丁

雷尼替丁(ranitidine)口服后自胃肠道吸收迅速，为强效 H_2 受体阻断药。作用比西咪替丁强 5～8 倍，且作用时间更持久，溃疡复发率低。能有效地抑制组胺、五肽胃泌素和卡巴胆碱刺激后引起的胃酸分泌，降低胃酸和胃蛋白酶活性。主要用于消化性溃疡、术后溃疡、反流性食管炎和胃泌素瘤等。不良反应较少。疗程 4～8 周，如需要可治疗 12 周。多数病例可于 4 周内症状改善，4 周溃疡愈合率为 46%，用药 8 周愈合率可达 97%。对慢性消化性溃疡有复发史患者，应在睡前给予维持剂量。对急性十二指肠溃疡愈合后的患者，应进行 1 年以上的维持治疗。

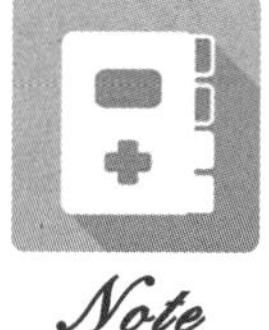

Note

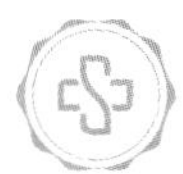

法莫替丁

法莫替丁(famotidine)作用与西咪替丁相似,但抑制胃酸分泌作用更强,其作用强度比西咪替丁强30多倍,比雷尼替丁强6~10倍。适用于消化性溃疡、急性胃黏膜病变、反流性食管炎以及胃泌素瘤。

(二) 质子泵抑制药(H^+-K^+-ATP酶抑制药)

H^+-K^+-ATP酶又称质子泵,质子泵抑制药是新型的抗消化性溃疡药。对消化性溃疡的短期疗效显著,可与抗菌药物联合应用于幽门螺杆菌的根除治疗。由于抑制胃酸分泌作用强大持久,疗效确切,不良反应少,是目前世界上应用最广的抑制胃酸分泌药。多数质子泵抑制药为"前体药",需要在酸性环境中活化产生作用。临床常用的有奥美拉唑(omeprazole)、兰索拉唑(lansoprazole)、泮托拉唑(pantoprazole)等。

奥美拉唑

奥美拉唑(omeprazole)又称为洛赛克,是第一代质子泵抑制药。

【体内过程】

口服易吸收,单次给药生物利用度为35%,血药浓度达峰时间1~3 h,反复用药生物利用度为60%。在肝脏代谢,经肾脏排泄,严重肝肾功能不全者半衰期延长。胃内充盈可减少吸收,应餐前或空腹服用。

【药理作用及机制】

抑制胃壁细胞H^+-K^+-ATP酶,使H^+不能从胃壁细胞内向胃腔转运,减少胃酸分泌。激活M_1胆碱受体、H_2受体和胃泌素受体都能激活H^+-K^+-ATP酶,增加胃酸的分泌。因此,抑制H^+-K^+-ATP酶是最直接和最有效的抑制胃酸分泌的手段。奥美拉唑抑制幽门螺杆菌,能增高抗菌药对幽门螺杆菌的清除率。

【临床应用】

用于消化性溃疡、胃泌素瘤、反流性食管炎及上消化道出血。幽门螺杆菌阳性患者,合用抗菌药物可使细菌转阴率达80%~90%,并明显降低溃疡的复发率。

【不良反应】

常见口干、恶心、腹痛等胃肠道症状;神经系统反应如头痛、头晕、失眠等。阻碍肠道吸收维生素B_{12},可导致维生素B_{12}缺乏症、外周神经炎、皮疹。有致癌性,如肠嗜铬细胞增生、胃部类癌等。长期服用者,应定期检查胃黏膜有无肿瘤样增生。

(三) 胃泌素受体阻断药

丙谷胺

丙谷胺(proglumide)化学结构与胃泌素相似,可竞争性阻断胃泌素受体,减少胃酸分泌,还对胃黏膜有保护和促进溃疡愈合的作用。临床主要用于消化性溃疡和胃炎的治疗,疗效比H_2受体阻断药差,现已较少用于治疗消化性溃疡。

(四) M_1胆碱受体阻断药

选择性阻断胃壁细胞的M_1胆碱受体。对基础胃酸分泌和胃泌素、胰岛素引起的胃酸分泌均有较强的抑制作用,还有解痉作用。但由于其抑制胃酸分泌作用较弱,不良反应较多,目前较少用于消化性溃疡的治疗。主要药物有哌仑西平(pirenzepine)。

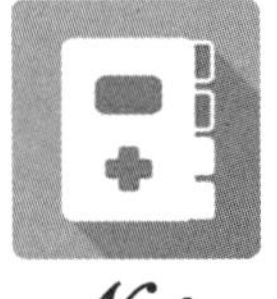

三、增强胃黏膜屏障功能药(胃黏膜保护药)

胃黏膜屏障包括细胞屏障和黏液 HCO_3^- 盐屏障。黏液和 HCO_3^- 盐均由胃黏膜层的表浅上皮细胞分泌,细胞的基底侧有前列腺素(PGE_2 和 PGI_2)受体,激活受体能促进黏液和 HCO_3^- 的分泌,前列腺素能增加胃黏膜的血流,促进损伤创面的愈合。胃黏膜保护药能抑制胃酸分泌、增强胃黏膜的保护屏障,预防和治疗胃黏膜损伤及促进黏膜组织修复等可发挥抗消化性溃疡的作用。

米索前列醇

米索前列醇(misoprostol)为前列腺素 E_2 的衍生物。本品性质稳定,口服吸收良好。米索前列醇与胃壁细胞和胃黏膜浅表细胞基底侧的前列腺素受体结合,抑制胃壁细胞的胃酸分泌,对基础胃酸分泌、食物、组胺和胃泌素等引起的胃酸分泌均有抑制作用;能减少胃蛋白酶的分泌;增加胃黏膜血流,促进胃黏膜受损上皮细胞的修复和增殖,从而提高胃黏液屏障和黏膜屏障功能。用于预防和治疗消化性溃疡。对长期应用非甾体抗炎药引起的消化性溃疡、胃出血,有显著缓解作用。因能引起子宫收缩,尚可用于产后止血。

最常见的不良反应为腹泻,尚有头痛、头晕等。因有胃肠道症状,故肠炎患者应禁用。孕妇及前列腺素过敏者也应禁用。

硫糖铝

硫糖铝(sucralfate)能黏附于胃、十二指肠黏膜表面,在溃疡面形成保护屏障;可吸附表皮生长因子聚集于溃疡处,促进黏膜上皮细胞更新;促进黏膜合成 PGE_2,从而提高胃、十二指肠黏膜的细胞屏障和黏膜屏障功能;抑制幽门螺杆菌繁殖,阻止幽门螺杆菌的蛋白酶和酯酶对黏膜的破坏。主要用于治疗消化性溃疡、反流性食管炎、慢性糜烂性胃炎及幽门螺杆菌的感染。因硫糖铝须在酸性环境中才能发挥作用,所以应在饭前 1 h 空腹服用,不宜与抗酸药或胃酸分泌抑制药同时使用。本品不良反应轻,最常见的是便秘。偶有口干、恶心、皮疹及头晕。

蒙脱石

蒙脱石(smectite)具有层纹状结构及非均匀性电荷分布,对消化道内的病毒、病菌及其产生的毒素有固定和抑制作用,有抗幽门螺杆菌作用;对消化道黏膜有很强的覆盖能力,增加胃黏液合成,通过与黏液糖蛋白相互结合,修复和提高胃肠黏膜对致病因子的防御功能。主要用于急、慢性腹泻,亦适用于消化性溃疡、胃炎、食管炎、结肠炎等。

枸橼酸铋钾

枸橼酸铋钾(bismuth potassium citrate)又称为胶体次枸橼酸铋。在酸性环境下生成不溶性铋盐,覆盖于溃疡表面形成保护层;可吸附胃蛋白酶并降低其活性,减少胃酸、胃蛋白酶等对溃疡面的刺激,促进溃疡愈合;能促进黏液分泌,刺激黏膜上皮细胞再生;抑制幽门螺杆菌。用于消化性溃疡、慢性胃炎等。本品口服吸收较少,但对肾功能不良者仍禁用,可使舌黑染,粪便呈黑色,口中带有氨味,偶有恶心、便秘、腹泻等不良反应。

四、抗幽门螺杆菌药

幽门螺杆菌是革兰阴性、微需氧的细菌,在胃、十二指肠的上皮表面生长。幽门螺杆菌产生多种酶及细胞毒素,导致黏膜损伤,是慢性胃炎、消化性溃疡和胃腺癌等胃部疾病发生、发展

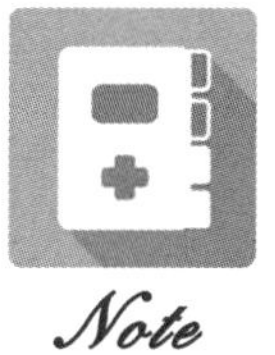

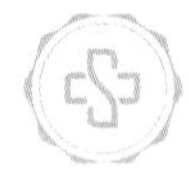

的重要致病因子,也是消化性溃疡容易复发的主要原因。

尽管在体外幽门螺杆菌对多种抗菌药物非常敏感,但在体内这些抗菌药物对幽门螺杆菌的效果却不佳。可能与药物在胃内的停留时间有限,难以透过黏膜层,在感染部位不能达到有效浓度有关。

思政案例28-1
幽门螺杆菌的发现与科学精神培养

临床常用的抗幽门螺杆菌的药物有:①抗菌药,如阿莫西林、克拉霉素、四环素和甲硝唑等;②铋剂,如枸橼酸铋钾;③抑制胃酸分泌药,如质子泵抑制药。单用一种抗菌药治疗幽门螺杆菌感染效果差,且容易导致耐药,已经发现幽门螺杆菌对硝基咪唑(甲硝唑)和大环内酯类(甲基红霉素)产生耐药性,需多药联合应用。临床常将质子泵抑制药、阿莫西林和甲硝唑或呋喃唑酮三药联合使用,疗程7~14天;质子泵抑制药、克拉霉素和阿莫替林或甲硝唑或呋喃唑酮联合使用,疗程7天;枸橼酸铋钾、甲硝唑和阿莫西林或四环素或克拉霉素联合使用,疗程7~14天;也可采用雷尼替丁、甲硝唑、阿莫西林联合。一般连续10~14天给药优于短期治疗,根治率可达90%。

第二节　消化功能调节药

消化系统疾病常见症状表现为消化不良、食欲不振、恶心、呕吐、腹胀、腹泻、便秘、黄疸等。针对上述症状,用于消化功能调节的药物包括助消化药、止吐药、增强胃肠动力药、止泻药与吸附药、泻药、利胆药。

一、助消化药

助消化药多为消化液中的成分或促进消化液分泌的药物。助消化药能促进食物的消化,用于消化道功能减弱、消化不良等。

胃蛋白酶

胃蛋白酶(pepsin)来源于动物的胃黏膜。在酸性环境中能分解蛋白质,常与稀盐酸同服,辅助治疗由于胃酸和消化酶分泌不足引起的消化不良和胃蛋白酶缺乏症。本品不能与碱性药物配伍。

胰酶

胰酶(pancreatin)来源于动物的胰脏,含有胰蛋白酶、胰淀粉酶、胰脂肪酶。口服在肠液中消化蛋白、淀粉和脂肪,用于治疗胰酶分泌不足引起的消化不良。

乳酶生

乳酶生(biofermin)为干燥活的乳酸杆菌制剂。在肠内分解糖类产生乳酸,提高肠内容物的酸性,抑制肠内腐败菌的繁殖,减少发酵和产气。主要用于消化不良,腹泻和小儿消化不良性腹泻。不宜与抗酸药、抗菌药及有吸附性的药物同服,以免降低疗效。

干酵母

干酵母(dried yeast)含B族维生素,用于食欲不振、消化不良、B族维生素缺乏疾病的辅助治疗,宜嚼碎服用。

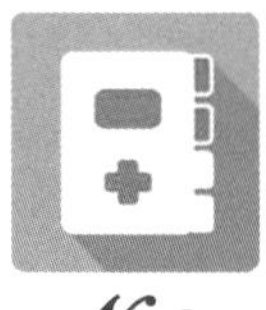
Note

二、止吐药与增强胃肠动力药

呕吐是一种复杂的反射活动，多种原因如恶性肿瘤的化学治疗、胃肠道疾病、晕动病、妊娠早期、外科手术等均可引起呕吐，同时其也是机体的保护性反应。参与呕吐反射的中枢部分包括呕吐中枢和催吐化学感受区(CTZ)。在呕吐信息传递过程中，参与催吐的受体包括多巴胺(D_2)受体、组胺(H_1)受体、M胆碱受体和5-羟色胺(5-HT)受体。阻断上述受体即可抑制呕吐反射，缓解和防治呕吐。

(一) H_1受体阻断药

H_1受体阻断药有苯海拉明(diphenhydramine)、异丙嗪(promethazine)、美克洛嗪(meclozine)等。有较强的中枢镇静和止吐作用，对前庭功能有抑制作用，可用于预防和治疗晕动病、内耳眩晕症等。

(二) M胆碱受体阻断药

最常用的中枢性M胆碱受体阻断药是东莨菪碱(scopolamine)，通过降低迷路感受器的敏感性，抑制前庭小脑通路的传导，产生抗恶心呕吐作用。用于预防和治疗晕动病，对阿扑吗啡及化学治疗药物引起的呕吐无效。

(三) 多巴胺D_2受体阻断药

以吩噻嗪类药物氯丙嗪(chlorpromazine)为代表的抗精神病药，通过阻断延脑CTZ和呕吐中枢的多巴胺D_2受体而产生强大的止吐作用。对治疗尿毒症、放射病、肿瘤、阿片样物质及麻醉药等引起的呕吐有较好效果，对前庭刺激引起的晕动病无效。

甲氧氯普胺

甲氧氯普胺(metoclopramide)又称为胃复安。

【药理作用】

在中枢，阻断延脑CTZ的多巴胺D_2受体，发挥止吐作用。在外周，阻断肠道D_2受体。较大剂量阻断5-HT_3受体，而激动5-HT_4受体，促进乙酰胆碱的释放，增强胃排空能力和加快肠内容物的推进。

【临床应用】

用于治疗慢性消化不良引起的恶心、呕吐和反流性食管炎、胆汁反流性胃炎、功能性胃滞留、迷走神经切除后所致的胃排空障碍等。口服可预防各种原因包括妊娠引起的呕吐，肿瘤放射治疗和化学治疗药物如顺铂、环磷酰胺等引起的呕吐。

【不良反应】

大剂量或长期应用可引起明显的锥体外系症状，如肌震颤、发音困难、共济失调等。偶见疲劳、精神抑郁症状。本药可促进催乳素释放，偶见溢乳，男性乳房发育。

多潘立酮

多潘立酮(domperidone)又称为吗丁啉。

【药理作用和临床应用】

多潘立酮不易通过血脑屏障，主要作用于外周。阻断胃肠道的多巴胺D_2受体，加强胃肠蠕动，促进胃肠排空，防止食物反流，具有胃肠促动和高效止吐作用。用于由胃排空延缓、胃食管反流引起的消化不良症，如腹胀、上腹部疼痛、嗳气、胃肠胀气、恶心、呕吐、口中带有或不带有胃内容物反流的胃烧灼感。对偏头痛、颅外伤、放射治疗及肿瘤化学治疗药所引起的恶心、呕吐有效。因其选择性阻断外周多巴胺受体，对左旋多巴、溴隐亭等治疗帕金森病药物引起的

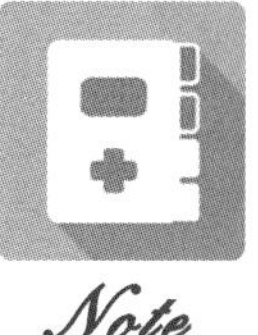
Note

恶心、呕吐有特效。

【不良反应】

不良反应轻,可引起溢乳、男性乳房发育。不易通过血脑屏障,罕见锥体外系反应。

本品宜于饭前 15～30 min 服用。抗胆碱能药物可能会对抗本品的抗消化不良作用,故二者不宜合用。

(四) 5-HT_3 受体阻断药

5-HT 是胃肠道中重要的神经递质,主要存在于黏膜嗜铬细胞和肠肌间神经丛,以局部激素方式引起胃肠蠕动反射。主要通过 5-HT_3、5-HT_4 受体介导的胆碱能抑制性中间神经元和兴奋性中间神经元产生作用。抗肿瘤化学治疗药物或放射治疗可能诱发小肠嗜铬细胞释放 5-HT,导致恶心、呕吐。5-HT_3 受体阻断药选择性抑制外周神经突触前膜和呕吐中枢 5-HT_3 受体,对肿瘤放射治疗和化学治疗导致的呕吐有较好的疗效。

临床应用的 5-HT_3 受体阻断药有昂丹司琼(ondansetron)、阿洛司琼(alosetron)、格拉司琼(granisetron)等。

(五) 5-HT_4 受体激动药

西沙必利

西沙必利(cisapride)能促进肠肌间神经丛释放乙酰胆碱,加速食管、胃、小肠直至结肠的运动,加速胃排空,为新型胃肠动力药。用于慢性功能性消化不良、反流性食管炎、胃轻瘫等。偶见瞬时性腹部痉挛、腹鸣和腹泻,减少剂量可缓解。心脏不良反应严重,可引起 Q-T 间期延长、晕厥、室性心律不齐等。

甲氧氯普胺、多潘立酮等阻断多巴胺 D_2 受体发挥止吐作用,也能增强上部胃肠动力,增加食管下部括约肌张力,增加胃收缩力,改善胃、十二指肠蠕动的协调性,促进胃排空。

三、止泻药与吸附药

腹泻是多种疾病的常见症状,应主要针对病因治疗。但腹泻剧烈而持久的患者,可引起水、电解质紊乱,应适当给予止泻药物防止机体脱水。止泻药可通过抑制肠道蠕动或保护肠道免受刺激而达到止泻效果。

阿片制剂

阿片制剂作为有效的止泻药曾被广泛应用。主要通过激活阿片受体,增强胃肠平滑肌张力,减慢胃肠推进性蠕动,使粪便干燥而止泻。多用于较严重的非细菌感染性腹泻(参见第十六章相关内容)。长期应用可成瘾。

地芬诺酯

地芬诺酯(diphenoxylate)又称为苯乙哌啶,是人工合成的哌替啶的衍生物。止泻作用与吗啡相似,提高胃肠道平滑肌张力,抑制肠蠕动,延缓肠内容物的推进,增加水分吸收而止泻。临床用于急、慢性功能性腹泻。不良反应轻,有厌食、恶心、呕吐、腹胀等。长期应用可成瘾,过量可导致严重中枢抑制甚至昏迷。

洛哌丁胺

洛哌丁胺(loperamide)化学结构与地芬诺酯相似。主要作用于胃肠道的阿片受体,除直接抑制肠蠕动,还可减少肠壁神经末梢释放乙酰胆碱,减少胃肠道腺体分泌。止泻作用快、强、

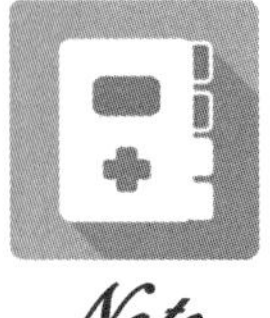

持久，是吗啡的 40～50 倍。可用于治疗非细菌感染的急、慢性腹泻。不良反应少，但对儿童中枢抑制作用较强，2 岁以下儿童不宜应用。

鞣酸蛋白

鞣酸蛋白(tannalbin)属于收敛剂。口服后在肠道内释放出鞣酸，使肠黏膜表面蛋白质凝固、沉淀，形成保护膜，减少炎性渗出物，发挥收敛止泻作用。用于急性胃肠炎及各种非细菌性腹泻、小儿消化不良等。

药用炭

药用炭(medicinal charcoal)为不溶性微细干燥粉，因其颗粒小，总面积大，能吸附肠内气体、液体、毒物等，发挥止泻和阻止毒物吸收的作用。主要用于腹泻、肠胀气、食物中毒等。不宜与抗菌药、乳酶生、胰酶、维生素等药物同服。

四、泻药

泻药指能刺激肠道蠕动或软化粪便，润滑肠壁，促进粪便排出的药物。临床主要用于治疗功能性便秘。按作用方式可分为容积性泻药、刺激性泻药和润滑性泻药。

(一) 容积性泻药

容积性泻药又称渗透性泻药，口服后肠道吸收少，在肠道内形成高渗透压，增加肠内容积，促进肠道蠕动，产生导泻作用，对于以粪便干结为主者效果较好，但必须保证充足的水分摄入，以防肠梗阻的发生。

硫酸镁和硫酸钠

硫酸镁(magnesium sulfate)和硫酸钠(sodium sulfate)属于盐类泻药。大量口服后在肠道内很难被吸收，在肠腔内形成高渗透压而滞留水分，扩张肠道，刺激肠壁，促进肠道蠕动。硫酸镁还有利胆作用。主要用于外科手术前或结肠镜检查前排空肠内容物，辅助排出肠道寄生虫或肠内毒物。一般空腹服用并大量饮水，1～4 h 即可发生较剧烈的泻下作用，排出流体粪便。

因其导泻作用剧烈，可引起反射性盆腔充血和失水，月经期、妊娠期及老年人慎用。大约 20%的镁离子可能被肠道吸收，肾功能障碍患者或中枢抑制患者可能发生毒性反应，出现肌肉兴奋性受抑制，感觉反应迟钝，腱反射消失。血镁浓度达 6 mmol/L 时可发生呼吸停止和心律失常、心脏传导阻滞，浓度进一步升高，可致心跳停止。

硫酸钠临床应用同硫酸镁，作用较缓和。因镁离子有中枢抑制作用，可加重中毒症状。通常中枢抑制药(如苯巴比妥)中毒导泻应选用硫酸钠，而不用硫酸镁。

乳果糖

乳果糖(lactulose)口服不吸收，在结肠被细菌代谢生成乳酸和乙酸，提高肠内渗透压，刺激结肠局部渗出，增加粪便容积，刺激结肠推动产生轻泻作用。乳酸可抑制结肠对氨的吸收，有降低血氨作用，可用于慢性门静脉高压症和肝性脑病。

甘油

甘油(glycerin)可制成栓剂或 50%的甘油(开塞露)注入肛门，由于高渗透压刺激肠壁引起排便反应，并有局部润滑作用，数分钟内引起排便，适用于老年人及儿童便秘。

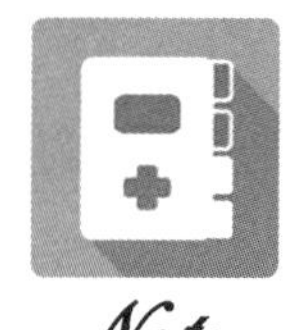

Note

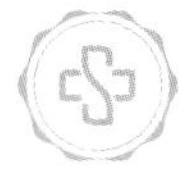

（二）刺激性泻药

刺激性泻药又称为接触性泻药。刺激结肠产生推进性蠕动，产生泻下作用。药物直接刺激肠黏膜或活化肠内平滑肌的神经末梢而增加肠的推进力。长期使用可损害肠神经系统，导泻过度会导致体液与电解质紊乱。

酚酞

酚酞(phenolphthalein，果导)口服后与碱性肠液形成可溶性钠盐，具有刺激肠壁作用，同时也抑制水分的吸收。本品泻下作用温和，用药后 6～8 h 排出软便。适用于习惯性便秘。口服酚酞约有 15%被吸收，从尿排出，如尿液为碱性则呈红色。偶致过敏反应、肠绞痛，心、肺、肾损害及出血倾向等。

比沙可啶

比沙可啶(bisacodyl)与酚酞结构相似。口服或直肠给药后，在肠道转换成有活性的代谢产物，对结肠产生较强刺激作用。一般口服 6 h 内，直肠给药 15～60 min 起效，排出软便。临床用于便秘、X 线检查、内镜检查以及手术前排空肠内容物。该药刺激性大，可损伤黏膜，导致胃肠痉挛、直肠炎等，连续应用一般不宜超过 10 日。栓剂引起直肠烧灼感，儿童不宜使用。

蒽醌类

蒽醌类(anthraquinones)指大黄、番泻叶和芦荟等植物中含有的蒽醌苷类物质。其在小肠难以吸收，需在结肠内分解激活，产生蒽醌类物质，刺激结肠运动，增加水和电解质的分泌。常用于急、慢性便秘，用药后 4～8 h 排出软便或致泻。

（三）润滑性泻药

通过局部滑润并软化粪便而发挥作用。适用于老年人及痔疮、肛门手术患者。

液体石蜡

液体石蜡(liquid paraffin)为矿物油，不被肠道消化吸收，同时妨碍水分的吸收，起到润滑肠壁和软化大便作用。本类药物适用于老年人、儿童便秘、痔疮及肛门手术者。长期应用影响脂溶性维生素及钙、磷的吸收，故不宜久用。

五、利胆药

胆汁的基本成分是胆汁酸，胆汁酸主要由胆酸、鹅去氧胆酸、去氧胆酸及石胆酸和熊去氧胆酸组成。利胆药是具有促进胆汁分泌或胆囊排空作用的药物，主要用于胆囊炎和胆石症等。

去氢胆酸

去氢胆酸(dehydrocholic acid)能有效地增加胆汁中水分含量，使胆汁稀释，流动性增强，促使胆道内小结石的排出。用于胆石症，急、慢性胆道感染，胆囊术引流管清洗等。

熊去氧胆酸

熊去氧胆酸(ursodesoxycholic acid)能抑制肝脏胆固醇的合成，显著降低胆汁中胆固醇的含量，降低胆固醇在胆汁中的相对浓度，从而有利于胆固醇从结石表面溶解，并抑制肠道吸收胆固醇。熊去氧胆酸能松弛 Oddi 括约肌，发挥利胆作用。用于治疗胆固醇结石、胆囊炎、胆管炎等。不良反应发生少而轻，偶引起腹泻和肝毒性。

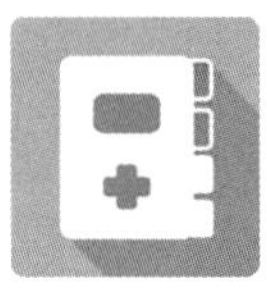

Note

鹅去氧胆酸

鹅去氧胆酸(chenodeoxycholic acid)是熊去氧胆酸的异构体。能降低胆固醇分泌,并通过抑制 HMG-CoA 还原酶来降低胆固醇的合成,使胆汁中胆固醇含量减少,阻止胆固醇结石的形成;可使脂类恢复微胶粒状态,胆固醇处于不饱和状态,从而使结石中的胆固醇溶解、脱落。对胆固醇结石、胆色素结石和混合性结石也有一定疗效。

最常见的不良反应为腹泻,表现为下腹痉挛痛,随之排出水样便,与剂量有关,减量后即消失。少数患者有短暂可逆的转氨酶升高。胆道完全梗阻者和严重肝功能减退者禁用。

硫酸镁

硫酸镁(magnesium sulfate)口服或将其灌入十二指肠,刺激肠黏膜,反射性引起胆总管括约肌松弛,胆囊收缩,促进胆囊排空,有利胆作用,故可治疗胆囊炎和胆石症。

小 结

抗消化性溃疡药分为:①抗酸药。②胃酸分泌抑制药:H_2 受体阻断药、M_1 胆碱受体阻断药、H^+-K^+-ATP 酶抑制药、胃泌素受体阻断药。③黏膜保护药。④抗幽门螺杆菌药。消化功能调节药物包括:助消化药、止吐药与增强胃肠动力药、止泻药与吸附药、泻药、利胆药。止吐药与增强胃肠动力药包括 H_1 受体阻断药、M 胆碱受体阻断药、多巴胺 D_2 受体阻断药、5-HT_3 受体阻断药等。泻药分为容积性泻药、刺激性泻药和润滑性泻药。利胆药是具有促进胆汁分泌或胆囊排空作用的药物,主要用于胆囊炎和胆石症。

思 考 题

1. 简述治疗消化性溃疡药物的分类,各举一代表药物。
2. 硫酸镁经不同途径给药的药理作用有哪些?

目标测试

思考题答案

本章参考文献

[1] 杨宝峰,陈建国.药理学[M].9 版.北京:人民卫生出版社,2018.

[2] 石京山,杨俭.药理学[M].北京:高等教育出版社,2014.

[3] 吴铁,臧林泉.药理学(案例版)[M].2 版.北京:科学出版社,2017.

[4] 徐红,李志毅.药理学[M].4 版.北京:科学出版社,2016.

[5] 陈新谦,金有豫,汤光.新编药物学[M].17 版.北京:人民卫生出版社,2011.

[6] 黄峻,黄祖瑚.临床药物手册[M].5 版.上海:上海科学技术出版社,2015.

[7] 李学军,余鹰,陶亮.药理学[M].4 版.北京:北京大学医学出版社,2018.

(内蒙古医科大学 周 静)

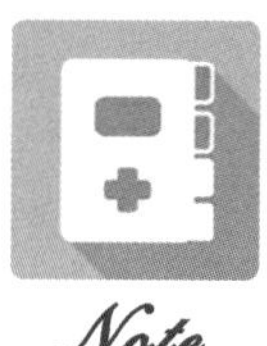

第二十九章　组胺及抗组胺药

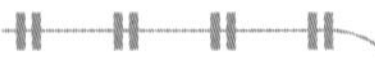

本章 PPT

学习目标

1. 知识目标　掌握 H_1 受体阻断药和 H_2 受体阻断药的药理作用、临床应用及不良反应。了解组胺 H_1、H_2、H_3 受体的分布及效应。

2. 能力目标　通过学习案例，熟悉过敏性疾病的临床表现，引导学生将抗组胺药的理论知识与临床实践相结合，增强对理论知识的应用能力。

3. 情感目标　通过对思政案例的学习，弘扬人文关怀精神，培养救死扶伤的人道主义情怀。

案例引导29-1

案例引导答案

患者，女，20 岁。在赏花后出现打喷嚏、流清涕症状，皮肤、耳朵、眼结膜、口腔上腭黏膜等处明显瘙痒，皮肤上出现大片红色丘疹，搔抓后增大成风团样，并逐渐增多，遂入院就诊。诊断为：急性过敏性荨麻疹。

请问：

1. 该患者应选用什么药物治疗？

2. 用药期间有哪些注意事项？

第一节　组胺和抗组胺药分类

一、组胺

组胺是由组氨酸经组氨酸脱羧酶脱羧产生，具有多种生理活性的自体活性物质。组胺广泛分布在体内各组织中，其中以与外界接触的皮肤、支气管黏膜、胃肠黏膜中含量最高，以无活性形式（结合型）贮存于肥大细胞和嗜碱性粒细胞中。在组织损伤、炎症、神经刺激、某些药物或机体发生变态反应等因素刺激下，组胺以活性形式（游离型）释放，与靶细胞上的组胺受体结合产生生物效应。组胺本身无治疗用途，主要用于鉴别胃癌和恶性贫血患者是否发生真性胃酸缺乏症，但目前临床多用五肽胃泌素代替，其阻断药在临床上有重大价值。

目前，发现的组胺受体有 H_1、H_2、H_3 和 H_4 四种亚型，均为 G 蛋白耦联受体。其中 H_1、H_2 受体阻断药的应用较多，H_3 受体阻断药的应用尚在临床试验中。各种亚型受体的分布和效应见表 29-1。

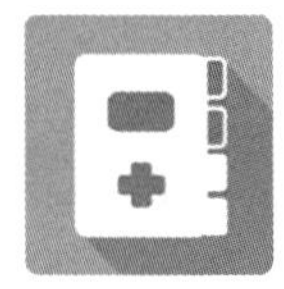

表 29-1 组胺受体的分布及效应

受体类型	分布	效应	阻断药	激动药
H_1 受体	支气管、胃肠、子宫平滑肌	收缩	苯海拉明、异丙嗪、氯苯那敏、氯雷他定等	倍他司汀
	皮肤血管	扩张		
	心房、房室结	收缩力增强、传导减慢		
H_2 受体	胃壁细胞	胃酸分泌增多	西咪替丁、雷尼替丁	英普咪定
	血管	扩张		
	心室、窦房结	收缩力增强、心率加快		
H_3 受体	中枢与外周神经末梢	负反馈调节组胺合成与释放	噻普酰胺	α-甲基组胺(R)
H_4 受体	骨髓、肺、脾、小肠和中枢	免疫反应和炎症反应		

倍他司汀

倍他司汀(betahistine)又称为抗眩啶,是组胺 H_1 受体激动药,具有扩张血管作用,可促进脑干和迷路的血液循环,解除内耳血管痉挛,减轻膜迷路积水,还有抗血小板聚集及抗血栓形成的作用。主要用于治疗内耳眩晕病,能减轻眩晕、耳鸣、恶心、头痛等症状;也用于多种原因引起的头痛和慢性缺血性脑病。不良反应较少,偶有恶心、头晕等症状。消化性溃疡患者慎用,支气管哮喘患者禁用。

英普咪定

英普咪定(impromidine)为选择性 H_2 受体激动药,能刺激胃酸分泌。临床用于胃功能检查,还可增强心室收缩功能,试用于治疗心力衰竭。

二、组胺受体阻断药分类

组胺受体阻断药是指能在组胺受体水平竞争性阻断组胺作用的药物。根据其对组胺受体的选择性不同,分为三类:H_1 受体阻断药(H_1-receptor blocking drug)、H_2 受体阻断药(H_2-receptor blocking drug)、H_3 受体阻断药(H_3-receptor blocking drug)。

第二节 H_1 受体阻断药

1920 年首次发现组胺是过敏性介质,1937 年发现组胺受体并发现 H_1 受体阻断药,1972 年 H_2 受体阻断药研制成功,迄今有 50 余种抗组胺药供临床应用。

临床常用的 H_1 受体阻断药有第一代和第二代两代产品。第一代如苯海拉明(diphenhydramine)、异丙嗪(promethazine)、氯苯那敏(chlorphenamine,又称为扑尔敏)、曲吡那敏(tripelennamine)等,对中枢作用强、受体特异性差,有明显的镇静和抗胆碱作用。第二代如西替利嗪(cetirizine)、阿司咪唑(astemizole)、氯雷他定(loratadine)、阿伐斯汀(acrivastine)、咪唑斯汀(mizolastine)、非索非那定(fexofenadine)、左卡巴斯汀(levocabastine)等,在治疗剂

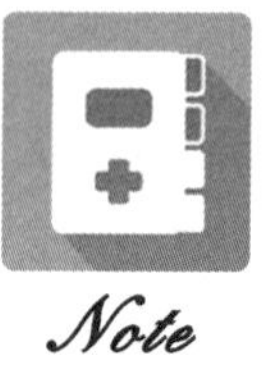
Note

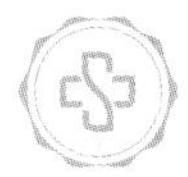

量下不能通过血脑屏障,故无中枢抑制作用,特点是长效、无嗜睡作用,对打喷嚏、流清涕和鼻痒效果好,对鼻塞效果差。

【体内过程】

H_1 受体阻断药口服或注射均易吸收。口服后 15～30 min 起效,1～2 h 作用达到高峰,多数药物一次给药后作用持续 4～6 h。咪唑斯汀的 $t_{1/2}$ 长于 24 h。阿司咪唑口服后达峰时间为 2～4 h,排泄缓慢,由于其代谢产物仍具有活性,且存在肝肠循环,故其 $t_{1/2}$ 可达 10 天以上。大部分药物在肝脏代谢,代谢产物从肾脏排出。

【药理作用】

1. H_1 受体阻断作用 该类药物与组胺共同竞争 H_1 受体,可完全对抗组胺引起的支气管、胃肠道、子宫平滑肌痉挛性收缩;对组胺导致的毛细血管通透性增加引起的局部渗出水肿有较强的抑制作用;因 H_2 受体亦参与对心血管功能的调节,故 H_1 受体阻断药只能部分对抗组胺导致的血管扩张和血压下降作用。

2. 中枢抑制作用 本类药物大多数可以通过血脑屏障,阻断中枢 H_1 受体,拮抗脑源性组胺引起的觉醒反应,产生中枢抑制作用,表现为镇静、嗜睡等,其中以苯海拉明、异丙嗪作用最强,氯苯那敏较弱。第二代药物阿司咪唑等不易透过血脑屏障,故无中枢抑制作用,目前临床上普遍应用。

3. 其他 苯海拉明、异丙嗪等药物还具有抗胆碱作用,中枢抗胆碱作用表现为抗晕止吐;外周抗胆碱作用表现为较弱的阿托品样作用。第二代 H_1 受体阻断药无抗胆碱作用。

【临床应用】

知识链接 29-1
晕动病

1. 防治皮肤黏膜变态反应性疾病 临床主要用于荨麻疹、过敏性鼻炎等,常作为首选药;对昆虫咬伤所致的皮肤瘙痒和水肿有效;对血清病、接触性皮炎、药疹等有一定的疗效;但对支气管哮喘疗效差;对过敏性休克无效。

2. 防治晕动病及呕吐 苯海拉明、异丙嗪、布可利嗪、美克洛嗪对晕动病、放射病等引起的呕吐有良好的镇吐作用。预防晕动病应在乘车船前 15～30 min 用药。

3. 其他 苯海拉明和异丙嗪可用于治疗过敏性疾病引起的失眠,与平喘药氨茶碱配伍,用以对抗氨茶碱的中枢兴奋、失眠的不良反应。其中异丙嗪可与氯丙嗪、哌替啶组成冬眠合剂用于人工冬眠。

【不良反应】

1. 中枢神经系统反应 第一代药物常见反应迟钝、嗜睡、乏力等中枢抑制现象,其中苯海拉明和异丙嗪最明显,驾驶员和高空作业者在工作期间应避免服用。第二代药物大多无中枢抑制作用。

2. 消化道反应 可引起口干、恶心、便秘、腹泻等。

3. 其他反应 偶见粒细胞减少、溶血性贫血。第二代药物特非那定和阿司咪唑大剂量应用或肝功能不全者用药后会引起致命性心律失常——尖端扭转型室性心动过速。

第三节 H_2 受体阻断药

H_2 受体阻断药可选择性阻断胃壁细胞上的 H_2 受体,抑制胃酸分泌,对 H_1 受体几乎无作用。H_2 受体阻断药的问世,进一步证实了内源性组胺在调节胃液分泌中的重要性,也为消化性溃疡的治疗提供了一类新的治疗药物。目前临床常用的药物有西咪替丁(cimetidine)、雷尼替丁(ranitidine)、法莫替丁(famotidine)、尼扎替丁(nizatidine)、乙溴替丁(ebrotidine)等。

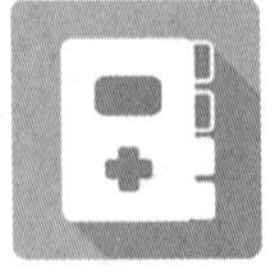

Note

【体内过程】

H_2 受体阻断药口服吸收良好，西咪替丁或雷尼替丁 15～30 min 起效，西咪替丁生物利用度为 80%，雷尼替丁为 50%，尼扎替丁可达 90%以上。$t_{1/2}$ 均为 1.1～4 h，体内分布较广，血浆蛋白结合率为 15%～20%。西咪替丁可通过血脑屏障和胎盘屏障，在胃壁细胞内含量较高。药物多数以原型经肾脏排泄。肾功能不全者及老年人排泄减慢。

【药理作用】

本类药物竞争性阻断 H_2 受体，对 H_1 受体几乎无影响。阻断胃壁细胞基底膜的 H_2 受体，主要抑制基础胃酸分泌，也能显著抑制组胺、五肽胃泌素、乙酰胆碱及进食引起的胃酸分泌，胃酸分泌量、氢离子浓度和胃蛋白酶量均下降。雷尼替丁抑制人胃酸分泌量的强度是西咪替丁的 7.5 倍，尼扎替丁与雷尼替丁相当，法莫替丁为雷尼替丁的 20 倍，作用更强，持续时间也较长。胃溃疡、十二指肠溃疡患者服用 H_2 受体阻断药后，基础胃酸和夜间胃酸分泌量明显减少，并促进溃疡的愈合。乙溴替丁为新一代 H_2 受体阻断药，抑制胃酸分泌作用为西咪替丁的 10 倍，能增加表皮生长因子(epidermal growth factor，EGF)、血小板衍生生长因子(platelet derived growth factor，PDGF)的表达，刺激上皮细胞增生，增高胃黏膜分泌，促进溃疡愈合，与抗幽门螺杆菌药有协同作用。

【临床应用】

用于胃溃疡、十二指肠溃疡的治疗，应用 4～8 周，愈合率较高。胃泌素瘤者需用较大剂量。也可用于胃酸分泌过多的疾病如胃肠吻合口溃疡、反流性食管炎等，以及消化性溃疡和急性胃炎引起的出血。

【不良反应】

本类药物不良反应发生率较低，表现为轻微的腹泻、便秘、腹胀、头晕、头痛、皮疹、瘙痒等。老年人或肾功能不良者大剂量使用西咪替丁可出现中枢神经系统症状，如精神错乱、幻觉、谵妄等。西咪替丁抑制雄激素受体和雌二醇水解，增高雌二醇水平。长期服用的男性青年可出现性欲减退、勃起障碍及乳房发育等。偶有心率减慢、粒细胞减少、肝肾毒性。

【药物相互作用】

西咪替丁是肝药酶抑制药，可抑制华法林、地西泮、苯巴比妥、苯妥英钠、茶碱、普萘洛尔等的代谢，雷尼替丁对肝药酶影响较弱，法莫替丁、尼扎替丁无此作用。

第四节 H_3 受体阻断药

思政案例 29-1 过敏性疾病的健康宣教与人文精神

H_3 受体是一种新型的组胺受体，广泛分布于中枢和外周神经末梢。H_3 受体是突触前受体，在突触后膜也有分布，作用为负反馈性调节组胺的合成与释放，也能调节其他神经递质(NA、ACh、5-HT、GABA、谷氨酸等)的释放。研究发现 H_3 受体与阿尔茨海默病、注意缺陷多动症和帕金森病等神经行为失调有关，H_3 受体阻断药能改善大鼠的学习与记忆能力，故而 H_3 受体阻断药噻普酰胺有良好的应用前景。

小　结

H_1 受体阻断药的药理作用：①H_1 受体阻断作用：抑制组胺引起的支气管、胃肠道、子宫平滑肌痉挛性收缩；降低毛细血管通透性，减轻局部渗出水肿。②中枢抑制作用：镇静、嗜睡。

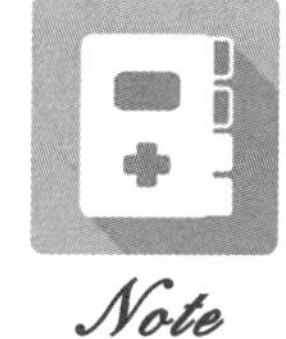

③苯海拉明、异丙嗪等药物抗胆碱作用表现为抗晕止吐和阿托品样副作用。

临床应用:①防治皮肤黏膜变态反应性疾病:荨麻疹、过敏性鼻炎等。②晕动病及呕吐。③异丙嗪与氯丙嗪、哌替啶组成冬眠合剂用于人工冬眠。

H_2 受体阻断药抑制胃酸分泌,用于胃溃疡、十二指肠溃疡的治疗。

目标测试

思考题答案

思考题

1. 第一代和第二代 H_1 受体阻断药的特点有哪些?
2. H_1 受体阻断药的临床应用有哪些?

本章参考文献

[1] 杨宝峰,陈建国. 药理学[M]. 9版. 北京:人民卫生出版社,2018.

[2] 石京山,杨俭. 药理学[M]. 北京:高等教育出版社,2014.

[3] 吴铁,臧林泉. 药理学(案例版)[M]. 2版. 北京:科学出版社,2017.

[4] 李学军,余鹰,陶亮. 药理学[M]. 4版. 北京:北京大学医学出版社,2018.

(内蒙古医科大学 周 静)

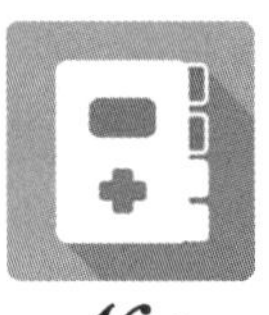

Note

第三十章　作用于子宫平滑肌的药物

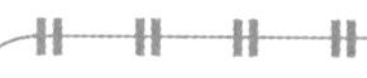

本章 PPT

学习目标

1. 知识目标　掌握子宫平滑肌兴奋药的药理作用和临床应用。熟悉子宫平滑肌兴奋药的不良反应和禁忌证。了解子宫平滑肌抑制药的临床用途。

2. 能力目标　通过对案例的学习，将理论与实际相联系，掌握缩宫素在临床使用过程中的适应证，并注意该药物的量效关系，避免误用和错用。同时培养独立思考能力。

3. 情感目标　通过对思政案例的学习，培养学生辩证唯物主义的哲学思想，凡事须把握好度，注意量变与质变之间的关系。

案例引导30-1

案例引导答案

患者，女，31岁，分娩后阴道出血超过 500 mL/d 且不能自行缓解。医生遂给予肌内注射缩宫素 10 U 及麦角新碱 0.2 mg，并以 10 U 缩宫素加入 10%葡萄糖溶液 500 mL 中静脉滴注。

请问：

1. 该患者可诊断为哪种病症？
2. 这些处理措施是否合理？

作用于子宫平滑肌的药物可以分为子宫平滑肌兴奋药和子宫平滑肌抑制药两类。子宫平滑肌兴奋药是一类选择性兴奋子宫平滑肌的药物，包括缩宫素、麦角生物碱和前列腺素等，临床用于催产和引产，或者用于产后止血和产后子宫复原。子宫平滑肌抑制药则可抑制子宫平滑肌收缩，包括 β_2 受体激动药、硫酸镁、钙通道阻滞药和环氧合酶抑制药等，临床用于治疗痛经和防治早产。

第一节　子宫平滑肌兴奋药

一、缩宫素

缩宫素(oxytocin)也称为催产素，是垂体后叶激素的主要成分之一，由 9 个氨基酸组成，并含有一个二硫键。临床上应用的多是从牛、猪垂体后叶提取的或人工合成品。

【体内过程】

本药口服容易在消化道内被消化酶破坏而失效；肌内注射 3～5 min 起效，可维持 20～30 min；静脉注射起效快但维持时间短，必要时可静脉滴注给药。大部分经过肝脏代谢，少量药

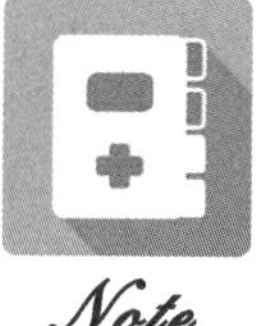

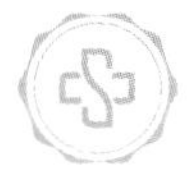

物以原型经肾脏排出。妊娠期间血浆中出现缩宫素酶,可加速其灭活。半衰期较短,为5～12 min。

【药理作用和机制】

1. 兴奋子宫平滑肌 缩宫素能选择性兴奋子宫平滑肌,增加其收缩力以及收缩频率,其作用强度取决于药物的剂量和子宫的生理状态。小剂量(2～5 U)缩宫素可使子宫平滑肌产生近似正常分娩的节律性收缩,即子宫底部收缩力增强,收缩频率加快,同时宫颈平滑肌松弛,便于胎儿顺利娩出。大剂量(5～10 U)缩宫素则会使子宫持续发生强直性收缩,反而不利于胎儿娩出。体内雌、孕激素的水平会影响子宫平滑肌对缩宫素的敏感性。雌激素能够提高子宫平滑肌对缩宫素的敏感性,孕激素则会降低其敏感性。随着妊娠的发展进程,孕激素水平逐渐下降,而雌激素水平逐渐升高,尤其到妊娠末期,子宫对缩宫素最为敏感,这样有利于分娩。

人体子宫平滑肌细胞膜存在特异性的缩宫素受体,其密度随着妊娠的发展逐渐增高。缩宫素通过激动该缩宫素受体发挥兴奋子宫平滑肌的作用。首先,缩宫素作用于其G蛋白耦联受体并激活磷脂酶C(PLC),使三磷酸肌醇(IP_3)生成增多。然后,Ca^{2+}向平滑肌细胞内大量转移,造成Ca^{2+}浓度显著增加,使得子宫平滑肌收缩力增强,收缩频率加快。另有研究表明,缩宫素可使前列腺素及其代谢产物释放增加,其对子宫平滑肌亦可产生明显的兴奋作用。

2. 其他作用 缩宫素可收缩乳腺腺泡周围的肌上皮细胞,促进排乳。大剂量缩宫素能松弛血管平滑肌从而降低血压,但易产生快速耐受性,催产剂量的缩宫素并不引起血压下降。

【临床应用】

知识链接 30-1
流产、早产、催产、引产的概念辨析

1. 催产和引产 对胎位正常、无产道障碍的宫缩乏力产妇,小剂量(2～5 U)缩宫素可增强子宫节律性收缩,促进分娩,用于催产。对于过期妊娠、死胎或因患有疾病(如严重心脏病、肺结核等)需要终止妊娠者,可用其引产。

2. 产后止血 产后出血时,立即皮下或肌内注射较大剂量(5～10 U)缩宫素,可迅速引起子宫平滑肌强直性收缩,从而压迫子宫肌层内血管,达到止血的效果。因作用短暂,临床常需麦角新碱维持疗效。

【不良反应】

思政案例 30-1
把握好缩宫素的给药剂量

(1) 缩宫素的生物制剂偶可引起过敏反应,人工合成品较为少见。

(2) 给药剂量过大可因子宫强直性收缩造成胎儿窒息或子宫破裂。大剂量给药亦可出现抗利尿作用,部分患者表现为水潴留伴有低钠血症。

【禁忌证】

缩宫素禁用于产道异常、胎位不正、头盆不称、前置胎盘以及三次妊娠以上的经产妇或有剖宫产和子宫手术史者。

二、麦角生物碱

麦角是寄生在黑麦及其他禾本科植物中的一种麦角菌的干燥菌核,含有多种麦角生物碱。按其化学结构可分为麦角新碱(ergonovine)、麦角胺(ergotamine)和麦角毒(ergotoxine)等。

【药理作用】

1. 兴奋子宫 麦角生物碱可直接兴奋子宫平滑肌,作用迅速、强大而持久,以麦角新碱最为显著。妊娠子宫比未孕子宫对其更敏感,临产前和新产后最为敏感。剂量稍大即可引起子宫强直性收缩,且对宫体和宫颈的兴奋作用缺乏选择性,因此不能用于催产和引产。

2. 收缩血管 麦角胺和麦角毒能收缩动、静脉血管,作用缓慢而持久。麦角胺尚能收缩脑血管,减少脑动脉搏动的幅度,缓解偏头痛。大剂量麦角胺可损害血管内皮细胞,长期使用易致肢端干性坏疽。

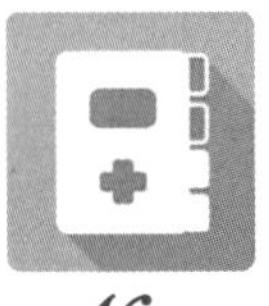

3. 阻断α受体 大剂量麦角胺和麦角毒可阻断血管平滑肌α受体,翻转肾上腺素的升压

作用。

【临床应用】

1. 子宫出血 产后或其他原因引起的子宫出血可用麦角新碱，使子宫发生强直性收缩，从而压迫血管止血。

2. 子宫复原 产后子宫复原缓慢时，容易引起出血和感染等并发症，可以使用麦角新碱或麦角流浸膏，加速复原进程。

3. 偏头痛 麦角胺与咖啡因合用可治疗偏头痛，因咖啡因也具有收缩脑血管的作用，并能促进麦角胺的吸收，增强疗效。

【不良反应】

注射麦角新碱可引起恶心、呕吐、头晕、血压升高等，偶有过敏反应。大剂量或长期使用麦角胺和麦角毒可损伤血管内皮细胞，造成肢端坏疽。

【禁忌证】

禁用于催产和引产，冠心病、高血压、末梢血管疾病、肝肾功能不良者也禁用。

三、前列腺素

作为一类广泛存在于人体多种组织和体液中的 20 碳不饱和脂肪酸，前列腺素(prostaglandin，PG)参与机体多种生理功能的调节。对子宫有影响的前列腺素主要包括地诺前列酮(前列腺素 E_2，PGE_2)、地诺前列素(前列腺素 $F_{2\alpha}$，$PGF_{2\alpha}$)及卡前列素(15-甲基前列腺素 $F_{2\alpha}$，15-Me$PGF_{2\alpha}$)等。

【药理作用及临床应用】

前列腺素对子宫的作用与前列腺素的种类和子宫的生理状态有明显关系。其中 PGE_2、$PGF_{2\alpha}$活性最强，对妊娠各期的子宫都具有显著的兴奋作用，尤其妊娠末期子宫对其最为敏感。该药引起子宫收缩的特点和生理性分娩相似，能增强宫体平滑肌的节律性收缩，同时松弛宫颈平滑肌，有利于胎儿娩出，可用于催产或引产。给药方式多为静脉滴注，也可选择阴道内、子宫腔内或羊膜腔内给药。15-Me$PGF_{2\alpha}$尚可用于子宫收缩乏力导致的产后出血，不宜静脉注射，可静脉滴注或使用阴道内栓剂。

前列腺素能促进黄体萎缩和溶解，使子宫内膜脱落形成月经，加之子宫收缩，导致受精卵不易着床，故可发挥抗早孕的作用，临床用于妊娠早期流产。

【不良反应和禁忌证】

不良反应较多，表现为恶心、呕吐、腹泻、发热等。PGE_2 能升高眼压，$PGF_{2\alpha}$能收缩支气管平滑肌。青光眼患者禁用 PGE_2，哮喘患者禁用 $PGF_{2\alpha}$，用于引产时的禁忌证同缩宫素。

第二节 子宫平滑肌抑制药

子宫平滑肌抑制药也称为抗分娩药，可抑制子宫平滑肌收缩，使子宫平滑肌收缩力减弱，收缩频率减慢，临床主要用于防治早产和痛经。常用的子宫平滑肌抑制药包括 β_2 受体激动药、硫酸镁、钙通道阻滞药、环氧合酶抑制药等。

一、β_2 受体激动药

子宫平滑肌细胞膜上分布有 β_2 受体，当其被药物激动时，可使细胞内 cAMP 水平增加，继而降低细胞内钙离子水平，最终引起子宫平滑肌松弛。利托君(ritodrine)、特布他林

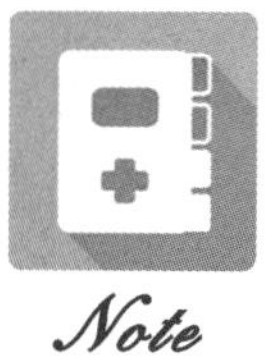

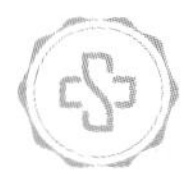

(terbutaline)、沙丁胺醇(salbutamol)等是该类药物的代表,通过激动子宫平滑肌 β_2 受体,对非妊娠和妊娠期子宫均可产生抑制作用,可用于防治早产。不良反应主要表现在心血管系统,如心率加快、血压升高以及过敏反应。使用时应严格掌握适应证,禁用于严重心血管疾病患者。

二、硫酸镁

硫酸镁(magnesium sulfate)可以抑制中枢神经系统,并阻碍运动神经末梢释放乙酰胆碱,对骨骼肌和平滑肌组织均有松弛作用。除用于防治高血压和子痫发作之外,还可用于预防早产。硫酸镁静脉注射常可引起潮热、口干、头晕、恶心、呕吐等,给药剂量过大可能引起肾功能不全、心脏或呼吸抑制等严重不良反应。

三、钙通道阻滞药

钙通道阻滞药(如硝苯地平,nifedipine)可以通过阻滞钙离子内流降低细胞内钙离子浓度,从而松弛子宫平滑肌,对抗缩宫素引起的子宫平滑肌兴奋作用,临床可用于预防早产。

四、环氧合酶抑制药

本类药物通过抑制环氧合酶,减少前列腺素的生成,亦可起到松弛子宫平滑肌的作用。代表药物吲哚美辛(indometacin)可用于早产,但其能引起胎儿动脉导管提前关闭,导致肺动脉高压,故只在其他药物无效时使用(限妊娠34周以内)。

小 结

子宫平滑肌兴奋药包括缩宫素、麦角生物碱和前列腺素等,临床用于催产和引产,或者用于产后止血和产后子宫复原。子宫平滑肌抑制药包括 β_2 受体激动药、硫酸镁、钙通道阻滞药和环氧合酶抑制药等,临床用于痛经和防治早产。

目标测试

思考题答案

思 考 题

1. 简述缩宫素对子宫平滑肌的药理作用与哪些因素有关。
2. 麦角新碱能否用于催产和引产?为什么?

本章参考文献

[1] 杨宝峰.药理学[M].8版.北京:人民卫生出版社,2013.

[2] 陈建国.药理学[M].4版.北京:科学出版社,2016.

[3] Katzung B G. Basic and clinical pharmacology[M]. 14th ed. New York:McGraw-Hill,2017.

(天津医科大学 宋君秋)

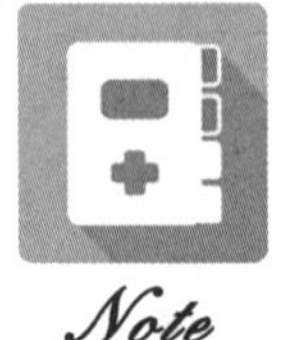

Note

第三十一章　性激素类药及避孕药

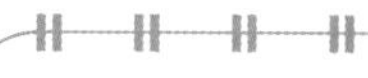

学习目标

1. 知识目标　掌握性激素类药的药理作用和临床应用。熟悉避孕药的分类和作用特点。了解性激素的生理功能及分泌调节。

2. 能力目标　通过对案例的学习，能够理论联系实际，灵活运用性激素类药及避孕药的理论知识分析和解决临床实际问题，并具备一定的独立思考、分析概括能力。

3. 情感目标　通过对思政案例的学习，培养学生刻苦学习、勇于钻研的精神，提升爱岗敬业、医者仁心的职业素养，杜绝过度医疗的行为。

本章 PPT

案例引导31-1

患者，女，49 岁，近 3 个月频繁出现潮热、烦躁、失眠等症状。据说这是绝经期综合征的表现，服用雌激素治疗能够见效，遂到医院要求医生开具雌激素类药物处方。医生经询问既往史，得知该患者 7 年前做过右侧乳癌切除术，于是拒绝了她的要求。

请问：

1. 雌激素为何能够治疗绝经期综合征？

2. 医生的决定是否正确？为什么？

案例引导答案

性激素是由性腺分泌的激素总称，包括雌激素、孕激素和雄激素。临床常用其衍生物或人工合成品，主要用于替代疗法及某些与性激素水平相关疾病的治疗。避孕药是一类作用于孕育过程的不同环节，进而干扰孕育过程的药物。

第一节　性激素类药物

性激素的产生和分泌受下丘脑-腺垂体的调节。下丘脑分泌促性腺激素释放激素(gonadotropin-releasing hormone，GnRH)促进腺垂体分泌促性腺激素，主要包括卵泡刺激素(follicle stimulating hormone，FSH)和黄体生成素(luteinizing hormone，LH)。在女性，FSH 可促进卵泡的发育和成熟，使其分泌雌激素，LH 则可促进黄体生成并分泌孕激素。在男性，FSH 可促进睾丸曲细精管的成熟并产生精子，LH 则可促进睾丸间质细胞分泌雄激素。性激素对下丘脑及腺垂体的分泌功能具有反馈性调节作用，以维持激素水平和生理功能的平衡。反馈性调节主要包括三种途径：①长反馈，是性激素对下丘脑及腺垂体的反馈作用。例如，女性在排卵前雌激素水平较高，其可直接或间接通过下丘脑促进腺垂体分泌 LH，从而引发排卵，表现为正反馈调节。而在黄体期，雌、孕激素水平均较高，可通过负反馈减少下丘脑 GnRH

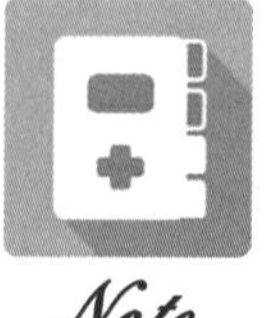

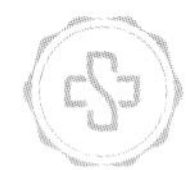

的分泌,以抑制排卵。②短反馈,是指腺垂体分泌的促性腺激素通过负反馈作用抑制下丘脑GnRH的释放。③超短反馈,是下丘脑分泌的GnRH反作用于下丘脑,并促进GnRH的分泌,为一种自行正反馈调节。

性激素通过与其特异性受体结合发挥作用。性激素受体属于转录因子核受体超家族成员,能与DNA某个片段相互结合,影响特定基因的转录与表达。

一、雌激素类药

由卵巢成熟滤泡分泌的雌激素主要是雌二醇(estradiol),经过肝脏代谢后生成雌酮(estrone)和雌三醇(estriol),可在尿液中检出。天然雌激素的活性较低,临床使用的多为人工合成的雌二醇衍生物,如炔雌醇(ethinyl estradiol)、炔雌醚(quinestrol)、马烯雌酮(equilin)等。此外,一些结构较为简单的非甾体雌激素类药物已被合成,如己烯雌酚(diethylstilbestrol)、己烷雌酚(hexestrol)等。

【体内过程】

天然雌激素口服后经胃肠道吸收迅速,但相当一部分会在肝脏代谢灭活,故生物利用度较低,常需注射给药。代谢产物大部分以结合形式经肾脏排泄,少部分会经胆汁排泄并形成肝肠循环。炔雌醇、己烯雌酚等人工合成品在肝脏代谢缓慢或不易代谢,口服效果好,且作用时间持久。

【生理及药理作用】

思政案例31-1 谨慎使用药物推迟月经周期

1. 对未成年女性 雌激素能促进第二性征的发育和性器官的成熟,如子宫、乳腺的生长发育,并使毛发和脂肪分布具有女性特征。

2. 对成熟女性 雌激素可使女性维持第二性征,并在孕激素的协同作用下,使子宫内膜产生周期性变化,形成月经周期。雌激素可增强子宫平滑肌对缩宫素的敏感性,也可使阴道上皮增生,浅表层细胞发生角化。

3. 调节内分泌功能 较大剂量雌激素可反馈性抑制下丘脑-腺垂体系统,使GnRH和促性腺激素分泌减少,从而抑制排卵,并抑制乳汁分泌。此外,雌激素还具有对抗雄激素的作用。

4. 影响水盐代谢 雌激素可促进肾小管对钠离子的重吸收,并增加肾小管对抗利尿激素的敏感性,可引起轻度水钠潴留,使血压升高。尚可增加骨骼钙盐沉积,加速骨骺闭合,并预防绝经期妇女骨质流失。

5. 其他 雌激素可降低低密度脂蛋白,升高高密度脂蛋白,并降低胆固醇水平,有预防动脉粥样硬化的作用。还可增加凝血因子Ⅱ、Ⅶ、Ⅸ、Ⅹ的活性,促进血液凝固。

【临床应用】

1. 绝经期综合征 绝经期妇女因卵巢功能减退,雌激素分泌减少,而腺垂体促性腺激素分泌增多,造成内分泌平衡失调,出现潮热、出汗、烦躁、失眠等各项症状。应用雌激素可抑制促性腺激素的分泌,减轻上述症状。雌激素对于绝经后的骨质疏松症也有一定效果,可减少骨质吸收,防止骨折发生。对因雌激素缺乏引起的老年性阴道炎和女阴干枯症,可局部用药。

2. 卵巢功能不全和闭经 对原发性或继发性卵巢功能低下患者,用雌激素替代治疗,可促进子宫、外生殖器及第二性征的发育。若与孕激素合用,可产生人工月经。

3. 功能性子宫出血 雌激素可促进子宫内膜增生,从而修复出血创面,用来止血。适当配伍孕激素还可调整月经周期。

4. 乳房胀痛 部分妇女停止授乳后,因乳汁继续分泌会出现乳房胀痛的症状。较大剂量雌激素能干扰催乳素对乳房的刺激作用,使乳汁分泌减少而退乳。

5. 晚期乳腺癌 绝经5年以上的晚期乳腺癌不宜手术者可采用雌激素治疗。因其促进乳腺肿瘤生长,绝经期前乳腺癌患者禁用。

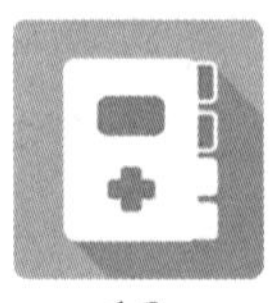

Note

6. 前列腺癌 大剂量雌激素可通过负反馈调节作用抑制促性腺激素的分泌，从而使睾丸萎缩，减少雄激素的产生，同时又能直接对抗雄激素的作用。用药后患者症状改善，肿瘤病灶退化。

7. 痤疮 雌激素能抑制雄激素的分泌并对抗其作用，可用于治疗因雄激素过多引起的青春期痤疮。

8. 避孕 常与孕激素组成复方制剂用于避孕。

【不良反应和禁忌证】

常见厌食、恶心、呕吐、头晕等，减小剂量可减轻症状。长期大量使用雌激素可使子宫内膜过度增生，引起子宫出血，因此子宫内膜炎患者禁用。妊娠早期服用己烯雌酚可提高阴道癌和宫颈癌的发生率，甚至会使出生的女孩在青春期患阴道腺癌，故妊娠早期禁用该药。大剂量雌激素可引起水钠潴留导致水肿，肝功能不全者可出现胆汁淤积型黄疸，故高血压、肝功能不全患者禁用。

二、抗雌激素类药

本类药物根据作用机制不同可以分为雌激素受体拮抗药、选择性雌激素受体调节药和芳香化酶抑制药三类。

1. 雌激素受体拮抗药 雌激素受体拮抗药可与雌激素竞争雌激素受体，从而拮抗雌激素的作用。常用药物为氯米芬(clomiphene)，化学结构与己烯雌酚相似，具有较弱的雌激素活性和较强的抗雌激素作用。该药通过竞争性阻断下丘脑雌激素受体，可消除雌二醇对下丘脑的负反馈抑制，从而促进腺垂体分泌促性腺激素，诱发排卵。临床用于治疗功能性子宫出血、多囊卵巢综合征、晚期乳腺癌、功能性不孕症以及长期应用避孕药发生的闭经等。常见不良反应包括恶心、头晕、乏力、多胎、卵巢肥大等。

2. 选择性雌激素受体调节药 因结构上的差异，本类药物与不同组织上的雌激素受体具有不同的亲和力，可发挥部分激动药或部分拮抗药的作用。如雷洛昔芬(raloxifene)对乳腺和子宫内膜的雌激素受体没有作用，但是能特异性拮抗骨组织的雌激素受体，因此可用于治疗骨质疏松症。

3. 芳香化酶抑制药 芳香化酶是细胞色素 P_{450} 含血红蛋白酶复合物超家族的一个微粒体成员，是催化雄激素转化为雌激素的限速酶，存在于卵巢、脑、脂肪、肌肉、骨骼等组织中。抑制芳香化酶可减少雌激素的生成，用于雌激素依赖性肿瘤的治疗。

三、孕激素类药

孕激素主要由黄体分泌产生，妊娠 10 周以后黄体逐渐萎缩，则由胎盘分泌。天然孕激素为黄体酮(progesterone)，含量甚微且口服无效。临床使用的均为人工合成品，按照化学结构可分为：①17α-羟孕酮类，由黄体酮衍生而来，包括甲羟孕酮(medroxyprogesterone)、甲地孕酮(megestrol)、氯地孕酮(chlormadinone)等；②19-去甲睾酮类，由炔孕酮(ethisterone)衍生而来，包括炔诺酮(norethisterone)、炔诺孕酮(norgestrel)、孕二烯酮(gestodene)等。

【体内过程】

黄体酮口服后容易在胃肠道和肝脏被破坏，生物利用度较低，常需注射给药。人工合成品在肝脏破坏较慢，可口服给药。黄体酮和 19-去甲睾酮类经过肝脏转化为孕二酮，17α-羟孕酮类经羟化反应灭活，代谢产物与葡萄糖醛酸结合后经肾排出。

【生理及药理作用】

1. 对生殖系统的作用

(1) 在雌激素作用的基础上，孕激素能够促进子宫内膜继续增厚、充血，由增殖期转至分

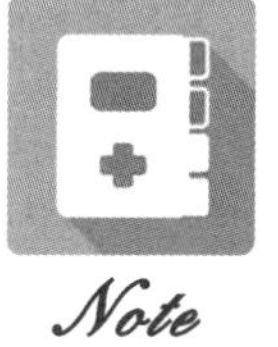

Note

泌期，有利于受精卵着床及胚胎发育。

(2) 抑制子宫平滑肌收缩，降低子宫对缩宫素的敏感性，起到保胎的作用。

(3) 与雌激素一起促进乳腺腺泡发育，为哺乳做准备。

(4) 大剂量孕激素能抑制腺垂体分泌 LH，从而抑制排卵，发挥避孕的作用。

2. 对代谢的影响 孕激素的化学结构与醛固酮相似，可以拮抗醛固酮的作用，促进 Na^+、Cl^- 的排出而利尿。

3. 升高体温 黄体酮可通过作用于下丘脑体温调节中枢影响散热过程，使月经周期的黄体相基础体温轻度升高。

【临床应用】

1. 功能性子宫出血 由于黄体功能不足，子宫内膜发生不规则成熟与脱落，导致子宫持续性的出血。应用孕激素可使子宫内膜同步转为分泌期，撤药后 3～5 天发生撤退性出血。肌内注射黄体酮或口服甲羟孕酮，可有助于子宫内膜在行经期全部脱落。

知识链接 31-1
药物流产简介

2. 痛经和子宫内膜异位症 采用雌、孕激素复合避孕药可抑制排卵及子宫痉挛性收缩，用于治疗痛经。对子宫内膜异位症患者，长时间使用大剂量孕激素可使异位的子宫内膜逐渐萎缩并退化。

3. 先兆流产和习惯性流产 对于黄体功能不足导致的先兆流产和习惯性流产，大剂量孕激素治疗可通过抑制子宫平滑肌收缩而起到保胎的作用。

4. 激素依赖性肿瘤 大剂量孕激素可使子宫内膜癌细胞分泌耗竭而退化，部分患者病情得以缓解。同样，大剂量孕激素通过反馈性抑制腺垂体分泌促性腺激素，可减少睾酮的分泌，促使前列腺细胞萎缩退化，对前列腺肥大和前列腺癌具有一定治疗作用。

5. 避孕 参见本章第二节。

【不良反应】

偶见恶心、呕吐、头晕、乳房胀痛等。长期使用可引起子宫内膜萎缩，使月经量减少。大剂量黄体酮有致畸作用，可致胎儿生殖器畸形。大剂量 19-去甲睾酮类尚可引起肝功能障碍。

四、抗孕激素类药

抗孕激素类药物可竞争性阻断孕激素受体，或干扰黄体酮的合成与代谢。主要包括：①孕激素受体阻断药，如米非司酮(mifepristone)、孕三烯酮(gestrinone)；②3β-羟甾脱氢酶抑制药，如达那唑(danazol)、曲洛司坦(trilostane)、环氧司坦(epostane)等。

米非司酮是炔诺酮的衍生物，其与孕激素受体的亲和力很高，但是没有孕激素样的内在活性。该药不仅同时具有抗孕激素和抗肾上腺皮质激素的活性，而且还有较弱的雄激素样活性。口服有效，生物利用度较高，血浆蛋白结合率为 98%，半衰期长达 20～40 h，可有效延长下一个月经周期，故不宜持续给药。大多数经肝脏代谢，由胆汁经胃肠道排出或由肾脏排泄。米非司酮具有抗早孕、抗着床、诱导月经、促进宫颈成熟、软化和扩张宫颈等作用，临床用于终止早孕(常与小剂量前列腺素合用，以使流产完全)和紧急避孕。不良反应主要表现为恶心、腹痛、阴道出血等，一般无须特殊处理。

达那唑是 17α-乙炔睾酮的衍生物，具有抗孕激素作用，同时兼具轻度雄激素样活性和同化作用。可抑制促性腺激素的分泌，也可直接抑制卵巢合成性激素。临床主要用于治疗子宫内膜异位症、纤维囊性乳腺病、男性乳房发育等。不良反应包括体重增加、水肿、乳房缩小、性欲改变、不规则阴道出血等。

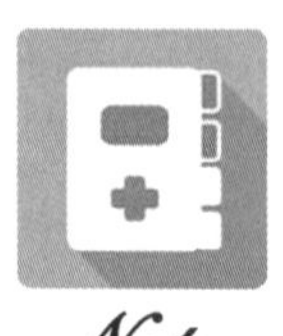

五、雄激素类药

天然雄激素主要为睾丸间质细胞分泌的睾酮(testosterone)。此外,肾上腺皮质、卵巢和胎盘也能分泌少量睾酮,并在酶的催化下进一步转化为雌激素或肾上腺皮质激素。临床应用的雄激素均为人工合成的睾酮或其衍生物,如甲睾酮(methyltestosterone)、丙酸睾酮(testosterone propionate)、苯乙酸睾酮(testosterone phenylacetate)、氟甲睾酮(fluoxymesterone)等。

【体内过程】

睾酮口服易吸收,但大部分在肝脏遭到破坏,生物利用度很低,一般用其油溶液进行肌内注射或植入皮下给药。代谢产物17-酮类固醇与葡萄糖醛酸结合后,可随尿液排出。甲睾酮不易被肝脏破坏,可口服,亦可舌下给药。

【生理及药理作用】

1. 对生殖系统的作用 雄激素可促进男性性器官和第二性征的发育成熟。睾丸间质细胞在LH的作用下合成并分泌睾酮,睾酮和FSH共同作用于生精细胞,使精子成熟,并在附睾中保持活性。大剂量雄激素反馈性抑制腺垂体分泌促性腺激素,引起睾丸生成雄激素和精子数量减少,也可抑制卵巢分泌雌激素,并具有直接抗雌激素的作用。

2. 同化作用 雄激素能明显促进蛋白质合成和抑制其分解,使肌肉增长,体重增加,并减少尿氮排泄。还可以促进肾小管对钙、磷的重吸收,有助于骨骼生长。增加对水和钠的重吸收,可引起水钠潴留。

3. 影响骨髓造血功能 较大剂量雄激素可促进肾脏分泌促红细胞生成素,刺激红细胞的生成。也可直接刺激骨髓合成亚铁血红素,使红细胞生成增加。

【临床应用】

1. 睾丸功能不全 原发性雄激素缺乏导致的无睾症或睾丸功能下降的类无睾症,可使用睾酮进行替代治疗,促进阴茎和男性性征的发育。

2. 功能性子宫出血 雄激素具有抗雌激素的作用,可使子宫平滑肌和子宫血管收缩,子宫内膜萎缩,从而减少出血,对更年期综合征患者更为合适。

3. 晚期乳腺癌及卵巢癌 由于雄激素具有抗雌激素和抑制腺垂体分泌促性腺激素的作用,并能对抗催乳素对乳腺癌组织的刺激作用,因此能有效地缓解晚期乳腺癌及卵巢癌。此外,丙酸睾酮还可抑制子宫肌瘤的生长。

4. 再生障碍性贫血 甲睾酮和丙酸睾酮可显著改善骨髓造血功能,使红细胞生成加速,但作用缓慢,部分病例停药后易复发。

【不良反应】

女性患者长期使用雄激素可出现男性化现象,如痤疮、多毛、声音变粗、乳腺退化等。男性患者可发生女性化现象,如乳房肿大,这是由雄激素在体内转化为雌激素所致。甲睾酮对肝脏有一定毒性,可引起黄疸。

六、抗雄激素类药

本类药物主要包括雄激素合成抑制药、5α还原酶抑制药和雄激素受体阻断药。环丙孕酮(cyproterone)为17α-羟孕酮类化合物,具有较强的孕激素样作用,可反馈性抑制下丘脑和腺垂体,使血浆LH、FSH水平降低,从而减少睾酮的分泌。环丙孕酮还可直接阻断雄激素受体,拮抗内源性雄激素的作用。本药可治疗男性患者性功能亢进,也可用于其他药物无效的前列腺癌。与雌激素合用可治疗女性严重痤疮和特发性多毛症。因抑制性功能和性器官发育,本药禁用于未成年人。

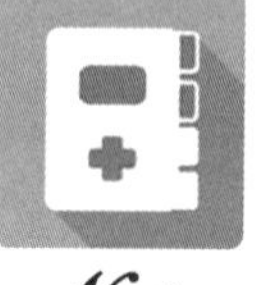
Note

第二节　避　孕　药

避孕药是指阻碍受孕或防止妊娠的一类药物。生殖过程包括精子与卵子的形成与成熟、排卵、受精、着床以及胚胎发育等多个环节，阻断其中任何一个环节都可以达到避孕和终止妊娠的目的。避孕药分为女用避孕药、男用避孕药和外用避孕药，临床使用的多是女用避孕药。

一、女用避孕药

(一) 主要抑制排卵的避孕药

本类药物多为不同类型的雌激素和孕激素配伍组成的复方，亦称甾体避孕药。

【药理作用】

复方制剂中的雌激素通过负反馈调节机制抑制下丘脑释放 GnRH，随即减少腺垂体 FSH 的分泌，使卵泡的生长成熟受到抑制。同时，孕激素又会抑制 LH 的释放，二者协同作用可抑制排卵。此外，该类药物还可干扰生殖过程的其他环节，如：抑制子宫内膜的正常增殖，使其萎缩退化，不利于受精卵着床；改变受精卵在输卵管中的运行速度，使其无法适时到达子宫；或使宫颈黏液增稠，阻碍精子进入宫腔。

【分类及用法】

1. 短效口服避孕药　如复方炔诺酮片、复方甲地孕酮片等，可从月经周期第 5 天开始，每晚服药 1 片，连续服 22 天，不能间断。一般于停药后 2～4 天可发生撤退性出血，形成人工月经周期。下次服药仍从月经来潮第 5 天开始。如停药 7 天仍未有月经，则应立即开始服用下一周期的药物。一旦漏服，应于 24 h 内补服 1 片。

2. 长效口服避孕药　以长效雌激素类药物炔雌醚与不同孕激素类药物如炔诺孕酮或氯地孕酮等配伍而成的复方制剂。用法是从月经来潮当天算起，第 5 天服 1 片，最初两次间隔 20 天，以后每月服一次，每次 1 片。

3. 长效注射避孕药　如复方己酸孕酮注射液、复方甲地孕酮注射液等，用法是第一次于月经来潮第 5 天深部肌内注射 2 支，以后每隔 28 天或于每次月经周期的第 11～12 天注射一次，每次 1 支。一般于注射后 14 天左右月经来潮，如发生闭经，仍应按期给药，不能间断。

【不良反应】

1. 类早孕反应　少数妇女在用药初期可出现轻微的类早孕反应，如恶心、呕吐、择食等，一般坚持用药 2～3 个月反应可减轻或消失。

2. 子宫不规则出血　多见于用药的最初几个周期，可加服炔雌醇。

3. 闭经　有 1%～2%的用药妇女发生闭经，原月经史不正常者较易发生。如连续两个月闭经，应予停药。

4. 乳汁减少　见于少数哺乳期妇女。

5. 凝血功能亢进　有报道本类药物可引发血栓性静脉炎、肺栓塞或脑血管栓塞等，可能与其中雌激素成分有关，减少雌激素含量可降低血栓和栓塞发生率。

6. 其他　可有痤疮、皮肤色素沉着、血压升高、肝损害等。

(二) 抗着床避孕药

本类药物亦称为探亲避孕药，主要使子宫内膜发生各种功能和形态变化，不利于受精卵着床。我国多用大剂量炔诺酮(每次 5 mg)、甲地孕酮(每次 2 mg)或双炔失碳酯。药物的应用

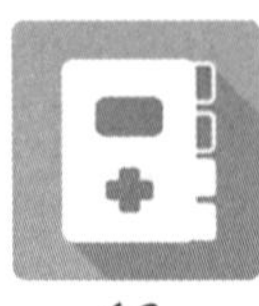
Note

时间不受月经周期限制，无论在排卵前、排卵期或排卵后服用，都可影响受精卵着床。一般于同居当晚或事后服用。不良反应包括类早孕反应、停药后阴道出血等，通常可自行消退。

(三) 皮下埋植剂

皮下埋植的避孕药是由单一孕激素制成的一种缓释剂，埋植于皮下，具有微量、长效、高效的特点。可根据需要去除，能维持有效血药浓度达 5 年以上，用于长期避孕。该药抑制排卵，改变子宫内膜的形态与功能，阻碍受精卵着床。并可增加宫颈黏液稠度，影响精子移动。不良反应有阴道不规则出血、头痛、体重增加、血脂升高等。

二、男用避孕药

棉酚(gossypol)是棉花根、茎、种子中含有的一种黄色酚类物质，可破坏睾丸曲细精管的生精上皮，使精子产生数量减少，直至无精子。停药后睾丸生精能力可逐渐恢复。经健康男子试用，每天服用 20 mg，连服 2 个月即可达到节育效果，有效率在 90%以上。不良反应有恶心、呕吐、心悸、乏力及肝功能改变等，少数个体会发生低血钾无力症状。

环丙氯地孕酮(cyproterone acetate)是一种强效孕激素，可竞争性拮抗雄激素的作用。大剂量使用时可抑制促性腺激素的分泌，减少睾丸内雄激素结合蛋白的产生，抑制精子生成，并干扰精子的成熟过程。

三、外用避孕药

将黄体酮、甲地孕酮、18-甲基炔诺酮等放在聚二甲基硅氧烷等材料制成的阴道环、胶囊或宫内节育器内，通过药物缓慢释放，可达到长效避孕的目的。

一些非离子型表面活性剂，如孟苯醇醚(menfegol)、烷苯醇醚(alfenoxynol)等，具有较强的杀精作用。孟苯醇醚药膜放入阴道深部后能快速溶解形成黏液，可阻碍精子运动并杀死精子。烷苯醇醚可损害精子顶部，破坏精子的膜结构，使精子丧失穿透卵子的能力。将其药膜和栓剂同时放入阴道深部，可快速起效。

小 结

性激素包括雌激素、孕激素和雄激素，其产生和分泌受下丘脑-腺垂体的调节。临床常用其衍生物或人工合成品，主要用于替代疗法及某些与性激素水平相关疾病的治疗。避孕药通过影响生殖过程的某一环节以达到阻碍受孕或防止妊娠的目的，临床使用的多是女用避孕药。

思 考 题

1. 试述雌激素的临床应用。
2. 米非司酮的作用原理是什么？有哪些用途？

本章参考文献

［1］ 杨宝峰. 药理学［M］. 8 版. 北京：人民卫生出版社，2013.

［2］ 陈建国. 药理学［M］. 4 版. 北京：科学出版社，2016.

［3］ Katzung B G. Basic and clinical pharmacology［M］. 14th ed. New York：McGraw-Hill，2017.

(天津医科大学 宋君秋)

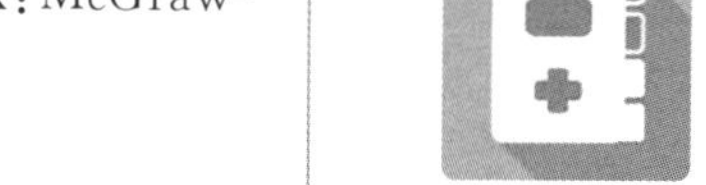

第三十二章　肾上腺皮质激素类药物

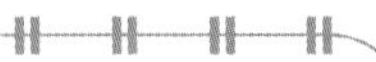

本章 PPT

学习目标

1. 知识目标　①掌握糖皮质激素的药理作用、临床应用以及不良反应。②熟悉糖皮质激素的用法与疗程。③了解盐皮质激素、促肾上腺皮质激素以及皮质激素抑制药的作用特点。

2. 能力目标　通过本章内容学习，能够理论联系实际，灵活运用肾上腺皮质激素类药的理论知识（包括药理作用、临床应用、不良反应、禁忌证等）分析和解决各种临床问题，并具备一定的独立思考和创新能力。

3. 情感目标　通过对思政案例的学习，培养学生高尚的道德情操和职业精神，不忘医者初心，拒绝金钱和利益的诱惑，避免药物滥用的不良现象。

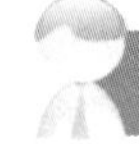

案例引导32-1

案例引导答案

患者，男，27 岁，因感染淋病前往某私人诊所进行治疗。他经医生注射了一剂青霉素后便匆匆离去，在回家路上突然出现呼吸困难，面色苍白，神志不清。路人将其送至医院，查体发现脉搏细弱，血压偏低，诊断为过敏性休克。医生立即为其静脉注射氢化可的松 200 mg，并静脉滴注氢化可的松 300 mg。

请问：

1. 医生的处理方式是否恰当？为什么？
2. 治疗过敏性休克的首选药是什么？有哪些作用机制？

肾上腺皮质激素（adrenocortical hormones）是由肾上腺皮质所分泌激素的总称。按照其生理作用可分为以下几类：①糖皮质激素（glucocorticoid，GC），主要由肾上腺皮质束状带细胞合成与分泌，包括氢化可的松（hydrocortisone）、可的松（cortisone）等，它的合成与分泌受腺垂体促肾上腺皮质激素（adrenocorticotropic hormone，ACTH）调节，可影响糖代谢及脂肪和蛋白质代谢，对水盐代谢影响较小。②盐皮质激素（mineralocorticoid），由肾上腺皮质球状带细胞合成与分泌，包括醛固酮（aldosterone）、去氧皮质酮（desoxycorticosterone）等，主要受肾素-血管紧张素系统的调节，影响水盐代谢，对糖代谢影响较小。③性激素（sex hormone），由肾上腺皮质网状带细胞分泌。

肾上腺皮质激素的分泌受到下丘脑-腺垂体-肾上腺皮质轴的调节（图 32-1）。通过负反馈调节机制，促肾上腺皮质激素释放激素（corticotropin releasing hormone，CRH）、ACTH 和肾上腺皮质激素的水平得以保持相对稳定。而感染、高热、创伤等应激刺激均可激活下丘脑-腺垂体-肾上腺皮质轴的功能。正常人的糖皮质激素分泌具有昼夜节律性的特点。通常氢化可的松每天分泌 10 mg，上午 8 时血浆浓度约为 16 μg/100 mL，下午 4 时则约只有 4 μg/100 mL。了解糖皮质激素分泌的昼夜节律性对制订给药方案具有指导意义。

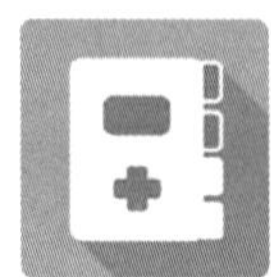

Note

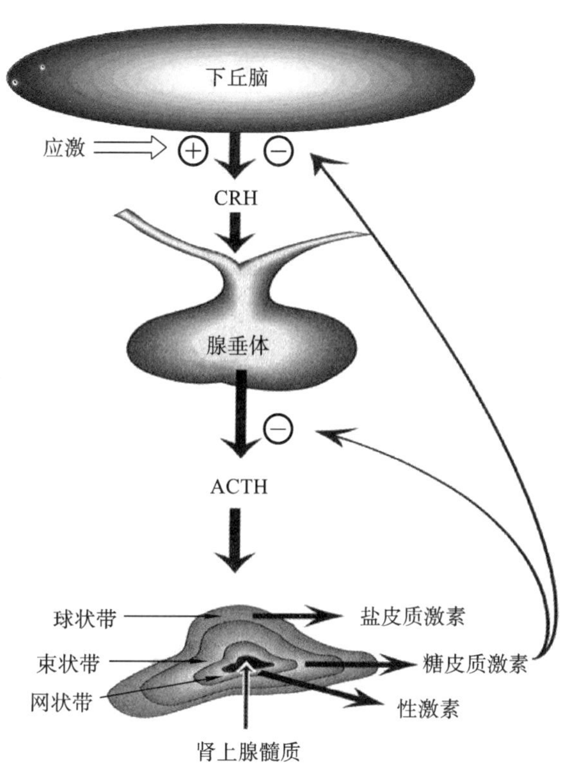

图 32-1 肾上腺皮质激素分泌的调节

第一节 糖皮质激素

糖皮质激素的作用广泛而复杂，且随剂量不同而发生变化。生理剂量的糖皮质激素主要影响物质代谢过程，一旦缺乏将引起代谢失调甚至死亡。超生理剂量的糖皮质激素除影响物质代谢外，还可发挥抗炎、免疫抑制、抗毒、抗休克等药理作用。

【构效关系】

糖皮质激素的基本化学结构为甾体(steroid)，它是由三个六元环与一个五元环组成，四个环分别称为A、B、C、D环(图 32-2)。构效关系研究证明，C_3 上的酮基、$C_{4\sim5}$ 的双键和 C_{20} 的羰基是保持生理活性的必需基团。与盐皮质激素比较，糖皮质激素在 C_{17} 上有羟基，C_{11} 上有氧或羟基，如可的松与氢化可的松。为了提高临床疗效，减少其不良反应，对可的松或氢化可的松的化学结构进行改造。若将 $C_{1\sim2}$ 改成双键，则调节糖代谢的作用及抗炎作用可增加4～5倍，而对水盐代谢的影响减少，如泼尼松(prednisone，又称强的松)和泼尼松龙(prednisolone，又称强的松龙)。在泼尼松龙的 C_6 上加甲基，其抗炎作用又会增强，如甲泼尼龙(methylprednisolone)。在 C_9 上引入氟、C_{16} 引入甲基或羟基后，其对糖代谢的作用及抗炎作用更强，而对水盐代谢影响更弱，如地塞米松(dexamethasone，又称氟美松)、倍他米松(betamethasone)、曲安西龙(triamcinolone，又称氟羟氢化泼尼松)。但有的含氟制剂在增强抗炎作用的同时，对水盐代谢的作用也明显增强，如氟氢可的松(fludrocortisone)、氟轻松(fluocinolone acetonide)等，它们主要外用于皮肤局部。

【体内过程】

糖皮质激素类药物口服或注射均可吸收。可的松与氢化可的松口服后1～2 h血药浓度即达峰值，一次服药作用维持8～12 h。氢化可的松入血后90%与血浆蛋白结合，其中80%与

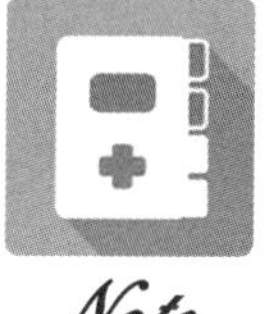
Note

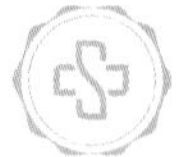

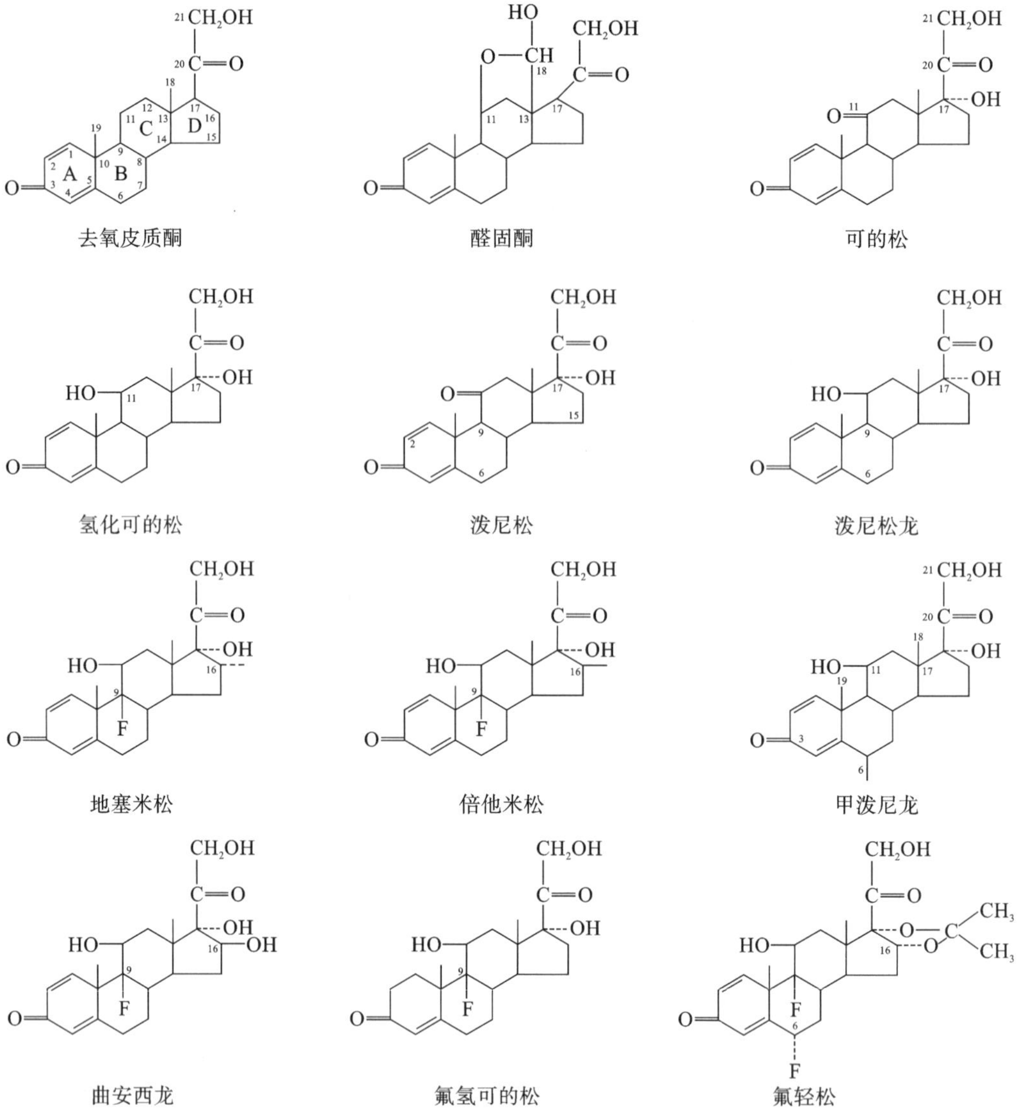

去氧皮质酮　　醛固酮　　可的松

氢化可的松　　泼尼松　　泼尼松龙

地塞米松　　倍他米松　　甲泼尼龙

曲安西龙　　氟氢可的松　　氟轻松

图 32-2　肾上腺皮质激素类药的化学结构

皮质类固醇结合球蛋白(corticosteroid binding globulin,CBG)结合,10%与白蛋白结合,游离型激素约占 10%。CBG 主要在肝中合成,肝病时 CBG 合成受损,肾病时则因蛋白质随尿排出,都可使 CBG 减少,游离型药物浓度增加,故肝、肾疾病时糖皮质激素的作用可能增强。

糖皮质激素可分布于全身,主要在肝脏进行生物转化,但肝外组织如肾、小肠、肌肉、皮肤等也可对其进行代谢。可的松无生物活性,必须在肝内经 11-羟基类固醇脱氢酶催化,将可的松 C_{11} 位的酮基还原为羟基,即转化为氢化可的松后才能发挥作用。同样,C_{11} 位为酮基的泼尼松也必须经过同样的步骤转化成 C_{11} 位为羟基的氢化泼尼松(泼尼松龙)才有活性。严重肝病患者不易发生这种转化,宜直接使用氢化可的松或泼尼松龙。糖皮质激素的代谢产物大部分经肾排出,90%以上可在 48 h 内出现于尿中,因此测定尿中激素代谢物如 17-羟皮质类固醇、17-酮皮质类固醇可间接反映腺垂体-肾上腺皮质系统的功能。

根据糖皮质激素作用时间的长短,一般可将其分为短效(<12 h)、中效(12～36 h)和长效(>36 h)三类(表 32-1)。

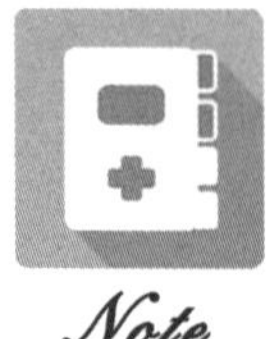

表 32-1 常用糖皮质激素类药的比较

分类	药物	糖代谢（比值）	水盐代谢（比值）	抗炎作用（比值）	等效剂量/mg	$t_{1/2}$/min	维持时间/h
短效	氢化可的松	1	1	1	20	90	8～12
	可的松	0.8	0.8	0.8	25	90	8～12
中效	泼尼松	4	0.8	4	5	>200	12～36
	泼尼松龙	4	0.8	4	5	>200	12～36
	甲泼尼龙	5	0.5	5	4	>200	12～36
	曲安西龙	5	0	5	4	>200	12～36
长效	地塞米松	25	0	25	0.75	>300	36～72
	倍他米松	30	0	30	0.6	>300	36～72

知识链接 32-1 糖皮质激素类药的发展历史

【生理效应】

生理剂量的糖皮质激素主要影响物质代谢过程，以维持自身的稳态。这也是糖皮质激素在临床应用时产生不良反应的重要原因。

1. 糖代谢 糖皮质激素对维持血糖的正常水平和肝、肌肉的糖原含量起着重要作用，能使肝、肌糖原增多，血糖升高。其原因一是促进糖原异生，增加肝及肌肉组织中蛋白质分解产生的氨基酸及其中间代谢产物合成糖原；二是减慢葡萄糖分解为二氧化碳的过程，从而有利于中间代谢产物如丙酮酸和乳酸等在外周组织再合成葡萄糖，增加血糖的来源；三是减少机体组织细胞对葡萄糖的摄取。这些作用具有加重或诱发糖尿病的倾向，尤其在大剂量使用时更易发生。

2. 蛋白质代谢 糖皮质激素能加速肌肉、皮肤、骨、淋巴腺、胸腺等肝外组织的蛋白质分解，大剂量抑制蛋白质合成，因而血中游离氨基酸含量与尿氮排泄量增加，造成负氮平衡。长期大量应用可使儿童生长减慢、肌肉萎缩无力、皮肤变薄、骨质疏松、淋巴组织萎缩以及伤口愈合不良等。

3. 脂肪代谢 大剂量糖皮质激素能加速脂肪组织中脂肪的分解，抑制其合成，使血中游离脂肪酸含量增多。长期应用可激活四肢皮下的脂酶，使四肢皮下脂肪减少，并使脂肪重新分布于面、颈、上胸部、背、腹及臀部，形成向心性肥胖。

4. 水盐代谢 糖皮质激素对水盐代谢影响较少，尤其是人工合成品。但长期应用也能产生盐皮质激素样作用，使肾小管对 Na^+ 重吸收增加，K^+、H^+ 分泌增加，造成水钠潴留，进而导致高血压与水肿等。糖皮质激素还可促进肾脏排泄钙、磷，并减少肠内钙的吸收。长期用药可致骨质脱钙，引起骨质疏松。

【药理作用】

超生理剂量的糖皮质激素除影响物质代谢外，还可发挥抗炎、免疫抑制、抗毒、抗休克等药理作用，这也是其临床治疗作用的基础。

1. 抗炎作用 大剂量糖皮质激素对各种原因所致的炎症以及炎症的不同阶段均具有强大的抑制作用。可以增加机体对炎症的耐受性以及降低炎症的血管反应与细胞反应，从而减轻早期炎症的渗出、充血、水肿、毛细血管扩张、白细胞浸润，也能减轻慢性炎症的成纤维细胞增生和肉芽组织生成，防止粘连及瘢痕形成，减少炎症后遗症。

糖皮质激素的抗炎机制十分复杂，可能与以下几个方面的作用有关：

(1) 抑制炎症介质的产生及释放。糖皮质激素可使脂皮素-1 的合成增加，后者抑制磷脂酶 A_2 的活性，使细胞膜花生四烯酸释放减少，进而减少致炎物质前列腺素和白三烯的生成，

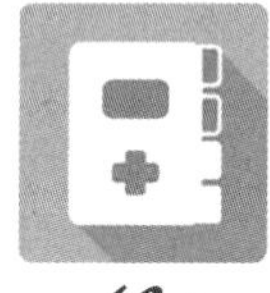

Note

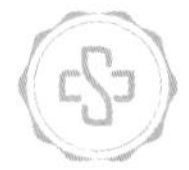

减轻急性炎症反应。糖皮质激素还能抑制黏附分子及趋化因子的基因转录与表达，使其生成减少，从而抑制其促进炎症细胞向炎症部位移行和浸润的作用。

(2) 调节细胞因子的产生。与炎症反应有关的细胞因子主要有两类，一类是致炎细胞因子，另一类是抗炎细胞因子。致炎细胞因子有白细胞介素、肿瘤坏死因子、γ 干扰素及粒细胞-巨噬细胞集落刺激因子等。糖皮质激素能抑制上述细胞因子的基因转录，使其产生减少，故能降低炎症的细胞反应与血管反应。抗炎细胞因子有白细胞介素受体拮抗因子等，糖皮质激素对这些因子的基因转录具有正性调节作用，继而减轻炎症反应。

(3) 抑制诱导型一氧化氮(NO)合酶和环氧合酶-2 的活性。一些细胞因子可激活诱导型一氧化氮合酶，使致炎物质 NO 生成增多。环氧合酶-2 可催化产生致炎性前列腺素，介导炎症反应过程。糖皮质激素可减少 NO 和前列腺素的生成，抑制其所介导的炎症反应。

2. 免疫抑制作用 大剂量糖皮质激素能抑制病理性免疫反应，对免疫过程的许多环节均有抑制作用。

(1) 抑制巨噬细胞对抗原的吞噬和处理，干扰淋巴细胞识别并阻断淋巴母细胞增殖。巨噬细胞对抗原的吞噬和处理是免疫反应的始动阶段，被激活的巨噬细胞可分泌白细胞介素-1，它能使静息的 T 淋巴细胞激活并识别被处理的抗原以及产生许多细胞因子，使淋巴母细胞增殖。糖皮质激素通过抑制细胞因子的基因表达，产生上述两方面的作用。

(2) 加速敏感动物淋巴细胞的破坏和解体，使血中淋巴细胞迅速减少。大剂量糖皮质激素可使人体淋巴细胞移行至血液以外的组织，如肝脏、淋巴结等，使血中淋巴细胞减少。

(3) 干扰体液免疫，使抗体生成减少。

(4) 消除免疫反应所致的炎症反应。治疗剂量的糖皮质激素能抑制细胞免疫，可抑制迟发型超敏反应和异体器官移植的排斥反应，并能减轻一些自身免疫性疾病的症状。大剂量的糖皮质激素还能抑制体液免疫，可能与其选择性作用于 T 淋巴细胞亚群有关。

3. 抗毒作用 细菌产生的内毒素可导致人体出现高热、乏力、食欲减退等中毒症状。糖皮质激素虽然不能中和内毒素，但是能提高机体对内毒素的耐受力，能迅速退热并缓解中毒症状。糖皮质激素能稳定溶酶体膜，从而减少内源性致热原的释放。同时还能降低下丘脑体温调节中枢对致热原的反应性，最终使体温下降。

4. 抗休克作用 超大剂量糖皮质激素对多种原因引起的休克具有拮抗作用。其原因除抗炎、免疫抑制及抗毒作用外，可能还与下列因素有关：①加强心肌收缩力，使心排血量增多；②扩张痉挛的血管，并降低血管对某些缩血管物质的敏感性，改善微循环；③稳定溶酶体膜，减少心肌抑制因子的形成，从而防止心肌收缩无力与内脏血管收缩。

5. 对血液成分的影响 大剂量糖皮质激素虽然使中性粒细胞数量增多，但却抑制其游走、吞噬及消化功能，可减轻炎症浸润；使血中红细胞数和血红蛋白含量增高，也使血小板数及纤维蛋白原浓度增高，凝血时间缩短。此外，糖皮质激素还能使血中淋巴细胞、单核细胞、嗜酸性粒细胞及嗜碱性粒细胞数目减少。

6. 中枢神经系统作用 糖皮质激素能提高中枢神经系统的兴奋性，使人出现欣快、失眠、激动等症状。少数人可出现焦虑、抑郁，甚至诱发精神失常。大剂量给药偶致惊厥或癫痫样发作。

7. 其他作用 糖皮质激素能使胃酸和胃蛋白酶分泌增多，提高食欲，促进消化。但是，长期大剂量应用可诱发或加重消化性溃疡。

【作用机制】

糖皮质激素的药理作用大多是通过与细胞质中糖皮质激素受体结合，并经过复杂的信号转导，增高或降低特定基因的表达而实现的。糖皮质激素受体在结构上有三个重要的功能部位：一是与糖皮质激素特异性结合的部位，位于受体的含碳末端；二是受体与特定 DNA 相互

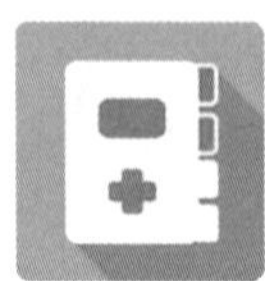
Note

作用的部位，位于受体的中央；三是受体的含氮末端，主要涉及与DNA结合后基因转录的激活。尚未与糖皮质激素结合的受体通常与热休克蛋白90等几种蛋白质结合组成复合物。当糖皮质激素与受体结合后，热休克蛋白90等从受体上解离下来，暴露出DNA结合部位。激素-受体复合物会以二聚体的形式跨过核膜进入细胞核内，随即与靶基因启动子的糖皮质激素应答元件（glucocorticoid response element，GRE）或负性糖皮质激素应答元件（negative glucocorticoid response element，nGRE）相结合，从而引起基因转录的增加或减少，继而通过mRNA影响蛋白质的合成，由此产生一系列生物效应。

【临床应用】

1. 替代疗法 糖皮质激素可用于治疗急、慢性肾上腺皮质功能减退症，腺垂体功能减退症及肾上腺次全切除术后。

2. 严重感染 原则上应限于严重感染并伴有明显中毒症状者，如中毒性菌痢、暴发性流行性脑膜炎、中毒性肺炎、重症伤寒、急性粟粒型肺结核、猩红热及败血症等。应用糖皮质激素的目的在于抑制对机体有害的炎症和过敏反应，迅速缓解症状，防止心、脑等重要器官的损害，有助于患者度过危险期。但必须指出，糖皮质激素没有抗菌作用，同时还降低机体的防御功能。因此，在治疗严重感染性疾病时一定要与足量有效的抗生素合用，以免感染病灶扩散而导致严重后果。病毒性感染一般不用糖皮质激素，因为本品没有抗病毒作用，且用后可使感染扩散。但对严重传染性肝炎、流行性腮腺炎、流行性乙型脑炎、麻疹等，为了迅速控制症状，防止并发症产生，也可考虑应用。

对于人体重要器官或部位的炎症，有时感染虽不严重，但为了避免组织粘连或瘢痕形成，也可用糖皮质激素防止或减少后遗症的发生，如结核性脑膜炎、脑炎、胸膜炎、心包炎、风湿性心瓣膜炎、损伤性关节炎、睾丸炎等。

3. 自身免疫性疾病和过敏性疾病 对于自身免疫性疾病，如风湿热、风湿性心肌炎、风湿性及类风湿性关节炎、系统性红斑狼疮、溃疡性结肠炎、自身免疫性溶血性贫血、结节性动脉周围炎、多发性肌炎、皮肌炎、硬皮病、重症肌无力及肾病综合征等，可适当选用糖皮质激素治疗，但只能缓解症状，停药后容易复发。对于过敏性疾病，如血清病、过敏性皮炎、过敏性鼻炎、剥脱性皮炎、顽固性重症支气管哮喘、顽固性荨麻疹、湿疹、严重输血反应、血管神经性水肿、过敏性血小板减少性紫癜等，通过此类药物的免疫抑制作用，可迅速缓解症状，但停药后也易复发。对于异体器官移植术后所产生的免疫排斥反应，也可使用糖皮质激素，与其他免疫抑制药合用效果会更好。

4. 休克 糖皮质激素适用于治疗各种类型的休克患者。对感染中毒性休克，须与抗生素合用，剂量要大，用药要早，产生效果时即可停用。对过敏性休克，本类药物是次选药，有时可与首选药肾上腺素合用。对于心源性休克，须结合病因治疗。对低血容量性休克，应首先补足液体、电解质或血液，疗效不明显时可合用超大剂量糖皮质激素。

5. 血液病 可用糖皮质激素治疗急性淋巴细胞白血病、再生障碍性贫血、粒细胞减少症、血小板减少症等。停药后容易复发，应予注意。

6. 局部应用 治疗湿疹、接触性皮炎、肛门瘙痒、银屑病等，宜选用氢化可的松、泼尼松龙或氟轻松。糖皮质激素也可局部用于眼前部炎症，如角膜炎、结膜炎、虹膜炎，能迅速奏效。对于眼后部炎症，如脉络膜炎、视网膜炎等，则需全身或球后给药。

【不良反应】

1. 长期大量应用所引起的不良反应

(1) 医源性肾上腺皮质功能亢进症：长期应用大剂量糖皮质激素引起的肾上腺皮质功能亢进症状，通常是过量激素导致物质代谢与水盐代谢紊乱的结果。临床表现为满月脸、水牛背、肌无力、皮肤变薄、痤疮、多毛、水肿、高血糖、高血压、动脉粥样硬化等。一般不需特殊治

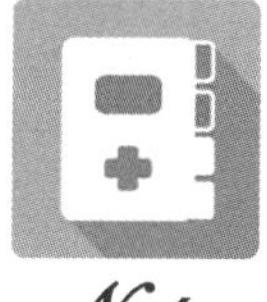

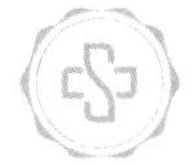

疗,停药后症状自行消失,但肌无力恢复较慢。由于糖皮质激素抑制骨基质蛋白质合成,并增加钙、磷排泄及抑制肠内钙的吸收,长期应用可造成骨质疏松,严重者可致自发性骨折或骨缺血性坏死。此外,由于抑制蛋白质的合成造成负氮平衡,糖皮质激素可延缓创伤患者的伤口愈合,对儿童还可造成生长缓慢。

(2) 诱发或加重感染:由于糖皮质激素能降低机体防御能力,且无抗菌作用,长期应用可诱发感染或使体内潜在病灶扩散,如病毒、真菌、结核分枝杆菌等。由于糖皮质激素能掩盖这些疾病的症状,容易漏诊,必须提高警惕,及早诊断和治疗,必要时与有效抗菌药物联合使用。

(3) 诱发或加重溃疡:糖皮质激素增加胃酸与胃蛋白酶的分泌,抑制胃黏液产生,阻碍组织修复并减弱前列腺素保护胃壁的功能,故可诱发或加重胃、十二指肠溃疡,甚至引起胃、十二指肠出血或穿孔。

(4) 其他:可出现食欲增加、欣快、激动、失眠等,偶致精神失常或诱发癫痫发作。此外,还能使眼压升高以及引起白内障等眼部并发症。

2. 停药反应

(1) 医源性肾上腺皮质功能不全:长期使用糖皮质激素造成其体内浓度超过正常水平,通过负反馈作用,可抑制下丘脑-腺垂体-肾上腺皮质系统,使腺垂体 ACTH 分泌减少,造成内源性肾上腺皮质激素分泌功能减退,甚至肾上腺皮质萎缩。这时若突然停药,外源性激素减少,而内源性糖皮质激素又不能立即分泌补足,可出现肾上腺皮质功能不全。表现为恶心、呕吐、食欲不振、肌无力、低血糖、低血压等,尤其机体处于应激状态时更易出现。

(2) 反跳现象:长期用药的患者因减量太快或突然停药可以造成原有疾病的症状复发或加重,其原因可能是患者对糖皮质激素产生了依赖性或病情未充分控制。

【用法与疗程】

1. 大剂量突击疗法 适用于危重患者的抢救,如严重中毒性感染及各种休克,一般使用不超过5天。

2. 一般剂量长期疗法 适用于反复发作、累及多种器官的慢性疾病,如结缔组织病、肾病综合征、顽固性支气管哮喘、淋巴细胞白血病等。

3. 隔日疗法 肾上腺皮质分泌氢化可的松具有昼夜节律性的特点,即每天上午8时分泌达到高峰,而后逐渐降低,昼夜间血浆氢化可的松的水平可相差4倍之多。若清晨一次给药,此时与生理性糖皮质激素分泌节律一致,对肾上腺皮质功能的抑制较小。同时,隔日给药一次,则通过负反馈抑制肾上腺皮质功能后在2日时间内能有恢复的时间。

4. 小剂量替代疗法 用于肾上腺皮质功能减退症、腺垂体功能减退症及肾上腺次全切除术后。一般选用可的松每日12.5～25 mg,或者氢化可的松每日10～20 mg。

5. 局部用药 皮肤病和眼病可用氢化可的松及泼尼松龙等。

第二节　盐皮质激素

盐皮质激素主要有醛固酮和去氧皮质酮。在化学结构上,其与糖皮质激素的区别主要是 C_{17} 上无羟基、C_{11} 上无氧或虽有氧而此氧原子与 C_{18} 相连(图 31-2)。盐皮质激素对维持机体正常的水盐代谢具有重要作用,能促进肾远曲小管 Na^+、Cl^- 的重吸收以及 K^+、H^+ 的分泌,具有明显的保钠排钾作用。该作用主要是通过与肾远曲小管上皮细胞内的盐皮质激素受体结合,以调节某些基因的转录和相应蛋白质的合成。盐皮质激素主要用于治疗慢性肾上腺皮质功能

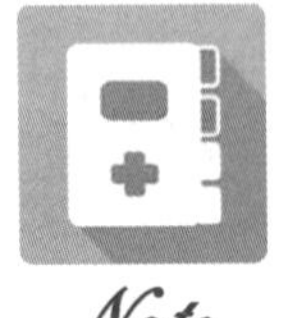

减退症，纠正失水、失钠、钾潴留等状态，以维持水和电解质平衡。过量应用可导致高钠血症、低钾血症、高血压、肌无力等。

第三节　促肾上腺皮质激素及皮质激素抑制药

一、促肾上腺皮质激素

促肾上腺皮质激素（ACTH）是由腺垂体分泌的含有39个氨基酸的多肽类激素，能促进肾上腺皮质合成与分泌糖皮质激素及盐皮质激素。口服后因在胃内被蛋白酶破坏而失效，必须注射给药。临床用于诊断长期使用糖皮质激素停药前后的腺垂体-肾上腺皮质功能水平，以防止发生肾上腺皮质功能不全。

二、皮质激素抑制药

米托坦（mitotane）可选择性作用于肾上腺皮质束状带和网状带，使其出现局灶性退行性变、萎缩及坏死，从而减少糖皮质激素和性激素的分泌。但其不影响球状带细胞，醛固酮分泌不受影响。临床主要用于治疗不宜手术切除的肾上腺皮质癌、皮质功能亢进诱发的库欣综合征，也可用于肾上腺皮质癌切除后的辅助治疗。不良反应包括厌食、恶心、腹泻、嗜睡、乏力等。

美替拉酮（metyrapone）为11β-羟化酶抑制剂，能减少皮质醇和皮质酮的生物合成，使血中糖皮质激素水平降低，并可反馈性地促进ACTH分泌。临床主要用于治疗肾上腺皮质癌所致的皮质功能亢进症，也可用于腺垂体释放ACTH功能试验。主要不良反应有消化道反应、头痛、眩晕、低血压、皮疹等。

思政案例32-1 警惕面膜中的糖皮质激素滥用

目标测试

思考题答案

小　结

肾上腺皮质激素分为糖皮质激素、盐皮质激素和性激素，其分泌受到下丘脑-腺垂体-肾上腺皮质轴的调节。生理剂量的糖皮质激素主要影响物质代谢过程，超生理剂量的糖皮质激素除影响物质代谢外，还可发挥抗炎、免疫抑制、抗毒、抗休克等药理作用。盐皮质激素对维持机体正常的水盐代谢具有重要作用，主要用于治疗慢性肾上腺皮质功能减退症，以维持水和电解质平衡。促肾上腺皮质激素能促进肾上腺皮质合成与分泌糖皮质激素及盐皮质激素。皮质激素抑制药可减少糖皮质激素的合成，用于肾上腺皮质癌的辅助治疗。

思考题

1. 糖皮质激素抗休克的作用机制有哪些？
2. 试述糖皮质激素的不良反应。

本章参考文献

[1]　杨宝峰. 药理学[M]. 9版. 北京：人民卫生出版社，2018.

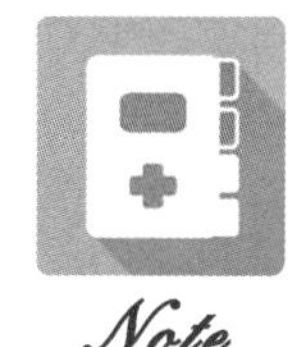

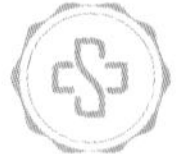

［2］ 陈建国.药理学［M］.4版.北京:科学出版社,2016.

［3］ Katzung B G. Basic and clinical pharmacology［M］. 14th ed. New York:McGraw-Hill,2017.

(天津医科大学　宋君秋)

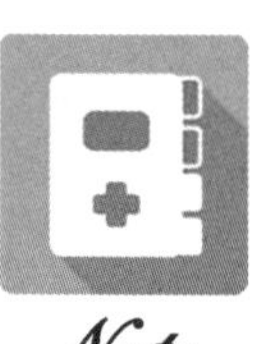

第三十三章　甲状腺激素及抗甲状腺药

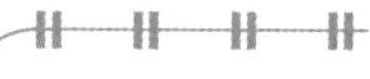

学习目标

1. 知识目标　掌握硫脲类、碘及碘化物的药理作用、临床应用、不良反应。熟悉甲状腺激素的药理作用及临床应用。了解甲状腺激素的生物合成、分泌调节。

2. 能力目标　通过对案例的学习，学生能够将理论联系实际，加深对理论知识的理解，增加对知识的应用能力。

3. 情感目标　通过对思政案例的学习，认识碘盐与国民健康的重要关系，体会国家实施全民食盐加碘政策的重要意义。

本章 PPT

案例引导33-1

患者崔某，女，43 岁。一个月前出现易激动、烦躁失眠、心悸、乏力、怕热多汗、食欲亢进等表现就诊。体格检查：体温 37 ℃，心率 110 次/分，血压 130/80 mmHg，双侧甲状腺Ⅱ度肿大，伴血管杂音，二尖瓣区Ⅱ级收缩期杂音。辅助检查：FT_3 11.3 pmmol/L（正常参考值：3～9 pmmol/L）；FT_4 51.2 pmmol/L（正常参考值：9～25 pmmol/L）；sTSH 0.07 mU/L（正常参考值：0.4～3 mU/L）；诊断：甲状腺功能亢进症。

请问：

1. 该患者能否应用口服大剂量碘剂进行治疗？

2. 甲亢临床治疗可采用哪些方法？常用药物有哪几类，请列举每类药物的代表药。

案例引导答案

甲状腺激素是由甲状腺分泌的激素，包括甲状腺素（T_4）和三碘甲腺原氨酸（T_3）。甲状腺激素是维持机体正常代谢及生长发育所必需的内分泌激素，正常成人每日释放量为 T_4 70～90 μg，T_3 15～30 μg。

甲状腺激素受机体内分泌轴调节，分泌过少或过多均可导致甲状腺相关疾病。分泌过少引起甲状腺功能减退症（hypothyroidism，简称甲减），需补充甲状腺激素。甲状腺激素分泌过多引起甲状腺功能亢进症（hyperthyroidism，简称甲亢），是多种原因导致的一种代谢紊乱综合征，依据病情可采用手术疗法或抗甲状腺药治疗。抗甲状腺药包括 4 个类型，分别是硫脲类、碘化物、放射性碘以及 β 受体阻断药。

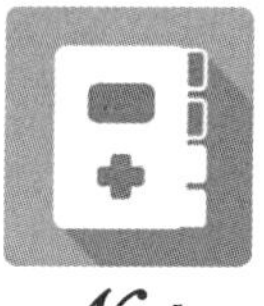

第一节　甲状腺激素

【甲状腺激素的合成、贮存、分泌与调节】

1. 碘的摄取　甲状腺腺泡细胞的碘泵可以主动从血中摄取碘化物。正常情况下，甲状腺中碘化物的浓度是血浆中浓度的25倍，而在甲亢时达250倍，因此摄碘率是甲状腺功能指标之一。

2. 合成　①碘的活化和酪氨酸碘化：碘化物在过氧化物酶作用下被氧化成活性碘，活性碘与甲状腺球蛋白（thyroglobulin，TG）上的酪氨酸残基结合，生成一碘酪氨酸（monoiodotyrosine，MIT）和二碘酪氨酸（diiodotyrosine，DIT）。②耦联：在过氧化物酶的作用下，一分子DIT和一分子MIT耦联生成T_3，两分子DIT耦联生成T_4。T_3和T_4的比例决定于碘的供应，缺碘时T_3所占比例增大，正常时则T_4较多，这样能更有效地利用碘，使甲状腺激素活性维持平衡。合成的T_3和T_4结合在TG分子上，贮存于腺泡腔内的胶质中。

3. 释放　腺泡细胞将TG吞入细胞内后，在蛋白水解酶的作用下，TG分解并释放出T_3、T_4进入血液。其中T_4占分泌总量的90%以上，在脱碘酶作用下，约36%T_4可转为T_3，T_3的生物活性比T_4约强5倍。

4. 调节　垂体分泌的促甲状腺激素（thyroid stimulating hormone，TSH）促进甲状腺激素合成和分泌的全过程，TSH还受下丘脑分泌的促甲状腺激素释放激素（thyrotropin releasing hormone，TRH）的调节。若血液中游离的T_3、T_4浓度过高，又可对TSH和TRH的释放产生负反馈调节作用(图33-1)。

【体内过程】

口服容易吸收，T_3、T_4的生物利用度分别为90%～95%和50%～70%，T_4的吸收率不恒定是因为肠内容物等的影响。黏液性水肿较严重时，因口服吸收不良，故须肠外给药。T_3、T_4的血浆蛋白结合率均高达99%以上。但T_3与蛋白的亲和力低于T_4，其游离量为T_4的10倍。T_3作用快而且强，维持时间较短，$t_{1/2}$为2天；T_4作用弱而且慢，维持时间较长，$t_{1/2}$为5天。因两者$t_{1/2}$均超过1天，故每天只需用药1次。主要在肝、肾线粒体内脱碘，并且与硫酸或葡萄糖醛酸结合，经过肾脏排出体外。由于甲状腺激素可以通过胎盘屏障，也可以进入乳汁，因此在妊娠期和哺乳期应当慎用。

【药理作用】

1. 维持机体正常生长发育　甲状腺激素促进蛋白质合成、骨骼生长及中枢神经系统发育。甲状腺功能不足时，在婴幼儿可引起呆小病（克汀病，cretinism），表现为身材矮小、智力低下等；成年人则可引起黏液性水肿（myxedema），表现为中枢神经兴奋性低，记忆力减退等。T_3和T_4还加速胎儿肺的发育，切除动物胎儿的甲状腺，可使肺发育不全。新生儿呼吸窘迫综合征常与T_3、T_4不足有关。

2. 促进代谢和产热　能促进物质氧化，增加耗氧量，提高基础代谢率，使产热增多，维持机体基础代谢。甲亢时血糖升高，有时伴有糖尿，并有怕热、多汗等症状。

3. 提高交感-肾上腺系统的感受性　甲状腺激素可提高机体对儿茶酚胺的敏感性。甲亢时，患者出现神经过敏，易激动，心率加快，心排出量增加及血压升高等。这与肾上腺素β受体数目增多有密切关系。

【作用机制】

甲状腺激素受体（thyroid hormone receptor，TR）为核内受体。主要是通过调控核内T_3

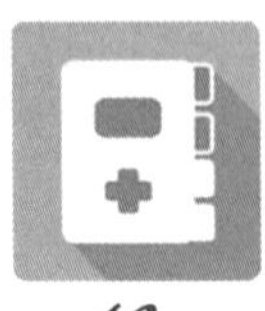
Note

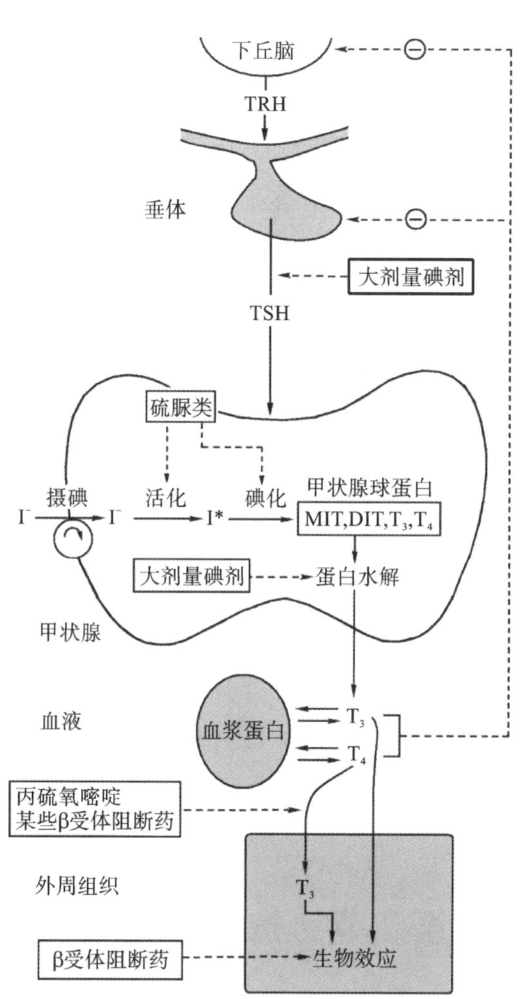

图 33-1　甲状腺激素的合成、分泌与调节及作用示意图

受体所中介的基因表达而发挥作用。TR 表达在垂体、心、肝、肾、骨骼肌、肺、肠等组织，主要分布在细胞核内。TR 分子质量为 52 kDa，两个受体蛋白构成的二聚体能与 DNA 结合，当血中的 T_3 和 T_4 与血浆蛋白解离，进入细胞内与受体蛋白形成激素-受体复合物而启动靶基因转录加速相关蛋白和酶的生成，进而产生效应。

T_3 与 TR 的亲和力比 T_4 大 10 倍，85%～90%的 TR 与 T_3 结合，故 TR 又称为 T_3 受体。饥饿、营养不良与肥胖、糖尿病时 TR 数目减少。

此外，甲状腺激素还有“非基因作用”，通过核蛋白体、线粒体与细胞膜上的受体结合，影响转录后的过程、能量代谢以及膜的转运功能，增加葡萄糖、氨基酸等摄入细胞内，使多种酶和细胞活性加强。

【临床应用】　主要用于甲状腺功能低下的替代疗法。

1. 甲状腺功能减退　①呆小病：对婴幼儿而言治疗越早越好，若治疗延迟，即使躯体能正常发育，智力常仍低下。治疗应从小剂量开始，逐渐增加剂量，并按年龄、症状和基础代谢率随时调整剂量。有效者应终身治疗。②黏液性水肿：一般服用甲状腺片，从小剂量开始，渐增至足量。2～3 周后水肿、缓脉、体温低、困倦等症状消除，可逐渐减至维持剂量。为防止使用过量而诱发或加重心脏病变，老年人或心血管病患者增量应缓慢；垂体功能低下者可先用糖皮质激素治疗，而后再用甲状腺激素，以防止急性肾上腺皮质功能不全的发生。黏液性水肿患者若出现昏迷症状，须立即大剂量注射 T_3 至清醒，再改为口服 T_3。如不能静脉注射，则将 T_3 片剂

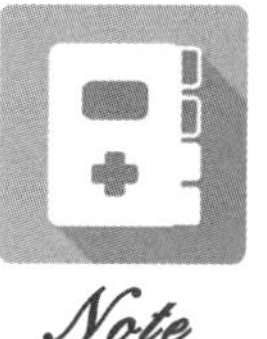

研碎,然后加水鼻饲,同时须给足够剂量的氢化可的松。

2. 单纯性甲状腺肿 用适量甲状腺激素补充体内甲状腺激素的不足,同时抑制促甲状腺激素的分泌,以缓解甲状腺组织的代偿性增生,使腺体缩小。甲状腺结节常不能消失,须手术治疗。

3. T_3 抑制试验 对摄碘率高的患者,作鉴别诊断用。给药前应先测定摄碘率,然后令患者服用 T_3,T_3 明显抑制摄碘率。若抑制值大于对照值 50%,为单纯性甲状腺肿;若抑制值小于对照值 50%,为甲亢。

4. 其他 ①甲亢患者除了针对性服用抗甲状腺药外,还应加服 T_4 有利于减轻突眼、减小甲状腺肿大及防止甲状腺功能低下。甲亢孕妇一般不加服 T_4,T_4 不易透过胎盘屏障,若抗甲状腺药剂量过大,不能防止对胎儿甲状腺功能的影响;②甲状腺癌术后用 T_4,可有效抑制残余甲状腺癌变组织,降低复发率,用量须较大。

【不良反应】

甲状腺激素过量可引起甲亢症状。主要临床症状表现为心悸、手震颤、失眠、多汗、体重减轻等,严重者可引起呕吐、腹泻、发热、脉搏快且不规则,甚至发生心绞痛、心力衰竭、肌肉震颤或痉挛等。一旦出现上述症状,应立即停药,必要时可用 β 受体阻断药对抗,待停药 1 周后,重新从小剂量开始应用。

【禁忌证】

糖尿病、高血压、冠心病、快速型心律失常、肾上腺皮质功能低下、甲状腺功能亢进者禁用,孕妇、哺乳期妇女慎用。

思政案例 33-1
碘盐与
国民健康

第二节 抗甲状腺药

目前常用的抗甲状腺药(antithyroid drugs)有硫脲类、碘及碘化物、放射性碘和 β 受体阻断药四类。

一、硫脲类

硫脲类(thioureas)是最常用的抗甲状腺药。可分两类:①硫氧嘧啶类,包括甲硫氧嘧啶(methylthiouracil,MTU)和丙硫氧嘧啶(propylthiouracil,PTU);②咪唑类,包括甲巯咪唑(thiamazole,又称他巴唑)和卡比马唑(carbimazole,又称甲亢平)。

【体内过程】 本类药物口服吸收良好,以丙硫氧嘧啶吸收最快,达峰时间为 2 h,$t_{1/2}$ 为 1~2 h,维持 6~8 h,生物利用度为 80%,血浆蛋白结合率约为 75%。甲巯咪唑吸收较慢,$t_{1/2}$ 为 6 h,作用可维持 16~24 h。卡比马唑在体内转化为甲巯咪唑而发挥作用。本类药物在体内分布广,药物能通过胎盘,妊娠期妇女慎用或不用;乳汁浓度也高,服用本类药物的妇女应避免哺乳。硫脲类药物主要在肝代谢,经肾排泄。

【药理作用】

1. 抑制甲状腺激素的合成 硫脲类药物作用于甲状腺过氧化物酶,作为过氧化物酶的底物本身被氧化,抑制酪氨酸的碘化及耦联,减少甲状腺激素合成。硫脲类对已合成的甲状腺激素无效,须待体内已合成的激素消耗到一定程度后才能生效。一般症状改善常需 2~3 周,基础代谢率恢复正常需 1~2 个月。

2. 抑制外周组织的 T_4 转化为 T_3 丙硫氧嘧啶能迅速控制血清中生物活性较强的 T_3 的水平,故在重症甲亢、甲状腺危象时,该药可列为首选。

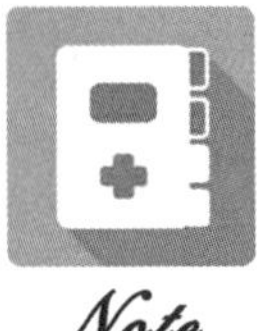

Note

3. 免疫抑制作用 目前认为甲亢的发病与自身免疫机制异常，即与产生刺激甲状腺免疫球蛋白(thyroid stimulating immunoglobulin，TSI)有关。该类药物除能控制高代谢症状外，还能降低血液循环中 TSI，故对甲亢病因也有一定治疗作用。

【临床应用】

1. 甲亢的内科治疗 适用于轻症和不宜手术或不宜行 ^{131}I 治疗者，如青少年、术后复发和中、重度患者并年老体弱或兼有心、肝、肾、出血性疾病等患者。若剂量合适，症状可在 2～3 周缓解，2 个月内得到控制。当基础代谢率接近正常时，药量递减至维持剂量，疗程为 1～2 年。内科治疗可使 40%～70%的患者不再复发，以 T_3 抑制试验或 TRH 兴奋试验监测疗效，结果正常后停药，则复发率较低。

2. 甲亢术前准备 为减少甲状腺次全切除手术患者在麻醉和手术后的并发症，应在术前先服用硫脲类药物，使血清甲状腺激素水平显著下降。由于使用硫脲类药物后 TSH 分泌增多，引起腺体代偿性增生，腺体变大，组织脆而充血，不利于进行手术，因此在手术前两周左右应加服大量碘剂，使腺体坚实，减少充血。

3. 甲状腺危象的辅助治疗 外伤、感染、手术、情绪激动等诱因，可导致大量的甲状腺激素突然释放入血，使患者产生高热、虚脱、肺水肿、心力衰竭、水和电解质紊乱等，严重时可导致死亡，称为甲状腺危象。甲状腺危象治疗原则包括：①消除诱因(创伤、感染等)。②综合治疗，控制基础代谢率：主要给予大剂量碘剂以抑制甲状腺激素释放，联合使用硫脲类、β 受体阻断药等。③对症治疗，物理降温，镇静抗惊厥，维持呼吸等生命体征。

【不良反应】

有 3%～12%用药者发生不良反应，丙硫氧嘧啶和甲巯咪唑发生较少，甲硫氧嘧啶发生较多。

1. 过敏反应 最常见。皮肤瘙痒、药疹，少数伴发热，应密切观察，一般不需停药。

2. 消化道反应 有厌食、呕吐、腹痛、腹泻等，罕见黄疸性肝炎。

3. 粒细胞缺乏症 最严重不良反应，发生率为 0.3%～0.6%。一般发生在治疗后的 3 个月内，老年人较易发生，应定期检查血象。若用药后出现咽痛、发热或口腔溃疡等反应时应立即停药，并进行白细胞计数等相关检查。血小板减少症较罕见。

4. 甲状腺肿及甲状腺功能减退 长期应用本类药物可使血清甲状腺激素水平显著下降，反馈性 TSH 分泌增加，导致甲状腺代偿性增生、充血，还可诱导甲状腺功能减退，发现后及时停药常可恢复。

【禁忌证】

结节性甲状腺肿合并甲亢及甲状腺癌患者、哺乳期妇女禁用。孕妇慎用或不用。

【药物相互作用】

锂、磺胺类、对氨基苯甲酸、对氨基水杨酸、磺酰脲类、巴比妥类、保泰松、酚妥拉明、维生素 B_{12} 等药物都能不同程度地抑制甲状腺功能，如与硫脲类同用，可能增加抗甲状腺效应。碘剂可明显延缓硫脲类起效时间，一般情况不应合用。

二、碘及碘化物

常用复方碘溶液又称卢戈液(Lugol's solution)，含碘 5%，碘化钾 10%。也可单用碘化钾或碘化钠。《神农本草经》记载用海带治“瘿瘤”，是最早用含碘食物治疗甲状腺病的文献。

【药理作用】

不同剂量的碘化物对甲状腺功能可产生不同的作用。

1. 小剂量碘剂 合成甲状腺激素的原料。可用于预防单纯性甲状腺肿。在缺碘地区，食盐按 1∶100000～1∶10000 的比例加入碘化钠或碘化钾，对早期患者疗效显著；如腺体过大且

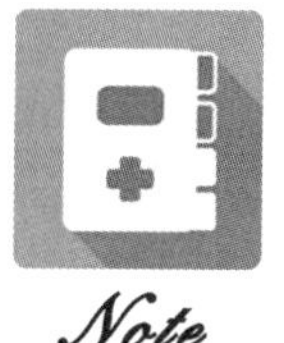

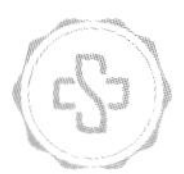

有压迫症状者，应予手术治疗。

2. 大剂量碘剂 有抗甲状腺作用。①大剂量碘剂能抑制谷胱甘肽还原酶，减少激素的释放；②拮抗 TSH 释放；③大剂量碘剂还能抑制提纯的甲状腺过氧化物酶，影响酪氨酸碘化和碘化酪氨酸耦联，减少甲状腺激素的合成。

大剂量碘剂抗甲状腺作用快而强，用药 1～2 天起效，10～15 天可达最大效应。此时若继续用药，腺泡细胞内碘离子浓度增高到一定程度，细胞摄碘受抑制，使胞内碘离子浓度下降，失去抑制激素合成的效应(脱抑制)，这也是碘化物不能单独用于甲亢内科治疗的原因。

【临床应用】

1. 甲亢术前用药 一般在手术前 2 周给予卢戈液，大剂量碘剂能抑制 TSH 分泌，促进腺体增生，使腺体缩小变韧，有利于进行手术减少术中出血。

2. 甲状腺危象 将碘化物加于 10%葡萄糖溶液中静脉滴注，也可服用复方碘溶液，其抗甲状腺作用迅速，应在 2 周内逐渐停药，同时配合服用硫脲类药物。

【不良反应】

1. 一般反应 咽喉不适、呼吸道刺激、口内金属味、鼻窦炎和眼结膜炎症状及唾液腺肿大、唾液分泌增多等，停药后即可消退。

2. 过敏反应 可于用药后立即或几小时内发生，表现为皮疹、皮炎、发热、血管神经性水肿、喉头水肿，甚至窒息。一般停药可消退，增加饮水量和加服食盐可促进碘排泄。必要时采取抗过敏措施。

3. 诱发甲状腺功能紊乱 过量或长期服用碘化物可诱发甲亢；已用硫脲类控制症状的甲亢患者，也可因服用少量碘而复发。碘剂也可诱发甲减和甲状腺肿，原有甲状腺炎者则不易发生。碘还能进入乳汁并通过胎盘，引起新生儿甲状腺肿，严重者可压迫气管而致命，故妊娠期和哺乳期妇女应慎用。

三、β受体阻断药

【药理作用】

普萘洛尔等无内在活性的β受体阻断药是甲亢及甲状腺危象的辅助治疗药。

1. 减慢心率 通过阻断β受体而改善甲亢所致的心率加快、心肌收缩力增强等交感神经活性增强的症状，也能适当减少甲状腺激素的分泌。

2. 减少 T_4 向 T_3 的转化 普萘洛尔与氧烯洛尔还能抑制 5′-脱碘酶，减少 T_3 生成；而阿替洛尔与美多洛尔则同时抑制 5′-脱碘酶和 5-脱碘酶，故 T_3 和 rT_3(reverse triiodothyronine，逆三碘甲腺原氨酸)生成都减少。

【临床应用】

1. 甲亢 联合使用硫脲类作用增加。用于不宜使用抗甲状腺药、不宜手术及不宜行 ^{131}I 治疗的甲亢患者。

2. 甲状腺危象 控制基础代谢率和心率。通常选用无内在拟交感活性的药物。

3. 甲亢术前准备 本类药物常与硫脲类联合做术前准备。甲亢患者如需紧急手术(甲状腺或其他手术)时，可用β受体阻断药保护患者。伴有心力衰竭和哮喘的患者应慎用。

四、放射性碘

放射性碘(radioactive iodine)中最常用的是 ^{131}I，其 $t_{1/2}$ 为 8 天，用药后 1 个月可消除 90%，56 天可消除 99%以上。

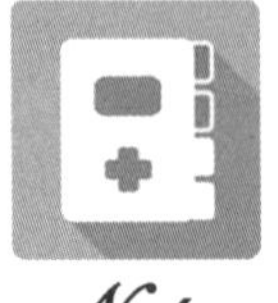
Note

【药理作用】

甲状腺有很强的摄取^{131}I的能力。^{131}I放射出β射线(占99%),在组织内射程仅约2 mm,辐射损伤仅限于甲状腺内,因增生细胞对辐射作用较敏感,很少损伤周围组织,可起到类似手术切除部分甲状腺的作用。少量的γ射线(占1%),可在体外测得,故可用作甲状腺摄碘功能测定。

【临床应用】

^{131}I适用于不宜手术或手术后复发及对硫脲类无效或过敏的甲亢患者,^{131}I作用缓慢,一般用药1个月才见效,3～4个月后甲状腺功能即可恢复正常。但应严格掌握剂量,剂量过大易致甲状腺功能低下,剂量通常按甲状腺重量和最高摄碘率估计值计算。

【不良反应】

用药后,当剂量过大时,易发生甲状腺功能低下,可补充甲状腺激素对抗。由于儿童甲状腺组织处于生长期,对辐射效应较敏感;卵巢也是碘浓集之处,放射性碘可能对遗传产生影响。因此,20岁以下患者、妊娠期或哺乳期的妇女及严重肾功能不全者不宜使用。另外,甲状腺危象患者、甲状腺不能摄取碘患者及重症浸润性突眼症患者禁用。^{131}I是否诱发白血病和致癌作用尚待确定。

知识链接 33-1 甲状腺危象及处理

小　结

甲状腺激素包括T_3、T_4,用于甲状腺功能低下(呆小症、黏液性水肿)的治疗等。

抗甲状腺药主要有4类:硫脲类(如丙硫氧嘧啶)、碘及碘化物(如复方碘溶液)、放射性碘(如^{131}I)、β受体阻断药(如普萘洛尔)。用于甲亢治疗。

甲亢内科治疗用药:硫脲类(如丙硫氧嘧啶)、β受体阻断药(如普萘洛尔)

甲亢术前准备:大剂量碘和碘化物+甲亢内科治疗用药。

甲状腺危象治疗原则:①消除诱因(创伤、感染等)。②综合治疗,控制基础代谢率:主要给予大剂量碘剂以抑制甲状腺激素释放,联合使用硫脲类、β受体阻断药等。③对症治疗,物理降温,镇静抗惊厥,维持呼吸等生命体征。

甲状腺激素①作用机制:激动甲状腺素受体,启动靶基因 mRNA 转录及蛋白质合成。②药理作用:促进生长发育,加快新陈代谢,增强交感系统敏感性。

目标测试

思考题答案

硫脲类:①作用机制:抑制甲状腺过氧化物酶介导的酪氨酸碘化及耦联。②药理作用:抑制甲状腺激素合成,抑制T_4转化为T_3,有免疫抑制作用。

碘及碘化物:①作用机制:大剂量抑制甲状腺球蛋白水解酶,从而抑制甲状腺激素释放。②药理作用:小剂量碘是合成甲状腺激素原料,大剂量碘抑制甲状腺激素释放。

β受体阻断药:①作用机制:阻断β受体,减少甲状腺激素分泌。②药理作用:改善甲亢所致心率加快和心肌收缩力增强等交感神经活性增强的症状。

思　考　题

1. 抗甲状腺药有哪几类?
2. 试以碘剂对甲状腺功能的影响为例,说明药物剂量对药物作用的影响。
3. 试述甲状腺功能亢进症(甲亢)术前应用硫脲类药物和碘剂的目的。

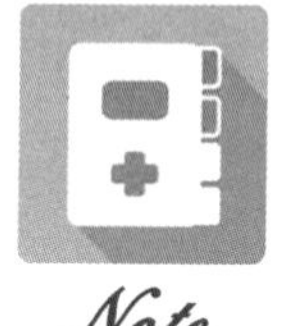

本章参考文献

[1] 朱依谆,殷明.药理学[M].8版.北京:人民卫生出版社,2016.
[2] 杨宝峰.药理学[M].8版.北京:人民卫生出版社,2013.
[3] 周宏灏.药理学(英文版)[M].北京:人民卫生出版社,2008.

(河南科技大学 李 艳)

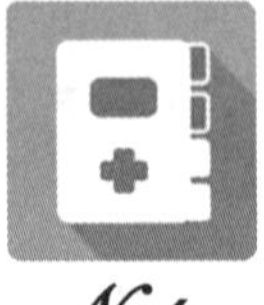
Note

第三十四章　降血糖药

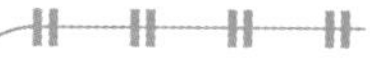

学习目标

1. 知识目标　掌握胰岛素的药理作用、作用机制、临床应用和不良反应。掌握口服降血糖药：胰岛素增敏药罗格列酮，磺酰脲类和双胍类及 α 葡萄糖苷酶抑制药阿卡波糖的药理作用、临床应用、主要不良反应。

本章 PPT

2. 能力目标　通过案例学习，能够加深学生对胰岛素的应用的理解，为其临床应用奠定基础。

3. 情感目标　通过对思政案例的学习，认识在科研的道路上没有坦途，从事科学研究要有创新思路和坚韧不拔的精神。

案例引导34-1

患者，女，12 岁。患 1 型糖尿病。某日早晨，患者按医生要求注射了普通胰岛素 12 U。注射胰岛素后，患者未马上就餐。之后患者自觉心慌，出汗，突然晕倒在地，满头大汗，不能说话。

请问：

1. 该患者可能出现了什么现象？
2. 应如何处理？使用胰岛素需要注意什么？

案例引导答案

糖尿病(diabetes mellitus)是一组多病因引起的，由胰岛素分泌和(或)利用缺陷所引起的，以慢性高血糖为特征的代谢性疾病。长期的碳水化合物、脂肪、蛋白质代谢紊乱可导致多种器官损伤。糖尿病可分为胰岛素依赖型糖尿病(insulin-dependent diabetes mellitus，IDDM，1 型)及非胰岛素依赖型糖尿病(noninsulin-dependent diabetes mellitus，NIDDM，2 型)两型。对于 IDDM 临床使用胰岛素治疗；对于 NIDDM 临床常用治疗药物有多种类型。主要包括胰岛素和口服降血糖药。口服降血糖药包括磺酰脲类、双胍类、α 葡萄糖苷酶抑制药、胰岛素增敏药、餐时血糖调节药、新型降血糖药(胰高血糖素样肽-1 类似物、胰淀粉多肽类似物)等。

第一节　胰　岛　素

胰岛素(insulin)是小分子酸性蛋白质，由两条多肽链组成。A 链含 21 个氨基酸残基，B 链含 30 个氨基酸残基，A、B 两链通过两个二硫键以共价键相连。人胰岛素分子质量为 5808 Da，药用胰岛素可从猪、羊、牛等胰腺提取，目前还可通过 DNA 重组技术人工合成胰岛素，将

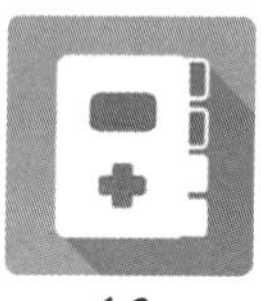

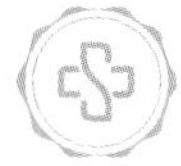

猪胰岛素 B 链第 30 位的丙氨酸用苏氨酸替代而获得人胰岛素(图 34-1)。

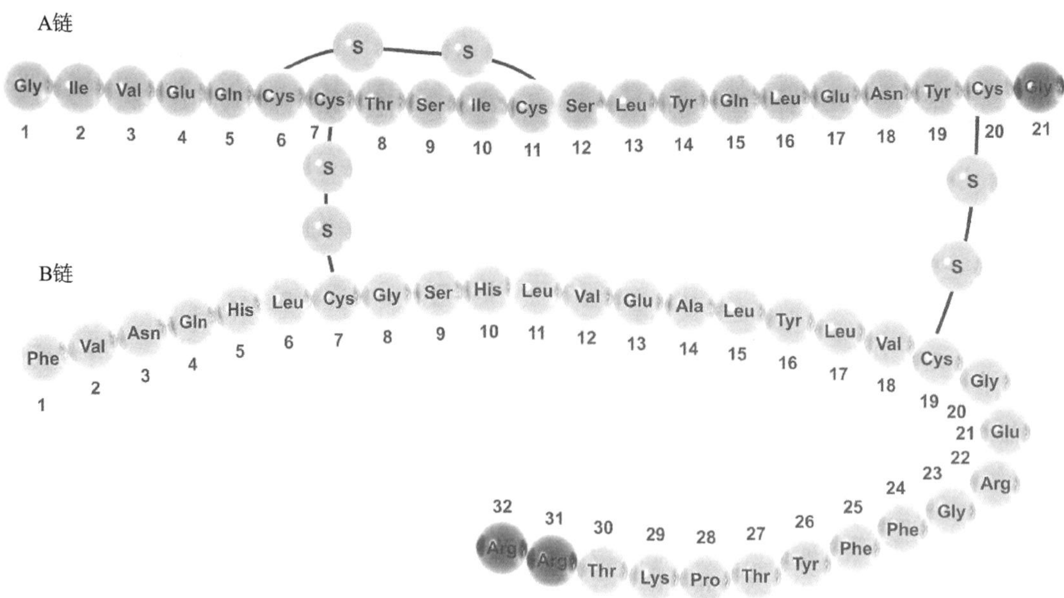

图 34-1　人胰岛素的化学结构示意图

思政案例 34-1
拓思路展，班廷发现胰岛素

【体内过程】

胰岛素不耐酶，口服被消化酶破坏失效，因此需注射用药。代谢快，$t_{1/2}$ 为 9～10 min，但作用可维持数小时。主要在肝、肾灭活，经谷胱甘肽转氨酶还原二硫键，再由蛋白水解酶水解成短肽或氨基酸，也可被肾胰岛素酶直接水解，10%以原型自尿液排出。严重肝肾功能不良者灭活减少。用碱性蛋白质与之结合，使等电点提高到 7.3，接近体液 pH，再加入微量锌使之稳定，形成中长效制剂。这类制剂经皮下及肌内注射后，在注射部位发生沉淀，再缓慢释放、吸收。所有中、长效制剂均为混悬剂，不可静注。

【胰岛素及胰岛素类似物】

1. 胰岛素　按作用起效快慢和维持时间，胰岛素(包括人和动物)可分为短效、中效、长效胰岛素(表 34-1)。

表 34-1　常用胰岛素制剂的特点

类型	药物	外观	给药途径	给药时间	作用时间/h		
					开始	高峰	维持
短效	普通胰岛素(regular insulin)	透明	静脉	酮症昏迷急救	立即	0.5	2
			皮下	饭前 0.5 h，每天 3～4 次	0.5～1	2～4	6～8
中效	低精蛋白锌胰岛素(isophane insulin)	混浊	皮下	早饭前(或加晚饭前)0.5～1 h，每天 1～2 次	3～4	8～12	18～24
	珠蛋白锌胰岛素(globin zinc insulin)	透明	皮下	早饭前(或加晚饭前)0.5～1 h，每天 1～2 次	2～4	6～10	12～18
长效	精蛋白锌胰岛素(protamine zinc insulin)	混浊	皮下	早饭前 0.5～1 h，每天 1 次	3～6	16～18	24～36

短效胰岛素皮下注射起效快，维持时间短；静脉注射用于抢救糖尿病酮症酸中毒(DKA)；短效胰岛素和速效胰岛素类似物皮下注射主要控制餐后高血糖。中效胰岛素有低精蛋白锌胰

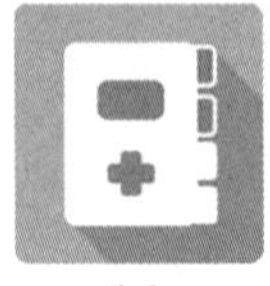
Note

岛素(又称为中性鱼精蛋白锌胰岛素,neutral protamine Hagedorn,NPH),提供基础胰岛素,可控制两餐饭后高血糖。长效胰岛素有精蛋白锌胰岛素(protamine zinc insulin,PZI,又称为鱼精蛋白锌胰岛素)和长效胰岛素类似物。长效胰岛素无明显作用高峰,主要提供基础胰岛素。

2. 胰岛素类似物 胰岛素类似物分为速效、长效和预混胰岛素类似物。

(1) 速效胰岛素类似物:优点:①便于灵活应用;②快速起效并快速恢复;③药物吸收较稳定。如门冬胰岛素(insulin aspart)。

(2) 超长效胰岛素类似物:如甘精胰岛素(insulin glargine)。作用时间更长,主要用于24 h长期控制血糖,与速效胰岛素类似物联合应用,能很好地模拟正常人的生理性胰岛素分泌,使糖尿病患者的血糖水平24 h得到理想控制。甘精胰岛素在pH 4的环境下呈澄清溶液状态,注射到皮下(pH为7.4)后形成细小的胰岛素微沉淀。这些微沉淀在较长的时间里持续稳定地释放胰岛素单体。皮下注射后1~2 h起效,作用可维持24 h以上。用于治疗2型糖尿病、6岁以上儿童及成人1型糖尿病的高血糖症。每天只需给药1次,保持在24 h内持续释放而无峰值变化。

知识链接 34-1
胰岛素类似物

【药理作用】

胰岛素主要促进肝脏、脂肪、肌肉等靶组织糖原和脂肪的贮存。

(1) 促进糖原合成和贮存,加速葡萄糖氧化和酵解,抑制糖原分解和糖异生,促进葡萄糖转运,降低血糖。

(2) 促进脂肪合成,减少游离脂肪酸和酮体生成,增加脂肪酸转运。

(3) 增加氨基酸转运,促进核酸、蛋白质合成,抑制蛋白质分解。

(4) 加快心率,加强心肌收缩力和减少肾血流量,在伴发相应疾病时应予充分注意。

【作用机制】

胰岛素属多肽类激素,分子较大,不易进入靶细胞而只作用于膜受体,通过第二信使而产生生物学效应。胰岛素受体(insulin receptor,IR)是由两个α亚单位及两个β亚单位组成的大分子蛋白复合物。α亚单位在胞外,含胰岛素结合部位,β亚单位为跨膜蛋白,其胞内部分含酪氨酸蛋白激酶。胰岛素与胰岛素受体的α亚基结合后迅速引起β亚基的自身磷酸化,进而激活β亚基上的酪氨酸蛋白激酶,由此导致对其他细胞内活性蛋白的一系列磷酸化反应,最终产生降血糖等生物学效应(图34-2)。

【临床应用】

1. 治疗糖尿病 胰岛素可用于治疗各型糖尿病,尤其是1型糖尿病,是其最重要的治疗药物。目前胰岛素主要用于下列情况:①1型糖尿病;②2型糖尿病需迅速降低血糖至正常水平者的初始治疗中;③口服降血糖药物未能控制的2型糖尿病;④发生各种急性或严重并发症的糖尿病患者,如酮症酸中毒及高渗性非酮症糖尿病昏迷。酮症酸中毒治疗原则是立即给予足量的胰岛素,纠正失水、电解质紊乱等异常和去除诱因。高渗性非酮症糖尿病昏迷的治疗原则是纠正高糖、高渗状态及酸中毒,适当补钾,需使用小剂量的胰岛素,以免血糖下降过快,细胞外液中的水分向高渗的细胞内转移,导致或加重脑水肿;⑤合并重度感染、消耗性疾病、高热、妊娠、创伤以及手术的各型糖尿病患者。

2. 其他治疗 ①治疗心律失常:将葡萄糖、胰岛素和氯化钾(GIK极化液)静脉滴注,促进K^+进入细胞,纠正某些心律失常。②治疗高血钾症:葡萄糖与胰岛素(GI溶液)静脉滴注促进葡萄糖进入细胞,同时可促使钾内流,降低血钾水平,纠正高血钾。

【不良反应】

1. 低血糖症 胰岛素过量所致,是最常见也是最严重的不良反应。其主要表现包括自主神经兴奋症状和低血糖中枢神经症状,严重低血糖还可能造成意识丧失,甚至死亡。应注意胰

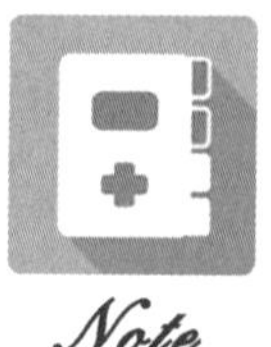
Note

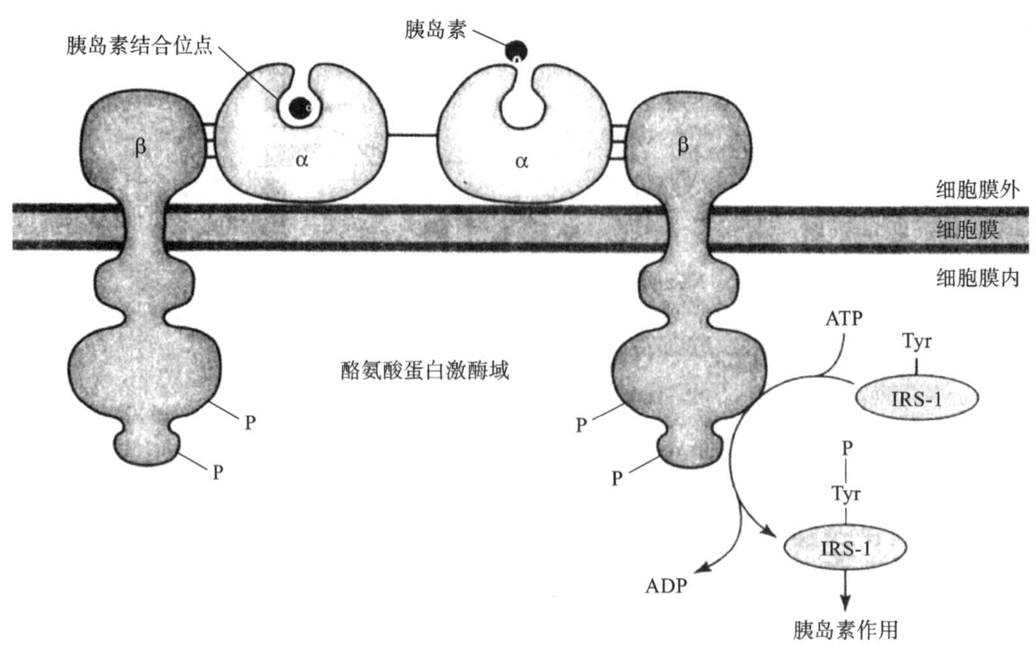

图 34-2 胰岛素受体结构及信号转导示意图

注：IRS，胰岛素受体底物。

岛素使用原则和方法。

2. 过敏反应 一般反应轻微。人胰岛素及胰岛素类似物的应用大大降低了免疫原性。胰岛素过敏反应分为局部和全身反应。

3. 胰岛素抵抗 胰岛素抵抗是指各种原因使胰岛素促进葡萄糖摄取和利用的效率下降，机体代偿性地分泌过多胰岛素产生高胰岛素血症，以维持血糖的稳定。胰岛素抵抗易导致代谢综合征和 2 型糖尿病。

(1) 急性型：多因创伤、并发感染、手术等应激状态所致。血中出现拮抗胰岛素作用的物质增多、pH 降低时，可减少胰岛素与受体结合，或血中有大量游离脂肪酸和酮体使胰岛素效应下降，短期内需增加胰岛素剂量达数百乃至数千单位。祛除诱因可恢复。

(2) 慢性型：无并发症的糖尿病，临床每日需用胰岛素 200 U 以上者，可认为出现慢性型胰岛素抵抗现象。此现象出现的原因涉及多个方面，主要有以下三点：①受体前异常：主要因胰岛素抗体与胰岛素结合后妨碍胰岛素向靶部位转运所致。②受体水平变化：高胰岛素血症时靶细胞上的胰岛素受体数目减少；老年、肥胖、肢端肥大症及尿毒症时胰岛素受体数目也减少；酸中毒时受体与胰岛素之间的亲和力减低。③受体后失常：靶细胞膜上葡萄糖转运系统及某些酶系统失常等都可能妨碍胰岛素的正常作用而表现出胰岛素抵抗性。

4. 其他反应 局部红肿、硬结和皮下脂肪萎缩注射局部出现红肿、硬结和皮下脂肪萎缩，改用高纯度制剂可减少此现象。预防措施：①轮换注射部位：每次注射要改变部位，1 周内不要在同一部位注射 2 次，以免产生皮下硬结，影响胰岛素的吸收。②理疗，改善局部循环：采用热敷、按摩等理疗可缓解或减少不良反应。此外，尚可出现体重增加、屈光不正等不良反应。

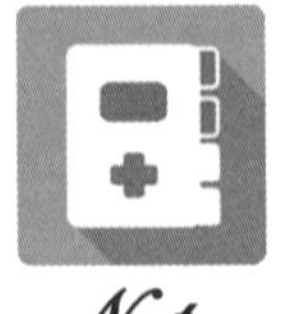

第二节　口服降血糖药

1954 年成功研制出了第一个磺酰脲类口服降血糖药。双胍类口服降血糖药是在胍类基础上诞生的。近年又新研制出了胰岛素增敏药、餐时血糖调节药、α葡萄糖苷酶抑制药等，为NIDDM的药物治疗提供了更多的选择。常用的口服降血糖药包括：磺酰脲类、双胍类、α葡萄糖苷酶抑制药及胰岛素增敏药等。

一、促胰岛素分泌药

（一）磺酰脲类

磺酰脲类（sulfonylurea，SU）是应用最早、最广泛、品种最多的口服降血糖药，降血糖作用有赖于胰岛功能且高效、安全、迅速、持久，具有较强的胰外降血糖作用。目前主要有三代药物，其代表药分别是：第一代甲苯磺丁脲（tolbutamide，D_{860}）等；第二代是格列本脲（glyburide，又称为优降糖）、格列吡嗪等；第三代有格列美脲（glimepiride）、格列齐特等。

【体内过程】

磺酰脲类药物在胃肠道吸收迅速且完全。与血浆蛋白结合率高，多数药物在肝内氧化成羟基化合物，可迅速从尿中排出。格列本脲口服后2～6 h血药浓度达高峰，作用维持15 h，每天用药1～2次。格列吡嗪服后1～2 h达峰浓度，$t_{1/2}$为2～4 h，作用维持6～10 h，灭活及排泄快，较少发生低血糖。格列齐特吸收速度因人而异，$t_{1/2}$约为10 h，95%在肝内代谢，5%以原型自尿排泄。格列美脲口服吸收快速，服用后2～3 h血药浓度达峰值，降血糖作用持续24 h以上，属于长效制剂，每天服用1次即可。格列美脲60%经肾排泄，40%经胆道排泄，由于本药是通过双通道排泄，故可用于轻度肾功能不全的糖尿病患者。

【药理作用】

1. 降血糖 该类药降低正常人血糖，对胰岛功能尚存的患者有效，但对1型糖尿病患者及切除胰腺的动物则无作用。其机制：①刺激胰岛β细胞释放胰岛素。当该类药物与胰岛β细胞膜上磺酰脲受体结合后，可阻滞与受体相耦联的ATP敏感K^+通道而阻止K^+外流，致使细胞膜除极，增强电压依赖性钙通道开放，促进胞外钙内流，胞内游离钙浓度增加后，触发胰岛素的释放。②降低血清糖原水平。③增加胰岛素与靶组织的结合能力。长期服用且胰岛素已恢复至给药前水平的情况下，其降血糖作用仍然存在，这可能与其增加靶细胞膜上胰岛素受体的数目和增强其亲和力有关。

2. 抗利尿 格列本脲、氯磺丙脲有抗利尿作用，但不降低肾小球滤过率，这是促进ADH分泌和增强其作用的结果，可用于尿崩症。

3. 对凝血功能的影响 第三代磺酰脲类具有此特点。能使血小板黏附力减弱，刺激纤溶酶原的合成。

【临床应用】

1. 2型糖尿病 用于胰岛功能尚存的2型糖尿病且应用饮食控制和体育锻炼无效者。

2. 尿崩症 氯磺丙脲，0.125～0.5 g/d，可使患者尿量明显减少。

【不良反应】

1. 低血糖 磺酰脲类药物最常见的不良反应。单用或联合使用均可能发生，应从小剂量起始，根据血糖监测结果逐渐调整用量。在肝、肾功能不全患者中使用时，也要注意药物剂量的调整。

2. 体重增加 氯磺丙脲、格列本脲对肥胖患者体重影响较大，治疗3年平均增加3～5 kg。格列美脲和格列齐特缓释片对体重影响较小。

3. 其他 胃肠道反应、皮肤过敏、眩晕、神经痛，也可致黄疸和肝损害。少数患者可见白细胞和血小板减少，因此需定期检查肝功能和血常规。新型磺酰脲类降血糖药较少引起低血糖。

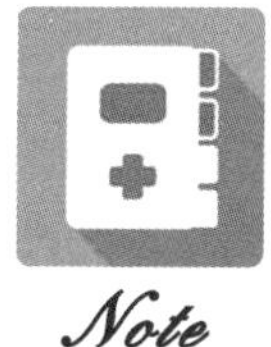
Note

【药物相互作用】

由于磺酰脲类血浆蛋白结合率高，表观分布容积小，因此在蛋白结合上能与其他药物（如保泰松、水杨酸钠、吲哚美辛、青霉素、双香豆素等）发生竞争，使游离型药物浓度上升而引起低血糖反应。消耗性患者血浆蛋白低，黄疸患者血浆胆红素水平高，也能竞争血浆蛋白结合部位，更易发生低血糖。乙醇抑制糖原异生和肝葡萄糖输出，故患者饮酒会导致低血糖。氯丙嗪、糖皮质激素、噻嗪类利尿药、口服避孕药也均可降低磺酰脲类的降血糖作用，须予注意。

（二）氯茴苯酸类

氯茴苯酸类化学结构不同于磺酰脲类，但降血糖作用机制与磺酰脲类相似。该类药物主要刺激胰岛素的早时相分泌，药物起效快，在餐后血糖高峰时，刺激分泌的胰岛素也同时达到高峰，用于控制餐后高血糖，且对胰岛细胞有保护作用。氯茴苯酸类药物的作用时间短，当餐后血糖下降后，药物作用基本消失，此时胰岛素分泌的量也相应减少，低血糖的风险程度较磺酰脲类轻。该类药物主要包括瑞格列奈、那格列奈和米格列奈。

瑞格列奈

瑞格列奈（repaglinide）为苯甲酸的衍生物，是最早上市的非磺酰脲类促胰岛素分泌药。口服吸收迅速，15 min 起效，1 h 内血浆药物浓度达峰值，$t_{1/2}$ 约为 1 h，这一特点允许多次餐前用药。主要通过肝药酶 P_{450} 系统代谢，其中 92%随胆汁进入消化道经粪便排出，其余 8%经尿排泄。临床主要适用于 2 型糖尿病患者，且适用于糖尿病肾病患者。该药的突出优点是可以模拟胰岛素的生理性分泌，有效控制餐后高血糖，被称为“餐时血糖调节药”。主要不良反应为低血糖。

那格列奈与米格列奈

那格列奈（nateglinide）为 D-苯丙氨酸衍生物，米格列奈（mitiglinide）系苯基延胡索衍生物。作用方式类似于瑞格列奈，但作用更为迅速而短暂。餐前 1～10 min 口服给药，用于控制 2 型糖尿病的餐后高血糖。由于可减少胰岛素的总释放量，减弱餐后的血糖波动，因而诱发低血糖反应的风险性更低。

二、双胍类

双胍类是目前欧洲糖尿病研究学会（EASD）、美国糖尿病协会（ADA）等推荐的 2 型糖尿病一线、全程、起始和基础治疗的药物。双胍类降血糖药在降低糖尿病患者血糖的同时不增加患者胰岛的负担，且不易导致其发生低血糖，对正常人血糖无明显影响。主要代表药物是二甲双胍（metformin）、苯乙双胍（phenformin）。

二甲双胍

二甲双胍（metformin）吸收快，作用时间短，$t_{1/2}$ 约 1.5 h，主要以原型药物经肾排泄。近年来发现了二甲双胍的某些新功能，其临床价值有待确证。

【作用机制】

二甲双胍作用机制复杂，但其降血糖作用不依赖于胰岛 β 细胞。降血糖机制可能是：①减少肠道对葡萄糖的吸收；②抑制肝糖原异生；③改善胰岛素的敏感性，促进肌肉、脂肪等组织摄取和利用葡萄糖；④抑制胰高血糖素的释放。此外，还可降低体重，减少脂肪酸氧化，改善血脂谱，具有心血管保护作用。

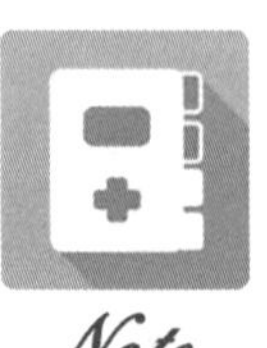
Note

【临床应用】

二甲双胍是 NIDDM 一线治疗药物，既可单用，也可与其他类型降血糖药联合用药，尤其是肥胖或超重者、血浆胰岛素偏高者可作为首选治疗药。

【不良反应】

因为本类药有乳酸酸中毒、酮血症等严重不良反应，宜严格控制其应用。其他不良反应尚有食欲下降、恶心、腹部不适及腹泻等，发生率较磺酰脲类为高。

三、α 葡萄糖苷酶抑制药

阿卡波糖和伏格列波糖

阿卡波糖(acarbose)和伏格列波糖(voglibose)是 α 葡萄糖苷酶抑制药，与其他降血糖药物合用作用增加。其作用机制是抑制小肠壁细胞的 α-葡萄糖苷酶，延缓肠道内寡糖、双糖或多糖的降解，延缓葡萄糖和果糖的降解和吸收，以达到降低餐后血糖的效果。由于具有良好的药动学性质和低毒性，阿卡波糖成为较为理想的降低餐后血糖药物。伏格列波糖对 α-葡萄糖苷酶选择性高，活性强大，降血糖作用平稳，不刺激胰岛素分泌，无餐后胰岛素血症出现。

四、胰岛素增敏药

胰岛素抵抗和胰岛 β 细胞功能受损是导致 2 型糖尿病的主要病理生理学机制，改善患者的胰岛素抵抗状态对治疗糖尿病具有重要意义。因此，2 型糖尿病的治疗策略从单纯增加胰岛素数量拓展到增强靶组织对胰岛素敏感性方面。噻唑烷二酮类属于胰岛素增敏药。

噻唑烷二酮类(thiazolidinediones)为一类具有噻唑烷二酮结构的化合物，包括吡格列酮(pioglitazone)、罗格列酮(rosiglitazone)、曲格列酮(troglitazone)、环格列酮(ciglitazone)、恩格列酮(englitazone)等，是一类新型的胰岛素增敏药，能改善胰岛 β 细胞功能，显著改善胰岛素抵抗及相关代谢紊乱，对 2 型糖尿病及其心血管并发症均有明显疗效。

【药理作用】

1. 改善胰岛素抵抗、降低高血糖 罗格列酮治疗 2 型糖尿病，可降低骨骼肌、脂肪组织和肝脏的胰岛素抵抗水平。与磺酰脲类或二甲双胍联合治疗也可显著降低胰岛素抵抗，并使胰岛 β 细胞功能改善，疗效较单用罗格列酮更为明显。

罗格列酮可使患者空腹血糖、餐后血糖、血浆胰岛素及游离脂肪酸水平明显降低。与磺酰脲类药物联合使用可使糖化血红蛋白含量进一步降低。对使用最大剂量二甲双胍后血糖仍控制较差的患者，加用罗格列酮或吡格列酮也能显著改善血糖水平。在口服常规降血糖药失效而改用胰岛素，但血糖仍控制欠佳的患者中，加用罗格列酮也可明显减少每日所需的胰岛素用量，使血糖和糖化血红蛋白稳定地维持于理想水平。应指出的是，按此种方法联合用药低血糖的发生率也明显降低。

2. 改善脂肪代谢紊乱 罗格列酮能显著降低 2 型糖尿病患者血中甘油三酯水平，增加总胆固醇和 HDL-C 的水平。吡格列酮可增加对 VLDL-甘油三酯的清除，降低其水平。曲格列酮也可明显降低致密的小颗粒 LDL 含量，增强 LDL 对氧化修饰的抵抗能力。

3. 防治 2 型糖尿病血管并发症 可抑制血小板聚集、炎症反应和内皮细胞的增生，抗动脉粥样硬化。还可延缓蛋白尿的发生，使肾小球的病理改变明显减轻。

4. 改善胰岛 β 细胞功能 罗格列酮可增加胰腺胰岛的面积、密度和胰岛中胰岛素含量而对胰岛素的分泌无影响，通过减少细胞死亡来阻止胰岛 β 细胞的衰退。罗格列酮可降低高胰岛素血症和血浆游离脂肪酸水平，游离脂肪酸水平升高对胰腺有毒性作用，因此降低游离脂肪酸水平对胰岛 β 细胞功能也有保护作用。

【作用机制】

胰岛素增敏药改善胰岛素抵抗及降血糖的机制与竞争性激活过氧化物酶体增殖物激活受

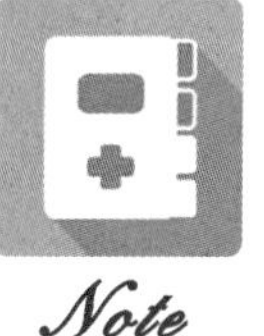

Note

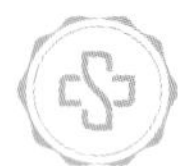

体 γ(peroxisome proliferator activated receptor γ,PPAR-γ),调节胰岛素反应性基因的转录有关。PPAR-γ 激活后通过下列途径改善胰岛素抵抗:①活化的 PPAR-γ 与核蛋白形成杂化二聚体复合物,导致脂肪细胞分化产生大量小脂肪细胞,增加了脂肪细胞总量,提高和改善胰岛素的敏感性;②增强胰岛素信号传递。研究发现,该类药物可阻止或逆转高血糖对酪氨酸蛋白激酶的毒性作用,促进胰岛素受体底物-1(IRS-1)的磷酸化;③降低脂肪细胞瘦素(leptin)和肿瘤坏死因子-α(TNF-α)的表达,因为 TNF-α 通过干扰胰岛素受体酪氨酸磷酸化和增加对抗丝氨酸磷酸化的作用,能引起对体内、外胰岛素的抵抗;④改善胰岛 β 细胞功能;⑤增加外周组织葡萄糖转运体-1 及葡萄糖转运体-4 等的转录和蛋白合成,增加基础葡萄糖的摄取和转运、激活糖酵解关键酶、抑制果糖-1,6-二磷酸酶,减少肝糖原生成;⑥罗格列酮可增加胰岛素受体数量。

【临床应用】

胰岛素增敏药主要用于治疗胰岛素抵抗和 2 型糖尿病。

【不良反应】

胰岛素增敏药具有良好的安全性和耐受性,低血糖发生率低。副作用主要有嗜睡、肌肉和骨骼痛、头痛、消化道症状等。值得注意的是该类药物中的曲格列酮对极少数高敏感人群具有明显的肝毒性,可引起肝功能衰竭甚至死亡。

第三节　其他新型降血糖药

随着对糖尿病及其治疗的研究越来越深入,人们不断发现抗糖尿病新的药物作用靶点,研发大量的新型降血糖候选药物。2005 年以来上市的新型降血糖药包括胰高血糖素样肽-1(GLP-1)类似物、胰淀粉多肽类似物等,其作用的靶点不同于以往的药物,为糖尿病的治疗提供了新的用药选择。

一、胰高血糖素样肽-1(GLP-1)类似物

GLP-1 受体是 G 蛋白耦联受体超家族中的一员,主要分布于胰岛 β 细胞、心、胃窦、幽门窦、血管平滑肌、迷走神经后根神经节和肠道神经元。GLP-1 受体能被降血糖因子激活,促进前胰岛素基因转录和胰岛素分泌。GLP-1 受体作用机制复杂,受多种内/外源多肽调节,引起下游多条信号通路的激活。胰高血糖素样肽-1 受体激动药(GLP-1RA)可依赖性刺激胰岛素分泌,抑制胰高血糖素分泌;同时可作用于胃肠道延缓胃排空,延缓小肠对葡萄糖的吸收;另外还可抑制中枢神经系统的摄食中枢,利于控制体重。

由于天然的 GLP-1 易被二肽基肽酶 4(DPP-4)降解,其有效半衰期短,仅为 2～5 min,阻碍了其发展成为糖尿病新型药物。目前使用的药物是经过结构改造和化学修饰的药物,不但能够降低机体的血糖浓度,对损伤的胰岛 β 细胞也有一定的修复作用,且有着半衰期长等优点。新近上市的利司那肽、度拉糖肽等,为 NIDDM 的治疗提供了更多、更好的用药选择。

利司那肽

利司那肽(lixisenatide)血浆半衰期较短,但由于其受体亲和力高,生物半衰期较长,且显著持久延迟胃排空的作用机制,一天给药一次即可有效降低三餐后血糖(PPG)。利司那肽具有更高的安全性,无增加心血管疾病的风险。该药临床应用前景较好。

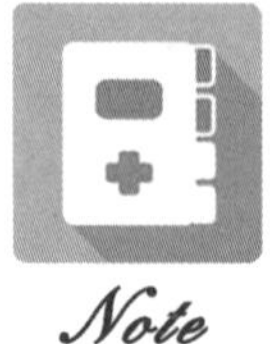

度拉糖肽

度拉糖肽(dulaglutide)(商品名 Trulicity)是由美国 Lilly 公司研发的一类每周 1 次注射给药的 GLP-1 类似物，于 2014 年获美国 FDA 批准上市。其控制血糖的效果明显优于目前广泛使用的二甲双胍类降血糖药，成为最具潜力的 2 型糖尿病治疗药物。同时，其能有效控制 2 型糖尿病患者的体重，患者依从性较好，主要不良反应为恶心。

二、胰淀粉多肽类似物

胰淀粉多肽是一种由 37 个氨基酸组成的多肽，与胰岛素共同贮存在胰岛素分泌囊泡中，并且在胰岛 β 细胞促分泌因子作用下与胰岛素共同分泌，正常人体中的浓度为 5～15 pmol/L，经肾脏代谢。在正常人胰岛素分泌颗粒中，胰淀粉多肽与胰岛素结合形成的二聚体不易形成不溶纤维原。2 型糖尿病患者由于环境不稳定，胰岛素原产生异常，胰淀粉多肽堆积等原因，常引起不溶纤维原的产生，使胰岛毛细血管基膜附近出现沉积物，影响胰岛 β 细胞功能。2 型糖尿病患者胰淀粉多肽相对不足。

普兰林肽

天然人胰淀粉多肽易形成沉积物，不适用于临床治疗，但其类似物普兰林肽(pramlintide)是天然人胰淀粉多肽经过化学修饰而成，具有稳定、可溶、无粘连等特性，并保持了天然胰淀粉多肽的众多优势，具有与内源性胰淀粉多肽相同的生物学功能。

普兰林肽的主要降血糖机制为抑制胰高血糖素的释放，延缓胃排空及抑制摄食，与胰岛素联合应用，可进一步降低血糖、减轻体重、减少胰岛素用量。FDA 于 2005 年批准普兰林肽可联合用于 1 型和 2 型糖尿病胰岛素治疗的患者，这是继胰岛素之后第 2 个被批准用于 1 型糖尿病的药物，适用于使用胰岛素控制血糖不佳患者的辅助治疗，但不能替代胰岛素。普兰林肽单一使用不会引起低血糖，但当与胰岛素合用时，可能会增加胰岛素引起低血糖的风险。普兰林肽的其他不良反应包括关节痛、咳嗽、头晕、疲劳、头痛、咽炎等。

三、钠-葡萄糖协同转运蛋白 2 抑制剂

钠-葡萄糖协同转运蛋白 2(SGLT2)抑制剂是一类新型口服降血糖药，以完全非胰岛素依赖性机制降血糖。本类药物通过抑制 SGLT2 功能从而抑制肾小管重吸收葡萄糖的能力，促进尿葡萄糖的排泄而降低血糖。该作用在血糖水平较低时明显减弱，因此，大大降低了低血糖风险。SGLT2 抑制剂单药应用具有较好的血糖控制效果和代谢稳定性，与其他降血糖药联合应用可达到更好的血糖控制效果，同时还具有保护胰岛 β 细胞、降低血压、减轻体重等作用，心血管系统也可获益。目前临床用药包括达格列净(dapagliflozin)、恩格列净(empagliflozin)和坎格列净(canagliflozin)。SGLT2 抑制剂的主要不良反应有泌尿系生殖道感染、正常血糖的酮症酸中毒、下肢截肢风险增加等。

小　结

降血糖药包括胰岛素、口服降血糖药。胰岛素根据起效快慢和维持时间又分为速效、中效、长效。口服降血糖药包括促胰岛素分泌药(如磺酰脲类的格列本脲，氯茴苯酸类的瑞格列奈)、双胍类(如二甲双胍)、胰岛素增敏药(如噻唑烷二酮类的吡格列酮)、α 葡萄糖苷酶抑制药(如阿卡波糖)、新型降血糖药物(如利司那肽、普兰林肽)。

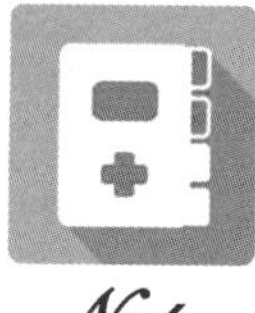

胰岛素与口服降血糖药可联合使用，作用增加，应注意其低血糖反应。1 型糖尿病使用胰

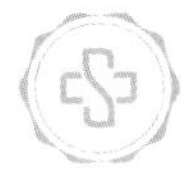

岛素,口服降血糖药可单用于2型糖尿病,也可研究临床病情联合使用。应注意所有降血糖药都可引起低血糖,尤其是联合用药更易出现。因此,降血糖药的选药应注意。

胰岛素:①作用机制:激动胰岛素受体。②药理作用:加速葡萄糖转运与组织摄取,促进葡萄糖酵解和氧化,促进糖原合成和贮存,抑制糖原分解和糖异生而降低血糖,抑制脂肪分解,促进脂肪合成,促进蛋白合成,抑制其分解,促进生长发育等。

磺酰脲类的作用机制:有赖于胰岛β细胞,胰岛β细胞是其产生作用的必要条件。最主要的降血糖作用机制为激动胰岛β细胞膜上磺酰脲受体,引起ATP敏感的K^+通道关闭,触发胰岛素的释放。

氯茴苯酸类作用机制:氯茴苯酸类降血糖作用机制与磺酰脲类相似,有赖于胰岛β细胞。通过促进胰岛素分泌而引起作用,作用迅速而短暂。

双胍类的作用机制:二甲双胍作用机制复杂,不是通过刺激胰岛β细胞释放胰岛素降低血糖,而可能是:①减少肠道对葡萄糖的吸收;②抑制肝糖原异生;③改善胰岛素的敏感性,促进肌肉、脂肪等组织摄取和利用葡萄糖;④抑制胰高血糖素的释放。此外,双胍类还可降低体重,减少脂肪酸氧化,改善血脂谱,具有心血管保护作用。

α葡萄糖苷酶抑制药的作用机制:可在小肠上皮刷状缘竞争性抑制α-葡萄糖苷酶,从而抑制寡糖分解为单糖,减少淀粉、糊精和双糖在小肠中吸收,控制餐后血糖的升高。

目标测试

思考题答案

思考题

1. 简述胰岛素治疗糖尿病的适应证。
2. 简述磺酰脲类药物的药理作用。
3. 简述降血糖药的分类及代表药。

本章参考文献

[1] 朱依谆,殷明.药理学[M].8版.北京:人民卫生出版社,2016.

[2] 杨宝峰.药理学[M].8版.北京:人民卫生出版社,2013.

[3] Rochester CYD, Akiyode O. Novel and emerging diabetes mellitus drug therapies for the type 2 diabetes patient[J]. World Journal of Diabetes,2014,5(3):305-315.

(河南科技大学 李 艳)

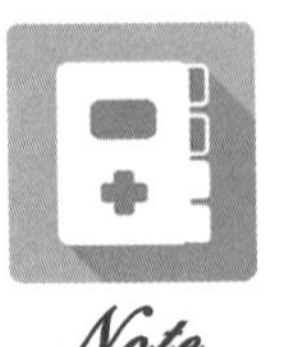

Note

第三十五章　抗菌药物概论

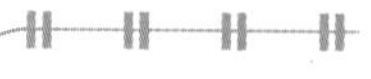

学习目标

1. 知识目标　掌握抗菌药物的常用术语、抗菌药物作用机制及细菌耐药性产生机制。熟悉抗菌药物合理使用原则。

2. 能力目标　学习案例，加强抗菌药物临床应用注意事项，树立合理用药的概念。

3. 情感目标　学习思政案例，理解抗菌药物滥用的危害，树立节约医药资源的思想。

本章 PPT

案例引导35-1

患者，男，46 岁，患急性粒细胞白血病。化学治疗后肺部感染、反复发热，给予抗感染治疗。用药医嘱：0.9%NS 100 mL＋哌拉西林/他唑巴坦 4.5 g ivgtt q8h，用药 7 天后，改用头孢呋辛酯片 0.25 g bid 口服，患者口服用药后第 3 天出现腹泻，每天 6～8 次，伴高热，体温 39.5 ℃。大便涂片显示革兰阳性菌占优势。

请问：

患者使用抗菌药物后出现腹泻可能的原因是什么？应如何处理？

案例引导答案

广义的化学治疗(chemotherapy，简称化疗)指的是对感染性疾病(包括微生物、寄生虫感染所致疾病)和恶性肿瘤的治疗，简称化疗。抗微生物药(antimicrobial drug)是指用于治疗病原微生物所致的感染性疾病的药物，包括抗菌药物(antibacterial drug)、抗真菌药物(antifungal drug)、抗病毒药物(antiviral drug)。

理想的抗微生物药应该具有如下特点：①高效低毒，即对微生物高度选择性抑制或杀灭而对机体无毒或低毒；②不易出现耐药性；③具有良好的药动学特征；④速效、长效、方便、低廉。

抗微生物感染过程中要注意药物、病原体和宿主三者之间的相互关系(图 35-1)。病原体虽然是致病因子，但并不是决定疾病发生、发展全过程的唯一因素。人体的反应性、免疫状态和防御功能对疾病的发生、发展与转归有着重要作用。化疗药物也会引起不良反应，甚至造成

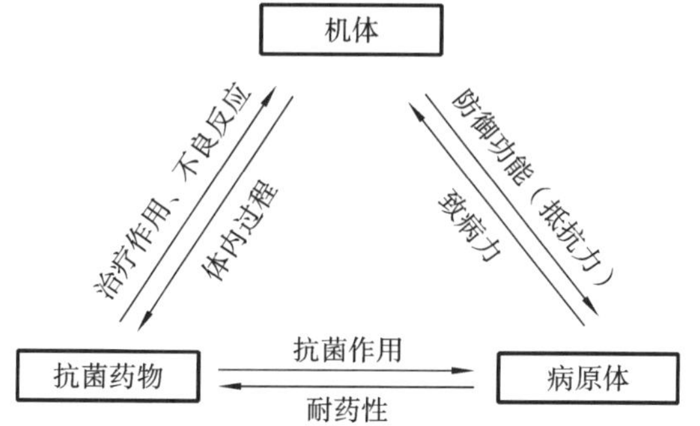

图 35-1　机体-抗菌药物-病原体之间的关系

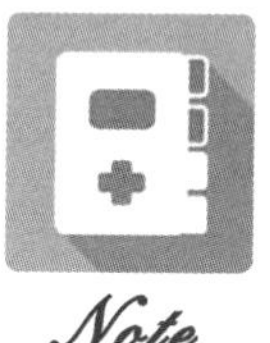

机体免疫力低下等严重后果。在某种条件下病原体可产生耐药性,从而使药物失去治疗效果。在治疗过程中应注意保护和调动机体的防御功能,微生物最终被杀灭依靠的是机体的免疫力,因此,治疗中应注意增强机体的抗病能力;还应根据机体的生理、病理特点及药物的药动学特点,合理选择药物及其剂量、疗程、给药顺序以及联合用药方案等;同时注意药物的不良反应和耐药性的产生。抗微生物药物使用不当可导致更多的不良反应,甚至导致治疗失败。因此,抗微生物治疗还应遵循《抗菌药物临床应用指导原则》,做到规范使用抗微生物药物。

第一节　抗菌药物常用术语

化疗指数(chemotherapeutic index)是衡量化疗药物临床应用价值和安全性评价的重要参数。一般以动物半数致死量(LD_{50})和治疗感染动物的半数有效量(ED_{50})之比或5%致死量(LD_5)与95%有效量(ED_{95})的比值来表示。化疗指数越大,表明药物的毒性越小,疗效越好,临床应用的价值也可能越高。但化疗指数高者并非绝对安全,如几乎无毒性的青霉素仍有引起过敏性休克的可能。

抗生素(antibiotics)是由各种微生物(包括细菌、真菌、放线菌属)产生的,能杀灭或抑制其他微生物的物质。抗生素分为天然抗生素和人工半合成抗生素,前者由微生物产生,后者是对天然抗生素进行结构改造获得的半合成产品。

抗菌药物(antibacterial drug)指对细菌有抑制或杀灭作用的药物,包括抗生素和人工合成药物(磺胺类和喹诺酮类等)。

抗菌谱(antibacterial spectrum)即抗菌药物的抗菌范围。广谱抗菌药物是指对多种病原微生物有效的抗菌药物,如四环素(tetracycline)、氯霉素(chloromycetin),第三、四代喹诺酮类,广谱青霉素和广谱头孢菌素。窄谱抗菌药物是指仅对一种细菌或某属细菌有抗菌作用的药物,如异烟肼(isoniazid)仅对结核分枝杆菌有作用,而对其他细菌无效。抗菌药物的抗菌谱是临床选药的基础。

最低抑菌浓度(minimum inhibitory concentration,MIC)是测定抗菌药物抗菌活性大小的一个指标,指在体外培养细菌18 h后能抑制培养基内病原菌生长的最低药物浓度。

最低杀菌浓度(minimum bactericidal concentration,MBC)是衡量抗菌药物抗菌活性大小的指标。能够杀灭培养基内细菌或使细菌数减少99.9%的最低药物浓度称为最低杀菌浓度。有些药物的MIC和MBC很接近,如氨基糖苷类抗生素,有些药物的MBC比MIC大,如β-内酰胺类抗生素。

抗生素后效应(post-antibiotic effect,PAE)指细菌与抗生素短暂接触,抗生素浓度下降,低于MIC或消失后,细菌生长仍受到持续抑制的效应。

首次接触效应(first expose effect)是抗菌药物在初次接触细菌时有强大的抗菌效应,再度接触或连续与细菌接触,并不明显地增强或再次出现这种明显的效应,需要间隔相当时间(数小时)以后,才会再起作用。氨基糖苷类抗生素有明显的首次接触效应。

杀菌药(bactericidal drug)是指具有杀灭细菌作用的抗菌药物,如β-内酰胺类、氨基糖苷类等抗生素。

抑菌药(bacteriostatic drug)是指仅具有抑制细菌生长繁殖而无杀灭细菌作用的抗菌药物,如四环素类、氯霉素、磺胺类等。

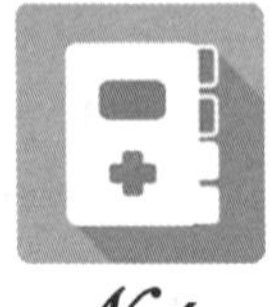
Note

第二节 抗菌药物作用机制

抗菌药物的作用机制主要是通过特异性干扰细菌的生化代谢过程，影响其结构和功能，使其失去正常生长繁殖的能力而达到抑制或杀灭细菌的作用。细菌结构与抗菌药物作用机制如图 35-2 所示。

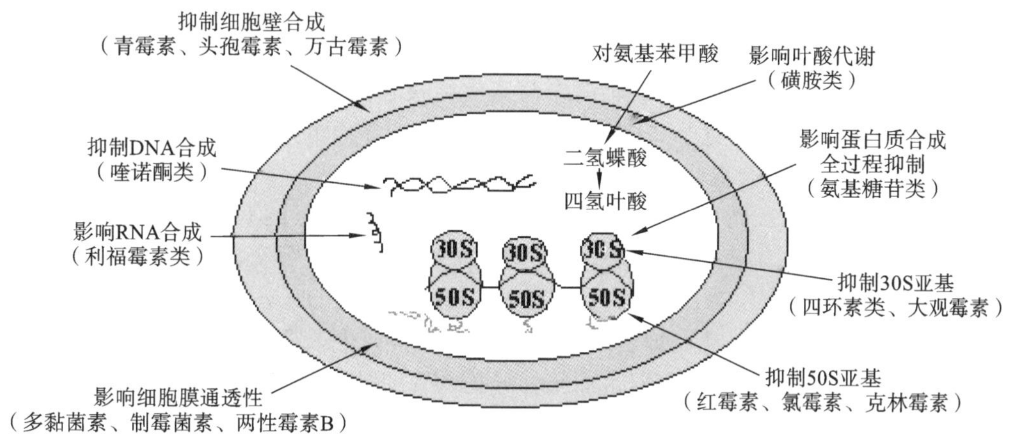

图 35-2 抗菌药物作用机制示意图

一、抑制细菌细胞壁的合成

细菌细胞壁位于细胞膜外，能抵御菌体内强大的渗透压，保护和维持细菌正常形态和功能。人体细胞无细胞壁，因此，抑制细菌细胞壁合成的抗菌药物对人体细胞几乎没有毒性。

细胞壁的主要成分为肽聚糖(peptidoglycan)，又称黏肽，它构成网状巨大分子包围着整个细菌。革兰阳性菌细胞壁坚厚，肽聚糖含量占细胞壁干重的 50%～80%，菌体内含有多种氨基酸、蛋白质、核苷酸、糖、维生素、无机离子及其他代谢物，故菌体内渗透压高。革兰阴性菌细胞壁比较薄，肽聚糖仅占 1%～10%，类脂质较多，占 60%以上，且菌体内渗透压低。革兰阴性菌细胞壁在肽聚糖层外具有脂多糖、外膜及脂蛋白等特殊成分。外膜在肽聚糖层的外侧，由磷脂、脂多糖及一组特异蛋白组成，是革兰阴性菌对外界的保护屏障，能阻止青霉素等抗生素、胰蛋白酶、去污剂与溶菌酶进入胞内，因此，部分本类药物对革兰阴性菌作用弱。

青霉素类、头孢菌素类、环丝氨酸、磷霉素、万古霉素、杆菌肽等通过抑制细胞壁的合成而发挥作用。青霉素与头孢菌素的化学结构都属于 β-内酰胺类，其主要作用机制是与青霉素结合蛋白(penicillin binding proteins，PBPs)结合，通过抑制转肽作用，阻碍肽聚糖的交叉联结，导致细菌细胞壁缺损，丧失屏障作用，使细菌细胞肿胀、破裂而死亡。本类药物属于繁殖期杀菌药。

二、抑制蛋白质的合成

核糖体是蛋白质的合成场所。细菌核糖体为 70S 复合物，可解离为 50S 和 30S 两个亚基，而哺乳动物的核糖体为 80S 复合物，由 40S 和 60S 两个亚基构成。

抑制细菌蛋白质合成的抗菌药物有大环内酯类、林可霉素类、四环素类、氨基糖苷类、氯霉素类、达托霉素等。细菌蛋白质的合成包括起始、肽链延伸及合成终止三个阶段，在细胞质内

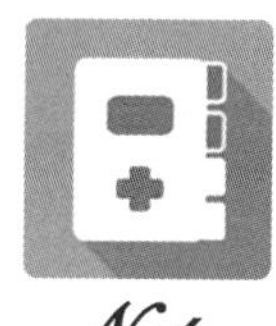
Note

通过核糖体循环完成。抑制蛋白质合成的药物分别作用于细菌蛋白质合成的不同阶段:①起始阶段:氨基糖苷类抗生素阻止 30S 亚基和 70S 亚基合成始动复合物的过程。②肽链延伸阶段:四环素类抗生素能与核糖体 30S 亚基结合,阻止氨基酰 tRNA 在 30S 亚基 A 位的结合,阻碍了肽链的形成,产生抑菌作用;氯霉素和林可霉素抑制肽酰转移酶;大环内酯类抑制移位酶。③终止阶段:氨基糖苷类抗生素阻止终止因子与 A 位结合,使合成的肽链不能从核糖体释放出来,致使核糖体循环受阻,合成不正常或无功能的肽链,因而具有杀菌作用。

三、影响核酸和叶酸代谢

1. 影响叶酸代谢 细菌是以二氢蝶啶、对氨基苯甲酸(PABA)为原料,在二氢蝶酸合酶作用下生成二氢蝶酸,二氢蝶酸与谷氨酸生成二氢叶酸,在二氢叶酸还原酶的作用下形成四氢叶酸,四氢叶酸作为一碳单位载体的辅酶参与了嘧啶核苷酸和嘌呤核苷酸的合成。磺胺类与 PABA 结构相似,与 PABA 竞争二氢蝶酸合酶,影响细菌体内的叶酸(folic acid)代谢,由于叶酸缺乏,细菌体内核苷酸合成受阻,导致细菌生长繁殖不能进行。

2. 抑制 RNA 合成 利福平(rifampicin)抑制以 DNA 为模板的 RNA 聚合酶的作用,影响 RNA 合成。

3. 抑制 DNA 合成 喹诺酮类(quinolones)抑制细菌 DNA 回旋酶和拓扑异构酶Ⅳ(topoisomerase Ⅳ)的作用,从而抑制细菌的 DNA 复制,产生杀菌作用。DNA 回旋酶是喹诺酮类药物影响革兰阴性菌的主要靶位,而拓扑异构酶Ⅳ是喹诺酮类药物影响革兰阳性菌的主要靶位。

四、影响细胞膜的通透性

多肽类抗生素如多黏菌素 E(polymyxin E)结构中的阳离子能与细胞膜中的磷脂结合,使膜功能受损。抗真菌药物两性霉素 B(amphotericin B)能选择性地与真菌细胞膜中的麦角固醇结合,形成孔道,使膜通透性改变,真菌胞内的蛋白质、氨基酸、核苷酸等外漏,造成真菌死亡。

第三节 细菌的耐药性

一、细菌的耐药性概念

细菌耐药性(bacterial resistance)是细菌产生对抗生素不敏感的现象,是细菌在自身生存过程中的一种特殊表现形式。天然抗生素是细菌产生的次级代谢产物,用以抵御其他微生物,保护自身安全的化学物质。人类将细菌产生的这种物质制成抗菌药物用于杀灭感染的微生物,微生物接触到抗菌药物,也会通过改变代谢途径或产生相应的灭活物质抵抗抗菌药物,形成耐药性。

二、耐药性的种类

耐药性可分为固有耐药(intrinsic resistance)和获得性耐药(acquired resistance)。固有耐药又称天然耐药性,由细菌染色体基因决定,代代相传,不会改变,如链球菌对氨基糖苷类抗生素天然耐药;肠道革兰阴性杆菌对青霉素 G 天然耐药;铜绿假单胞菌对多数抗生素均不敏感等。获得性耐药是由于细菌与抗生素接触后,由质粒介导,通过改变自身的代谢途径,使其不

Note

被抗生素杀灭。如金黄色葡萄球菌产生β-内酰胺酶而对β-内酰胺类抗生素耐药。细菌的获得性耐药可因不再接触抗生素而消失，也可由质粒将耐药基因转移给染色体而代代相传，成为固有耐药。如何消除细菌的获得性耐药是化疗过程等关注的问题。

三、耐药性产生的机制

（一）基因水平遗传学机制

细菌可通过自身基因的突变产生耐药性，也可以通过染色体垂直传播和通过质粒或转座子水平传播而获得外源耐药基因，还可通过整合子捕获外源基因并使之转变为功能性基因来传播耐药基因。包括细菌先天固有耐药和染色体突变或获得新的DNA分子。

1. 固有耐药 天然或基因突变产生的是细菌染色体基因，决定的代代相传的天然耐药性，亦称突变耐药。通过染色体遗传基因DNA发生突变，细菌经突变后的变异株对抗生素耐药。一般突变率很低，由突变产生的耐药菌生长和分裂缓慢，故由突变造成的耐药菌在自然界中不占主要地位，但染色体介导的耐药菌并不少见。高度固有耐药是由菌体外膜的通透性低与继发的双重耐药机制所致。

2. 染色体突变或获得新的DNA分子 染色体突变是细菌耐药性产生的原始遗传基础，质粒的产生和传播是细菌扩散耐药性、新菌株获得耐药性的一种快捷方式。突变可发生于DNA分子(如结核分枝杆菌点突变致对利福平耐药，淋病奈瑟球菌点突变致对苯唑西林耐药)，也可发生于质粒和转座子的基因上。

3. 整合子 近年来在细菌中发现了一种与耐药基因水平转移密切相关的克隆表达载体——整合子(integrator)。整合子已成为革兰阴性菌产生耐药性的重要机制，成为研究细菌耐药传播机制的一大热点。整合子是一种基因单位，在整合酶的催化下，通过特异性结合位点捕获外源基因(特别是耐药基因)并使之表达，同时整合子又可整合到质粒或染色体上，或自身作为转座子的一个组成部分而参与转移，使耐药基因在同种和不同种属细菌间广泛传播。

（二）蛋白质水平产生机制

细菌对杀菌或抑菌药物都可以形成耐药性，其耐药表型借助蛋白质的改变而表现，蛋白质水平耐药机制如下。

1. 产生灭活酶 包括水解酶和钝化酶，这些灭活酶可由质粒和染色体基因表达。①水解酶：如β-内酰胺酶，水解破坏β-内酰胺环，灭活β-内酰胺类抗生素。②钝化酶：也称合成酶，包括乙酰化酶、腺苷化酶和磷酸化酶等。细菌将小分子基团加到抗菌药物分子上，灭活抗菌药物，如氨基糖苷类灭活酶、红霉素类钝化酶、氯霉素酰基转移酶等。

2. 抗菌药物作用的靶位改变 靶位的改变包括靶部位的数量、结构改变或产生新的靶蛋白。细菌菌体内抗菌药物结合的靶位改变，可降低细菌与抗菌药物的亲和力，导致药物抗菌作用下降，产生耐药性。

(1) 靶部位结构改变：①β-内酰胺类抗生素靶部位结构改变：包括PBPs结构的改变和产生新的结合蛋白。β-内酰胺类抗生素作用靶点是菌体内的PBPs。PBPs发生改变，抗菌药物与之结合的亲和力降低，产生耐药。②大环内酯类、林可霉素、四环素类、氨基糖苷类药物作用靶位改变。此类药物主要通过与细菌核糖体50S亚基或30S亚基结合，抑制细菌蛋白质合成而发挥抗菌作用。细菌50S亚基或30S亚基靶点的改变，可引起上述几类药物的耐药性。

(2) 产生新的靶部位：β-内酰胺类抗生素产生新的靶部位，如耐甲氧西林金黄色葡萄球菌(MRSA)通过携带*mecA*基因比敏感的金黄色葡萄球菌的PBPs组成多编码生成一个青霉素结合蛋白2a(PBP_{2a})，与β-内酰胺类抗生素亲和力极低，产生高度耐药性。

(3) 靶蛋白数量的增加：即使有抗菌药物的存在，仍有足量的靶蛋白可以维持细菌的正常

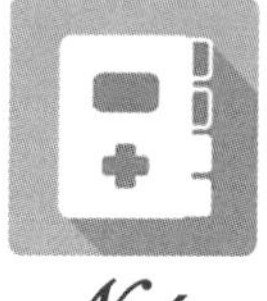

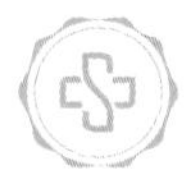

形态与功能，导致细菌可以继续生长繁殖，从而产生耐药性。如肠球菌对 β-内酰胺类抗生素的耐药性就是产生大量的 PBPs，同时降低对药物的亲和力，形成多重耐药。

3. 改变细菌外膜通透性 包括天然耐药性和获得性耐药。正常情况下，细菌外膜的蛋白通道为 OmpF 和 OmpC 组成的非特异性跨膜通道，允许抗生素分子进入菌体，当细菌多次接触抗生素后，菌株发生突变，OmpF 蛋白的结构基因失活，导致 OmpF 蛋白通道的丢失，使部分抗菌药物如 β-内酰胺类抗生素、喹诺酮类药物不易进入菌体内，菌体内药物浓度下降。铜绿假单胞菌有特异的亚胺培南转运体 OprD2 蛋白通道允许亚胺培南进入菌体，当 OprD2 蛋白通道丢失时，细菌产生特异性耐药。

4. 影响主动流出系统 某些细菌能将进入菌体的药物泵出体外，这种泵因需能量，故称主动流出系统。由于这种主动流出系统的存在及它对抗菌药物选择性的特点，大肠埃希菌、金黄色葡萄球菌、表皮葡萄球菌、铜绿假单胞菌、空肠弯曲杆菌对四环素、氟喹诺酮类、大环内酯类、氯霉素、β-内酰胺类抗生素产生多重耐药。细菌的流出系统由蛋白质组成，主要为膜蛋白。这些蛋白质来源于 4 个家族：①ABC 超家族，即 ATP 结合盒转运蛋白(ATP-binding cassette transporter)；② MF 超家族(major facilitator superfamily)；③ RND 家族(resistance-nodulation-division family)；④SMR 家族(staphylococcal multidrug resistance family)。流出系统由三种蛋白质组成，即转运体、附加蛋白和外膜蛋白，三者缺一不可，又称三联外排系统(tripartite efflux system)。外膜蛋白类似于通道蛋白，位于外膜(革兰阴性菌)或细胞壁(革兰阳性菌)，是药物被泵出细胞的外膜通道。附加蛋白位于转运子与外膜蛋白之间，起桥梁作用。转运子位于细胞膜，它起着泵的作用。

四、耐药基因的转移方式

获得性耐药可通过突变或垂直转移传递，更多见的是水平转移，即通过转导、转化、接合等方式将耐药性从供体细胞转移给其他细菌。

1. 突变(mutation) 对抗生素敏感的细菌因编码某个蛋白质的基因发生突变，导致蛋白质结构改变，不能与相应的药物结合或结合能力降低。突变也可能发生在负责转运药物的蛋白质的基因、某个调节基因或启动子，从而改变靶位、转运蛋白或灭活酶的表达。喹诺酮类(回旋酶基因突变)、利福平(RNA 聚合酶基因突变)的耐药性产生都是通过突变引起的。

知识链接 35-1
噬菌体治疗

2. 转导(transduction) 转导由噬菌体完成，由于噬菌体的蛋白外壳上掺有细菌 DNA，如这些遗传物质含有药物耐受基因，则新感染的细菌将获得耐药性，并将此特点传递给后代。

3. 转化(transformation) 敏感细菌将环境中的游离 DNA(来自其他细菌)掺进敏感细菌的 DNA 中，使其表达的蛋白质发生部分改变，这种转移遗传信息的方式叫作转化。肺炎链球菌耐青霉素的分子基础即是转化的典型表现，耐青霉素的肺炎链球菌产生不同的青霉素结合蛋白(PBPs)，该 PBPs 与青霉素的亲和力低。对编码这些不同的 PBPs 的基因进行核酸序列分析，发现有一段外来的 DNA。

4. 接合(conjugation) 细菌间通过性菌毛或桥接进行基因传递的过程。编码多重耐药基因的 DNA 可经此途径转移，它是耐药扩散的极其重要的机制之一。可转移的遗传物质中含有两个质粒的不同基因编码部位，一个编码耐药部分，称为耐药决定质粒；另一个质粒称为耐药转移因子，含有细菌接合所必需的基因。两个质粒可单独存在，也可结合成一个完整的 R 因子。某些编码耐药性蛋白的基因位于转座子，可在细菌基因组或质粒 DNA 的不同位置间跳动，即从质粒到质粒，从质粒到染色体，从染色体到质粒。

由于耐药基因的多种方式在同种和不同种细菌之间移动，促进了耐药性及多重耐药性的发展。多重耐药性已成为一个世界范围内的问题，致使不断涌现的新的抗菌药物仍追不上耐药性的产生。因此，临床医生必须严格掌握使用抗菌药物的适应证，合理使用抗菌药物可降低耐药性的发生率和危害性。

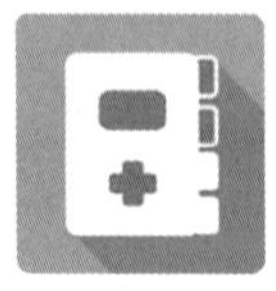

Note

第四节　抗菌药物的合理应用原则

随着抗菌药物的广泛使用，特别是滥用，也给治疗带来了许多新问题，如毒性反应、过敏反应、二重感染、细菌产生耐药性等。因此，使用抗菌药物应注意以下原则，并应注意机体-细菌-药物之间的关系，细菌最终的消灭依赖的是机体的免疫力。

1. 尽早明确病原菌　重视病原学检查，尽早明确病原菌，必要时进行药敏监测。在用药前应尽早采集标本分离出病原菌，获取药敏试验阳性结果。细菌药敏对指导合理用药有重要意义。对于非感染性疾病或无细菌感染指征的病毒感染不必使用抗菌药物，如上呼吸道感染多为病毒感染所致，此时若使用抗菌药物，不仅达不到治疗效果，还可能诱发二重感染。

2. 明确感染部位　确定感染部位，对选用抗菌药物也有着不可忽视的作用。不同的抗菌药在各部位的浓度分布也不同，如氧氟沙星、交沙霉素等在前列腺组织中可达较高浓度，故细菌性前列腺炎可根据致病菌选用上述抗菌药物；林可霉素、克林霉素、环丙沙星等在骨组织中可达较高浓度，在治疗骨组织感染时，宜根据病原菌的敏感情况选用上述抗菌药物等。

3. 熟悉抗菌药物的药效学、药动学特点　临床常因条件限制或病情紧急，需在确定病原菌和感染部位前靠经验判断来选用药物，即根据疾病的症状体征做出基本判断，根据经验判断出最有可能的致病菌而给予相应抗菌药物治疗，因此选用药物时应先结合其药效学、药动学特点综合考虑，在得知药敏试验结果后根据经验治疗的临床效果决定是否调整给药方案。

4. 根据患者的生理、病理状况等选用药物　老年人应用抗菌药物时需根据其肾功能选择药物和调整用量。妊娠期妇女用药要慎重，一方面要适当调整抗菌药物的剂量，另一方面选药时注意其对胎儿的影响。许多抗菌药物在肝中代谢，肝功能减退者应避免使用或慎用在肝内代谢或对肝脏有损害的抗菌药物。多数抗菌药物经肾排泄，肾功能减退者应适当调整剂量或给药间隔时间。

5. 选用适当的给药方案和疗程　给药方案的制订应充分考虑患者的病情及药物的药动学特点。病情比较稳定的患者一般选择口服易吸收的药物，而病情严重者常常需要静脉给药。剂量要适宜：剂量过小易致耐药性的形成，剂量过大既浪费资源，增加患者的经济负担，又易诱发不良反应。

6. 抗菌药物的联合应用

(1) 联合用药的适应证：①单一抗菌药物尚不能控制，如腹腔穿孔所致的腹膜感染；②不明病原体的严重细菌性感染，为扩大抗菌范围，可选联合用药，待细菌诊断明确后即调整用药；③两性霉素在治疗隐球菌脑炎时可合用氟胞嘧啶，减少两性霉素的毒性反应；④结核病、慢性骨髓炎需长期用药治疗；⑤大剂量青霉素治疗细菌性脑膜炎时可加入磺胺类药物等，联合用药的目的是利用药物的协同作用而减少用药剂量和提高疗效，从而降低药物的毒性和减少不良反应。

(2) 联合应用的可能效果：目前，一般将抗菌药物按作用性质分为四大类型：Ⅰ类繁殖期杀菌药，如β-内酰胺类抗生素；Ⅱ类静止期杀菌药，如氨基糖苷类、多黏菌素类抗生素等，它们对繁殖期、静止期细菌都有杀灭作用；Ⅲ类快速抑菌药，如四环素类、大环内酯类；Ⅳ类慢速抑菌药，如磺胺类药物等。

体外或动物实验证明，联合应用上述两类抗菌药物时，可产生如下效果：①协同（Ⅰ＋Ⅱ）；②拮抗（Ⅰ＋Ⅲ）；③相加（Ⅲ＋Ⅳ）；④无关或相加（Ⅰ＋Ⅳ）。为达到联合用药的目的，需根据抗菌药物的作用性质进行恰当的配伍。

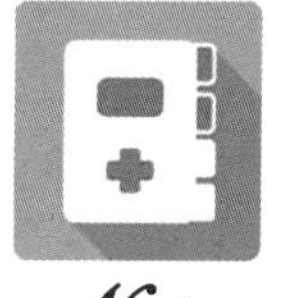
Note

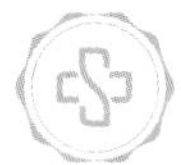

Ⅰ、Ⅱ类药物联合应用可获协同作用，如青霉素与链霉素或庆大霉素配伍治疗肠球菌心内膜炎，是由于属Ⅰ类抗菌药物的青霉素破坏细胞壁而使Ⅱ类抗菌药物链霉素、庆大霉素易进入细菌细胞内靶位；Ⅰ、Ⅲ类药物联合应用时，由于Ⅲ类抗菌药物迅速抑制蛋白质合成而使细菌处于静止状态，造成Ⅰ类抗菌药物的抗菌活性减弱，产生拮抗作用，如青霉素与四环素类合用；若Ⅰ、Ⅳ类抗菌药物合用，Ⅳ类抗菌药物对Ⅰ类抗菌药物不会产生重要影响而往往产生相加作用，如青霉素与磺胺类药物合用治疗流行性脑膜炎可提高疗效；Ⅱ、Ⅲ类抗菌药物合用，可产生相加和协同作用；Ⅲ、Ⅳ类抗菌药物合用，也可获得相加作用。

7. 抗菌药物的预防性使用 抗菌药物在临床上的预防性应用相当广泛，存在严重滥用、浪费现象。多数情况下不但不能获得预期的效果，而且容易造成致病菌的高度耐药，造成治疗上的困难。因此，强调预防应用抗菌药物应有明确的指征：①青霉素或氨苄西林可用于风湿性心脏病、先天性心脏病、动脉硬化性心脏病患者需进行口腔、尿路、心脏手术(人工瓣膜置换术)之前。②苄星青霉素或普鲁卡因青霉素常用于风湿性心脏病患儿及链球菌所致咽峡炎或风湿热的儿童及成人，以防风湿热发作。③复杂的外伤、战伤、闭塞性脉管炎患者需进行截肢术等时，可用青霉素防止气性坏疽的发生。④于结肠手术前应用甲硝唑加庆大霉素或卡那霉素，预防术后多种需氧与厌氧菌感染。⑤接触过流行性脑脊髓膜炎、结核病、白喉患者而又无免疫力者，可采用相应药物预防接触性感染。

思政案例 35-1
抗菌药物滥用危害大

8. 强调综合治疗 细菌感染性疾病的治疗不能完全依赖抗菌药物而忽视人体内在因素，当人免疫功能减退时，抗菌药物的治疗则难以奏效。因此，在应用抗菌药物的同时应尽最大努力使患者全身状况得到改善，采取各种综合措施，以提高机体抵抗力，如降低机体过高的体温，注意饮食、休息，纠正水、电解质、酸碱平衡失调，改善微循环，补充血容量以及处理原发病灶、局部病灶等。

小　结

抗菌药物常用术语：化学治疗、化疗指数、抗菌药物、抗生素、抗菌谱、抗菌活性、抗生素/抗菌药后效应、杀菌药、抑菌药。抗菌机制：抑制细菌细胞壁合成、抑制蛋白质合成、影响核酸和叶酸代谢、影响细胞膜的通透性。细菌耐药机制：①产生灭活酶；②抗菌药物作用的靶位改变；③改变细菌外膜通透性；④影响主动流出系统。抗菌药物联合用药的目的是增效减毒，减少耐药性产生。应注意合理用药，并了解联合用药的结果：①协同(Ⅰ＋Ⅱ)；②拮抗(Ⅰ＋Ⅲ)；③相加(Ⅲ＋Ⅳ)；④无关或相加(Ⅰ＋Ⅳ)。为达到联合用药的目的，需根据抗菌药物的作用性质进行恰当的配伍。

目标测试

思考题答案

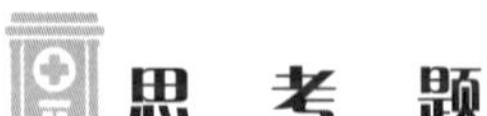

1. 什么是抗菌谱、MIC和MBC？
2. 抗菌药物作用的主要机制有哪些？
3. 病原微生物对抗菌药物产生的耐药机制包括哪些内容？

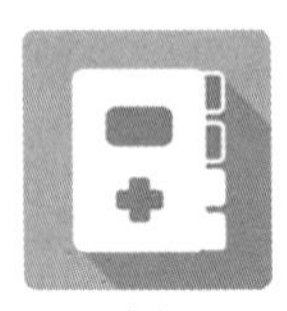
Note

本章参考文献

[1] 朱依谆,殷明.药理学[M].8版.北京:人民卫生出版社,2016.
[2] 杨宝峰.药理学[M].8版.北京:人民卫生出版社,2013.
[3] 周宏灏.药理学(英文版)[M].北京:人民卫生出版社,2008.

(河南科技大学 李 艳
黄河科技学院 李 锟)

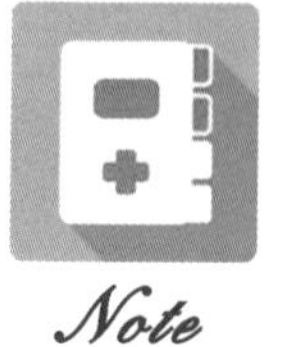

第三十六章　β-内酰胺类抗生素

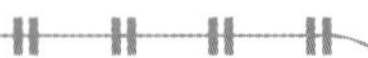

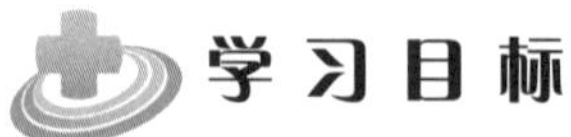

学习目标

本章 PPT

1. 知识目标　掌握β-内酰胺类抗生素的抗菌机制及细菌耐药机制、青霉素G的抗菌谱、临床应用、不良反应及其防治，掌握头孢菌素类抗生素各代产品的特点。熟悉半合成青霉素常用药物的特点。了解其他非典型β-内酰胺类抗生素的特点。

2. 能力目标　通过学习案例，理论联系实际，理解β-内酰胺类抗生素基本知识的临床应用，达到识别药物不良反应并制订正确治疗措施的目的。

3. 情感目标　通过对思政案例的学习，学生培养把患者的健康放在首位的思想，精进业务水平、提升临床工作能力与职业素养。

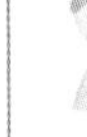

案例引导36-1

案例引导答案

患者，女性，45岁。因发热、咽痛、咳嗽3天就诊，诊断为化脓性扁桃体炎。既往无青霉素过敏史，青霉素皮肤过敏试验结果为阴性。静脉滴注青霉素5 min后全身发痒、四肢麻木，随即心悸、气短、呼吸困难、面色苍白、四肢厥冷、口唇发紫，继之晕倒。查体：体温39.1℃，呼吸36次/分，血压60/30 mmHg，心率150次/分，瞳孔对光反射迟钝，颈软，双肺呼吸音粗，可闻及干啰音，心律齐，未闻及杂音。病理反射未引出。

请问：

患者发生了青霉素的哪种不良反应？首选的抢救用药是什么？

β-内酰胺类抗生素是在临床上最常使用的一类抗生素，主要包括青霉素类、头孢菌素类、其他β-内酰胺类和β-内酰胺酶抑制药。该类药物除单环β-内酰胺类外，其余在结构上均具有β-内酰胺环和噻唑环。该类药物共同作用机制是抑制细菌细胞壁的肽聚糖合成，临床上具有抗菌活性强、毒性低、疗效高、适应证广等特点。

第一节　药物的分类、抗菌机制和耐药机制

一、β-内酰胺类抗生素分类

β-内酰胺类抗生素按照化学结构主要可分为青霉素类、头孢菌素类、其他β-内酰胺类和β-内酰胺酶抑制药(表36-1)。

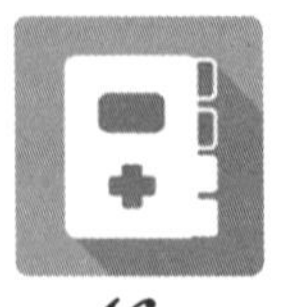

Note

表 36-1 β-内酰胺类抗生素的分类及代表药物

类 别	代表药物
青霉素类	
1. 天然青霉素类	青霉素 G、苄星青霉素
2. 半合成青霉素类	
(1) 耐酸青霉素	青霉素 V
(2) 耐酶青霉素	甲氧西林、苯唑西林、氯唑西林
(3) 广谱青霉素	氨苄西林、阿莫西林
(4) 抗铜绿假单胞菌广谱青霉素	羧苄西林、哌拉西林
(5) 抗革兰阴性杆菌青霉素	美西林、匹美西林、替莫西林
头孢菌素类	
1. 第一代头孢菌素	头孢唑啉、头孢羟氨苄、头孢氨苄、头孢噻吩
2. 第二代头孢菌素	头孢呋辛、头孢克洛、头孢孟多、头孢尼西
3. 第三代头孢菌素	头孢噻肟、头孢他啶、头孢哌酮、头孢曲松
4. 第四代头孢菌素	头孢匹罗、头孢吡肟
5. 第五代头孢菌素	头孢吡普、头孢洛林酯
其他 β-内酰胺类	
1. 碳青霉烯类	亚胺培南、美罗培南、帕尼培南
2. 头霉素类	头孢西丁、头孢拉宗
3. 氧头孢烯类	拉氧头孢、氟氧头孢
4. 单环 β-内酰胺类	氨曲南、卡芦莫南
β-内酰胺酶抑制药	克拉维酸、舒巴坦、他唑巴坦

二、β-内酰胺类抗生素抗菌机制

1. 抑制细菌细胞壁肽聚糖的合成 各种 β-内酰胺类抗生素的作用机制均相似，主要是通过干扰细菌细胞壁肽聚糖的合成而具有杀菌作用。该类药物能与细菌体内的青霉素结合蛋白(penicillin-binding proteins，PBPs)结合，抑制细胞壁的转肽酶的活性，从而阻止细胞壁肽聚糖的合成，导致细菌细胞壁缺损，菌体失去渗透屏障而肿胀、变形、裂解，引起细菌死亡。

革兰阳性菌细胞壁的主要成分为肽聚糖，肽聚糖由多糖和多肽组成。转肽酶是肽聚糖合成的关键酶，转肽酶活性降低，则细胞壁合成受阻。细菌细胞膜上的特殊蛋白 PBPs 是 β-内酰胺类抗生素的作用靶点，相对分子质量为 40000～140000，约占膜蛋白总质量的 1%，具有转肽酶功能，催化转肽反应。β-内酰胺类抗生素与天然肽链末端 D-丙氨酰-D-丙氨酸的结构类似，可以与 PBPs 活性位点通过共价键结合，抑制转肽酶活性，从而阻止肽聚糖的合成。PBPs 按相对分子质量的不同可分为若干亚型，不同的细菌细胞膜上的 PBPs 种类，相对分子质量大小、数目，对 β-内酰胺类抗生素的亲和力不同。分类学上相近的细菌，其 PBPs 类型及生理功能相似。不同的 β-内酰胺类抗生素对各种亚型的 PBPs 亲和力不同，因而表现出对不同细菌抗菌活性的差异。

2. 增强细菌的自溶酶活性 β-内酰胺类抗生素可触发细菌的自溶酶活性，使细菌产生自溶或肽聚糖水解。自溶酶的活性可能与维持细菌的正常功能与分裂有关。

哺乳动物的细胞无细胞壁，不受 β-内酰胺类抗生素对细胞壁作用的影响，因而本类药物具

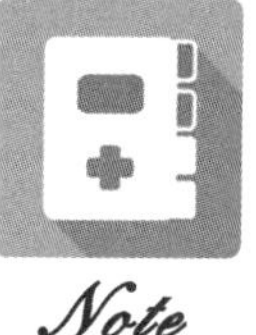

有对细菌的选择性杀灭作用,对人和动物的毒性很小。β-内酰胺类抗生素对已合成的细胞壁没有影响,故该类药物对繁殖期细菌的作用较静止期强。

三、β-内酰胺类抗生素耐药机制

细菌对于β-内酰胺类抗生素的耐药性在临床上是普遍存在的,其主要耐药机制包括以下几个方面。

1. 产生β-内酰胺酶 这是细菌对β-内酰胺类抗生素产生耐药性的最常见机制,是难治性感染的主要原因。β-内酰胺酶是耐β-内酰胺类抗生素细菌产生的一类能使药物结构中的β-内酰胺环水解裂开而失去抗菌活性的水解酶。至今已发现200多种β-内酰胺酶,包括青霉素酶、头孢菌素酶、广谱酶、金属酶、非金属碳青霉烯酶等。该类酶来源于细菌细胞壁合成酶,是由细菌合成PBPs的过程中基因的变异造成的。在β-内酰胺酶的作用下,β-内酰胺类抗生素结构中的β-内酰胺环水解,而β-内酰胺环是与PBPs结合的活性功能部位,因此β-内酰胺环的破坏使抗生素失去其干扰细胞壁合成的功能。

对革兰阴性菌产生的β-内酰胺酶稳定的广谱青霉素和第二、三代头孢菌素的耐药发生机制不是由于抗生素被β-内酰胺酶水解,而是由于抗生素与大量的β-内酰胺酶迅速、牢固结合,使药物停留于胞膜外间隙中而不能到达作用靶位。此种由β-内酰胺酶产生耐药性的非水解机制又称为“陷阱机制”或者“牵制机制”。

2. PBPs的改变 PBPs靶蛋白与抗生素亲和力降低、PBPs增多或产生新的PBPs均可使β-内酰胺类抗生素失去抗菌作用。如耐甲氧西林金黄色葡萄球菌(MRSA)具有多重耐药性,其原因主要是PBPs的改变,即产生一种新的PBP2′(即PBP_{2a}),而PBP_{2a}与甲氧西林等的亲和力极低从而导致了耐药性。

3. 细菌细胞膜通透性改变 革兰阴性菌的外膜上存在五种不同的外膜孔蛋白:OmpF、OmpC、PhoE、LamB和蛋白K。大部分的β-内酰胺类抗生素可以透过外膜孔蛋白(以OmpF和OmpC为主)进入菌体内,不同的β-内酰胺类抗生素通过孔蛋白的速率不同。多次接触抗生素后,菌株可发生突变,突变菌株外膜孔蛋白缺失或减少,则会导致β-内酰胺类抗生素进入菌体内明显减少而产生耐药性。

4. 增强药物外排 细菌能通过主动流出系统将进入菌体内的药物泵出体外。主动流出系统(又称为外排系统)是存在于细菌细胞膜上的一组跨膜蛋白,由三部分组成,包括负责药物泵出的转运体、作为药物转出通道的外膜蛋白及将药物由转运体传递至外膜蛋白的附加蛋白。细菌通过主动流出系统形成了低水平的非特异性、多重性耐药,如金黄色葡萄球菌、表皮葡萄球菌、大肠埃希菌、铜绿假单胞菌等的耐药。

5. 缺少自溶酶 细菌缺少自溶酶而出现对抗生素的耐药性,表现为抗生素具有正常的抑菌作用,但是杀菌作用下降,如金黄色葡萄球菌的耐药。

第二节 青霉素类抗生素

青霉素类(penicillins)抗生素是目前临床使用的最重要的一类抗生素。基本结构均为母核6-氨基青霉烷酸(6-aminopenicillanic acid,6-APA)和侧链(CO—R),母核由噻唑环和β-内酰胺环合并而成。β-内酰胺环为抗菌活性必需结构,其结构一旦被破坏则药物抗菌活性消失。侧链则与抗菌谱、耐酸、耐酶等药理特性相关。

按照药物的来源,青霉素类抗生素可分为天然青霉素和半合成青霉素。天然青霉素以青

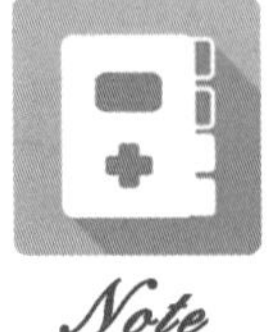
Note

霉素 G 为代表，半合成青霉素类是在 6-APA 基础上，侧链连接不同的化学基团而成的，根据抗菌谱、是否耐酸及对青霉素酶的稳定性等特性，分为以下类型：①耐酸青霉素，如青霉素 V (penicillin V，phenoxymethylpenicillin)；②耐酶青霉素，如甲氧西林(methicillin)、苯唑西林(oxacillin)、氯唑西林(cloxacillin)、双氯西林(dicloxacillin)；③广谱青霉素，如氨苄西林(ampicillin)、阿莫西林(amoxicillin)；④抗铜绿假单胞菌广谱青霉素，如羧苄西林(carbenicillin)、哌拉西林(piperacillin)；⑤抗革兰阴性杆菌青霉素，如美西林(mecillinam)、替莫西林(temocillin)。

一、天然青霉素类

(一) 青霉素 G

青霉素 G(penicillin G，benzylpenicillin，又称为苄青霉素)简称青霉素，侧链为苄基，是青霉菌培养液中提取的 5 种青霉素(X、F、G、K、双 H)之一。青霉素 G 为有机酸，常用其钠盐或钾盐。其干燥粉末在室温下稳定，易溶于水，但水溶液极不稳定，易被酸、碱、醇、氧化剂、金属离子分解破坏，20 ℃放置 24 h，抗菌活性迅速下降，可生成具有抗原性的降解产物，故青霉素应现用现配。青霉素 G 的剂量采用国际单位 U 表示，理论效价为：青霉素 G 钠 1670 U≈1 mg，青霉素 G 钾 1589 U≈1 mg。青霉素 G 具有抗菌作用强、产量高、价格低廉等特性，目前仍是治疗敏感菌感染的首选药物。

【体内过程】

青霉素 G 不耐酸，口服迅速被胃酸及消化酶破坏，吸收少且不规则，不宜口服。需肌内注射或静脉滴注给药。肌内注射吸收迅速完全，给药后 0.5～1.0 h 达血药峰浓度。青霉素 G 血浆蛋白结合率为 46%～55%，体内分布广，能广泛分布至全身各部位，肝、胆、肾、肠道、精液、关节液及淋巴液中均有大量分布，房水、脑脊液和前列腺液中含量较低。与正常组织相比，青霉素 G 更易透入炎症组织且维持时间也较长。因脂溶性低而难于进入细胞内，主要分布于细胞外液。在体内基本不被代谢，少量自胆汁排出，绝大部分经肾排泄，其中 90%经肾小管分泌排出，约 10%由肾小球滤过。血浆半衰期为 0.5～1.0 h，有效浓度可维持 4～6 h。

为延长青霉素 G 的作用时间，可采用难溶的混悬剂如普鲁卡因青霉素(procaine benzylpenicillin)或长效苄星青霉素(benzathine benzylpenicillin)。肌内注射后在注射部位缓慢吸收。普鲁卡因青霉素一次注射 80 万 U，可维持 24 h；苄星青霉素一次注射 120 万 U，可维持 15 天。这两种制剂由于肌内注射给药时注射剂量所限，血药浓度较低，不适用于急性或重症感染，只用于轻症患者或者预防感染。

【抗菌作用】

青霉素 G 的抗菌作用强，在细菌繁殖期低浓度抑菌，高浓度杀菌。抗菌谱与抗菌作用如下：①革兰阳性球菌，如对溶血性链球菌、肺炎链球菌、敏感金黄色葡萄球菌高度敏感，草绿色链球菌中度敏感，粪链球菌低度-中度敏感；②革兰阴性球菌，如对脑膜炎奈瑟菌高度敏感，淋病奈瑟球菌中度敏感，近来发现较多的淋病奈瑟球菌对本药耐药，故不作为淋病奈瑟球菌感染的首选药；③革兰阳性杆菌，如对白喉棒状杆菌、炭疽芽孢杆菌、破伤风杆菌、产气荚膜杆菌、肉毒杆菌、放线菌属、真杆菌属、丙酸杆菌敏感；④对梅毒螺旋体、回归热螺旋体、钩端螺旋体等均有效。对大多数革兰阴性杆菌作用较弱，对肠球菌不敏感，对真菌、原虫、支原体和病毒无效。淋病奈瑟球菌、肠道阴性杆菌、肺炎链球菌、金黄色葡萄球菌等对本药易产生耐药性。

【临床应用】

青霉素 G 是治疗敏感的革兰阳性球菌、革兰阳性杆菌和革兰阴性球菌及螺旋体感染的首选药，通过肌内注射或静脉滴注给药。

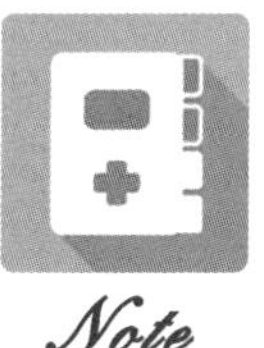

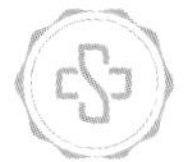

1. 用于敏感的革兰阳性球菌感染 如溶血性链球菌引起的咽炎、扁桃体炎、猩红热、蜂窝织炎、化脓性关节炎、肺炎、产褥热及败血症等；草绿色链球菌引起的心内膜炎；肺炎链球菌引起的中耳炎、大叶性肺炎等均以青霉素 G 作为首选药；亦用于敏感的金黄色葡萄球菌引起的疖、痈、败血症等。

2. 用于敏感的革兰阳性杆菌感染 如用于破伤风、白喉、炭疽病的治疗，但因青霉素 G 对细菌产生的外毒素无效，须与相应抗毒素血清合用治疗。

3. 用于敏感的革兰阴性球菌感染 如脑膜炎奈瑟菌引起的流行性脑脊髓膜炎。在正常生理状态下青霉素 G 很难通过血脑屏障，但脑膜出现炎症时，青霉素 G 可以透过通透性增加的血脑屏障。

4. 用于螺旋体引起的感染 如用于钩端螺旋体病、梅毒、回归热的治疗。

5. 用于放线菌引起的感染 如用于放线菌病的治疗。

【不良反应】

1. 过敏反应 青霉素类药物毒性很低，但过敏反应常见，在各种抗菌药物中居首位。过敏反应是青霉素 G 最常见的不良反应，多在接触药物后很快发生，少数人可在数天后发生。各种类型的过敏反应(Ⅰ、Ⅱ、Ⅲ、Ⅳ型)都可出现，以皮肤过敏和血清病样反应较多见，多不严重，停药后可消失。最严重的是过敏性休克，发生率为 0.04%～5%，表现为循环衰竭、呼吸衰竭和中枢抑制，严重者可引起死亡。发生过敏反应的原因是青霉素溶液中的降解产物青霉噻唑蛋白、青霉烯酸等高分子聚合物作为半抗原，与蛋白质结后形成完全抗原刺激机体产生 IgG、IgM 和 IgE 各种抗体，抗原抗体结合而引起各种类型过敏反应。主要防治措施：①避免滥用和局部用药；②询问过敏史，青霉素类药物过敏者禁用，有其他药物过敏史或变态反应性疾病史者应慎用；③初次使用、用药间隔 24 h 以上、更换药品批号或厂家时必须进行青霉素皮肤过敏试验(简称为皮试)，反应阳性者禁用；④皮试时，必须做好过敏性休克的抢救准备，因为极少数患者在进行皮试时也可能出现过敏性休克；⑤注射液需现用现配；⑥每次用药结束后患者需观察 30 min，无反应方可离去；⑦一旦发生过敏性休克，应立即皮下注射肾上腺素 0.5～1.0 mg，严重者须用糖皮质激素和抗组胺药，同时采取其他急救措施。

2. 赫氏反应(Herxheimer reaction) 应用青霉素 G 治疗螺旋体感染时，可出现患者症状加重的现象，表现为全身不适、寒战、高热、咽痛、肌痛、心律失常等症状，称为赫氏反应。可能因为大量螺旋体被杀死后与患者体内相应抗体形成免疫复合物或螺旋体释放致热原引起免疫反应。赫氏反应持续时间不超过 24 h，一般不引起严重后果。

3. 其他 肌内注射青霉素 G 可产生局部疼痛、红肿或硬结。剂量过大或静脉给药过快可对大脑皮层产生直接刺激作用。大剂量青霉素钾盐或钠盐静脉滴注也可引起明显的水、电解质平衡紊乱。肾功能下降的患者可引起高钾血症或高钠血症，甚至诱发心脏传导异常。鞘内注射可引起脑膜或神经刺激症状。

【药物相互作用】

丙磺舒、乙酰水杨酸、吲哚美辛、保泰松可竞争性抑制 β-内酰胺类抗生素从肾小管的分泌，使之排泄减慢、血药浓度增高、延长作用时间。氨基糖苷类抗生素与 β-内酰胺类抗生素合用时有协同作用，扩大抗菌谱，加强抗菌活性。抑菌药与 β-内酰胺类抗生素合用时可产生拮抗作用。青霉素类药物与许多药物如去甲肾上腺素、间羟胺、B 族维生素、维生素 C、氨基酸营养液等有配伍禁忌，故不应与其他药物混合。

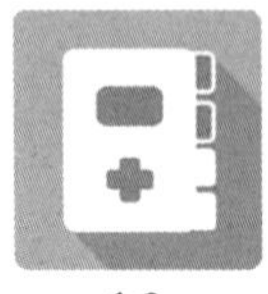

Note

(二) 苄星青霉素

苄星青霉素(benzathine benzylpenicillin)是青霉素 G 的二苄基乙二胺盐，是青霉素 G 的长效制剂。不可静脉给药，肌内注射后缓慢游离出青霉素被吸收而呈抗菌作用，血药浓度低，但作用维持时间长，可维持 2～4 周。

苄星青霉素的活性成分是青霉素 G，故抗菌机制、抗菌谱与其相同。但由于注射剂量所限，所能达到的血药浓度较低，故不能代替青霉素 G 用于急性或重症感染，可用于防治敏感菌所致的轻度感染，主要用于预防风湿性疾病，治疗各期梅毒。应用苄星青霉素时必须先做青霉素皮试，阳性反应者禁用。不良反应参见青霉素 G。

二、半合成青霉素类

（一）耐酸青霉素

青霉素 V（penicillin V，phenoxymethylpenicillin）为耐酸青霉素的代表药物，是广泛使用的口服青霉素类药物，耐酸、口服吸收好是其主要优点。

本药口服后经十二指肠吸收，吸收率为 60%，其吸收不受胃中食物影响。口服后 45 min 左右达血药浓度峰值。血浆蛋白结合率约 80%，给药量的 20%～40%以原型经尿排出。血浆半衰期为 1～2 h。抗菌谱与青霉素 G 相同，但抗菌活性不及青霉素 G，不宜用于严重感染，主要用于革兰阳性球菌引起的轻度感染、恢复期的巩固治疗和感染复发的预防用药。

（二）耐酶青霉素

本类药物通过化学结构上酰基侧链（R_1）的空间位置障碍作用保护 β-内酰胺环，使其不易被 β-内酰胺酶水解。代表药物包括甲氧西林、苯唑西林（新青霉素Ⅱ）、氯唑西林、双氯西林等。

本类药的抗菌谱与青霉素 G 相似，对耐青霉素（产酶）金黄色葡萄球菌作用强，对青霉素敏感菌株（不产酶）的作用弱于青霉素 G，对革兰阴性菌无效。近年来耐甲氧西林和苯唑西林的金黄色葡萄球菌不断增加，其耐药性主要是因为产生了新的 PBPs（如 PBP_{2a}），而与 β-内酰胺酶无关，该菌株对所有的 β-内酰胺类抗生素耐药，称为耐甲氧西林金黄色葡萄球菌（MRSA）。本类药物除甲氧西林对酸不稳定外，其余均耐酸，可口服、注射给药，口服吸收较好，1～1.5 h 血药浓度达峰值，有效浓度可维持 2～3 h。血浆蛋白结合率达 95%以上。多以原型从尿排泄。主要用于耐青霉素 G 的葡萄球菌感染，如肺炎、骨髓炎、肝脓肿、皮肤软组织感染、心内膜炎、败血症等。与天然青霉素之间有交叉过敏反应。

（三）广谱青霉素

本类药物对革兰阳性及阴性菌均有抗菌作用。当青霉素 R_1 苄基上的氢被氨基取代，即可使药物容易透过细菌的细胞外壁的脂多糖和磷脂层进入细胞膜而破坏黏肽的合成，故对革兰阴性菌有较强的的抗菌作用。具有耐酸、可口服、毒性极低的特点，代表药物有氨苄西林和阿莫西林。

本类药的抗菌谱比青霉素 G 广，其特点体现在对革兰阴性菌的抗菌作用优于青霉素 G。流感嗜血杆菌、大肠埃希菌、沙门氏菌、痢疾志贺菌、脑膜炎奈瑟菌和不产酶的淋病奈瑟球菌对其敏感。对铜绿假单胞菌无效，由于不耐酶，对产酶的金黄色葡萄球菌无效。

氨苄西林对青霉素 G 敏感的金黄色葡萄球菌、革兰阳性杆菌、螺旋体的抗菌作用不及青霉素 G，但对粪链球菌的作用优于青霉素 G。对革兰阴性菌有较强的作用，与氯霉素、四环素等相似或略强，但不及庆大霉素与多黏菌素，对铜绿假单胞菌无效。空腹口服后 2 h 达血药浓度峰值，肌内注射后 0.5～1 h 达血药浓度峰值。经肾排泄，血浆半衰期为 1～1.5 h。临床用于敏感菌所致的呼吸道感染、伤寒、副伤寒、革兰阴性菌败血症、软组织感染、泌尿道感染、脑膜炎、心内膜炎等。

阿莫西林抗菌谱及抗菌活性与氨苄西林相似，但对肺炎链球菌、肠球菌、沙门菌属、幽门螺杆菌的杀菌作用比氨苄西林强。口服吸收良好，血中药物浓度约为口服同量氨苄西林的 2.5

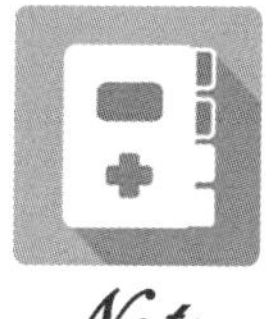

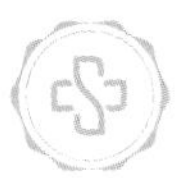

倍。临床用于敏感菌所致的呼吸道、泌尿道、胆道感染及伤寒，也用于慢性活动性胃炎和消化性溃疡的治疗。

（四）抗铜绿假单胞菌广谱青霉素

本类药物不仅具有上述广谱青霉素的抗菌谱，且由于可与铜绿假单胞菌生存所必需的PBPs形成多位点结合、对细菌细胞膜具有强大的穿透作用而对铜绿假单胞菌有抗菌作用。不耐酸，多数不耐酶，对产酶的金黄色葡萄球菌无效。代表药物有羧苄西林、哌拉西林、呋布西林、磺苄西林等。

羧苄西林(羧苄青霉素)需注射给药，血浆蛋白结合率为50%。对革兰阳性菌的抗菌作用与氨苄西林相似，对革兰阴性杆菌作用强，对耐氨苄西林的大肠埃希菌有效，特别是对铜绿假单胞菌有效。临床上用于治疗烧伤继发铜绿假单胞菌感染，也可用于治疗铜绿假单胞菌、变形杆菌及大肠埃希菌引起的泌尿道感染、肺部感染、胸腹腔感染、败血症、胆道感染等。主要从尿中排泄，故对治疗泌尿道感染效果显著。单用时细菌易产生耐药性，常与庆大霉素合用，有协同作用。与青霉素有交叉过敏反应，用药前应做过敏试验，阳性反应者禁用。

哌拉西林(氧哌嗪青霉素)需采用肌内注射或静脉注射给药，血浆蛋白结合率约为20%。对革兰阳性菌的抗菌作用与氨苄西林相似，对肺炎克雷伯菌、变形杆菌属和流感嗜血杆菌等革兰阴性杆菌作用强于氨苄西林与羧苄西林，对铜绿假单胞菌的抗菌作用较同量羧苄西林强8～16倍。临床上主要用于治疗革兰阴性菌包括铜绿假单胞菌所致的严重感染，与氨基糖苷类抗生素联用效果更佳。

（五）抗革兰阴性杆菌青霉素

本类药物为窄谱抗生素，对革兰阴性杆菌有较强作用，但对铜绿假单胞菌无效，对革兰阳性菌作用较弱。抗菌作用机制是与PBP_2结合，使细菌变成圆形，不能维持正常形态引起细菌分裂繁殖受阻。本类药物包括供注射用的美西林、替莫西林，和供口服用的匹美西林。可用于泌尿道感染，对大肠埃希菌感染的疗效甚佳。

第三节　头孢菌素类抗生素

天然头孢菌素C因毒性大且抗菌作用弱而未用于临床。头孢菌素类抗生素是以水解头孢菌素C得到的母核7-氨基头孢烷酸(7-ACA)为基础，再用化学合成方法连接不同侧链制成的一系列半合成抗生素，为杀菌药。头孢菌素类抗生素的活性基团也是β-内酰胺环，其理化性质、生物活性、抗菌机制及临床应用与青霉素类抗生素相似，但由于母核7位取代基(R_1)的不同，其抗菌谱和对β-内酰胺酶的稳定性出现差异。对病毒、支原体、衣原体、真菌等引起的感染无效。与青霉素类比较，具有抗菌谱广、抗菌活性强、对β-内酰胺酶较稳定及过敏反应少等特点。

目前，临床上应用的头孢菌素类抗生素有70多个品种。根据药物合成时间的早晚、对β-内酰胺酶的稳定性、抗菌谱、抗菌活性及肾毒性，可将头孢菌素类抗生素分为四代：①第一代头孢菌素代表药物有供注射的头孢唑啉(cefazolin)、头孢噻吩(cephalothin)、头孢匹林(cephapirin)等，供口服的头孢氨苄(cephalexin)、头孢羟氨苄(cefadroxil)等，供口服和注射的头孢拉定(cefradine)；②第二代头孢菌素代表药物有供注射的头孢呋辛(cefuroxime)、头孢孟多(cefamandole)、头孢尼西(cefonicid)、头孢雷特(ceforanide)等，供口服的头孢呋辛酯(cefuroxime axetil)、头孢克洛(cefaclor)等；③第三代头孢菌素代表药物有供注射的头孢噻肟

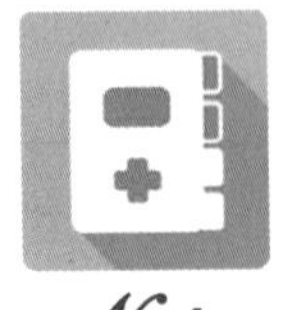
Note

(cefotaxime)、头孢唑肟(ceftizoxime)、头孢他啶(ceftazidime)、头孢哌酮(cefoperazone)、头孢曲松(ceftriaxone)、头孢地嗪(cefodizime)等,供口服的头孢克肟(cefixime)、头孢地尼(cefdinir)等;④第四代头孢菌素代表药物有供注射的头孢匹罗(cefpirome)、头孢吡肟(cefepime)和头孢克定(cefclidin)等。⑤第五代头孢菌素代表药物有供注射的头孢吡普(又称为头孢托罗(ceftobiprole))和头孢洛林酯(ceftaroline fosamil)等。

【体内过程】

除头孢羟氨苄、头孢氨苄、头孢拉定、头孢克洛、头孢呋辛酯、头孢克肟、头孢地尼等可口服,其余多数不耐酸,需注射给药。体内分布良好,第三代头孢菌素能在脑脊液中达到有效治疗浓度且多能进入前列腺及眼房水。多数经肾以代谢产物或原型排泄为主,但头孢哌酮约80%从胆汁排出,头孢曲松和头孢他啶也有部分经胆汁排泄。第一代的半衰期一般较短,第二、三代的半衰期有延长趋势,尤其是头孢曲松半衰期可达 8 h。

【抗菌作用】

头孢菌素类抗生素的抗菌作用机制与青霉素类相似,药物与细菌细胞膜上不同的 PBPs 结合,抑制黏肽的交叉联结,阻碍细菌细胞壁的合成,从而起到杀菌作用。

第一代头孢菌素对革兰阳性菌包括对青霉素敏感的细菌和耐药金黄色葡萄球菌(MRSA除外)抗菌活性强,优于第二、三代;对革兰阴性菌的作用较弱,弱于第二、三代。对耐药肠杆菌、铜绿假单胞菌、厌氧菌和脆弱拟杆菌无效。对金黄色葡萄球菌产生的β-内酰胺酶(青霉素酶)较稳定,对其他β-内酰胺酶的稳定性不如第二、三代。

第二代头孢菌素的抗菌谱比第一代广,对部分厌氧菌有一定作用,对铜绿假单胞菌无效。对革兰阳性菌的作用弱于第一代,对革兰阴性菌的作用较第一代强。对多数β-内酰胺酶稳定。

第三代头孢菌素抗菌谱比第二代有所扩大,对革兰阳性菌的作用弱于第一、二代,对革兰阴性菌的作用明显强于第一、二代,对肠杆菌、铜绿假单胞菌和厌氧菌均有较强的抗菌作用,目前临床应用的头孢菌素中抗铜绿假单胞菌活性最强的是头孢他啶。对β-内酰胺酶有较高的稳定性。

第四代头孢菌素抗菌谱更广,对革兰阳性菌的作用增强,对革兰阴性菌作用优于第三代,对肠杆菌、金黄色葡萄球菌、铜绿假单胞菌抗菌效果好。对耐甲氧西林金黄色葡萄球菌(MRSA)、耐甲氧西林表皮葡萄球菌等无效,对大多数厌氧菌有抗菌活性。对多种β-内酰胺酶高度稳定,对许多可使第三代头孢菌素失活的广谱β-内酰胺酶也很稳定。

第五代头孢菌素抗菌谱广,对包括 MRSA 在内的革兰阳性菌具有强大抗菌作用,对包括铜绿假单胞菌在内的革兰阴性菌有与第四代头孢菌素相似的抗菌作用。对厌氧菌的抗菌活性与头孢曲松、头孢他啶、头孢吡肟相似。对多种β-内酰胺酶高度稳定。

【临床应用】

第一代头孢菌素用于治疗敏感菌所致的呼吸道、泌尿道、皮肤及软组织感染。第二代头孢菌素用于治疗敏感菌引起的呼吸道、胆道、泌尿道、皮肤及软组织、骨组织、骨关节、妇科等感染,以及耐青霉素的淋病奈瑟球菌感染。第三代头孢菌素适用于对其他抗菌药高度耐药的革兰阴性菌感染,特别是危及生命的败血症、脑膜炎、肺炎、骨髓炎等感染。为避免产生耐药菌株,较轻感染可用其他抗菌药物治疗时,不宜使用第三代头孢菌素。第四代头孢菌素用于治疗对第三代头孢菌素耐药的细菌所致严重感染,尤其适用于严重多重耐药菌感染和医院内感染。第五代头孢菌素用于治疗 MRSA 感染,包括社区获得性肺炎、复杂性皮肤及皮肤结构感染等。

【不良反应】

头孢菌素类抗生素毒性小,不良反应较少。

1. 过敏反应 过敏反应是较常见的不良反应,多为皮疹、荨麻疹等,过敏性休克极少见,但与青霉素有交叉过敏反应。青霉素过敏者有 5%～10% 对头孢菌素类过敏,故有速发型青

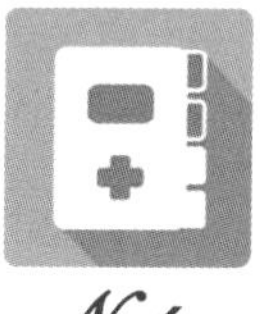

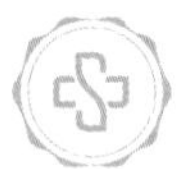

霉素过敏反应病史的患者禁用头孢菌素类药物。有青霉素过敏史者或青霉素皮试阳性史患者需用头孢菌素原液进行皮试。

2. 肾毒性 第一代头孢菌素大剂量使用或与氨基糖苷类抗生素联合应用时易损害肾近曲小管细胞，其中头孢唑啉与头孢噻吩更为明显。第二代较第一代肾毒性减轻；第三代对肾脏基本无毒性；第四代、第五代几乎无肾毒性。

3. "醉酒样"反应 与乙醇同时应用可产生"醉酒样"反应，亦称双硫仑样反应。双硫仑是一种戒酒药物，可抑制乙醛脱氢酶，使乙醛不能转化为乙酸而在体内蓄积产生不适。当头孢菌素类抗生素尤其是头孢孟多或头孢哌酮与含乙醇饮品一起饮用时，因头孢菌素类抗生素抑制乙醛脱氢酶而导致乙醛蓄积，产生双硫仑样反应，需予以急救。故使用头孢菌素类抗生素期间或停药3日内应避免摄入含乙醇的饮品。

4. 其他 口服给药可发生胃肠道反应，静脉给药可发生静脉炎。第三、四代头孢菌素类偶见二重感染。头孢孟多、头孢哌酮可引起低凝血酶原血症或血小板减少而导致出血。

第四节 其他β-内酰胺类抗生素

一、碳青霉烯类

碳青霉烯类(carbapenems)抗生素的化学结构与青霉素相似，不同之处在于噻唑环上的"S"被"C"取代，C_2 和 C_3 之间存在不饱和双键，且6位羟乙基侧链为反式构象。本类药物中最早发现的是硫霉素(thienamycin)，因其化学稳定性极差而未用于临床。代表药物有亚胺培南(imipenem)、美罗培南(meropenem)、帕尼培南(panipenem)、厄他培南(ertapenem)。本类药物的特点是抗菌谱广、抗菌作用强、对β-内酰胺酶高度稳定。

亚胺培南又称亚胺硫霉素，是第一个用于临床的碳青霉烯类药物。本药不能口服，在体内易被肾脱氢肽酶(DHP-1)水解而失效，需与DHP-1抑制剂西司他丁(cilastatin)等量配比组成复方制剂应用。临床用于革兰阳性和革兰阴性需氧菌和厌氧菌，以及耐甲氧西林金黄色葡萄球菌所致的各类重症感染。但对支原体、衣原体、军团菌感染无效。剂量偏高可引起中枢神经系统不良反应，如头痛、抽搐等。因此中枢神经系统感染和3个月以下婴儿不宜应用。美罗培南对DHP-1稳定，可单独应用。

二、头霉素类

头霉素类(cephamycins)的基本结构与头孢菌素类相似，在7-ACA的 C_7 位上增加一个甲氧基，对β-内酰胺酶的稳定性增强。临床上常用头霉素的衍生物，代表药物为头孢西丁(cefoxitin)。头孢西丁抗菌谱广，与第二代头孢菌素相似，对革兰阳性和阴性菌均有较强的杀菌作用，对厌氧菌的作用强于第三代头孢菌素。对β-内酰胺酶高度稳定，其稳定性优于大多数头孢菌素，对耐青霉素金黄色葡萄球菌及对头孢菌素类耐药的菌株均有较强活性。可用于治疗盆腔、腹腔和妇科的需氧和厌氧菌的混合感染。本类药物还包括头孢拉宗(cefbuperazone)、头孢米诺(cefminox)等。

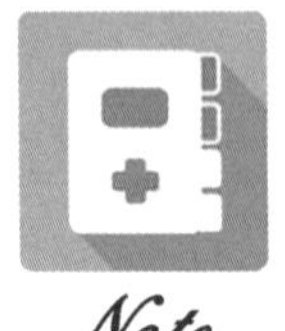

Note

三、氧头孢烯类

氧头孢烯类(oxacephems)的化学结构特点主要是7-ACA上的"S"被"O"取代。代表药物为拉氧头孢(latamoxef)、氟氧头孢(flomoxef)。本类药物抗菌谱广，对革兰阴性菌及厌氧菌作用强，对β-内酰胺酶稳定，具有与第三代头孢菌素相似的抗菌谱广和抗菌作用强的特点。半衰期长，有效血药浓度维持时间长。临床可用于呼吸道、泌尿道、妇科、胆道等感染及脑膜炎、败血症。不良反应较少，皮疹最为多见。

四、单环β-内酰胺类

代表药物有氨曲南（aztreonam）和卡芦莫南（carumonam）。二者抗菌谱和抗菌作用相似。氨曲南是第一个用于临床的单环β-内酰胺类抗生素，对革兰阴性菌有强大的抗菌作用，而对革兰阳性菌、厌氧菌作用弱。耐酶、低毒，与青霉素无交叉过敏反应。临床可用于大肠埃希菌、沙门菌属、克雷伯菌和铜绿假单胞菌所致的下呼吸道、泌尿道、软组织感染及脑膜炎、败血症的治疗。不良反应较少，主要为皮疹、血清转氨酶升高、胃肠道不适等。

第五节 β-内酰胺酶抑制药及其复方制剂

一、β-内酰胺酶抑制药

β-内酰胺酶抑制药（β-lactamase inhibitors）是一类新的非典型的β-内酰胺类药物，包括克拉维酸（clavulanic acid，棒酸）、舒巴坦（sulbactam，青霉烷砜）和他唑巴坦（tazobactam，三唑巴坦）。本类药物的化学结构中也具有β-内酰胺环，针对细菌产生的β-内酰胺酶发挥作用，与β-内酰胺酶不可逆结合而抑制其活性，从而保护β-内酰胺类抗生素的活性。β-内酰胺酶抑制药本身没有或只有较弱的抗菌活性，故对不产生β-内酰胺酶的细菌无作用，与多种β-内酰胺类抗生素合用以增强抗菌作用。

知识链接 36-1 头孢菌素类抗生素之间及其与青霉素之间的交叉过敏反应

克拉维酸由链球菌培养液中获得，是第一个用于临床的广谱β-内酰胺酶抑制药。抗菌谱广，抗菌活性低，单独应用无效。舒巴坦为半合成的不可逆竞争性β-内酰胺酶抑制药，化学稳定性优于克拉维酸，抗菌活性弱，略强于克拉维酸，对金黄色葡萄球菌和革兰阳性杆菌产生的β-内酰胺酶有较强的抑制作用。他唑巴坦为舒巴坦衍生物，抑酶作用强于克拉维酸和舒巴坦。

思政案例 36-1 精进业务水平，注意药物交叉过敏反应

二、β-内酰胺类抑制药的复方制剂

目前有多种不同的β-内酰胺类抗生素与β-内酰胺酶抑制药组成的复方制剂在临床使用。此类复方制剂包括阿莫西林和克拉维酸、阿莫西林和舒巴坦、头孢噻肟和舒巴坦、头孢哌酮和舒巴坦、氨苄西林和舒巴坦、哌拉西林和他唑巴坦等。使用此类复方制剂前需做皮试，以免发生过敏反应。

小 结

β-内酰胺类抗生素是在临床上最常使用的一类抗生素，按照化学结构主要可分为青霉素类、头孢菌素类、其他β-内酰胺类和β-内酰胺酶抑制药。该类药物的抗菌作用机制为与青霉素结合蛋白结合、抑制细菌细胞壁肽聚糖的合成及增强细菌自溶酶的活性。产生β-内酰胺酶是细菌对β-内酰胺类抗生素产生耐药的重要机制。青霉素类抗生素可分为天然青霉素和半合成青霉素。天然青霉素以青霉素G为代表，半合成青霉素包括耐酸青霉素、耐酶青霉素、广谱青霉素、抗铜绿假单胞菌广谱青霉素及抗革兰阴性杆菌青霉素。过敏反应是青霉素类最常见的不良反应，最严重的是过敏性休克。

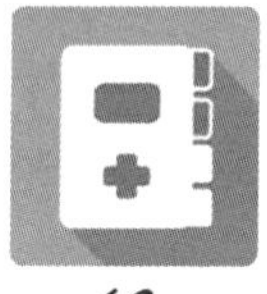

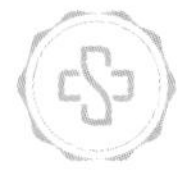

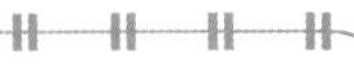

头孢菌素类抗生素的活性基团也是β-内酰胺环,根据药物合成时间的早晚、对β-内酰胺酶的稳定性、抗菌谱、抗菌活性及肾毒性,头孢菌素类抗生素分为五代。头孢菌素类抗生素毒性小,不良反应较少。与乙醇同时应用可产生"醉酒样"反应,亦称双硫仑样反应。

β-内酰胺酶抑制药包括克拉维酸、舒巴坦和他唑巴坦。本类药物的化学结构中具有β-内酰胺环,与β-内酰胺酶不可逆结合而抑制其活性,从而保护β-内酰胺类抗生素的活性。本身没有或只有较弱的抗菌活性,与多种β-内酰胺类抗生素合用以增强抗菌作用。

目标测试

思考题答案

思 考 题

1. 简述β-内酰胺类抗生素的抗菌作用机制及细菌对β-内酰胺类抗生素产生的耐药机制。
2. 简述天然青霉素的抗菌作用。
3. 半合成青霉素类包括哪些药物?
4. 如何防治青霉素导致的过敏性休克?
5. 比较第一、二、三、四代头孢菌素的抗菌作用特点。
6. 为什么β-内酰胺酶抑制药与β-内酰胺类抗生素合用可增强抗菌作用?

本章参考文献

[1] 杨宝峰,陈建国. 药理学[M]. 3 版. 北京:人民卫生出版社,2015.

[2] Karen Whalen. Pharmacology: lippincott's illustrated reviews[M]. 6th edition. Amesterdam: Wolters Kluwer, 2015.

[3] 杨宝峰,陈建国. 药理学[M]. 9 版. 北京:人民卫生出版社,2018.

[4] Qiao M, Ying G G, Singer A C, et al. Review of antibiotic resistance in China and its environment[J]. Environ Int, 2018, 110: 160-172.

[5] Horn K S, Danziger L H, Rodvold K A, et al. Pharmacokinetic drug evaluation of ceftobiprole for the treatment of MRSA[J]. Expert Opin Drug Metab Toxicol, 2017, 13(4): 463-472.

[6] Shenoy E S, Macy E, Rowe T, et al. Evaluation and management of penicillin allergy: a review[J]. JAMA, 2019, 321(2): 188-199.

(吉林大学 靳英丽)

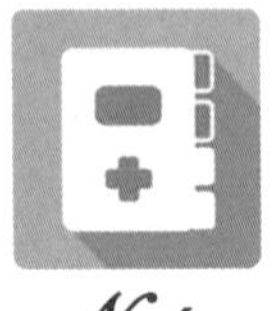

Note

第三十七章　大环内酯类、林可霉素类及多肽类抗生素

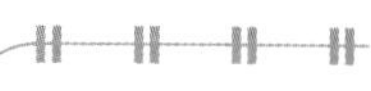

学习目标

本章 PPT

1. 知识目标　①掌握大环内酯类抗生素红霉素的抗菌谱、临床应用与不良反应。②熟悉林可霉素、万古霉素的抗菌作用与临床应用。③了解大环内酯类抗生素的耐药机制。

2. 能力目标　通过学习案例，学生能根据患者具体病情，将理论联系实际，合理应用本类抗生素。

3. 情感目标　通过对思政案例的学习，学生不断提高职业素养，增强社会责任感，做好医学科普宣传工作。

案例引导37-1

案例引导答案

患儿，男，14 岁。因发热 5 天、咳嗽 3 天就诊。病程中口服阿莫西林未见好转。查体：体温 38.9 ℃，呼吸 20 次/分，血压 100/70 mmHg，心率 110 次/分，双肺呼吸音粗，未闻及干啰音，心律齐，未闻及杂音。血常规：白细胞计数及分类正常；C-反应蛋白升高；血支原体抗体阳性；胸部 X 片示右肺中叶大片状密度增高影。

请问：

该患者的临床诊断是什么？首选何种抗菌药物治疗？

第一节　大环内酯类抗生素

大环内酯类(macrolides)抗生素是一类含有大环内酯环结构(含 13、14 或 15 个碳原子和 1 个氧原子)的具有相似抗菌作用的抗生素，常用于治疗需氧革兰阳性菌、革兰阴性菌和厌氧球菌感染，也作为 β-内酰胺类抗生素过敏者的替代药物。

大环内酯类抗生素按化学结构可分为：①十四元大环内酯类：红霉素(erythromycin)、竹桃霉素(oleandomycin)、罗红霉素(roxithromycin)、克拉霉素(clarithromycin)、地红霉素(dirithromycin)、泰利霉素(telithromycin)、喹红霉素(cethromycin)等。②十五元大环内酯类：阿奇霉素(azithromycin)。③十六元大环内酯类：麦迪霉素(midecamycin)、乙酰麦迪霉素(acetylmidecamycin)、交沙霉素(josamycin)、螺旋霉素(spiramycin)、乙酰螺旋霉素(acetylspiramycin)、吉他霉素(kitasamycin)、乙酰吉他霉素(acetylkitasamycin)、麦白霉素(meleumycin)、罗他霉素(rokitamycin)等。

第一代大环内酯类抗生素的代表药物红霉素于 20 世纪 50 年代开始应用于临床，其后又有地红霉素、麦白霉素、交沙霉素、乙酰螺旋霉素、麦迪霉素等第一代大环内酯类抗生素相继用

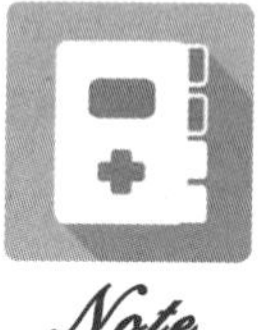
Note

于临床。20世纪70年代起，又陆续开发了第二代半合成大环内酯类抗生素，代表药物有克拉霉素、阿奇霉素、罗红霉素、罗他霉素等。与第一代大环内酯类比较，优点是口服吸收更好，半衰期更长，扩大了抗菌谱，增强了抗菌活性，减少了不良反应，具有良好的抗生素后效应，已广泛用于呼吸道感染的治疗。由于细菌对大环内酯类抗生素的耐药现象不断增加，近年开发了第三代大环内酯类抗生素即酮内酯类，是将十四元大环内酯第3个碳原子上的糖替换为羰基，代表药物有泰利霉素和喹红霉素。

【体内过程】

1. 吸收 红霉素口服经肠道吸收，但易被胃酸破坏，故临床一般用其肠衣片或酯化产物。克拉霉素和阿奇霉素对胃酸稳定且易吸收，食物干扰红霉素和阿奇霉素的吸收，但能增加克拉霉素的吸收。

2. 分布 大环内酯类抗生素能广泛分布到除脑脊液以外的各种组织和体液，并可达到抗菌浓度，且在肝、肾、肺、脾、胆汁及支气管分泌物中的浓度可高出同期血浆浓度。红霉素能扩散入前列腺，并可聚集在巨噬细胞和肝脏。阿奇霉素的血浆浓度较低，主要集中在中性粒细胞、巨噬细胞、肺、痰液、皮下组织、胆汁和前列腺中，然后再从这些组织缓慢释放，使其组织半衰期可达3天。罗红霉素分布广，血药浓度和细胞内浓度较其他大环内酯类高。

3. 代谢 红霉素主要在肝代谢，并能通过作用于CYP酶系统抑制许多药物的氧化。克拉霉素被氧化成仍具有抗菌活性的14-羟基克拉霉素。阿奇霉素不在体内代谢。

4. 排泄 红霉素和阿奇霉素主要以活性形式聚积和分泌在胆汁中，胆汁中浓度高，部分药物经肝肠循环被重吸收。阿奇霉素主要以原型经胆道排出，小部分从尿排泄。克拉霉素及其代谢产物主要经肾排泄。

知识链接37-1
红霉素及阿奇霉素的特点

【抗菌作用和机制】

第一代大环内酯类抗生素抗菌谱较窄，对大多数革兰阳性菌、厌氧球菌和部分革兰阴性菌如奈瑟菌、军团菌、弯曲杆菌、嗜血杆菌及白喉棒状杆菌有强大的抗菌活性，对梅毒螺旋体、钩端螺旋体、肺炎支原体、衣原体、立克次体、弓形虫、非典型结核分枝杆菌等非典型病原体也具有良好作用。第二、三代大环内酯类抗生素抗菌范围扩大，增强了对革兰阴性菌的抗菌活性。

大环内酯类抗生素通常为抑菌药，高浓度时对敏感菌呈现杀灭作用，在碱性环境中抗菌活性增强。大环内酯类抗生素主要通过抑制细菌蛋白质合成产生抗菌作用。本类药物能透过细菌的细胞膜，不可逆地结合到细菌核糖体的50S亚基上，抑制移位酶，阻止肽酰基tRNA和mRNA自"A"位移向"P"位，进而阻止新的氨酰基tRNA结合至"A"位，选择性抑制细菌蛋白质合成。林可霉素、克林霉素和氯霉素在细菌核糖体50S亚基上的结合点与其相同或相近，故在与这些药物合用时可发生拮抗作用，也易使细菌产生耐药。因细菌与哺乳动物细胞的核糖体不同，故大环内酯类抗生素对哺乳动物核糖体几乎无影响。

【耐药机制】

随着大环内酯类抗生素临床应用的增多，细菌对其耐药性日益增加。大环内酯类抗生素之间存在交叉耐药性，即对大环内酯类抗生素一个成员耐药的菌株对此类药物的其他成员也耐药，如克拉霉素和阿奇霉素与红霉素有交叉耐药性，但泰利霉素对大环内酯类抗生素耐药菌株仍有效。细菌对大环内酯类抗生素产生耐药的方式主要有以下几种。

1. 产生灭活酶 从大环内酯类抗生素诱导的细菌中分离出多种灭活酶，有酯酶、磷酸化酶、葡萄糖酶、乙酰转移酶和核苷转移酶，可使大环内酯类抗生素水解、磷酸化、乙酰化或核苷化而失活。

2. 核糖体靶位结构的改变 细菌可针对大环内酯类抗生素产生耐药基因，合成甲基化酶，使细菌核糖体50S亚基的一个腺嘌呤残基甲基化，导致大环内酯类抗生素不能与核糖体50S亚基的作用位点结合而呈耐药性。由于核糖体靶位结构的改变所致的耐药已成为限制第

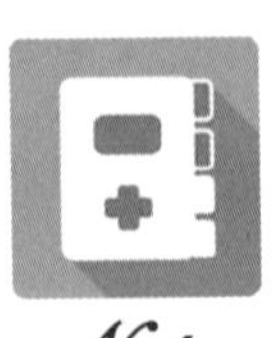

Note

二代大环内酯类抗生素临床应用的主要问题。

3. 摄入减少和外排增加　耐药菌株的细胞膜成分改变或出现新成分，使大环内酯类抗生素进入菌体的量减少，但药物与核糖体的亲和力不变。金黄色葡萄球菌还可通过能量依赖性的主动流出系统使细菌细胞内的药物浓度明显降低而引起耐药。

【非抗菌作用】

大环内酯类抗生素可抑制炎症介质的释放，减少黏液分泌、减少中性粒细胞趋化和黏附，促进炎症细胞凋亡而具有非特异性抗炎作用；可通过干扰淋巴细胞和细胞因子的产生，阻断 T 淋巴细胞和 B 淋巴细胞的信号转导通路而具有免疫调节作用；另外，大环内酯类抗生素的结构与胃动素极为相似，可激动胃动素受体，也可促进内源性胃动素释放，进而激活胆碱能受体而具有促进胃肠动力作用。

【临床应用】

大环内酯类抗生素不仅可用于多种病原体所致的感染性疾病，也可用于治疗呼吸系统疾病、消化系统疾病、免疫性疾病等非感染性疾病。大环内酯类抗生素可用于下列感染性疾病。

1. 链球菌感染　大环内酯类抗生素可用于治疗化脓性链球菌、溶血性链球菌、肺炎链球菌等引起的呼吸道感染、猩红热、皮肤软组织感染。

2. 军团菌病　治疗嗜肺军团菌、麦克达德军团菌或其他军团菌引起的肺炎及社区获得性肺炎。

3. 衣原体、支原体感染　包括沙眼衣原体所致结膜炎等眼部感染；支原体、衣原体所致呼吸系统感染，尿道炎、宫颈炎、盆腔炎等泌尿生殖系统感染。红霉素是治疗支原体肺炎的首选药，阿奇霉素对肺炎支原体的作用是该类药物中最强的。

4. 棒状杆菌属感染　可用于治疗白喉、棒状杆菌败血症、红癣等。红霉素能根除白喉杆菌，有效改善急、慢性白喉带菌者状况。

5. 其他　替代青霉素用于对青霉素过敏的葡萄球菌、链球菌感染患者。可作为治疗隐孢子虫病以及弓形体病的备选药物，可用于治疗敏感细菌所致的皮肤软组织感染，也可用于治疗厌氧菌引起的口腔感染。

【不良反应】

大环内酯类抗生素引起严重不良反应少见，但因对儿童的安全性指标尚未完全确定，12 岁以下儿童应用本类药物需谨慎。

1. 胃肠道反应　口服或静脉滴注可出现厌食、恶心、呕吐、腹痛和腹泻。第二、三代大环内酯类的胃肠道反应发生率较红霉素低，但仍为最常见的不良反应。

2. 肝损害　红霉素类可引起淤胆型肝炎，常见发热、黄疸、转氨酶升高等。红霉素的酯化物更易引起淤胆型肝炎，最严重的是依托红霉素。其他大环内酯类发生肝损害的概率较低。肝损害在各年龄均可发生，以成人较多。肝功能不良患者禁用红霉素。

3. 耳毒性　大剂量静脉给药或肝肾疾病患者、老年患者用药后可出现耳毒性，主要表现为听力下降，前庭功能亦可受损。一般在用药 1～2 周出现，停药或减量后大多数可恢复正常。静脉滴注时不宜剂量过大或时间过长。

4. 过敏反应　可出现药物热、皮疹、荨麻疹、嗜酸性粒细胞增多等，过敏性休克和血管神经性水肿少见。

5. 心脏毒性　常见于快速静脉滴注或大剂量应用，可出现心律失常，所引起的 QT 间期延长和尖端扭转型室性心动过速严重者可致死。红霉素、克拉霉素等禁与其他能引起 QT 间期延长的药物如特非那定合用。

6. 局部刺激症状　注射给药可引起局部刺激症状，故此类药物不宜用于肌内注射；静脉注射可引起血栓性静脉炎，故滴注液应稀释至 0.1%以下，且静滴速度不宜过快。

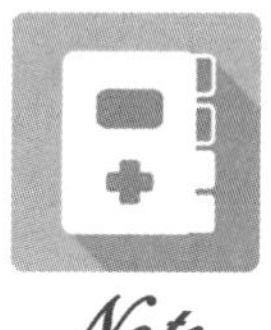

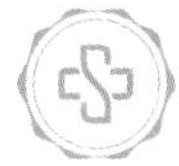

第二节 林可霉素类抗生素

林可霉素类抗生素包括林可霉素(lincomycin,洁霉素)和克林霉素(clindamycin),属广谱抗生素,两药具有相同的抗菌谱和抗菌机制。林可霉素由链丝菌发酵产生,属碱性抗生素。克林霉素是以氯离子取代林可霉素分子中第 7 位的羟基而得到的衍生物,又称为氯林可霉素或氯洁霉素。

【体内过程】

林可霉素口服吸收差且易受食物影响。克林霉素口服生物利用度高,受食物影响小。两药的血浆蛋白结合率较高,广泛分布于全身组织和体液,骨组织可达到更高浓度。不透过正常血脑屏障。主要在肝代谢,部分代谢产物仍有抗菌活性。

【抗菌作用和机制】

林可霉素类与大环内酯类的抗菌谱相似,一般情况下属抑菌药,高浓度下呈现杀菌作用。林可霉素对革兰阳性需氧菌有显著活性,且对各类厌氧菌有强大的抗菌作用,对部分需氧革兰阴性球菌有抑制作用。克林霉素的抗菌活性比林可霉素强 4～8 倍。

作用机制与大环内酯类相同,能不可逆性地结合到细菌核糖体 50S 亚基上,抑制细菌蛋白质合成。由于在细菌核糖体 50S 亚基上的结合点与红霉素和氯霉素相同或相近,故应避免林可霉素类与红霉素合用,以免产生拮抗作用。

【耐药性】

对林可霉素类的耐药机制主要通过改变核糖体结合位点及产生灭活酶形成耐药菌株。大多数细菌对林可霉素和克林霉素存在完全交叉耐药性,也与大环内酯类存在交叉耐药性。

【临床应用】

临床用于革兰阳性菌引起的呼吸道、胆道、关节与软组织、骨组织等的感染及脓毒症、心内膜炎等,还适用于厌氧菌引起的腹腔、女性生殖道和盆腔感染。克林霉素是治疗金黄色葡萄球菌骨髓炎的首选药物,也可作为青霉素过敏或不宜用青霉素者的替代药。

【不良反应】

可见恶心、呕吐、腹痛、腹泻等胃肠道反应,口服给药比注射给药多见。长期用药也可以引起二重感染及难辨梭状芽孢杆菌引起的伪膜性肠炎。口服甲硝唑或万古霉素通常可有效地治疗。偶见皮疹、瘙痒、荨麻疹、多形性红斑、剥脱性皮炎或药物热等过敏反应。少数患者用药后可出现肝功能异常,如转氨酶升高、黄疸等。

第三节 多肽类抗生素

多肽类抗生素(polypeptide antibiotic)是具有多肽结构特征的糖肽类抗生素,临床应用的有万古霉素类、多黏菌素类和杆菌肽类。

一、万古霉素类

此类药物从链霉菌或诺卡菌属培养液中分离获得,其化学性质稳定,包括万古霉素(vancomycin)、去甲万古霉素(norvancomycin)和替考拉宁(teicoplanin)等。

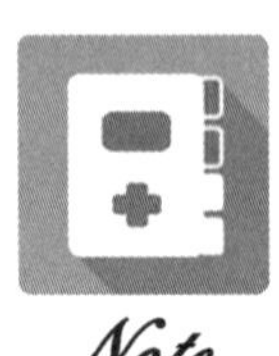

Note

【体内过程】

万古霉素口服难吸收，该药因肌内注射局部疼痛剧烈故不能肌内注射，只宜静脉给药，在体内很少代谢，90%以上经肾小球滤过由肾排泄。替考拉宁可肌内注射给药。

【抗菌作用和机制】

万古霉素类对革兰阳性菌有强大的杀菌作用，属于快效杀菌药。万古霉素仅对革兰阳性菌，特别是革兰阳性球菌产生强大杀菌作用，包括 MRSA 及 MRSE(耐甲氧西林表皮葡萄球菌)，对肠球菌无杀菌作用，但与氨基糖苷类合用可产生协同杀菌作用。去甲万古霉素对各种革兰阳性球菌与杆菌均有强大杀菌作用，MRSA 和 MRSE 对本药几乎无耐药菌株，是抗脆弱拟杆菌作用最强的抗生素。替考拉宁抗菌谱及抗菌活性与万古霉素相似，但对金黄色葡萄球菌的作用比万古霉素更强。

万古霉素类抗生素可牢固地结合到敏感菌细胞壁前体肽聚糖末端，抑制葡萄糖基转移酶，阻断细菌细胞壁肽聚糖结构的形成，造成细菌因细胞壁缺陷而破裂死亡，尤其对分裂增殖的细菌效果显著。

【临床应用】

万古霉素类适用于耐青霉素、耐头孢菌素类的革兰阳性菌所致的严重感染，是治疗 MRSA、MRSE 感染的首选药。常与氨基糖苷类合用产生协同杀灭作用而用于耐药肠球菌、链球菌心内膜炎。口服给药用于治疗难辨梭状芽孢杆菌引起的伪膜性肠炎。

【不良反应】

万古霉素和去甲万古霉素毒性较大，替考拉宁毒性较小。

1. 过敏反应 万古霉素可引起斑块皮疹和过敏性休克。快速静脉注射万古霉素后患者出现皮肤潮红、红斑、荨麻疹、心动过速和低血压等特征性症状，称为“红人综合征”。去甲万古霉素和替考拉宁几乎无上述反应。

2. 耳毒性 血药浓度较高时可致听力减退，甚至耳聋。替考拉宁偶见。

3. 肾毒性 万古霉素较常见，主要损伤肾小管。替考拉宁的肾毒性在同类药物中最低。

4. 其他 口服可引起恶心、呕吐和眩晕，静脉注射时偶发生疼痛和血栓性静脉炎。

二、多黏菌素类

多黏菌素类(polymyxins)是从多黏杆菌培养液中分离获得的一组多肽类抗生素，含有多黏菌素 A、B、C、D、E、M 几种成分，临床上仅用多黏菌素 B(polymyxin B)、多黏菌素 E(polymyxin E)和多黏菌素 M(polymyxin M)。

【体内过程】

本类药口服不吸收，肌内注射 2 h 左右达峰浓度，在肺、肾、肝及脑组织中浓度较高。本类药主要经肾脏排泄，尿排泄率可达 60%，连续给药可在体内蓄积。

【抗菌作用和机制】

多黏菌素类是窄谱慢效杀菌药，主要作用于细菌细胞膜，对繁殖期和静止期细菌均有杀菌作用。

多黏菌素类类似去垢剂，其亲水基团与细胞外膜磷脂形成复合物，亲脂链插入膜内脂肪链，解聚细胞膜后导致膜通透性增加，使细菌细胞内重要物质外漏而造成细菌死亡。本类药也影响细菌核质和核糖体功能。

【临床应用】

多黏菌素类主要用于铜绿假单胞菌及其他假单胞菌引起的创面、泌尿道及眼、耳、气管等部位的感染，也可用于败血症、腹膜炎的治疗。口服用于肠道术前准备和消化道感染，局部用于创面、五官、呼吸道、泌尿道及鞘内革兰阴性杆菌的感染。

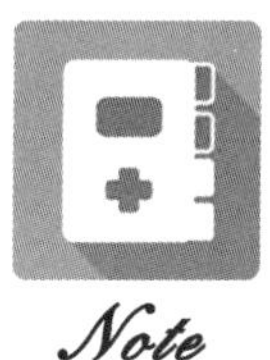

Note

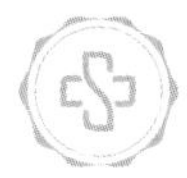

【不良反应】

多黏菌素类常用量也可引起明显不良反应，总发生率可达 25%。对肾和神经系统毒性较大。静脉注射和快速滴注可致呼吸抑制，还可出现皮疹、药物热等过敏反应。

三、杆菌肽类

杆菌肽(bacitracin)又名枯草菌肽、亚枯草菌素，是枯草杆菌和地衣芽孢杆菌产生的环肽，属多肽类抗生素。

【体内过程】

杆菌肽口服不吸收，局部应用亦很少吸收，全身应用需注射给药。本品主要经肾排泄。

【抗菌作用和机制】

属于慢效杀菌药，对革兰阳性菌有杀菌作用，抗菌谱与青霉素相似。作用机制主要是抑制细菌细胞壁的合成，可使焦磷酸酶失活，从而特异性抑制细胞壁合成阶段脱磷酸化作用，影响磷脂的转运和向细胞壁支架输送黏肽，进而抑制细胞壁的合成。杆菌肽类也与敏感细菌细胞膜结合，损伤细胞膜，使细胞内物质外流而导致菌体死亡。

【临床应用】

仅用于局部抗感染，主要用于耐青霉素葡萄球菌引起的皮肤软组织及眼部感染。

【不良反应】

全身应用杆菌肽类时可引起严重的肾毒性反应，受损部位以肾小管最为明显。

思政案例 37-1 合理使用抗生素，避免滥用

小　结

大环内酯类抗生素是一类含有大环内酯环结构的具有相似抗菌作用的抗生素，常用于治疗需氧革兰阳性菌、革兰阴性菌和厌氧球菌感染，也作为β-内酰胺类抗生素过敏者的替代药物。第一代大环内酯类抗生素包括红霉素、地红霉素、麦白霉素、交沙霉素、乙酰螺旋霉素、麦迪霉素等；第二代半合成大环内酯类抗生素包括克拉霉素、阿奇霉素、罗红霉素、罗他霉素等；第三代大环内酯类抗生素包括泰利霉素和喹红霉素等。大环内酯类抗生素通常为抑菌药，高浓度时对敏感菌呈现杀灭作用，主要通过结合到细菌核糖体 50S 亚基上抑制细菌蛋白质合成产生抗菌作用。大环内酯类抗生素引起严重不良反应少见，胃肠道反应是最常见的副作用。

林可霉素类抗生素包括林可霉素和克林霉素，属广谱抗生素，两药具有相同的抗菌谱和抗菌机制。作用机制与大环内酯类相同，能不可逆性地结合到细菌核糖体 50S 亚基上，抑制细菌蛋白质合成。万古霉素类抗生素可阻断细菌细胞壁肽聚糖结构的形成，造成细菌因细胞壁缺陷而破裂死亡。适用于耐青霉素、耐头孢菌素类的革兰阳性菌所致的严重感染，是治疗 MRSA、MRSE 感染的首选药。

目标测试

思考题答案

思　考　题

1. 简述大环内酯类抗生素的抗菌作用和机制。
2. 简述大环内酯类抗生素的主要临床应用及不良反应。
3. 万古霉素类的抗菌作用机制是什么？主要临床应用包括哪些？

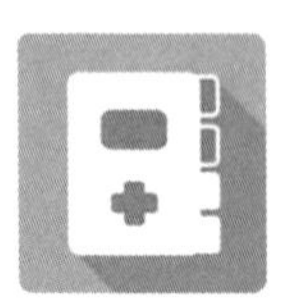

本章参考文献

[1] 杨宝峰,陈建国.药理学[M].3版.北京:人民卫生出版社,2015.

[2] Karen Whalen. Pharmacology: lippincott's illustrated reviews[M]. 6th edition. Amsterdam: Wolters Kluwer,2015.

[3] 杨宝峰,陈建国.药理学[M].9版.北京:人民卫生出版社,2018.

[4] Yang H J,Song D J,Shim J Y. Mechanism of resistance acquisition and treatment of macrolide-resistant mycoplasma pneumoniae pneumonia in children[J]. Korean J Pediatr, 2017,60(6):167-174.

[5] Jeffres M N. The whole price of vancomycin: toxicities, troughs, and time[J]. Drugs,2017,77(11):1143-1154.

[6] Bonaldo G,Andriani L A,D'Annibali O,et al. Cardiovascular safety of macrolide and fluoroquinolone antibiotics: an analysis of the WHO database of adverse drug reactions[J]. Pharmacoepidemiol Drug Saf,2019,28(11):1457-1463.

（吉林大学 靳英丽）

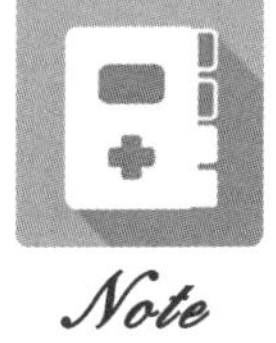

Note

第三十八章　氨基糖苷类抗生素

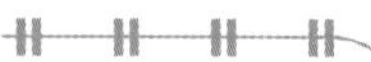

本章 PPT

学习目标

1. 知识目标　①掌握氨基糖苷类抗生素的抗菌作用机制、临床应用及不良反应。②熟悉常用氨基糖苷类抗生素庆大霉素、妥布霉素、阿米卡星等药的特点。③了解氨基糖苷类抗生素的耐药机制。

2. 能力目标　通过学习案例，学生能根据患者具体病情做出正确临床诊断并选用抗生素，将理论联系实际，理解氨基糖苷类抗生素基本知识的临床应用，达到合理用药目的。

3. 情感目标　学习思政案例，提高职业素养，树立医者仁心、工作严谨的理念。

案例引导答案

案例引导38-1

患者，男，58 岁。因发热 10 天，加重伴精神萎靡 3 天就诊。病前 3 个月开始因为肾病综合征口服糖皮质激素治疗。查体：体温 38.8 ℃，呼吸 22 次/分，血压 120/80 mmHg，心率 112 次/分，双肺呼吸音清，未闻及啰音，心律齐，未闻及杂音，肝脏肋下 2cm，脾脏未触及。血常规：白细胞计数 18×10^9/L，中性粒细胞比例 0.82；C-反应蛋白升高；血培养铜绿假单胞菌阳性。

请问：

该患者的临床诊断是什么？可选用哪些药物抗感染治疗？治疗过程中应注意什么？

氨基糖苷类(aminoglycosides)抗生素是一类由氨基醇环和氨基糖分子经配糖键连接成苷而得的苷类抗生素，包括两大类：①天然氨基糖苷类：链霉菌产生的链霉素(streptomycin)、卡那霉素(kanamycin)、妥布霉素(tobramycin)、大观霉素(spectinomycin)、新霉素(neomycin)等；小单孢菌产生的庆大霉素(gentamicin)、小诺霉素(micronomicin)、西索米星(sisomicin)、阿司米星(astromicin)等。②半合成氨基糖苷类：阿米卡星(amikacin，丁胺卡那霉素)、奈替米星(netilmicin)等。

氨基糖苷类抗生素结构上的共性决定了这类抗生素具有许多共同的特性。

第一节　氨基糖苷类抗生素的共性

一、抗菌作用和机制

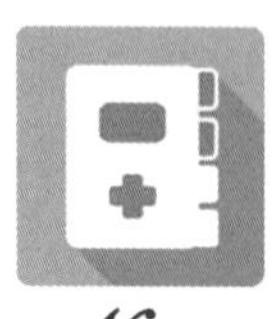

Note

氨基糖苷类抗生素抗菌谱较广且相似，主要对各种需氧革兰阴性杆菌(如大肠埃希菌、克雷伯菌属、志贺菌属、变形杆菌属、铜绿假单胞菌等)有强大的杀菌作用;部分品种对分枝杆菌属等也有一定抗菌作用;对淋病奈瑟球菌、脑膜炎奈瑟菌等革兰阴性球菌作用较差;对某些革兰阳性球菌也有良好抗菌活性;对厌氧菌无效。

氨基糖苷类抗生素是快速杀菌药,对静止期细菌有较强作用,属静止期杀菌药。杀菌特点包括:①杀菌速率和杀菌持续时间与药物浓度呈正相关;②仅对需氧菌有效,对厌氧菌无效(氨基糖苷类抗生素具有高度极性,被摄入菌体需在需氧条件下通过主动转运系统完成,而厌氧菌缺少此种转运系统);③存在较长时间的抗生素后效应(post antibiotic effect,PAE);④具有首次接触效应(first exposure effect,FEE),即细菌首次接触氨基糖苷类抗生素时能被迅速杀死,未被杀死的细菌再次或多次接触同种抗生素,其杀菌作用明显降低;⑤在碱性环境中抗菌活性增强。

氨基糖苷类抗生素的抗菌机制主要是抑制细菌蛋白质合成,并能破坏细菌细胞膜完整性。氨基糖苷类抗生素经膜孔通道被动扩散穿过细菌细胞外膜,经氧依赖性主动转运系统进入细胞内,特异性结合到细菌核糖体 30S 亚基,对蛋白质合成的全过程始动、延伸、终止三个阶段均有作用。作用环节如下:①始动阶段:抑制始动复合物的形成,使蛋白质合成在早期终止。②延伸阶段:选择性地与 30S 亚基上的靶蛋白结合,使 A 位扭曲变形,从而造成 mRNA 上密码子出现错误,将错误的氨基酸掺入肽链,导致合成无功能的蛋白质。③终止阶段:阻止终止密码子与 A 位结合,阻止肽链脱落。此外,氨基糖苷类抗生素还可使细菌细胞膜缺损,膜通透性增高,细胞内重要物质外漏和加快氨基糖苷类抗生素的转运,加速细菌的死亡。

二、耐药机制

细菌对氨基糖苷类抗生素易产生耐药性,其主要机制:①产生修饰氨基糖苷类抗生素的钝化酶使药物灭活:包括乙酰化酶、腺苷化酶和磷酸化酶,可将乙酰基、腺苷、磷酸连接到氨基糖苷类抗生素的氨基或羟基上,使药物不能与核糖体结合而失效。②膜通透性的改变:由于外膜膜孔蛋白结构的改变,降低了对氨基糖苷类抗生素的通透性,使菌体内药物浓度下降。③靶位的修饰:氨基糖苷类抗生素的结合位点在核糖体 30S 亚基上,基因突变使靶位缺失或改变,导致氨基糖苷类抗生素进入菌体后不能与 30S 亚基结合。

三、体内过程

1. 吸收 氨基糖苷类抗生素的极性大,脂溶性小,口服难吸收。多采用肌内注射,吸收迅速而完全,达峰时间为 0.5～2.0 h。为避免血药浓度过高而导致不良反应,通常不静脉注射给药。

2. 分布 氨基糖苷类抗生素的血浆蛋白结合率均较低,除链霉素为 35%外,其他多在 10%以下。主要分布于细胞外液,在肾皮层和内耳淋巴液及外淋巴液高浓度聚积,难于进入细胞内,但可透过胎盘屏障。不易透过血脑屏障,即使在脑膜发炎时也难达到药物有效浓度。

3. 代谢与排泄 氨基糖苷类抗生素在体内不被代谢,90%以上以原型经肾小球滤过排泄,尿药浓度是血药浓度的 25～100 倍。肾功能正常者氨基糖苷类抗生素的血浆半衰期为 2～4 h。

四、临床应用

1. 敏感革兰阴性杆菌感染 用于治疗革兰阴性需氧杆菌包括铜绿假单胞菌所致的严重感染,如下呼吸道、泌尿道、皮肤软组织、骨关节感染等。对败血症、脑膜炎等重症感染需联合应用其他对革兰阴性杆菌有强大抗菌活性的抗生素,如广谱青霉素类,第三、四代头孢菌素或氟喹诺酮类药物。

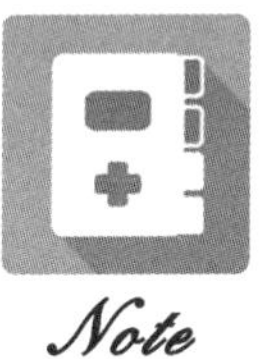
Note

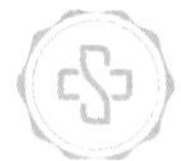

2. 联合用药治疗革兰阳性菌感染 对于肠球菌属或草绿色链球菌所致心内膜炎，以及金黄色葡萄球菌与表皮葡萄球菌所致败血症、心内膜炎等严重感染，常与耐酶青霉素、利福平或万古霉素合用。

3. 结核杆菌和非典型结核分枝杆菌感染 链霉素、卡那霉素、阿米卡星可用于治疗结核病。非典型结核分枝杆菌感染主要选用阿米卡星。

4. 其他 口服用于消化道感染、肠道术前准备、肝性脑病等的治疗；制成外用软膏、眼膏或冲洗液可治疗局部感染。

五、不良反应

氨基糖苷类抗生素均具有相似的不良反应，主要是耳毒性和肾毒性，尤其在儿童和老年患者更易引起。毒性的强弱与药物的品种、服药剂量及时程有关。近年来采用血药浓度检测，降低了不良反应的发生率及减轻了损害程度。

1. 耳毒性 氨基糖苷类抗生素在内耳淋巴液蓄积，可引起前庭功能障碍和耳蜗神经损害。前庭功能障碍主要表现为眩晕、恶心、呕吐、头晕、视力减退、眼球震颤和共济失调，以眩晕为主要症状。前庭毒性的发生率依次为：卡那霉素(4.7%)＞链霉素(3.6%)＞西索米星(2.9%)＞庆大霉素(1.2%)＞妥布霉素(0.4%)。耳蜗听神经损害表现为耳鸣、听力减退甚至永久性耳聋，发生率依次为：卡那霉素(1.6%)＞阿米卡星(1.5%)＞西索米星(1.4%)＞庆大霉素(0.5%)＞妥布霉素(0.4%)。耳聋是不可逆的，并能影响胎儿。耳毒性防治措施：①经常询问用药者是否有眩晕、耳鸣等先兆症状；②定期做听力监测与血药浓度监测；③儿童和老年人用药要格外谨慎，孕妇尽量不用；④避免与呋塞米、依他尼酸、布美他尼、万古霉素、甘露醇、镇吐药等其他有耳毒性的药物合用，慎重与镇静催眠药和 H_1 受体阻断药等合用。

2. 肾毒性 氨基糖苷类抗生素是诱发药源性肾衰竭的最常见因素。该类药物主要经肾排泄，尿药浓度高，并在肾蓄积，导致肾小管，尤其是近曲小管上皮细胞溶酶体肿胀、破裂，线粒体的损害，干扰钙调节转运过程，轻则引起肾小管肿胀，重则产生急性坏死。常表现为蛋白尿、管型尿、血尿等，严重时可导致无尿、氮质血症和肾衰竭，停药后一般可恢复。老年人、肾功能不良者宜减量使用或慎用。注意避免与肾毒性药物合用，并定期监测肾功能及血药浓度。常用剂量时各药肾毒性的严重程度依次为：新霉素＞卡那霉素＞庆大霉素＞妥布霉素＞阿米卡星＞奈替米星＞链霉素。

知识链接 38-1 氨基糖苷类抗生素奈替米星的特点

3. 神经肌肉麻痹 与给药剂量和给药途径有关。最常见于大剂量腹膜内或胸膜内用药后，偶见于肌内或静脉注射后。大剂量时由于药物与突触前膜钙结合部位结合，抑制乙酰胆碱的释放并降低突触后膜对乙酰胆碱敏感性，因而阻断神经肌肉接头处的传导，导致呼吸肌麻痹。抢救时应立即静脉注射葡萄糖酸钙和新斯的明，其他措施同抢救休克。临床用药时避免合用肌松药、全麻药等，血钙过低、重症肌无力患者禁用或慎用。

4. 过敏反应 可见皮疹、药物热、口周发麻、血管神经性水肿等过敏反应。接触性皮炎是局部应用新霉素最常见的不良反应。链霉素偶可引起过敏性休克，发生率较青霉素低，但死亡率较青霉素过敏性休克高。给药前应进行药物敏感试验，发生过敏性休克时与青霉素过敏性休克抢救措施一致。

第二节　常用氨基糖苷类抗生素

链霉素

链霉素是1944年从链霉菌培养液中分离获得并最早用于临床的氨基糖苷类药物，也是第

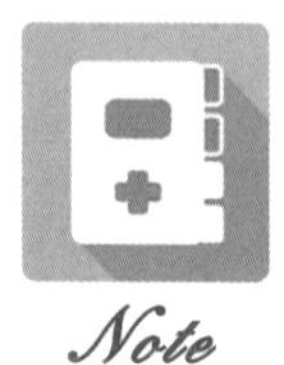

Note

一个用于治疗结核病的药物且至今仍作为抗结核病的二线药物。

【体内过程】

口服极少吸收，肌内注射吸收快，半小时可达血药峰浓度。主要分布在细胞外液。主要经肾小球滤过排出体外，排泄速率和肾功能密切相关。

【临床应用】

链霉素是氨基糖苷类抗生素中对铜绿假单胞菌和其他革兰阴性杆菌抗菌活性最低的一种。对土拉菌病和鼠疫有特效，常为首选药，特别是与四环素联合用药已成为目前治疗鼠疫最有效的手段。也用于治疗多重耐药的结核病。

【不良反应】

链霉素最易引起过敏反应，以皮疹、发热、血管神经性水肿较为多见。也可引起过敏性休克，通常于注射链霉素后 10 min 内发生，死亡率较青霉素过敏性休克高。最常见的毒性反应为耳毒性，其前庭反应较耳蜗反应出现早，且发生率高。其次为神经肌肉阻滞作用，少见肾毒性，其发生率较其他氨基糖苷类抗生素低。

庆大霉素

庆大霉素是从放线菌科单孢子属小单胞菌发酵培养液中提取的碱性化合物，1969 年开始应用于临床。属为数不多热稳定性高的抗生素，是常用的氨基糖苷类抗生素。

【体内过程】

口服吸收很少，肌内注射吸收迅速而完全，1 h 内可达血药峰浓度。主要分布于细胞外液，极少在体内代谢，24 h 内多数(40%～65%)以原型由肾经尿液排出，肾皮质内药物浓度数倍高于血浆浓度，停药 20 天后仍可在尿中检测到本药。

【临床应用】

链霉素是各种革兰阴性菌感染的主要抗菌药，尤其对沙雷菌属作用最强。用于治疗革兰阴性需氧杆菌所致的严重感染，如下呼吸道感染、腹腔感染、骨和软组织感染、复杂泌尿道感染、菌血症和脑膜炎等。口服用于肠道感染、肠道术前准备。局部可用于皮肤、眼、耳、鼻部和黏膜表面的感染。

【不良反应】

最重要的不良反应是耳毒性，对耳前庭损伤较对耳蜗损伤严重，常于用药 2 周内或停药数周后发生。庆大霉素还常引起肾毒性，是目前临床应用的氨基糖苷类抗生素中最易引起肾毒性的药物，常表现为多尿和蛋白尿，急性肾衰竭少见。

卡那霉素

卡那霉素是由卡那链霉菌产生的氨基糖苷类抗生素，含卡那霉素 A、B、C 三个组分，卡那霉素 A 为主要组分。

【体内过程】

肌内注射后迅速被吸收，主要分布于细胞外液，在体内不被代谢，以原型由肾经尿排出，胆汁、乳汁中亦可排出少量。

【临床应用】

对多数革兰阴性菌和结核分枝杆菌有效，曾广泛用于各种革兰阴性杆菌感染，但因不良反应大，疗效不突出，现已被庆大霉素、妥布霉素等取代。目前仅与其他抗结核药合用以治疗对一线抗结核药有耐药性的结核患者。也可口服用于肝性脑病或腹部手术术前准备。

【不良反应】

耳毒性发生率较高，可有听力减退、耳鸣或耳部饱满感。有肾毒性，伴有血尿、少尿。

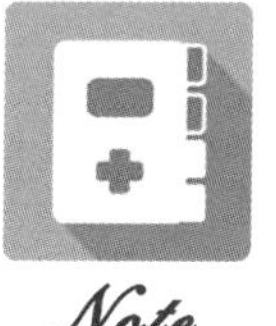

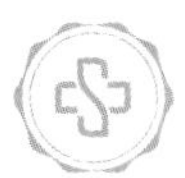

阿米卡星

阿米卡星又称丁胺卡那霉素，是卡那霉素的半合成衍生物，由卡那霉素 A 的 C_1 位上的氮原子酰化得到的半合成抗生素，临床应用广泛。

【体内过程】

肌内注射后迅速被吸收，主要分布于细胞外液，1 h 后可达血药峰浓度。血浆蛋白结合率低，主要分布于细胞外液，不易透过血脑屏障。大多数药物经肾小球滤过以原型经尿排出。

【临床应用】

阿米卡星是抗菌谱最广的氨基糖苷类抗生素，对革兰阴性杆菌和金黄色葡萄球菌均有较强的抗菌活性。优点是对许多肠道革兰阴性杆菌和铜绿假单胞菌产生的钝化酶稳定。首选用于肠道革兰阴性杆菌和铜绿假单胞菌耐药菌感染。与β-内酰胺类抗生素联合可有协同作用，如常与羧苄西林或哌拉西林合用治疗铜绿假单胞菌感染；与头孢菌素类合用治疗克雷伯菌属感染；当粒细胞缺乏或其他免疫缺陷患者合并严重革兰阴性杆菌感染时与β-内酰胺类抗生素联合使用比单独使用阿米卡星效果更好。

【不良反应】

阿米卡星不良反应中耳毒性重于庆大霉素，肾毒性低于庆大霉素，长期应用可导致二重感染。

妥布霉素

妥布霉素是从链霉菌培养液中分离获得，亦可由卡那霉素 B 脱氧制备。

【体内过程】

口服吸收差，肌内注射后迅速被吸收，可渗入胸腔、腹腔、滑膜腔并达到有效治疗浓度。极少在体内代谢，主要经肾小球滤过，24 h 内 80%～85%以原型由肾脏排出。可在肾脏大量聚积，在肾皮质中的半衰期可达 74 h。

【临床应用】

主要用于革兰阴性菌引起的烧伤感染、败血症、呼吸道感染、泌尿系统感染、胆囊胆道感染及软组织严重感染等。妥布霉素对铜绿假单胞菌的作用是庆大霉素的 2～5 倍，通常与抗铜绿假单胞菌的青霉素类或头孢菌素类抗生素合用。对其他革兰阴性杆菌的抗菌活性不如庆大霉素，不作为首选药物。妥布霉素滴眼液适用于敏感细菌所致外眼及其附属器的局部感染。

【不良反应】

主要不良反应有耳毒性和肾毒性，但轻于庆大霉素。可引起恶心、呕吐、血清转氨酶升高等，偶见神经肌肉接头阻滞和二重感染。

思政案例 38-1
医者仁心，严谨用药，减少不良反应

小　结

氨基糖苷类抗生素是一类由氨基醇环和氨基糖分子经配糖键连接成苷而得的苷类抗生素，包括天然氨基糖苷类如链霉素、卡那霉素、妥布霉素、大观霉素、新霉素、庆大霉素、小诺霉素、西索米星、阿司米星等；半合成氨基糖苷类如阿米卡星、奈替米星等。氨基糖苷类抗生素抗菌谱较广且相似，主要对各种需氧革兰阴性杆菌有强大的杀菌作用；部分品种对分枝杆菌属等也有一定抗菌作用；对淋病奈瑟球菌、脑膜炎奈瑟菌等革兰阴性球菌作用较差；对某些革兰阳性球菌也有良好抗菌活性；对厌氧菌无效。氨基糖苷类抗生素是快速杀菌药，对静止期细菌有较强作用。抗菌机制主要是抑制细菌蛋白质合成，并能破坏细菌细胞膜完整性。氨基糖苷类抗生素均具有相似的不良反应，主要是耳毒性和肾毒性。

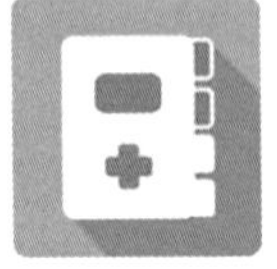

Note

思 考 题

1. 简述氨基糖苷类抗生素的抗菌作用及机制。
2. 氨基糖苷类抗生素杀菌作用有哪些特点？
3. 氨基糖苷类抗生素主要有哪些不良反应？

目标测试

思考题答案

本章参考文献

[1] 杨宝峰，陈建国. 药理学[M]. 3 版. 北京：人民卫生出版社，2015.

[2] Karen Whalen. Pharmacology：lippincott's illustrated reviews[M]. 6th edition. Amsterdam：Wolters Kluwer，2015.

[3] 杨宝峰，陈建国. 药理学[M]. 9 版. 北京：人民卫生出版社，2018.

[4] Park J W，Ban Y H，Nam S J，et al. Biosynthetic pathways of aminoglycosides and their engineering[J]. Curr Opin Biotechnol，2017，48：33-41.

[5] Yim J，Smith J R，Rybak M J. Role of combination antimicrobial therapy for vancomycin-resistant enterococcus faecium infections：review of the current evidence[J]. Pharmacotherapy，2017，37(5)：579-592.

（吉林大学 靳英丽）

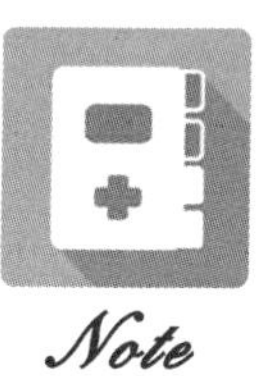

第三十九章　四环素类及氯霉素类

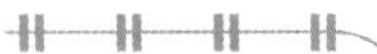

学习目标

1. 知识目标　掌握四环素类(四环素、多西环素、米诺环素)的抗菌作用及临床应用。掌握氯霉素的抗菌作用、临床应用、不良反应以及防治措施。

2. 能力目标　通过学习案例，加强对本类药物理解，学生能理论联系实践，达到正确使用抗菌药的目的。

3. 情感目标　学习思政案例，增强职业责任感，并充分意识到药学工作的重要性。

本章 PPT

案例引导39-1

患儿，男，1岁，体重9 kg。2021年11月12日16:00左右玩耍时误将其母亲放置在茶几上的氯霉素片2片(0.5 g)吞入口中，20:30患儿哭闹伴非喷射性呕吐胃内容物2次，21:00到医院儿科就诊，以氯霉素中毒收入院。根据急诊实验室检查结果，初步诊断灰婴综合征。

请问：

与氯霉素引起灰婴综合征有关的因素有哪些？

案例引导答案

知识链接 39-1
灰婴综合征

四环素类(tetracyclines)及氯霉素类(chloramphenicols)药物属广谱抗生素(broad-spectrum antibiotics)，它们是革兰阳性菌和阴性菌的快速抑菌药，对立克次体、支原体和衣原体也有较强的抑制作用，四环素类药物尚可抑制某些螺旋体和原虫。

思政案例 39-1
"梅花K"使用过期四环素导致患者中毒

第一节　四环素类

本类药物的化学结构中均具有菲烷的基本骨架，是酸、碱两性物质，在酸性溶液中较稳定，在碱性溶液中易破坏，临床一般用其盐酸盐。四环素(tetracycline)、土霉素(terramycin，氧四环素)、金霉素(chlortetracycline，氯四环素)和地美环素(democlocycline，去甲金霉素)属天然四环素类。美他环素(methacycline，甲烯土霉素)、多西环素(doxycycline，强力霉素、脱氧土霉素)和米诺环素(minocycline，二甲胺四环素)属半合成四环素类，亦称第二代四环素类抗生素。

一、抗菌作用特点及研究进展

本类药物的抗菌谱、抗菌作用机制和临床应用相似，属快速抑菌药。药物的抗菌活性依次为米诺环素＞多西环素＞美他环素＞地美环素＞四环素＞土霉素。四环素和土霉素曾长期作为临床抗感染治疗的主要抗生素。近年来，由于耐药菌株日益增多，四环素类药物的不良反应

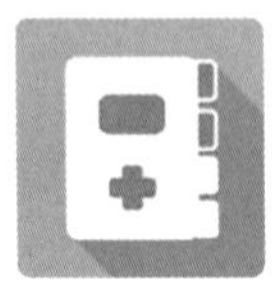

Note

成为突出问题，尤其是四环素，已不再作为本类药物的首选药。土霉素仍可用于治疗肠阿米巴病（对肠外阿米巴病无效），疗效优于其他四环素类药物。土霉素通过抑制肠道共生菌丛的代谢，使阿米巴原虫失去生长条件，间接发挥抗阿米巴作用；很少用于治疗细菌感染。金霉素的口服和注射制剂均被淘汰，仅保留外用制剂用于治疗结膜炎和沙眼等疾病。

二、作用机制

对于革兰阴性菌，药物首先以被动扩散方式经细胞壁外膜的亲水性通道转运，再以主动转运方式经胞质膜的能量依赖系统泵入胞质内。药物进入革兰阳性菌的机制尚不十分清楚，但也是一种耗能过程。在胞质中药物与核糖体 30S 亚基的 A 位特异性结合，阻止氨基酰 tRNA（亦称氨酰 tRNA）进入 A 位，抑制肽链延长和蛋白质合成（图 39-1）。药物尚可改变细菌细胞膜通透性，导致菌体内核苷酸及其他重要成分外漏，从而抑制细菌 DNA 复制。高浓度时也具有杀菌作用。哺乳动物细胞不存在主动转运四环素类药物的生物机制，同时其核糖体对药物的敏感性低，因此机体内的药物仅抑制细菌的蛋白质合成。

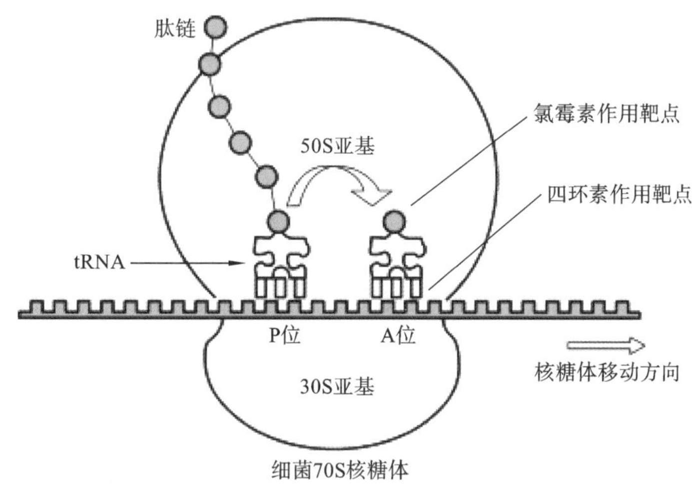

图 39-1 四环素及氯霉素抑制细菌蛋白质合成的作用部位示意图

三、临床应用

四环素类药物首选治疗立克次体感染（斑疹伤寒、Q 热和恙虫病等）、支原体感染（支原体肺炎和泌尿生殖系统感染等）、衣原体感染（鹦鹉热、沙眼和性病淋巴肉芽肿等）以及某些螺旋体感染（回归热等）。四环素类药物还可首选治疗鼠疫、布鲁菌病、霍乱、幽门螺杆菌感染引起的消化性溃疡、肉芽肿鞘杆菌感染引起的腹股沟肉芽肿以及牙龈卟啉单胞菌引起的牙周炎。使用本类药物时首选多西环素。

四、耐药性

细菌对本类药物耐药性的形成呈渐进性，近年来耐药菌株日渐增多，如金黄色葡萄球菌（简称金葡菌）、A 群链球菌、肺炎链球菌、大肠埃希菌、志贺菌属等。四环素、土霉素、金霉素之间为完全交叉耐药，但是对天然四环素耐药的细菌对半合成四环素可能仍敏感。耐药性产生的机制有 4 种：现已分离出 5 种核糖体保护蛋白的基因（如 *TetM* 等），*TetM* 表达增强产生大量的 TetM 蛋白，后者与延长因子有高度的同源性，二者相互竞争作用靶点，促使四环素自核糖体解离；现已分离出 8 种编码泵出四环素类药物的基因（如 *TetA* 等），这类基因表达的膜蛋白具有排出四环素-阳离子复合物的作用，使菌体内药物浓度降低；大肠埃希菌染色体突变引

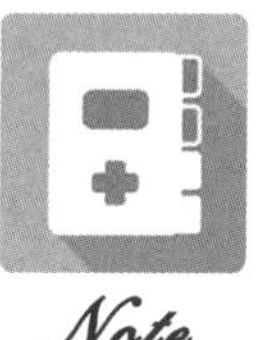

起细胞壁外膜孔蛋白 OmpF 减少，进入菌体的药物减少；细菌产生灭活酶，使药物失活。

四环素

【抗菌特点】

对革兰阳性菌的抑制作用强于阴性菌，但是对革兰阳性菌的作用不如青霉素类和头孢菌素类，对革兰阴性菌的作用不如氨基糖苷类及氯霉素类。极高浓度时具有杀菌作用。对伤寒杆菌、副伤寒杆菌、铜绿假单胞菌、结核分枝杆菌、真菌和病毒无效。

【体内过程】

食物或其他药物中的 Fe^{2+}、Ca^{2+}、Mg^{2+}、Al^{3+} 等金属离子与四环素络合而减少其吸收；碱性药、H_2 受体阻断药或抗酸药降低四环素的溶解度，减少其吸收；酸性药物如维生素 C 则促进四环素吸收；与铁剂或抗酸药并用时，应间隔 2～3 h。四环素体内分布广泛，可进入胎儿血液循环及乳汁，并可沉积于新形成的牙齿和骨骼中；胆汁中的浓度为血药浓度的 10～20 倍，存在肝肠循环；药物不易透过血脑屏障。20%～55%由肾脏排泄，碱化尿液增加药物排泄。消除 $t_{1/2}$ 为 6～9 h。

【临床应用】

由于耐药菌株日益增多和药物的不良反应，四环素一般不作首选药。

【不良反应及禁忌证】

1. 局部刺激作用 口服可引起恶心、呕吐、腹泻等症状；餐后服用可减轻刺激症状，但影响药物吸收。肌内注射刺激性大，禁用。静脉滴注易引起静脉炎。

2. 二重感染 正常人口腔、咽喉部、胃肠道存在完整的微生态系统。长期口服或注射使用广谱抗菌药物时，敏感菌被抑制，不敏感菌乘机大量繁殖，由原来的劣势菌群变为优势菌群，造成新的感染，称作二重感染(superinfection)或菌群交替症。婴儿、老年人、体弱者、合用糖皮质激素或抗肿瘤药的患者，使用四环素时易发生。较常见的二重感染有两种，其一是真菌感染，多由白假丝酵母菌引起，表现为鹅口疮、肠炎，应立即停药并同时进行抗真菌治疗。其二是对四环素耐药的难辨梭状芽孢杆菌感染所致的假膜性肠炎，表现为剧烈的腹泻、发热、肠壁坏死、体液渗出甚至休克死亡，应立即停药并口服万古霉素或甲硝唑。

3. 对骨骼和牙齿生长的影响 四环素类药物经血液到达新形成的牙齿组织，与牙齿中的羟磷灰石晶体结合形成四环素-磷酸钙复合物，后者呈淡黄色，造成恒齿永久性棕色色素沉着(俗称牙齿黄染)，牙釉质发育不全。药物对新形成的骨组织也有相同的作用，可抑制胎儿、婴幼儿骨骼发育。孕妇、哺乳期妇女及 8 岁以下儿童禁用四环素和其他四环素类药物。

4. 其他 长期大剂量使用可引起严重肝损伤或加重原有的肾损伤，多见于孕妇特别是肾功能异常的孕妇。偶见过敏反应，并有交叉过敏。也可引起光敏反应和前庭反应如头晕、恶心、呕吐等。

多西环素

多西环素(doxycycline，强力霉素、脱氧土霉素)属长效半合成四环素类，是四环素类药物的首选药；抗菌活性比四环素强 2～10 倍，具有强效、速效、长效的特点；抗菌谱与四环素相同，对土霉素或四环素耐药的金葡菌对本药仍敏感，但与其他同类药物有交叉耐药；消除 $t_{1/2}$ 长达 12～22 h，每日用药 1 次。

口服吸收迅速且完全，不易受食物影响。大部分药物随胆汁进入肠腔排泄，存在肝肠循环；肠道中的药物多以无活性的结合型或络合型存在，很少引起二重感染。少量药物经肾脏排泄，肾功能减退时粪便中药物排泄增多，故肾衰竭时也可使用。临床适应证见前述四环素类药物，此外特别适合肾外感染伴肾衰竭(其他多数四环素类药物可能加重肾衰竭)以及胆道系统感染者。也

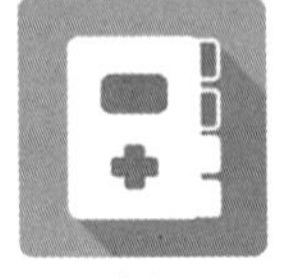

Note

用于酒渣鼻、痤疮、前列腺炎和呼吸道感染如慢性气管炎、肺炎。可引起恶心、呕吐、腹泻、舌炎、口腔炎和肛门炎，应饭后服用，并以大量水送服，服药后保持直立体位 30 min 以上，以避免引起食管炎。静脉注射时，可能出现舌麻木及口腔异味感。易致光敏反应。其他不良反应少于四环素，长期使用苯妥英或巴比妥类药物的患者，多西环素的消除 $t_{1/2}$ 可缩短至 7 h。

米诺环素

米诺环素（minocycline，二甲胺四环素）口服吸收率接近 100%，不易受食物影响，但抗酸药或重金属离子仍可减少米诺环素吸收。其脂溶性高于多西环素，组织穿透力强，分布广泛，脑脊液中的浓度高于其他四环素类。米诺环素长时间滞留于脂肪组织，粪便及尿中的排泄量显著低于其他四环素类，部分药物在体内代谢，消除 $t_{1/2}$ 为 11～22 h。肾衰竭患者的 $t_{1/2}$ 略延长，肝功能衰竭对 $t_{1/2}$ 无明显影响。抗菌谱与四环素相似，抗菌活性强于其他同类药物，对四环素或青霉素类耐药的 A 群链球菌、B 群链球菌、金葡菌和大肠埃希菌对米诺环素仍敏感。主要用于治疗酒渣鼻、痤疮和沙眼衣原体所致的性传播疾病，以及上述耐药菌引起的感染。一般不作为首选药。

除四环素类共有的不良反应外，米诺环素产生独特的前庭反应，出现恶心、呕吐、眩晕、运动失调等症状；首剂服药可迅速出现，女性发生率高于男性。高达 12%～52% 的患者因严重的前庭反应而停药，停药 24～48 h 症状可消失。用药期间不宜从事高空作业、驾驶和机器操作。

替加环素

20 世纪 90 年代末，在研究四环素耐药机制过程中成功开发了替加环素（tigecycline，丁甘米诺环素），亦称第三代四环素类抗生素。其与细菌核糖体的亲和力是米诺环素的 5 倍，对耐甲氧西林金黄色葡萄球菌、耐青霉素肺炎链球菌和耐万古霉素肠球菌等革兰阳性菌以及多数革兰阴性杆菌均具有良好的抗菌活性。外排机制和核糖体保护机制是细菌对四环素类耐药的两个重要机制，替加环素不受该机制的影响，对其他四环素类药物耐药的病原菌仍对替加环素敏感。该药口服难吸收，需静脉给药，消除 $t_{1/2}$ 约 36 h，59% 的原型药物经胆汁由粪便排泄，22% 由尿液排出。2005 年美国 FDA 批准替加环素用于治疗敏感菌所致的复杂性腹腔内感染以及复杂性皮肤和软组织感染，但 18 岁以下者不推荐使用。除铜绿假单胞菌外，尚未发现对替加环素耐药的细菌。近期临床试验表明该药可能增加感染患者的死亡风险，不推荐作为首选药。

第二节 氯霉素类

1950 年发现氯霉素（chloramphenicol）诱发致命性不良反应（抑制骨髓造血功能），其临床应用受到极大限制。氯霉素的右旋体无抗菌活性，但保留毒性，目前临床使用人工合成的左旋体。

一、抗菌特点

对革兰阴性菌的抗菌作用强于阳性菌，属抑菌药；但是对流感嗜血杆菌、脑膜炎奈瑟菌、肺炎链球菌具有杀灭作用；对革兰阳性菌的抗菌活性不如青霉素类和四环素类。氯霉素对结核分枝杆菌、真菌和原虫无效。

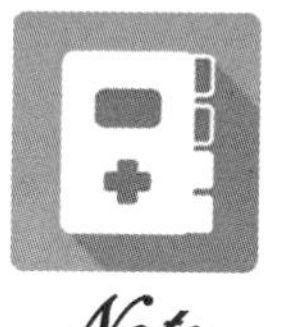

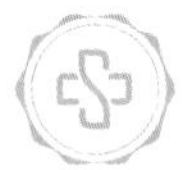

二、作用机制及耐药性

氯霉素与细菌核糖体50S亚基上的肽酰转移酶作用位点可逆性结合，阻止P位肽链的末端羧基与A位氨基酰tRNA的氨基发生反应，从而阻止肽链延伸，使蛋白质合成受阻。氯霉素的结合位点十分接近大环内酯类和克林霉素的作用位点，这些药物同时应用可能相互竞争相近的靶点，产生拮抗作用。

革兰阳性菌和阴性菌均可通过突变、接合或转导机制，获得氯霉素耐药基因，但耐药性产生较慢。革兰阳性菌中，由耐药金黄色葡萄球菌分离出5种氯霉素转乙酰基酶(如catA等)，该酶使药物转变为一乙酰氯霉素或二乙酰氯霉素而失活。革兰阴性菌中，流感嗜血杆菌或伤寒沙门菌等通过染色体突变造成特异性外膜蛋白质缺失，铜绿假单胞菌 *cml* A 基因突变造成外膜蛋白OmpA和OmpC表达减少，导致外膜对氯霉素的通透性降低，药物无法进入胞内发挥抗菌作用。

三、体内过程

棕榈氯霉素是无活性前体药，无苦味，更适合儿童服用，口服后在十二指肠经胰脂酶水解释放氯霉素；由于婴幼儿胰脂酶活性低，且肠道吸收功能较差，血药浓度不易掌握，有些国家已不再使用。氯霉素口服吸收良好，消除 $t_{1/2}$ 约2.5 h，有效血药浓度可维持6～8 h。氯霉素体内分布广泛，脑脊液中的浓度达血药浓度的45%～99%。体内90%的药物在肝脏与葡萄糖醛酸结合而失活。代谢产物和10%的原型药物由肾排泄，亦能在泌尿系统达到有效抗菌浓度。仅供静脉使用的琥珀氯霉素在体内水解释放氯霉素，水解前已有20%～30%由肾排泄，降低了药物的生物利用度。

四、临床应用

氯霉素对造血系统可能产生致命的毒性，须严格掌握适应证。当其他抗菌药能够选用或感染原因不明时，绝不要使用氯霉素。用药期间定期检查血常规。

1. 耐药菌诱发的严重感染 如无法使用青霉素类药物的脑膜炎、多药耐药的流感嗜血杆菌感染等，且病情严重已危及生命。

2. 伤寒 伤寒首选喹诺酮类或第三代头孢菌素，具有速效、低毒、复发少和痊愈后不带菌等特点。由于氯霉素成本低廉，某些国家和地区仍用于伤寒。对于非流行期患者，伤寒杆菌对氯霉素一般较敏感，可选用，疗程2～3周；用药后6天内退热，肠穿孔等严重并发症减少，病死率下降。对复发病例氯霉素仍可获得满意疗效。

3. 立克次体感染 立克次体重度感染(斑疹伤寒、Q热和恙虫病等)的孕妇、8岁以下儿童、四环素类药物过敏者可选用。

4. 其他 与其他抗菌药物联合使用，治疗腹腔或盆腔的厌氧菌感染。也可作为眼科的局部用药，安全有效地治疗敏感菌引起的眼内感染、全眼球感染、沙眼和结膜炎。

五、不良反应

1. 血液系统毒性 ①可逆性血细胞减少：较常见，发生率和严重程度与剂量大小或疗程长短有关，表现为贫血、白细胞减少症或血小板减少症。大剂量氯霉素对骨髓造血细胞线粒体中的核糖体70S亚单位亦有抑制作用，降低宿主线粒体铁螯合酶的活性，使血红蛋白合成减少；亦可损害其他血细胞，及时停药可以恢复；其中部分患者可能发展成致死性再生障碍性贫血或急性髓细胞性白血病。②再生障碍性贫血：发病率与用药量、疗程无关，一次用药亦可发生。发生率低(1/30000)，但死亡率很高。发病机制不清，女性发生率较男性高2～3倍，多在

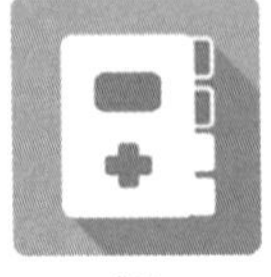

停药数周或数月后发生。幸存者日后发展为白血病的概率很高。

2. 灰婴综合征 早产儿和新生儿肝脏缺乏葡萄糖醛酸转移酶，肾排泄功能不完善，对氯霉素解毒能力差。药物剂量过大可致中毒，表现为循环衰竭、呼吸困难、进行性血压下降、皮肤苍白和发绀，故称灰婴综合征。一般发生于治疗的第 2 至第 9 天，症状出现两天内的死亡率可高达 40%。有时大龄儿童甚至成人亦可发生。

3. 其他 口服用药时出现恶心、呕吐、腹泻等症状。少数患者发生过敏反应（皮疹、药物热、血管神经性水肿）、视神经炎、视力障碍等。还可见溶血性贫血（葡萄糖-6-磷酸脱氢酶缺陷）、二重感染。肝、肾功能损伤者，葡萄糖-6-磷酸脱氢酶缺陷者，新生儿、早产儿、孕妇、哺乳期妇女不宜使用氯霉素。

甲砜霉素

以甲砜基取代氯霉素苯环上的硝基而形成甲砜霉素（thiamphenicol，甲砜氯霉素、硫霉素），后者具有更高的水溶性和稳定性，口服吸收完全。甲砜霉素的抗菌谱、抗菌活性与氯霉素相似；其抗菌机制、主要适应证及主要不良反应与氯霉素相同。与氯霉素之间完全交叉耐药，但是细菌对甲砜霉素的耐药性发展较慢。体内甲砜霉素的 70%～90%以原型由肾排泄，肾功能损伤者应减少药量。药物在肝内不与葡萄糖醛酸结合，血中游离型药物多，故抗菌活力较强。免疫抑制作用比氯霉素强 6 倍。主要用于轻症感染，一般不用于细菌性脑膜炎。甲砜霉素对血液系统毒性主要为可逆性血细胞减少，发生率高于氯霉素。未见本药诱发致死性再生障碍性贫血和灰婴综合征的报道。

小结

四环素类包括四环素、土霉素、多西环素和米诺环素等，为快速广谱抑菌药，对立克次体、衣原体、螺旋体、放线菌、阿米巴原虫有抑制作用。对铜绿假单胞菌、病毒和真菌无效。但对革兰阳性菌作用不及青霉素，对革兰阴性菌作用不及氨基糖苷类。该类药物与细菌核糖体 30S 亚基结合，阻止肽链延伸，影响蛋白质合成过程。由于耐药菌株多，二重感染及影响新生儿的骨骼、牙生长发育等副作用，四环素类药物应用受限。主要用于立克次体、支原体和布鲁菌病的治疗。

目标测试

思考题答案

氯霉素与细菌核糖体 50S 亚基结合，抑制肽酰转移酶而抑制蛋白质合成。抗菌谱广，对革兰阳性菌作用不及四环素类，但对革兰阴性菌如伤寒杆菌、副伤寒杆菌、痢疾杆菌的作用强。由于其有抑制骨髓造血功能及灰婴综合征等副作用，故其应用受限。主要用于伤寒、副伤寒、立克次体病的治疗。不作为其他细菌感染治疗的首选药物。

思考题

1. 简述四环素类的作用机制和临床应用。
2. 氯霉素的不良反应有哪些？

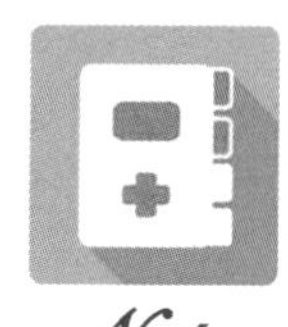

本章参考文献

[1] 陈建国.药理学[M].4版.北京:科学出版社,2016.

[2] 周红宇,陈醒言.临床药理学与药物治疗学[M].杭州:浙江大学出版社,2010.

[3] 杨宝峰.药理学[M].8版.北京:人民卫生出版社,2013.

(郑州铁路职业技术学院　陈萍萍)

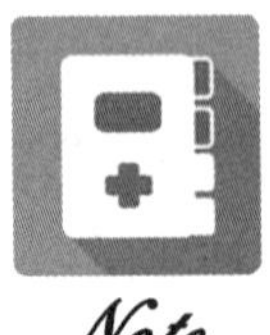

第四十章　人工合成抗菌药

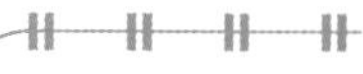

学习目标

1. 知识目标　掌握喹诺酮类(第三、四代)抗菌药的抗菌作用、作用机制、临床应用及不良反应。掌握磺胺类药物的抗菌谱、作用机制、临床应用。掌握甲氧苄啶的作用机制与临床应用、与磺胺类合用的依据。掌握甲硝唑的抗菌作用、作用机制及临床应用。

本章 PPT

2. 能力目标　通过学习案例,掌握人工合成抗菌药的临床应用及耐药性,理论联系实践,达到正确使用抗菌药的目的。

3. 情感目标　通过学习抗菌药滥用的思政案例,使学生掌握安全用药的重要性,通过合理使用药物进一步培养学生高尚的医学情操,提高学生职业道德素养。

案例引导

患者在服用氧氟沙星后,经日晒面部、手背等暴露部位出现皮损,呈边缘清晰的水肿性红斑,无水疱,而非日晒部位未见皮损,皮损部位有瘙痒和灼痛。经诊断为光敏反应。

请问:

1. 哪些药物有光敏反应。
2. 光敏反应发生的机制是什么?

案例引导答案

知识链接 40-1
光敏反应

第一节　喹诺酮类抗菌药

一、概述

思政案例 40-1
超级细菌
的危害

喹诺酮类药物分为四代。1962 年美国 Sterling-Winthrop 研究所开发的萘啶酸为第一代喹诺酮类(quinolones),国内已不再使用 1973 年合成的第二代药物吡哌酸(pipemidic acid)。第一代和第二代喹诺酮类因使用后血药浓度低而尿中浓度高,仅限于治疗泌尿系统和肠道感染,现较少使用。20 世纪 70 年代末至 20 世纪 90 年代中期研制的氟喹诺酮类(fluoroquinolones)为第三代喹诺酮类。常用氟喹诺酮类包括诺氟沙星(norfloxacin)、环丙沙星(ciprofloxacin)、氧氟沙星(ofloxacin)、左氧氟沙星(levofloxacin)、洛美沙星(lomefloxacin)、氟罗沙星(fleroxacin)、司帕沙星(sparfloxacin)等。20 世纪 90 年代后期至今新研制的氟喹诺酮类为第四代,已用于临床的有莫西沙星(moxifloxacin)、加替沙星(gatifloxacin)、吉米沙星(gemifloxacin)和加雷沙星(garenoxacin)等(表 40-1)。

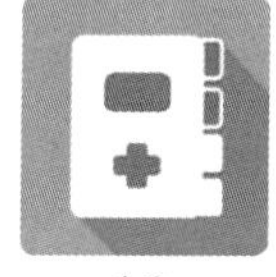

表 40-1 喹诺酮类药物的分类

分 类	代表药物	抗菌谱	主要抗菌范围
第一代	萘啶酸	革兰阴性杆菌	泌尿系统及肠道感染
第二代	吡哌酸	革兰阴性杆菌为主	泌尿系统、肠道感染和呼吸道感染
第三代	氧氟沙星 司帕沙星	革兰阴性杆菌、 革兰阳性球菌	各种组织及系统感染
第四代	莫西沙星 加替沙星	革兰阴性菌、革兰阳性菌、 厌氧菌、分枝杆菌	包括厌氧菌引起的 各种组织及系统感染

(一) 构效关系

氟喹诺酮类是以 4-喹诺酮(或称吡酮酸)为基本结构的合成类抗菌药。在 4-喹诺酮母核的 N_1、C_5、C_6、C_7、C_8 位引入不同的基团(图 40-1),形成各具特点的氟喹诺酮类药物。

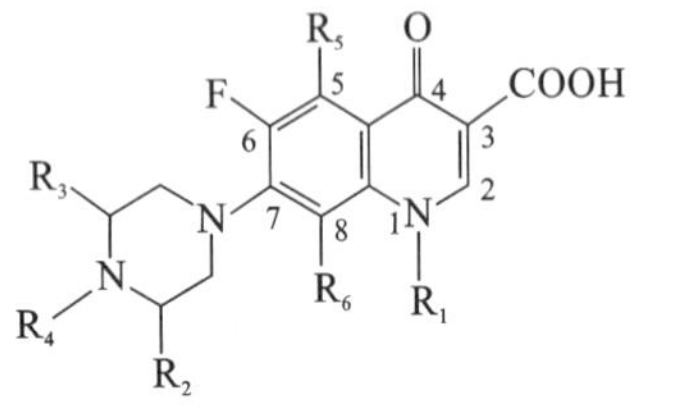

图 40-1 氟喹诺酮类药物的基本结构

1. 抗菌活性 C_6 位引入氟的同时 C_7 位引入哌嗪基(绝大多数氟喹诺酮类)后,药物与 DNA 回旋酶(DNA gyrase,亦称 DNA 旋转酶或 DNA 促旋酶)的亲和力和抗菌活性显著提高,抗菌谱明显扩大,药动学性质显著改善;再于 N_1 位引入环丙基后,药物对革兰阳性菌、衣原体、支原体的杀灭作用进一步增强,如环丙沙星、司帕沙星、莫西沙星、加替沙星和加雷沙星。近年发现,C_6 位脱去氟且 C_8 位引入二氟甲基的加雷沙星对革兰阴性菌、革兰阳性菌、厌氧菌、支原体、衣原体均具有与莫西沙星类似的良好活性和药动学特征,毒性更低;并由此诞生了新型氟喹诺酮类药物,即 C_6 位非氟的氟喹诺酮类药物。

2. 光敏反应 C_8 位引入氯或氟后,在提高疗效的同时,也增强了药物的光敏反应(photosensitivity reaction),如司帕沙星、氟罗沙星和洛美沙星。以甲氧基取代 C_8 位的氯或氟时,在提高疗效的同时可降低光敏反应,如莫西沙星和加替沙星。

3. 中枢神经系统毒性 氟喹诺酮类与茶碱或 NSAIDs(非甾体抗炎药)合用时易产生中枢毒性,该毒性与 C_7 位的取代基团有关。去掉 C_6 位氟的加雷沙星与 NSAIDs 合用未诱发惊厥反应,且不影响 GABA 与 $GABA_A$ 受体的结合,中枢神经系统毒性显著减低。

4. 肝毒性和心脏毒性 N_1 位引入 2,4-二苯氟基的曲伐沙星因肝毒性而在许多国家停止使用,该取代基可能也与替马沙星综合征(表现为低血糖、重度溶血,约半数患者伴肾衰竭和肝功能损害)有密切关系。C_5 位引入甲基的格帕沙星因心脏毒性而撤出市场。

(二) 体内过程

氟喹诺酮类口服吸收良好,食物一般不影响药物的吸收,但富含 Fe^{2+}、Ca^{2+}、Mg^{2+} 的食物可降低药物的生物利用度。药物的血浆蛋白结合率均较低,很少超过 40%(但莫西沙星和加雷沙星可高达 54%和 80%);肺、肾、前列腺、尿液、胆汁、粪便、巨噬细胞和中性粒细胞中的药物浓度均高于血药浓度,但脑脊液、骨组织和前列腺液中的药物浓度低于血药浓度。药物尚可分布到泪腺、唾液腺、泌尿生殖系统和呼吸道黏膜。培氟沙星(pefloxacin)主要在肝脏代谢并通过胆汁排泄;氧氟沙星、左氧氟沙星、洛美沙星和加替沙星,80%以上以原型经肾排泄;其他多数药物的肝、肾消除两种方式同等重要。

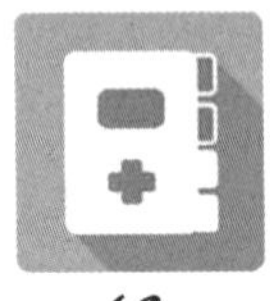

Note

(三) 药理作用

氟喹诺酮类属广谱杀菌药,其杀菌浓度相当于 MIC 的 2~4 倍。20 世纪 90 年代后期研制的莫西沙星、加替沙星等，除保留了对革兰阴性菌的良好抗菌活性外，进一步增强了对革兰阳性菌、结核分枝杆菌、军团菌、支原体及衣原体的杀灭作用，特别是提高了对厌氧菌如脆弱类杆菌、梭杆菌属、消化链球菌属和厌氧芽孢梭菌属等的抗菌活性。对铜绿假单胞菌，环丙沙星的杀灭作用仍属最强。

（四）作用机制

1. 抑制 DNA 回旋酶 DNA 回旋酶是氟喹诺酮类抗革兰阴性菌的重要靶点。大肠埃希菌的 DNA 回旋酶是由 *gyrA* 和 *gyrB* 基因编码，以 GyrA 和 GyrB 亚基组成的 A2B2 四聚体蛋白酶。

DNA 在转录或复制过程中，其双螺旋结构（二级结构）被部分打开，同时引起解螺旋附近的双螺旋结构过度缠绕，并进一步影响到超螺旋结构（三级结构）而形成正超螺旋（positive supercoil），阻碍双螺旋结构的进一步打开（复制叉移动），使转录或复制过程难以继续。DNA 回旋酶必须不断地与正超螺旋部位的前、后两条双螺旋片段结合，A 亚基通过其切口活性先将正超螺旋部位后侧的双股 DNA 切断并形成切口；B 亚基则介导 ATP 水解负责提供能量，使前侧的双股 DNA 经切口后移；A 亚基再通过其封口活性将此切口封闭，最终使正超螺旋变为负超螺旋（图 40-2），转录或复制过程得以继续。一般认为，DNA 回旋酶的 A 亚基是氟喹诺酮类的作用靶点，但是二者不能直接结合；药物需嵌入断裂 DNA 链，形成酶-DNA-药物三元复合物而抑制 DNA 回旋酶的切口活性和封口活性，达到杀菌作用。

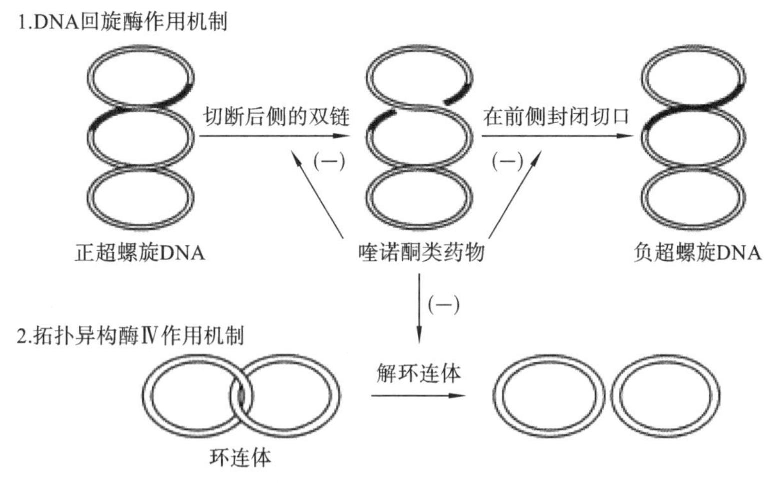

图 40-2　氟喹诺酮类药物作用机制示意图

哺乳动物细胞内的拓扑异构酶Ⅱ（topoisomeraseⅡ）在功能上类似于菌体内的 DNA 回旋酶，氟喹诺酮类仅在很高浓度才能影响该酶，故氟喹诺酮类对细菌的选择性高，临床不良反应少。

2. 抑制拓扑异构酶Ⅳ 拓扑异构酶Ⅳ（topoisomerase Ⅳ）为含有 ParC 和 ParE 两种亚单位的四聚体蛋白酶，分别由 *parC* 和 *parE* 基因编码，该酶是氟喹诺酮类药物抗革兰阳性菌的重要靶点。拓扑异构酶Ⅳ具有解除 DNA 结节、解环连体（图 40-2）和松弛超螺旋等作用，可协助染色体分配到子代细菌。氟喹诺酮类通过抑制拓扑异构酶Ⅳ而干扰细菌 DNA 复制。

3. 其他机制 氟喹诺酮类的抗菌作用可能还存在其他机制，如诱导菌体 DNA 的 SOS 修复，出现 DNA 错误复制而致细菌死亡。高浓度药物尚可抑制细菌 RNA 及蛋白质的合成。抗生素后效应也被认为是其抗菌作用机制之一，某些细菌与药物接触后即使未被立即杀灭，在此后的 6 h 内也会失去生长能力。抗生素后效应持续时间的长短与氟喹诺酮类药物的浓度呈正相关。

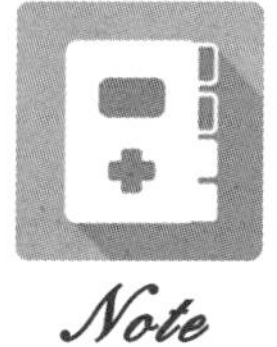

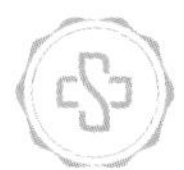

（五）临床应用

氟喹诺酮类具有抗菌谱广、抗菌活性强、口服吸收良好、组织浓度高，与其他类别的抗菌药之间较少交叉耐药等特点。但是临床存在滥用倾向。

1. 泌尿生殖系统感染 环丙沙星、氧氟沙星与β-内酰胺类同为首选药，用于治疗单纯性淋病奈瑟球菌性尿道炎或宫颈炎，但对非特异性尿道炎或宫颈炎疗效差。环丙沙星是铜绿假单胞菌性尿道炎的首选药。氟喹诺酮类对敏感菌所致的急、慢性前列腺炎以及复杂性前列腺炎，均有较好效果。

2. 呼吸系统感染 万古霉素与左氧氟沙星或莫西沙星联合用药是治疗青霉素高度耐药肺炎链球菌感染的首选药。氟喹诺酮类(除诺氟沙星)可替代大环内酯类用于支原体肺炎、衣原体肺炎、嗜肺军团菌引起的军团病。

3. 肠道感染与伤寒 首选用于治疗志贺菌引起的急、慢性菌痢和中毒性菌痢，以及鼠伤寒沙门菌、猪霍乱沙门菌、肠炎沙门菌引起的胃肠炎(食物中毒)。对沙门菌引起的伤寒或副伤寒，应首选氟喹诺酮类或头孢曲松。本类药也可用于旅行性腹泻。

4. 其他感染 氟喹诺酮类对脑膜炎奈瑟菌具有强大的杀菌作用，其在鼻咽分泌物中浓度高，可用于流行性脑脊髓膜炎鼻咽部带菌者的根除治疗。对其他抗菌药物无效的儿童重症感染可选用氟喹诺酮类；囊性纤维化患儿感染铜绿假单胞菌时应选用环丙沙星。

（六）耐药性

本类药物间有交叉耐药，常见耐药菌为金黄色葡萄球菌、肠球菌、大肠埃希菌和铜绿假单胞菌等。耐药细菌可因基因突变导致 GyrA 亚基 Ser83 或 PacC 亚基 Ser80 位点的氨基酸改变，使酶与药物的亲和力下降；*micF* 基因调控大肠埃希菌外膜孔蛋白 OmpF 的表达，它编码的一小段反义 RNA 与 OmpF 的 mRNA 互补，从而阻止 OmpF 的翻译过程，最终导致 OmpF 合成减少，使氟喹诺酮类无法通过膜通道进入菌体。此外，金黄色葡萄球菌含有一种使多种药物主动外排的 NorA 蛋白，可在胞质膜上形成转运通道，将氟喹诺酮类药物自菌体内泵出，金黄色葡萄球菌耐药时 NorA 蛋白过量表达。近年发现，质粒介导的氟喹诺酮类耐药机制可部分解释为何耐药率上升迅速，如：五肽重复序列蛋白 Qnr 可保护 DNA 回旋酶免受氟喹诺酮类药物的抑制；一种新型氨基糖苷转移酶基因 *aac*(6)-*Ib-cr* 可表达修饰环丙沙星及诺氟沙星的钝化酶，从而使其抗菌活性下降等。

（七）不良反应

1. 胃肠道反应 可见胃部不适、恶心、呕吐、腹痛、腹泻等症状，一般不严重，患者可耐受。

2. 中枢神经系统毒性 轻症者表现为失眠、头晕、头痛，重症者可出现精神异常、抽搐、惊厥等。发生率依次为氟罗沙星＞诺氟沙星＞司帕沙星＞环丙沙星＞依诺沙星＞氧氟沙星＞培氟沙星＞左氧氟沙星。发生机制与药物抑制 GABA 与 $GABA_A$ 受体的结合，激动 NMDA 受体，导致中枢神经兴奋有关。依诺沙星、环丙沙星、诺氟沙星、培氟沙星与茶碱类合用时，可使茶碱类血药浓度升高。有精神病或癫痫病史者、合用茶碱类或 NSAIDs 者易出现中枢毒性。

3. 光敏反应(光毒性) 在紫外线激发下，药物氧化生成活性氧，激活皮肤的成纤维细胞中的蛋白激酶 C 和酪氨酸激酶，引起皮肤炎症。表现为光照部位的皮肤出现瘙痒性红斑，严重者出现皮肤糜烂、脱落。司帕沙星、洛美沙星、氟罗沙星诱发光敏反应常见，严重者需住院治疗。其他药物光敏反应的发生率依次为依诺沙星＞氧氟沙星＞环丙沙星＞莫西沙星＝加替沙星。

4. 心脏毒性 罕见但后果严重。可见 QT 间期延长、尖端扭转型室性心动过速(TdP)、心室颤动等。TdP 的发生率依次为司帕沙星＞加替沙星＞左氧氟沙星＞氧氟沙星＞环丙沙星。

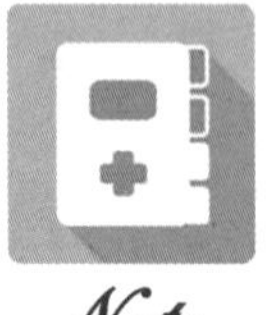

5. 软骨损害 药物的 C_3 位羧基以及 C_4 位羰基与软骨组织中 Mg^{2+} 形成络合物，并沉积于关节软骨，造成局部 Mg^{2+} 缺乏而致软骨损伤。多种幼龄动物实验结果证实，药物可损伤负重关节的软骨；临床研究发现儿童用药后可出现关节痛和关节水肿。

其他不良反应包括跟腱炎、肝毒性、替马沙星综合征、过敏反应等。

(八) 禁忌证及药物相互作用

不宜常规用于儿童，不宜用于有精神障碍或癫痫病史者；禁用于喹诺酮过敏者、孕妇和哺乳期妇女。避免与抗酸药、含金属离子的药物同服；慎与茶碱类、NSAIDs 合用。在避免日照条件下保存和应用环丙沙星、氟罗沙星、洛美沙星或司帕沙星，用药期间避免日照。不宜与Ⅰa 类及Ⅲ类抗心律失常药和延长心脏 QT 间期的药物如西沙必利、红霉素、三环类抗抑郁药合用。糖尿病患者慎用。

二、常用氟喹诺酮类药物

诺氟沙星

诺氟沙星(norfloxacin)是第一个用于临床的氟喹诺酮类药物，口服生物利用度偏低(35%～45%)，消除 $t_{1/2}$ 为 3.5～5 h，吸收后约 30%以原型经肾排泄。抗菌作用强，对革兰阴性菌如大肠埃希菌、志贺菌、肠杆菌科、弯曲菌、沙门菌和奈瑟菌极为有效。临床主要用于敏感菌所致胃肠道、泌尿系统感染，也可外用治疗皮肤和眼部的感染。大多数厌氧菌对其耐药。对支原体、衣原体、嗜肺军团菌、分枝杆菌、布鲁菌属感染无临床价值。

环丙沙星

环丙沙星(ciprofloxacin)口服生物利用度约为 70%，V_d高，组织穿透力强，分布广泛；必要时静脉滴注以提高血药浓度，消除 $t_{1/2}$ 为 3～5 h。口服与静脉滴注时原型药物由尿中的排出量分别为 29%～44%与 45%～60%。体外抑菌实验中，该药对铜绿假单胞菌、流感嗜血杆菌、大肠埃希菌等革兰阴性菌的抗菌活性高于多数氟喹诺酮类药物。多数厌氧菌对环丙沙星不敏感，但对氨基糖苷类或第三代头孢菌素类耐药的菌株对环丙沙星仍敏感。主要用于对其他抗菌药产生耐药的革兰阴性杆菌所致的呼吸道、泌尿生殖系统、消化道、骨与关节和皮肤、软组织感染。对于必须使用氟喹诺酮类药物的感染患儿，国外多采用环丙沙星治疗。因可诱发跟腱炎和跟腱断裂，老年人和运动员慎用。

氧氟沙星

氧氟沙星(ofloxacin)口服生物利用度高达 95%，消除 $t_{1/2}$ 为 5～7 h。体内代谢少，80%以上的药物以原型由尿液排泄，胆汁中药物浓度为血药浓度的 7 倍。除保留了环丙沙星的抗菌特点和良好的抗耐药菌特性外，尚对结核分枝杆菌、沙眼衣原体和部分厌氧菌有效。临床主要用于敏感菌所致的呼吸道感染、泌尿生殖系统感染、胆道感染、皮肤和软组织感染及盆腔感染等。亦可作为二线药物与其他抗结核药合用。偶见转氨酶升高，可诱发跟腱炎和跟腱断裂。肾功能减退或老年患者应减量。

左氧氟沙星

左氧氟沙星(levofloxacin)是消旋氧氟沙星的左旋体，口服生物利用度接近 100%，消除 $t_{1/2}$ 为 5～7 h，85%的药物以原型由尿液排泄。其抗菌活性是氧氟沙星的 2 倍。对表皮葡萄球菌、链球菌、肠球菌、厌氧菌、支原体、衣原体的体外抗菌活性明显强于环丙沙星。临床用于治

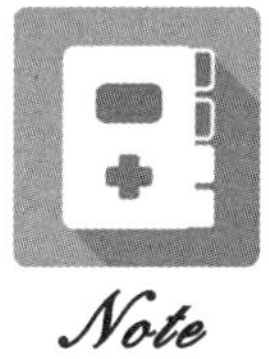
Note

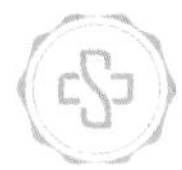

疗敏感菌引起的各种急慢性感染、难治性感染，效果良好。对铜绿假单胞菌的抗菌活性低于环丙沙星，但可用于临床治疗。在第四代以外的喹诺酮类药物中，其不良反应发生率相对较低且不良反应轻微。

洛美沙星

洛美沙星(lomefloxacin)口服生物利用度接近 98%，消除 $t_{1/2}$ 可达 7 h 以上，70%以上的药物以原型由尿液排泄。对革兰阴性菌、表皮葡萄球菌、链球菌和肠球菌的抗菌活性与氧氟沙星相似，对多数厌氧菌的抗菌活性低于氧氟沙星。治疗泌尿系统感染可每天给药 1 次，治疗全身性感染应每天给药 2 次。诱发光敏反应和跟腱毒性的频率较高，可使裸鼠皮肤发生癌变。

氟罗沙星

氟罗沙星(fleroxacin)口服吸收完全，消除 $t_{1/2}$ 达 10 h 以上，每天给药 1 次。具有广谱、高效和长效的特点。50%～70%的药物以原型由肾排泄，少量药物在肝脏代谢，肝肾功能减退或老年患者应减量。诱发中枢神经系统毒性的频率高于其他喹诺酮类药物，诱发光敏反应的频率较高；与布洛芬等合用可能诱发痉挛、惊厥和癫痫等。

司帕沙星

司帕沙星(sparfloxacin，司氟沙星)口服吸收良好，肝肠循环明显。体内 50%的药物随粪便排出，25%在肝脏代谢失活，消除 $t_{1/2}$ 超过 16 h。对革兰阳性菌、厌氧菌、结核分枝杆菌、衣原体和支原体的抗菌活性显著优于氧氟沙星；对军团菌和革兰阴性菌的抗菌活性与氧氟沙星相近。临床用于上述细菌所致的呼吸系统、泌尿生殖系统和皮肤、软组织感染，也可用于骨髓炎和关节炎等。易产生光敏反应、心脏毒性和中枢神经系统毒性，临床应严格控制使用。

莫西沙星

莫西沙星(moxifloxacin)口服生物利用度约 90%，V_d(3～4 L/kg)高于环丙沙星(2～3 L/kg)。粪便和尿液中原型药物的排泄量分别为 25%和 20%，消除 $t_{1/2}$ 为 12～15 h。对大多数革兰阳性菌、厌氧菌、结核分枝杆菌、衣原体和支原体具有很强的抗菌活性，强于环丙沙星、氧氟沙星、左氧氟沙星和司帕沙星。对大多数革兰阴性菌的作用与诺氟沙星相近。临床用于敏感菌所致的慢性支气管炎急性发作、社区获得性肺炎、急性鼻窦炎，也可用于泌尿生殖系统和皮肤、软组织感染。不良反应发生率相对较低，常见一过性轻度呕吐和腹泻。有资料显示该药可致严重皮肤反应、致死性肝损害，可使女性或老年患者发生心脏衰竭。

加替沙星

加替沙星(gatifloxacin)口服生物利用度为 90%～96%，药物的 79%～88%以原型经肾脏排泄。对大多数革兰阳性菌、厌氧菌、结核分枝杆菌、衣原体和支原体的抗菌活性与莫西沙星相近，对大多数革兰阴性菌的作用强于莫西沙星，临床应用同莫西沙星。该药不良反应发生率低，几乎没有光敏反应。因可致血糖紊乱和心脏毒性，已退出美国市场。

加雷沙星

加雷沙星(garenoxacin)口服生物利用度约 92%，体内代谢率很低，经粪便排泄率达 45%，37%～53.3%以原型由肾排泄，消除 $t_{1/2}$ 为 12 h。对金黄色葡萄球菌、表皮葡萄球菌、青霉素敏感或耐药的肺炎链球菌，其抗菌活性强于环丙沙星、左氧氟沙星和莫西沙星；对耐甲氧西林金

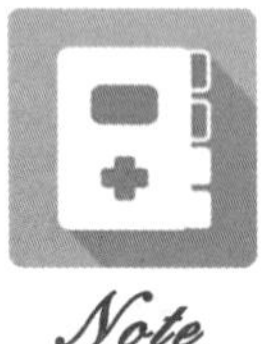

Note

黄色葡萄球菌和耐甲氧西林表皮葡萄球菌的抗菌活性强于环丙沙星和左氧氟沙星。对革兰阴性菌的抗菌活性与莫西沙星和氧氟沙星相同，但总体上弱于环丙沙星；其中对志贺菌属、霍乱弧菌、空肠弯曲杆菌、奈瑟球菌属以及流感嗜血杆菌的抗菌活性与环丙沙星相同。对肺炎支原体、人型支原体、沙眼衣原体、肺炎衣原体、解脲支原体的抗菌活性强于环丙沙星、左氧氟沙星和莫西沙星。广泛用于治疗社区获得性呼吸道感染以及敏感菌所致的急性上颚窦炎、泌尿生殖系统感染、皮肤和软组织感染等。不良反应少，常见恶心、腹泻、头痛和眩晕。

第二节　磺胺类抗菌药

一、概述

磺胺类药物(sulfonamides，简称为磺胺药)属广谱抑菌药，第一个用于临床的抗菌药。近年来，由于抗生素和喹诺酮类等药物的快速发展，同时磺胺药由于其抗菌作用弱、肾毒性及过敏反应等，临床应用减少。但是，磺胺药对流行性脑脊髓膜炎、鼠疫等感染性疾病疗效显著，在抗感染治疗中仍占有一定的位置。

（一）分类

磺胺药是对氨基苯磺酰胺衍生物，分子中含有苯环、对位氨基和磺酰胺基。磺胺药分为三大类：包括用于全身性感染的肠道易吸收类如磺胺嘧啶(sulfadiazine，SD)和磺胺甲噁唑(sulfamethoxazole，SMZ)，用于肠道感染的肠道难吸收类如柳氮磺吡啶(sulfasalazine，SASP)，以及外用磺胺类如磺胺醋酰钠(sulfacetamide sodium，SA-Na)和磺胺嘧啶银(sulfadiazine silver，SD-Ag)。

（二）药理作用

对大多数革兰阳性菌和阴性菌有良好的抗菌活性，其中较敏感的是A群链球菌、肺炎链球菌、脑膜炎奈瑟菌、淋病奈瑟球菌、鼠疫耶氏菌和诺卡菌属；也对沙眼衣原体、疟原虫、卡氏肺孢菌和弓形虫滋养体有抑制作用。但是，对支原体、立克次体和螺旋体无效，甚至可促进立克次体生长。磺胺嘧啶银尚对铜绿假单胞菌有效。

（三）体内过程

磺胺药肠道易吸收，药物在体内分布广泛，血浆蛋白结合率为25%～95%。磺胺药主要在肝脏代谢为无活性的乙酰化物，也可与葡萄糖醛酸结合。主要从肾脏以原型药、乙酰化物、葡萄糖醛酸结合物三种形式排泄。磺胺药及其乙酰化物在碱性尿液中溶解度高，在酸性尿液中易结晶析出，乙酰化物的溶解度低于原型药物。肠道难吸收类药物必须在肠腔内水解，使对位氨基游离后才能发挥抗菌作用。

（四）作用机制

磺胺类药物竞争二氢蝶酸合酶(dihydropteroate synthase)，阻止细菌二氢叶酸合成，从而发挥抑菌作用。

对磺胺类药物敏感的细菌，在生长繁殖过程中不能利用现成的叶酸，必须以蝶啶、对氨基苯甲酸(PABA)为原料，在二氢蝶酸合酶的作用下生成二氢蝶酸，并进一步与谷氨酸生成二氢叶酸，后者在二氢叶酸还原酶催化下被还原为四氢叶酸。四氢叶酸活化后，可作为一碳基团载体的辅酶参与嘧啶核苷酸和嘌呤的合成。

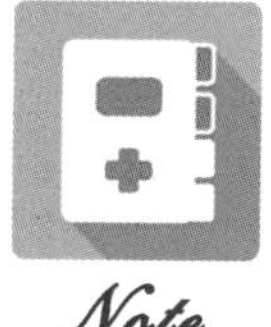

磺胺类药物与 PABA 的结构相似,可与之竞争二氢蝶酸合酶,阻止细菌二氢叶酸合成,从而发挥抑菌作用(图 40-3)。PABA 与二氢蝶酸合酶的亲和力比磺胺药强数千倍以上,使用磺胺药时,应首剂加倍。脓液或坏死组织中含有大量的 PABA,局麻药普鲁卡因在体内也能水解产生 PABA,它们均可减弱磺胺药的抗菌作用。

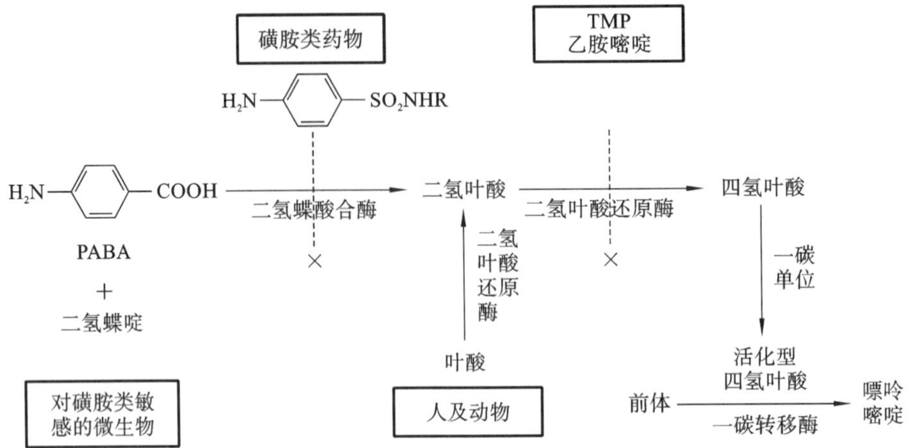

图 40-3　磺胺类药物对细菌叶酸代谢的影响示意图

（五）耐药性

磺胺药之间有交叉耐药。

1. 固有耐药　耐药铜绿假单胞菌的外膜对磺胺药渗透性降低,药物难以进入菌体。某些耐药细菌亦可通过改变代谢途径而直接利用环境中的叶酸。

2. 获得性耐药　①染色体突变:金黄色葡萄球菌通过基因突变,导致菌体合成过量的 PABA 而竞争磺胺药的作用靶点,大肠埃希菌则通过突变二氢蝶酸合酶基因,产生对磺胺药低亲和性的二氢蝶酸合酶。②质粒介导:细菌也可通过接合或转导等方式获得耐药性二氢蝶酸合酶的质粒。

（六）不良反应及禁忌证

1. 泌尿系统损害　尿液中的磺胺药及其乙酰化物一旦在肾脏形成结晶,可产生尿道刺激和梗阻症状,如结晶尿、血尿、管型尿、尿痛和尿闭等,甚至造成肾损害。服用磺胺嘧啶或磺胺甲噁唑时,应同服等量碳酸氢钠碱化尿液,以增加磺胺药及其乙酰化物的溶解度,并适当增加饮水量,保证每日尿量不少于 1500 mL,以降低尿中药物浓度,服药超过一周者应定期检查尿液。

2. 过敏反应　局部用药易发生,药物热和皮疹分别多发生于用药后 5～10 天和 7～9 天。偶见多形性红斑、剥脱性皮炎,严重时后者可致死。本类药有交叉过敏反应,有过敏史者禁用。

3. 血液系统反应　长期用药可能抑制骨髓造血功能,导致白细胞减少症、血小板减少症甚至再生障碍性贫血,发生率极低但可致死,用药期间应定期检查血常规。

4. 神经系统反应　少数患者出现头晕、头痛、萎靡和失眠等症状,用药期间避免高空作业和驾驶。

5. 其他　口服引起恶心、呕吐、上腹部不适和食欲不振,餐后服或同服碳酸氢钠可减轻反应;可致肝损害甚至急性重型肝炎,肝功能受损者避免使用;新生儿、早产儿、孕妇和哺乳期妇女不应使用磺胺药,以免药物竞争血浆白蛋白而置换出胆红素,使新生儿或早产儿血中游离胆红素增多导致黄疸,游离胆红素进入中枢神经系统导致胆红素脑病。

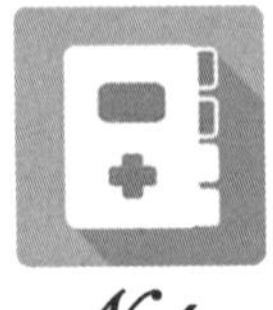
Note

（七）药物相互作用

与磺酰脲类降血糖药、香豆素类抗凝药或抗肿瘤药甲氨蝶呤合用时，磺胺药与之竞争血浆蛋白，使其游离型血药浓度升高，严重者出现低血糖、出血倾向或甲氨蝶呤中毒。

二、常用磺胺类药物

磺胺嘧啶与磺胺甲噁唑

磺胺嘧啶(sulfadiazine,SD)口服易吸收，血浆蛋白结合率为 45%，低于其他磺胺药，易透过血脑屏障，在脑脊液中的浓度最高可达血药浓度的 80%。首选 SD 或磺胺甲噁唑预防流行性脑脊髓膜炎。国内也首选 SD 治疗普通型流行性脑脊髓膜炎，SD 也被首选用于治疗诺卡菌属引起的肺部感染、脑膜炎和脑脓肿。与乙胺嘧啶合用治疗弓形虫病。还可用于敏感菌引起的泌尿系统感染和上呼吸道感染。使用时应增加饮水量，必要时同服等量碳酸氢钠碱化尿液。与甲氧苄啶合用产生协同抗菌作用。

磺胺甲噁唑(sulfamethoxazole,SMZ,新诺明)消除 $t_{1/2}$ 为 10～12 h。脑脊液中浓度低于 SD，但仍可用于流行性脑脊髓膜炎的预防。尿中浓度与 SD 相似，故也适用于大肠埃希菌等敏感菌诱发的泌尿系统感染，如肾盂肾炎、膀胱炎、单纯性尿道炎等。主要与甲氧苄啶合用，产生协同抗菌作用，扩大临床适应证范围。

柳氮磺吡啶

柳氮磺吡啶(sulfasalazine,SASP)口服生物利用度为 10%～20%，药物大部分集中在小肠远端和结肠，本身无抗菌活性。在肠道分解成磺胺吡啶和 5-氨基水杨酸盐；磺胺吡啶有较弱的抗菌作用，5-氨基水杨酸具有抗炎和免疫抑制作用。最新的国内外治疗指南均将 SASP 列为治疗类风湿性关节炎的有效药物，常与甲氨蝶呤、来氟米特或羟氯喹联合应用；此外，SASP 仍然是治疗溃疡性结肠炎的一线药物。SASP 也广泛用于治疗强直性脊柱炎、银屑病性关节炎、肠道或泌尿生殖系统感染所致的反应性关节炎。长期服药产生较多不良反应，如恶心、呕吐、厌食、消化不良、头痛、皮疹、药物热、溶血性贫血、粒细胞减少以及肝肾损害等，尚可影响精子活力而导致可逆性不育症。

磺胺嘧啶银与磺胺醋酰钠

磺胺嘧啶银(sulfadiazine silver,SD-Ag)，又称为烧伤宁，具有磺胺嘧啶的抗菌作用和银盐的收敛作用。SD-Ag 抗菌谱广，对多数革兰阳性菌和阴性菌有良好的抗菌活性，抗菌作用不受脓液 PABA 的影响；对铜绿假单胞菌有效。临床用于预防和治疗Ⅱ度、Ⅲ度烧伤或烫伤的创面感染，并可促进创面干燥、结痂及愈合。

磺胺醋酰(sulfacetamide,SA)的钠盐溶液呈中性，几乎不具有刺激性，穿透力强；适于眼科感染性疾病如沙眼、角膜炎和结膜炎。

第三节　其他合成类抗菌药

甲氧苄啶

甲氧苄啶(trimethoprim,TMP)是细菌二氢叶酸还原酶(dihydrofolate reductase)抑制剂，

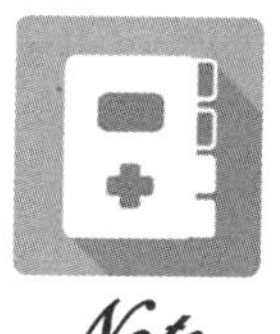

Note

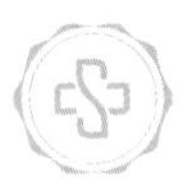

抗菌谱与磺胺甲噁唑(SMZ)相似,属抑菌药;抗菌活性比SMZ强数十倍,与磺胺药或某些抗生素合用有增效作用。TMP口服吸收迅速、完全,消除 $t_{1/2}$ 为11 h。体内药物分布广泛,脑脊液中药物浓度较高,炎症时接近血药浓度。与哺乳动物二氢叶酸还原酶相比,细菌二氢叶酸还原酶与TMP的亲和力高5万~10万倍,故对人体毒性小。但是,对某些敏感的患者可引起叶酸缺乏症,导致巨幼红细胞贫血、白细胞减少及血小板减少等。上述反应一般较轻,停药后可恢复。TMP单独用药易引起细菌耐药。

复方磺胺甲噁唑(SMZco,复方新诺明)是SMZ和TMP按5∶1的比例制成的复方制剂,二者的主要药动学参数相近。SMZco通过双重阻断机制(SMZ抑制二氢蝶酸合酶,TMP抑制二氢叶酸还原酶),协同阻断细菌四氢叶酸合成;抗菌活性是两药单独等量应用时的数倍至数十倍,甚至呈现杀菌作用。两药合用可扩大抗菌谱,并减少细菌耐药的产生;对磺胺药耐药的细菌如大肠埃希菌、伤寒沙门菌和志贺菌属,对SMZco仍敏感。体外实验中TMP∶SMZ的最佳抗菌浓度为1∶20。由于TMP的脂溶性和 V_d 均大于SMZ,故TMP和SMZ按1∶5的比例给药时,最终的峰值血药浓度为1∶20~1∶30(TMP∶SMZ)。目前SMZco仍广泛用于大肠埃希菌、变形杆菌和克雷伯菌引起的泌尿系统感染,肺炎链球菌、流感嗜血杆菌及大肠埃希菌引起的上呼吸道感染或支气管炎,肉芽肿荚膜杆菌引起的腹股沟肉芽肿,霍乱弧菌引起的霍乱,伤寒沙门菌引起的伤寒,志贺菌属引起的肠道感染,卡氏肺孢菌引起的肺炎,诺卡菌属引起的诺卡菌病。SMZco的药物相互作用以及不良反应与磺胺药及TMP相似。

联磺甲氧苄啶系由SMZ(200 mg)、SD(200 mg)和TMP(80 mg)组成的复方制剂,其抗菌谱广,对大多数革兰阳性菌和阴性菌有效,具有协同抑菌或杀菌作用。抗菌作用机制、临床应用以及不良反应与SMZco相似。

呋喃妥因与呋喃唑酮

呋喃妥因与呋喃唑酮属硝基呋喃类(nitrofurans)药物。

呋喃妥因(nitrofurantoin,呋喃坦啶),对多数革兰阳性菌和阴性菌具有抑菌或杀菌作用,耐药菌株形成缓慢,与其他类别抗菌药之间无交叉耐药。但是铜绿假单胞菌和变形杆菌属对呋喃妥因不敏感。呋喃妥因的抗菌作用机制独特而复杂。据报道,敏感菌体内的硝基呋喃还原酶可将药物代谢为数种高活性的还原物质,后者可损伤菌体内的核糖体蛋白质、DNA、线粒体呼吸以及丙酮酸代谢等,确切的杀菌作用机制尚在研究中。呋喃妥因口服吸收迅速,在血中被快速破坏,消除 $t_{1/2}$ 约30 min,不能用于全身性感染。给药量的40%~50%以原型由肾迅速排泄,棕色代谢产物使尿液变色。主要用于大肠埃希菌、肠球菌和葡萄球菌引起的泌尿系统感染如肾盂肾炎、膀胱炎、前列腺炎和尿道炎等。尿液pH为5.5时,抗菌作用最佳。常见不良反应为恶心、呕吐及腹泻;偶见皮疹、药物热等过敏反应。大剂量或长时间使用引起头痛、头晕和嗜睡等,甚至造成外周神经炎,表现为末梢感觉异常、疼痛、乏力、肌肉萎缩和腱反射消失。长期使用也可造成肺损伤,如肺浸润或肺纤维化。对于葡萄糖-6-磷酸脱氢酶缺陷者可引起溶血性贫血,禁用。肾衰竭者禁用。

呋喃唑酮(furazolidone,痢特灵)口服不易吸收,主要在肠道发挥作用。抗菌谱与呋喃妥因相似。临床上主要用于治疗肠炎、痢疾、霍乱等肠道感染性疾病。尚可治疗胃、十二指肠溃疡,作用机制与抗幽门螺杆菌、抑制胃酸分泌和保护胃黏膜有关。栓剂可用于治疗阴道滴虫病。不良反应同呋喃妥因。

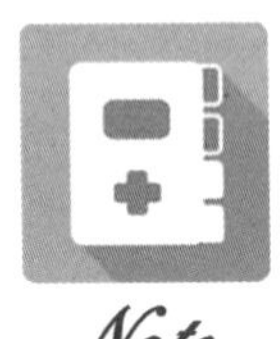

Note

甲硝唑

甲硝唑(metronidazole,灭滴灵)属硝基咪唑类药物,同类药物还有替硝唑和奥硝唑。其分子中的硝基在细胞内无氧环境中被还原成氨基,从而抑制病原体DNA合成,发挥抗厌氧菌作用，对脆弱类杆菌尤为敏感。对滴虫、阿米巴滋养体以及破伤风梭菌等厌氧菌具有很强的杀灭作用。但是，甲硝唑对需氧菌或兼性需氧菌无效。口服吸收良好，体内分布广泛，可进入感染病灶和脑脊液。临床主要用于治疗厌氧菌引起的口腔、腹腔、女性生殖系统、下呼吸道、骨和关节等部位的感染，对幽门螺杆菌感染引起的消化性溃疡以及难辨梭状芽孢杆菌感染所致的假膜性肠炎有特殊疗效，亦是治疗阿米巴病和滴虫病的首选药物。用药期间和停药 1 周内，禁用乙醇饮料，并减少钠盐摄入量。不良反应一般较轻微，包括胃肠道反应、过敏反应、外周神经炎等。

小　结

喹诺酮类药物通过抑制 DNA 回旋酶，阻碍 DNA 合成而杀菌。氟喹诺酮类（第三、四代）具有抗菌谱广、抗菌活性高、口服吸收好、与其他抗菌药物间较少有交叉耐药性等特点，但临床存在滥用倾向。临床主要用于泌尿生殖系统感染、呼吸系统感染、肠道感染与伤寒等。主要的不良反应为恶心、呕吐、皮疹、头痛、眩晕、光敏反应、心脏毒性、软骨损害等。磺胺类药物主要用于治疗泌尿系统感染，与甲氧苄啶合用，通常广泛用于治疗中耳炎、支气管炎、鼻窦炎、肺孢子菌肺炎等。但是耐药菌株的增加，限制了磺胺类药物的使用。

思 考 题

1. 简述氟喹诺酮类药物的作用机制和临床应用。
2. 简述磺胺类药物的作用机制。

本章参考文献

[1] 陈建国. 药理学[M]. 4 版. 北京：科学出版社，2016.
[2] 周红宇，陈醒言. 临床药理学与药物治疗学[M]. 杭州：浙江大学出版社，2010.
[3] 杨宝峰. 药理学[M]. 8 版. 北京：人民卫生出版社，2013.

（郑州铁路职业技术学院　陈萍萍）

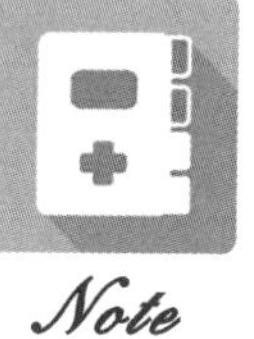

第四十一章　抗病毒药与抗真菌药

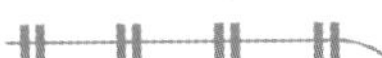

学习目标

本章 PPT

1. 知识目标　掌握抗病毒药的作用机制、临床应用及不良反应。掌握抗真菌药的抗菌谱、作用机制、临床应用。

2. 能力目标　通过学习案例，掌握抗病毒药与抗真菌药的临床应用及不良反应，理论联系实践，达到正确使用抗病毒药和抗真菌药的目的。

3. 情感目标　通过学习，使学生明白用药咨询服务的重要性，进一步培养学生良好的职业道德素养。

知识链接 41-1 丙型肝炎的发现

案例引导答案

案例引导 41-1

段某，女，35 岁。4 日前受凉后出现鼻塞、流涕、头痛、肌痛。体温 37 ℃。听诊：两肺未闻及干湿啰音。血常规正常。患者平素体健，无基础疾病史，无烟酒不良嗜好。

医生诊断：上呼吸道感染。

Rp：1. 复方氨酚烷胺胶囊×10 粒

Sig：1 粒，tid，po

2. 利巴韦林片 0.1 g×30

Sig：0.3 g，qid，po

请问：

该处方是否合理？为什么？

第一节　抗病毒药

抗病毒药研究始于 20 世纪 50 年代，1959 年发现碘苷（idoxuridine）对某些 DNA 病毒有抑制作用。但很快由于其严重的骨髓抑制作用，而被禁止全身使用。1962 年碘苷局部治疗疱疹性角膜炎获得成功，并沿用至今。病毒具有严格的胞内寄生特性，在复制时需要依赖宿主细胞的许多功能，在其不断的复制过程中会因出现的突变而形成新的变异体。病毒的这些分子生物学特点，使得理想抗病毒药的发展速度变得相对缓慢。

病毒包括 DNA 及 RNA 病毒。病毒吸附（attachment）并穿入（penetration）至宿主细胞内，病毒脱壳（uncoating）后利用宿主细胞代谢系统进行增殖复制，按病毒基因组提供的遗传信息进行病毒的核酸与蛋白质的生物合成（biosynthesis），然后病毒颗粒装配（assembly）成熟

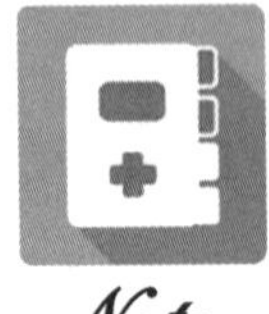

并从细胞内释放(release)出来。

抗病毒药的作用机制主要如下:①竞争细胞表面的受体,阻止病毒的吸附,如肝素或带负电荷的多糖;②阻碍病毒穿入和脱壳,如金刚烷胺能抑制A型流感病毒的脱壳和病毒核酸到宿主胞质的转移而发挥作用;③阻碍病毒生物合成,如碘苷抑制胸腺嘧啶核苷合成酶,影响DNA的合成,阿糖腺苷干扰DNA聚合酶,阻碍DNA的合成,此外阿昔洛韦可被由病毒基因编码的酶(如胸腺激酶)磷酸化,该磷酸化合物为病毒DNA聚合酶的底物,二者结合后就可发挥抑制酶的作用,因而可阻止病毒DNA的合成;④增强宿主抗病毒能力,如干扰素能激活宿主细胞的某些酶,降解病毒的mRNA;抑制蛋白质的合成、翻译和装配(图41-1)。

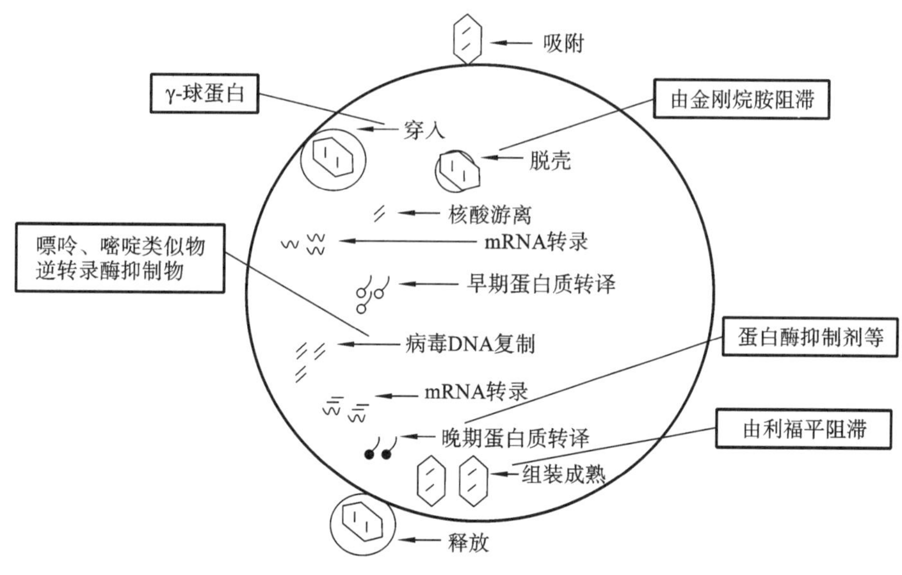

图41-1 抗病毒药的主要作用部位

抗病毒药在临床上主要用于病毒感染的治疗,根据抗病毒药的用途不同将其分为广谱抗病毒药,治疗艾滋病的抗人类免疫缺陷病毒(human immunodeficiency virus,HIV)药和治疗疱疹病毒、流感病毒和肝炎病毒等感染的其他抗病毒药。

当前病毒性传染病居传染病之首,不少病毒危害极大。一些地区乙型肝炎病毒表面抗原阳性率高达10%~20%,艾滋病正在许多国家成倍增长。病毒性感染发病率高、传播快、缺乏特异性治疗药物,并不断出现新的疾病,如严重急性呼吸综合征(SARS)、高致病性禽流感等。以下将根据临床用途分别介绍常用的抗病毒药。

一、广谱抗病毒药

该类药物具有对多种病毒有抑制其生长繁殖的作用,主要有嘌呤或嘧啶核苷类似物和生物制剂类。

利巴韦林

利巴韦林(ribavirin,RBV,病毒唑、三氮唑核苷)是一种人工合成的鸟苷类衍生物,为广谱抗病毒药,在体内可抑制多种DNA和RNA病毒核酸的合成。其抗病毒谱较广,包括甲型肝炎病毒(hepatitis A virus,HAV)和丙型肝炎病毒(hepatitis C virus,HCV)。也有抗腺病毒、流感病毒和呼吸道合胞病毒的作用。

【体内过程】

口服吸收迅速,生物利用度约45%,少量可经雾化吸入。口服后1.5 h达到血浆峰值浓

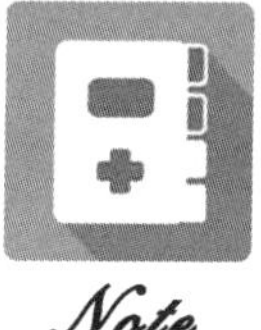
Note

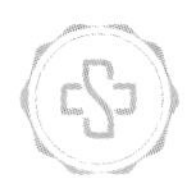

度,峰浓度(C_{max})为 1～2 mg/L。药物在呼吸道分泌物中的浓度大多高于血药浓度。药物能进入红细胞,且蓄积量大。长期用药后脑脊液内药物浓度可达同期血药浓度的 67%。该药可透过胎盘,也能进入乳汁。在肝脏代谢,血浆药物消除半衰期($t_{1/2}$)为 0.5～2 h。主要经肾脏排泄,72～80 h 尿排泄率为 30%～55%,72 h 粪便排泄率约 15%。

【药理作用及机制】

利巴韦林抑制病毒复制有间接及直接作用机制。间接作用是通过免疫调节,激活 T 淋巴细胞介导的免疫反应,抑制病毒复制。直接作用是通过进入细胞后磷酸化为三氮唑核苷单磷酸,能竞争性地抑制多种细胞酶,阻断鸟苷单磷酸的合成,因而抑制多种 RNA、DNA 病毒的复制。利巴韦林对某一病毒的主要抑制机制还有待进一步研究。

【临床应用】

利巴韦林对急性甲型和丙型肝炎有一定疗效,与 IFNα 联合用药治疗丙型肝炎,效果较单用 IFNα 好。雾化吸入治疗呼吸道合胞病毒性肺炎和支气管炎疗效好,雾化疗法也可用于治疗甲型或乙型流感病毒引起的感染性疾病。滴眼液可治疗单纯疱疹病毒(HSV)性角膜炎。

【不良反应】

较常见的药物不良反应有贫血、乏力等,停药后即消失。较少见的不良反应有疲倦、头痛、失眠以及食欲减退、恶心等,多见于应用大剂量者。动物实验有致畸胎或致突变作用,孕妇及婴儿禁用。

干扰素

干扰素(interferon,IFN)是机体细胞在病毒感染或其他诱生剂刺激下产生的一组分泌性糖蛋白的细胞因子,它有 α、β、γ 三种,分别由人体白细胞、成纤维细胞和致敏淋巴细胞产生。IFN 具有抗病毒、免疫调节及抗增殖等作用。目前使用的是基因工程制得的 IFN,如 IFNα-2b(干扰能,intron-A)、IFNα-2a(罗荛愫)等。最近将 IFNα 与聚乙二醇(PEG)复合,制备成 PEG 化干扰素(PEG-IFN),使 IFN 在循环内停留时间明显延长,以提高抗病毒的效果。

【体内过程】

IFN 口服后一般被蛋白酶分解,肌内注射、皮下注射时,其在体内的维持时间及水平比静脉注射长而高。IFN 不能通过血脑屏障及胎盘,仅少量由尿排出。PEG-IFN 有 2 种,PEG-IFNα-2a 和 PEG-IFNα-2b,它们的 $t_{1/2}$ 分别长达 70～90 h 和 36～40 h,仅需每周注射 1 次,可有明显疗效。

【药理作用及作用机制】

IFN 对病毒无直接灭活作用,亦不直接进入宿主细胞抑制病毒,而是通过作用于细胞表面 IFN 特异受体,通过信号传递系统,使细胞发生一系列变化,诱导抗病毒蛋白产生,通过阻止病毒进入宿主细胞、阻止其脱壳、阻止 mRNA 的合成或甲基化、阻止病毒蛋白的翻译或病毒装配和释放等作用而抑制病毒生长繁殖。IFN 可诱导前 NK 细胞迅速转化为成熟的 NK 细胞,发挥非特异性抗病毒作用。IFN 还可增强 T 淋巴细胞破坏已感染的肝细胞,但 IFN 亦可产生一些全身症状和由免疫反应引起的组织损伤。IFNα 与 IFNβ 作用于同一受体,而 IFNγ 作用于不同的受体。

【临床应用】

IFNα 的抗病毒作用最强,当乙型肝炎病毒(HBV)和丙型肝炎病毒(HCV)感染患者病毒复制的时候,该药可发挥抗病毒作用,是国际公认的治疗慢性病毒性肝炎疗效较好的药物,推荐剂量为 IFNα 5～10 mIU,每周 3 次,静脉注射,治疗 4～6 个月。治疗后有 1/3 的患者 HBV DNA 及 HBeAg 可持续清除,并伴有临床、生化和肝组织学改善,1/10 的患者 HBsAg 消失。近年国内外报道 IFNα 治疗慢性乙型肝炎有远期持续效应,平均随访 5～7 年,HBV 清除率可

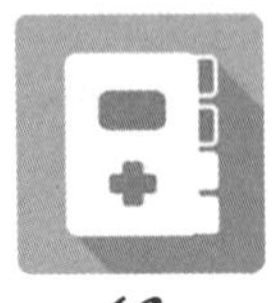

Note

达 50%～70%。HBV 基因型影响 IFN 的治疗效应，免疫抑制患者治疗反应不佳。

1991 年 FDA 批准 IFNα-2b 治疗丙型肝炎，获得一定疗效。对丙型肝炎的推荐剂量为 IFNα 3～5 mIU，每周 3 次，治疗 6～12 个月。约 20%的患者有持续疗效，HCV RNA 在检测水平以下，血清 ALT 正常，15%停止治疗后复发，65%无反应。在应用 IFNα 治疗丙型肝炎患者时，有相当部分患者出现 IFNα 抵抗现象，对 IFNα 抵抗的丙型肝炎患者，临床上进行再治疗困难很大。有学者用 IFNα、利巴韦林(RBV)、金刚烷胺联合治疗方案能够逆转 IFNα 的抵抗状态。目前 IFNα-2b 和 RBV 的复合制剂已上市，商品名为 Rebetron。临床研究显示，每周 1 次 PEG-IFNα-2a 治疗 24 周，随访 24 周时的 HbeAg 血清学转换率高于普通 IFNα。PEG-IFN＋RBV 与 IFN＋RBV 对 HCV 清除的动力学反应相差悬殊，前者效果明显优于后者。

【不良反应及注意事项】

肌内或皮下注射 IFN 可发生类似感冒症状，特别是开始用药的第 1 周，注射部位红斑、痛及硬结，全身反应有发热、不适、关节痛、恶心、呕吐、毛发脱落、过敏反应、白细胞或血小板减少等。不良反应的出现与 IFN 的类型及用量有关，停药后即可恢复。

转移因子

转移因子(transfer factor)是从健康人白细胞中提取的一种核苷肽，无抗原性。转移因子可以将供体细胞的免疫信息转移给未致敏的受体细胞，从而使受体细胞获得供体样的特异性和非特异性细胞免疫功能，其作用可持续 6 个月。本药还可以起到佐剂作用。临床主要用于先天性和获得性免疫缺陷病、病毒感染、霉菌感染和肿瘤等的辅助治疗。

胸腺肽 α1

胸腺肽 α1(thymosin α1)为一组免疫活性肽，可诱导 T 淋巴细胞分化成熟，并调节其功能。临床用于慢性肝炎、艾滋病、其他病毒性感染和肿瘤的治疗和辅助治疗。

二、抗艾滋病药/抗 HIV 药

思政案例 41-1
洁身自好，远离艾滋病

HIV 是一种逆转录病毒(retrovirus)，主要有 HIV-1、HIV-2 两型。一旦 HIV 进入 $CD4^+$ 细胞，病毒 RNA 即被用作模板。在逆转录酶(reverse transcriptase，RNA 依赖性 DNA 多聚酶)催化下产生互补双螺旋 DNA，然后病毒 DNA 进入宿主细胞核，并在 HIV 整合酶(integrase)催化下掺入宿主基因组。最后，病毒 DNA 被转录和翻译成一种称为多聚蛋白的大分子非功能多肽，其再经 HIV 蛋白酶(protease)裂解成小分子功能蛋白。

当前抗 HIV 药主要通过抑制逆转录酶或 HIV 蛋白酶发挥作用，包括核苷逆转录酶抑制剂(nucleoside reverse transcriptase inhibitor，NRTI)、非核苷逆转录酶抑制剂(non-nucleoside reverse transcriptase inhibitor，NNRTI)和蛋白酶抑制剂(protease inhibitor，PI)三类。一些融合抑制剂如恩夫韦地和整合酶抑制剂也已上市。对病毒复制机制的进一步研究表明，在核酸水平上抑制病毒复制比在翻译水平上更有效，因此研制基因药物成为抗 HIV 药研究的热点。

艾滋病(AIDS)药物治疗仍处于发展阶段。1996 年推出鸡尾酒疗法(cocktail therapy)，又称为高效抗逆转录病毒疗法(highly active antiretroviral therapy，HAART)。研究证明临床上 1 种 PI 和 1 种 NNRTI 或 2 种 NRTI 药物同时或序贯联合应用较单一用药可减慢发展至艾滋病的速度和降低死亡率。联合用药的药理学优点如下：联合用药后可增强持续抑制病毒复制的作用，具有相加或协同作用；同时也可延缓或阻断因 HIV 变异而产生的耐药性，对药物引起同种病毒的变异，有相互制约作用。

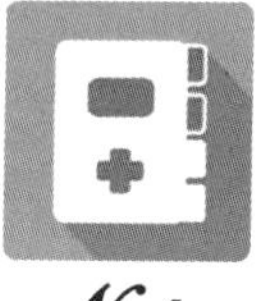

Note

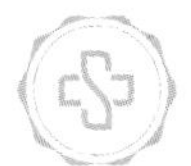

(一) 核苷逆转录酶抑制剂(NRTI)

NRTI均为脱氧核苷的类似物，它们均需在细胞内经不同激酶逐步转化为活性三磷酸衍生物，才能发挥抑制逆转录酶作用，阻碍前病毒DNA合成。由于在结构上3′末端缺乏羟基，它们结合到前病毒DNA链的3′末端时，不能再进行5′→3′磷酸二酯键的结合，终止了病毒DNA链的延长。通过上述作用机制，抑制HIV复制。

齐多夫定

齐多夫定(zidovudine，ZDV)为胸腺嘧啶核苷衍生物，是第一个用于治疗HIV感染的药物，是治疗AIDS的首选药。本品可口服或静脉滴注，能通过血脑屏障和胎盘，在脑脊液内浓度可达血浆的20%～60%，故对艾滋病患者的神经系统病变亦有效。齐多夫定应与其他抗HIV药联合用于AIDS的治疗。本品除了抗成人HIV感染外，还能降低母婴传播的概率。常见骨髓抑制、贫血或中性粒细胞减少，也可有恶心、呕吐、腹泻、乏力、肌肉酸痛、发热、头痛、头晕、麻木、皮疹等副作用。

扎西他滨

扎西他滨(zalcitabine)为脱氧胞苷衍生物，与其他多种抗HIV药有协同抗HIV-1作用。本品可有效治疗HIV感染，单用时疗效不如齐多夫定，更低于联合用药，常被推荐与齐多夫定和一种蛋白酶抑制剂三药合用。适用于AIDS和AIDS相关综合征，也可与齐多夫定合用治疗临床状况恶化的HIV感染患者。扎西他滨生物利用度大于80%，但与食物或抗酸药同服时可降低到25%～39%，血浆蛋白结合率低于4%，脑脊液浓度约为血清浓度的20%，主要经肾脏排泄，血浆$t_{1/2}$仅2 h，但细胞内$t_{1/2}$可长达10 h，肾功能不全患者应减少服药剂量。主要不良反应是剂量依赖性外周神经炎，发生率为10%～20%，停药后能逐渐恢复。应避免与其他能引起神经炎的药物同服，如司他夫定、去羟肌苷、氨基糖苷类和异烟肼等。也可引起胰腺炎，发生率低于去羟肌苷。

司他夫定

司他夫定(stavudine，d4T)作用类似于齐多夫定，常用于不能耐受齐多夫定或齐多夫定治疗无效的HIV感染患者，需与其他抗HIV药联合应用。司他夫定主要不良反应为疼痛性外周神经病变，患者出现肢端(手与脚)麻木、针刺感，停药后症状可缓解；乳酸酸中毒、肝肿大伴脂肪变性者，可能导致肝衰竭死亡；其他不良反应有腹痛、腹泻、恶心、呕吐、胰腺炎等。

去羟肌苷

去羟肌苷(didanosine，ddI)常作为抗严重HIV感染的首选药，特别适合不能耐受齐多夫定或齐多夫定治疗无效者。本品与其他抗HIV药联合应用，用药后患者发生AIDS相关并发症的时间延迟，存活期延长。去羟肌苷主要不良反应为胰腺炎，故疗程中应监测血清淀粉酶；外周神经病变约见于20%的病例，其中约12%的患者需减小剂量。此外可有腹泻、肝炎、心肌炎及消化道和中枢神经反应。

拉米夫定

拉米夫定(lamivudine，3TC)具有抗肝炎病毒及抗HIV感染作用。对乙型肝炎病毒抑制作用强大，可迅速抑制肝炎病毒复制，使血转氨酶水平降低，现已成为目前治疗乙型肝炎感染有效的药物之一，长期应用可减轻或阻止肝炎进化为肝硬化和肝癌。治疗HIV感染患者时，

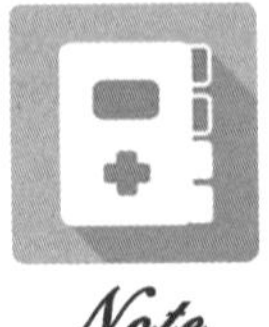

需与其他抗 HIV 药联合应用。应注意治疗 HIV 感染时所用剂量较治疗慢性乙型肝炎的剂量大。

阿巴卡韦

阿巴卡韦(abacavir,ABC)可与其他抗逆转录病毒药联合用于治疗 HIV-1 感染,患者用药后可见 $CD4^+$ 细胞计数增加,病毒 RNA 拷贝数下降。阿巴卡韦可引起严重的、致死性的过敏反应,主要表现为高热、皮疹、乏力、恶心、呕吐、腹泻、关节痛、咳嗽、气急等。多数发生在开始服药的 6 周内。一旦出现发热、皮疹等可疑过敏反应时应立即停药,并且今后不再应用本品。其他不良反应有消化道和中枢神经系统反应,偶见乳酸酸中毒,可能合并脂肪变性。

(二)非核苷逆转录酶抑制剂(NNRTI)

NNRTI 抑制 HIV-1 作用很强,但对 HIV-2 无抑制活性。它们的作用机制与 NRTI 不同,它们不需要磷酸化,直接与病毒 HIV-1 的逆转录酶催化活性位点的疏水区结合,使酶蛋白构象改变,导致酶失活,抑制病毒复制。NNRTI 对 HIV-2 逆转录酶及人类 DNA 多聚酶无活性。这类药物易产生耐药性,只需一个核苷酸变异,即可产生耐药,且对其他 NNRTI 产生交叉耐药。

奈韦拉平

奈韦拉平(nevirapine,NVP)与其他抗 HIV-1 药联合适用于治疗 HIV-1 感染,也可单独用于预防 HIV-1 感染导致的母婴传播。奈韦拉平常见的不良反应为皮疹和肝功能异常,可出现 Stevens-Johnson 综合征、中毒性表皮坏死溶解等严重皮疹及重症肝炎。其他常见的不良反应有恶心、呕吐、腹泻、嗜睡、疲劳、发热、头痛、腹痛和肌痛等。

依法韦仑

依法韦仑(sustiva,EPV)与其他抗 HIV-1 药联合适用于治疗 HIV-1 感染。依法韦仑耐受性一般良好,常见的不良反应为皮疹、神经系统症状和消化道症状。

(三)蛋白酶抑制剂(PI)

HIV-1 蛋白酶为 HIV 复制的关键酶,它可将病毒 *gag* 及 *pol* 基因编码的多蛋白水解成功能蛋白及结构蛋白,促成病毒的成熟。蛋白酶活性被抑制,使病毒 Gag-Pol 多蛋白前体不能裂解为功能蛋白,而形成无感染活性的病毒颗粒,因而抑制病毒复制。PI 与 NRTI 联合用药,治疗效果非常显著,但 PI 毒副作用较大(包括脂肪代谢障碍、高脂血症等),患者依从性较差(因服药量大及服药次数多)。

沙奎那韦

沙奎那韦(saquinavir)是用于治疗 HIV 感染的第一个 PI。与其他抗 HIV 药合用,用于治疗 HIV 感染,延长患者寿命,改善生活质量。沙奎那韦常见的不良反应为恶心、呕吐、腹泻、腹痛等消化道反应,长期应用可致脂肪代谢障碍。

利托那韦

利托那韦(ritonavir,RTV)与其他抗 HIV 药合用,用于治疗 HIV 感染。用药后可减少艾滋病相关并发症状的发生、降低病死率。利托那韦常见的不良反应为全身乏力、不适等全身症状、消化道症状、神经系统症状和皮疹等过敏表现。

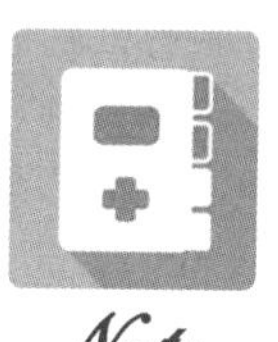
Note

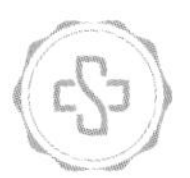

茚地那韦

茚地那韦(indinavir,IDV)与其他抗逆转录酶药物联合用于 HIV 感染的治疗。本品需空腹服药,每日饮水大于 2 L,以预防肾结石。此外,可见恶心、呕吐、腹泻等消化道反应,头痛、失眠等神经系统症状,以及皮疹等过敏症状。本品不可与洛伐他汀、西伐他汀等同服,否则可能导致横纹肌溶解症等疾病。

三、抗疱疹病毒药

阿昔洛韦和伐昔洛韦

【体内过程】

阿昔洛韦(acyclovir,ACV)口服生物利用度为 10%～20%,药物能广泛分布至各组织与体液中,血浆蛋白结合率低,主要经肾脏排泄,消除半衰期为 2.9 h。

伐昔洛韦(valacyclovir)是阿昔洛韦的 L-缬氨酸酯,阿昔洛韦为其抗病毒活性成分。本药水溶性好,生物利用度为 65%,口服吸收后在肝内迅速水解成阿昔洛韦。

【药理作用及作用机制】

药物对单纯疱疹病毒(HSV)Ⅰ型和Ⅱ型作用较强,对水痘-带状疱疹病毒(VZV)的作用则较弱,对 EB 病毒有一定作用,仅高浓度时对巨细胞病毒(cytomegalovirus,CMV)也具有抑制作用。

药物进入被 HSV 感染的细胞后,被病毒编码的特异性胸苷激酶(TK 酶)迅速转化为 ACV-AMP,再经细胞激酶的作用变为 ACV-ADP 和 ACV-ATP,竞争 DNA 聚合酶,抑制病毒 DNA 的合成。药物还可在 DNA 聚合酶的作用下,与增长的 DNA 链结合,引起 DNA 链的延伸中断。本药对病毒具有特殊亲和力,对正常的宿主细胞则很少引起代谢改变,细胞毒性低。

【临床应用】

适用于 HSV、VZV 感染,免疫缺陷者水痘的治疗,并可用于防止免疫损伤及免疫抑制治疗的患者如艾滋病、器官移植患者的病毒感染。

【不良反应及注意事项】

阿昔洛韦不良反应少,常见发热、头痛、皮疹等,停药后迅速消失;口服可能引起恶心、呕吐、腹泻等。偶见急性肾功能不全、血尿等。

伐昔洛韦有轻度胃肠道症状,如胃部不适、食欲减退、恶心、呕吐、腹痛、腹泻、便秘等。其他药物不良反应少见。

泛昔洛韦和喷昔洛韦

泛昔洛韦(famciclovir,FCV)为喷昔洛韦(penciclovir,PCV)的前药,可以口服,进入人体后转变为喷昔洛韦。后者在细胞内迅速形成三磷酸盐,竞争性抑制疱疹病毒 DNA 多聚酶,抑制病毒 DNA 的合成,从而具有抗病毒作用。主要用于治疗无合并症的带状疱疹,可以加快伤口愈合,缩短疱疹性神经痛病程;同时也是目前最有效的治疗生殖器疱疹的药物,不良反应较小。喷昔洛韦是泛昔洛韦的活性代谢物,口服难以吸收,多为外用,主要用于治疗成人复发性口唇单纯疱疹。

更昔洛韦

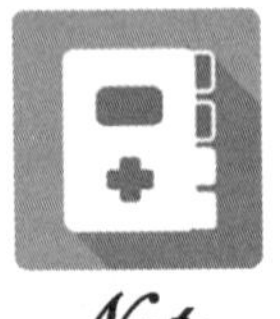

更昔洛韦(ganciclovir)对 HSV 和 VZV 的抑制作用与阿昔洛韦相似,但对 CMV 的抑制作用较强,约为阿昔洛韦的 100 倍。骨髓抑制等不良反应发生率较高,只用于艾滋病、器官移

植、恶性肿瘤时严重 CMV 性肺炎、肠炎及视网膜炎等。

膦甲酸

膦甲酸(foscarnet)为焦磷酸衍生物,可通过与病毒 DNA 多聚酶焦磷酸盐解离部位结合,防止核苷前体连接到 DNA,从而抑制病毒生长。其与核苷类治疗疱疹病毒感染不同,不需要激活病毒或宿主疱疹胸苷酸激酶。由于膦甲酸盐对病毒 DNA 多聚酶更具选择性,其对人体细胞毒性小。膦甲酸可有效对抗 CMV、VZV 和 HSV,但口服吸收差,必须静脉给药。可用于治疗艾滋病患者的 CMV 性视网膜炎和耐阿昔洛韦的 HSV 感染,也可与更昔洛韦合用治疗对二者单用耐药的患者。膦甲酸也可非竞争性抑制 HIV 逆转录酶,可用于治疗艾滋病和 HIV 感染患者并发的鼻炎、肺炎、结膜炎和 CMV 性视网膜炎,与齐多夫定联合可抑制 HIV 复制。不良反应包括肾损伤、急性肾衰竭、低钙血症、心律失常和心力衰竭、癫痫及胰腺炎等。

阿糖腺苷

阿糖腺苷(vidarabine,ara-A)为嘌呤类衍生物,具有强大的抗 HSV、VZV 和 CMV 活性,也能抑制乙型肝炎病毒(hepatitis B virus,HBV)和某些 RNA 病毒,抗病毒谱较广。在体内可在腺苷脱氨酶作用下脱去 6 位氨基,被迅速代谢成阿糖次黄嘌呤核苷,使其抗病毒活性显著降低。局部应用可有效地治疗 HSV-1 和 HSV-2 引起的急性角膜结膜炎、表皮结膜炎和反复性上皮结膜炎。静脉注射可有效治疗 HSV 性脑炎、新生儿疱疹和免疫功能低下患者的 VZV 感染。尽管阿糖腺苷仍能有效抑制对阿昔洛韦耐药的 HSV,但其疗效低、毒性大,现已较少应用。不良反应主要表现为神经毒性,发生率可达 10%,也常见胃肠道反应。

碘苷

碘苷(idoxuridine)又名疱疹净,可竞争性抑制胸苷酸合成酶,使 DNA 合成受阻,故能抑制 DNA 病毒(如 HSV 和牛痘病毒的生长),对 RNA 病毒无效。本品全身应用毒性大,临床仅限于局部用药,治疗眼部或皮肤疱疹病毒和牛痘病毒的感染,对急性上皮型疱疹性角膜炎疗效最好,对慢性溃疡性实质层疱疹性角膜炎疗效很差,对疱疹性角膜虹膜炎无效。长期应用可出现角膜混浊或染色小点。局部有瘙痒、疼痛、水肿,甚至睫毛脱落等症状。孕妇、肝病或造血功能不良者禁用或慎用。

曲氟尿苷

曲氟尿苷(trifluridine)为卤代嘧啶类核苷,在细胞内磷酸化成三磷酸曲氟尿苷活化形式,可掺入病毒的 DNA 分子从而抑制其合成,主要抑制 HSV-1、HSV-2、牛痘病毒和某些腺病毒(adenovirus)。局部应用治疗眼部感染,是治疗疱疹性角膜结膜炎和上皮角膜炎应用最广泛的核苷类衍生物,通常对阿糖腺苷和碘苷治疗无效的感染仍有效。滴眼时可能引起浅表眼部刺激和出血。

四、抗巨细胞病毒药

更昔洛韦和缬更昔洛韦

更昔洛韦(ganciclovir,GCV)和缬更昔洛韦(valganciclovir,VGCV)的抗病毒作用与阿昔洛韦相似,但作用更强,尤其对艾滋病患者的巨细胞病毒有强大的抑制作用。更昔洛韦是美国 FDA 批准的第一个治疗 CMV 感染的药物,也是首选药,但毒性大。常见的不良反应有骨髓抑制作用、中枢神经系统症状,以及皮疹、药物热、肝功能异常、恶心、呕吐等。

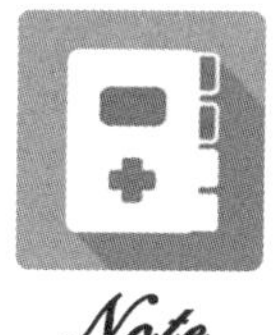
Note

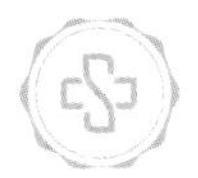

缬更昔洛韦是更昔洛韦的前体药物。本品口服吸收后在体内被迅速水解为活性原型药更昔洛韦发挥疗效，生物利用度提高，用于 CMV 性视网膜炎的治疗。

膦甲酸钠

膦甲酸钠(foscarnet，PFA)可与病毒的 RNA 多聚酶的焦磷酸盐解离部位结合，抑制病毒复制。本品对水痘疱疹病毒、甲型流感病毒、乙型肝炎病毒、CMV、HIV 等病毒均有抑制作用；对许多耐更昔洛韦的 CMV 毒株和耐阿昔洛韦的单纯疱疹和带状病毒株仍具抑制作用。膦甲酸钠口服吸收差，需静脉给药。主要用于免疫缺陷者(如艾滋病患者)发生的 CMV 性视网膜炎的治疗，以及预防器官移植及免疫功能低下患者的 CMV 感染，也可用于治疗对阿昔洛韦耐药的 HSV 或 VZV 皮肤黏膜感染。肾毒性是本品最主要的不良反应，患者可出现轻度蛋白尿、氮质血症，也可能出现急性肾小管坏死、结晶尿、间质性肾炎，禁用于严重肾功不全者。本品抑制骨髓的程度通常较更昔洛韦轻，神经系统表现为头痛、震颤、易激惹、幻觉、抽搐等，发生率约 10%。其他不良反应尚有发热、恶心、呕吐、肝功能异常等。

西多福韦

西多福韦(cidofovir，HPMPC)为胞苷酸衍生物，在体内由细胞核苷酸激酶转化为 HPMPC 二磷酸，抑制病毒 DNA 合成。对 CMV 有很强的抑制作用，对其他疱疹病毒、人乳头瘤病毒和腺病毒等也有很强的抑制作用。本品仅适用于艾滋病患者并发的 CMV 性视网膜炎。静脉给药，与膦甲酸、更昔洛韦、阿昔洛韦或齐多夫定合用有协同或相加作用。本品主要不良反应为肾毒性，此外可有代谢性酸中毒、发热、头痛、食欲减退、恶心、呕吐、腹泻、皮疹、贫血，AST 和 ALT 增高等。

福米韦生

福米韦生(fomivirsen，ISIS2922)于 1998 年在美国上市，是世界上第一个被批准的反义寡核苷酸药物，CMV 复制抑制剂。在细胞内与病毒 mRNA 结合，抑制基因表达，还可抑制病毒吸附。用于治疗艾滋病患者 CMV 性视网膜炎，局部治疗新确诊的或其他疗法无效或不适用的晚期 CMV 性视网膜炎，24 周内接受过西多福韦治疗的患者不应使用本品。不良反应有暂时眼压增高、可逆性眼内炎、白内障、玻璃体炎、葡萄膜炎及罕见的视网膜脱离。

五、抗流感病毒药

金刚烷胺和金刚乙胺

金刚烷胺(amantadine)和金刚乙胺(rimantadine)能特异性地抑制甲型流感病毒穿膜蛋白离子通道来抑制病毒复制，仅对甲型流感病毒有抑制作用。金刚乙胺对甲型流感病毒的作用优于金刚烷胺，抗病毒谱也较广。金刚烷胺尚具有抗震颤麻痹作用。两药预防成人及儿童甲型流感的保护率为 70%～90%，可作为流感流行期间高危人群的预防用药。轻症流感者在发病后 48 h 内服用可降低热度，减轻症状，缩短病程，有治疗效果。常见的不良反应有厌食、恶心、焦虑、失眠、思想不集中及头痛。

奥司他韦

奥司他韦(oseltamivir)的磷酸化物磷酸奥司他韦又称为达菲。奥司他韦为神经氨酸酶抑制剂的乙酯前体药，口服吸收迅速，很快被肝脏和肠道酯酶转化成活性化合物奥司他韦羧酸。后者通过与神经氨酸酶的疏水部分结合，改变病毒复制所必需的酶活性位点结构，从而抑制了

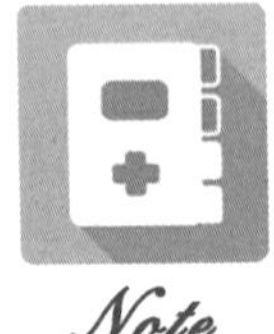
Note

新生的流感病毒颗粒从受染细胞释出，阻止流感病毒的复制。本药适用于甲型和乙型流感病毒（包括各种亚型）患者的治疗和预防。用于治疗流感时，应在出现流感症状 2 天（最好在 24 h）内开始用药；用于预防流感时，应在与患者密切接触后或处于流行性感冒暴发的群体中 2 天内开始用药。本药耐受性良好，主要有一过性恶心和呕吐，常发生于首次用药，多数人继续服药 12 天后消失。其他不良反应还有失眠、头痛、腹泻、头晕、疲乏、鼻塞、咽痛及咳嗽等。

扎那米韦

扎那米韦（zanamivir）通过抑制流感病毒的神经氨酸酶，改变流感病毒在感染细胞内的聚集和释放。体外实验发现，当药物浓度不断增加时，流感病毒对扎那米韦的敏感性下降。这与病毒突变引起神经氨酸酶及血细胞凝集素二者或其一的氨基酸发生改变有关。临床用于成年患者和 12 岁以上的青少年患者，治疗由甲型和乙型流感病毒引起的流感。对哮喘或慢性阻塞性肺疾病患者治疗无效，甚至可能引起危险。不良反应包括头痛、腹泻、恶心、呕吐、眩晕等。发生率低于 2%，多为轻度反应。

六、抗肝炎病毒药

病毒性肝炎是一种世界性常见病，西方国家以丙型肝炎为最多，我国主要流行乙型肝炎。肝炎病毒感染是当今国际公认的治疗难题，肝炎病毒被分为五型，甲、乙、丙、丁、戊，此后，人们发现尚有的临床上表现为病毒性肝炎的患者不能分型，尚待进一步研究。其中乙型肝炎病毒（HBV）、丙型肝炎病毒（HCV）和丁型肝炎病毒（HDV）在急性感染后有 80% 以上会转为慢性，其中 20% 若持续感染有可能发展成肝硬化，其中的 1%～5% 转为肝癌。国际卫生组织已将乙型肝炎列为世界第九死因，故而国内外医药学家积极探索与开发抗病毒措施。

目前对病毒性肝炎的抗病毒治疗还没有特效药。急性肝炎一般无须使用抗病毒药物，尤其是甲型肝炎和戊型肝炎，两者都不会转为慢性，只需进行一般和对症治疗即可，对重型肝炎一般也不需要使用抗病毒药物，特别是干扰素，因其可加重病情。所以抗病毒治疗的主要对象仅为慢性病毒性肝炎和急性丙型肝炎。目前抗病毒药物只能达到抑制病毒的目的，绝大多数无根治作用，临床上多以干扰素和利巴韦林联合应用治疗慢性病毒性肝炎和急性丙型肝炎。

拉米夫定

拉米夫定（lamivudine，3TC）是新一代核苷类抗病毒药，可明显抑制乙型肝炎病毒的 DNA 复制。本品口服吸收后，在外周单核细胞和肝细胞内，经磷酸激酶作用，形成具有抗病毒作用活性 5′-三磷酸拉米夫定。后者作为酶底物竞争性抑制剂，抑制病毒逆转录酶活性，从而抑制病毒 DNA 合成。适用于成年慢性乙型肝炎患者的治疗，治疗时肝细胞炎症坏死症状有明显的改善，乙型肝炎病毒 e 抗原（HBeAg）的转阴率达 16%，并检测不出乙型肝炎病毒 DNA（HBV DNA），对干扰素治疗无效的患者也有效。本品耐受性良好，常见的不良反应有上腹部不适、头晕、乏力、口干、皮疹（罕见）。

阿德福韦与阿德福韦酯

阿德福韦（adefovir）Ⅲ期临床研究证明有抗乙型肝炎病毒活性（包括拉米夫定耐药的慢性乙型肝炎病毒），但其口服生物利用度低，过敏反应严重。阿德福韦酯（adefovir dipivoxil）是阿德福韦的衍生物，生物利用度高于阿德福韦，在体内水解为阿德福韦而发挥抗病毒作用。阿德福韦酯具有广谱抗病毒活性，通过抑制 HBV 聚合酶（逆转录酶），吸收及渗入病毒 DNA，中止 DNA 链的延长，从而抑制 HBV 的复制。临床试验证明，其可作为拉米夫定耐药性慢性乙型肝炎的一线治疗药物。药物不良反应发生率低，一般较轻，常见乏力、头痛、腹泻、恶心、食欲不

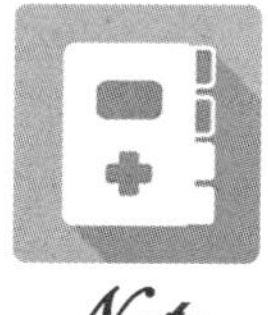
Note

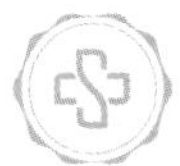

振等。在较大剂量时有一定肾毒性,用药过程中注意监测肾功能及乳酸酸中毒(伴肝脂肪变性的肝肿大)的症状与体征。

恩替卡韦

恩替卡韦(entecavir)为鸟嘌呤核酸同系物,用于治疗慢性乙型肝炎患者。其在肝细胞内转化为三磷酸恩替卡韦,在细胞内的半衰期为15 h。对HBV DNA的聚合酶和逆转录酶有明显抑制作用,其抑制HBV的作用较拉米夫定强30～1000倍。连续服用2年或以上可增高HBeAg血清转换率和促进HBsAg消失。

第二节　抗真菌药

真菌感染分为浅表部和深部感染两类。前者常由各种癣菌引起,主要侵犯皮肤、毛发、指(趾)甲等,发病率高,治疗药物较多,疗效较好。后者常由念珠菌、隐球菌等引起,主要侵犯内脏器官和深部组织,发病率虽低,但诊断较难,危险性大,常危及生命。近20年来,临床上广谱抗生素、化疗药物、免疫抑制药的大量应用加上艾滋病的流行及放射治疗和器官移植的广泛进行,真菌病尤其是深部真菌病发病率大幅上升。

具有抑制真菌生长或繁殖或杀死真菌的药物称为抗真菌药。目前临床常用的抗真菌药包括抗生素类抗真菌药、唑类抗真菌药、丙烯胺类抗真菌药和嘧啶类抗真菌药。

一、抗生素类抗真菌药

两性毒素B

【体内过程】

两性霉素B(amphotericin B)口服与肌内注射均难以吸收,血浆蛋白结合率为90%～95%,不易透过血脑屏障。药物主要在肝脏代谢,消除缓慢,血浆半衰期约24 h。

【药理作用及作用机制】

两性毒素B为广谱抗真菌药。对本品敏感的真菌有新型隐球菌、白色念珠菌、芽生菌、组织胞浆菌属、球孢子菌属、孢子丝菌属、毛霉属和部分曲霉等。两性毒素B主要与真菌胞膜中的麦角固醇结合,损伤膜的通透性,致细胞内重要物质外漏,导致真菌生长停止或死亡。

【临床应用】

本品静脉滴注用于深部真菌感染治疗。适用于治疗深部真菌所致的败血症、心内膜炎、脑膜炎、腹腔感染、肺部感染、尿路感染和眼内炎等。在治疗真菌性脑膜炎时除静脉滴注外需合并鞘内给药,口服给药仅用于胃肠道真菌感染。也可局部外用治疗眼科、皮肤科和妇科的真菌感染。

【不良反应及注意事项】

静脉滴注不良反应较多,主要有寒战、高热、头痛、恶心等,在疗程中可出现呼吸困难、血压下降、肾和肝功能损害、贫血、低钾血症、心律失常、皮疹等。若事先给予解热镇痛抗炎药、抗组胺药及糖皮质激素,可减少治疗初期寒战、高热反应的发生。使用时,应注意心电图、肝肾功能及血常规指标变化。

两性霉素B抗真菌谱广、抗菌活性强,是治疗深部真菌感染最有效的药物,但因毒性大而限制了其应用。近年来研制的两性霉素B含脂制剂,既保持了原来的高度抗菌活性,又降低

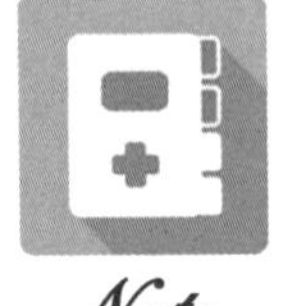
Note

了毒性。已用于临床的含脂制剂如下：①两性霉素B脂质复合体；②两性霉素B胶质分散体；③两性霉素B脂质体。本类药物进入体内后主要被网状内皮系统吞噬，减少了在肾组织中的分布，因而其肾毒性显著减轻，临床剂量亦可因而增加。目前此类制剂限用于经两性霉素B常规制剂治疗无效或不能耐受常规制剂的患者。

制霉素

制霉素(nystatin)，又称为制霉菌素(fungicidin)，为多烯类抗真菌药，抗真菌作用和机制与两性霉素B相似，对念珠菌属的抗菌活性较高，且不易产生耐药性。制霉素主要局部外用治疗皮肤、黏膜浅表部真菌感染。口服吸收很少，仅适用于肠道白色念珠菌感染。注射给药时制霉素毒性大，故不宜用于注射给药。局部应用时不良反应少见。口服后可引起暂时性恶心、呕吐、食欲不振、腹泻等胃肠道反应。

灰黄霉素

灰黄霉素(griseofulvin)为非多烯类抗生素。

【药理作用及机制】

杀灭或抑制各种皮肤癣菌如表皮癣菌属、小芽孢菌属和毛菌属，对生长旺盛的真菌起杀灭作用，而对静止状态的真菌只有抑制作用。对念珠菌属及其他引起深部感染的真菌没有作用。灰黄霉素可沉积在皮肤、毛发及指(趾)甲的角蛋白前体细胞中，干扰侵入这些部位的敏感真菌的微管蛋白聚合成微管，抑制其有丝分裂。此外，作为鸟嘌呤的类似物，其还可竞争性抑制鸟嘌呤进入DNA分子中，从而干扰真菌细胞DNA合成。

【体内过程】

口服吸收较少，微粒制剂或高脂肪饮食可增加其吸收。吸收后广泛分布于深部各组织，皮肤、毛发、指(趾)甲、脂肪及肝脏等组织中含量较高。主要在肝脏代谢，并以无活性去甲基化代谢产物从尿中排泄。半衰期为24 h。灰黄霉素可诱导细胞色素P_{450}(CYP_{450})同工酶。

【临床应用】

主要用于各种皮肤癣菌的治疗。对头癣疗效较好，指(趾)甲癣疗效较差。因静止状态的真菌仅被抑制，病变痊愈有赖于角质的新生和受感染角质层的脱落，故治疗常需数周至数月。由于该药毒性反应较大，临床已少用。

【不良反应及注意事项】

常见不良反应有头痛、头晕等一般反应，恶心、呕吐等消化道反应，皮疹等皮肤反应及白细胞减少等血液系统反应。动物实验中有致畸胎和致癌作用。

二、唑类抗真菌药

唑类(azoles)抗真菌药包括咪唑类和三唑类。咪唑类包括酮康唑(ketoconazole)、克霉唑(clotrimazole)、咪康唑(miconazole)和益康唑(econazole)等，三唑类中有氟康唑(fluconazole)、伊曲康唑(itraconazole)和伏立康唑(voriconazole)。本类药物有广谱抗真菌作用，对深部、浅表部真菌病的病原菌均具抗菌活性。药物通过选择性抑制真菌的细胞色素P_{450}依赖性14-α-去甲基酶，使细胞膜麦角固醇的合成受阻而发挥抗真菌作用。低浓度时抑菌，高浓度时杀菌。

酮康唑是第一个广谱口服抗真菌药，而克霉唑、益康唑、咪康唑口服吸收差，目前主要用于局部治疗皮肤癣菌或皮肤、黏膜念珠菌感染。三唑类抗真菌药对人体细胞色素P_{450}的亲和力低，对肝药物代谢酶影响小，半衰期长、药动学特性好、抗真菌作用强、毒性低，已逐渐取代咪唑类。伊曲康唑治疗芽生菌病、组织胞浆菌病、球孢子菌病及指(趾)甲癣具良好

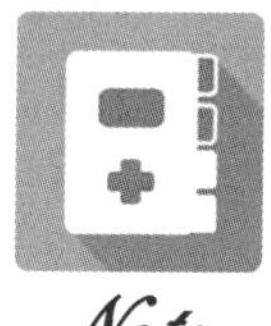

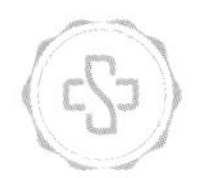

疗效;氟康唑对隐球菌属、念珠菌属和球孢子菌属等均有作用,可作为多数真菌(隐球菌、粗球孢子菌和假丝酵母菌等)性脑膜炎的首选药;对皮炎芽生菌病、组织胞浆菌病和孢子丝菌病亦有效,但疗效低于伊曲康唑。伏立康唑为三唑类新药,有口服及静脉用制剂,抗真菌谱广,对新型隐球菌的活性优于氟康唑和伊曲康唑,对念珠菌的活性比氟康唑强,且对氟康唑耐药的菌株也有效,对临床难以治疗的烟曲霉菌感染也有较好疗效,对耐氟康唑念珠菌感染的艾滋病患者有显著疗效。

酮康唑

酮康唑(ketoconazole)是第一个广谱口服抗真菌药,口服可有效地治疗深部、皮下及浅表真菌感染,亦可局部用药治疗表浅部真菌感染。酮康唑口服生物利用度个体差异较大,由于酮康唑是二碱化合物,溶解和吸收都需要足够的胃酸,故与食品、抗酸药或抑制胃酸分泌的药物同服可降低酮康唑的生物利用度。口服酮康唑不良反应较多,常见有恶心、呕吐等胃肠道反应,以及皮疹、头晕、嗜睡、畏光等,偶见肝毒性。极少数人发生内分泌异常,常表现为男性乳房发育,可能与本品抑制睾丸素和肾上腺皮质激素合成有关。

咪康唑和益康唑

咪康唑(miconazole)又称为双氯苯咪唑、霉可唑,为广谱抗真菌药。口服时生物利用度很低。静脉注射给药不良反应较多。目前临床主要局部应用治疗阴道、皮肤或指甲的真菌感染。因皮肤和黏膜不易吸收,无明显不良反应。益康唑(econazole,又称为氯苯咪唑)抗菌谱、抗菌活性和临床应用均与咪康唑相仿。

克霉唑

克霉唑(clotrimazole,三苯甲咪唑)为广谱抗真菌药。口服不易吸收,血药峰浓度较低,代谢产物大部分由胆汁排出,1%由肾脏排泄。半衰期为 3.5～5.5 h。局部用药治疗各种浅部真菌感染。

联苯苄唑

联苯苄唑(bifonazole)不仅抑制 24-甲烯基二氢羊毛固醇转化为脱甲基固醇,也抑制羟甲基戊二酰辅酶 A 转化为甲羟戊酸,从而双重阻断麦角固醇的合成,抗菌活性明显强于其他咪唑类抗真菌药,具有广谱高效抗真菌活性。联苯苄唑在真皮内活性可持续 48 h,10～30 min 在胞质中达有效浓度,且持续 100～120 h。临床用于治疗皮肤癣菌感染。不良反应包括接触性皮炎、一过性轻度皮肤变红、烧灼感、瘙痒感、脱皮及龟裂。

伊曲康唑

伊曲康唑(itraconazole)抗真菌谱较酮康唑广,体内外抗真菌活性较酮康唑强 5～100 倍,可有效治疗深部、皮下及浅表部真菌感染,已成为治疗罕见真菌感染如组织胞浆菌感染和芽生菌感染的首选药物。口服吸收良好,生物利用度约 55%。不良反应发生率低,主要为胃肠道反应、头痛、头晕、低血钾、高血压、水肿和皮肤瘙痒等。肝毒性明显低于酮康唑。由于不抑制雄激素合成,故也可避免酮康唑所导致的内分泌异常。

氟康唑

氟康唑(fluconazole)具有广谱抗真菌(包括隐球菌属、念珠菌属和球孢子菌属等)作用,体内抗真菌活性较酮康唑强 5～20 倍,是治疗艾滋病患者隐球菌性脑膜炎的首选药,与氟胞嘧啶

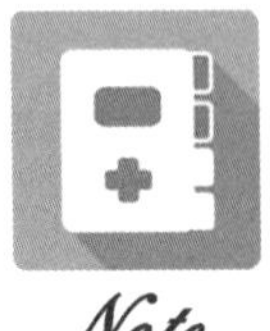

Note

合用可增强疗效。口服和静脉给药均有效。口服吸收良好,生物利用度为95%。血浆蛋白结合率仅11%。多次给药可进一步增高血药浓度,为单次给药的2.5倍。可分布到各组织和体液,对正常和炎症脑膜均具有强大穿透力,脑脊液药物浓度高达血药浓度的50%~60%。极少在肝脏代谢,尿中原型排泄量可达给药量的80%以上,$t_{1/2}$为35 h,肾功能不良时可明显延长,故应减小剂量。不良反应发生率低,常见恶心、腹痛、腹泻、胃肠胀气、皮疹等。因氟康唑可能导致胎儿缺陷,禁用于孕妇。

伏立康唑

伏立康唑(voriconazole,UK-109496)为广谱抗真菌药,对多种条件性真菌和地方流行性真菌具有抗菌活性,抗真菌活性为氟康唑的10~500倍,对多种耐氟康唑、两性霉素B的真菌深部感染有显著治疗作用。其适应证:侵袭性曲霉病、对氟康唑耐药的念珠菌引起的严重侵袭性感染、由足放线菌属和镰刀菌属引起的严重感染、艾滋病患者中进行性危及生命的感染。

伏立康唑可口服和静脉给药,口服后吸收迅速而完全,绝对生物利用度约为96%,1~2 h达血药峰浓度。当多剂量给药,且与高脂肪餐同时服用时,伏立康唑的C_{max}和AUC分别降低34%和24%。胃液pH改变对本品吸收无影响。伏立康唑通过细胞色素P_{450}(CYP_{450})同工酶代谢,包括CYP2C19、CYP2C9和CYP3A4,这些同工酶的抑制剂或诱导剂可以分别增高或降低伏立康唑的血药浓度;同时伏立康唑抑制CYP2C19、CYP2C9和CYP3A4的活性,因此本品可能会使那些通过CYP_{450}同工酶代谢的药物血药浓度增高,从而引起药物-药物相互作用。伏立康唑呈非线性药动学特征,存在明显的个体差异,药理作用和不良反应与血药浓度相关,一般可接受的有效浓度范围是1.0~5.5 pg/mL。不良反应包括胃肠道反应、肝功能异常、神经系统毒性、皮肤反应等。伏立康唑的临床治疗药物监测是提高疗效和减少不良反应的重要手段。

卡泊芬净

卡泊芬净(caspofungin)是棘白菌素类抗真菌药,为广谱杀菌药。本品对念珠菌属、曲霉属具良好抗菌活性,体外抗菌实验表明卡泊芬净对念珠菌作用较氟康唑和伊曲康唑强,对氟康唑和伊曲康唑耐药菌株,卡泊芬净也有明显抗菌效果。卡泊芬净通过非竞争性抑制β-(1,3)-D-葡聚糖,从而破坏真菌细胞壁糖苷的合成而产生抗菌作用。本品应用于念珠菌感染、两性霉素B治疗无效或不能耐受两性霉素B的侵袭性曲霉病感染患者。主要的不良反应为畏寒、发热、静脉炎、腹泻、恶心、呕吐、头痛,该药还可能出现过敏反应,如出疹、面部水肿、潮红、支气管收缩、气喘等。

三、丙烯胺类抗真菌药

丙烯胺类抗真菌药包括萘替芬(naftifine)和特比萘芬(terbinafine),为鲨烯环氧合酶的非竞争性、可逆性抑制剂,鲨烯环氧合酶与鲨烯环化酶一起将鲨烯转化为羊毛固醇。在真菌细胞中,如果鲨烯不能转化为羊毛固醇,羊毛固醇向麦角固醇的转化也被阻断,继而影响真菌细胞膜的结构和功能。

特比萘芬

特比萘芬(terbinafine)是通过对萘替芬的结构改造发现的活性更高、毒性更低和口服有效的丙烯胺类衍生物。对曲霉菌、镰孢和其他丝状真菌具有良好抗菌活性。口服吸收快速良好,在毛囊、毛发和甲板等处长时间维持较高浓度。可以外用或口服治疗甲癣和其他一些浅表

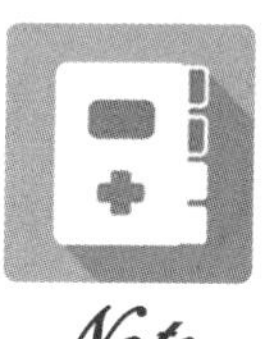
Note

部真菌感染。对深部曲霉菌感染、侧孢芽孢杆菌感染、假丝酵母菌和肺隐球酵母菌感染并非很有效,但若与唑类药物或两性霉素 B 合用,可获良好效果。不良反应轻微,常见胃肠道反应,较少发生肝炎和皮疹。

四、嘧啶类抗真菌药

氟胞嘧啶

氟胞嘧啶(flucytosine)又称为 5-氟胞嘧啶(5-FC),是人工合成的广谱抗真菌药。对隐球菌属、念珠菌属有较高抗菌活性,对着色真菌、少数曲霉有一定抗菌活性,对其他真菌的作用均很差。一方面,其通过真菌细胞的渗透系统进入细胞内,在胞嘧啶脱氨酶的作用下,转变为 5-氟尿嘧啶和 5-氟脱氧尿苷酸,抑制胸苷酸合成酶,阻断尿嘧啶脱氧核苷转变为胸腺嘧啶核苷,影响 DNA 的合成。另一方面,5-氟尿嘧啶还能掺入真菌的 RNA,影响蛋白质合成。由于哺乳动物细胞内缺乏胞嘧啶脱氨酶,5-氟胞嘧啶不能转变 5-氟尿嘧啶,所以人体组织细胞代谢不受影响。主要用于隐球菌感染、念珠菌感染和着色霉菌感染,疗效不如两性霉素 B。由于易透过血脑屏障,对隐球菌性脑膜炎有较好的疗效。单用本品时真菌易对其产生耐药性,故常与两性霉素 B 合用。氟胞嘧啶口服吸收良好,生物利用度为 82%。血浆蛋白结合率不到 5%,广泛分布于深部体液中。口服 2 h 后血药浓度达高峰,90%通过肾小球滤过由尿中排出。半衰期为 3.5 h。在肾衰竭时半衰期可延长至 200 h。不良反应为恶心、呕吐、腹泻、皮疹、发热、转氨酶升高、黄疸、贫血、白细胞减少、尿素氮升高等。用药期间注意检查血常规和肝、肾功能,若出现异常,立即停药,孕妇禁用。

小　　结

病毒主要依赖宿主细胞进行复制。因此,有效的抗病毒药不但可以阻止病毒穿入宿主细胞,而且在宿主细胞内仍然具有活性。大多数临床有效的抗病毒药可以抑制病毒复制(核苷酸合成阶段和蛋白质合成与装备的阶段)。抗病毒药在临床上主要用于病毒感染的治疗,根据抗病毒药的用途不同将其分为广谱抗病毒药,治疗艾滋病的抗人类免疫缺陷病毒(HIV)药和治疗疱疹病毒、流感病毒和肝炎病毒等感染的其他抗病毒药。

真菌感染分为浅表部和深部感染两类。目前临床常用的抗真菌药包括抗生素类抗真菌药、唑类抗真菌药、丙烯胺类抗真菌药和嘧啶类抗真菌药。随着唑类和丙烯胺类抗真菌药的出现,以前致命的真菌感染目前已被控制。然而随着大量的抗真菌药的开发与使用,抗真菌药的耐药性也日益严重。

目标测试

思考题答案

思　考　题

1. 常用的抗病毒药有哪些?有何特点?
2. 试述治疗深部真菌感染的药物特点及不良反应。

本章参考文献

[1] 陈建国. 药理学[M]. 4 版. 北京:科学出版社,2016.
[2] 周红宇,陈醒言. 临床药理学与药物治疗学[M]. 杭州:浙江大学出版社,2010.
[3] 杨宝峰. 药理学[M]. 8 版. 北京:人民卫生出版社,2013.

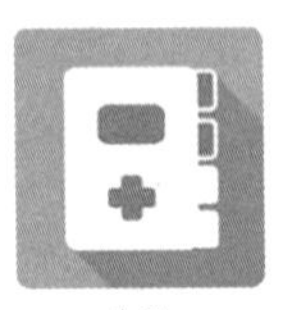

[4] Chawla P K, Dherai A J, Ashavaid T. Plasma voriconazole estimation by HPLC [J]. Indian J Clin Biochem, 2016, 31(2): 209-214.

(郑州铁路职业技术学院 陈萍萍)

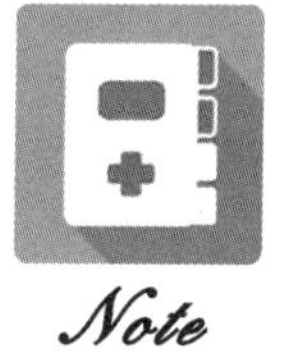

第四十二章　抗结核药与抗麻风药

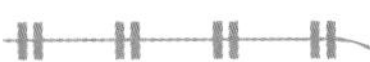

本章 PPT

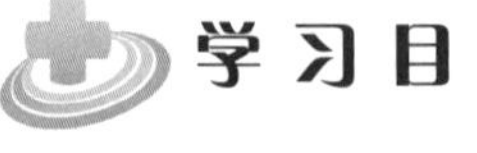

1. 知识目标　掌握异烟肼和利福平的临床应用、不良反应及相互作用，乙胺丁醇和吡嗪酰胺的药理作用及临床应用；抗结核药的应用原则；了解抗麻风药的临床应用。

2. 能力目标　通过对案例的学习，掌握异烟肼的临床应用、耐药性、不良反应，理论联系实践，达到正确使用抗结核药的目的。

3. 情感目标　学习思政案例，关爱结核病患者，培养学生勇于探索的精神，激励学生的创新意识。

案例引导42-1

案例引导答案

患者，男，26 岁，有结核病接触史。因发热、乏力、吸气时左胸隐痛 10 余日，经胸片等检查诊断为活动性肺结核、结核性胸膜炎，应用异烟肼治疗后胸痛消失。近日，上述症状加重。结核分枝杆菌药敏试验结果显示异烟肼耐药，但对其他抗结核药敏感。

请问：

1. 应用异烟肼治疗是否正确？异烟肼的抗结核作用特点是什么？
2. 上述症状加重的原因是什么？怎样调整治疗方案防止治疗失败？

思政案例 42-1
抗结核药
发展史

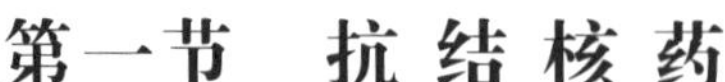

第一节　抗结核药

结核病是由结核分枝杆菌（简称为结核杆菌）感染的，侵及人体多个组织器官的慢性传染病，但主要侵犯肺脏，其他部位（淋巴、脑膜、腹膜、肠、皮肤和骨骼等）也可以继发感染。呼吸道传播是本病传染的主要方式。抗结核药能抑制或杀灭结核杆菌，是化学治疗结核病的基础，也是人类控制结核病的主要手段。根据临床疗效、不良反应及患者的耐受性，常将抗结核药分为两大类：一线抗结核药和二线抗结核药。一线抗结核药具有疗效好、不良反应小，患者易接受的优点，为常规首选药，主要包括异烟肼、利福平、利福喷丁、乙胺丁醇、吡嗪酰胺、链霉素等；二线抗结核药疗效较差，毒性较大，仅在一线药物产生耐药或患者不能耐受时选用，常与其他抗结核药配伍使用，主要包括对氨基水杨酸、乙硫异烟胺、卡那霉素、阿米卡星等。近年来，抗结核药的研究已经获得了更进一步的发展，左氧氟沙星/莫西沙星，利奈唑胺、氯法齐明，环丝氨酸、亚胺培南-西司他丁、美罗培南等药在多药耐药结核病的治疗中起重要作用。

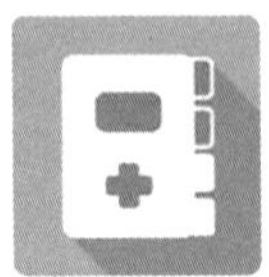

Note

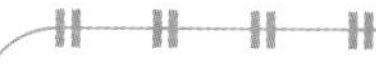

一、常用抗结核药

异烟肼

异烟肼(isoniazid,INH)杀菌力强,是异烟酸的衍生物。

【体内过程】

口服或肌内注射均易吸收,国内较少肌内注射,一般在强化期或对于重症或不能口服用药的患者采用静脉滴注,用氯化钠注射液或5%葡萄糖注射液稀释后使用。口服1~2 h血药浓度达峰值,可广泛分布于全身各组织及体液中,穿透力强,易进入脑脊液,可透入关节腔,胸腹水、淋巴结及肾等。大部分被肝乙酰化为无效的乙酰异烟肼和异烟酸,大部分代谢产物及少部分原型经肾排泄,也可以经乳汁、唾液、痰液和粪便排泄。乙酰化速度受遗传因素影响,存在个体差异。按乙酰化速度的快慢将其分为快乙酰化型和慢乙酰化型,前者的 $t_{1/2}$ 为70 min,后者的 $t_{1/2}$ 为3 h。同等剂量给药快代谢者疗效较差,慢代谢者不良反应较重;我国快代谢型占50%,中间型约占24%,其余为慢代谢型。临床应根据患者的乙酰化速度确定给药方案,快代谢型推荐采用每日给药法;而慢代谢型推荐采用间歇给药法。

【抗菌作用及作用机制】

异烟肼对结核杆菌有高度的选择性,对生长旺盛的结核杆菌有杀菌作用,而对静止期的结核杆菌只有抑菌作用;不仅能进入血液循环旺盛的组织产生杀菌作用,而且能渗入纤维化或干酪样病灶内及细胞内产生杀菌作用,是治疗活动性结核病的首选药。其抗菌作用强度与药物渗入结核病灶中的浓度有关,低浓度抑菌,高浓度杀菌。

异烟肼的抗菌机制可能通过抑制结核杆菌细胞壁分枝菌酸的生物合成,增加结核杆菌细胞壁的通透性;抑制结核杆菌合成DNA;结合结核杆菌的代谢酶,引起细菌代谢紊乱而死亡。

目前,结核杆菌对异烟肼的耐药性仅次于链霉素。结核杆菌的耐药机制与分枝菌酸生物合成的基因突变有关,也与菌体降低细胞膜对异烟肼的通透性、减少异烟肼进入菌体有关。单独应用易产生耐药性,停药一段时间可恢复敏感性。异烟肼与其他抗结核药无交叉耐药性,联合其他抗结核药可增强疗效,延缓耐药性的产生。

【临床应用】

异烟肼可以用于各种类型的结核病患者。预防用药及早期轻症肺结核患者可单独使用,为延缓耐药性的产生,规范化治疗必须联合其他抗结核药。对结核性脑膜炎和粟粒型肺结核应加大剂量,必要时注射给药。

【不良反应】

发生率与剂量及疗程相关。

1. 神经炎 异烟肼促进维生素 B_6 的排泄,使维生素 B_6 缺乏,中枢抑制性递质γ-氨基丁酸(GABA)生成减少,引起神经兴奋性升高。外周神经炎常见,表现为四肢感觉麻木,有步态不稳或麻木针刺感、灼烧感或手指疼痛等。长期大量用药者可出现头晕、头痛和视神经炎,或因神经毒性而导致抽搐。严重时可导致精神失常和中毒性脑病,有癫痫及精神病患者慎用。应用异烟肼时同服维生素 B_6 可防治神经炎。

2. 肝毒性 多见于快乙酰化者,一般剂量暂时性升高转氨酶,可以表现为食欲不佳,异常乏力或软弱,恶心或呕吐等肝毒性的前驱症状。长期大量用药可致肝损害,深色尿、眼或皮肤黄染,严重时可出现肝小叶坏死。与利福平合用时发生率明显增高,用药期间应定期检查肝功能。50岁以上的患者引起肝炎的发生率较高,肝功能不全者慎用。

3. 其他 少数人出现过敏反应、血小板减少、溶血性贫血及男性乳房发育,用药期间也可能出现脉管炎及关节炎综合征。

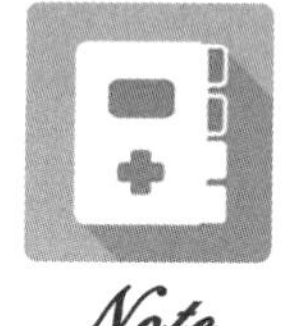

【药物相互作用】

(1) 饮酒、合用利福平可增加肝毒性,需调整异烟肼的剂量。告知患者服药期间避免饮用含酒精的饮料;与其他有肝毒性的药物合用可增加肝毒性,宜尽量避免合用。

(2) 含铝抗酸药可影响异烟肼的吸收,降低血药浓度,在口服抗酸药前至少1 h服用异烟肼,或应避免两者同时服用。

(3) 异烟肼为肝药酶抑制药,抗凝血药(如香豆素)与异烟肼同时应用时,由于抑制了抗凝药的代谢,使抗凝作用增强。异烟肼与苯妥英钠或氨茶碱合用时可抑制苯妥英钠或氨茶碱在肝脏中的代谢,应适当调整剂量。

(4) 不宜与其他具有神经毒性的药物合用,以免增加神经毒性。服用异烟肼时增加维生素 B_6 的含量,减轻神经毒性。

(5) 与糖皮质激素(尤其泼尼松龙)合用时,可增加异烟肼的消除而降低疗效,快乙酰化型者更为显著,应适当调整剂量。

利福平

利福平(rifampicin,RFP)是利福霉素(rifamycin)的人工半合成品,为橘红色结晶性粉末。

【体内过程】

口服吸收迅速而完全,该药的 $t_{1/2}$ 为3～5 h,多次给药后被自身诱导的微粒体氧化酶催化为仍具有抗菌活性的去乙酰利福平,$t_{1/2}$ 缩短为2～3 h。空腹顿服,与对氨基水杨酸联合用药时,应间隔8～12 h,因食物或对氨基水杨酸可减少其吸收。利福平穿透力强,分布于全身各组织和体液中,能进入胸腹水、脑脊液、结核空洞、痰液及干酪样病灶,可透过胎盘;主要在肝代谢,可经胆汁和肠道排泄,进入肠肝循环,但其去乙酰活性代谢物则无肠肝循环;也可以经过尿、唾液、泪液、汗液和痰液排泄,排泄物呈橘红色。

【抗菌作用及作用机制】

利福平具有强大抗菌活性,属于广谱抗菌药,对繁殖期和静止期的细菌均有作用。该药对宿主细胞内、外的结核杆菌和部分非结核杆菌(包括麻风分枝杆菌等)均有明显的杀菌作用。利福平对葡萄球菌、肺炎链球菌、淋病奈瑟球菌、变形杆菌及大肠埃希菌等均有高度抗菌活性。此外,利福平对沙眼衣原体和某些病毒也有效。低浓度的利福平抑菌,高浓度杀菌,能增加异烟肼和链霉素的抗菌活性,疗效与异烟肼相当。

利福平能特异性结合菌体依赖DNA的RNA多聚酶的β亚单位,影响该酶与DNA结合,从而妨碍mRNA转录,使蛋白的合成停止。但单独用药易产生耐药性,联合其他抗结核药能有效延缓耐药性的发生。

【临床应用】

利福平与其他抗结核药联合用于各种结核病的初治与复治,包括结核性脑膜炎、结核性胸膜炎合并结核性脓胸、其他部位感染和包裹性胸水等重症的治疗。与乙胺丁醇及吡嗪酰胺联合治疗结核病复治患者疗效好;但对利福平耐药的患者需要换用其他抗结核药进行治疗。与其他抗麻风药联合治疗麻风分枝杆菌的感染。利福平在胆汁中浓度高,可用于治疗重症胆道感染。与万古霉素联合用于耐甲氧西林金黄色葡萄球菌所致的严重感染。局部用药可治疗急性结膜炎、病毒性角膜炎及沙眼。

【不良反应】

1. 消化道反应 最为多见,可出现厌食、恶心、呕吐、腹痛、腹泻等胃肠道反应,发生率为1.7%～4.0%,但不严重。

2. 肝毒性 主要不良反应,发生率约为1%。在疗程最初数周内,大多数为无症状的转氨酶一过性升高,但可自行恢复;少数患者可出现转氨酶升高、肝肿大和黄疸,严重者可致死亡。

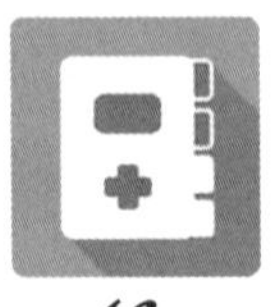

Note

老年患者、酗酒者、营养不良或肝功能异常者较易发生。故用药期间应定期复查肝功能，肝损害一旦出现，立即停药。

3. 流感综合征 大剂量间隔使用后偶可见发热、不适、头晕、头痛及肌肉疼痛等类似感冒症状，发生频率与剂量大小及间隔时间有关，现间隔给药法已不使用。

4. 其他反应 用药后出现皮疹、药物热，偶见急性溶血或肾衰竭等过敏反应。用药期间应定期检查血常规。利福平可能引起白细胞和血小板减少，并导致齿龈出血和感染、伤口愈合延迟等，应避免行拔牙等手术，并注意口腔卫生，刷牙及剔牙均需慎重，直至血常规检查结果恢复正常。动物有致畸报道，妊娠期妇女禁用。

5. 药物过量 表现为精神迟钝、眼周或面部水肿、全身瘙痒、红人综合征（皮肤黏膜及巩膜呈红色或橘红色）。有原发肝病、酗酒者或同服其他肝毒性药物者可能引起死亡。一旦发现过量，需及时停药，并及时处理。处理方法：①洗胃，因患者往往出现恶心、呕吐，不宜再催吐；洗胃后给予活性炭糊，以吸附胃肠道内残余的利福平；有严重恶心呕吐者给予止吐药。②静脉输液并给予利尿药，促进药物的排泄。③对症和支持治疗。

【药物相互作用】

利福平为肝药酶诱导剂，可加快自身及许多药物的代谢，与其他药物合用需要注意调整用药剂量。

利福喷丁

利福喷丁（rifapentine，RFT）为人工合成的利福平的环戊基衍生物，其体外抗菌活力比利福平高 2～10 倍。其抗结核杆菌和麻风分枝杆菌的能力强于利福平，是一种高效、长效抗结核药物，但不宜用于结核性脑膜炎的治疗。对比研究利福喷丁和利福平初治和复治肺结核的疗效，疗程结束时空洞关闭率、病变有效率和痰菌阴转率疗效一致，不良反应较利福平轻，与利福平有交叉过敏反应。禁忌证同利福平。

乙胺丁醇

乙胺丁醇（ethambutol，EMB）为人工合成的乙二胺衍生物。因其不良反应发生率低、安全有效、耐药性慢，已经成为一线抗结核药。

【体内过程】

口服吸收 75％～80％，2～4 h 血药浓度可达峰值，$t_{1/2}$ 为 3～4 h。除脑脊液外，广泛分布于全身其他组织和体液中，肾、肺、唾液和尿内的浓度高；胸水和腹水中的浓度低，但结核性脑膜炎患者脑脊液中可检测到微量乙胺丁醇。15％经肝脏代谢为无活性的代谢物，50％以原型经肾排泄。肾功能减退者口服作用时间延长至 8 h，乳汁中的浓度约相当于血药浓度。

【抗菌作用及作用机制】

乙胺丁醇结合 Mg^{2+} 等二价金属离子，干扰分枝杆菌体内 RNA 的合成，从而抑制细菌的繁殖，该药只对生长繁殖期的结核杆菌有效。单独用药可产生耐药性，联合其他抗结核药延缓耐药性产生，与其他抗结核药无交叉耐药性。因此，对异烟肼、利福平耐药的结核杆菌依然有效。

【临床应用】

与其他抗结核药联合治疗肺结核和肺外结核。亦可用于结核性脑膜炎及非典型结核杆菌感染的治疗。与异烟肼和利福平合用于结核初治者，与利福平和卷曲霉素合用于复发者；特别适用于经异烟肼治疗无效者，也适用于对链霉素耐药或对对氨基水杨酸钠不能耐受的结核病患者的治疗。

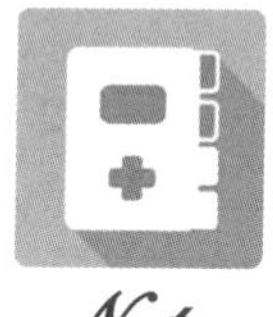

Note

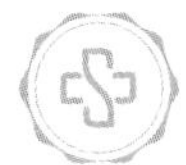

【不良反应】

在治疗剂量下一般较为安全。但连续2～6个月大量使用，易出现下列不良反应。

1. 球后视神经炎 发生率较高，表现为眼痛、视力模糊、红绿色盲或视力减退、视野缩小，视力变化可为单侧或双侧，需要定期复查视力，及早发现，立即停药并给予大剂量维生素B_6，可能恢复视力。由于幼儿不易监测视力变化，13岁以下儿童不宜使用。

2. 急性痛风、高尿酸血症 发生率较少，表现为畏寒、关节肿痛(尤其大趾、髁、膝关节)，痛风患者慎用。

3. 其他 偶见麻木，针刺感、烧灼痛或手足软弱无力(外周神经炎)、过敏反应及胃肠道反应。

【禁忌证】

哺乳期妇女慎用；动物有致畸报道，孕妇慎用。

【药物相互作用】

与乙硫异烟胺合用可增加不良反应；与氢氧化铝同用能减少吸收；与神经毒性药物合用可增加乙胺丁醇的神经毒性，出现视神经炎或外周神经炎。

吡嗪酰胺

吡嗪酰胺(pyrazinamide，PZA)口服迅速吸收，分布于各组织与体液，脑脊液和细胞中浓度较高，故能在细胞内有效杀灭结核杆菌。2 h血药浓度达峰值，$t_{1/2}$为6 h，经肝代谢为吡嗪酸及5-羟吡嗪酸，原型药及代谢产物经肾排泄。酸性环境中抗结核杆菌作用增强；在中性、碱性环境中几乎无抑菌作用。作用机制与其转化为吡嗪酸而发挥抗菌作用有关。另因吡嗪酰胺在化学结构上与烟酰胺相似，通过取代烟酰胺而干扰脱氢酶，阻止脱氢作用，妨碍结核杆菌对氧的利用，影响菌体的正常代谢，造成死亡。单用易产生耐药性，与其他抗结核药无交叉耐药。与其他抗结核药(如异烟肼、利福平)有协同作用，联合用于治疗结核病。由于抑制尿酸排泄而引起痛风，有自限性；在用药最初数周内，少数患者可出现血清转氨酶升高、肝肿大和黄疸，大多为无症状一过性升高，在治疗中可自行恢复；长期、大量使用可发生严重的肝损害、黄疸，甚至肝坏死，老年人、酗酒者，营养不良、原有肝病或其他因素造成肝功能异常者较易发生。用药期间应定期检测肝功能，肝功能不良者慎用。与别嘌醇、秋水仙碱、丙磺舒合用，可降低上述药物对痛风的疗效。因此合用时应调整剂量以便控制高尿酸血症和痛风。

链霉素

链霉素(streptomycin，SM)是第一个有效的抗结核药。单用链霉素治疗肺结核2～3个月后可改善临床症状和X线影像。本品口服不吸收，对肠道感染有效。链霉素穿透力弱，不易进入细胞、干酪样病灶和纤维化病灶中，也不易进入血脑屏障，故对结核性脑膜炎疗效差；但可渗入腹腔和胸腔、结核性脓腔，可透过胎盘进入羊水和胎儿循环中。结核杆菌对本品易耐药，不良反应发生率高，联合其他抗结核药用于利福平耐药的结核患者，以避免耐药菌株的产生，重症肺结核患者几乎不用链霉素。抗菌机制、不良反应详见氨基糖苷类药。

二、二线抗结核药

对氨基水杨酸钠

对氨基水杨酸钠(sodium aminosalicylate)口服吸收良好，吸收后迅速分布至肾、肺、肝组织和各种体液中，胸水中的浓度高，但脑脊液中的浓度很低，在干酪样组织中可达较高浓度。$t_{1/2}$为0.5～1.5 h，约有50%的药物在体内乙酰化，80%的药物(包括代谢物)由尿排出，肾功不

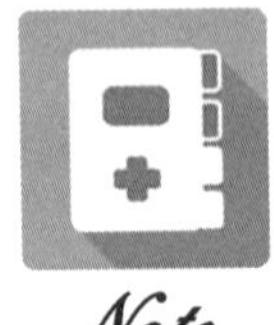

良时应慎用。对氨基水杨酸钠为对氨基苯甲酸(PABA)的同类物，竞争性抑制结核杆菌二氢蝶酸的合成，使蛋白质合成受阻，而抑制其生长繁殖，仅对细胞外的结核杆菌有抑菌作用。很少单独应用，为增强疗效，延缓耐药性，常与其他抗结核药联合使用，适用于对异烟肼、利福平耐药的结核病患者。过敏反应及胃肠道反应发生率较高，饭后服用、使用肠溶片或与碳酸氢钠同服可减轻胃肠道反应；忌与水杨酸类药物同服，以免导致胃溃疡；长期大剂量使用可出现肝功损害。当出现皮疹、剥脱性皮炎、药物热、结晶尿、蛋白尿、白细胞减少、肝损害、黄疸，应立即停药。能干扰利福平的吸收，两者给药时间最好间隔 6～8 h。

丙硫异烟胺

丙硫异烟胺(protionamide，PTH)为异烟酸的衍生物，与乙硫异烟胺有部分交叉耐药性。口服迅速吸收(80%以上)，广泛分布于全身组织及体液中，在各种组织和脑脊液内浓度接近血药浓度。服药后 1～3 h 血药浓度可达峰值，$t_{1/2}$ 约 3 h。经肝代谢，肾排泄。其作用机制不明，低浓度时抑制结核杆菌，高浓度杀菌。与其他抗结核药联合用于结核病经一线抗结核药(如异烟肼、利福平和乙胺丁醇等)治疗无效者。精神抑郁发生率较高，而步态不稳，麻木、精神错乱或其他精神改变(中枢神经系统毒性)，针刺感、烧灼感、手足疼痛(外周神经炎)，眼或皮肤黄染(黄疸、肝炎)的发生率较低。偶见视力模糊或视力减退、可以伴有眼痛(视神经炎)、甲状腺功能减退、关节疼痛、僵直肿胀。用药期间需要检测肝功能和视力，孕妇和 12 岁以下儿童禁用。与环丝氨酸同服可使中枢神经系统毒性反应的发生率增加。

环丝氨酸

环丝氨酸(cycloserine，CS)阻碍菌体细胞壁的合成，抗菌谱广，对革兰阴性和阳性菌有抗菌作用，但抑菌作用弱；抗结核杆菌的活性强，但弱于一线抗结核药，不易产生耐药性。主要与其他抗结核药联合应用于复治的结核病患者。有胃肠道反应及发热反应，对神经系统毒性较大。禁用于癫痫、严重抑郁症、烦躁或精神病、严重的肝肾功能损害及饮酒者。

卷曲霉素

卷曲霉素(capreomycin，CPM)是从卷曲链霉菌属中获得的一种多肽类杀菌药，作用机制与氨基糖苷类药物相同，与卡那霉素有交叉耐药性。卷曲霉素是有效的抗结核药，单用易产生耐药性，用于复治的结核病患者。不良反应与链霉素相似，但较轻。需要定期检测听力和肾功能，孕妇及哺乳期妇女禁用，不推荐儿童使用。

三、其他抗结核药

(一) 氟喹诺酮类

第三代喹诺酮类药物具有较强的抗结核杆菌活性，但疗效不及利福平等一线抗结核药。与其他抗结核药之间无交叉耐药性，结核杆菌对氟喹诺酮产生自发突变率很低，耐药结核杆菌可选用这类药。氟喹诺酮类药物的主要优点是胃肠道易吸收，消除半衰期较长，组织穿透性好，分布容积大，毒副作用相对较小，适合于长程给药。氟喹诺酮类药通过抑制结核杆菌回旋酶而使其 DNA 复制受阻，导致 DNA 降解及细菌死亡。在肺组织、呼吸道黏膜组织中有蓄积性，浓度均超过结核杆菌的 MIC。感染部位的组织浓度与血药浓度的比值较高，在痰、支气管黏膜、肺等组织的浓度较高，对肺结核有强大治疗作用。用于抗结核的氟喹诺酮类药物有左氧氟沙星、司帕沙星和莫西沙星。

(二) 氨基糖苷类

卡那霉素的毒性较大不适合长期抗结核治疗，已逐渐被阿米卡星所替代，并将阿米卡星列

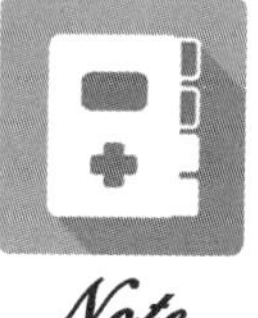
Note

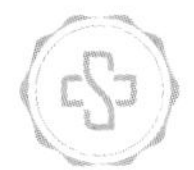

入治疗多药耐药结核病的主要药物中。对阿米卡星敏感的患者应用后可明显改善治疗结局，但卡那霉素和卷曲霉素将增加不良治疗结局。阿米卡星对年老患者的肾脏和听神经的毒性较大，患者年龄≥60岁时需慎用，但在条件许可的情况下，应监测该药的血药浓度，据此调整剂量。

四、抗结核药的临床应用原则

抗结核需要合理用药，提高药物疗效，延缓耐药性，降低不良反应。尽量开展结核杆菌的分子生物学耐药检测，根据药敏试验结果采取个体化医疗。合理用药需遵循早期、适量、联合、规律、全程的原则。

1. 早期用药 早期病灶部位血供丰富，药物浓度高，病灶内结核杆菌生长旺盛，代谢活跃，对抗结核药敏感；同时机体抵抗力较强，可获得良好疗效。而晚期由于病灶病理变化形成空洞，或发生干酪化及纤维化改变，使病灶血液循环不良，药物渗透性差，疗效不佳。

2. 适量用药 适当剂量即可提高疗效又可降低不良反应。剂量不足常导致治疗失败并诱导结核杆菌耐药；剂量过大毒副反应出现概率增大、程度加剧而影响治疗。适量抗结核药既能发挥最大杀菌和抑菌作用，又不会使患者因药物毒副反应而停药。

3. 联合用药 根据不同病情联合用药可以提高疗效、延缓耐药性，降低严重的不良反应，轻症结核病选用异烟肼和利福平联合应用，重症结核病采取四联或更多抗结核药联合应用。

4. 规律用药 确诊的结核病患者，应按其结核类型、用药史以及患者的具体情况，选择规范的结核病化疗方案。长期有规律用药是治疗结核病的关键，杜绝中断、遗漏或随意改变剂量，才能预防结核杆菌产生耐药性。

5. 全程用药 肺结核的治疗分为强化期抗结核治疗和巩固期抗结核治疗。通常结核治疗的强化期为2个月，重症及痰菌阳性，则需要延长1个月的强化期，继续治疗4～10个月，若在治疗5个月末，样本中仍有菌则为治疗失败；若发现耐药，需启动耐药方案治疗。或者根据患者的病情调整用药方案。过早停药可导致治疗失败，按规律全程用药既可确保疗效，又可降低结核病化疗失败率和复发率。

为提高难治性结核病的疗效、降低副作用，未来结核病化疗的研究重点为寻找更高效的杀菌药和(或)抑菌药，减少服药数量和服药次数、缩短化疗疗程、提高患者的依从性。

第二节 抗麻风药

麻风病是由麻风分枝杆菌(简称为麻风杆菌)通过接触传染而产生的慢性传染病，主要侵犯皮肤及外周神经，少数累及深部组织及内脏器官。麻风病很少引起死亡，但可导致肢体残废或畸形。抗麻风药是指用于治疗麻风病的一类药物，目前防治麻风病的药物主要为氨苯砜、利福平和氯法齐明等。麻风杆菌对砜类药可以产生耐药性，因而需采用联合用药以减少或延缓耐药性的发生，降低复发率和消除传染性。砜类的抗菌机制和磺胺类相似，对麻风杆菌有较强的直接抑制作用，但对革兰阴性及阳性菌无活性。患者服用3～6个月后，症状即可改善，黏膜病变好转，皮肤及神经损害恢复，瘤型患者麻风杆菌消失则需要较长时间。对皮损查菌阳性患者的治疗方案为氨苯砜联合利福平及氯法齐明，疗程两年或查菌转阴后，再继续治疗一年并随访观察。皮损查菌阴性的麻风治疗方案为氨苯砜联合利福平，疗程为6个月。

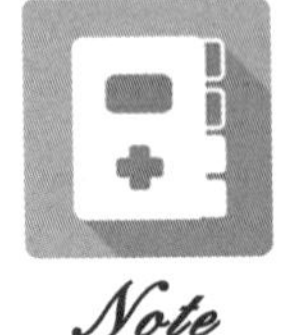
Note

氨苯砜

氨苯砜(dapsone,DDS)为砜类抑菌药,治疗麻风病的首选药物。

【体内过程】

氨苯砜口服后吸收缓慢而完全,吸收后广泛分布于全身组织和体液中,以肝、肾的浓度为高,其次为皮肤和肌肉。病损皮肤的浓度比正常皮肤高10倍。在肝内经N-乙酰转移酶代谢,可分为氨苯砜慢乙酰化型和快乙酰化型,慢乙酰化型患者服药后其血药峰浓度亦较高,易产生不良反应,但临床疗效未见增加;而快乙酰化型患者用药时需要调整剂量。肝肠循环作用致使氨苯砜排泄缓慢,消除半衰期为10～50 h,停药后在血液中仍可持续存在达数周之久。以原型和代谢产物自尿中排出,少量经粪便、汗液、唾液、痰液和乳汁排泄。

【抗菌作用及作用机制】

氨苯砜对麻风杆菌的抑制作用较强,与其他抗麻风药联合治疗由麻风杆菌引起的各种类型麻风病和疱疹样皮炎。治疗时以小剂量开始使用直至最适剂量为止,一般用药3～6个月症状开始有所改善,细菌完全消失至少需要1年时间,因此治疗期间不应随意减量或过早停药,联合利福平可延缓麻风杆菌耐药。

【不良反应】

贫血较常见,葡萄糖-6-磷酸脱氢酶(glucose-6-phosphate dehydrogenase,G6PD)缺乏者尤易发生,偶可引起急性溶血性贫血。其次可见高铁血红蛋白血症。口服可出现胃肠道刺激症状、头痛、失眠、中毒性精神病及过敏反应。剂量过大还可引起肝损害,应定期检查肝功能。治疗早期或增量过快,患者可发生氨苯砜综合征,表现为发热、不适、剥脱性皮炎、黄疸伴肝坏死、淋巴结肿大、贫血等。一般认为是机体对菌体裂解产生的磷脂类颗粒的过敏反应,是预后良好的现象。对本品及磺胺类药物过敏者、严重肝功能损害和精神障碍者禁用。

苯丙砜

苯丙砜(solasulfone)为砜类抑菌药,对麻风杆菌有较强的抑菌作用,大剂量杀菌。长期单用,麻风杆菌易产生耐药。与其他抗麻风药联合治疗麻风杆菌引起的各种类型麻风和疱疹样皮炎。治疗麻风病初期,部分患者可产生轻度胃肠道反应,但可以自行消失;亦可有粒细胞缺乏、白细胞减少等血液系统反应,以及"砜综合征"。对苯丙砜及磺胺类药物过敏者、严重肝功能损害和精神障碍者禁用。

知识链接 42-1
麻风病

利福平

利福霉素类均有抗麻风杆菌作用,利福平最常用。利福平对麻风杆菌包括对氨苯砜耐药的菌株仍有快速杀菌作用,用药数日至数周,菌体碎裂呈粒变现象。虽然短时间大剂量使用该药可杀灭99.9%的活菌,但仍需坚持长期治疗,单独使用易致耐药性,常与氨苯砜联合使用。

氯法齐明

氯法齐明(clofazimine)口服吸收不完全。吸收后迅速进入各组织,在血液中浓度甚低,自组织中释放很慢,其消除半衰期长。其作用机制为干扰核酸代谢,抑制菌体蛋白合成,作用较氨苯砜缓慢,还能抑制麻风结节性红斑。其是治疗瘤型麻风病的首选药物,与氨苯砜或利福平合用治疗各型麻风病,对其他的一些分枝杆菌有抑菌作用;对耐砜类药的麻风杆菌感染也有效。虽然尚未发现氯法齐明耐药菌,但在一般情况下,应与氨苯砜、利福平联合应用。其主要副作用为皮肤色素沉着。

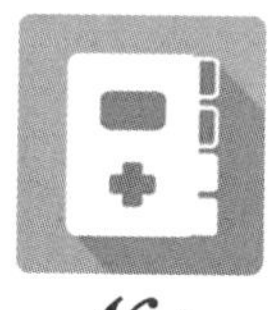

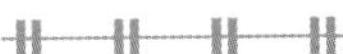

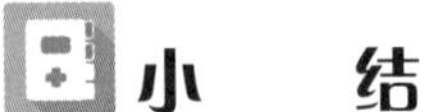

小　结

抗结核病根据疗效、不良反应分为一线抗结核药和二线抗结核药。一线抗结核药主要包括异烟肼、利福平、利福喷丁、乙胺丁醇、吡嗪酰胺、链霉素等，疗效高，不良反应小；二线抗结核药主要包括：对氨基水杨酸、丙硫异烟胺、卡那霉素、阿米卡星等，毒性较大，疗效较差，且仅在一线药物产生耐药或患者不能耐受时选用，常与其他抗结核药配伍使用。抗结核药的用药原则：早期、适量、联合、规律及全程用药。

防治麻风病的药物主要为氨苯砜、利福平和氯法齐明等。

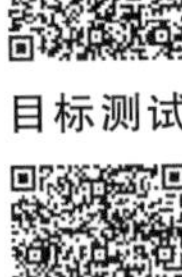

目标测试

思考题答案

思 考 题

1. 试述一、二线抗结核药的作用特点。
2. 试述异烟肼抗结核的药理作用、临床应用及不良反应。
3. 试述抗结核药的用药原则，并简述这些原则的合理性。

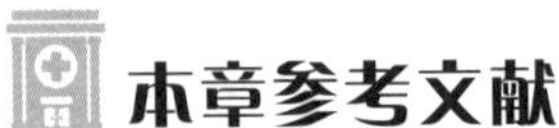

本章参考文献

[1] 杨宝峰，陈建国. 药理学[M]. 9 版. 北京：人民卫生出版社，2018.

[2] 李学军，余鹰，陶亮. 药理学[M]. 4 版. 北京：北京大学医学出版社，2018.

（内蒙古医科大学　张子英）

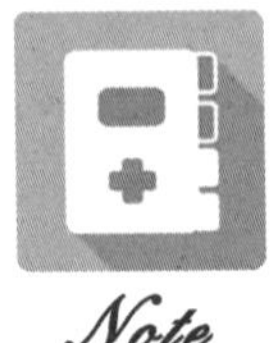

Note

第四十三章　抗寄生虫药

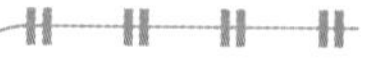

学习目标

本章 PPT

1. 知识目标　掌握各类抗疟药、抗阿米巴药、抗滴虫药的药理作用及临床应用；熟悉抗肠道蠕虫药主要代表药的药理作用、不良反应与选用原则；了解防治血吸虫病及丝虫病的主要药物。

2. 能力目标　通过学习案例，启发学生主动学习甲硝唑抗滴虫作用及用药后的注意事项，将理论联系实践，达到能正确使用甲硝唑的目的。

3. 情感目标　学习思政案例，了解青蒿素抗疟的重大意义，学生能增强民族自豪感，培养出家国情怀，并增强科学创新意识以寻找新药克服疟原虫抗性为责任和使命。

案例引导43-1

李某，女性，已婚。近期白带增多有异味，检查见阴道黏膜红肿，分泌物中含有滴虫。诊断为滴虫性阴道炎，口服甲硝唑治疗后好转，继续用药。患者酒量大，此次因少量饮酒后出现头痛、恶心、呕吐和腹痛等症状就诊，以前饮酒未曾出现类似症状。

请问：

1. 该患者应用甲硝唑治疗滴虫性阴道炎是否正确？请简述原因。
2. 此次少量饮酒后出现的症状与甲硝唑是否相关？还需注意什么问题？
3. 作为医务人员是否可以告知其他人该患者的病情？

案例引导答案

思政案例 43-1 抗疟药的发展史

第一节　抗　疟　药

疟疾是由疟原虫引起的经雌性按蚊叮咬传播的传染病。寄生于人体的疟原虫共有四种，即间日疟原虫、恶性疟原虫、三日疟原虫和卵形疟原虫，可分别引起间日疟、恶性疟、三日疟和卵形疟。在我国前两者常见，三日疟少见，卵形疟罕见。临床以间歇性寒战、高热、大汗后缓解为特点，可短期内引起脾大、贫血和多器官损害。寄生于人体的疟原虫生活史基本相同，需要人和雌性按蚊两个宿主。

一、疟原虫的生活史

疟原虫在人体内的发育阶段分为红细胞外期(肝细胞内发育增殖)和红细胞内期。

1. 红细胞外期(简称为红外期)　当受感染的雌性按蚊吸人血时，唾液中的成熟子孢子进入人体，随血流侵入肝细胞，摄取肝细胞内营养进行发育增殖，形成红细胞外期裂殖体。此期

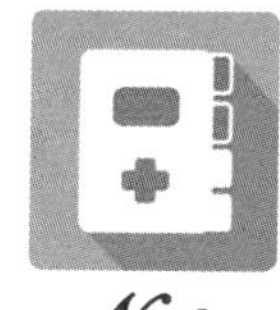

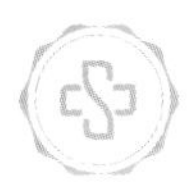

无临床症状，潜伏期为10～14天。但间日疟原虫和卵形疟原虫的部分子孢子进入肝细胞后，需经过一段时间(数月)的休眠期后，才完成红细胞外期的裂体增殖过程。休眠期的子孢子被称为休眠子，休眠子被激活是良性疟治疗后复发的根源。但恶性疟原虫和三日疟原虫无休眠子，故无复发现象。

2. 红细胞内期(简称为红内期) 数以万计的裂殖子胀破肝细胞后释出，一部分被巨噬细胞吞噬，其余部分侵入红细胞，开始红细胞内期的发育。侵入红细胞的裂殖子摄取营养，生长发育，经大滋养体，最后形成成熟裂殖体。裂殖体胀破红细胞后，裂殖子及其代谢产物释出，其中一部分被巨噬细胞吞噬，其余再侵入其他正常红细胞，重复其红细胞内期的裂殖体增殖过程，引起机体寒战、高热、出汗等临床症状反复发作。完成第一代红细胞内期的裂殖体增殖，间日疟原虫约需48 h，恶性疟原虫需36～48 h。恶性疟原虫经几代红细胞内期的裂殖体增殖后，部分裂殖子侵入红细胞后不再进行裂殖体增殖，而是发育成雌、雄配子体。恶性疟原虫的配子体主要在肝、脾、骨髓等器官的血窦或微血管里发育，在无性体出现7～10天成熟后才出现于外周血液中。间日疟原虫主要寄生于网织红细胞，而恶性疟原虫可寄生于各发育期的红细胞。

当雌性按蚊刺吸患者或带虫者血液时，在红细胞内发育的各期疟原虫随血液进入蚊胃，仅雌、雄配子体能在蚊胃内继续发育形成合子，其余各期原虫均被消化。配子体虽然不引起临床症状，但可以感染雌性按蚊，成为疟疾传播的根源。合子反复分裂后形成子孢子。子孢子经血淋巴集中于按蚊的涎腺，发育为成熟子孢子。子孢子可随雌性按蚊唾液进入人体，成为感染人的直接传染源。

二、抗疟药的分类

(一) 主要用于控制症状的抗疟药

通过杀灭红细胞内期的裂殖体，预防和控制疟疾症状发作，代表药为氯喹、奎宁、青蒿素等。

(二) 主要用于控制复发和传播的抗疟药

通过杀灭肝脏中的休眠子及各种疟原虫的配子体，控制疟疾的远期复发和传播，代表药为伯氨喹。

(三) 主要用于病因性预防的抗疟药

通过杀灭未成熟的裂殖体，发挥病因性预防作用；通过抑制配子体在蚊胃内的发育，阻止疟疾的传播，代表药为乙胺嘧啶。

三、常见的抗疟药

(一) 主要用于控制症状的抗疟药

氯喹

氯喹(chloroquine)为4-氨基喹啉类衍生物。

【体内过程】

口服后吸收迅速而充分，服药后1～2 h血中浓度最高。约55%的药物与血浆蛋白结合。氯喹在肝、脾、肾、肺中的浓度为血浆浓度的200～700倍；氯喹在红细胞中的浓度为血浆浓度的10～20倍，而被疟原虫侵入红细胞内的氯喹浓度比正常红细胞中的浓度高约25倍。氯喹在肝中转化代谢，其主要代谢产物是去乙基氯喹，仍有抗疟作用。氯喹及其代谢产物经肾排

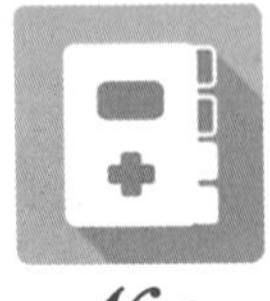

Note

泄，其排泄速度可因尿液酸化而加快。氯喹可经粪便和乳汁排泄。血药浓度维持较久，后遗效应可持续数周。

【药理作用和临床应用】

氯喹抗疟作用主要通过抑制疟原虫对血红蛋白的消化，使疟原虫赖以生存的必需氨基酸供应减少；抑制血红素聚合酶活性，使有毒的血红素转化为疟色素受阻，进而减少对人体的伤害。氯喹对各种红细胞内期的裂殖体均有杀灭作用，对配子体、子孢子和休眠子无作用，通常用药后 24～48 h 临床症状缓解，48～72 h 疟原虫消失。因此，仅用于治疗疟疾急性发作和控制临床症状，而不用于病因预防及控制远期复发和传播。进入疫区前 1 周和离开后 4 周期间，每周用药 1 次，可预防疟疾症状发作。因全球主要疟疾流行区的恶性疟原虫对氯喹已经耐药，在恶性疟传播的地区不推荐使用氯喹预防。其因对红外期疟原虫无效，不能根治间日疟，也不能用作病因性预防。

氯喹在肝脏中浓度高，能杀灭肠外阿米巴滋养体，用于治疗阿米巴肝脓肿。

大剂量氯喹能抑制免疫反应，偶尔用于类风湿性关节炎、系统红斑狼疮等免疫功能紊乱性疾病。

【不良反应】

氯喹预防疟疾时，不良反应罕见。用于抗疟治疗时，偶有轻微头晕、头痛、耳鸣、胃肠道不适、皮肤瘙痒等，少数患者可出现精神症状，停药后自行好转。用药时间长，可致角膜及视网膜病变，应定期进行眼科复查。给药剂量过大可发生致死性心律失常，如需大剂量，长疗程应用，需要采取适当的预防措施。目前已发现有部分恶性疟原虫对氯喹产生了耐药性，间日疟原虫的耐药性也有增加趋势，耐药机制为多药耐药运载体 P 糖蛋白使氯喹从疟原虫小囊泡中主动外排增加。

奎宁

奎宁(quinine)是金鸡纳树皮中提取的一种生物碱，为奎尼丁的左旋体。

【体内过程】

口服后吸收迅速而完全，血浆蛋白结合率约 70%。吸收后分布于全身组织，以肝脏浓度最高，肺、肾、脾次之，血药浓度的达峰时间 1～3 h，$t_{1/2}$ 为 8.5 h。奎宁经肝脏氧化分解，迅速失效，其代谢物及少量原型药经肾排泄，24 h 后几乎全部排出，故奎宁无蓄积性。

【药理作用和临床应用】

对疟原虫的红内期裂殖体有杀灭作用，控制疟疾症状。对红外期疟原虫和恶性疟的配子体无明显作用，其抗疟作用和氯喹相似，抑制血红素聚合酶活性，但在疟原虫中浓集不及氯喹。由于作用较弱，不良反应多，奎宁在抗疟治疗中已不作为首选药物，但对氯喹具有耐药性的疟疾患者可选用。奎宁对红外期疟原虫无效，对恶性疟的配子体亦无直接作用，故不能中断传播。奎宁减弱心肌收缩力，兴奋子宫平滑肌。

【不良反应和禁忌证】

奎宁刺激胃黏膜，胃肠道反应明显，顺应性差。奎宁血药浓度超过 30 μmol/L，常致“金鸡纳反应”(cinchonism)，与水杨酸反应大致相似，有恶心呕吐、耳鸣、头痛、视力、听力减退等症状，停药后一般可恢复；大剂量中毒时，除上述反应加重外，还可抑制心肌，出现心律失常；有时可致血压骤降，也可出现谵妄和昏迷等中枢神经系统反应，呼吸变慢变浅。故奎宁应慢速静脉滴注，并密切观察患者的血压和心脏变化。少数恶性疟患者使用小量奎宁可发生急性溶血性贫血伴肾衰竭(黑尿热)而致死；疟原虫消耗葡萄糖，奎宁增加胰岛素释放，严重恶性疟患者可发生低血糖反应甚至昏迷，需与脑型疟昏迷相鉴别。

奎宁兴奋妊娠子宫，故孕妇禁用，罕见血细胞减少(尤其血小板减少)和超敏反应。

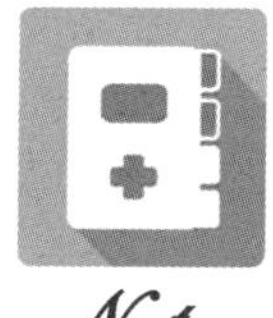

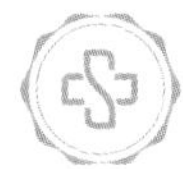

甲氟喹

甲氟喹(mefloquine)为 4-喹啉-甲醇类抗疟新药。甲氟喹对间日疟原虫和恶性疟原虫的红内期裂殖体有杀灭作用,用于控制症状,起效较慢。甲氟喹的 $t_{1/2}$ 为 30 天左右,每两周用药一次。单独使用或与长效磺胺、乙胺嘧啶合用对耐氯喹的恶性疟有一定疗效。胃肠道反应常见,可出现一过性中枢神经系统毒性,但较轻。有精神病病史者、两岁以下幼儿和孕妇禁用。

青蒿素

青蒿素(artemisinin)是从黄花蒿中提取的倍半萜内酯类过氧化物,是我国医药工作者发掘出的新型抗疟药,对耐药的疟原虫有效。

【体内过程】

青蒿素为脂溶性物质,口服后吸收迅速,0.5～1 h 血药浓度达高峰,$t_{1/2}$ 为 4 h。吸收后分布于肝、肾的含量较多,在红细胞内的浓度低于血浆浓度,但在被疟原虫感染的红细胞内浓度最高,易透过血脑屏障进入脑组织。在体内代谢很快,主要从肾及肠道排出,72 h 仅少量残留。由于代谢与排泄均快,有效血药浓度维持时间短,不利于彻底杀灭疟原虫,故复发率较高。

【药理作用和临床应用】

青蒿素对各种疟原虫红内期均有效,对红外期疟原虫无效。其作用机制可能是青蒿素被催化形成自由基破坏疟原虫表膜和线粒体结构,导致疟原虫死亡。但其治疗间日疟原虫病时,近期复发率比氯喹高,合用伯氨喹可降低复发率。血中疟原虫可在用药 48 h 内消失,退热时间及疟原虫转阴时间都较氯喹短,能控制临床发作,主要用于治疗耐氯喹和多药耐药的恶性疟,抢救脑型疟。单用青蒿素抗疟可产生耐药性,而青蒿素哌喹复方制剂加伯氨喹对疟疾治愈率高,且较少产生耐药性。

【不良反应和禁忌证】

不良反应罕见,但可出现白细胞减少及胃肠道反应等症状。妊娠早期妇女要慎用。

蒿甲醚

蒿甲醚(artemether)为国内研制的一种有效的新型抗疟药。其药理作用同青蒿素,抗疟作用为青蒿素的 10～20 倍。本药毒性低,用于治疗恶性疟,用于治疗耐氯喹的恶性疟及凶险型疟疾,近期疗效可达 100%。复发率比青蒿素低,合用伯氨喹可降低复发率。肌内注射蒿甲醚抗重症疟疾时不少于 7 天,若在 7 天内临床症状和体征已经缓解并且患者能进食,可以停用注射液,继续口服青蒿素类复方制剂一个疗程。

(二) 主要用于控制复发和传播的抗疟药

伯氨喹

伯氨喹(primaquine)为 8-氨基喹啉类衍生物。

【体内过程】

口服吸收快而完全,生物利用度约 96%,2 h 内血药浓度达峰值。主要分布在肝组织内。$t_{1/2}$ 为 3～7 h,大部分在体内代谢。因血药浓度维持短,故需每天服药。

【药理作用和临床应用】

对疟原虫的休眠子及配子体有较强的杀灭作用,可有效控制疟疾的复发和传播。伯氨喹损伤疟原虫线粒体膜,干扰红外期疟原虫的电子传递,导致虫体死亡。常与控制疟疾症状的药物合用根治间日疟和控制疟疾传播。

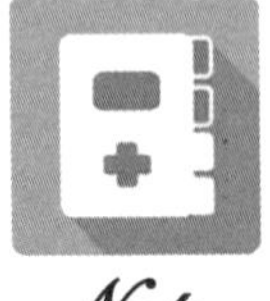

Note

【不良反应】

治疗剂量的伯氨喹易发生胃肠道反应，每日剂量超过 60 mg 时，少数患者可致高铁血红蛋白血症伴发绀、胸闷等症状，静脉注射亚甲蓝可改善症状。红细胞内缺乏葡萄糖-6-磷酸脱氢酶的患者服用伯氨喹后可发生急性溶血性贫血；故服用伯氨喹前应仔细询问有关病史并检测葡萄糖-6-磷酸脱氢酶活性。

（三）主要用于病因性预防的抗疟药

乙胺嘧啶

【体内过程】

乙胺嘧啶（pyrimethamine）口服后 4～6 h 血药浓度达峰浓度，$t_{1/2}$ 为 80～95 h，服药一次有效血药浓度可维持两周，代谢产物经肾排泄，排泄慢，有高度蓄积性。

【药理作用和临床应用】

乙胺嘧啶抑制二氢叶酸还原酶，使二氢叶酸还原成四氢叶酸受阻，核酸合成减少。对疟原虫二氢叶酸还原酶的抑制作用强于人体，疟原虫增殖受抑制，对已发育成熟的裂殖体无效，在用药后第二个无性增殖期发挥作用，起效较慢，常用于病因性预防，一周一次。对疟原虫配子体无明显作用，但含药血液可影响配子体在蚊体内的发育，阻断传播。常与磺胺类或砜类药物合用，双重阻断叶酸合成，增强疗效。

【不良反应和禁忌证】

治疗剂量毒性小，偶可引起药疹，长期大量用药可引起巨幼红细胞贫血、粒细胞减少，及时停药并用甲酰四氢叶酸治疗可恢复，长期用药应经常检查血常规。乙胺嘧啶过量可引起急性中毒，表现为恶心、呕吐、惊厥甚至死亡。严重肝肾功能不全、哺乳期妇女慎用。孕妇禁用。

磺胺类与砜类

磺胺类和砜类药物与 PABA 竞争结合二氢蝶酸合酶，抑制疟原虫叶酸代谢过程，单用时效果较差，仅对红内期疟原虫有效。与乙胺嘧啶或 TMP 合用，可增强疗效，主要用于耐氯喹的恶性疟。常用药物为磺胺多辛和氨苯砜。

第二节　抗阿米巴药及抗滴虫药

一、抗阿米巴药

阿米巴病是由有致病力的阿米巴原虫（简称阿米巴）寄生于人体后，在一定条件下引起的肠道内和肠道外感染。阿米巴有滋养体及包囊两期，滋养体在体外很快死亡，即使进入消化道也很快被胃酸破坏。包囊抵抗外界能力很强，在大便中能存活 1 周以上，在水中能存活 5 周，对常用化学消毒剂不敏感，但对热和干燥较敏感，加热至 50 ℃数分钟即死。包囊可随粪便排到外界。肠道中的滋养体自包囊溢出后通过其膜上的凝集素附着于结肠上皮细胞，在适当条件下侵袭与破坏黏膜下层组织，引起肠阿米巴病，表现为慢性肠道感染或痢疾样症状；也可随血流侵入肝脏或其他部位，引起肠道外阿米巴病，表现为各脏器脓肿，以阿米巴肝脓肿和肺脓肿最常见。包囊携带者可无症状发生，但包囊排出体外，成为阿米巴的传染源。治疗药物主要有甲硝唑和二氯尼特等。

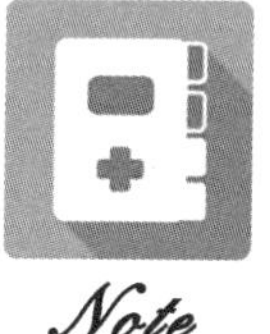
Note

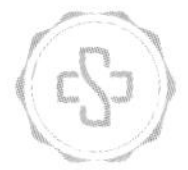

甲硝唑

甲硝唑(metronidazole)为人工合成的 5-硝基咪唑类化合物。

【体内过程】

口服吸收良好(>80%),血药浓度达峰时间为 1～3 h,蛋白结合率低,在体内分布广泛,可进入唾液、胎盘、乳汁、精液、胆汁、肝脓肿的脓液中,也可进入脑脊液(正常人脑脊液中的浓度可达血液的 50%)。经肝代谢,代谢产物及原型药主要经肾排泄,也可经乳汁排泄。

【药理作用和临床应用】

甲硝唑对肠内、外阿米巴滋养体有强大的杀灭作用,用于治疗急性阿米巴痢疾和肠外阿米巴感染效果显著,但对肠内阿米巴原虫和包囊无明显作用。甲硝唑在阴道分泌物、精液和尿液中浓度较高,对阴道正常菌群无影响,杀灭阴道毛滴虫,是治疗阴道毛滴虫感染的首选药物。除用于抗滴虫和抗阿米巴原虫外,近年来,甲硝唑广泛应用于抗厌氧菌感染。甲硝唑的硝基,在无氧环境中还原成氨基而显示抗厌氧菌作用,对需氧菌或兼性需氧菌则无效。对脆弱拟杆菌感染尤为敏感,临床用于防治厌氧菌引起的腹腔、女性生殖系统炎症,产后盆腔炎,败血症,皮肤及软组织、骨和关节等部位的感染。也可与抗菌药物联合预防胃肠外科手术、妇科手术时的厌氧菌感染。还可用于口腔厌氧菌感染。甲硝唑治疗贾第鞭毛虫病,治愈率达 90%。

【不良反应】

口服有金属味和苦味,消化道反应常见,一般不影响治疗;出现头痛、眩晕,偶有感觉异常、肢体麻木、共济失调等神经系统症状,大剂量可致抽搐。少数病例发生荨麻疹、潮红、瘙痒、膀胱炎、排尿困难及白细胞减少等症状,停药后自行恢复。

【药物相互作用】

甲硝唑干扰乙醛代谢,导致急性乙醛中毒,服药期间和停药后 1 周内,应忌酒。甲硝唑可减缓口服抗凝血药(如华法林等)的代谢,使凝血酶原时间延长。

【禁忌证】

孕妇、哺乳期妇女及有活动性中枢神经系统疾病患者禁用。

替硝唑

替硝唑(tinidazole)体内分布广,透过血脑屏障的能力较甲硝唑强。抗菌谱与甲硝唑相似,抗厌氧菌和滴虫的活性较甲硝唑高 2～4 倍。对脆弱类杆菌和梭杆菌属等革兰阴性厌氧菌的作用略胜于甲硝唑,对阿米巴的作用优于甲硝唑。耐药菌因缺乏硝基还原酶而产生耐药。临床应用同甲硝唑,而毒副作用明显比甲硝唑低。

依米丁

依米丁(emetine)为茜草科吐根属植物提取的异喹啉生物碱,注射后药物分布在肝、肺、肾及脾,在肝内最高,主要经肾脏排泄。此药的排泄很慢,停药后 40～60 天仍有药物残留,易蓄积。依米丁对阿米巴滋养体有直接杀灭作用,但对其包囊无效。通过抑制肽链的延长,依米丁使寄生虫和哺乳动物细胞中的蛋白质合成受阻。依米丁能杀灭溶组织阿米巴滋养体,适用于急性阿米巴痢疾急需控制症状者,但因其毒性较大,现已较少用于治疗肠外阿米巴病。用药后期多出现不良反应,仅限用于甲硝唑治疗无效或禁用的急性阿米巴痢疾患者。因依米丁对肠内包囊无效,不适用于阿米巴包囊携带者的无症状患者。常见胃肠道反应,偶见外周神经炎、神经肌肉阻断作用;可出现肌痛、硬结或坏死等局部刺激症状。心脏毒性可表现为血压下降,心前区痛、心律失常、心力衰竭等。若伴有 T 波倒置,Q-T 间期延长等心电图改变,应立即停药,否则易致急性心肌炎而引起死亡。重症心脏病、高度贫血、肝肾功能明显减退者及术前患

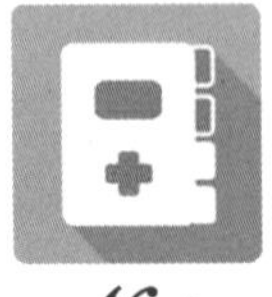

者、老弱患者、孕妇与婴幼儿均禁用。

去氢依米丁

去氢依米丁(dehydroemetine)是一种合成的依米丁衍生物,第2、3位缺氢原子,结构与依米丁相似。药理作用及临床应用与依米丁相似,但较依米丁常用,用于甲硝唑无效或禁用者。不良反应与依米丁相似,但较轻,心脏毒性较依米丁轻,持续时间短,肾病或神经肌肉疾病患者禁用,治疗期间应监测心脏毒性。

二氯尼特

二氯尼特(diloxanide)口服吸收迅速,1 h血药浓度达高峰,为治疗无症状携带阿米巴包囊者的首选药。也适用于轻度阿米巴肠病。对于急性阿米巴痢疾,用甲硝唑控制症状后,再用二氯尼特肃清包囊,可有效防止复发,对肠外阿米巴病无效。不良反应以腹胀最为常见,偶有恶心、呕吐、腹痛、食管炎、持续性腹泻、皮肤瘙痒、荨麻疹、蛋白尿。

氯喹

氯喹为抗疟药,能杀灭阿米巴滋养体,对肠外阿米巴病有效,但对肠内阿米巴病无效,仅用于甲硝唑无效或禁忌的阿米巴肝炎或肝脓肿,应与肠内抗阿米巴药合用,减少复发。

二、抗滴虫药

抗滴虫药用于治疗阴道毛滴虫所引起的阴道炎、尿道炎和前列腺炎。目前治疗的主要药物为甲硝唑及替硝唑,但对甲硝唑耐药的滴虫在增加。耐甲硝唑的滴虫感染,改用乙酰胂胺局部给药。

乙酰胂胺

乙酰胂胺(acetarsol)为五价砷剂,对滴虫有直接杀灭作用。此药有轻度局部刺激作用,可使阴道分泌物增多。阴道毛滴虫可通过性传播和使用公共浴厕等间接传播,夫妇应同时治疗,并注意个人卫生与经期卫生。月经期间忌用。

第三节　抗血吸虫药及抗丝虫药

一、抗血吸虫药

血吸虫病是由血吸虫引起的一种慢性寄生虫病,主要流行于亚洲、非洲、拉丁美洲,患病人数约2亿。血吸虫病主要分两种类型,曼氏血吸虫和日本血吸虫引起肠血吸虫病;埃及血吸虫引起尿路血吸虫病。我国主要流行的是日本血吸虫病,疫区主要分布在长江以南地区,人类常因接触疫水而被感染。轻度感染者可无症状,重度感染者可出现消化不良、上腹隐痛、腹泻、精神不振、肝肿大等临床表现。感染严重的儿童常有显著营养不良和生长发育障碍。目前治疗血吸虫病的首选药物为吡喹酮。

吡喹酮

吡喹酮(praziquantel)为人工合成的广谱抗寄生虫药。

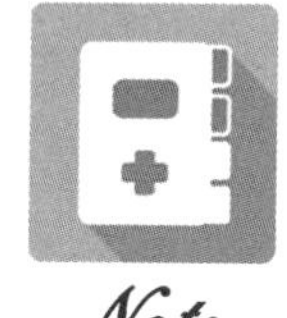

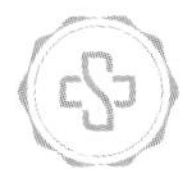

【体内过程】

口服后吸收迅速而完全。血药浓度达峰时间为 1 h，首过消除明显，仅极少量未代谢的原型药进入体循环。$t_{1/2}$ 为 0.8～1.5 h，其代谢物的 $t_{1/2}$ 为 4～5 h。药物主要分布于肝脏，其次为肾脏、肺、胰腺、肾上腺、脑垂体、唾液腺等，很少通过胎盘，无器官特异性蓄积现象。哺乳期患者服药后，其乳汁中的药物浓度相当于血清中的 25%。主要由肾脏以代谢物形式排出，也可经胆汁及乳汁排泄。

【药理作用和临床应用】

吡喹酮增加虫体细胞膜钙离子通透性，引起虫体肌肉发生强直性收缩而产生痉挛性麻痹，失去吸附能力，脱离宿主组织；较高浓度吡喹酮引起虫体表膜损害，暴露其体表抗原，易遭受宿主的免疫攻击，导致虫体死亡。吡喹酮对哺乳动物的细胞膜无损伤作用。吡喹酮为广谱抗吸虫药，能迅速杀灭血吸虫成虫，对各种血吸虫单一感染或混合感染均有良好的疗效；适用于各种吸虫病，对绦虫病和囊虫病也有不同程度的疗效。

【不良反应】

口服后常见胃肠道反应、头痛、眩晕、四肢酸痛等症状，一般程度较轻，持续时间较短。有明显头晕、嗜睡等神经系统反应者，治疗期间与停药后 24 h 内勿进行驾驶、机械操作等工作。少数患者出现心悸、胸闷等心血管反应，心电图显示 T 波改变，偶见室上性心动过速、心房颤动。偶可诱发精神失常或消化道出血；虫体被杀死后释放大量的抗原物质偶可诱发发热、荨麻疹、关节痛，甚至过敏性休克。严重心、肝、肾病患者及有精神病史者慎用。哺乳期妇女于服药期间，直至停药后 72 h 内不宜喂乳。孕妇禁用。

为了增加吡喹酮的疗效，降低毒副作用，将吡喹酮制成脂质体和微囊后注射给药，可提高生物利用度，并能提高其对肝脏等靶组织的选择性，维持有效血药浓度，减少用量。将吡喹酮制成凝胶剂释药速度加快，在血吸虫病疫区长时间劳作，涂于皮肤上能形成透明的薄膜，防止尾蚴侵入，可水洗，使用方便。

二、抗丝虫药

丝虫病由丝虫寄生于人体淋巴系统引起的一系列病变，我国仅有班氏丝虫和马来丝虫两种，早期主要表现为淋巴管炎和淋巴结炎，晚期出现淋巴管阻塞的症状。马来丝虫病患者出现的过敏反应常较班氏丝虫病患者重。目前乙胺嗪是治疗丝虫病的首选药物。

乙胺嗪

乙胺嗪(diethylcarbamazine)又称为海群生。

【体内过程】

口服后吸收迅速，1～2 h 血药浓度达峰值，$t_{1/2}$ 为 8 h。除脂肪组织外，药物在体内分布均匀。反复多次给药很少蓄积，服药后 48 h 内以原型或代谢产物(70%以上)形式由肾脏排泄。碱化尿液减缓其排泄，故肾功能不全或碱化尿液时需要减少给药量。

【药理作用和临床应用】

乙胺嗪对班氏丝虫和马来丝虫的成虫及微丝蚴均有杀灭作用，对马来丝虫的作用优于班氏丝虫，对微丝蚴的作用优于成虫。乙胺嗪的抗丝虫作用与机体宿主防御机制有关。乙胺嗪哌嗪部分使微丝蚴的肌组织超极化，产生迟缓性麻痹，促进虫体由寄居处脱离，被网状内皮细胞吞噬；乙胺嗪破坏微丝蚴体表膜，暴露抗原，使之更易遭受宿主防御功能的攻击和破坏。

用于治疗班氏丝虫和马来丝虫感染，根治丝虫病；对蛔虫感染也有效，但已被其他更安全、有效的抗蠕虫药所取代。

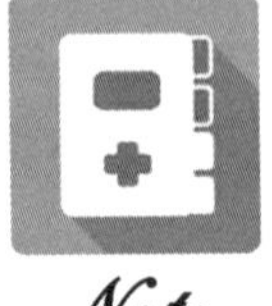

Note

【不良反应】

乙胺嗪本身的毒性甚低，常见胃肠道反应。治疗期间的反应多由大量微丝蚴和成虫杀灭后释放异体蛋白所致，可有皮疹、畏寒、发热、头痛、肌肉关节酸痛、血管神经性水肿、心率加快及胃肠道紊乱等症状，偶见过敏性喉头水肿、支气管痉挛、暂时性蛋白尿、血尿、肝肿大和压痛等症状，可用地塞米松缓解。成虫死亡后尚可引起局部反应如淋巴管炎、淋巴结炎、精索炎、附睾炎等，并出现结节。对有活动性肺结核、严重心脏病、肝病、肾脏病、急性传染病的患者应暂缓治疗；对有蛔虫感染的儿童应先使用驱蛔虫；孕妇、哺乳期妇女应暂缓治疗。

第四节　抗肠道蠕虫药

在肠道寄生的蠕虫有线虫、绦虫和吸虫，我国肠道蠕虫病以线虫（如蛔虫、蛲虫、钩虫和鞭虫）感染最为普遍。抗蠕虫药是驱逐和杀灭肠道蠕虫类药物。多数肠道蠕虫病在新型抗蠕虫药的作用下得到了有效治疗和控制。

甲苯达唑

甲苯达唑（mebendazole）为苯并咪唑类衍生物。

【体内过程】

口服吸收少，首过消除明显。血浆蛋白结合率约 95%，大部分在肝脏代谢生成极性强的羟基及氨基代谢物，通过肾及胆汁排泄。未吸收部分在 24～48 h 以原型经粪便排泄。

【药理作用和临床应用】

甲苯达唑为广谱驱肠虫药，对蛔虫、钩虫、鞭虫、蛲虫、绦虫和粪类圆线虫等肠道蠕虫均有效，能杀灭钩虫，还能杀灭蛔虫和鞭虫的虫卵，用于治疗上述肠道蠕虫单独感染或混合感染。甲苯达唑与寄生虫的微管蛋白的亲和力远高于哺乳动物，结合虫体微管蛋白抑制微管聚集，从而抑制分泌颗粒转运和其他亚细胞运动；甲苯达唑抑制虫体线粒体延胡索酸还原酶的活性，抑制葡萄糖的转运，并使氧化磷酸化脱耦联，减少 ATP 生成，干扰虫体生存及繁殖而死亡。该药起效慢，给药数日后可起效。

【不良反应】

无明显不良反应。少数病例可见短暂腹痛、腹泻及过敏反应。少数患者特别是蛔虫感染较严重的患者，服药后可引起蛔虫游走，造成腹痛或口吐蛔虫，甚至引起窒息，此时应立即就医。大剂量使用时偶见粒细胞减少、转氨酶升高、血尿、脱发等，用药期间应测肝功能。

【禁忌证】

肝、肾功能不全者禁用。2 岁以下儿童和对本品过敏者不宜使用；动物实验有胚胎毒性和致畸作用，故孕妇禁用。

阿苯达唑

阿苯达唑（albendazole）为甲苯达唑的同类物，是高效、低毒的广谱驱肠虫药。除用于治疗蛔虫病、钩虫病、鞭虫病和蛲虫病等线虫病外，还可用于治疗绦虫病、吸虫病、囊虫病和棘球蚴病，疗效优于甲苯达唑。用于蛔虫病、蛲虫病，仅服 1 次（1 次为 1 疗程），药片需用水吞服。蛲虫病易自身重复感染，故在治疗 2 周后重复治疗 2 次。不良反应少，少数病例有胃肠道反应，但均较轻微，不需处理可自行缓解。治疗囊虫病特别是脑囊虫病时，注意因囊虫死亡可释出异体蛋白而引起发热、头痛、皮疹、视力障碍、肌肉酸痛、癫痫发作等症状，多于服药后 2～7 天发

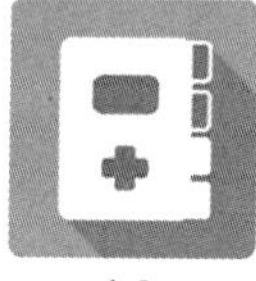

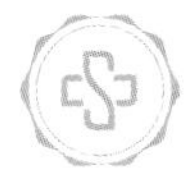

生,需对症处理(应用糖皮质激素,行降颅压、抗癫痫等治疗)。用药剂量较大,疗程较长,可出现谷丙转氨酶升高,停药后逐渐恢复正常。两岁以下儿童不宜服用。有蛋白尿、化脓性皮炎及各种急性传染病和癫痫患者不宜使用;严重肝肾功能不全者、活动性消化性溃疡患者及眼囊虫病手术摘除虫体前禁用;孕妇,哺乳期妇女禁用。

哌嗪

哌嗪(piperazine)为常用的较为安全的驱蛔药,对蛔虫、蛲虫有较强作用,主要用于驱除肠道蛔虫,治疗蛔虫所致的不完全性肠梗阻和早期胆道蛔虫病。哌嗪麻痹蛔虫肌肉的作用机制为抑制琥珀酸合成,减少能量供应;但主要通过增加虫体肌细胞膜对离子的通透性,阻断神经-肌肉冲动的传递,使蛔虫从寄生的部位脱离,随肠蠕动而排出体外,对哺乳类动物的肌肉作用很弱。蛔虫在麻痹前不表现兴奋作用,故使用较安全。其对蛲虫的作用机制尚不太明确。口服,无需禁食,便秘者需加服导泻药。长期或过量使用对儿童具有潜在的神经肌肉毒性,应避免长期或过量服用。大剂量哌嗪可发生胃肠道反应、共济失调、舞蹈样运动或锥体外系综合征、眼球震颤和反射消失等;偶见过敏反应、病毒性肝炎样表现等。孕妇,肝、肾功能不全者,对哌嗪有过敏史者和神经系统疾病者禁用。

左旋咪唑

左旋咪唑(levamisole)为四咪唑的左旋体,口服后迅速吸收,$t_{1/2}$ 为 4 h。在肝内代谢,原型及代谢产物可经尿(大部分)、粪和呼吸道排泄。左旋咪唑选择性地抑制虫体肌肉中的琥珀酸脱氢酶,使延胡索酸不能还原为琥珀酸,影响虫体肌肉的无氧代谢,减少能量产生;能使神经肌肉除极,肌肉发生持续收缩而致麻痹。对蛔虫、钩虫、蛲虫和粪类圆线虫病有较好疗效,适用于集体治疗。对班氏丝虫和马来丝虫成虫及微丝蚴的活性较乙胺嗪高,但远期疗效较差。不良反应一般轻微,胃肠道反应停药后可恢复,少数可出现头晕、头痛、发热、血压降低、共济失调、视力模糊、光敏性皮炎等,偶见蛋白尿,个别患者可见粒细胞减少、血小板减少,少数患者甚至发生粒细胞缺乏症(常为可逆性),常发生于风湿病或肿瘤患者。肝、肾功能不全者,肝炎活动期、妊娠早期或原有血吸虫病者禁用。不宜与四氯乙烯合用,以免增加其毒性;与枸橼酸乙胺嗪联合应用可治疗丝虫感染。与噻嘧啶合用可治疗严重的钩虫感染,与噻苯达唑合用可治疗肠道线虫的混合感染。

噻嘧啶

噻嘧啶(pyrantel)口服不易吸收。以原型或代谢物自尿或粪便排泄,是一种除极型神经肌肉阻滞药,抑制虫体胆碱酯酶,神经肌肉兴奋性增强,产生痉挛性麻痹,虫体不能附壁而排出体外。常用于蛔虫病、蛲虫病和十二指肠钩虫病的治疗,对鞭虫也有一定疗效。常与抗蠕虫药奥克太尔合用增强疗效,治疗剂量毒性很低,胃肠道反应、头痛、眩晕、嗜睡、胸闷、皮疹等,一般为时短暂,不需处理。服用噻嘧啶无需空腹,也无需导泻。孕妇及婴儿禁用;该药可导致一过性的谷丙转氨酶增高,肝功能不全者亦禁用。冠心病、严重的消化性溃疡、肾脏病患者慎用;营养不良、贫血者应先给予支持疗法,然后再用该药,因其与哌嗪类驱虫药拮抗,两者所以不能合用。

恩波吡维铵、氯硝柳胺和吡喹酮

恩波吡维铵为蛲虫病的首选药。通过抑制蛲虫体内呼吸酶系统和运糖酶系统,阻止虫体代谢和葡萄糖的利用,导致虫体死亡。可见胃肠道反应,药物经粪便排泄,粪便呈红色。氯硝柳胺对多种绦虫成虫有杀灭作用,抗虫机制为抑制虫体细胞的氧化磷酸化,妨碍虫体生长发

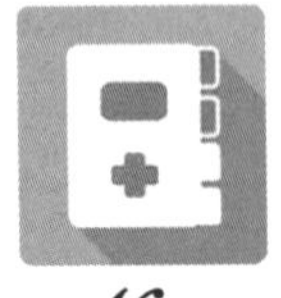

Note

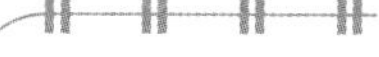

育。对虫卵无效，成虫杀死后节片释放出来的虫卵，可导致囊虫病。此外，对日本血吸虫尾蚴也有杀灭作用，可防止血吸虫传播。吡喹酮对多种吸虫有强大的杀灭作用，对绦虫感染合并囊虫病有良好效果。吡喹酮是治疗各种绦虫病的首选药，治疗率>90%；治疗囊虫病有效率>82%，但是治疗脑型囊虫病时，若并发颅内高压和脑水肿，宜合用糖皮质激素和脱水药。合并眼囊虫病时，需先手术摘除虫体，后使用吡喹酮治疗。

知识链接 43-1 肠道蠕虫病防治常识

小　结

抗寄生虫药包括抗疟药、抗阿米巴药、抗滴虫药、抗血吸虫药、抗丝虫药及抗肠道蠕虫药。氯喹、奎宁、青蒿素等抗疟药通过杀灭红细胞内期的裂殖体，控制和预防疟疾症状发作。伯氨喹通过杀灭休眠子及配子体，控制疟疾的复发和传播。乙胺嘧啶通过杀灭未成熟的裂殖体用于病因预防。抗阿米巴病的主要药物有甲硝唑和二氯尼特。抗滴虫药首选甲硝唑。治疗血吸虫的首选药物为吡喹酮。治疗丝虫病的首选药物是乙胺嗪。抗蛔虫病时，首选药为甲苯达唑，次选噻嘧啶。蛲虫病的首选药为恩波吡维铵，绦虫病合并囊虫病首选吡喹酮。此外，抗肠道蠕虫病时需要考虑患者的病情特点，结合药物疗效，合理选药。

思 考 题

目标测试

思考题答案

1. 为什么氯喹不用于预防疟疾？
2. 为什么伯氨喹不用于控制疟疾的症状发作？
3. 治疗阿米巴病应如何选用药物？

本章参考文献

[1] 杨宝峰，陈建国. 药理学[M]. 9版. 北京：人民卫生出版社，2018.

[2] 李学军，余鹰，陶亮. 药理学[M]. 4版. 北京：北京大学医学出版社，2018.

（内蒙古医科大学　张子英）

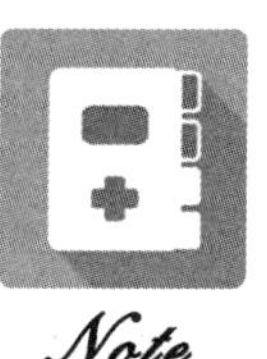

Note

第四十四章　抗恶性肿瘤药

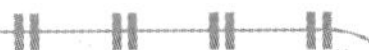

本章 PPT

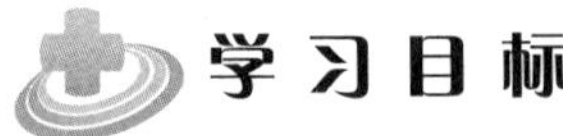

学习目标

1. 知识目标　掌握抗肿瘤药物的分类，常用药物（甲氨蝶呤、巯嘌呤、羟基脲、环磷酰胺、5-氟尿嘧啶、阿霉素）的临床应用；了解细胞增殖动力学在肿瘤的化学治疗中的重要意义以及各类抗恶性肿瘤药的作用机制。

2. 能力目标　培养学生将抗肿瘤药的理论知识与临床实际相结合的临床思维能力，实现知识的综合应用，为临床合理用药服务。

3. 情感目标　培养学生生命至上、崇尚医德、秉持医风的人生观和价值观；培养科学求实、勇于探索及为医学事业献身的精神，增强职业道德荣誉感、社会责任感；培养学生对肿瘤患者群体的人文关怀。

案例引导44-1

案例引导答案

患者，女，65 岁，主因“上腹部隐痛伴食欲减退 3 个月，加重伴大便发黑、体重明显下降 1 周”就诊。体检示左锁骨上淋巴结肿大；胃镜示胃窦部胃壁增厚，皱襞消失，同时取胃窦部组织进行病理检查；大便潜血试验阳性。经医生确诊为晚期胃癌，治疗方案如下：第一天甲氨蝶呤 1000 mg/m^2 静脉注射，1 h 后 5-Fu 1500 mg/m^2 静脉注射，甲氨蝶呤给药后 24 h 开始甲酰四氢叶酸钙 15 mg/m^2 口服，每 6 h 一次，共服 12 次。第 15 天给多柔比星 30 mg/m^2 静脉注射。4 周后重复。

请问：

1. 为什么在甲氨蝶呤给药后 24 h 给予甲酰四氢叶酸钙？
2. 治疗方案中的药物分别属于哪类抗肿瘤药？为什么需要联合使用？
3. 在治疗期间患者可能会出现哪些不良反应？

恶性肿瘤是严重危害人类健康的疾病之一。目前，恶性肿瘤常用的治疗方法如下：①外科治疗，强调根治技术和根治范围，但器官自身的功能可能受到明显影响；②放射治疗，属于局部治疗，无法对放射治疗视野之外的全身转移或微转移病灶进行治疗；③化学治疗（简称化疗），强调全身治疗，不仅可以治疗原发性实体瘤，也可以治疗非实体瘤、转移瘤以及手术和放射治疗后的辅助治疗。

抗恶性肿瘤药（antineoplastic drugs）在使用过程中呈现出以下特点：①药物从选择性低、毒性严重转向高选择性、低毒反应，从细胞毒类药物向分子靶向药物发展；②在治疗选择性提高的同时，毒性反应的范围改变，例如单靶点的抗肿瘤小分子化合物吉非替尼出现对皮

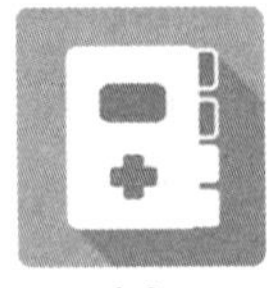

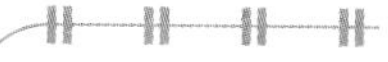

肤、黏膜的毒性增加的现象；③化疗范围逐渐向实体瘤扩展；④抗肿瘤抗体药物逐渐成为发展较快的抗肿瘤新领域；⑤抗肿瘤药的多样性需求日益显著，以满足肿瘤患者化学治疗的个体差异。

目前抗恶性肿瘤药的分类尚不统一，可以根据药物的化学结构和来源、药物作用的生化机制、药物作用的细胞周期或时相特异性分类，也可将其分为细胞毒类和非细胞毒类抗肿瘤药两大类。细胞毒类抗肿瘤药即传统的抗肿瘤化疗药物，多数具有以下特点：①药物作用于靶向肿瘤细胞与人体正常细胞共有的细胞成分，如 DNA、RNA、微管蛋白、拓扑异构酶等；②主要通过影响核酸和蛋白质结构和功能，直接抑制肿瘤细胞增殖或诱导其凋亡；③易产生耐药性，尤其是多药耐药。非细胞毒类抗肿瘤药主要针对肿瘤分子病理过程中的关键调控分子等靶点，包括调节体内激素平衡的药物和分子靶向药物。

知识链接 44-1
抗恶性肿瘤药的发展简史

思政案例 44-1
敬佑生命，勇担重任践行初心

第一节 抗肿瘤药的作用机制

一、抗肿瘤药作用的细胞生物学机制

肿瘤细胞通常表现为不受机体约束的无限增殖状态，与肿瘤细胞增殖有关的基因被开启或激活和(或)与细胞分化有关的基因被关闭或抑制有关。因此利用肿瘤细胞生物学的特点，目前临床使用的多数细胞毒类抗肿瘤药主要通过直接抑制肿瘤细胞的增殖分裂，甚至诱导其凋亡产生抗肿瘤作用。

处于静止期(G_0)的肿瘤细胞具有增殖潜能，只有受到合适的刺激时，才进入细胞分裂增殖期，因此对化疗药物的敏感性较低，是肿瘤复发的根源。肿瘤细胞的增殖期包括 DNA 合成前期(G_1 期)、DNA 合成期(S 期)、DNA 合成后期(G_2 期)、有丝分裂期(M 期)。肿瘤细胞的增殖周期受控点(chk，确保细胞周期每一时相事件序贯完成并与外界环境因素相联系)调控：①G_1期 chk，阻断或延缓细胞进入 S 期；②S 期 chk，减慢 DNA 复制子的启动；③G_2 期 chk，延缓细胞进入 M 期。目前研究认为细胞周期调控机制的核心是细胞周期依赖性蛋白激酶时相的激活。当抗恶性肿瘤药通过断裂 DNA 起作用时，肿瘤细胞的 chk 系统被激活，肿瘤细胞增殖就会被阻滞于 G_1 期、S 期或 G_2 期，从而获得时间修复 DNA 损伤，降低抗肿瘤药的疗效。因此细胞周期依赖性蛋白激酶、细胞周期 chk 均可作为抗肿瘤药的作用靶点。通过直接破坏 DNA 结构从而影响其复制或转录，杀灭处于增殖各期的细胞，甚至 G_0 期细胞的药物称为细胞周期非特异性药物(cell cycle nonspecific agent，CCNSA)，其特点：①迅速杀灭肿瘤细胞，作用较强；②量效曲线接近直线，杀灭肿瘤细胞的能力呈现剂量依赖性，代表药物有烷化剂、抗肿瘤抗生素、铂类配合物等。细胞周期特异性药物(cell cycle specific agent，CCSA)对 G_0 期细胞不敏感，仅能杀灭细胞增殖周期中的某期细胞(图 44-1)，其特点：①起效慢，作用较弱；②量效曲线在小剂量时近似直线，达到一定剂量时效应不再增加，代表药物有长春碱类药物、抗代谢药物等。

二、抗肿瘤药作用的生化机制

1. 影响核酸生物合成 影响核酸生物合成类药物又称为抗代谢药物，可以干扰 DNA

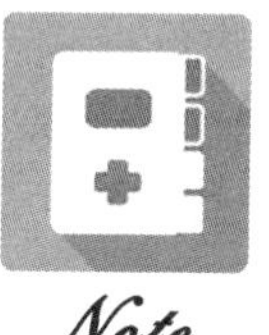

Note

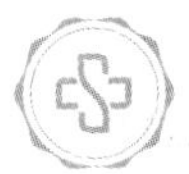

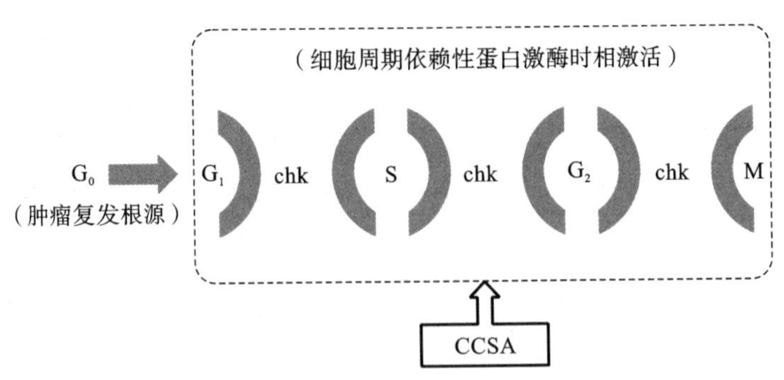

图 44-1　细胞增殖周期及 CCSA 作用模式示意图

生物合成的生化过程或者抑制所需的靶酶,主要作用于 S 期。药物作用的靶位如下:①DNA多聚酶,如阿糖胞苷在体内经脱氧胞苷激酶催化成二磷酸胞苷或三磷酸胞苷,从而抑制 DNA 多聚酶活性;②胸苷酸合成酶,如氟尿嘧啶在细胞内转变为 5-氟尿嘧啶(5-FU)脱氧核苷酸,从而抑制脱氧胸苷酸合成酶;③核苷酸还原酶,如羟基脲抑制该酶,阻止了胞苷酸转变为脱氧胞苷酸;④嘌呤核苷酸互变,如巯嘌呤在体内经酶催化成硫代肌苷酸,阻止了肌苷酸转变为腺核苷酸、鸟核苷酸,干扰嘌呤代谢,阻碍核酸合成;⑤二氢叶酸还原酶,如甲氨蝶呤与该酶结合使二氢叶酸不能转变为四氢叶酸,从而减少了 5,10-甲酰四氢叶酸生成,影响脱氧胸苷酸的合成。

2. 直接影响 DNA 结构和功能　药物通过破坏 DNA 结构或抑制拓扑异构酶活性,影响 DNA 的复制和修复。包括:①药物通过烷基与 DNA、RNA 或蛋白质中的亲核基团发生烷化作用,形成交叉联结或脱嘌呤作用,使 DNA 双链断裂,代表药物为氮芥、环磷酰胺等;②药物通过使 DNA 链上的碱基形成交叉联结使 DNA 双链断裂,代表药物为铂类配合物顺铂、卡铂等;③药物与 DNA 的双链交叉联结,使部分 DNA 链断裂,或者使氧分子转化为氧自由基从而使 DNA 单链断裂,阻止 DNA 复制,代表药物为抗肿瘤抗生素丝裂霉素、博来霉素等;④抑制真核细胞的 DNA 拓扑异构酶(topoisomerase,TOPO),从而影响 DNA 的复制、转录、修复及正确染色体结构形成和染色体的分离浓缩,代表药有抑制 TOPO Ⅰ 的喜树碱类及抑制 TOPO Ⅱ 的鬼臼毒素衍生物。

3. 干扰转录过程和阻止 RNA 合成　药物通过嵌入 DNA 碱基对之间,与 DNA 形成复合体,阻碍 RNA 多聚酶,干扰 RNA 转录过程,特别是抑制 mRNA 的生成,进而影响蛋白质的合成,代表药物有蒽环类抗生素多柔比星等和多肽类抗生素放线菌素 D 等。

4. 影响蛋白质合成　药物主要作用的靶位如下:①微管蛋白,药物通过干扰微管蛋白的聚合或解聚,使纺锤丝不能形成,细胞有丝分裂停止于中期或者使纺锤体失去正常功能,终止有丝分裂,如长春碱类、紫杉醇类;②核蛋白体,药物通过干扰核蛋白体功能进而影响蛋白质的合成过程,如三尖杉生物碱类;③水解肿瘤细胞必需的氨基酸,有些肿瘤不能合成生长所需的氨基酸如 L-门冬酰胺,需从宿主获取,如 L-门冬酰胺酶可将血液中的门冬酰胺水解从而影响肿瘤细胞的生长(图 44-2)。

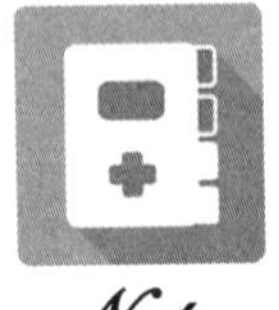
Note

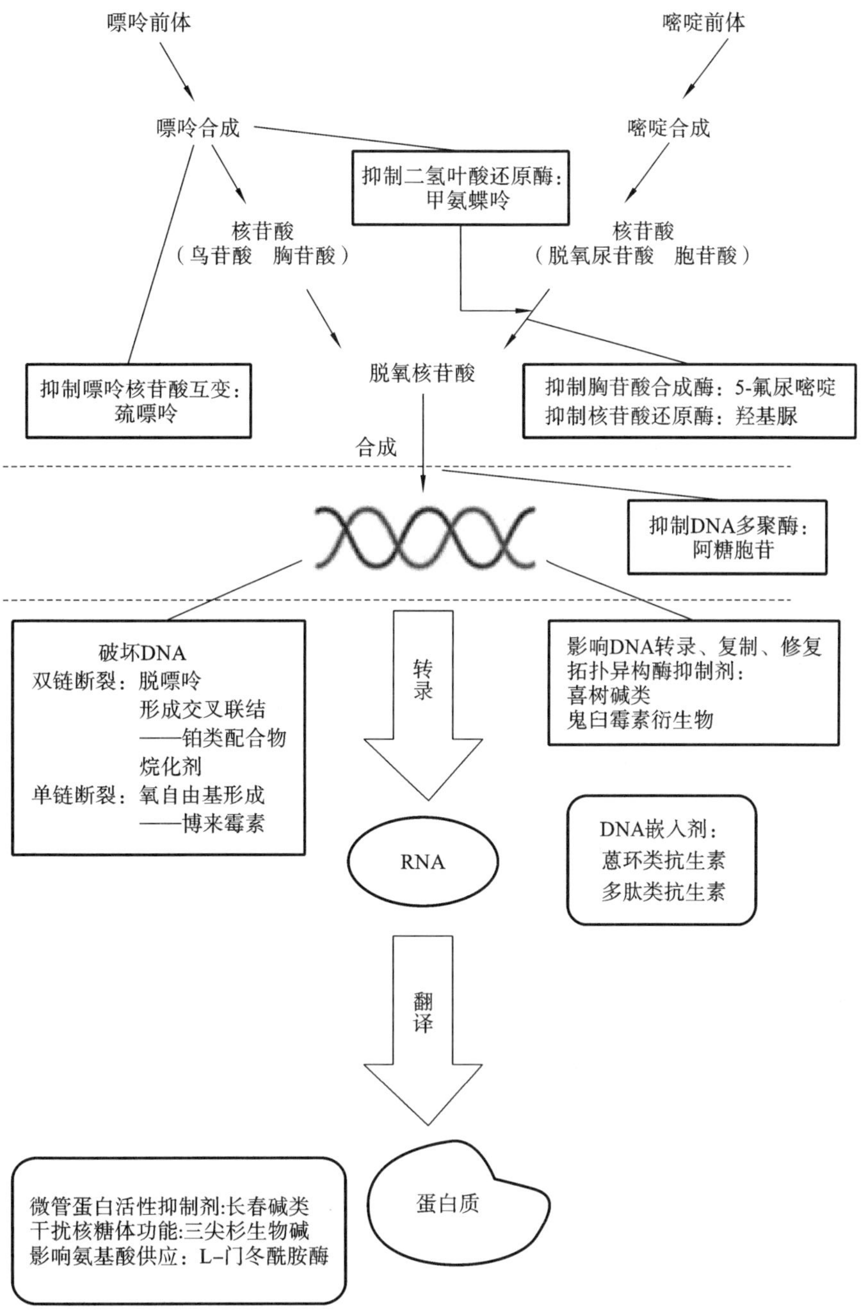

嘌呤前体
嘧啶前体
嘌呤合成
嘧啶合成
抑制二氢叶酸还原酶：甲氨蝶呤
核苷酸（鸟苷酸　胸苷酸）
核苷酸（脱氧尿苷酸　胞苷酸）
脱氧核苷酸
抑制嘌呤核苷酸互变：巯嘌呤
抑制胸苷酸合成酶：5-氟尿嘧啶
抑制核苷酸还原酶：羟基脲
合成
抑制DNA多聚酶：阿糖胞苷
破坏DNA
双链断裂：脱嘌呤
形成交叉联结
——铂类配合物
烷化剂
单链断裂：氧自由基形成
——博来霉素
转录
影响DNA转录、复制、修复
拓扑异构酶抑制剂：
喜树碱类
鬼臼霉素衍生物
RNA
DNA嵌入剂：
蒽环类抗生素
多肽类抗生素
翻译
微管蛋白活性抑制剂:长春碱类
干扰核糖体功能:三尖杉生物碱
影响氨基酸供应：L-门冬酰胺酶
蛋白质

图 44-2　抗恶性肿瘤药作用的生化机制

第二节　抗恶性肿瘤药应用的常见问题

一、抗恶性肿瘤药的耐药性

在使用抗恶性肿瘤药治疗的过程中，肿瘤细胞对药物产生耐药性成为治疗失败的重要原因之一。肿瘤细胞对某些抗恶性肿瘤药具有天然的耐药性，这种耐药性称为固有耐药。固有

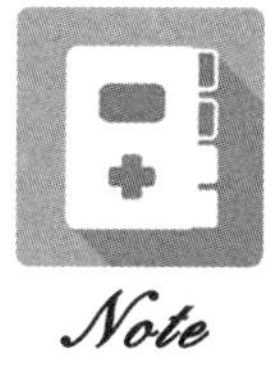
Note

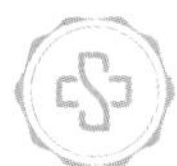

耐药反映出肿瘤细胞的基因修饰能力，其机制可能与肿瘤细胞缺乏对凋亡机制的激活能力或者与肿瘤细胞内靶位的药物浓度不够有关。例如，P 糖蛋白表达阳性的肿瘤细胞对蒽环类抗生素、长春碱类等均固有耐药。而治疗一段时间后，肿瘤细胞对抗肿瘤药产生不敏感的现象，称为获得性耐药。根据耐药特点，获得性耐药又可分为原药耐药(primary drug resistance, PDR)和多药耐药(multidrug resistance, MDR)。原药耐药只对所使用的药物耐药，对非同类型的其他药物仍敏感，一般不产生交叉耐药。多药耐药则由一种抗肿瘤药诱发，产生对其他多种结构不同、作用机制各异的抗肿瘤药耐药。

抗肿瘤药耐药性的产生机制非常复杂，可能与肿瘤细胞表面转运蛋白的过度表达、DNA 修复异常、谷胱甘肽 S-转移酶活性增高、凋亡的抑制、微管或微管蛋白的异常、拓扑异构酶的改变、微环境的异常和药物前体的活化障碍等有关。

二、抗恶性肿瘤药的联合用药

联合用药已成为肿瘤治疗的基本原则之一，旨在提高疗效、降低药物使用剂量、降低毒性反应和延缓耐药性的发生。在抗肿瘤药联合使用的过程中一般遵循以下原则。

(一) 参照药物的抗瘤谱

如博来霉素联用甲氨蝶呤治疗鳞状细胞癌，多柔比星联合甲氨蝶呤等治疗骨肉瘤等。

(二) 考虑药动学特点，提高治疗靶位的药物浓度

肿瘤治疗靶位的药物浓度是实现治疗效果的关键，如长春碱类药物可提高甲氨蝶呤在细胞内的浓度。肿瘤细胞对药物也呈现一定的剂量依赖性，大剂量间歇疗法有利于杀灭更多肿瘤细胞，也有利于造血系统和免疫系统的恢复。

(三) 降低毒性反应

多数抗恶性肿瘤药能抑制骨髓，联合使用无明显骨髓抑制的药物博来霉素、泼尼松龙等，可减少毒性的重叠，使毒性反应可控；此外，用甲酰四氢叶酸钙可减轻甲氨蝶呤的骨髓毒性。

(四) 药物作用靶点不同

联合用药以 2 个以上作用靶点为佳，传统药物与分子靶向药物联合，以 3～4 种药物适宜。

(五) 结合肿瘤细胞增殖动力学的特点

1. 同步化(synchronization)作用 先将肿瘤细胞阻滞于某一时相，待药物作用消失后，肿瘤细胞同步进入下一时相，再使用作用于后一时相的药物。

2. 招募(recruitment)作用 细胞周期非特异性药物和细胞周期特异性药物序贯应用，驱动更多 G_0 期肿瘤细胞进入增殖期。如对于增长缓慢的肿瘤先用细胞周期非特异性药物杀死增殖期细胞，招募更多 G_0 期细胞进入增殖期，继而采用细胞周期特异性药物杀灭。

三、抗恶性肿瘤药的常见不良反应

目前临床使用的抗恶性肿瘤药选择性仍有待提高，其毒性反应较大，降低了患者的生命质量。抗恶性肿瘤药的毒性反应通常分为近期毒性和远期毒性。

1. 近期毒性 分为共有的毒性反应和特有的毒性反应。近期毒性发生较早，共有的毒性反应好发于增殖迅速的组织如骨髓、胃肠道黏膜、毛囊等，出现如骨髓抑制、消化道反应、脱发等；特有的毒性反应包括心脏毒性、肝毒性、肾毒性、膀胱毒性、神经毒性等。

2. 远期毒性 主要见于长期生存的患者，发生较晚，多见于长期大剂量用药后，累及心、肝、肾等重要器官，包括第二原发恶性肿瘤、不孕和致畸等。

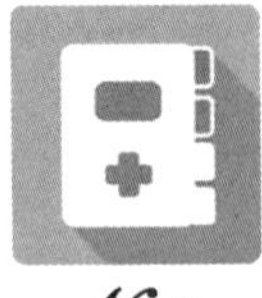

第三节 细胞毒类抗肿瘤药

一、影响核酸生物合成的药物

（一）DNA 多聚酶抑制剂

阿糖胞苷

阿糖胞苷（cytarabine，Ara-C）口服吸收量少，极易被胞嘧啶脱氨酶（存在于胃肠道黏膜、肝、血液、脑脊液等）脱氨形成无活性的尿嘧啶阿拉伯糖苷。静脉给药后广泛分布于体液、组织、细胞内，可透过血脑屏障，其浓度约为血浆浓度的 40%。静脉给药 $t_{1/2\alpha}$ 为 10～15 min，$t_{1/2}$ 为 2～2.5 h，鞘内给药 $t_{1/2}$ 为 11 h。24 h 内 90%以尿嘧啶阿糖胞苷为主的无活性形式从肾脏排泄。

阿糖胞苷进入体内经脱氧胞苷激酶磷酸化生成阿糖胞苷三磷酸（强力抑制 DNA 聚合酶的合成）及阿糖胞苷二磷酸（抑制二磷酸胞苷转变为二磷酸脱氧胞苷），从而抑制细胞 DNA 聚合酶及 DNA 合成。阿糖胞苷三磷酸亦可掺入 DNA 中，干扰其功能；还可以抑制膜糖脂及膜蛋白生成，影响膜的功能。本品为嘧啶类抗代谢药，属于细胞周期特异性药物，主要作用于肿瘤细胞的 S 期，对 RNA、蛋白质影响小。

与常用临床抗恶性肿瘤药无交叉耐药。适用于成人急性淋巴细胞及非淋巴细胞白血病诱导缓解期和维持巩固期，对慢性粒细胞白血病急变期、恶性淋巴瘤、病毒感染性疾病（如单纯疱疹病毒、牛痘病毒感染等）亦有效。

本品对骨髓有抑制作用，可引起血小板减少，严重者出现再生障碍性贫血。白血病、淋巴瘤治疗初期可引起高尿酸血症。采用中等或大剂量治疗时，部分儿童可出现严重胃肠道及神经系统不良反应。对本品过敏者禁用，孕妇及哺乳期妇女禁用。与糖皮质激素联用可能减轻本品中、大剂量引起的不良反应。

（二）胸苷酸合成酶抑制剂

5-氟尿嘧啶

5-氟尿嘧啶（5-fluorouracil，5-FU）主要经肝脏分解代谢为二氧化碳和尿素被排出体外，给药 1 h 后约 15%以原型药经肾排泄。大剂量可通过血脑屏障，$t_{1/2}$ 为 10～20 min。本品为尿嘧啶 5 位上的氢被氟取代的衍生物，在细胞内转变为 5-氟-2-脱氧尿嘧啶核苷酸，后者抑制胸腺嘧啶核苷合成酶，阻断脱氧尿嘧啶核苷酸转变为脱氧胸腺嘧啶核苷酸，从而抑制 DNA 的合成。此外 5-FU 在体内可转化为 5-氟尿嘧啶核苷，以伪代谢产物的形式渗入 RNA 干扰蛋白质的合成，故对其他各期细胞也有作用。

本品主要用于消化道肿瘤（如胃癌、结肠癌、直肠癌）、乳腺癌、卵巢癌，对恶性葡萄胎、绒毛膜上皮癌、头颈部肿瘤、多种皮肤病（外用）有效。大多数患者在疗程开始后 2～3 周外周血白细胞减少达最低点，3～4 周可恢复正常。消化道症状在一般剂量时多不严重。伴有水痘、带状疱疹时禁用。先给予甲酰四氢叶酸钙 60～300 mg 静脉滴注，继用本品可增强疗效；在使用甲氨蝶呤 4～6 h 后给予本品可增强疗效。

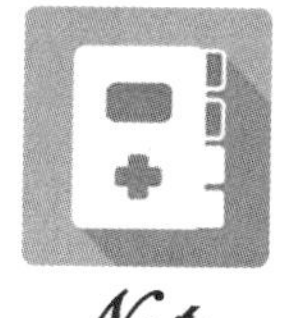

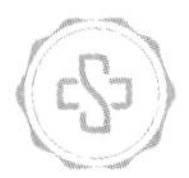

(三) 核苷酸还原酶抑制药

羟基脲

羟基脲(hydroxycarbamide,HU)口服吸收快。血浆 t_{max} 为 2 h,$t_{1/2}$ 为 3～4 h,脑脊液 t_{max} 为 3 h。主要经肝代谢,肾脏排出,4 h 排出 60%。

本品通过抑制核苷二磷酸还原酶,阻止核苷酸还原为脱氧核苷酸,选择性抑制 DNA 合成,抑制胸腺嘧啶核苷酸掺入 DNA,能直接损伤 DNA,主要作用于肿瘤细胞 S 期,属于细胞周期特异性药物,还能使部分细胞阻滞在 G_1/S 期边缘,产生同步化作用。

临床主要用于慢性粒细胞白血病(包括加速期、急变期)、多发性骨髓瘤,对黑色素瘤、头颈部肿瘤等有效。还可用作同步化药物使肿瘤细胞部分同步化或用作放射增敏剂。不良反应常见骨髓抑制、消化道反应等。严重感染、水痘、带状疱疹时禁用。与别嘌醇合用能预防或逆转本品所致的高尿酸血症。

(四) 嘌呤核苷酸互变抑制剂

巯嘌呤

巯嘌呤(mercaptopurine,6-MP)口服吸收迅速,广泛分布于体液,血脑屏障通透性差,一般口服剂量对脑膜白血病无效,血浆蛋白结合率 20%,静脉注射后 $t_{1/2}$ 为 90 min。主要在肝脏经黄嘌呤氧化酶等氧化、甲基化后分解为硫尿酸等产物而失去活性,经肾脏排出。

本品化学结构与次黄嘌呤相似,在细胞内被磷酸核糖转移酶转化为 6-巯基嘌呤核糖核苷酸,产生活性,作用机制如下:①负反馈作用抑制酰胺转移酶,阻止 1-氨基-5 磷酸核糖生成,干扰嘌呤核苷酸合成的起始阶段;②抑制嘌呤间复杂的相互转变,影响黄嘌呤核苷酸、鸟嘌呤核苷酸的生成;③抑制辅酶Ⅰ的合成,影响脱氧三磷酸腺苷、脱氧三磷酸鸟苷生成,从而影响 DNA 的合成。主要作用于肿瘤细胞 S 期,属于细胞周期特异性药物。对 RNA 有轻微影响。

临床主要用于急性淋巴细胞白血病的维持治疗、绒毛膜上皮癌等。常见服药后 5～6 天出现骨髓抑制,在白血病治疗初期可出现高尿酸血症,服用量过大者可见消化道反应。妊娠期前 3 个月禁用。与别嘌醇同用,可明显增加巯嘌呤的效能和毒性,应适当减少剂量。

(五) 二氢叶酸还原酶抑制剂

甲氨蝶呤

甲氨蝶呤(methotrexate,MTX)小剂量(0.1 mg/kg)吸收好,食物影响其吸收。血浆蛋白结合率约 50%,透过血脑屏障的量甚微,肝、肾等组织中含量较高。在体内部分经肝转化为多谷氨酸盐,部分经胃肠道细菌代谢,主要经肾脏以原型药排泄,碱化尿液可加速排出。

本品主要通过抑制二氢叶酸还原酶阻止具有生理活性的 5,10-甲酰四氢叶酸产生,从而影响嘌呤核苷酸、嘧啶核苷酸生物合成过程中一碳基团的转移,使脱氧胸苷酸合成受阻,抑制了 DNA 的合成。主要作用于肿瘤细胞 S 期,属于细胞周期特异性药物。对胸苷酸合成酶有抑制作用,但对 RNA 与蛋白质合成作用较弱。

临床上主要用于各型急性白血病,尤其是急性淋巴细胞白血病、恶性葡萄胎、非霍奇金淋巴瘤等。鞘内注射可防治脑膜白血病,对银屑病有一定疗效。长期小剂量口服可明显抑制骨髓,可应用亚叶酸钙作为救援剂。大剂量用药可引起高尿酸血症肾病,长期服用有导致继发性肿瘤的危险。服药期间应终止哺乳,孕妇禁用。与 5-氟尿嘧啶同时使用产生拮抗作用,可先用本品,4～6 h 后再用 5-氟尿嘧啶产生协同作用。

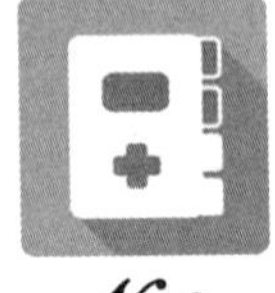
Note

二、直接影响DNA结构和功能的药物

(一) 烷化剂(alkylating agents)

氮芥

氮芥(chlormethine,HN_2)水溶液极不稳定,静脉注射后迅速分布于肺、脾、肾、肌肉等,不易穿透血脑屏障。迅速在体液和组织中代谢失去活性,$t_{1/2}$很短,20%的药物以二氧化碳形式经呼吸道排出,不到0.01%以原型物从尿中排出。

本品为双功能烷化剂,选择性低,可与多种有机亲核基团结合,与鸟嘌呤第7位氮以共价键结合,引起DNA双链内交叉联结或链内不同碱基的交叉联结,阻碍DNA复制或使DNA链断裂,造成细胞损伤或死亡。本品对迅速分裂的细胞作用最强,属于细胞周期非特异性药物。细胞内修复酶活力的增加可能是由于肿瘤细胞对本品耐药。

临床上主要用于霍奇金淋巴瘤、非霍奇金淋巴瘤、肺癌,尤其是纵隔压迫症状明显的恶性淋巴瘤。最常见的毒性反应为骨髓抑制;注射后3~6 h可出现恶心、呕吐;剂量超过0.6 mg/kg可导致中枢神经系统毒性;对局部组织刺激性较强,外溢可致局部组织坏死;可致生殖功能紊乱等。长期应用有增加继发性肿瘤的风险。

环磷酰胺

环磷酰胺(cyclophosphamide,CTX)为双功能烷化剂,口服吸收迅速完全,迅速分布至全身,血脑屏障穿透性差。药物本身不与白蛋白结合,经肝药酶代谢为醛磷酰胺等产物,约50%代谢产物与白蛋白结合。静脉注射$t_{1/2}$为4~6.5 h,48 h内50%~70%经肾脏排泄。

本品在肝内的代谢产物醛磷酰胺进入肿瘤细胞,分解为丙烯醛(无抗肿瘤活性,与膀胱毒性有关)和磷酰胺氮芥。磷酰胺氮芥发挥烷化作用,与DNA交叉联结,抑制DNA合成,对S期作用最明显,还可干扰RNA功能,属于细胞周期非特异性药物。

临床上主要用于恶性淋巴瘤,对多发性骨髓瘤、卵巢癌、肺癌等有一定疗效。最常见的毒性反应为骨髓抑制;特有毒性反应为出血性膀胱炎,大量补液可避免,但应预防水中毒;长期应用有增加继发性肿瘤的风险等。本品可增加血清尿酸水平,应调整抗痛风药剂量,别嘌醇增加其骨髓毒性;与多柔比星合用增加心脏毒性;降低血中假性胆碱酯酶活性,增强琥珀胆碱的作用等。

白消安

白消安(busulfan,马利兰)口服吸收良好,主要在肝内代谢为甲烷磺酸,经肾脏排泄。本品在体内水解为4-甲磺基氧丁醇,其磺酸酯基团环状结构打开后与DNA中鸟嘌呤发生烷化作用,从而破坏DNA的结构和功能。临床上主要用于慢性粒细胞白血病慢性期。常见造血系统不良反应,长期应用可产生骨髓抑制、肺纤维化、闭经、睾丸萎缩等。

噻替派

噻替派(thiotepa,TSPA)注射后广泛分布于各组织,主要经肾脏排泄。在生理条件下,形成不稳定的亚乙基亚氨基,产生较强的细胞毒作用,可与DNA交叉联结,干扰RNA、DNA功能。临床上主要用于乳腺癌、卵巢癌、膀胱癌等。骨髓抑制为最常见的剂量限制性毒性反应;可引起高尿酸血症、降低血中假性胆碱酯酶活性。尿激酶可增加本品在肿瘤细胞中的浓度。

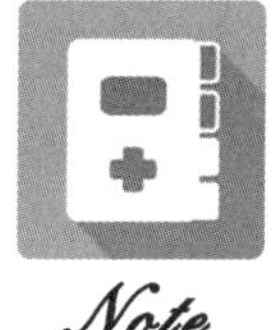
Note

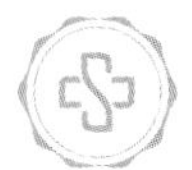

洛莫司丁

洛莫司丁(lomustine)口服易吸收,分布广泛,以肝(胆汁)、脾、肾为多,脑脊液中药物浓度为血浆浓度的15%～30%,$t_{1/2}$为15 min,代谢产物$t_{1/2}$长达16～48 h,存在肝肠循环。50%的代谢产物经肾脏排泄。

本品为细胞周期非特异性药物,对处于G_1/S边界或S期早期细胞较敏感。药物进入人体后,药物分子一部分断裂为氯乙胺部分,解离氯形成乙基碳正离子,发挥烃化作用,断裂DNA链,RNA和蛋白质受到烃化作用,起到抗肿瘤作用;另一部分为氨甲酰基部分,转化为氨甲酸,发挥氨甲酰化作用,可破坏酶蛋白,使受损的DNA难以修复,协同抗肿瘤,但可能与其产生骨髓毒性有关。

临床上主要用于脑部原发性肿瘤(如胶质瘤)、继发性肿瘤。主要不良反应有消化道反应、骨髓抑制等。

(二)抗肿瘤抗生素

博来霉素

博来霉素(bleomycin,BLM)注射给药,分布广泛,尤以皮肤、肺较多(该处酰胺酶活性低,不易水解),血浆蛋白结合率1%,部分可通过血脑屏障,主要经肾脏排泄。

本品的二噻唑环嵌入DNA的GC碱基对之间,同时末端三肽氨基酸的正电荷与DNA磷酸基作用,使其解链,还可与铁或铜离子络合导致氧自由基生成,引起DNA单链或双链断裂。临床上主要用于鳞状细胞癌(头颈、食管、阴茎、宫颈等),对恶性淋巴瘤、银屑病等有效。主要不良反应有皮肤色素沉着(骨隆起处多见)、发热、脱发、骨髓抑制(轻微),肺毒性最严重,长期应用可致肺纤维化。妊娠期前3个月禁用。

丝裂霉素

丝裂霉素(mitomycin,MMC)不能透过血脑屏障,静脉注射$t_{1/2}$约50 min。主要在肝脏代谢,经肾脏排泄。药物化学结构中有乙撑亚胺及氨甲酰酯基团,具有烷化作用,能与DNA交叉联结,抑制DNA复制,对RNA、蛋白质合成也有一定抑制作用。本品为细胞周期非特异性药物,对G_1期晚期、S期早期较为敏感。临床上主要用于胃癌、肺癌、乳腺癌等。最严重的不良反应为骨髓抑制,其次是消化道反应,对局部组织有较强刺激性。水痘、带状疱疹、活疫苗接种时禁用。

(三)铂类配合物

顺铂

顺铂(cisplatin,DDP)仅能经静脉、动脉或腹腔给药,给药后迅速吸收,分布广泛,肝、肾、骨、卵巢、子宫等较多,对肿瘤组织无选择性分布,腹腔给药时的药物浓度较静脉给药高2.5～8倍。本品与双功能烷化剂相似,进入体内解离氯,可能与DNA链上碱基形成交叉联结,干扰DNA功能,可持续数日,对RNA影响较小。本品属于细胞周期非特异性药物,由于肿瘤细胞增殖、合成DNA更为迅速,故对药物的细胞毒作用更为敏感,但本品对宿主的免疫系统可能有刺激作用。

临床上主要用于膀胱癌、卵巢癌、睾丸癌等,对放射剂有增敏作用。主要不良反应有肾毒性(大剂量或连续用药)、耳毒性、消化道反应、剂量限制性骨髓抑制等。

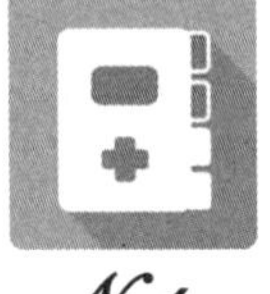

奥沙利铂

奥沙利铂(oxaliplatin)静脉滴注分布相迅速在 15 min 内完成,排泄慢,给药 28 h 后,尿排出率为 40%～50%,粪排泄少,50%的铂与红细胞结合。药物中的铂原子可与 DNA 链形成链内和链间交联,阻断 DNA 复制和转录,对 RNA 有一定作用。临床上主要用于大肠癌晚期一、二线治疗和早期术后辅助治疗。本品对骨髓抑制轻微,其神经毒性与寒冷、剂量有关。

(四) 作用于拓扑异构酶的药物

喜树碱类

喜树碱类(camptothecin,CPT)是从中国特有植物喜树中提取的生物碱。其主要作用靶点为 DNA 拓扑异构酶Ⅰ(DNA-TOPO-Ⅰ),干扰 TOPO-Ⅰ的 DNA 链断裂-再连接反应,引起 DNA 单链断裂。本品属于细胞周期非特异性药物,对 S 期作用强。代表药物有羟喜树碱(hydroxycamptothecine,OPT)、伊立替康(irinotecan,CPT-11)、拓扑替康(topotecan,TPT)等。临床上主要用于胃癌、直肠癌、膀胱癌、结肠癌、恶性葡萄胎等。主要不良反应有骨髓抑制、消化道反应、泌尿系统刺激症状等。

鬼臼毒素衍生物

鬼臼毒素可与微管蛋白结合,抑制微管聚合,破坏纺锤丝形成。代表药物有依托泊苷(etoposide,VP-16)和替尼泊苷(teniposide,VM-26)。这些药物是鬼臼毒素的半合成衍生物,主要通过抑制 DNA-TOPO-Ⅱ的 DNA 链断裂-再连接反应,干扰 DNA 结构和功能。本品属于细胞周期非特异性药物,对 S 期、G_2 期作用强。临床上用于支气管肺癌、睾丸肿瘤、恶性淋巴瘤等。主要不良反应有可逆性骨髓抑制、消化道反应、过敏反应(喉痉挛)等。

三、干扰转录过程和阻止 RNA 合成的药物

(一) 多肽类抗生素

放线菌素 D

放线菌素 D(actinomycin D,ACTD)静脉注射后分布广泛,与组织广泛结合,不易透过血脑屏障,$t_{1/2}$约 36 h。体内代谢很少,50%经胆道排出。药物可能嵌入 DNA 碱基对之间,其肽链则位于 DNA 双螺旋小沟内,影响 RNA 多聚酶沿 DNA 分子前进,阻碍 RNA 链的延伸,从而抑制 RNA 合成,对 G_1 期前半段最敏感,属于细胞周期非特异性药物。

抗瘤谱较窄,临床上主要用于治疗实体瘤,如恶性葡萄胎、恶性淋巴瘤、睾丸瘤等,还可增强放射剂的敏感性。主要不良反应有消化道反应、骨髓抑制(先血小板减少,后全血细胞减少)等。

(二) 蒽环类抗生素

多柔比星

多柔比星(doxorubicin),又称为阿霉素(adriamycin,ADM),仅可静脉给药,血浆蛋白结合率低,迅速分布于心、肝、脾、肺、肾,不能透过血脑屏障。主要在肝内代谢,经胆汁排泄。

本品含有脂溶性的蒽环配基,可直接插入 DNA 双螺旋链,使其解开,改变 DNA 模板性质,抑制 DNA 多聚酶,从而抑制 DNA、RNA 合成,属于细胞周期非特异性药物,对各期细胞

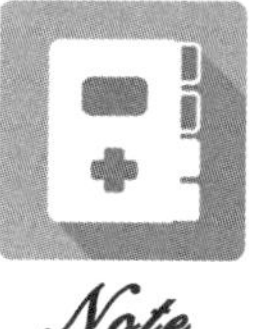
Note

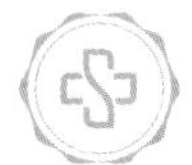

均有作用,对 S 期早期最为敏感,M 期次之。此外还能形成超氧自由基,破坏细胞膜的结构。抗瘤谱较广,临床上主要用于急性淋巴细胞白血病、粒细胞白血病、恶性淋巴瘤等。最严重的毒性为心脏毒性,可能与药物产生自由基有关。右丙亚胺(dexrazoxane)可作为化学保护剂预防心脏毒性的发生。常见不良反应有迟发性严重心力衰竭、骨髓抑制、脱发、消化道反应等。与柔红霉素交叉耐药。可降低肝素抗凝作用,与肝毒性药物联用需慎用。

柔红霉素

柔红霉素(daunorubicin,DNR)分布广泛,不能透过血脑屏障。给药 40～50 min 经肝内代谢为活性物质柔红霉素醇($t_{1/2}$约 26 h),40%经肝排泄。作用机制与多柔比星相似,抗瘤谱窄,对实体瘤的疗效不如多柔比星、表柔比星。主要毒性反应有心肌毒性、消化道反应、骨髓抑制等。用药期间及停药 6 个月内禁止接种病毒疫苗。

四、影响蛋白质合成的药物

(一) 抑制微管蛋白活性药

长春碱类

长春碱(vinblastine,VLB)、长春新碱(vincristine,VCR)来源于夹竹桃科长春花的生物碱。主要作用机制为与微管蛋白结合,低浓度抑制微管聚合,高浓度使微管聚集形成类结晶,干扰有丝分裂中期纺锤体的形成,属于细胞周期特异性药物,主要作用于 M 期细胞。VLB 作用强于 VCR。二者口服吸收差,需静脉给药。VLB 常用于霍奇金淋巴瘤、睾丸瘤、乳腺癌等。VCR 主要用于急性白血病、恶性淋巴瘤等。长春碱类主要不良反应有骨髓抑制(VLB 显著)、神经毒性(VCR 显著)、脱发等。

长春碱的半合成药物有长春地辛(vindesine,VDS)、长春瑞滨(vinorelbine,NVB)等。

紫杉醇类

紫杉醇(paclitaxel)来源于短叶紫杉或中国红豆杉的树皮,可促进微管双聚体装配成微管,干扰去多聚化过程稳定微管,从而抑制微管网正常动力学重组,阻止有丝分裂,属于细胞周期特异性药物,主要作用于 M 期细胞。本品仅静脉给药,$t_{1/2}$ 5.3～17.4 h,主要经肝代谢,胆道排泄。临床上主要用于卵巢癌、乳腺癌等。主要不良反应有剂量限制性骨髓抑制、外周神经毒性、脱发、过敏反应、心脏毒性等。多西他赛(docetaxel,多烯紫杉醇)作用机制与紫杉醇相同。

(二) 影响核蛋白体功能药

三尖杉酯碱

三尖杉酯碱(harringtonine)为三尖杉属植物的枝叶和树皮中提取的生物碱,能抑制真核细胞蛋白质合成的起始阶段,分解核蛋白体,释放肽链,对与 tRNA 或 mRNA 结合的核蛋白体无作用,属于细胞周期非特异性药物,对 S 期细胞作用敏感。主要用于急性粒细胞白血病、急性单核细胞白血病等。常见不良反应有骨髓抑制、脱发等。高三尖杉酯碱(homoharringtonine)作用机制与三尖杉酯碱相似,对 G_1、G_2 期细胞杀伤显著。适用于各型急性非淋巴细胞白血病等,心脏毒性、骨髓抑制较常见。

(三) 影响肿瘤细胞氨基酸供应的药物

L-门冬酰胺酶

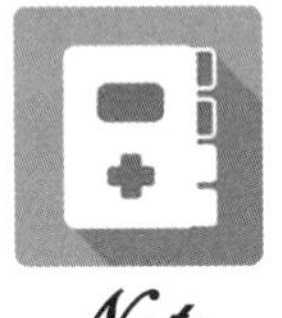

L-门冬酰胺酶(L-asparaginase,L-ASP)经肌内、静脉给药,血浆蛋白结合率 30%,血脑屏

障穿透性差，肌内注射 $t_{1/2}$ 为 39～49 h，静脉注射 $t_{1/2}$ 为 8～30 h。本品来源于大肠埃希菌的酶制剂，可水解血清中门冬酰胺为氨和门冬氨酸，使肿瘤细胞从宿主摄取门冬酰胺急剧减少，肿瘤细胞因不能自己合成门冬酰胺，从而影响自身蛋白质的合成，可能作用于细胞 G_1 期。临床上主要用于急性淋巴细胞白血病等。治疗 2 周内可出现多种肝功能异常，多次反复注射者易发生过敏反应，用药前应做皮肤试验。

第四节　非细胞毒类抗肿瘤药

一、影响体内激素平衡的药物

（一）糖皮质激素类药物

糖皮质激素通过抑制成熟淋巴细胞 DNA 和蛋白质合成，诱导淋巴细胞降解，干扰淋巴组织在抗原作用下的分裂、增殖，可明显减少急性淋巴细胞白血病患者的淋巴细胞数量。临床上主要用于急性淋巴细胞白血病、恶性淋巴瘤。对其他恶性肿瘤无效，可短期应用于恶性肿瘤引起的发热、毒血症状。

（二）雌激素类药及雌激素受体拮抗药

雌激素类如炔雌醇(ethinylestradiol)、己烯雌酚(diethylstilbestrol)通过改变肿瘤细胞的激素环境抑制肿瘤细胞增殖，在睾丸间质细胞减少雄激素合成，抑制前列腺癌细胞的生长，治疗前列腺癌。临床上还适用于绝经期乳腺癌患者，机制未明，但禁用于绝经前的乳腺癌患者。

他莫昔芬(tamoxifen)是人工合成的非甾体雌激素受体拮抗药，与雌二醇竞争肿瘤细胞的雌激素受体，从而抑制雌激素依赖性的乳腺癌。对雌激素受体或孕激素受体阳性者疗效更佳。常见不良反应有面部潮红、月经周期紊乱、食欲减退等。

（三）雄激素拮抗药

氟他胺(flutamide)是非甾体类雄激素受体的拮抗药，氟他胺及其代谢产物 2-羟基氟他胺通过与雄激素受体结合形成复合物，转位进入细胞核与核蛋白结合，抑制了雄激素依赖性的前列腺肿瘤细胞生长。临床上主要用于前列腺癌的治疗。常见不良反应有男性乳房女性化、肝毒性、食欲增加等。

（四）芳香化酶抑制药

氨鲁米特(aminoglutethimide)能特异性抑制将雄激素转化为雌激素的芳香化酶活性。绝经后女性雌激素主要来源于雄激素。主要用于绝经后晚期乳腺癌。不良反应有中枢神经系统抑制作用、甲状腺功能减退等。

（五）促性腺激素释放抑制药

亮丙瑞林(leuprolide)、戈舍瑞林(goserelin)均为合成的促性腺激素释放激素的类似物，竞争促性腺激素释放激素受体，抑制卵泡刺激素、黄体生成素分泌，从而减少雌二醇和睾酮生成。临床上主要用于前列腺癌、雌激素受体阳性的乳腺癌等治疗。常见不良反应有发热、阳痿等。

二、分子靶向药物

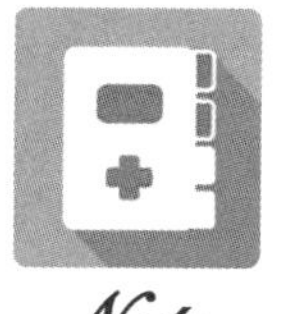
Note

随着细胞分子生物学的进步和肿瘤药理学的发展，分子靶向药物的非细胞毒性和靶向性

强的特点为恶性肿瘤的治疗提供了新的选择，常与传统细胞毒类抗肿瘤药联合使用。目前临床广泛应用的药物主要为小分子药物和单克隆抗体两类。

(一) 小分子药物

1. 单靶点抗肿瘤药　伊马替尼(imatinib)是Bcr-Ab1酪氨酸激酶的抑制剂，该酶是慢性髓细胞白血病患者由于费城染色体(Ph)异常所产生的。本品可抑制Bcr-Ab1阳性细胞系和费城染色体阳性的白血病细胞增殖。临床上主要用于胃肠道间质瘤、费城染色体阳性的慢性髓细胞白血病等。主要不良反应有血液系统毒性、肝毒性等。

吉非替尼(gefitinib)、厄洛替尼(erbtinib)均为表皮生长因子受体(epidermal growth factor receptor，EGFR)酪氨酸激酶抑制剂，在细胞内与底物中ATP竞争，抑制蛋白酪氨酸激酶(protein tyrosine kinase，PTK)磷酸化，阻断了肿瘤细胞的信号转导，从而抑制其生长、转移和抗药性的恶性转化。对于EGFR高表达的肿瘤均具有显著疗效，如*egfr*基因突变的非小细胞肺癌等。主要不良反应有腹泻、皮疹等。

2. 多靶点抗肿瘤药　凡德他尼(vandetanib)是一种可口服的血管内皮细胞生长因子受体-2(vascular endothelial growth factor receptor 2，VEGFR-2)、EGFR、转染重排(rearranged during transfection，RET)酪氨酸激酶抑制剂。临床上主要用于局部晚期或有转移的有症状或进展的髓样甲状腺癌。常见不良反应有剂量限制性的腹泻、高血压、皮疹等。

索拉非尼(sorafenib)一种多激酶抑制剂，既可以通过Raf-MEK-ERK信号转导通路直接抑制增殖，也能通过抑制VEGF和血小板衍化生长因子(PDGF)受体阻断肿瘤新生血管的生成，间接抑制增殖。目前主要用于肝癌和肾癌的治疗。主要不良反应有手足综合征、疲劳、腹泻、高血压等。舒尼替尼(sunitinib)作用机制与索拉非尼相似，目前主要用于晚期肾癌和胃肠间质瘤的治疗。

(二) 单克隆抗体

单克隆抗体的抗原结合片段特异性识别并与恶性肿瘤细胞的相应抗原结合，影响了抗原介导的信号转导及生理作用，选择性杀伤肿瘤细胞，在体内特异性分布，降低对正常细胞的毒性反应并提高了抗体的疗效。目前存在的主要问题是到达肿瘤细胞内的药量不足，可能与肿瘤局部的血液供应、被网状内皮系统摄取、肿瘤毛细血管的通透性较高、肿瘤细胞外间隙的大小不同等有关。

1. 作用于血管内皮细胞生长因子(VEGF)　贝伐单抗(bevacizumab)是人源化单克隆抗体，通过抑制VEGF影响血管生成，从而干扰肿瘤的血液供应。临床上与5-氟尿嘧啶联用治疗复发性或转移性结肠癌，主要不良反应有胃肠道穿孔、出血、伤口愈合困难等。

2. 作用于表皮生长因子受体(EGFR)　曲妥珠单抗(trastuzumab)是一种重组DNA衍生的人源化单克隆抗体，其药动学呈剂量依赖性，可与人表皮生长因子受体蛋白2(Her-2蛋白)的细胞外区域结合，呈现出高选择性、高亲和力，从而抑制因Her-2蛋白过度表达所致的肿瘤细胞增殖。临床上用于治疗Her-2蛋白过度表达的转移性乳腺癌、转移性胃癌等，可与紫杉醇类联用。主要不良反应有心脏毒性、输液反应、贫血、肌痛等。

西妥昔单抗(cetuximab)为EGFR拮抗剂，抑制受体磷酸化，影响生长因子激活肿瘤细胞有丝分裂信号的转导，从而抑制肿瘤细胞增殖。临床上主要用于转移性直肠癌，主要不良反应有痤疮样皮疹、腹泻、疲劳、发热等。

3. 作用于膜分化相关抗原　利妥昔单抗(rituximab)是一种人/鼠嵌合的单克隆抗体，可与B淋巴细胞上跨膜抗原(CD20)特异性结合，可能通过补体依赖性的细胞毒作用或抗体依赖细胞介导的细胞毒作用(ADCC)引起B淋巴细胞溶解。临床上主要用于复发或耐药的B淋巴细胞型非霍奇金淋巴瘤。主要不良反应有输液反应、过敏反应等。

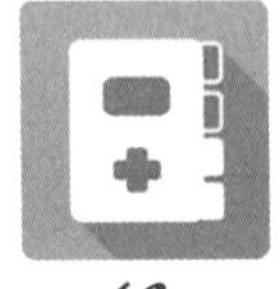

（三）其他

亚砷酸

亚砷酸(arsenious acid,三氧化二砷)，本品静脉给药，组织分布较广。通过降解 PML/RARa 融合蛋白、下调 *bacl-2* 基因表达等选择性诱导白细胞凋亡，是针对分化阻遏分子的靶向治疗。我国学者首次将亚砷酸应用于急性早幼粒细胞白血病(acute promyelocytic leukemia, APL)的治疗，不引起骨髓抑制和出血等毒副反应，取得良好的治疗效果，尤其适用于对维 A 酸耐药的难治 APL。亚砷酸与维 A 酸的联合应用使 APL 成为第一种基本可以被治愈的急性髓细胞性白血病。

本品的不良反应与患者对砷化物的消除能力以及对砷的敏感性有关，较常见的不良反应有食欲减退、腹胀或腹部不适、恶心、腹泻、皮肤干燥、红斑或色素沉着及肝功能改变等。

知识链接 44-2 胰岛素样生长因子 1 型受体抑制剂

小　　结

抗恶性肿瘤药的作用机制如下：①干扰核酸生物合成；②干扰蛋白质合成与功能；③影响 DNA 结构与功能；④干扰转录过程和阻止 RNA 合成；⑤影响激素平衡；⑥抑制酪氨酸激酶；⑦利用单克隆抗体作用于膜分化相关抗原、表皮生长因子受体、血管内皮细胞生长因子等。临床药物选择六原则：①参照抗瘤谱；②考虑药物药动学特点；③降低毒性反应或毒性可控；④药物作用靶点不同；⑥结合细胞周期增殖动力学的特点。毒性反应：①近期毒性，包括共有毒性和特有毒性；②远期毒性。在恶性肿瘤治疗时必须明确诊断，确定治疗目标，确定个体化的治疗方案，严密监测，及时调整治疗方案，合理评估疗效。

思　考　题

1. 请谈谈抗恶性肿瘤药作用的靶点。
2. 抗恶性肿瘤药联合用药的原则有哪些？使用时应注意什么？

目标测试

思考题答案

本章参考文献

[1]　刘耕陶. 当代药理学[M]. 2 版. 北京：中国协和医科大学出版社，2008.

[2]　丁健. 高等药理学[M]. 2 版. 北京：科学出版社，2019.

[3]　陈晓光. 药理学研究的新思路与新靶点[M]. 北京：中国协和医科大学出版社，2012.

[4]　李德爱，孙伟. 肿瘤内科治疗药物的安全应用[M]. 北京：人民卫生出版社，2011.

[5]　梁文波，杨静娴，杨静玉. 临床肿瘤药理学[M]. 北京：科学出版社，2014.

（山西医科大学汾阳学院　白海星）

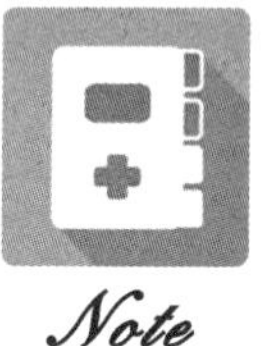

Note

第四十五章　影响免疫功能药

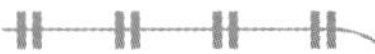

学习目标

本章 PPT

1. 知识目标　了解免疫抑制药的作用机制及常用免疫抑制药的主要适应证和不良反应；了解免疫增强药的作用机制及常用免疫增强药的主要适应证和不良反应。

2. 能力目标　学习临床案例，理论与临床实际相结合，培养学生的临床思维能力，合理应用影响免疫功能的药物。

3. 情感目标　学习思政案例，培养学生医者仁心、健康向上的人生观；培养学生对免疫功能障碍群体的人文关怀和社会责任感。

案例引导答案

案例引导45-1

患者，女，25岁，主因"双侧膝关节肿胀疼痛伴发热、乏力1周"入院。入院查体示：蝶形红斑对称性分布于双侧面颊和鼻梁，边缘清楚。辅助检查示：白细胞 $3\times10^9/L$；抗dsDNA抗体阳性、抗Sm抗体阳性、抗核抗体阳性；肾功能未见明显异常。经医生诊断为系统性红斑狼疮。给予环磷酰胺0.8～1.2 g，加入液体中静脉滴注，每3～4周1次；甲基泼尼松龙1 g，加入液体中静脉滴注，3 h内滴完，1天1次，连续3天。治疗第2天患者出现水中毒现象。

请问：

1. 医生使用环磷酰胺的目的是什么？
2. 使用环磷酰胺的注意事项有哪些？
3. 什么情况使用环磷酰胺可出现水中毒？如何处理？

思政案例 45-1　敬佑生命，求仁健魄

免疫系统由各种免疫器官、细胞及免疫分子组成。机体免疫系统在受到抗原刺激后，淋巴细胞特异性识别抗原，发生多步骤连续的复杂过程，可分为3个阶段：①免疫应答阶段，即抗原提呈和识别阶段；②诱导阶段，即免疫活性细胞被抗原激活后活化、增殖、分化，并产生免疫活性物质阶段；③效应阶段，效应细胞和免疫分子发挥生物效能的过程。目前临床上影响免疫功能的药物有两大类：①免疫抑制药；②免疫增强药。

第一节　免疫抑制药

免疫抑制药作用机制各异，但均具有共同的特点：①多数药物的免疫抑制作用选择性低，对免疫病理反应、正常免疫反应均抑制；②对正在增殖的免疫细胞抑制作用强，对已分化成熟的免疫细胞作用较弱；③药物作用取决于给药时间与抗原刺激的时间间隔和先后顺序，如硫唑

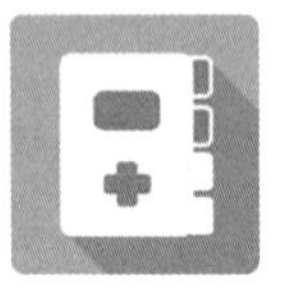

嘌呤在抗原刺激后 24～48 h 给药抑制作用强；④免疫病理反应类型不同，对药物的敏感性也不同，如Ⅰ型变态反应对细胞毒类药物不敏感，Ⅳ型变态反应则对免疫抑制药敏感；⑤对免疫性炎症反应有抑制作用。临床上主要用于：①结缔组织病或其他自身免疫性疾病，只缓解病情，不能根治，首选糖皮质激素，无效加用或改用其他免疫抑制药；②器官移植的排斥反应。

临床常用的免疫抑制药有以下共同的不良反应：①致畸胎、不育，以细胞毒类药物最为严重；②长期应用增加肿瘤的发病风险；③长期应用显著降低机体抗感染的免疫力，常见细菌、病毒、真菌的感染。

一、肾上腺皮质激素类

糖皮质激素通过抑制巨噬细胞和其他抗原提呈细胞，减弱它们对抗原的反应，抑制细胞介导的免疫反应和Ⅳ型变态反应，减少 T 淋巴细胞、单核细胞、嗜酸性细胞的数目，降低免疫球蛋白与细胞表面受体的结合能力，同时抑制白细胞介素的合成与释放，从而降低了 T 淋巴细胞向淋巴母细胞的转化，抑制了原发免疫反应。此外药物还能阻止免疫复合物通过基底膜，降低免疫球蛋白及补体成分的浓度。

临床上主要用于器官移植排斥反应和自身免疫性疾病。长期大剂量使用可导致严重不良反应，如诱发感染、恶性肿瘤等。临床常用药物有泼尼松、地塞米松等。

二、微生物代谢产物类

环孢素

环孢素(cyclosporin)又名环孢菌素 A，是从真菌代谢产物中分离的中性多肽，生物利用度仅为 20%～30%，食物影响吸收，分布广泛，在脂肪、肝、脾、肺、淋巴结、肾上腺组织中的浓度高于血药浓度。$t_{1/2}$为 10～30 h，94%经胆汁排泄，6%经肾脏排泄。

本品与 T 淋巴细胞受体蛋白——亲环蛋白(cyclophilin)形成复合物，再与钙调磷酸酶(神经钙蛋白)结合，抑制该酶活性，从而抑制 T 淋巴细胞对特异性抗原刺激的反应。此外，本品通过增加转化生长因子的表达，抑制白细胞介素-2(interleukin-2，IL-2)的产生、释放，阻止依赖 IL-2 的 T 淋巴细胞增殖和发挥功能，减少细胞毒 T 淋巴细胞的产生。

临床上主要用于器官移植排斥反应和自身免疫性疾病，如难治性弥漫性结缔组织病、狼疮肾炎、活动性红斑狼疮等，也可以用于难治性肾病综合征。主要不良反应有肾毒性(血清肌酐和尿素氮水平呈剂量依赖性升高，多见于用药最初 4 个月)、肝毒性、高血压、消化道反应等。

他克莫司

他克莫司(tacrolimus，FK506)来自链霉菌属，口服吸收不完全，脂肪饮食影响吸收，个体差异大，主要经肝代谢，经胆道排泄。本品作用机制与环孢素相似，对 T 淋巴细胞有选择性抑制作用，与细胞质中结合蛋白结合，形成复合物并抑制钙调素，抑制了 T 淋巴细胞特异性转录因子 T 淋巴细胞核因子活化，从而抑制 T 淋巴细胞活化及辅助性 T 淋巴细胞依赖性 B 淋巴细胞增殖。临床主要用于预防器官移植排斥反应或其他免疫抑制药无效的排斥反应。主要不良反应有神经毒性(如头痛、感觉迟钝、震颤、运动不能等)、肾毒性、高血糖、高钾血症等。本品可延长环孢素半衰期，合用增加肾毒性。

西罗莫司

西罗莫司(sirolimus)仅可口服，吸收快，经 CYP 和 P 糖蛋白代谢，91%经粪便排泄。本品进入细胞首先与他克莫司结合蛋白形成复合物，特异性干扰钙离子依赖性通道，不影响钙调磷

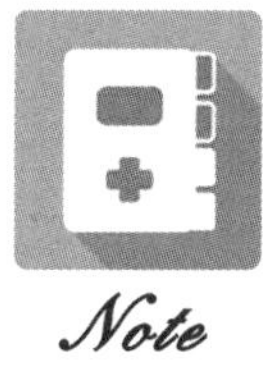

Note

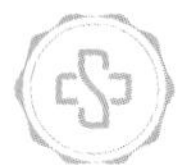

酸酶功能，通过抑制抗原和 IL-2、IL-4、IL-15 所激发的 T 淋巴细胞活化和增殖，从而抑制细胞周期中 G_1 期向 S 期转化。此外尚可抑制 B 淋巴细胞增殖和抗体的产生、血管内皮细胞的增殖。免疫作用强度大于他克莫司而毒性小于他克莫司。临床上主要与环孢素、糖皮质激素联合用于器官移植排斥反应。常见不良反应有高脂血症、高血压、贫血、关节痛、血小板减少等。过多阳光、紫外线接触增加皮肤癌的易感性。

三、细胞毒类

硫唑嘌呤

硫唑嘌呤(azathioprine)吸收良好，$t_{1/2}$ 为 4～6 h，代谢产物多数有活性，主要以 6-巯基嘌呤从肾脏排泄。本品为 6-巯基嘌呤的咪唑衍生物，在体内迅速分解为甲基硝化咪唑和 6-巯基嘌呤。后者进入胞内转化为多种硫代嘌呤类似物，阻止嘌呤合成，从而抑制核酸合成，硫代嘌呤类似物还能掺入 DNA，破坏 DNA，阻止参与免疫识别和免疫放大的细胞的增殖，对 T 淋巴细胞有较强抑制作用。

临床上主要用于器官移植排斥反应、多系统的自身免疫性疾病(如系统性红斑狼疮、白塞综合征等)。主要不良反应有骨髓抑制(白细胞减少最常见)、感染易感性增加、肝毒性、过敏反应等。本品与别嘌醇合用增加药物的毒性反应，可减弱华法林抗凝作用，增强除极骨骼肌松弛药的神经肌肉阻滞作用等。

环磷酰胺

环磷酰胺(cyclophosphamide)属于双功能烷化剂、细胞周期非特异性药物。进入体内经肝脏水解为醛磷酰胺，在组织中形成磷酰胺氮芥，与 DNA 交叉联结，抑制 DNA 合成与细胞分裂，对快速增殖组织的细胞毒性最强。可减少 T 淋巴细胞和 B 淋巴细胞数目(对 B 淋巴细胞较 T 淋巴细胞更为敏感)，减少抗体产生，抑制淋巴细胞增殖，从而抑制Ⅳ型变态反应。临床上用于器官移植排斥反应和自身免疫性疾病(如系统性红斑狼疮、类风湿性关节炎等)。

霉酚酸酯

霉酚酸酯(mycophenolate mofetil)口服迅速分解为霉酚酸，霉酚酸 6～12 h 达血药浓度高峰，进食可降低 40%的浓度，在肝脏代谢为葡萄糖苷酸酚，主要通过肾脏排泄，起效时间一般为 3～6 个月。霉酚酸能抑制次黄嘌呤单核苷酸脱氢酶(鸟嘌呤核苷酸合成必需，尤其是淋巴细胞)，使鸟嘌呤核苷酸合成减少，从而选择性抑制 T、B 淋巴细胞的合成与增殖。此外本药还可诱导活化 T 淋巴细胞凋亡，抑制一氧化氮合成，抑制血管平滑肌细胞和系膜细胞的增殖作用(缓解肾小球疾病)等。

临床上主要用于防治同种异体器官移植引起的急性排斥反应及移植物抗宿主反应，宜与环孢素、肾上腺类固醇联用。也可用于狼疮肾炎、难治性肾病综合征、不能耐受其他免疫抑制药或疗效不佳，或有严重器官损害的结缔组织病者等。主要不良反应有消化道反应、继发感染等。丙磺舒可抑制本品代谢产物葡萄糖苷酸酚排泄；氢氧化铝减少本品吸收；本品与阿昔洛韦同用，因与葡萄糖苷酸酚均从肾小管排泄，可提高二者的浓度。

四、生物制剂类

抗淋巴细胞球蛋白

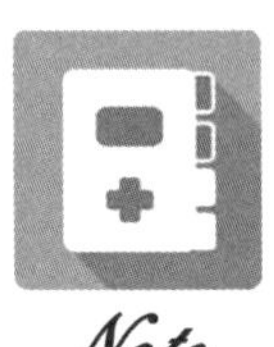

抗淋巴细胞球蛋白(antilymphocyte globulin, ALG)为提纯的免疫球蛋白 G

(immunoglobulin G,IgG)制剂，因来源不同(如人的胸腺细胞、胸导管淋巴细胞，或人的淋巴样细胞免疫马、兔等所获的抗血清)，效价及毒性也不同。本品可抑制经抗原识别后的淋巴细胞激活过程，特异性破坏淋巴细胞。其去淋巴细胞的途径如下：直接的淋巴细胞毒性；补体依赖性细胞溶解；调理素作用；破坏网状内皮系统；抑制免疫应答反应中的酶链从而灭活细胞。

临床上主要用于耐激素排斥反应和器官移植后防治移植排斥反应及急性移植物抗宿主病。常见不良反应：①中性粒细胞和淋巴细胞计数降低，继发感染；②末梢血栓性静脉炎；③寒战、发热、过敏性休克等。禁用于接种减毒活疫苗者。本品仅能静脉给药，给药期间需密切观察临床症状、监测血细胞计数(停药后仍需观察 2 周)，避免与血液制品同用。

五、中药提取物

雷公藤多苷

雷公藤多苷(*Tripterygium wilfordii* multi glucoside)是卫茅科植物雷公藤属木质藤本植物雷公藤的提取物。祖国医学文献记载雷公藤可杀虫、解毒、祛风湿，现代医学研究发现其具有抑制免疫、抗炎作用。雷公藤多苷可以抑制体液免疫和细胞免疫，诱导活化的淋巴细胞凋亡，减少淋巴细胞，还能抑制 IL-2 生成、不同程度地影响自然杀伤细胞和巨噬细胞，有较强的抗炎作用。

临床上主要与其他免疫抑制药联合治疗自身免疫性疾病(如类风湿性关节炎、结缔组织病、肾病综合征等)，对银屑病、湿疹等有一定疗效。本品影响卵巢、睾丸精子发育，抑制骨髓引起白细胞、血小板减少，可出现皮肤黏膜反应(如皮肤变薄色素沉着、皮疹、痤疮等)、消化道反应等。

知识链接 45-1
FTY720

第二节 免疫增强药

免疫增强药在细胞中的作用方式虽有不同，但其出发点都是促进、调节某些类型的免疫细胞增殖、分化，产生细胞因子和表达功能。其主要机制：①作用于细胞免疫，激活胸腺系统，促进 T 淋巴细胞增殖，产生淋巴因子，促进巨噬细胞的增殖、分化和活化；②作用于体液免疫，促进 B 淋巴细胞增殖，诱导其对 Th 细胞的敏感性，增强免疫应答；③作用于巨噬细胞，增强其吞噬功能，激活免疫应答；④加强自然杀伤细胞、抗体依赖性杀伤细胞的活性；⑤调节神经、内分泌系统，抑制病原体、肿瘤细胞的生长。临床上主要用于：①免疫缺陷病；②恶性肿瘤辅助治疗；③艾滋病；④慢性细菌及病毒感染。在使用时应注意药物潜在的危险性如过敏反应、毛细血管渗漏综合征及引起自身免疫性疾病等。

一、微生物来源的药物

卡介苗

卡介苗(bacillus Calmette-Guérin vaccine,BCG)，即结核分枝杆菌活菌苗，用无毒牛型结核分枝杆菌悬液制成。本品具有免疫佐剂作用，增强抗原的免疫原性，加速诱导免疫应答，增强细胞免疫和体液免疫；增强巨噬细胞吞噬功能，促进 IL-1 生成，促进 T 淋巴细胞增殖，增强 T 淋巴细胞、自然杀伤细胞的功能。

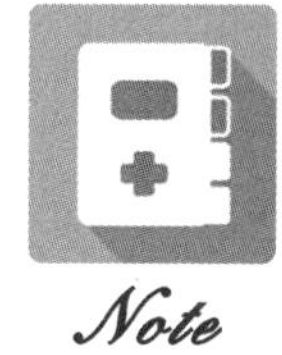

Note

临床上除预防结核病外，主要用于黑色素瘤，或用于急性白血病、肺癌、膀胱癌等的辅助治

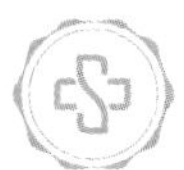

疗。常见不良反应有皮内接种局部易致红肿甚至溃疡、过敏反应、发热、盗汗、骨关节痛等。用药时避免注射到皮下，禁日光暴晒，活动性结核禁用。

二、人或动物免疫系统产物

胸腺素

胸腺素(thymosin)来源于小牛胸腺分离精制的多种胸腺激素(胸腺素、胸腺因子、胸腺增生素等)或猪胸腺提取物。其主要作用有促进 T 淋巴细胞分化、成熟，增强成熟 T 淋巴细胞对抗原或其他刺激的反应，促进 IL-2 生成，增强免疫排斥和移植物抗宿主反应。对体液免疫影响不大。

临床上主要用于细胞免疫缺陷性疾病、自身免疫性疾病、病毒感染性疾病、晚期肿瘤等。常见不良反应有发热、皮肤变态反应等。

白细胞介素-2

白细胞介素-2(interleukin-2,IL-2)是由 133 个氨基酸组成的多肽，在体内主要分布于肾、肝、肺、脾，主要通过肾细胞中的组织蛋白酶分解，血清 $t_{1/2}$ 为 85 min。目前使用的是通过基因重组获得的重组人白细胞介素-2。

本品通过作用于 IL-2 受体，促进 T 淋巴细胞增殖、分化，诱导并增强杀伤细胞(依赖于 IL-2 的淋巴因子活化)的细胞毒样作用；增强单核细胞、巨噬细胞、杀伤细胞活性；增强 B 淋巴细胞增殖及抗体的分泌；诱导干扰素生成。通过上述作用提高机体免疫功能和抗感染能力。

临床上主要用于肿瘤(如肾细胞癌、黑色素瘤等)、免疫缺陷病(如艾滋病)、感染性疾病(胞内寄生菌、细菌、病毒感染)等。本品不良反应与剂量、输液速度、疗程有关，大剂量可见毛细血管渗漏综合征(低血压、末梢水肿、暂时性肾功能不全等)、肺水肿、骨髓抑制、嗜睡、谵妄等。为预防患者出现发热，给药前使用解热镇痛药。

干扰素

干扰素(interferon,IFN)是宿主细胞受到感染或干扰素诱生剂等激发后，通过受阻遏的基因而产生的糖蛋白，无抗原性，但有高度的种属特异性，只有人的干扰素对人有效。根据其理化及抗原特性分为 α 干扰素(来源于人白细胞)、β 干扰素(来源于人成纤维细胞)、γ 干扰素(来源于大肠埃希菌、酵母菌基因工程重组)。α 干扰素与 β 干扰素具有共同受体，无协同作用；β 干扰素或 α 干扰素与 γ 干扰素均有协同作用。研究表明干扰素与细胞膜结合后，在细胞间产生一系列复杂变化，可阻止受病毒感染细胞中病毒复制、保护未感染细胞，还可增强吞噬细胞的吞噬活性及淋巴细胞对靶细胞的毒性。

本品静脉注射后，迅速被清除，$t_{1/2}$ 为 2～4 h，不易透过血脑屏障，IFN-α 肾内代谢，β 干扰素肝内代谢。临床上使用的重组人 α1b 干扰素、重组人 α2a 干扰素、重组人 α2b 干扰素均具有广谱抗病毒、抗肿瘤和增强免疫作用，主要用于病毒性疾病(如带状疱疹、慢性乙型肝炎等)、某些肿瘤(成骨瘤、肾细胞癌、黑色素瘤等)。重组人 γ 干扰素仅具有较强的免疫调节功能，增强抗原提呈细胞功能，加快免疫复合物的清除和提高吞噬作用；对淋巴细胞具有双向调节作用，抑制胶原合成，促进胶原分解。主要用于类风湿性关节炎、骨髓增生异常综合征、尖锐湿疣、肾细胞癌等。

本品主要不良反应有流感样症状、血液毒性(如白细胞、粒细胞减少)、神经毒性(如嗜睡、精神错乱)、胃肠道反应等。禁用于患心脏疾病，癫痫，中枢神经系统功能受损，严重肝肾、骨髓功能异常，正在或近期接受免疫抑制药治疗的慢性肝炎患者。

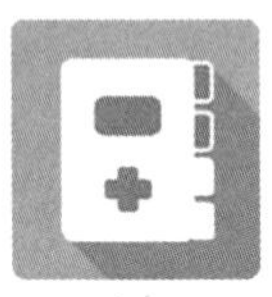

转移因子

转移因子(transfer factor,TF)是一种来源于人白细胞(无抗原性)、猪脾、牛脾(含量最多)等的小分子核酸肽,不被 DNA 酶、RNA 酶、胰酶破坏。本品免疫调节作用无明显的种属特异性,其活性成分是辅助性 T 淋巴细胞的产物,具有活化效应,加强效应细胞对肿瘤细胞的攻击反应,抑制或破坏肿瘤细胞的生长。在转移因子作用下,非致敏淋巴细胞转化为致敏 T 淋巴细胞,增强了细胞免疫功能,同时还促进干扰素的释放,增强机体抗感染的能力。

本品临床上主要用于原发或继发性细胞免疫缺陷性疾病的替代治疗,对自身免疫性疾病、急性病毒感染、恶性肿瘤(如骨肉瘤、肾母细胞瘤等)有一定疗效。例如,抗乙型肝炎转移因子具有调节和增强特异性抗乙型肝炎病毒感染的细胞免疫和体液免疫功能,用于乙型肝炎的治疗。

本品不良反应少,注射局部可有痛感等。

肿瘤坏死因子

肿瘤坏死因子(tumor necrosis factor,TNF)能增强 T 淋巴细胞产生以 IL-2 为主的淋巴因子,提高 IL-2 受体的表达水平,促进 T 淋巴细胞增殖;促进 B 淋巴细胞增殖、分化和产生抗体;诱导单核巨噬细胞系统的前体细胞分化,增强吞噬能力,提高巨噬细胞的抗原提呈能力,从而增强免疫功能。此外,TNF 对多种肿瘤细胞具有细胞毒和抑制生长作用;剂量依赖性地抑制病毒介导的细胞病变的发展,抑制 RNA 病毒、DNA 病毒;刺激成骨细胞内碱性磷酸酶活性,抑制新骨形成。目前临床上使用的是重组人肿瘤坏死因子,可与抗肿瘤药联合治疗多种晚期肿瘤,如与 CAP 化疗方案(用环磷酰胺、阿霉素、顺铂等药物进行化疗)联合适用于治疗经其他方法治疗无效或复发的晚期非小细胞肺癌患者,但需密切观察本药远期和潜在的不良反应。

本品不良反应较轻,可有头痛、发热、寒战等,使用解热镇痛抗炎药可减轻这些症状,静脉注射可出现低血压。

三、化学合成药

左旋咪唑

左旋咪唑(levamisole,LMS)为四咪唑左旋体,口服吸收迅速,$t_{1/2}$为 4 h,在肝内代谢,代谢产物 $t_{1/2}$为 16 h,主要经肾脏排泄。本品是广谱驱虫药,经研究发现其还能使受抑制的巨噬细胞、T 淋巴细胞恢复功能,通过 T 淋巴细胞间接作用于 B 淋巴细胞(恢复病理性增强的 B 淋巴细胞活性至正常),恢复免疫缺陷或免疫抑制的宿主的免疫功能。这可能与其激活核苷酸磷酸二酯酶,降低巨噬细胞和淋巴细胞内的 cAMP 浓度有关。此外,本品还能诱导 IL-2 产生,增强免疫应答反应。

单剂左旋咪唑的免疫调节作用可持续 5～7 天,临床上主要用于免疫功能低下者恢复免疫功能,还可用于肺癌、乳腺癌术后或急性白血病、恶性淋巴瘤化学治疗后的辅助治疗,对自身免疫性疾病、呼吸道感染、支气管哮喘有一定作用。主要不良反应有脑炎综合征(多为迟发性反应)、消化道反应、过敏反应等,长期应用可见粒细胞减少(如类风湿性关节炎),停药可恢复。肝炎活动期间禁用。

异丙肌苷

异丙肌苷(isoprinosine,ISO)系 1∶3 的肌苷和乙酰氨基苯甲酸二甲氨基异丙醇酯组成,作为抗病毒药,对疱疹、流感、鼻病毒感染有效。本品在抗病毒的同时,还具有免疫增强作用,

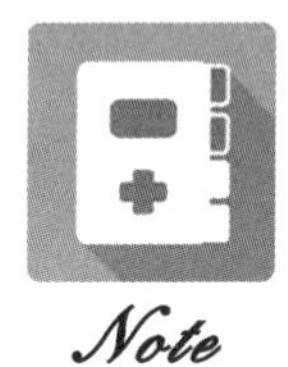
Note

主要增强细胞免疫,诱导 T 淋巴细胞分化成熟;对 B 淋巴细胞无直接作用,但可促进 T 淋巴细胞依赖性抗原的抗体产生;还能诱导抑制性 T 淋巴细胞活性。

临床上主要用于病毒感染,如急性病毒性脑炎、带状疱疹等。与放射治疗、化学治疗药物联用,能增强肿瘤患者的免疫功能。

四、天然植物提取物

云芝多糖 K

云芝多糖 K(polysaccharide krestin,PS-K)来源于担子菌纲云芝的菌丝体的提取物,是一种蛋白质多糖,蛋白质含量占 25%。动物实验发现,本品为非特异性增强细胞免疫功能药物,促进淋巴细胞增殖和淋巴因子的生成,增强巨噬细胞、自然杀伤细胞的功能,抑制和消灭被感染的细胞,对正常细胞影响小。此外本品还能保护肝细胞,提高食欲。

临床上主要用于胃癌、食管癌、肺癌、乳腺癌、结肠癌等,与抗恶性肿瘤药联用,能增强抗肿瘤作用,改善食欲,减轻疼痛。与小剂量局部放射线联合治疗宫颈癌时,可增强肿瘤细胞对放射线的敏感性。

香菇多糖

香菇多糖(lentinan)系香菇子实体或菌丝体提取的高分子葡聚糖。对动物移植性肿瘤有抗肿瘤作用,但无直接细胞毒作用,可能是通过胸腺依赖性免疫机制介导。本品能增强淋巴细胞增殖反应,促进 IL-1、IL-2 产生,诱导干扰素生成;促进辅助性 T 淋巴细胞、细胞毒性 T 淋巴细胞的功能恢复;增强单核巨噬细胞、自然杀伤细胞的活性。

临床上主要用于肿瘤(如白血病、胃癌、肺癌等)的辅助治疗,提高患者免疫功能,减少放射治疗、化学治疗的不良反应;对乙型病毒性肝炎有一定作用。偶见胸闷、皮疹、恶心、休克等。本品剂量过大疗效反而降低。

小　　结

影响免疫功能的药物包括两类:①免疫抑制药;②免疫增强药。

(1) 免疫抑制药(环孢素、霉酚酸酯、硫唑嘌呤、环磷酰胺及糖皮质激素)多数选择性低,对正在增殖的免疫细胞抑制作用强,药物作用取决于给药时间与抗原刺激的时间间隔和先后顺序,不同的免疫病理反应类型对药物的敏感性不同,对免疫性炎症反应有抑制作用;临床上主要用于器官移植的排斥反应、某些自身免疫性疾病;长期应用显著降低机体抗感染免疫力,增加肿瘤的发病风险。

目标测试

思考题答案

(2) 免疫增强药(卡介苗、左旋咪唑、异丙肌苷、白细胞介素-2、干扰素、肿瘤坏死因子、转移因子、胸腺素)能促进、调节某些类型的免疫细胞增殖、分化,产生细胞因子和表达功能;临床上主要用于治疗免疫缺陷病,增强患者的免疫功能,治疗某些自身免疫性疾病,改善异常的免疫功能。

思　考　题

1. 简述环孢素与卡介苗在作用机制上的不同。
2. 免疫抑制药使用时应注意什么?

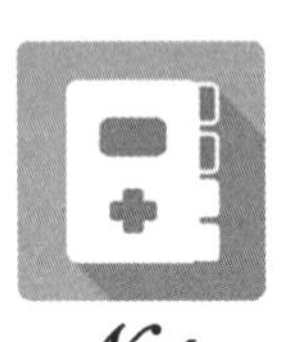

本章参考文献

刘耕陶.当代药理学[M].2版.北京:中国协和医科大学出版社,2008.

(山西医科大学汾阳学院 白海星)

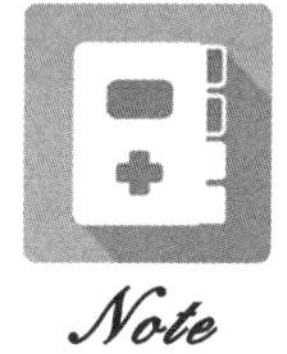